1·2급 응급구조사 국가시험 대비

# 응급의료관련법령

강병우 지음

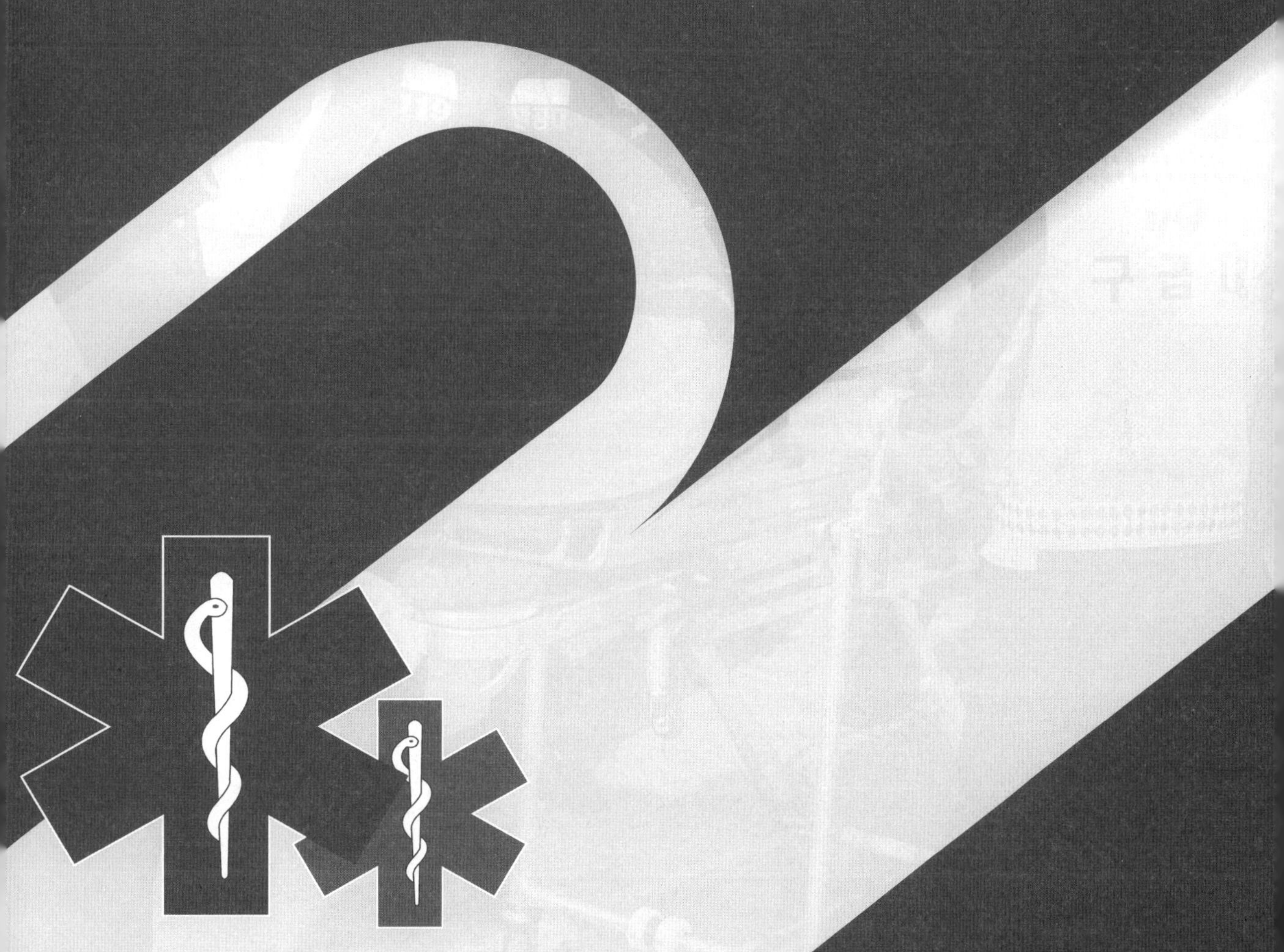

청구문화사

## 저자 약력


**강 병 우**

광주보건대학교 응급구조학과 교수

서울대학교 보건대학원 졸업(보건학박사)

HARVARD School of PUBLIC HEALTH 연수

(전)전국응급구조과교수협의회 회장

한국보건의료인국가시험원 문항개발위원

행정안전부 출제위원

국방부 채용시험 출제위원

전국 시 · 도 인사위원회 출제위원

전국 시 · 도교육청 지방공무원 출제위원

한국산업인력공단 출제위원 등

# 머리말

많은 부족함과 오류에도 불구하고 이 책을 사랑하여 주신 독자 여러분께 충심으로 감사드린다. 금번 개정작업은 새로 집필하는 자세로 그동안 아쉬웠던 부분의 보완에 심혈을 기울였지만 아직 졸저임은 부인할 수 없는 사실이다. 독자 여러분의 더 많은 조언과 질타가 절실하다.

**1·2급 응급구조사의 사회적 책임 내지 사명감은 실로 중대하다 하지 아니할 수 없다.** 그러나 응급구조사가 이 같은 중대한 응급의료를 수행함에 있어서 전문지식과 첨단장비를 사용하지만, 인체는 단순한 기계와는 달라 예측할 수 없는 결과가 초래되기도 한다. 특히 응급구조사는 생명을 다루는 전문분야에 종사하기에 고도의 의무가 부과되며, 급박한 상황이지만 아무런 진단과 검사의 도움도 받지 못하는 병원전 단계에서의 업무수행은 미필적 고의나 과실에 의한 법률문제를 발생시킬 수 있다.

그러나 관련 법률은 실제 응급처치가 시행되고 있는 정황과는 무관하게 획일적으로 적용되기 때문에 응급처치에 능하면서도 관련법규의 소홀 내지 무관심으로 인하여 의료분쟁에 연류 될 가능성이 보건의료분야의 다른 분야에 비하여 대단히 높다고 할 수 있다. 따라서 응급구조사는 법률이 정하는 기준에 익숙해야 하며, 이를 위하여 업무와 관련한 관련법령의 정확한 숙지는 필수적이라 할 것이다.

**이 책의 특징은**

첫째, 서두에 의료 / 법적인 고찰을 하여 응급구조사가 향후 직면할 수 있는 의료분쟁에 대비하여 응급구조사의 법적 책임을 약술하였다.

둘째, 해설, 용어해설, 판례 및 행정심판 등을 각각의 조항마다 수록하여 당해 조항을 이해하는데 도움이 되도록 하였다.

셋째, 응급의료종사자에게 필요한 관련법규를 별도로 3부에 수록하여 참고할 수 있도록 하였다.

**아무쪼록 이 책이 수험생의 목적달성에 일조할 수 있기를 바란다.** 향후 법의 개정이 있을 때마다 이를 지체 없이 개정판을 통하여 보완할 것을 약속드리며, 여러 선·후배님의 많은 지도와 편달을 부탁드린다.

끝으로 이 책이 나올 수 있도록 여러모로 도와주신 청구문화사 이상태 사장님과 안상희 디자이너에게 감사드린다.

2024년 2월<br>저자 강 병 우 씀

# 목 차

# I. 국가시험 안내

# 국가시험 안내

## 제1절 공통사항

### Ⅰ. 응시자격

#### 1. 다음 각 호의 자격이 있는 자가 응시할 수 있습니다.

**(1) 1급 응급구조사**

# 대학 또는 전문대학에서 응급구조학을 전공하고 졸업한 자. 단, 졸업예정자의 경우 이듬해 2월 이전에 졸업한 자이어야 하며, 만일 동 기간 내에 졸업하지 못한 경우 합격이 취소됨

# 보건복지부장관이 정하여 고시하는 기준에 해당하는 외국의 응급구조사 자격인정을 받은 사람

# 2급 응급구조사로서 실제 응급구조사 업무에 3년 이상 종사한 자

※ 단, 119 구급대, 민간이송업(시 · 도지사의 허가를 받은 기관에 한함), 의료기관 등의 종사자에 한하여 경력을 인정함

**(2) 2급 응급구조사**

# 보건복지부장관이 지정하는 응급구조사 양성기관에서 대통령령이 정하는 양성과정을 이수한 자. 단, 이수예정자의 경우 이듬해 2월 이전에 이수한 자이어야 하며, 만일 동 기간 내에 이수하지 못한 경우 합격이 취소됨

# 보건복지부장관이 정하여 고시하는 기준에 해당하는 외국의 응급구조사 자격인정을 받은 사람

#### 2. 다음 각 호에 해당하는 자는 응시할 수 없습니다.

(1) 정신보건법 제3조제1호에 따른 정신질환자. 다만, 전문의가 응급구조사로서 적합하다고 인정하는 사람은 그러하지 아니하다.

(2) 마약 · 대마 또는 향정신성 의약품 중독자

(3) 피성년후견인, 피한정후견인

(4) 응급의료에 관한 법률 또는 형법중 제233조 · 제234조 · 제268조(의료과실에 한한다) · 제269조 · 제270조제1항 내지 제3항 · 제317조제1항, 보건범죄단속에관한특별조치법, 지역보건법, 국민건강증진법, 후천성면역결핍증예방법, 의료법, 의료기사법, 시체해부 및 보존 등에 관한 법률, 혈액관리법, 마약류관리에관한법률, 모자보건법, 국민건강보험법에 위반하여 금고 이상의 실형의 선고를 받고 그 집행이 종료되지 아니하거나 면제되지 아니한 자

# Ⅱ. 합격기준

## 1. 합격자 결정

(1) 합격자 결정은 필기시험에 있어서는 매 과목 만점의 40퍼센트 이상을 득점하고, 실기시험에 합격(실기시험 만점의 60퍼센트 이상을 득점)한 자 중 전 과목 총점의 60퍼센트 이상 득점한 자를 합격자로 한다.

(2) 응시자격이 없는 것으로 확인된 경우에는 합격자 발표 이후에도 합격을 취소한다.

# Ⅲ. 응시자격 사전심의

## 1. 응시자격 사전심의 신청 대상자

업무 경력자 - 2급 응급구조사로서 실제 응급구조사 업무에 3년 이상 종사한 자 중 처음 국가시험에 응시하는 자

## 2. 사전심의 신청 제출 서류

- 응시자격 사전심의 신청서 1매(국시원 서식)
- 2급 응급구조사 자격증 사본 1매
- 응급구조사 업무 종사 증명서 1매

## 3. 사전심의 신청 처리 절차

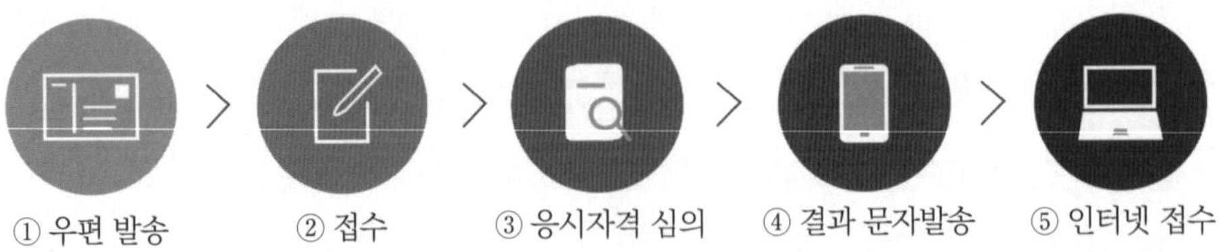
① 우편 발송
② 접수
③ 응시자격 심의
④ 결과 문자발송
⑤ 인터넷 접수

# 제2절 응급구조사 국가시험

## 출제범위 공지 및 시험시간표 안내

응급구조사 국가시험의 타당성과 시의성 확보 등을 위하여 출제기준 및 문항개발기준이 개정됨에 따라 응시자에게 시험에 대한 정보를 제공하고자 1 · 2급 응급구조사 국가시험 출제범위 및 시험시간표를 아래와 같이 공지합니다.

- 아 래 -

**가. 적용시기 :** 2016년도 제22회 국가시험부터 적용

**나. 공개내용**

1) 응급구조사 국가시험 출제범위 - [붙임] 참조
2) 응급구조사 국가시험 시험시간표

**○ 1급 응급구조사**

| 교시 | 시험과목(문제수) | 교시별<br>문제 수 | 응시자<br>입장시간 | 시험시간 |
|---|---|---|---|---|
| 1 | 1. 기초의학 (30)<br>2. 응급환자관리 (40)<br>3. 전문응급처치학총론 (30)<br>4. 응급의료관련법령 (20) | 120 | ~ 08:30 | 09:00~10:40<br>(100분) |
| 2 | 1. 전문응급처치학각론 (110) | 110 | ~ 11:00 | 11:10~12:45<br>(95분) |

**○ 2급 응급구조사**

| 교시 | 시험과목(문제수) | 교시별<br>문제 수 | 응시자<br>입장시간 | 시험시간 |
|---|---|---|---|---|
| 1 | 1. 기본응급처치학총론 (20)<br>2. 기본응급환자관리 (20)<br>3. 응급의료관련법령 (20) | 60 | ~08:30 | 09:00~09:50<br>(50분) |
| 2 | 1. 기본응급처치학각론 (60)<br>2. 응급의료장비 (20) | 80 | ~10:10 | 10:20~11:30<br>(70분) |

**다. 공개사유 :** 응급구조사 국가시험 출제범위 및 시험시간표를 공개하여 응시자에게 시험 정보를 제공하고자 함

**[붙임] 1**

# 『1급 응급구조사 국가시험 출제범위 공지』

| 시험직종 | 1급 응급구조사 | 적용기간 | 2016년도 제22회부터~별도 공시 시 까지 | | |
|---|---|---|---|---|---|
| 직무내용 | 응급구조사란 응급환자가 발생한 현장에서 응급환자에 대하여 상담, 구조 및 이송업무를 행하며, 보건복지부령이 정하는 업무 범위 안에서 의료기관안에서 응급처치의 업무에 종사할 수 있는 응급의료종사자로서의 전문인이다. | | | | |
| 시험형식 | 객관식(5지 선다형) | 문제 수(배점) | 230문제(1점/1문제) | 시험시간 | 195분 |

| 시험과목 | 분야 | 영역 | 세부영역 |
|---|---|---|---|
| 1. 기초의학 | | | |
| | 1. 세포 및 조직 | | |
| | | 1. 세포, 조직의 구조 및 기능 | |
| | | | 1. 세포의 구조와 기능 |
| | | | 2. 조직의 구조와 기능 |
| | | 2. 세포, 조직의 병태생리 | |
| | | | 1. 신생물 |
| | | | 2. 세포 및 조직 손상 |
| | | | 3. 면역계의 세포 |
| | 2. 감염 | | |
| | | 1. 감염질환 | |
| | | | 1. 병원균 |
| | | | 2. 감염질환 및 중독 |
| | | | 3. 감염관리 |
| | 3. 인체의 기관계 | | |
| | | 1. 근골격계 | |
| | | | 1. 근골격계의 응급질환의 기초 |
| | | 2. 순환계 | |
| | | | 1. 순환계 응급질환의 기초 |
| | | 3. 소화계 | |
| | | | 1. 소화계 응급질환의 기초 |
| | | | 2. 소화계 부속기관 응급질환이 기초 |
| | | 4. 호흡계 | |
| | | | 1. 호흡계 응급질환의 기초 |
| | | 5. 비뇨생식기계 | |
| | | | 1. 비뇨계 응급질환의 기초 |
| | | | 2. 생식계 응급질환의 기초 |
| | | 6. 신경계 | |
| | | | 1. 신경계 응급질환의 기초 |
| | | 7. 내분비계 | |
| | | | 1. 내분비계 장애의 기초 |
| | | 8. 감각계 | |
| | | | 1. 감각계 응급질환의 기초 |

| | | | |
|---|---|---|---|
| 2. 응급환자 관리 | | | |
| | 1. 응급환자평가 | | |
| | | 1. 현장평가 및 일차평가 | |
| | | | 1. 현장평가 및 일차평가 |
| | | 2. 이차평가 | |
| | | | 1. 활력징후 |
| | | | 2. 병력조사 |
| | | | 3. 계통별 신체검진 |
| | | | 4. 유형별 환자평가 |
| | | | 5. 이송중 평가 |
| | 2. 환자관리 및 진료보조 | | |
| | | 1. 건강과 임종관리 | |
| | | | 1. 건강 |
| | | | 2. 임종관리 |
| | | 2. 감염과 상처관리 | |
| | | | 1. 감염관리 |
| | | | 2. 상처관리 |
| | | 3. 호흡과 체온관리 | |
| | | | 1. 호흡관리 |
| | | | 2. 체온관리 |
| | | 4. 활동과 안위관리 | |
| | | | 1. 운동과 부동 |
| | | | 2. 자세 |
| | | | 3. 수면관리 |
| | | | 4. 통증관리 |
| | | 5. 수분전해질과 배설관리 | |
| | | | 1. 수분전해질 관리 |
| | | | 2. 배뇨 및 배변관리 |
| | | 6. 투약관리 | |
| | | | 1. 투약의 원리 |
| | | | 2. 투약관리 |
| | | 7. 진료보조 | |
| | | | 1. 응급수술보조 |
| | | | 2. 환자모니터링 방법 |
| 3. 전문응급 처치학 총론 | | | |
| | 1. 응급의료체계의 개요 | | |
| | | 1. 응급의료체계 | |
| | | | 1. 구성요소 |
| | | | 2. 교육 및 질관리 |
| | | 2. 응급구조사의 역할과 책임 | |
| | | | 1. 역할과 책임 |
| | | | 2. 전문성 유지 |
| | | 3. 응급구조사의 안녕 | |
| | | | 1. 안전과 건강 |
| | | | 2. 스트레스 관리 |
| | | 4. 의료/법적 책임 | |
| | | | 1. 의료/법적 책임 |
| | | | 2. 응급구조사의 윤리 |

| | | | |
|---|---|---|---|
| | | 5. 응급의료 통신 및 기록 | |
| | | | 1. 응급의료 통신 |
| | | | 2. 응급의료 기록 |
| | 2. 환자 이송 및 구급차 운용 | | |
| | | 1. 환자구조 및 이송 | |
| | | | 1. 환자이동 및 이송 |
| | | | 2. 구조 |
| | | | 3. 항공이송 |
| | | 2. 구급차운용 | |
| | | | 1. 구급차운용 |
| | | | 2. 구급차관리 |
| | 3. 대량재난 | | |
| | | 1. 재난관리 | |
| | | | 1. 재난대비계획 |
| | | | 2. 중증도 분류 |
| | | | 3. 대량환자이송 |
| | | | 4. 재난현장의 응급처치 |
| | | 2. 특수재난 | |
| | | | 1. 특수재난관리 |
| 4. 응급의료 관련법령 | | | |
| | 1. 응급의료에 관한 법률 | | |
| | | 1. 총칙 및 국민의 권리와 의무 | |
| | | 2. 응급의료종사자의 권리와 의무 | |
| | | 3. 국가 및 지방자치단체의 책임 | |
| | | 4. 재정 | |
| | | 5. 응급의료기관등 | |
| | | 6. 응급구조사 | |
| | | 7. 응급환자 이송 등 | |
| | | 8. 보칙 및 벌칙 | |
| | 2. 의료법 | | |
| | | 1. 총칙 | |
| | | 2. 의료인의 권리와 의무 | |
| | | 3. 의료행위의 제한 | |
| | | 4. 의료기관 개설 | |
| | | 5. 의료광고 및 감독 | |
| 5. 전문응급 처치학각론 | | | |
| | 1. 전문심장소생술 | | |
| | | 1. 심정지 | |
| | | | 1. 심정지환자의 처치 |
| | | | 2. 소생후 치료 |
| | | 2. 긴박한 심정지 | |
| | | | 1. 서맥환자의 처치 |
| | | | 2. 빈맥환자의 처치 |
| | | | 3. 저혈압, 쇼크 및 급성폐부종 환자의 처치 |
| | | 3. 관상동맥증후군 | |
| | | | 1. 급성관상동맥증후군 환자의 처치 |

| | | | |
|---|---|---|---|
| | | 4. 뇌졸중 | |
| | | | 1. 허혈성 뇌졸중 환자의 처치 |
| | | 5. 특수상황 심정지 | |
| | | | 1. 특수질환과 관련된 심정지 환자의 처치 |
| | 2. 전문소아소생술 | | |
| | | 1. 신생아소생술 | |
| | | | 1. 신생아소생술 |
| | | 2. 소아소생술 | |
| | | | 1. 소아소생술 |
| | 3. 전문외상처치술 | | |
| | | 1. 손상기전과 외상진료체계 | |
| | | | 1. 외상진료체계 |
| | | | 2. 손상기전 |
| | | 2. 연조직손상 | |
| | | | 1. 연조직손상 |
| | | 3. 화상 | |
| | | | 1. 열화상 |
| | | | 2. 특수화싱 |
| | | 4. 출혈 및 쇼크 | |
| | | | 1. 출혈 및 쇼크 |
| | | 5. 근골격계 손상 | |
| | | | 1. 근골격계 손상 |
| | | 6. 체강손상 | |
| | | | 1. 흉부손상 |
| | | | 2. 복부손상 |
| | | 7. 두경부 척추 손상 | |
| | | | 1. 뇌 손상 |
| | | | 2. 척추 손상 |
| | | | 3. 두경부 손상 |
| | | 8. 환경응급 | |
| | | | 1. 환경응급 |
| | | 9. 중증손상 | |
| | | | 1. 다발성 손상 |
| | | | 2. 중증 외상소생술 |
| | 4. 내과응급 | | |
| | | 1. 호흡계 응급 | |
| | | | 1. 호흡계 응급질환 |
| | | 2. 심혈관계 응급 | |
| | | | 1. 심혈관계 응급질환 |
| | | 3. 내분비계 응급 | |
| | | | 1. 내분비계 응급질환 |
| | | 4. 신경계 응급 | |
| | | | 1. 신경계 응급질환 |
| | | 5. 소화기계 응급 | |
| | | | 1. 위장관계 응급질환 |
| | | | 2. 간담도췌장 응급질환 |

| | | | |
|---|---|---|---|
| | | 6. 비뇨생식기계 응급 | |
| | | | 1. 비뇨생식기계 응급질환 |
| | | 7. 조혈계 응급 | |
| | | | 1. 조혈계 응급질환 |
| | | 8. 면역 질환 | |
| | | | 1. 아나필락시스 |
| | | 9. 감염 질환 | |
| | | | 1. 응급감염질환 |
| | | 10. 중독 질환 | |
| | | | 1. 중독 |
| | | | 2. 곤충이나 동물에 의한 독소의 주입 |
| | | 11. 눈 · 귀 · 코 · 목 질환 | |
| | | | 1. 눈·귀·코·목 응급질환 |
| | | 12. 비외상성 근골격계 질환 | |
| | | | 1. 근골격계의 퇴행성, 염증성, 감염성 질환 |
| | 5. 특수응급 | | |
| | | 1. 소아응급 | |
| | | | 1. 소아평가 |
| | | | 2. 소아응급 |
| | | | 3. 소아외상 |
| | | 2. 산부인과 응급 | |
| | | | 1. 부인과질환 |
| | | | 2. 산과응급 |
| | | | 3. 임신합병증 |
| | | | 4. 응급분만 |
| | | 3. 정신질환과 행동응급 | |
| | | | 1. 정신질환 |
| | | | 2. 행동응급 |
| | | 4. 노인응급 | |
| | | | 1. 노인 응급질환 |

[붙임] 2

# 『2급 응급구조사 국가시험 출제범위 공지』

| 시험직종 | 2급 응급구조사 | 적용기간 | 2016년도 제22회부터~별도 공시 시 까지 | | |
|---|---|---|---|---|---|
| 직무내용 | 응급구조사란 응급환자가 발생한 현장에서 응급환자에 대하여 상담, 구조 및 이송업무를 행하며, 보건복지부령이 정하는 업무 범위 안에서 의료기관안에서 응급처치의 업무에 종사할 수 있는 응급의료종사자로서의 전문인이다. | | | | |
| 시험형식 | 객관식(5지 선다형) | 문제 수(배점) | 140문제(1점/1문제) | 시험시간 | 120분 |

| 시험과목 | 분야 | 영역 | 세부영역 |
|---|---|---|---|
| 1. 기본응급처치학 총론 | | | |
| | 1. 응급의료체계의 개요 | | |
| | | 1. 응급의료체계 | |
| | | | 1. 구성요소 |
| | | | 2. 교육 및 질관리 |
| | | 2. 응급구조사의 역할과 책임 | |
| | | | 1. 역할과 책임 |
| | | 3. 응급구조사의 안녕 | |
| | | | 1. 안전과 건강 |
| | | | 2. 스트레스 관리 |
| | | 4. 의료/법적 책임 | |
| | | | 1. 의료/법적 책임 |
| | | | 2. 응급구조사의 윤리 |
| | | 5. 응급의료 통신 및 기록 | |
| | | | 1. 응급의료 통신 |
| | | | 2. 응급의료 기록 |
| | 2. 대량재난 | | |
| | | 1. 재난관리 | |
| | | | 1. 재난대비계획 |
| | | | 2. 중증도 분류 |
| | | | 3. 대량환자이송 |
| | | | 4. 재난현장의 응급처치 |
| | | 2. 특수재난 | |
| | | | 1. 특수재난관리 |
| 2. 기본응급환자관리 | 1. 응급환자평가 | | |
| | | 1. 현장평가 및 일차평가 | |
| | | | 1. 현장평가 및 일차평가 |
| | | 2. 이차평가 | |
| | | | 1. 활력징후 |
| | | | 2. 병력조사 |
| | | | 3. 신체검진 |
| | | | 4. 이송중 평가 |
| | 2. 기본환자관리 | | |
| | | 1. 건강과 임종관리 | |
| | | | 1. 건강 |
| | | | 2. 임종관리 |

| | | | |
|---|---|---|---|
| | | 2. 감염과 상처관리 | |
| | | | 1. 감염관리 및 격리 |
| | | | 2. 무균법 |
| | | | 3. 상처관리 |
| | | 3. 호흡과 체온관리 | |
| | | | 1. 호흡관리 |
| | | | 2. 체온관리 |
| | | 4. 활동과 통증관리 | |
| | | | 1. 운동과 부동 |
| | | | 2. 자세 |
| | | | 3. 통증관리 |
| 3. 응급의료 관련법령 | | | |
| | 1. 응급의료에 관한 법률 | | |
| | | 1. 총칙 및 국민의 권리와 의무 | |
| | | 2. 응급의료종사자의 권리와 의무 | |
| | | 3. 국가 및 지방자치단체의 책임 | |
| | | 4. 재정 | |
| | | 5. 응급의료기관등 | |
| | | 6. 응급구조사 | |
| | | 7. 응급환자 이송 등 | |
| | | 8. 보칙 및 벌칙 | |
| | 2. 의료법 | | |
| | | 1. 총칙 | |
| | | 2. 의료인의 권리와 의무 | |
| | | 3. 의료행위의 제한 | |
| | | 4. 의료기관 개설 | |
| | | 5. 의료광고 및 감독 | |
| 4. 기본응급 처치학각론 | | | |
| | 1. 기본심폐소생술 | | |
| | | 1. 기본심폐소생술 | |
| | | | 1. 성인심폐소생술 |
| | | | 2. 영 · 소아 심폐소생술 |
| | | | 3. 제세동 |
| | | | 4. 특수상황 심정지 |
| | 2. 기도유지 및 환기 | | |
| | | 1. 기도관리 및 환기 | |
| | | | 1. 기도폐쇄 |
| | | | 2. 기도유지 |
| | | | 3. 환기 |
| | 3. 기본외상처치술 | | |
| | | 1. 손상기전 | |
| | | | 1. 손상기전 |
| | | 2. 둔상 및 관통상 | |
| | | | 1. 둔상 및 관통상 |
| | | 3. 출혈과 쇼크 | |
| | | | 1. 출혈 |
| | | | 2. 쇼크 |

| | | | |
|---|---|---|---|
| | | 4. 두경부 척추 손상 | |
| | | | 1. 두경부 손상 |
| | | | 2. 척추 손상 |
| | | 5. 체강손상 | |
| | | | 1. 흉부 손상 |
| | | | 2. 복부 손상 |
| | | 6. 근골격계 손상 | |
| | | | 1. 근골격계 손상 |
| | | 7. 연부조직 손상 | |
| | | | 1. 연조직손상 평가 및 처치 |
| | | 8. 화상 | |
| | | | 1. 열화상 |
| | | | 2. 특수화상 |
| | | 9. 환경응급 | |
| | | | 1. 열장애 |
| | | | 2. 한랭장애 |
| | | | 3. 수중손상 |
| | 4. 내과 응급 | 1. 호흡응급 | |
| | | | 1. 호흡계의 평가 |
| | | | 2. 호흡 응급상황 |
| | | 2. 순환기계 응급 | |
| | | | 1. 흉통 |
| | | | 2. 심장질환 |
| | | 3. 내분비와 대사응급 | |
| | | | 1. 내분비계 질환 |
| | | | 2. 당뇨병 |
| | | 4. 면역질환 | |
| | | | 1. 아나필락식스 |
| | | 5. 신경계 응급 | |
| | | | 1. 신경계의 평가 |
| | | | 2. 신경계의 응급상황 |
| | | | 3. 뇌졸중 |
| | | 6. 위·장관 비뇨생식기계 응급 | |
| | | | 1. 위장관계 응급 |
| | | | 2. 비뇨생식기계 응급 |
| | | 7. 감염질환 | |
| | | | 1. 감염질환의 관리 |
| | | 8. 중독 및 약물남용 | |
| | | | 1. 중독 |
| | | | 2. 곤충이나 동물에 의한 독소의 주입 |
| | 5. 특수 응급 | | |
| | | 1. 소아응급 | |
| | | | 1. 신생아 관리 |
| | | | 2. 소아평가 |
| | | | 3. 소아외상 |
| | | | 4. 소아 응급질환 |

| | | | |
|---|---|---|---|
| | | 2. 노인응급 | |
| | | | 1. 계통별 노화과정 |
| | | | 2. 노인 응급질환 |
| | | 3. 산부인과 응급 | |
| | | | 1. 산부인과 응급질환 |
| | | | 2. 응급분만 |
| | | 4. 행동 응급 | |
| | | | 1. 행동 응급 |
| | | | 2. 위기상황 |
| 5. 응급의료 장비 | | | |
| | 1. 응급의료장비 운영 | | |
| | | 1. 기도유지장비 | |
| | | | 1. 기도유지기 |
| | | | 2. 흡인장비 |
| | | 2. 호흡보조장비 | |
| | | | 1. 호흡 및 환기 보조기 |
| | | | 2. 산소공급기 |
| | | 3. 순환보조장비 | |
| | | | 1. 순환보조기 |
| | | 4. 이송 및 고정장비 | |
| | | | 1. 이송장비 |
| | | | 2. 고정장비 |
| | | 5. 환자감시장비 | |
| | | | 1. 환자감시장비 |
| | 2. 환자구조 및 이송 | | |
| | | 1. 환자구조 | |
| | | | 1. 환자구조 및 구출 |
| | | 2. 환자이송 | |
| | | | 1. 환자이동 및 이송 |
| | | | 2. 구급차운용 |
| | | | 3. 무선통신 장비 관리 |

# Ⅱ. 의료법적 고찰

제1절 서 론
제2절 현황과 과제
제3절 의료·법적 책임
제4절 제 언

# 제1절 서 론

## 1. 의료환경에 대한 고찰

오늘날 많은 국민들은 의료서비스를 상품으로, 의료행위를 계약행위로 인식하고 있다. 따라서 의료행위 이후에 발견되는 문제점이나 과오에 대해 예전처럼 침묵으로 대응하지 않는다. 사회의 전 영역에서 소비자들의 권리 찾기 목소리가 당당하게 제기되고 있는 가운데 의료분쟁은 날로 증가하고 있으며, 이와 관련한 사회 · 경제적 비용의 지출 또한 크게 증가하고 있는 추세에 있다.

**■ 의료분쟁의 증가원인**

- 건강보험과 의료급여제도의 확대실시로 인한 의료수요의 양적 증가
- 국민의 권리의식 신장
- 의료의 비인간화와 의료윤리의 저하
- 의료제공자의 법적부담 증가
- 의료법리에 대한 무관심과 무지
- 의료기술 및 의약품의 발전에 따른 부작용이나 위험의 증가

그러나 우리의 현실은 이에 대한 실질적인 사회적 보상제도가 전무한 실정이다. 따라서 사고피해자인 환자나 가족은 난동 등의 비합리적인 방법으로 해결하려는 경향이 있으며, 사고관련자인 의료제공자나 의료기관 측에서도 사고로 인하여 정신적, 물질적인 손실을 입게 되면서 방어적 진료를 취하게 되는 등 많은 문제를 야기하고 있다.

## 2. 응급의료와 의료사고

응급의료종사자의 사회적 책임 내지 사명감은 실로 중대하다 하지 아니할 수 없다. 그러나 의료를 수행함에 있어 전문지식과 첨단시설, 장비를 사용하지만, 인체는 단순한 기계와

는 달리 예측하기 어려운 생물학적 특징을 지니고 있으며, 모든 변화 가능성에 대해 대비할 수 없기 때문에 의료사고는 사실상 숙명적인 측면이 있다. 즉, 병원전 단계에서나 응급실에서는 일반적인 의료상황과 같이 의료제공자와 환자간의 적절한 계약관계가 이루어질 수 없으며 시간적 긴급성, 이송거리 등 지역적 한계 또한 문제를 가중시킨다. 이 외에도 환자의 특이체질 및 응급처치와 관련된 각종 검사 정보의 부족 등 다양한 요인들에 의해 의료사고는 발생될 수 있다. 그러나 법은 응급처치가 시행되고 있는 정황과는 무관하게 획일적으로 적용되기 때문에 응급구조사가 의료분쟁에 연루될 가능성은 보건분야의 다른 어떤 전문가에 비하여 대단히 높다고 할 수 있다.

■ **의료분쟁의 위험성을 가진 환자 및 상황**

- 적개심이 가득하거나 호전적인 환자
- 되돌아온 환자
- 임신 중인 환자
- 퇴원교육이 없었거나 구두로만 했을 경우
- 증상의 호전 없이 혹은 검사결과의 확인 없이 퇴원한 환자
- 치명적인 질환으로 내원한 환자
- 전원 환자
- 검사 및 치료를 거부하는 환자
- 미비한 기록

## 3. 응급구조사의 법적 의무와 도덕적 책임

응급구조사는 일반대중에 대한 특별한 법적 의무를 가지고 있다. 이 의무들은 일반적으로 정해진 기초에 기반을 두고 종종 상황과 규칙에 의해 정해진다. 응급구조사로서의 부적절한 업무처리는 민법이나 형법에 저촉될 수 있다. 법적 책임으로부터 최선의 보호책은 규칙적인 환자평가 수행, 적절한 의료행위 제공 그리고 완벽한 기록을 유지하는 것이다.

또한 응급구조사들은 전문적인 응급의료제공자로서 기대되는 도덕적 기준을 충족시켜야 하는 책임이 있다. 법적인 의무와 달리 도덕성은 개인적인 양심에 의해 지배되는 옳고 그름의 원리이다.

■ **도덕적 책임의 예**

- 모든 환자의 육체적 · 정신적인 요구에 즉시 응답하라.
- 정중함과 존경심을 가지고 모든 환자와 그들의 가족을 대하라.
- 당신의 술기와 의학지식을 완벽하게 유지하라.
- 계속적인 교육 프로그램, 세미나, 재교육에 참여하라.
- 당신의 임무수행을 비판적으로 검토하고, 끊임없이 개선을 촉구하라.
- 정직하게 보고하고 환자의 비밀을 유지하라.
- 다른 관련전문가들에 대해 존경심을 가지고 협동적으로 일하라.

# 제2절 현황과 과제

우리나라는 성장 일변도의 경제개발정책으로 고도성장을 거듭하면서 산업구조의 일대 혁신을 이루었지만 과거 농경사회와는 달리 주변 환경의 다양한 위험에 노출되어 교통사고, 산업재해 등 각종 사고 환자가 해마다 폭증하고 있으며, 질병의 구조적인 변화로 인하여 신속한 응급처치 여부가 예후에 중요한 영향을 미치는 심혈관질환 등이 한국인의 사인구조에 중요한 위치를 점하고 있다.

따라서 이러한 응급환자를 포괄적으로 진료하는 방법과 신속한 이송체계의 필요성은 소득수준의 향상과 전 국민 건강보험의 실시 등으로 인하여 범국민적 관심사가 되었다.[1)]

**표 1. 급성심장정지조사 주요 결과**

| 지표명 | '11 | '12 | '13 | '14 | '15 | '16 | '17 | '18 | '19 | '20 | '21 |
|---|---|---|---|---|---|---|---|---|---|---|---|
| 조사 건수(건) | 24,902 | 26,531 | 28,170 | 29,282 | 29,959 | 28,963 | 28,629 | 30,179 | 30,279 | 31,417 | 33,041 |
| 생존율(%) | 4.1 | 4.4 | 4.8 | 4.8 | 6.3 | 7.6 | 8.7 | 8.6 | 8.7 | 7.5 | 7.3 |
| 뇌기능 회복률(%) | 1.6 | 1.8 | 2.3 | 2.7 | 3.6 | 4.2 | 5.1 | 5.1 | 5.4 | 4.8 | 4.4 |
| 일반인 심폐소생술 시행률(%) | 5.0 | 6.9 | 9.1 | 12.9 | 14.1 | 16.8 | 21.0 | 23.5 | 24.7 | 26.4 | 28.8 |

주 1) 자료원 : 2021 급성심장정지조사 통계
2) 발생 건수 : 119구급대가 급성심장정지로 이송한 환자 중 의무기록조사가 완료된 환자 수
3) 생존율 : 응급실 결과가 퇴실이거나 입원 결과가 퇴원 및 전원인 환자 분율
4) 뇌기능 회복률 : 일상생활이 가능한 수준으로 뇌기능이 회복된 생존환자 분율
5) 일반인 심폐소생술 시행률 : 근무 중인 구급대원이나 의료인이 아닌 목격자가 심폐소생술을 시행한 분율
[자료] 질병관리청, 질병관리청 백서, 2023.

---

1) 통계청이 발표한 2023년 사망 원인 통계 결과를 보면, 5대 사망 원인 중 응급의료와 밀접한 관련이 있는 질환 등이 3가지(심장질환, 뇌혈관질환, 자살)나 포함되어 있으며, 운수사고와 같은 외상진료 관련 사항도 남성 사망원인 중 9위로 주요 사망원인으로 나타났다. 이렇듯 응급의료체계는 국민건강에 매우 중요한 부분으로 사회적 관심도 또한 높은 분야이다.

## 1. 우리나라 응급의료의 역사

우리나라는 응급의료체계는 짧은 추진 기간에 불구하고 양적인 면에서는 괄목할 만한 성과를 이루어냈다. 1988년 올림픽 대회를 치루고 난 후 많은 평가에서 응급의료체계가 구축되어 있지 못함이 지적되었다. 이에 1989년부터 정부차원에서 응급의료구축방안을 연구하기 시작하여 1991년 4월에 '응급의료체계 관리운영에 관한 규정'을 제정 · 공포하였다. 현행 응급의료에 관한 법률의 모태가 되는 이 보건사회부령에는 응급환자정보센터(129)의 추진 및 응급의료통신망의 설치, 응급의료기관 지정 등 주요 내용을 포함하였다.

1991년 이후 몇 차례 대형사고를 경험하면서 응급의료체계의 중요성은 더욱 커져갔고, 1992년 응급의료수가의 상향조정 등 지속적인 정책이 진행되었다. 그러나 관리운영규정, 의료법, 응급실이나 구급차에 대한 각종 지침, 소방관계법 및 각종 규칙 등 정책 강제수단으로써의 법적 근거가 분산 · 혼재되어 있어 정책 집행의 실효성이 확보되지 못하는 문제가 드러나 1994년 이를 통합 · 정리하여 '응급의료에 관한 법률'을 제정 · 공포하게 되었다.

**표 2. 국내 응급의료체계의 전개과정**

| 년 도 | 주 요 내 용 |
|---|---|
| 1979 | · 대한의학협회 주간으로 야간응급환자 신고센터 운영 |
| 1980 | · 전국 최초로 부산소방서에서 소방구급업무를 시작 |
| 1982 | · 서울을 중심으로 119구급대 창설 |
| 1987 | · 응급의료체계구축 가시화(대통령 공약사업) |
| 1989 | · 응급의료체계구축에 관한 조사연구 실시<br>· 대한응급의학회 창설, 대학병원에 응급의학과를 신설 |
| 1990 | · 응급의료체계구축에 관한 대통령 담화<br>· 응급실 운영지침 |
| 1991 | · '응급의료체계 관리운영에 관한 규정' 공포 |
| 1994 | · '응급의료에 관한 법률' 제정 |
| 1995 | · 응급구조사 배출, 응급의료수가기준 제정<br>· '구급차의 기준 및 응급환자 이송업 시설 등 기준' 제정 |
| 1996 | · 응급의학전문의 배출 |
| 2000 | · '응급의료에 관한 법률' 전면 개정 |
| 2001 | · 중앙응급의료센터 신설 |
| 2004 | · 소방방재청 신설 |
| 2014 | · 국민안전처 신설(국가적 재난관리를 위한 재난안전 총괄부처로서 국무총리 소속, 해양경찰청과 소방방재청의 업무를 조정 · 개편 ) |
| 2017 | · 행정안전부 신설(국민안전처와 행정자치부를 통합하고 재난안전관리본부 설치)<br>· 소방청 신설 |

국가와 지방자치단체의 응급의료체계 구축의 의무를 처음으로 공표한 이 법안의 주요 내용은 다음과 같다.

첫째, 응급진료기관의 지정 · 기준 및 휴일 · 야간 진료 의무 등 응급진료체계를 정비한다.

둘째, 응급환자정보센터(129)의 법적 기준을 확립하고 정보센터에 대한 의료기관의 협조 의무를 명시하는 등 응급환자정보센터(129)의 역할을 명확히 한다.

셋째, 응급구조사의 양성, 응급의료기금의 조성 등 응급의료체계가 좀 더 세분화되어 발전할 수 있는 근거를 확립한다.

1998년 7월부터 응급환자 신고 · 접수는 119가, 응급처치 상담 및 병상 정보 활용을 통한 응급의료기관 안내는 1339 응급의료정보센터가 담당하는 체계로 역할을 구분하였으며, 2005년부터 2개 기관 간 연계 체계 구축을 위한 TF팀을 구성 · 운영하여 응급환자 이송 시 의료지도를 강화하는 방안을 마련하였다. 이 시기 동안 응급의료기관, 구급차 수 등 응급의료 자원의 양적 분야는 꾸준히 성장하였다. 그러나 실제 운영 과정에서의 질적 수준은 만족스러운 수준이 아니었으며 유기적인 시스템의 구축과 응급의료기관, 인력 등의 질과 내용을 관리할 수 있는 좀 더 분화된 체계가 필요하였다.

이에 2000년 응급의료에 관한 법률 전면 개정을 통해 응급진료기관체계를 권역응급의료센터 · 지역응급의료센터 · 지역응급의료기관의 3단계 체계로 정립하였고 이외 외상센터와 소아, 화상, 독극물 등 전문응급의료센터의 법적근거를 마련하였다.

**표 3. 주요 응급의료관련기관 구성 체계** (2021. 12. 31 기준)

| 종 별 | 수 | 지정권자 | 주요역할 |
|---|---|---|---|
| 중앙응급의료센터(Central emergency medical center) | 1 | 보건복지부장관 | 응급의료체계 관리총괄 |
| 권역응급의료센터(Regional emergency medical center) | 40 | 보건복지부장관<br>(시 · 도지사와 협의) | 권역내 최종 응급진료기관;<br>중증응급환자 진료 |
| 권역외상센터(Regional trauma medical center) | 15 | 보건복지부장관 | 권역내 중증외상환자에 대한 최종 치료 |
| 전문응급의료센터(Specialized emergency medical center) | 8 | 보건복지장관<br>(시 · 도지사와 협의) | 전문응급진료기관<br>(화상, 심혈관, 독극물, 소아) |
| 지역응급의료센터(Local emergency medical center) | 126 | 시 · 도지사 | 응급환자 진료 |
| 지역응급의료기관(Local emergency medical institution) | 244 | 시장 · 군수 · 구청장 | 경증 응급환자 및 야간 · 휴일의 일반 환자 진료 |

[자료] 보건복지부, 보건복지백서, 2023.

2001년 11월에는 중앙응급의료센터를 신설하여 응급의료체계에 대한 행정 지원 업무를 수행하게 하여 포괄적인 정책 수립이 가능하게 되었다. 또한, 응급의료기관을 평가하여 그 결과에 따라 응급의료기관을 직접 지원할 수 있는 응급의료기금의 활용 근거를 확보하여 추후 재원이 확충되면 응급의료체계를 개선할 수 있는 정책 수단을 마련하였다. 이외에도 병원전 단계와 병원 단계 간의 효율적인 연계를 위해 응급의료정보센터의 임무를 분명히 하고 전문성을 강화하기 위해 응급의료정보센터를 권역응급의료센터에 위탁·운영하도록 하였다. 이와 함께 응급의료기관의 병상 정보를 실시간으로 수집하기 위하여 응급정보시스템을 구축하는 정책이 병행되었다.

또한, 응급환자이송업에 대한 규정을 정하여 민간이 응급환자 이송에 참여할 수 있는 규정을 신설하여 이에 대한 허가, 감독 권한을 시·도에 위임하였다.

그렇게 전체적인 시스템의 틀을 세분화하고 운영에 대한 질적 관리의 개념을 포함하였지만 2000년의 법 개정도 응급의료체계를 도약시킬 재원 확보 방안을 마련하지 못하였다. 이는 본래의 법 개정이 의도하였던 정책 수단들이 효과적으로 집행되지 못하는 결과를 초래하였다.

이에 따라, 2002년 3월 응급의료에 관한 법률이 개정되었다. 개정안의 주요 내용은 전전년도 교통 범칙금의 20%에 해당하는 금액을 국가가 응급의료기금에 출연하도록 강제하는 것이었다. 이 개정으로 매년 4억~6억 원의 수입에 의존하던 기금이 2003년도 전입금 434억 원이 편성되었고, 2004년에는 500억 원이 편성되어 기금 총 운용규모가 연간 총 50억 원 규모에 불과하던 수준에서 총 500여억 원의 규모로 커졌다.

이외 개정 법률에 따라 응급의료기본계획을 매 5년마다 수립하고 광역자치단체별로 시·도 계획을 수립하게 하였으며, 중앙 및 시·도에 응급의료위원회를 설립하여 계획의 심의 및 결과 보고 등 국민의 참여를 보장하였다.

2008년 12월 응급의료에 관한 법률 개정으로 2010년~2012년 한시적으로 응급의료기금이 대폭 확충되어(연 500억 원→연 1,900억 원 규모) 응급의료 선진화 3개년 특별계획을 수립하였다. 동 계획의 목표는 응급의료 취약지역에 대한 응급의료인프라 확충, 응급실에 방문한 살릴 수 있는 외상사망환자 수를 줄이기 위한 24시간 외상환자 진료체계 구축 및 예방 가능한 응급환자 사망률 감소를 위한 선진응급의료체계 구축 등이다.

2012년 5월 개정된 응급의료에 관한 법률은 두 가지 주요 사항을 담고 있는데, 하나는 3년간 한시적으로 확충된 응급의료기금을 다시 5년('13.~'17.) 간 연장하여 응급의료분야에 한 투자를 확대·유지하는 것이다. 또 다른 하나는 외상센터 지정과 지원에 관한 근거가 마련되어 외상 분야의 발전을 기할 수 있게 되었다는 것이다.

2015년에는 권역응급의료센터를 기능과 생활권 중심으로 확대·개편하여 보다 효율적인 응급의료체계를 구축하였으며, 중증응급환자진료를 위한 응급의료수가 체계를 전면 개편하였다.

2016년에는 응급실 감염예방을 위한 응급환자 중증도 분류 및 감염의심환자 선별도구와 관련 수가를 도입하여 효율적인 응급진료가 가능한 제도적 기반을 마련하고, 도로교통법 위반에 따른 과태료 수입의 응급의료기금에 대한 출연 규정의 유효기간을 2022년까지로 다시 연장하여 효율적인 응급의료사업을 추진할 수 있는 기반을 마련하였다.

2017년에는 권역외상센터를 추가 선정하고 권역응급의료센터 및 소아전문응급의료센터를 확대하는 등 언제 어디서나 신속한 대처가 가능하도록 응급의료인프라를 확충하였다.

2018년에는 '국민의 생명과 건강을 지키는 든든한 사회안전망'이라는 목표로 제3차 응급의료기본계획('18.~'22.)을 수립하였고, 2019년에는 민관 전문가로 구성된 '응급의료체계 개선협의체'를 운영하여 응급의료체계의 향후 발전 방향을 모색하였으며, 정신질환자응급의료센터 지정 근거를 신설하고 응급의료기관에 보안인력 및 보안장비를 두도록 하는 등 응급의료에 관한 법률을 개정하였다.

2021년에는 실효성 있는 지역응급의료체계를 위하여 정책지원 기능을 하는 시·도응급의료지원단 설치의 법적 근거를 마련하고, 현장으로부터 이송이 의뢰된 응급환자에 대하여 응급의료기관의 장이 정당한 사유 없는 수용 곤란 고지를 방지하기 위하여 관련 규정을 정비하는 내용으로 응급의료에 관한 법률을 개정하였다. 이를 통하여, 중증응급환자 수용성을 높이고, 지역응급의료체계 구축을 위한 기반이 마련되었다.

또한, 코로나19 대응을 위하여 응급실의 감염병 대응 역량 강화 방안인 '감염병 유행 시 응급실 운영 권고안'을 대한응급의학회와 합동으로 마련·배포하고, 전국 응급의료기관에 격리병상 426개 설치를 지원하였다. 아울러, 코호트 격리병상 수가 등 건강보험수가를 보강하고 이송·전원체계를 개편하는 등 현장의 어려움을 개선하기 위한 정책도 시행하였다.

## 2. 우리나라의 응급의료정책

### (1) 응급의료계획의 수립 및 추진

응급의료기본계획은 법 제13조의2에 따라 매 5년 마다 보건복지부장관이 수립하게 되어 있다. 2006~2010년까지의 5개년 계획에 이어, 2010년 응급의료기금 확대와 더불어 '2010~2012년 응급의료 선진화 추진 계획'이 그리고 2013~2017년까지의 5개년 계획이 수립·시행되었고 최근 2018년~2022년까지의 제3차 응급의료기본계획이 수립되었다.

'2010~2012년 응급의료 선진화 추진 계획'은 2009년 10월 의결해 확정한 중기 계획으로서 2008년 말 응급의료에 관한 법률의 개정으로 늘어난 응급의료기금을 보다 효과적이고 집중적으로 사용하기 위하여 수립되었다.

선진화 계획의 내용을 살펴보면 먼저 응급의료 취약지 해소를 위해 응급환자 발생 시 전국 어디서나 30분 내에 응급의료서비스를 받을 수 있도록 전국에 119구급지원센터를 신설하였다.

이외 일부 낙도·오지 지역은 헬기·경비정으로 환자이송 중에 응급처치가 가능하도록 응급의료 장비를 보강하는 내용이 담겨져 있다.

또한 응급의료기관이 없는 43개 군 지역에 재정지원을 통해 응급의료기관을 설치(2008년)하고, 전국 50개 응급진료권 중 상급 응급의료센터가 없거나 부족한 6개 진료권에도 응급의료센터를 설치(2009년)하여 중증 응급환자가 전국 어디서나 30분 이내에 도달하는 것을 목표로 하고 있다.

그리고 응급의료기관의 질적 수준을 선진국 수준으로 향상시키기 위해 2003년부터 응급의료기관에 대한 평가를 매년 실시하고 그 결과에 따라 국고보조금을 지원함으로써, 응급의료기관이 자발적으로 응급진료의 질 향상을 도모하도록 유도하고 있다.

이 밖에도 응급상황에 대한 국민의 대응력을 향상시키기 위해 응급의료기금을 통해 심폐소생술 등 응급처치교육을 시행(2014년 41만 명→2016년 60만 명→2018년 67만 명→2019년 69만 명→2020년 15만 명→2021년 18만 명→2022 40만 명)하고, 공공기관·다중이용시설 등에 자동심장충격기 설치를 지원(2013년~2021년 총 9,214대)하였다.

최근 수립된 '2018~2022년 응급의료기본계획'은 "국민의 생명과 건강을 지키는 든든한 사회안전망"이라는 비전하에 2022년까지 외상, 심근경색, 뇌졸중 등 중증응급질환의 사망률은 질환별 최대 25% 이상 줄이고 국민들의 응급의료서비스 신뢰도를 20% 이상 높이는 것을 목표로 응급환자 발생부터 최종치료까지 통합적 서비스 제공, 기능적 내실화를 통해 적시에 중증응급환자 치료, 지방정부의 권한과 책임 강화, 환자 중심의 응급의료서비스 구현 등을 추진 방향으로 하여, 4개 영역 20개 중점과제로 구성되었다.

2020년에는 2019년 '응급의료체계개선협의체' 논의를 바탕으로 '2018~2022년 응급의료기본계획'의 내용을 보완하는 '응급의료체계 개선방향'을 마련하였다.

이는 '환자와 지역 중심의 응급의료서비스 제공체계 구축'을 개선목표로 응급의료서비스 이용격차 없는 지역완결형 응급의료 체계 구축, 중증도에 따른 합리적 응급의료서비스 이용체계 마련을 위해 3대 분야 11개 개선과제를 제시하였다.

2021년에는 '응급의료체계 개선방향'에 대한 2021~2022년간의 구체적 실행방안을 제시하는 '응급의료체계 개선 실행계획'을 마련하였다.

2022년에는 앞서 수립된 1·2·3차 응급의료기본계획과 실행계획의 추진현황을 진단하고 향후 5년간 응급의료기본계획에 담길 응급의료정책의 발굴, 우선순위 점검이 이루어졌다.

또한 한국보건사회연구원 및 대한응급의학회, 중앙응급의료센터 등 관련 전문가의 의견을 수렴하여 '전국 어디서나 최종치료까지 책임지는 응급의료'를 목표로 4개 영역 17개 중점과제를 수립하였다.

**비 전**

국민의 생명과 건강을 지키는 든든한 사회안전망

**목 표**

- 예방가능한 외상 사망률 ('15)30.5% → ('22)23.0%
- 급성심근경색 사망률* ('16)9.2% → ('22)7.5%
- 뇌졸중(허혈성/출혈성)사망률* ('16)3.7%/15.6% → ('22)3.2%/14.0%
- 응급의료서비스 신뢰도 ('17)46.4% → ('22)55.0%

* 입원 30일 이내 사망률

**목 표**

**1. 현장 · 이송단계**

- 신속한 응급조치가 가능한 생활환경 조성
- 고품질 응급 · 상담 신고서비스 제공
- 119구급대 적정 병원 이송률 제고
- 구급차 이송서비스 품질 제고
- 항공을 통한 이송격차 해소

**2. 응급실 단계**

- 종별 기능 강화를 통한 응급진료 최적화
- 성과 · 공개 중심의 응급의료기관 평가
- 안전한 응급실 진료환경 구축
- 중증응급환자의 전원 수용률 제고
- 취약지역 계층 응급의료 지원 강화
- 재난의료 거버넌스 확충

**3. 전문진료 단계**

- 중증외상분야
- 급성심근경색 뇌졸중 분야
- 정신 응급 분야
- 소아 응급 분야

**4. 응급의료 기반**

- 지방정부 중심 응급의료체계 구축
- 지능형 응급의료정보체계 구축
- 인적 기반 확충 및 전문성 제고
- 응급의료 정책 네트워크 구축
- 응급의료 정책 추진기반 강화

[자료] 보건복지부, 보건복지백서, 2023.

**그림 1. 2018~2022 응급의료 기본계획 비전과 추진방향**

### (2) 대국민 응급의료 현장서비스 강화

**① 대국민 응급처치 역량 강화**

응급의료에 관한 법률 제4조(응급의료에 관한 알 권리), 제14조(구조 및 응급처치에 관한 교육), 같은 법 시행규칙 제6조(구조 및 응급처치교육)에 따라 보건복지부와 지방자치단체는 자동심장충격기 설치기관의 관리책임자, 응급의료에 관한 법률에 따른 의무교육대상자, 기타 일반인을 대상으로 '심폐소생술 등 응급처치 요령 교육'사업을 실시하고 있다.

2017년~2021년 5년간 기준 응급처치교육을 이수한 사람은 총 235만 명이며, 이 교육에 따라 2008년 일반인이 심폐소생술을 시행한 비율이 1.8% 수준이었으나, 2021년에는 28.8%까지 대폭 증가하였다.

최근 연구에 따르면, 구급대원 도착 전 자동심장충격기를 사용하여 심폐소생술을 하는 경우 환자의 생존율이 비약적으로 높아질 수 있다는 결과가 있다.

2022년 자동심장충격기 의무설치기관에 32,344대의 자동심장충격기가 설치되어 있으며, 보건복지부와 지방자치단체에서는 자동심장충격기 설치 확대를 위해 매년 약 18억 원을 투자하고 있다. 또한 자동심장충격기 관리를 강화하기 위해 2018년 자동심장충격기 의무설치기관이 미설치(미신고)시 과태료 규정을 신설하였으며, 2021년 12월 응급의료에 관한 법률 개정을 통해 자동심장충격기 설치기관의 관리책임자에게 한 달 단위로 적정 설치 여부를 점검하고 점검 결과를 제출하도록 하였다

**② 응급의료 정책홍보**

응급의료 정책에 대한 국민의 이해와 공감을 유도하고 추진 동력을 확보하기 위하여 매년 응급의료 정책홍보 계획을 수립하여 시행하고 있다.

2022년에는 응급실 진료순서 안내, 응급실 폭행 예방과 같은 올바른 응급실 이용문화 개선 등의 내용으로 공익광고 및 카드뉴스 등 콘텐츠를 제작하고 TV · 다중이용시설 및 SNS 홍보를 통해 대국민 응급의료 정책의 인식전환을 위해 노력하였다. 또한, 응급의료 전진대회를 개최(12월)하여 응급의료 유공자에 대한 포상을 실시하였으며, 제1기 응급의료 서포터즈 구성 · 운영을 통해 일반인 눈높이에 맞는 국민 참여형 콘텐츠를 통해 응급의료 주요 정책을 홍보하였다.

**③ 응급환자 미수금 대지급**

이 제도는 의료기관 등이 응급환자에게 응급진료 및 이송처치를 제공하고 응급환자로부터 응급의료비용을 지불받지 못하였을 경우에 건강보험심사평가원에 미수금을 청구하면 심사를 통해 응급환자를 대신하여 응급의료비용을 지불하는 제도이다.

이는 의료비를 내지 못한다는 이유로 의료기관 등이 응급환자에 대한 응급의료를 거부하는 문제점을 해결하고 인간 생명의 존엄성을 유지하기 위한 제도로써 응급의료에 관한 법률 제22조, 같은 법 시행령 제14조 내지 제23조 및 시행규칙 제9조 및 제10조에 따라 1995년

부터 건강보험심사평가원에 업무를 위탁하여 수행하고 있다.

2017년 7,086건, 2018년 5,854건, 2019년 8,385건, 2020년 5,138건, 2021년 4,180건, 2022년 6,977건의 응급진료비 대지급을 통해 의료비 부담능력이 없는 응급환자에게 적기에 응급의료를 제공하여 국민의 생명을 보호하고 있다.

### (3) 응급의료 이송체계 구축

#### ① 응급환자 이송 효율화 추진

응급환자를 안전하게 이송하기 위해 2014년 응급의료에 관한 법률 및 응급의료에 관한 법률 시행규칙, 구급차의 기준 및 응급환자 이송업의 시설 등 기준에 관한 규칙을 개정·시행하여, 2014년 말 기준 전국 5천 8백여 대의 구급차에 장비, 인력 등이 기준에 맞는지 확인하고 신고필증을 부착하였다. 또한, 2015년부터 현장 응급구조사의 대응 능력 향상을 위해 웨어러블 장비 등을 활용한 스마트 의료지도사업을 시범 운영하였으며, 2021년 기준으로 9개 거점 병원, 32개 협력 병원, 46개 소방관서가 참여하고 있다.

아울러, 2017년에는 응급구조사 자격관리 및 보수교육 내실화를 통한 응급의료서비스의 질 향상을 도모하고 응급구조사에 대한 대국민 신뢰도를 제고하기 위해 '응급구조사 자격신고제'를 시행하였으며, 자격신고를 하지 않은 4,693명에 대해 자격정지 행정처분을 실시하였다.

향후에도 응급구조사, 구급차등 응급의료 자원에 대한 지속적인 관리를 통해 이송 과정에서 응급환자의 안전을 위한 노력을 확대해나갈 것이다.

한편, 응급의료 환경 변화 및 현장·이송단계에서 신속한 응급처치 필요성이 증대됨에 따라 소방청에서 실시한 스마트의료지도·특별구급대 시범사업을 통해 실행 가능성이 확인된 업무 및 관련 기관·단체의 의견을 수렴하여 응급구조사의 범위 조정을 추진하고 있다.

응급구조사 범위는 전문가의 논의 및 중앙응급의료위원회 심의 후 응급의료법 시행규칙 개정을 통해 확정할 예정이다.

#### ② 응급의료 전용헬기 도입

도서·산간 등 취약지역 응급환자의 신속한 이송을 위하여 응급의료 전용헬기(이하 "닥터헬기")를 2011년 9월 인천과 전남, 2013년 7월 강원과 경북, 2016년 1월 충남, 2016년 6월 전북에 도입하였다. 그리고 2019년 8월에는 경기도(아주대학교병원)에 7번째 닥터헬기가 도입되어 운항을 개시하였다.

닥터헬기는 응급환자 발생 시 즉시 출동할 수 있도록 지역 내 지정된 병원(인천 : 가천길병원, 전남 : 목포한국병원, 강원 : 원주세브란스기독병원, 경북 : 안동병원, 충남 : 단국병원, 전북 : 원광병원) 인근에 대기하고 있다.

응급의학전문의가 신고를 받고 출동을 결정하면 응급실 수준의 장비와 치료약품이 구비된 헬기에 의료진이 탑승하여 현장으로 출동하는 '날아다니는 응급실'이라고 할 수 있다.

2022년까지 인천 1,539명, 전남 2,688명, 강원 1,943명, 경북 2,716명, 충남 1,628명, 전북 1,344명, 경기 431명 등 총 12,286명의 환자를 이송하였다.

향후 현재 배치 지역 및 닥터헬기 운항반경을 고려하여 배치를 검토 예정이다.

#### (4) 응급의료기관 평가 및 육성

##### ① 응급의료기관 평가

응급의료기관 종별 기능의 적정을 기하고 응급의료의 질적 수준을 향상시키기 위해 2003년부터 응급의료기관을 대상으로 매년 평가를 실시하고 있으며, 그 결과에 따라 응급의료 인프라 개선 비용 및 운영비를 지원하고 있다.

**표 4. 응급의료기관 평가대상 기관 현황** (단위 : 개소)

| 구 분 | 2010 | 2011 | 2012 | 2013 | 2014 | 2015 | 2016 | 2017 | 2018 | 2019 | 2020 | 2021 | 2022 |
|---|---|---|---|---|---|---|---|---|---|---|---|---|---|
| 합 계 | 463 | 464 | 461 | 430 | 415 | 414 | 414 | 419[5)] | 401[5)] | 399[5)] | 400 | 404[5)] | 407 |
| 권역응급의료센터 | 16 | 16 | 21[1)] | 19[2)] | 18[3)] | 18[4)] | 18 | 36 | 36 | 35 | 38 | 38 | 40 |
| 전문응급의료센터 | 4 | 4 | 2 | 2 | 2 | 2 | 2 | 3[5)] | 4[5)] | 4 | 5 | 5[5)] | 6 |
| 지역응급의료센터 | 117 | 119 | 114 | 116 | 122 | 125 | 128 | 116 | 116 | 125 | 125 | 127 | 125 |
| 지역응급의료기관 | 326 | 325 | 324 | 293 | 273 | 269 | 266 | 264 | 249 | 239 | 237 | 239 | 242 |

[주] 1) 평가대상 기간 중 조건부 권역응급의료센터로 운영된 분당서울대학교병원, 가톨릭대학교서울성모병원, 관동대 외과대학명지병원은 지역응급의료센터로 평가
2) 조건부 권역센터로 지정된 분당서울대학병원은 지역센터로 평가, 지역 기관 중 4개소는 평가 기간 중 휴업 · 폐업 또는 지정 취소됨
3) 조건부 권역센터로 지정된 분당서울대병원, 신규 지정된 강릉아산병원은 지역응급의료센터로 평가
4) 조건부 권역센터로 지정된 분당서울대병원, 강릉아산병원은 지역응급의료센터로 평가
5) 전문센터는 권역응급센터 또는 지역응급센터 중에 지정하므로 각 권역 · 지역응급의료센터 기관 수에 포함하고, 총 합계에서 중복산정 제외함
[자료] 보건복지부, 보건복지백서, 2023

평가 첫해인 2003년도에는 권역응급의료센터 15개소 및 지역응급의료센터 106개소에 대해 법률에 규정한 적정 인력 · 시설 · 장비 등 인프라 구비 · 가동 현황 등을 평가하여 결과가 우수한 응급의료센터(권역응급의료센터 14개소 및 지역응급의료센터 48개소)에 응급의료 개선 비용 약 78억 원을 지원하였다.

2004년에는 전문응급의료센터 및 지역응급의료기관에 대한 평가를 처음으로 실시하였고, 2006년에는 권역응급의료센터를 대상으로 8개의 질 지표에 대한 평가를 실시하여 응급의료서비스의 질적 수준을 측정하였으며, 2007년에는 전문응급의료센터 및 지역응급의료센터에 대한 질 평가를 실시하였다.

2013년도 응급의료기관 평가 결과 필수영역(시설 · 장비 · 인력) 충족률은 81.4%로 2012년 69.7% 대비 11.7% 증가하였다. 특히 가장 소규모 응급의료기관인 지역응급의료기관의 법정 충족률이 크게 향상('12. 58.1%→'13. 73.7%)되었다. 이는 취약지 응급의료기관의 법정기준 충족률이 2012년 32.5%에서 2013년 63.1%로 두 배 가까이 대폭 향상된 것에 기인한 것이다.

2014년은 법정기준 충족률은 83.9%로 2013년도 81.4%에서 2.5% 증가하여 전담인력 관련 평가 기준을 강화하였음에도 불구하고 법정기준 충족률은 향상되었다.

2015년은 권역응급의료센터 18개소, 전문응급의료센터 2개소, 지역응급의료센터 125개소, 지역응급의료기관 269개소를 대상으로 응급의료기관 평가를 실시하였다. 대상 기간은 2014년 7월 1일~2015년 6월 30일이며, 메르스 사태가 있었던 6월 한 달은 평가등급 산출에서 제외하였다. 평가영역은 크게 필수영역(49개 지표)과 구조 · 과정 · 공공영역(33개 지표)으로 구성되었다. 응급실의 시설 · 장비 · 인력 등 필수영역 충족률은 81.9%로 2013년 83.9%보다 2%p 감소하였다.

2016년은 권역응급의료센터 18개소, 전문응급의료센터 2개소, 지역응급의료센터 126개소, 지역응급의료기관 266개 기관을 평가하였다. 응급의료기관 평가 결과 필수영역 충족률이 86.0%로 전년 대비 4.1% 향상되어, 법정기준인 시설 · 장비 · 인력을 갖추려 노력한 것으로 나타났다. 중증환자에 하여 최종 치료를 제공한 비율인 '중증환자 최종 치료 제공률'은 2016년 80.1%로 2015년(75.6%) 대비 4.5% 상승하였다. 응급실이 과밀하여 혼잡한 정도를 나타내는 '병상포화지수'는 2016년 50.1%로 2015년 54.5% 대비 4.4% 감소하였고, 응급실이 매우 과밀한 의료기관(병상포화지수 100% 이상)은 2015년 11개소에서 2016년 7개소로 감소하는 등 응급실 과밀 정도가 전년에 비해 소폭 개선된 것으로 나타났다. 이는 응급실 과밀화에 대한 사회적 관심이 증가하고, 응급환자 재실시간 지표가 수가에 연동되도록 제도가 개선됨에 따라 병원들이 이를 해소하기 위해 많은 노력을 기울였기 때문이라고 분석된다.

2017년은 권역응급의료센터 16개소, 전문응급의료센터 3개소, 지역응급의료센터 116개소, 지역응급의료기관 264개 기관을 평가하였다. 응급의료기관 평가 결과 필수 영역 충족률이 86.0%로 전년 대비 4.1% 향상되어, 법정기준인 시설 · 장비 · 인력을 갖추려 노력한 것으로 나타났다. 중증환자에 대하여 최종 치료를 제공한 비율인 '중증환자 최종 치료 제공률'은 2017년 80.5%로 2016년(80.1%) 대비 0.4% 상승하였다. 응급실이 과밀하여 혼잡한 정도를 나타내는 '병상포화지수'는 2017년 49.2%로 2016년 50.1% 대비 4.4% 감소하였으며, 중증응급환자 재실시간은 2017년 6.4시간으로 2016년 6.7시간 대비 0.3시간 감소하여, 응급실 과밀 정도가 전년에 비해 소폭 개선된 것으로 나타났다.

2018년은 권역응급의료센터 36개소, 지역응급의료센터 116개소, 지역응급의료기관 249개 기관을 평가하였다. 응급의료기관 평가 결과 필수영역 충족률이 91.0%로 전년 대비

5.0% 향상되었다. 중증환자 최종치료 제공률은 2018년 82.4%로 2017년(80.5%) 대비 1.9% 상승하였다. 병상포화지수는 2018년 51.0%로 2017년 49.2% 대비 1.8% 증가하였으며, 중증상병 해당환자 재실시간은 2018년 6.5시간으로 2017년 6.4시간 대비 0.1시간 증가하였다. 응급환자가 적시에 적정병원에서 최선의 치료를 받을 수 있도록 앞으로도 응급실 과밀화 및 중증응급환자 재실시간 등에 한 관리가 지속적으로 필요할 것으로 보인다.

2019년 응급의료기관 평가 결과 필수 영역 충족률이 94.5%로 전년 대비 3.5% 향상되었다. 중증환자 최종치료 제공률은 2019년 86.8%로 2018년(82.4%) 대비 4.4% 상승하였다. 병상포화지수는 2019년 51.8%로 2018년 51.0% 대비 0.8% 증가하였으며, 중증상병 해당환자 재실시간은 2019년 6시간으로 2018년 6.5시간 대비 0.5시간 감소하였다. 앞으로도 응급실 과밀화에 대한 지속적인 관리가 필요할 것으로 보인다.

2020년에는 코로나19 감염병 유행으로 예년과 동일한 응급의료기관 평가가 어려워짐에 따라 평가 대상기간을 코로나19 환자 증가 이전인 2020년 1월까지(12→7개월)로 단축하는 한편, 방역 관리 차원에서 응급의료기관 현지평가를 생략하고 서면평가 방식으로 평가를 진행하였다.

2021년에는 코로나19 장기화에 따라 평가대상 기간을 단축(5개월)하고 서면평가 방식으로 진행하는 한편, 코로나19 대응에 대한 기여를 반영하기 위하여 중증응급진료센터 및 감염병전담병원(거점전담병원 포함) 지정·운영 중인 기관에는 평가 가점을 부여하였다.

2022년 응급의료기관 평가는 코로나19 완화에 따라 현지평가가 실시되었으며, 평가지표도 전년대비 16개가 늘어난 27개 지표가 시행되었다. 또한 코로나19에 대한 기여를 반영하기 위해 감염병전담병원 등을 운영 중인 기관과 확진환자 수용률이 높은 병원에 평가 가점을 부여하였다.

주요 수치를 보면, 감염관리의 적절성은 평가가 이뤄졌던 2019년 대비 1.5점 상승한 9.3점을 나타났으며, 적정시간 내 전문의 직접 진료율은 전년대비 0.5%p 상승한 92.8%, 최종치료제공률은 0.1%p 상승한 89.6%를 기록하였다.

**② 취약지 응급의료기관 지원**

2006년부터 응급의료기관이 없는 농어촌 군(郡) 지역의 24시간 응급의료 제공을 위한 응급실 시설·장비 개선 및 응급실 전담의사 인건비를 지원하였다.

2008년부터 응급의료기관이 없거나 부족한 지역의 의료기관이 응급의료기관으로 지정받을 수 있도록 시설·장비 및 인건비 지원 사업을 추진하여 2008년 4개, 2009년 6개 의료기관을 지원하였다.

2010년에는 두 사업을 통합·확대하여 지역응급의료센터 3개소, 지역응급의료기관 24개소에 응급의료기관 지정을 위한 지원을 하였고, 당직의료기관도 11개소를 지원하였다. 군부대가 있고 민간병원 접근성이 낮은 4개 지역(가평, 함평, 포천, 홍천)은 국군병원 응급실 확충 공사비와 장비비를 지원하였으며, 2011년에도 지역응급의료센터 3개소 및 지역응급의료기관 7개소 설치를 위한 보조금을 지원하였다.

2012년에는 기존에 지정된 취약지역 응급의료기관 운영비 지원과 함께 2개 취약 응급진료권에 신규 지역응급의료센터 육성 대상을 선정・지원하였으며, 응급의료기관이 1개소밖에 없어 해당 기관이 응급실 유지를 못할 경우 응급의료 사각지대가 되는 군 지역(21개)에도 운영비를 지원하였다.

2013년부터는 응급의료기관 운영비 지원 방식을 응급의료기관 평가 결과와 연동하여 차등 지원하였으며, 모든 군 지역(84개) 내 응급의료기관으로 지원 대상을 확대하였다. 2014년에는 응급의료기관이 없는 군 지역에 응급의료기관 2개소(가평군, 옹진군)를 추가 확충하고, 응급의료기관이 없는 군 지역의 당직의료기관, 야간진료기관에도 운영비를 지원하였다. 2015년에는 취약지 응급의료기관 지원 대상을 군 지역(83개)에서 인구 15만 명 미만의 도・농복합시(19개)까지 확대하였다. 2017년에는 권역응급의료센터와 지역응급의료센터까지의 접근성을 반영하여 응급의료 취약지를 새롭게 정의하였으며(99개), 취약지에서 제외된 지역도 경과조치를 두어 당분간 지원이 유지될 수 있도록 하였다.

보조금 지원 외에도 응급실에 공중보건의를 배치하고 간호사 수급이 상대적으로 용이한 도심지의 거점병원에서 취약지 병원 응급실로 간호사를 파견하는 등 취약지 응급의료기관의 의료인력 확보를 지원하였다.

2017년에는 12개 취약지 응급의료기관에 17명의 간호사가 파견되었다. 또한 다양한 전문의료진을 확보하기 어려운 취약지 응급의료기관의 진료수준을 제고하기 위하여 2015년부터 거점병원과 취약지 병원 간 원격협진 네트워크를 통해 응급환자 진료 자문을 제공하고 있으며, 2017년부터는 취약지 병원에 내원한 응급환자의 영상검사 판독도 24시간 지원하고 있다.

2018년에는 128개 취약지 응급실 운영기관에 운영비를 지원하였으며, 14개 취약지병원에 24명의 간호사를 파견하고, 10개 거점병원과 71개 취약지 병원 간 응급원격 협진 네트워크를 통해 1,035건의 협진을 시행하였으며, 27개 취약지 병원에 내원한 응급환자의 영상검사 판독도 5,051건 실시하였다.

2019년에도 119개 취약지 응급실 운영기관에 225억원의 국고보조금을 지원하였으며, 13개 취약지병원에 23명의 간호사를 파견하고, 10개 거점병원과 74개 취약지 병원 간 응급원격협진 네트워크를 통해 1,819건의 협진을 시행하였으며, 27개 취약지 병원에 내원한 응급환자의 영상검사 판독도 14,231건 실시하였다.

2019년에도 119개 취약지 응급실 운영기관에 225억원의 국고보조금을 지원하였으며, 13개 취약지병원에 23명의 간호사를 파견하고, 10개 거점병원과 74개 취약지 병원 간 응급원격협진 네트워크를 통해 1,819건의 협진을 시행하였으며, 27개 취약지 병원에 내원한 응급환자의 영상검사 판독도 14,231건 실시하였다.

2020년에는 117개 취약지 응급실 운영기관에 224억 원의 국고보조금을 지원하였으며, 14개 취약지 병원에 22명의 간호사를 파견하고, 11개 거점병원과 75개 취약지 병원 간 원격협진 네트워크를 통해 1,706건의 협진을 시행하였으며, 27개 취약지 병원에 내원한 응급환자의 영상검사 판독은 12,109건을 실시하였다. 2021년에는 117개 취약지역 응급실 운영기관에 220억 원의 국고보조금을 지원하였으며, 17개의 취약지 병원에 27명의 간호사를 파견하고, 취약지 31개 기관을 대상으로 영상판독 지원을 13,229건, 74개 취약지 병원을 대상으로 원격 협진을 1,316건 시행하였다.

2022년에는 117개 취약지역 응급실 운영기관에 221억원의 국고보조금을 지원하였으며, 16개의 취약지병원에 28명의 간호사를 파견하고, 취약지 34개 기관을 대상으로 영상판독 지원을 10,207건, 76개 취약지 병원을 대상으로 원격 협진을 743건 시행하였다.

**표 5. 우리나라 응급의료분야 의료취약지**

| 구분 | 응급의료분야 의료취약지 |
|---|---|
| 1. 대구 | 달성군 |
| 2. 인천 | 강화군, 옹진군 |
| 3. 경기 | 가평군, 동두천시, 양평군, 여주시, 연천군 |
| 4. 강원 | 고성군, 동해시, 삼척시, 속초시, 양구군, 양양군, 영월군, 인제군, 정선군, 철원군, 태백시, 평창군, 홍천군, 화천군, 횡성군 |
| 5. 충북 | 괴산군, 단양군, 보은군, 영동군, 옥천군, 음성군, 진천군, 충주시 |
| 6. 충남 | 공주시, 금산군, 당진시, 보령시, 부여군, 서산시, 서천군, 예산군, 청양군, 태안군, 홍성군 |
| 7. 전북 | 고창군, 남원시, 무주군, 부안군, 순창군, 임실군, 장수군, 정읍시, 진안군 |
| 8. 전남 | 강진군, 고흥군, 곡성군, 구례군, 나주시, 담양군, 무안군, 보성군, 신안군, 영광군, 영암군, 완도군, 장성군, 장흥군, 함평군, 해남군 |
| 9. 경북 | 고령군, 군위군, 문경시, 봉화군, 상주시, 성주군, 영덕군, 영주시, 영양군, 영천시, 예천군, 울릉군, 의성군, 청도군, 청송군 |
| 10. 경남 | 거제시, 거창군, 고성군, 남해군, 밀양시, 사천시, 산청군, 의령군, 창녕군, 통영시, 하동군, 함안군, 함양군, 합천군 |
| 11. 제주 | 서귀포시 |

[자료] 보건복지부고시 제2017-250호, 응급의료분야 의료취약지 지정

#### ③ 소아전문응급의료체계 구축 · 운영

소아환자에 특화된 진료환경을 제공하기 위해, 2010년부터 성인 응급실에서 독립된 소아전용 공간에서 소아전용 의료장비를 활용, 소아과 전문의가 24시간 진료를 실시하는 소아전용응급실을 설치 · 지원하는 사업을 시작하여, 2015년까지 6년간 소아전용응급실 10개소

에 총 143억원을 지원하였다. 2015년 기존 소아전용응급실의 시설·장비·인력기준을 강화하여 소아전문응급의료센터로 법제화하였으며, 9개 의료기관을 소아전문응급의료센터로 선정하였다.

2019년 현재 9개 의료기관 중 서울아산병원, 순천향대천안병원, 분당차병원 3개소가 소아전문응급의료센터로 정식 지정되어 운영 중이며, 2020년 1월 1일부터 서울대병원, 가천의대 길병원이 운영을 시작하였다. 또한, 2021년 공모를 통하여 선정된 3개 병원 중 칠곡경북대병원은 2022년 3월, 양산부산대병원·신촌세브란스병원은 2022년 10월부터 운영을 시작하였다.

소아전문응급의료센터로 지정된 기관은 소아응급환자 전담의사 수에 비례하여 2~6억원의 국고보조금을 운영비로 지원받고 있으며, 기존의 소아전용응급실을 운영하는 기관에도 매년 144백만 원을 운영비로 지원 중이다.

④ **중증응급질환 치료 체계 구축**

사회·경제적 질병부담이 높고 증상 발현부터 적절한 시간 내 진료 여부가 환자의 예후에 미치는 영향이 치명적인 심·뇌혈관 및 중증외상에 대하여 지역 내 1시간 이내 급성기 치료를 받을 수 있도록 응급의료센터를 적정 배치하고자 중증응급질환 특성화센터사업을 추진하였다.

2008년~2009년 간 응급질환 특성화 후보센터를 운영 후 2010년 4월 평가를 통하여 응급뇌질환특성화센터 22개소, 응급심장질환특성화센터 22개소, 중증외상특성화 센터 35개소를 지정하여 운영하였다. 특히, 2012년부터 추진된 중증외상특성화센터사업을 확대 발전시켜, 중증외상 전문치료시설 설치 운영 및 전문인력 양성 등을 지원하는 권역외상센터 설치사업을 추진하고 있다.

⑤ **중증외상전문진료체계 구축**

2012년 응급의료통계연보에 따르면 우리나라는 매년 중한 외상(外傷)환자가 125,000명 발생하고 이 중 11,000명이 사망한 것으로 나타났다. 하지만 이를 치료할 외상진료체계는 취약한 실정이었다.

2015년 우리나라 중증외상환자의 예방가능사망률(외상으로 인한 사망자 중 적절한 처치를 실시하였으면 생존할 것으로 예상되는 자의 비율)은 30.5%로 10~15%인 선진국에 비해 높은 수준이었으나 대다수 의료기관은 수익 대비 많은 비용이 필요한 외상진료 시설·장비 구축에 소극적이었으며, 의료인에게도 의료사고 가능성, 24시간 당직체계 등 기피 요인이 많아 서울의 대규모 상급종합병원에서조차 외상전용시설을 운영하지 않았다.

질병관리본부(현.질병관리청)가 실시한 2011년 서울·강원 지역 중증외상환자 분석 결과에 따르면 교통사고와 같은 중증 외상으로 입원한 환자 2,889명 중 중환자치료 또는 응급수술을 받은 환자 비율은 60.3%(1,743명)로, 타 기관으로 전원된 39.7%의 주된 사유는 전문인력(외상전문의) 및 전담시설(중환자실, 혈관조영실) 부족으로 나타났다.

이에 국가 지원을 통한 전문진료체계 구축을 목표로 2010년 중증응급질환 특성화센터사업을 시작하였고, 외상 분야에 대한 특성화센터 35개소를 지정 · 운영하였다. 특성화센터사업 도중 아덴만 여명작전에서 석해균 선장이 총상을 입은 사건이 발생하였고, 이에 대한 치료가 전국적인 관심을 보이면서 중증외상진료를 위한 인프라 확충의 필요성이 급속도로 제기되었다.

그 결과 2012년 5월, 응급의료에 관한 법률의 일부 개정을 통해 법적 근거를 마련하였고, 같은 해 11월 5개 병원(경북대병원, 목포한국병원, 가천대길병원, 단국대병원, 원주세브란스기독병원) 선정을 시작으로 한국형 외상전문진료체계인 권역외상센터 설치지원사업이 시작되었다.

향후 전국 어디서나 중증외상환자가 1시간 내 치료받을 수 있도록 지역 균형을 고려하여 2024년까지 전국에 17개 권역외상센터를 설치할 예정이다. 연차별로 외상진료에 대한 의지와 역량을 갖춘 병원을 선정하여 2017년 말 전국 17개 병원을 권역외상센터를 운영할 의료기관으로 선정 완료하였으며, 선정된 병원에는 시설 · 장비 설치비 80억 원과 전담전문의 인건비 및 운영비를 지원하고 있다. 2022년 말 기준 권역외상센터 선정 병원 중 15개 의료기관이 관련 시설과 인력을 갖추어 권역외상센터로 지정 · 운영되고 있다.

이렇게 전국을 연결하는 중증외상환자 전용 인프라 구축을 통해 중증외상환자의 예방가능사망률이 19.9%('17), 15.7%('19)로 감소하고 있으며, 이는 2023년까지 중증외상환자 예방가능사망률을 20% 이하로 낮추겠다는 당초 계획을 6년이나 앞당긴 결과이다.

이외에도, 우수한 외상전담 의사인력 확보를 위해 외상외과 세부전문의 수련과정 이수 시 최대 2년까지 수련비용을 보조하고 이후 권역외상센터에 근무하도록 하는 사업을 함께 추진 중이다. 2018년부터는 골든타임 내 적절한 치료를 받는 것이 중요한 중증외상환자에게 적절한 초기 외상 처치가 이루어질 수 있도록, 응급실 전담의사, 권역외상센터 내 관련 전문의들을 대상으로 전문외상교육비용을 지원하고 있으며, 2021년부터는 간호사까지 지원범위를 확대하였으며, 향후 현장응급의료종사자를 지원대상에 포함할 예정이다.

### (5) 국가재난의료체계 육성

다수 인명피해를 동반한 재난 및 사고가 발생한 경우 신속한 현장의료지원을 통하여 국민의 생명과 건강을 보호하고 예방 가능한 사망률을 낮추어야 한다.

우리나라의 경우 2014년 경주 마우나리조트 붕괴, 세월호 침몰 등을 계기로 체계적인 재난의료대응의 필요성이 제기되었으며 국가재난의료체계를 본격적으로 육성하게 되었다.

2014년 5월 중앙응급의료센터(국립중앙의료원) 내에 중앙응급의료상황실을 설치하여 365일 24시간 가동하고 있으며, 현장의료지원이 필요한 상황 접수, 현장의료지원팀 출동요청 등 초기 의료대응을 총괄하고 있다.

최근 실적을 살펴보면 2019년 514건, 2020년 469건, 2021년 425건, 2022년 554건이 접수되었고, 그간 재난 등 발생지점 인근 의료기관 가용 병상이나 사상자 수용능력 현황정보를 소방을 비롯한 관계기관에 제공하거나, 보건소 신속대응반과 재난거점병원의 재난의료지원팀 등 현장의료지원팀의 출동 조정 등의 대응이 이루어진 사례는 2019년 277건, 2020년 153건, 2021년 210건, 2022년 302건이었다. 중앙응급의료상황실은 응급의료기관으로부터 수집하고 있는 병상정보 및 중증응급질환정보를 활용하여 병원 간 전원이 필요한 중증응급환자를 대상으로 전원지원 업무를 하고 있다.

전원요청 건은 2016년 1,365건, 2017년 2,821건, 2018년 5,188건, 2019년 5,993건, 2020년 5,603건, 2021년 6,177건, 2022년 6,473건이었으며, 최근 3개년 간 전원지원 선정률은 89.6%에 이르고 있으며, 전원요청에서 의료기관 선정 통보까지는 평균 39분이 소요되었다.

전국 재난거점병원은 2022년 총 41개소로, 각 재난거점병원별로 응급실에서 근무 중인 인력(의사1, 간호사1, 응급구조사1, 행정1)으로 구성된, 재난현장에 출동하여 응급의료 업무를 수행하는 임시조직인 재난의료지원팀(Disaster Medical Assistance Team, DMAT)을 구성 · 운영하고 있다.

국가와 지방자치단체는 재난거점병원에 DMAT출동수당, 재난의료지원차량 등을 비롯한 예산을 지원하고 있다.

현장의료지원팀은 크게 보건소 신속대응반과 재난거점병원의 재난의료지원팀으로 구분한다.

보건소 신속대응반은 전국 254개 보건소에 의료인 2명~3명, 행정요원 2명 이상의 구성으로 운영되고 있다.

현장의료지원팀은 중앙응급의료상황실의 출동 요청에 따라 다수 사상자 사고현장으로 출동하여 현장응급의료소를 운영하는 등의 역할을 한다.

현장응급의료소는 재난현장에 출동한 응급의료관련 자원을 총괄 · 조정하고 사상자를 분류 · 처치 · 이송하기 위하여 긴급구조통제단장의 지휘 아래 재난현장에 설치하는 의료소를 말한다. 현장응급의료소에는 분류반, 응급처치반, 이송반 등을 두며, 보건소 신속대응반, 재난거점병원 재난의료지원팀, 구급대원 등을 적절하게 편성 · 배치한다.

보건복지부 및 중앙응급의료센터는 응급의료에 관한 법률에 따라 재난현장에서 응급의료지원과 관련된 기관별 역할과 지휘체계, 재난현장의 응급의료체계 등의 사항을 포함한 비상대응매뉴얼을 마련하고 이에 대한 교육을 실시하고 있다. 2016년 1월 재난응급의료 비상대응매뉴얼 초판을 제정하고 2022년 1월에는 현행 법령을 반영하고 미비점을 보완하여 개정하였다. 또한 매년 지자체재난의료 담당자와 재난거점병원의 재난의료지원팀을 대상으로 매뉴얼에 대한 교육이 이루어지고 있으며, 매년 각 시 · 도별로 소방 다수 사상자 구급대응

훈련에 참여하여 재난 관련 유관기관과 공동훈련을 실시하고, 보건복지부(중앙응급의료센터) 주최로 재난의료 종합훈련대회를 개최하여 전국의 의료기관·보건소 및 소방 간의 협업을 강화하기도 하였다.

향후에도 재난으로부터 국민의 생명 보호라는 국가 및 지방자치단체의 기본적인 의무를 이행하기 위하여 국가재난의료체계를 강화하는 한편, 지역 재난의료 역량을 제고하기 위한 노력을 지속할 예정이다. 현장의료지원팀이 최대한 신속하게 재난현장으로 출동하도록 상황전파체계를 개선하고, 대규모 재난 혹은 재난의 장기화를 대비하여 구축한 이동형 병원의 관리 및 운용 인력에 대한 정기적인 교육·훈련도 지속할 예정이다.

### (6) 응급의료통합정보망 구축·운영

보건복지부는 응급환자 발생 시 최적의 응급의료기관으로 이송할 수 있도록 전국 400여개 응급의료기관의 실시간 응급의료 정보를 수집하여 119구급대 등의 이송을 지원하는 응급의료정보시스템을 2000년부터 구축·운영 중에 있으며, 표준 응급의료 통계 및 정책지원체계를 구축하고자 응급의료기관 내원 환자진료 정보를 수집하는 국가응급환자진료정보망(NEDIS)을 2003년부터 구축·운영하고 있다. 동 사업은 응급의료정보(응급책임자 병상 및 장비 등)를 실시간으로 수집·제공하여 응급환자를 이송할 병원을 선정하고 응급의료기관 진료 정보를 수집·관리하여 응급의료기관 평가를 위한 핵심자료로 활용하고 있다. 또한, 응급의료정보제공 홈페이지와 스마트폰 애플리케이션을 통해서 야간·휴일의 진료 기관 정보 등을 제공하여 응급의료 이용자의 편의를 증진시키고 있다.

의료통합정보망 구축 사업을 추진하였으며 분산 구축된 응급의료정보망을 체계화하고 보안체계를 강화함으로써 응급환자의 생명보호와 사회 안정전망 강화에 기여하고 있다. 또한 응급의료정보제공 홈페이지와 스마트폰 애플리케이션을 통해 야간·휴일 진료기관정보 등을 제공함으로써 응급의료이용자의 편의를 증진시키고 있다. 이에 응급의료정보 월평균 이용 건수는 2017년도 219만 건에서 2021년 307만 건으로, 40% 증가하였다.

2018년부터 응급의료정보 고도화 ISP 수립을 기반으로 응급의료정보의 질 제고 및 지식정보생태계의 구현을 통해 국가적 응급의료정보서비스 역량의 극대화를 추진 중이며, 2019년에는 인프라 개선을 추진하여 시스템 운영 안정성을 확보하였다.

2020년에는 민간구급차 기록관리 시스템을 구축하여, 민간구급차로 환자 이송시 제출하는 기록지에 대한 수집 및 관리체계를 강화하였다. 또한 응급의료 빅데이터 모니터링 시스템 운영 환경을 개선하여 응급의료 지표, 통계 생산 및 의사결정 지원 체계를 강화하였다.

2021년에는 재난·응급의료 상황관리시스템의 이중화 구성으로 24시간 무중단 운영이 가능하도록 하였으며, 관제시스템을 도입하여 서버의 실시간 모니터링을 통하여 장애에 선제적으로 대응할 수 있도록 하여 시스템 운영 안정성을 강화하였다. 또한, 모바일 시스템을 통합 운영하는 등 응급의료정보망 운영 환경을 개선하여 이용자 편의성을 높였다.

2022년에는 데이터베이스 접근제어 솔루션 및 개인정보접속기록관리 솔루션을 도입하는 등 개인정보보호 관리체계를 한층 더 강화하였다. 또한 장애발생 최소화 및 안정적 서비스 제공을 위하여 노후화된 장비를 교체하였다.

2023년에는 응급의료 종합상황판의 중증응급환자 수용가능 고지기능을 개선하여 현장에서 신속한 응급이송과 병상배정의 효율성을 향상하고, 민간구급차에서 중증도분류 기능을 추가하여 이송단계에서의 정보 수집을 강화하였다.

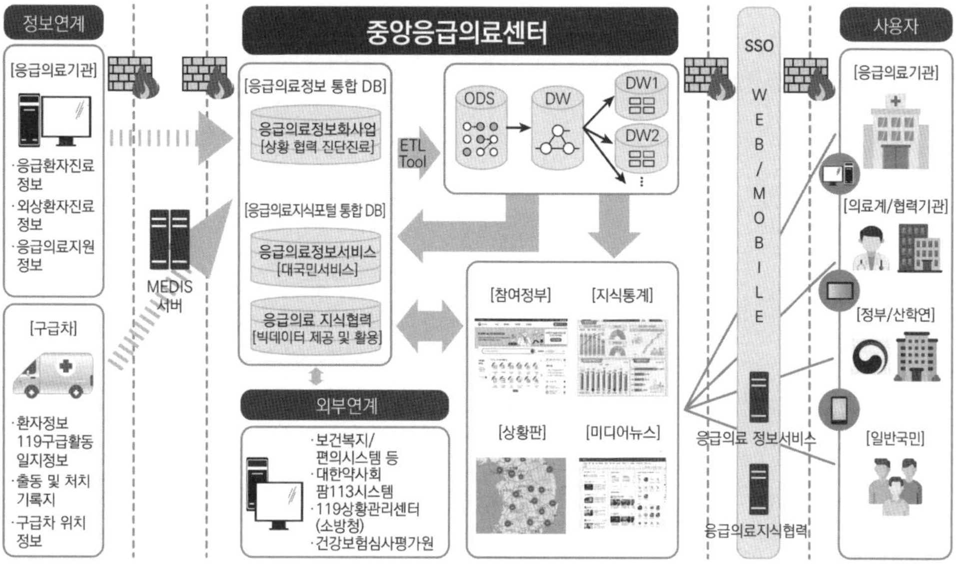


그림 2. 응급의료통합정보망

# 제3절 의료 · 법적 책임

## 1. 의료 · 법적 고찰

### 1) 주의의무

의료과오에 의한 손해배상청구권이 인용되기 위해서는 채무불이행에 의한 책임이든 혹은 불법행위에 의한 책임이든 간에 다음 세 가지의 요건을 충족하여야 한다. 첫째, 의료과실이 존재하고, 둘째, 환자에게 손해가 발생하였으며, 셋째, 응급의료제공자의 과실과 환자의 손해와의 사이에 인과관계가 존재하여야 한다.

상기에서 의료과실의 존재를 판정하는 가장 핵심적인 것은 주의의무의 위반 여부이다. 주의의무란 유해한 결과가 발생하지 않도록 주의를 하여야 할 보통인의 의무를 말하며, 이를 위반한 경우에 법률적 배상책임이 발생할 수 있다. 주의의무의 내용에는 결과를 예견하고 결과를 회피하여야 할 행위의무를 포함한다.

한편, 어느 정도의 주의의무를 요구하는가의 판단기준은 의료전문인의 경우 통상 고도의 주의의무를 요구한다. 주의의무를 태만히 하여 타인의 생명 또는 건강에 해가 초래될 경우, 이를 의료과실이라 하는데 민 · 형사상 책임추궁의 핵심이 된다.

### 2) 과실주의

과실은 행위자의 부주의에 의하여 범죄사실의 발생을 인식하지 않은 것이다. 알면서 일부러 한 일이 아니기 때문에 중히 책할 수는 없으나 주의만 하면 그러한 결과를 가져오지 않을 수 있기 때문에 행위의 종류에 관계없이 모든 인간은 부당한 손해와 상해를 받게 되거나 상태가 악화되는 경우에 과실범으로 형사책임은 물론 상해나 악화를 유발한 사람은 상해를 받은 사람에게 민사상의 보상을 하도록 되어 있다.

과실이 법적문제가 될 가능성은 환자들이 원하는 치료수준에 도달하지 않았을 경우에 발생한다. 중요하거나 필요한 처치가 시행되지 않았거나 부주의하거나 미숙하게 시행된 처치는 치료기준을 위반한 것이다.

과실에 대한 추가적인 실례는 직접적인 환자치료 활동과는 다른 잠재적인 부주의한 조처에 관한 영역으로 응급의료체계의 통제에 반하는 행위, 장비나 의약품 혹은 이송수단의 관리 부주의 그리고 부주의한 운전 등을 포함한다.

**표 6. 과실판단의 기준**

| 의학의 수준 | 의료제도 |
|---|---|
| 허용된 위험의 법리 | 신뢰의 원칙 |
| 의료환경(의료의 긴급성과 지역차) | 의료의 재량성 |
| 의료의 곤란성 | 환자의 특이 체질 |
| 그 밖의 의료측의 특수 사정과 같은 구체적 기준 | |

## 3) 설명 · 동의의 의무

의료제공자가 환자에게 진단결과나 치료방법, 예후, 부작용 등을 충분히 설명해 주고, 환자는 이를 제대로 이해한 후에 자율적인 자기결정으로 자신에 대한 침습행위를 허용한 경우에만 해당 의료행위가 정당성을 가질 수 있다. 즉, 의료행위가 합법적으로 인정되기 위해서는 환자의 자기 결정권의 이양 즉, 동의가 필요하다.

통상적으로 설명의무의 범위는 첫째, 의료제공자는 환자의 질병유무와 그 종류에 대한 진단결과를 설명해 주어야 하고 둘째, 질병의 예후, 방치 할 경우의 상태, 치료방법과 진료수단, 경과에 대한 설명을 해주어야 하며 셋째, 부수적으로 나타날 수 있는 위험에 대한 충분한 설명이 있어야 한다.

동의는 언어적인 표현이나 표정, 혹은 다른 유형으로 표현될 수 있다.

응급구조사는 동의를 얻을 수 있도록 최대한 노력해야 하며 동의가 유효하게 되기 위해서는 환자에게 적절한 정보를 제공하여 얻어진 동의이어야 한다.

① **고지된 동의**(informed consent)

제공될 응급처치에 대해 그 내용을 알고, 이해하며, 허락한다는 환자의 표현이다. 즉 고지된 동의는 그 환자가 합리적인 결정을 하도록 필요한 모든 사실들을 설명한 후에 환자로부터 얻는 동의이다.

고지되어야 할 주요 내용은 병이나 부상의 특징, 추천된 치료법과 관련된 위험, 대체 치료법과 수반된 위험, 치료를 거절하는 것의 위험 등이며 환자가 어떠한 절차의 성격과 범위를 동의하기 이전에 충분히 이해해야 한다. 또한, 환자는 그러한 판단을 내릴 만큼 충분한 정신적 혹은 육체적 능력을 갖고 있어야 한다.

표준화된 기록지에 환자의 동의여부를 기록하게 한다. 서명된 서류는 환자가 무엇이 일어날 것인가에 대해서 알고 있으며, 기꺼이 이러한 활동을 허락하는데 동의한다는 것에 대한 증거로 유용하다.

### ② 특별한 동의 상황들

동의를 얻는 상황은 의식이 없는 환자, 미성년자, 정신질환자, 재소자 등 매우 다양하다. 이러한 상황에서의 동의는 법정대리인 등으로 부터 얻어내야 한다. 그러나 동의를 얻는데 실패하고, 시간의 지체가 생명을 위협한다면 이를 기록하여야 한다.

#### ㉠ 묵시적 동의(implied consent)

묵시적 동의의 개념은 즉시 응급처치가 절실하게 필요한 사람이 그들이 할 수 있었다면 응급처치에 동의했을 것이라고 추정한다. 그러나 이러한 묵시적 동의는 긴급한 응급상황에만 국한된다. 무의식 환자와 쇼크, 뇌손상, 그리고 알코올이나 약물중독 등의 피해자들이 그 실례이다.

일반적으로 묵시적 동의는 환자가 의사결정능력이 없어서 신체적으로 동의를 할 수 없는 경우에 적용할 수 있다. 환자의 동의를 구할 수 없으나 책임질 만한 보호자나 친척이 있는 경우에는 그들에게 허락을 얻어내는 것이 바람직하다. 대부분의 경우, 법률은 배우자, 친척 등이 동의가 불가능한 환자 대신에 동의할 수 있는 권리를 인정하고 있다.

■ **의사결정 능력기준**

가. 의식이 명료한 자
나. 시간, 장소 및 사람에 대한 확인 능력이 있는 자
• 시간 : 일시에 대한 확인과 답변 가능
• 장소 : 현재의 위치에 대한 확인과 답변 가능
• 사람 : 구호자(주변인), 자신에 대한 확인과 답변 가능
다. 자신에게 닥친 위난을 설명할 수 있는 자
라. 알코올 또는 기타 약물의 음독 상태가 아닌 자
※ 의사결정능력의 유무가 모호한 응급환자가 구호행위를 거부할 경우 지도의사와 협의해야 한다.

#### ㉡ 정신질환자의 동의

정신적으로 무능한 사람은 치료를 받는데 있어서 응급처치의 필요성에 대한 어떠한 정보가 제공되었다 하더라도 동의 할 수 없다.

한 개인이 법에 의해서 심신상실로 법원에 의해 피성년후견인으로 선고되지 않았다면 그의 능력에는 의문의 여지가 없다. 그러나 피성년후견인으로 선고된 경우에는 다른 사람, 즉 친권자나 후견인 같은 사람이 환자를 대신하여 동의권을 갖는 경우가 대부분이다.

많은 상황에서 응급구조사는 착란상태에 있거나 정신적 결함이 있는 환자를 만나게 된다. 이러한 증상은 환자가 실제적으로 동의를 할 수 있는지의 여부를 결정하는데 반드시 고려되어야 한다. 긴급한 응급상황이라면 묵시적 동의가 적용되어야 한다.

**㉢ 미성년자 치료에 있어서의 동의**

법률은 미성년자가 응급처치에 대해서 유효한 동의를 할 만한 판단력을 갖추지 못했다고 인정한다. 그 예로 민법은 행위 무능력자의 범주에 미성년자를 포함하고 있으며 미성년자에 대한 동의권은 부모나 부모와 동일하게 취급될 수 있을 만큼 가까운 사람에게 주어진다. 이러한 규정에도 불구하고 미성년자가 하는 동의는 개개인의 나이와 성숙도에 따라서 일부는 유효하기도 하다. 예를 들면, 17세의 동의는 10세의 동의보다는 유효하다. 긴급한 응급상황이 존재한다면 미성년자를 치료하는 것에 대한 동의는 묵시적일 수 있으나, 가능하면 친권자나 후견인의 동의를 구해야 한다.

**③ 동의와 관련된 법적문제**

응급구조사가 치료행위에 대한 적절한 동의를 얻지 못하였거나 적절한 치료행위를 계속하지 못했다면 유기, 폭행, 구타 또는 강제구금과 같은 불법행위에 근거한 피해에 대해 책임이 있다.

**㉠ 유기**

유기란 환자에 의해 요구되고 또 여전히 치료가 필요할 때, 적절하게 지속적인 조치를 제공하지 않고 환자와의 관계를 종결하는 것이다. 정당한 사유 없이 환자에 대한 응급처치를 중단할 수 없다. 또한 보다 경험이 적은 사람에게 환자의 처치를 떠넘길 수 없다.

유기는 현장이나 응급실을 포함해서 환자를 접촉하는 동안 어느 시점에서나 발생할 수 있다. 실제로 잠시라도 환자를 돌보지 않은 상태에 놓아두는 것은 유기 책임의 근거가 되는 것이다.

**㉡ 폭행과 구타**

치료행위 전에 적절한 동의를 얻지 못하면 응급구조사는 폭행이나 구타의 책임을 갖게 될 위험에 노출될 수 있다. 폭행은 환자의 동의 없이 직접적인 신체 위해의 염려에 환자를 빠뜨리는 것이다. 구타는 환자의 동의 없이 불법으로 신체접촉을 하는 것이다. 예를 들어 응급처치에 동의하지 않는 환자에게 정맥내 주사를 시작하는 것은 신체범으로서 형사상이나 민사상으로 고소당할 수 있다.

**㉢ 강제구금**

강제구금은 동의 없이 이송되거나 적절한 사유나 허가 없이 감금된 환자에 의해 제기 될 수 있다. 그것은 동의나 법적인 허가 없이 사람에 대한 고의적이거나 부적절한 구금을 말하거나 형사나 민사상의 책임을 일으킬 수 있다.

### 4) 주의를 요하는 상황들

**㉠ 치료거부권**

비록 사망이나 영구적인 불구가 잔존할 수 있더라도 정상인은 응급의료를 거절할 권리를 갖는다. 치료의 거부가 종교적인 신념, 두려움 혹은 의료에 대한 이해의 결여 등이 원인일지도 모른다. 응급구조사는 이러한 상황에 민감하게 대처해야 한다. 응급처치를 주의 깊게 설명하고 그 환자가 묻는 그 어떤 질문에도 성실하게 응대해야 한다.

치료 거절에 관계된 사건들은 소송의 중요한 원인이다. 이러한 상황에서 응급구조사는 철저하게 기록해야 한다. 그 사건과 동의를 얻어내기 위한 모든 시도 등을 목격했던 다른 사람들의 이름과 주소들을 확인해야 한다.

비정상의 의식 수준인 환자 등 다루기 어려운 거친 환자일 때 법의 도움이 요구될 수도 있다. 간혹 환자가 어떤 질환으로 임종하는 단계에서 가족들이 어떠한 소생술도 원치 않는다고 결정한 경우를 접하는 경우가 있다. 이러한 상황은 안락사나 호스피스가 발달하면서 더욱 빈번히 일어날 것이다.

만약, 환자가 임종에 대비하여 의료에 대한 문서를 갖고 있거나, 의료진과 환자의 합의서가 있다면, 응급구조사는 기재된 사항을 준수해야 한다.

■ **거부 시의 조치**

가. 응급처치가 실시되지 않을 경우의 위험성에 관하여 설명한다.
나. 응급환자 또는 법정대리인의 서명을 받는다.
다. 응급환자 또는 법정대리인이 서명을 거부하는 경우 그 상황을 기록하고 다음 중 하나를 행한다.
- 지도의사에게 통보하고 그 서명거부의 상황에 대하여 기술한다.
- 주변인의 서명을 득하거나 가능한 경우 녹취를 한다.

### ㉡ 사망의 경우

응급구조사는 사망을 진단할 수 없다. 소생할 수 있는 기회가 있다면, 응급구조사는 모든 노력을 다해야만 한다. 그러나 때때로 사망이 명백한 경우가 있다. 즉 사후강직이 시작되었거나, 목이 절단되어 있거나, 신체가 불에 완전히 탔거나, 신체의 일부가 소실된 광범위한 두부 손상인 경우 등이다.

응급구조사에게 요구되는 조치는 시체를 보존하고, 당시의 상태를 기록하며, 의료지도 또한 중요하다.

■ **소생불능의 기준**

**의식, 자발적 호흡 및 순환징후가 없으면 다음 하나를 포함하는 경우 소생의 가능성이 없다고 간주할 수 있다.**
가. 두부 또는 체간의 절단
나. 시신의 부패가 발생한 경우
다. 사후강직이 발생한 경우
라. 시반이 발생한 경우
※ 소생불능은 응급처치의 미실시와 중단의 기준이며 환자의 법적사망을 의미하지 않는다.
※ 불치병에 의한 사망의 경우 소생불능의 기준에 해당하지 않는 한 일반환자에 준하는 응급처치를 한다.

**ⓒ 범죄 현장에서**

범죄가 일어났을 가능성을 예시하는 증거가 있다면 즉시, 관계기관에 신고하고 자신과 동료의 안전을 확보해야 한다. 이것은 항상 중요하게 고려되어야 할 사항이다.

만약 현장진입이 안전하지 않다면 응급처치 미시행에 대하여 법적 책임은 없다.

범죄현장이 안전하다고 판단되면 환자와의 접촉과 치료행위를 시작한다. 환자 처치에 필요한 것이 아니라면, 현장에서의 어떤 것도 만지거나 이동시켜서는 아니 된다.

옮겨진 어떤 물품이든 처음 위치를 기록하고, 환자의 옷이 총상이나 찔림에 의해 생긴 흔적이 있다면 가능한 한 그것들을 손상되지 않게 보관해야 하며, 환자가 목이 베인 것과 같은 치명적인 상처를 가지고 있다면 신체를 만져서는 아니 된다.

그리고 현장에서 무기나 약병 같은 물품들을 없애야 한다면, 이를 기록하고 경찰에게 알려야 한다.

## 2. 현행법에 규정된 응급의료종사자의 의무

**표 7. 응급의료종사자의 권리와 의무**

| 의무조항 | 권리조항 |
|---|---|
| · 응급의료의 거부금지<br>· 응급환자가 아닌 자에 대한 조치<br>· 응급환자에 대한 우선 응급의료 등<br>· 응급의료의 설명 · 동의<br>· 응급의료중단의 금지<br>· 응급환자의 이송<br>· 비밀준수의 의무<br>· 보수교육 의무 | · 응급의료의 방해금지<br>· 명칭사용 독점권(유사명칭 사용금지) |

### 1) 응급의료의 의무

이 법 제6조에서 "업무 중에 응급의료를 요청받거나 응급환자를 발견한 때에는 즉시 응급의료를 행하여야 하며 정당한 사유 없이 이를 거부하거나 기피하지 못한다."라고 정하고 있다. 여기서 "업무 중"이라는 제한을 하고 있기 때문에 비번의 응급구조사는 응급처치의 의무를 가지지 않아 통상 BLS자격 안에서 수행해야 함이 그동안의 원칙이었다.

그러나 2008년 6월 13일 응급의료종사자 및 응급처치 제공의무를 가진 자가 업무수행 중이 아닌 때에 각각 응급의료 또는 응급처치를 제공하여 발생한 재산상 손해와 사상에 대하여 고의 또는 중대한 과실이 없는 경우 그 행위자는 민사책임과 상해에 대한 형사책임을 지지 아니하고 사망에 대한 형사책임은 감면하도록 하는 법 제5조의2가 신설됨에 따라 비번의 응급의료종사자도 자신의 면허나 자격의 범위 내에서 업무를 수행하도록 하고 있다.

■ 미실시의 기준

**다음 하나에 해당하는 경우 구호행위를 실시하지 않을 수 있다.**
가. 현장의 상황이 구호행위의 지속에 명백히 위험하다고 판단되는 경우
나. 타응급환자에게 구호행위를 실시중인 경우
다. 체력의 소진으로 구호행위를 제공할 수 없는 경우
라. 동급 또는 그 이상의 응급의료종사자가 이미 구호행위를 실시중인 경우
마. 의학적으로 소생가능성이 없어 지도의사가 미실시를 지시한 경우

## 2) 응급의료의 중단 금지

의료행위는 환자의 자기결정권에 따른 승낙에 의하여 시작되고 종료되므로 의료행위에 있어서 환자의 자기결정권은 최대한 존중되어야 한다. 따라서 환자가 자기결정권에 기초하여 의료행위의 계속을 원하지 아니하는 경우에는 원칙적으로 더 이상 그 의료행위를 계속할 필요가 없다.

그러나 생명권은 인간존엄성의 기초를 의미하는 절대적 기본권이고, 인간존엄성을 존중하고 생명권을 보장하는 헌법 정신에 비추어 볼 때 결코 포기할 수 없는 법익이므로, 의료행위에 있어서 환자의 자기결정권이 인정된다고 하더라도, 그것이 이미 진행되고 있는 치료를 중단하는 것으로서, 치료를 계속하지 아니하는 경우 단지 환자의 건강이 회복되는 속도가 늦어진다거나 생명에 위험이 없는 정도로 상태가 악화될 것이 예측되는 것에 그치는 것이 아니라, 환자가 사망하거나 환자의 생명이 단축될 가능성이 상당히 높아지는 결과에 이르게 되는 것이라면, 그와 같은 자기결정권을 인정하는 것은 결국 생명에 대한 포기권 또는 처분권을 인정하는 것과 같아질 수 있는 것인 바, 헌법이 보장하고 있는 절대적 생명 보호의 원칙을 고려하여 볼 때 그와 같은 경우까지도 의료행위에 대한 환자의 자기결정권이 무제한적으로 인정된다고 볼 수는 없다. 따라서 응급구조사는 응급의료진에게 환자를 인계하거나 환자가 의료기관으로 이송될 때까지 계속 환자를 돌보아야 한다.

이 법 제10조에서 "응급의료종사자는 정당한 사유가 없는 한 응급환자에 대한 응급의료를 중단하여서는 아니 된다."고 정하고 있다.

■ 중단의 기준

**다음 하나에 해당하는 경우 구호행위를 중단할 수 있다.**
가. 현장의 상황이 구호행위의 지속에 명백히 위험하다고 판단되는 경우
나. 구호행위의 필요성이 더 큰 응급환자를 인지한 경우
다. 체력의 소진으로 더 이상 행위를 제공할 수 없는 경우
라. 자신과 동급 또는 그 이상의 응급의료종사자에게 인계되는 경우
마. 의학적으로 소생가능성이 없어 지도의사가 중단을 지시한 경우

### 3) 응급환자의 우선진료 등의 의무

응급의료종사자는 응급환자에 대하여는 다른 환자에 우선하여 상담·구조 및 응급처치를 실시하고 진료를 위하여 필요한 최선의 조치를 하여야 하며, 응급환자가 2인 이상인 경우에는 응급환자를 다른 환자에 비하여 우선진료 할 의무가 있다(법 제8조).

다만 일반적인 의료대책과 재해의료대책은 의학적인 면에서 상당한 차이가 있다. 예를 들면, 평시에는 치명적인 중증의 환자 1명을 위하여 각종 장비와 의료기구를 모두 이용하여 응급의료를 시행하나, 재난 시에는 최소의 인력과 장비로 많은 생명을 구해야 하므로 생존 가능성이 적다고 판단되면 응급의료를 시행하지 않는 경우가 많다.

### 4) 응급의료의 설명·동의

설명의무는 침습적인 의료행위로 나아가는 과정에서 필수적으로 요구되는 절차상의 조치로서, 그 의무의 중대성에 비추어 응급의료종사자는 적어도 환자에게 설명한 내용을 문서화하여 이를 보존할 필요가 있다. 따라서 환자의 동의가 없는 의료는 원칙적으로 전단적 의료행위, 즉 위법이다. 자신의 동의 없이 타인의 의도적인 접촉이나 개입으로부터 자유로울 권리가 있다는 것은 오랫동안 확립된 법적 권리이다. 개인의 동의 없이 타인의 의도적인 행위는 법률적으로 불법행위의 구성요건이 된다.

이 법 제10조에서는 응급환자가 의사결정능력이 없는 경우와 설명 및 동의 절차로 인하여 응급의료가 지체되어 환자의 생명에 위험 또는 심신상의 중대한 장애를 초래하는 경우를 제외하고는 응급의료에 관하여 설명하고 이를 문서화한 서면에 동의를 받을 법적의무가 응급의료종사자에게 부과되고 있음을 분명히 하고 있다.

통상적으로 설명의무의 범위는 첫째, 의료제공자는 환자의 질병유무와 그 종류에 대한 진단결과를 설명해 주어야 하고 둘째, 질병의 예후, 방치할 경우의 상태, 치료방법과 진료수단, 경과에 대한 설명을 해주어야 하고 셋째, 치료경과 중 부수적으로 나타날 수 있는 위험에 대해 사전에 알리는 것이다.

### 5) 응급환자의 이송의무

이 법 제6조 제1항은 '응급환자에 대하여 의료인은 다른 환자에 우선하여 진료하여야 하고 또한 진료를 위하여 필요한 최선의 조치를 하여야 한다.'고 규정하고 있다.

또한 같은 법 제11조에서 "의료인은 응급환자에 대하여 당해 의료기관의 능력으로는 그 환자에 대하여 적정한 응급의료를 행할 수 없다고 판단한 때에는 지체 없이 그 환자를 적정한 응급의료가 가능한 다른 의료기관으로 이송하여야 한다고 정하고 있고, 의료기관의 장은 응급환자의 안전한 이송에 필요한 의료기구 및 인력을 제공하여야 하며, 응급환자를 이송받는 의료기관에 진료에 필요한 의무기록을 제공하여야 한다."고 하고 있다.

### 6) 다수의 환자 발생에 따른 조치 의무

다수의 환자가 일시에 발생 시, 이를 진압하고 환자를 색출·구조하여 응급처치와 함께 체계적으로 이송하며 병원도착 시 최선의 의료가 지원되어야 한다.

이 법 제18조는 "재해 등으로 인하여 다수의 환자가 발생하였을 경우 보건복지부장관 또는 시·도지사의 명령을-응급의료 업무에의 종사, 의료시설의 제공, 응급환자 이송 등-정당한 사유가 없이 거부할 수 없다."고 규정하고 위반 시에는 1년 이하의 징역 또는 1천만원 이하의 벌금의 벌칙 부과는 물론 응급의료종사자의 면허·자격에 관한 행정처분 사유가 되도록 하고 있다.

### 7) 환자의 비밀유지

환자의 동의 없이 환자의 정보를 누설하는 것을 금한다. 이는 법적 의무인 동시에 환자의 사생활의 보호라는 윤리적 측면이 있다. 이 법 제40조에 "응급구조사는 직무상 알게 된 비밀을 누설하거나 공개하여서는 아니 된다."고 규정하고 있다. 이는 응급구조사가 응급처치의 과정에서 다른 사람이 알 수 없는 환자에 대한 여러 가지 알려지지 않은 사실들을 알게 되는 경우가 많음을 고려하여 환자의 사생활보호 차원에서 부과된 의무규정이다.

따라서 응급구조사는 다른 법령에서 특히 인정되는 경우(예컨대, 감염병의 예방 및 관리에 관한 법률 제11조, 후천성면역결핍증예방법 제5조 제1항 등)를 제외하고 진료 중 알게 된 환자의 비밀을 누설하거나 발표한 경우에는 3년 이하의 징역 또는 3천만원 이하의 벌금에 처하게 된다. 이의 공소는 고소가 있어야 하는 친고죄이다.

### 8) 응급처치의 범위

모든 의료행위가 그렇듯이 응급구조사도 정해진 범위 내에서 의료원칙에 맞는 의료행위를 하여야 한다. 응급처치의 기준은 법규, 관행, 조례, 판례 등 많은 방법에 의해서 확립되며 이는 응급구조사가 시행한 응급처치의 타당성을 결정하게 된다. 즉, 훈련된 응급구조사가 응급처치를 시행한다는 것은 법률 등이 정한 바에 위배되지 않고 응급처치를 수행한다는 것이다.

법 제42조에서 응급구조사는 의사로부터 구체적인 지시를 받지 아니하고는 이 법 제41조의 규정에 의한 응급처치를 행할 수 없도록 정하여 의사의 직접 혹은 구체적 지시를 업무수행의 기본요건으로 하고 만일 이를 위반한다면 3년 이하의 징역 또는 3천만원 이하의 벌금에 처하도록 하고 있다. 또한 법 제36조에서 업무의 범위에 따라 응급구조사를 1급과 2급으로 구분하고 각 종별에 따른 업무범위를 시행규칙에 명시하고 있다.

이 같은 전문적 또는 제도화된 법률의 힘으로 정해진 기준은 응급구조사가 시행하였던 행위의 타당성을 입증하는 결정적 증거로써 인정될 수 있다.

■ **1급 응급구조사의 업무범위**

가. 심폐소생술의 시행을 위한 기도유지(기도기(airway)의 삽입, 기도삽관(intubation), 후두마스크 삽관 등을 포함한다)
나. 정맥로의 확보
다. 인공호흡기를 이용한 호흡의 유지
라. 약물투여 : 저혈당성 혼수시 포도당의 주입, 흉통시 니트로글리세린의 혀아래(설하) 투여, 쇼크시 일정량의 수액투여, 천식발작시 기관지확장제 흡입
마. 2급 응급구조사의 업무

■ **2급 응급구조사의 업무범위**

가. 구강내 이물질의 제거
나. 기도기(airway)를 이용한 기도유지
다. 기본 심폐소생술
라. 산소투여
마. 부목 · 척추고정기 · 공기 등을 이용한 사지 및 척추 등의 고정
바. 외부출혈의 지혈 및 창상의 응급처치
사. 심박 · 체온 및 혈압 등의 측정
아. 쇼크방지용 하의 등을 이용한 혈압의 유지
자. 자동제세동기를 이용한 규칙적 심박동의 유도
차. 흉통시 니트로글리세린의 혀아래(설하) 투여 및 천식발작시 기관지확장제 흡입(환자가 해당 약물을 휴대하고 있는 경우에 한함)

## 9) 응급구조사의 준수사항

"응급환자의 안전을 위하여 그 업무를 수행할 때 응급처치에 필요한 의료장비, 무선통신장비 및 구급의약품의 관리 · 운용과 응급구조사의 복장 · 표시 등 응급환자 이송 · 처치에 필요한 사항에 대하여 보건복지부령으로 정하는 사항을 지켜야 한다."고 법 제39조에서 정하고 있다.

■ **응급구조사의 준수사항**

가. 구급차내의 장비는 항상 사용할 수 있도록 점검하여야 하며, 장비에 이상이 있을 때에는 지체 없이 정비하거나 교체하여야 한다.
나. 환자의 응급처치에 사용한 의료용 소모품이나 비품은 소속기관으로 귀환하는 즉시 보충하여야 하며, 유효기간이 지난 의약품 등이 보관되지 아니하도록 하여야 한다.
다. 구급차의 무선장비는 매일 점검하여 통화가 가능한 상태로 유지하여야 하며, 출동할 때부터 귀환할 때까지 무선을 개방하여야 한다.

라. 응급환자를 구급차에 탑승시킨 이후에는 가급적 경보기를 울리지 아니하고 이동하여야 한다.
마. 응급구조사는 구급차 탑승 시 응급구조사의 신분을 알 수 있도록 소속, 성명, 해당자격 등을 기재한 아래 표식을 상의 가슴에 부착하여야 한다.

### 10) 특별히 보고가 요구되는 주요한 법률

아동이나 노인들의 학대나 방임에 관한 사건들과 약물(마약, 향정신성 약물 등)에 관련된 손상, 성폭행, 총상, 독약과 같은 특별한 손상, 자살기도, 법정감염병 등을 포함한 특별히 보고가 요구되는 사건들을 보고하도록 법에 의해 요구된다. 따라서 응급구조사는 이런 법률을 잘 알고 있어야 한다.

## 3. 면책의 양식

### 1) 의료행위에 대한 형의 감경

과실에 대한 법의 입장은 부주의한 행동이나 다른 행위의 결과로 상해 받은 사람에게 보상하는 책임으로부터의 면책을 인정하는 제한된 상황이 있다. 면책양식의 대부분은 면책이 적용되는 개인의 특수상태에 근거한다.

미국의 경우 1965년 미국 플로리다 주에서 제정한 선한 사마리아인 법(Good Samaritan Law)은 타인이 응급상황이나 위기에 처한 사람을 돕는 사람이 성심껏 응급처치를 하는 과정에서 발생하는 실수나 소홀에 대하여는 법적 책임을 지지 않도록 보증한다. 따라서 어려움에 빠진 사람을 구조해 주는 것이 자신에게 특별한 위험을 발생시키지 않음에도 구조해 주지 않는 경우에 윤리적 책임뿐만 아니라 법적으로도 처벌하게 된다.

선한 사마리아인의 행위란 도움을 주어야 할 선택 관계나 법적인 의무가 없고, 준 도움에 대하여 보상이나 보답을 기대할 수 없는 상황에서 곤경에 처한 사람에게 필요로 하는 도움을 주는 행동들을 정의하는 말이다.

의학적 상황에서 필요로 하는 도움은 사망을 방지하거나 이환을 감소시키는 의학적 치료 행위이다. 이러한 행위란 상황을 인지하고, 희생자를 보호하며, 다른 의료기관에 상황을 알리고, 즉각적인 치료를 하는 행위이다.

따라서 보건의료전문요원으로 면허나 자격을 소지한 사람을 포함하여 누구나 병원 이외의 장소 혹은 적절한 의료장비가 구비되지 않은 장소에서 응급상황을 목격하고, 보수를 받지 않고 환자의 반대 없이 선의로서 응급의료를 행하였다면 제공된 응급의료로 인한 결과에 대해 손해배상의 책임을 지지 않아도 된다. 다만, 이는 그가 동일한 상황에서 일상적이고 합리적이고 분별력 있는 사람이 취할 수 있는 행동을 행한 경우 해당한다.

■ Good Samaritan Law

선한 사마리아인 법은 성경(누가복음 10장 30-35절)에서 유래하며 도덕적인 의무를 법으로 강제하는 것이라 할 수 있다. 이는 이기적인 사회를 극복하여, 사회 구성원 모두가 더불어 함께 잘 사는 공동체를 건설하기 위한 것이다. 또한 겉으로 드러난 행동만을 문제 삼는 법의 한계를 넘어 내면적인 인간의 양심을 법을 통해서라도 회복시키려는 의도를 갖고 있다. 프랑스 형법에서는 "위험에 처해 있는 사람을 구조해 주어도 자기가 위험에 빠지지 않음에도 불구하고, 자의로 구조해 주지 않는 자는 3개월 이상 5년 이하의 징역, 또는 360프랑 이상 1만 5000프랑 이하의 벌금에 처한다."고 하고 독일 형법은 "도움이 필수적이고 상당히 요구됨에도 불구하고 특히 현저한 단 하나의 위협도 없이 그리고 다른 더욱 중요한 의무를 위배하지 않을 수 있는 데도 불구하고 사고나 공공의 위험 혹은 위기에 처해 있는 자에게 도움을 주지 않는 자는 징역 1년 이하 또는 벌금형에 처한다."고 하고 있으며 일본 형법 또한 "구조의무가 있는 자가 구조를 유기한 때에는 3년 이하의 징역, 구조 의무가 없는 자가 유기한 때에는 1년 이하의 징역에 처한다."고 하고 있다. 그 외 포르트칼, 스위스, 네덜란드, 이탈리아, 노르웨이, 덴마크, 벨기에 등은 물론 구 사회주의 국가였던 러시아, 루마니아, 헝가리, 체코슬로바키아 등도 비슷한 조항을 두고 있다. 이처럼 세계의 많은 나라들이 선한 사마리안 조항을 두는 이유는 무엇보다 인간이라면 당연히 해야 할 본분을 저버리는 사람에 대하여 윤리적으로만 아무리 비난해 봐야 아무 소용이 없다는 사실에 대한 각성에서 비롯된다. 그러나 필요한 경우에만 규제한다는 법의 근본 취지에 비추어 과도한 입법이기 때문에 많은 사람이 범죄자로 취급당할 수 있으며, 법 적용에 있어서도 자의적으로 되어 개인의 자유가 침해당할 우려가 있으므로 제정되어서는 안 된다는 반대 입장도 있다.

이 법은 제5조의2에서 응급환자에 대하여 선한 의지를 가지고 행하는 일반시민의 인명구조 활동으로 인하여 발생하는 민사 또는 형사책임은 감경하거나 면제하도록 하는 제도적 장치를 마련하여 일반인 및 응급의료종사자 및 응급처치 제공의무를 가진 자가 업무수행 중이 아닌 때에 각각 응급의료 또는 응급처치를 제공하여 발생한 재산상 손해와 사상에 대하여 고의 또는 중대한 과실이 없는 경우 그 행위자는 민사책임과 상해에 대한 형사책임을 지지 아니하고 사망에 대한 형사책임은 감면하도록 하고 있다.

또한 법 제63조는 응급의료종사자, 응급처치 제공의무를 가진 자가 응급환자에게 발생된 생명의 위험, 심신상의 중대한 위해 또는 증상의 현저한 악화를 방지하기 위하여 긴급히 제공하는 응급의료로 인하여 응급환자가 사상에 이른 경우 그 응급의료행위가 불가피하고 응급의료행위자에게 중대한 과실이 없는 때에는 그 정상을 참작할 수 있도록 하고 있다.

## 2) 기록

잘 작성된 기록은 과실에 대한 최고의 보호수단이 된다. 사실 완벽한 기록은 소를 제기한 원고를 단념하게 할 수도 있다.

최근 법원의 판결 또한 원고의 책임을 경감하는 방향으로 전환되면서, 응급구조사의 입증책임이 보다 명확하고 정확하게 제시되기를 요구하는 추세이다. 응급구조사로서 환자에 대한 업무는 처음 반응으로부터 응급실 전담의사에게 환자를 인계하고 사건전체를 적절하게 문서화할 때까지 끝나지 않는다는 것을 명심해야 한다.

일반적으로 원고의 변호사는 소송을 제기하기 전에 응급구조사의 기록을 포함하여 모든 의무기록의 사본을 요구할 것이다. 만약 응급구조사의 기록이 부실하고 불완전하거나 잘 작성되지 않았다면 응급구조사의 행동에 과실이 없었다 할지라도 원고가 소송을 제기하게 될 것이다.

완전한 기록이 없거나 또는 기록이 불완전하다면, 응급구조사가 그 사건을 증언해야 할 때에 당시 상황이나 활동을 기억에만 의존해야 한다. 그러나 사람의 기억에 대한 신뢰가 낮으므로 법적인 피해를 당하게 될 수 있다. 따라서 응급구조사는 보고와 기록에 관계된 2가지 중요한 원칙을 지켜야 한다. 첫째, 보고서로 기록되어 있지 않는 행위는 행해진 것이 아니라는 것이고, 둘째, 불완전하고 말끔하지 않은 기록은 불완전하거나 비전문적인 응급처치의 증거라는 것이다.

■ **환자관리기록의 기본 원칙**

- **환자와의 접촉 후에 즉시 작성되어야 한다.**
  사건 이후 오랜 시간이 경과되어서가 아니라 처리과정에서 만들어져야 한다.
- **완전해야 한다.**
  환자의 상태와 제공된 치료행위에 대한 명확하고 완전한 묘사가 되어 있어야 한다.
- **객관적이어야 한다.**
  감정적이고, 과장된 단어의 사용을 피해라. 환자의 치료행위와 관련이 없을 뿐만 아니라 당신을 비방하는 소송의 원인이 될 수도 있다.
- **정확해야 한다.**
  가능하면 일반적으로 이해되지 않는 생략이나 뜻을 알 수 없는 말의 사용을 피해라. 또한 당신이 개인적으로 보고 들은 정보가 당신의 기록지에 쓰여지는 것을 제한하도록 하라.
- **환자의 비밀을 유지해야 한다.**
  직무상 알게 된 환자정보 누설에 대한 금지규정을 준수해야 한다. 부득히 필요한 경우 환자정보 공개 전에 동의를 얻어야 한다.
- **의료기록은 결코 수정되어서는 안된다.**
  고의적인 변경은 위법행위이다. 만일 환자관리 기록부가 불완전하고 부정확한 것으로 판단되면 수정보고서가 첨부되어야 한다.

## 4. 의료분쟁조정

### 1) 조정제도의 필요성과 경과

경제 수준의 향상과 전 국민 건강보장 실현으로 의료 이용이 많아지고 의료서비스의 다양화로 환자와 의료인 사이에 의료사고에 대한 분쟁이 늘어나고 있으며, 의료사고로 인한 손해배상 소송 건수는 증가 일로에 있다. 그러나 환자들은 의료에 관한 지식 및 정보가 부족하고, 효과적인 구제 수단이 없어서 억울함을 호소하기 위해 의료기관을 무단 점거하는 등의 물리적인 방법을 구사하는 사례가 많아 사회 문제가 되고 있으며, 의료인 및 의료기관은 예기치 않은 의료분쟁에 대응하여 응급환자에 대한 방어진료 및 과잉진료가 이루어지면서 의료비의 상승과 의료자원을 낭비하는 등 사회적 비용이 증가하고 있다.

의료분쟁 관련 민사소송의 해결 기간은 제1심 법원에서 평균 2.3년, 2심 판결에서 평균 3.9년, 3심 판결에서 평균 4.6년이 소요되어 조속한 환자의 피해 구제가 어려운 실정은 우리의 현실이다. 또한, 의료분쟁의 적절한 조정제도 미흡은 환자 측과 의료인 측 간 감정 대립의 격화를 초래하여 민사사건보다 형사사건이 5~6배 높은 건수를 차지하고 있다.

결국 의료사고 및 이에 따른 분쟁은 국민과 의료인 모두에게 육체적 · 심리적 및 금전적 피해를 초래하고 국민 의료비 부담을 증가시킬 뿐 아니라, 환자와 의료인 간 신뢰에 부정적 영향을 미친다. 이에 의료사고의 양 당사자에게 의료사고에 관한 전문지식을 제공하고 의료분쟁을 신속 · 공정하게 해결할 수 있도록 2012년 4월 8일 의료사고 피해 구제 및 의료분쟁 조정 등에 관한 법률 및 같은 법 시행령 · 시행규칙을 제정 공포하고 의료분쟁해결 전문기구인 한국의료분쟁조정중재원을 설립 · 운영하고 있다.

■ **한국의료분쟁조정중재원**

> 의료사고 발생 시 그간 의료법에 따른 의료심사조정위원회, 소비자분쟁조정위원회 등의 조정 절차를 이용하였으나 전문성이 부족하여 거의 유명무실하거나, 소액사건 위주로 기능을 발휘하는 문제로 환자와 보건의료기관 양측이 만족할 만한 수준의 의료분쟁 조정절차가 부재했다. 따라서 당사자 모두에게 이익이 될 수 있는 특수법인 형태의 독립 기구 한국의료분쟁조정중재원을 설치하여 의료분쟁의 신속 · 공정 및 효율적 처리를 할 수 있게 되었다. 한국의료분쟁조정중재원은 조직 내에 '의료분쟁조정위원회'와 '의료사고감정단'을 두어 조정과 감정을 이원화하여 상호 견제 및 감정의 독립성을 확보하고 각 조직에는 대표성과 전문성을 고려하여 위원을 임명(또는 위촉)하게 된다. 또한 위원회와 감정단에는 진료 과목별 특수 지리적 접근 가능성 등을 고려하여 조정부 및 감정부를 구성할 수 있도록 하였다.

### 2) 의료분쟁의 조정 · 중재 절차

의료분쟁이 발생한 경우 당사자(환자 및 보건의료기관개설자)가 조정 신청을 하면 피신청인이 조정에 응하고자 하는 의사를 조정중재원에 통지할 때 조정 절차가 개시된다. 다만 조정 신청의 대상인 의료사고가 사망, 1개월 이상의 의식불명, 장애등급 제1급에 해당하는 경우에는 지체 없이 조정 절차가 개시된다. 원장은 조정신청서 접수 후 의료분쟁조정위원회와 의료사고감정단에 각각 이를 통지하고 사건을 조정부와 감정부에 배당하며, 감정부는 조정 개시 일부터 60일 이내 조정부에 감정서를 송부하고 조정부는 90일 이내 감정 의견을 참작하여 조정을 결정한다. 조정부가 내린 결정에 대해 당사자가 동의함으로써 조정은 성립되며, 재판상 화해와 동일한 효력이 있어 동일 사건으로 법원에 소송을 제기하지 못한다.

### 3) 적용 대상

의료사고 피해구제 및 의료분쟁 조정 등에 관한 법률에 따른 적용 대상은 내국인뿐만 아니라 외국인도 포함시켜 외국인 환자 의료사고에도 적용 가능하도록 하였으며, 외국의 법제에 관한 학식과 경험이 풍부한 자를 조정(또는 감정)위원으로 위촉하도록 하여 언어 장벽 등 외국인 환자의 특수성을 최대한 고려하였다.

### 4) 손해배상금 대불제도

의료분쟁의 조정 성립 등에도 불구하고 환자가 기일 내에 손해배상금을 지급받지 못한 경우 환자가 조정중재원에 손해배상금 대불을 청구하고 조정중재원이 환자에게 손해배상금을 대신 지급한다. 이후 조정중재원은 보건의료기관개설자로부터 대불금을 구상하도록 하여 환자의 손해에 대해 신속히 배상받을 수 있도록 하였다.

### 5) 불가항력 의료사고 보상제도

조정중재원은 보건의료인이 충분한 주의의무를 다해 의료행위를 하였음에도 불구하고 불가항력적으로 발생하였다고 의료사고보상심의위원회에서 결정한 의료사고의 경우 그 피해를 보상한다. 국가와 보건의료기관개설자 등이 비용의 일부를 분담하여 보상하도록 하며 통제 불가능한 위험에 공동 대응하기 위한 사회보장 차원의 입법조치이다.

### 6) 형사처벌특례

의료인의 적극적 진료 보장과 조정 절차의 적극적인 참여를 위해 의료인의 행위가 업무상 과실치상죄에 해당되더라도 조정 절차를 통해 환자가 손해를 충분히 배상받고 환자가 의료인의 처벌을 원하지 않는다는 의사표시가 있는 경우 공소를 제기할 수 없도록 하는 것으로, 조정 성립 등 당사자의 합의 및 완전한 손해배상과 피해자의 처벌불원의사를 전제로 특례를 인정하고 있다.

### 7) 입증 책임

의료사고를 분석하고 그 원인을 규명하는 데에는 전문적인 지식이 요구되므로 환자 측에서 의료인의 과실을 입증하기는 쉽지 않아 시민단체 등은 입증 책임을 의료공급자에게 전환할 것을 지속 요구하였다. 그러나 입증 책임을 의료공급자에게 전환할 경우 방어 (과잉) 진료 확대, 의료비 상승 등의 문제를 초래할 수 있어 '한국의료분쟁조정중재원'내 의료사고 감정기구를 설치하여 의료사고의 과실 유무를 직권으로 조사하도록 함으로써 환자의 입증 부담을 최소·완화하는 장치를 마련하고 있다.

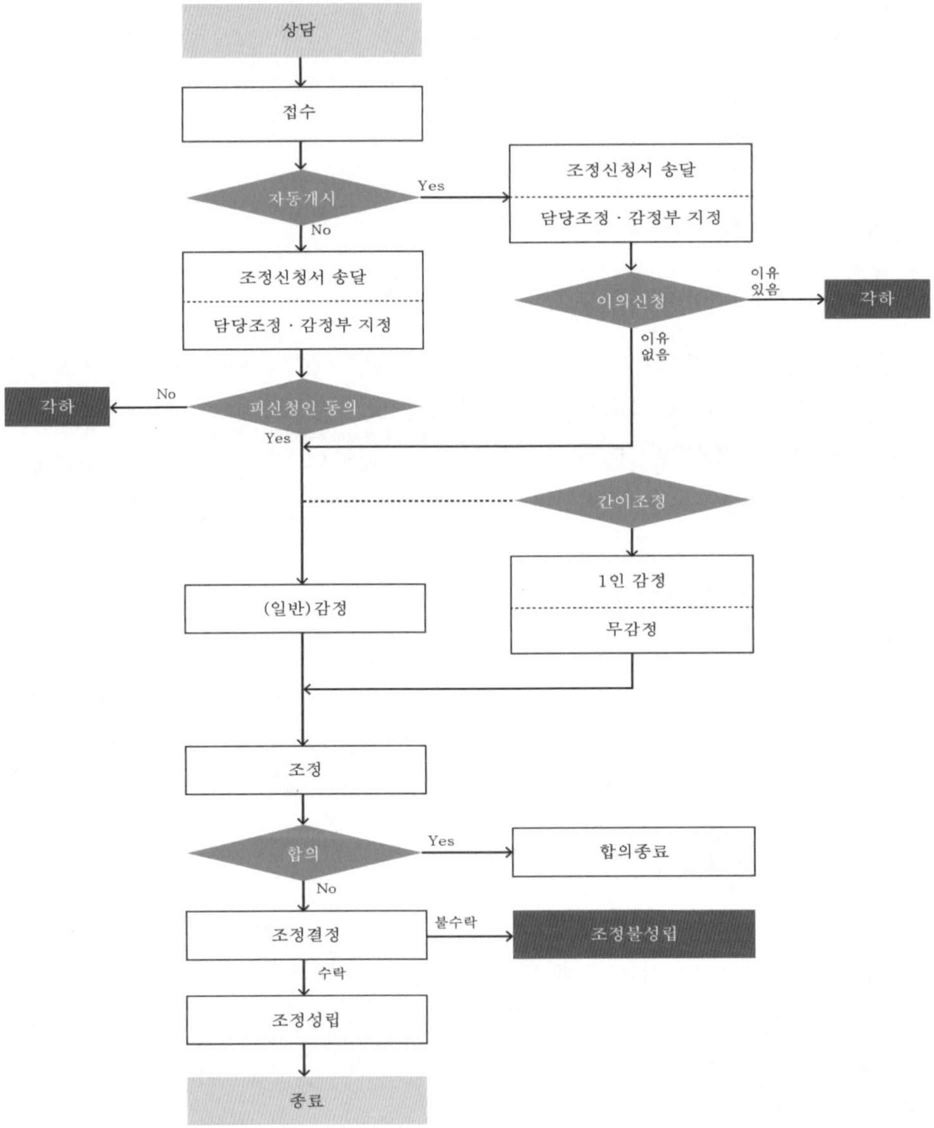


[자료] 보건복지부, 보건복지백서, 2023.

**그림 3. 의료분쟁 조정 · 중재 절차도**

# 제4절 제 언

전 국민 건강보험 하의 우리 사회가 요구하는 진료수준은 최고의 진료가 아닌 적정진료의 추구이며, 응급의료수가도 정부에서 공적으로 통제하고 있는 상황이기 때문에 의료사고 시에 최고수준의 진료를 요구하는 것은 현실과 동떨어져 있는 형편이다. 최근 법원의 판례 경향이 진료수준의 향상을 꾀한다는 측면에서는 긍정적이지만, 피해를 입게 될 응급의료종사자에 대한 별다른 대책이 없는 현실이기에 결국 자기방어를 할 수 밖에 없다.

따라서 응급의료제공자는 환자 및 환자 가족들과의 의사소통을 통한 상호 간의 신뢰를 구축하는데 노력을 아끼지 말아야 한다. 환자 치료과정의 경과를 환자의 관계자들에게 설명하고, 응급처치에 따른 모든 상황을 기록에 남기며, 치료과정을 공개하기 위한 각종 방법을 동원할 필요가 있다.

**▪ 응급처치시 일반적 유의사항**

1. 환자와의 돈독한 관계 유지
   환자를 자기 가족처럼 생각하여 성실하게 처치에 임하여 친절하고 자상한 설명으로 평소 환자로부터 신뢰를 받을 수 있게끔 한다.
2. 의학적 자질배양 철저
   최신 응급의학적 지식의 습득에 게을리 해서는 안 된다. 과욕은 절대 금물이며 자기 분야 이외의 치료도중 사고가 발생하면 전문분야 여부가 분쟁의 소지가 된다.
3. 관리상의 주의
   통상적으로 행하여지는 의료행위를 항상 재정리 한다. 사소한 부주의와 습관성 무관심이 화를 자초할 수 있다.
4. 정확하고 세심한 진료기록 작성
5. 설명의무 철저
6. 지속적인 사후관찰(follow-up)
7. 오진에 대한 주의
8. 주사 및 약물 부작용에 주의 등

그러나 이는 의료사고 및 소송이 발생할 경우 이를 해결할 근본적인 대책이 될 수는 없다. 따라서 우선 의료분쟁 처리를 위한 합리적이고 체계적인 제도가 구축되어야 한다. 의료사고가 발생할 경우 현행 의료법 체계로는 분쟁을 조정할 만한 법적 구속력이나 책임소재를 규명할 전문인력 조차 없는 만큼, 의료분쟁조정법의 제정이 시급하다. 이와 함께 의료사고에 대한 의료제공자집단 내에 자체 감사기구를 두는 것도 필요하다. 의료제공자의 과실에 대해 같은 의료제공자끼리 어떻게 그 허물을 들추어 낼 수 있느냐는 태도는 사회의 불신을 자초하는 길이 될 것이다. 객관적이고 정확한 판단과 함께 적절한 법의 집행이 이루어지도록 유도하는 것은 보건의료계의 몫임이 당연하다.

그 무엇보다도 의료사고 이후 발생하는 손해배상을 책임질 수 있는 적절한 보상기구를 설립하면 많은 문제를 해결할 수 있을 것이다. 또한 상근변호사제와 같은 제도의 도입과 의료종사자 · 국가 · 환자가 상호 공제하는 형식을 통해 사회적 차원의 공동 의료분쟁기금을 마련하는 것이 필요하다. 그리고 또 하나의 핵심적 사안은 역시 배상을 위한 자금마련이다.

보건복지부와 정부, 의료인, 보험자단체의 공동분담을 원칙으로 하고 건강보험재정을 활용한다면 합리적이고 현실성 있는 배상기금마련의 방안을 찾을 수 있을 것이다.

이러한 모든 해결방안을 적정선으로 유도하기 위해서는 의료사고를 줄이고 의료행위의 질적 수준을 고양시키려는 응급의료종사자들의 노력이 기본이 되어야 할 것이다. 그러기 위해서는 응급의료에 관한 법률 외에도 관련법규와 소속기관의 복무규정을 숙지하고, 자신의 면허나 자격의 합법적인 범위 안에서 응급처치를 제공하며, 응급구조사의 의료윤리에 비추어 양심적으로 자신의 업무를 이행해야 한다.

# Ⅲ. 의료관계법규

제1장 응급의료에 관한 법률

제2장 의료법

제3장 관련법규

# 제1장 응급의료에 관한 법률

※ 응급의료에 관한 법률 시행령

※ 응급의료에 관한 법률 시행규칙

## … 주요연혁 …

### ■ 1994년 법률 제정

1991년 7월부터 시행되어 온 응급의료체계 운영과정에서 도출된 문제의 해결을 위하여 응급의료체계의 법적근거를 보완하고 응급의료체계의 조속한 정착과 발전을 위하여 필요한 규정을 보완함으로써, 국민의 생명과 건강을 보호하는데 기여하고자 1994년 1월 7일(법률 제4730호) 이 법을 제정하였다. 주요 내용은 ① 응급환자에 대한 응급의료종사자의 응급의료 거부 · 기피를 금지하고, 응급환자에 대한 의료인의 우선진료 및 응급환자 진료에 따른 조치사항을 규정하였다. ② 응급환자에 대한 적정진료를 위하여 종합병원으로 하여금 응급의료시설 등을 갖추도록 하고, 비상진료체계를 유지하게 하며, 공휴일 및 야간진료를 위하여 당직의료기관으로 지정 · 운영할 수 있도록 하였다. ③ 보건복지부장관의 자격인정을 받은 응급구조사는 응급환자에 대하여 응급환자가 발생한 현장에서 구조업무를 행하며, 이송 중에 응급처리를 할 수 있도록 하였다. ④ 응급환자의 신고접수 · 상담 · 안내 및 처리를 담당하는 응급환자정보센터의 법적근거를 마련하고 정보센터에 대한 의료기관의 협조의무와 행정기관에 대한 협조요청 근거를 규정하였다. ⑤ 보건복지부에 응급의료기금을 설치하고 기금은 국가 · 지방자치단체의 출연금, 의료기관으로부터 징수하는 과징금 등으로 조성하며, 응급의료진료비 중 미수금에 대한 대불 등의 용도에 사용하도록 하였다. ⑥ 불법 구급차운용을 근절하고 구급차운용의 적정을 기하기 위한 구급차등의 관리에 관한 사항을 규정하고 응급환자 이송을 업으로 하는 응급환자이송업을 신설하였다.

### ■ 1999년 일부 개정

1999년 2월 8일(법률 제5844호) 행정규제기본법에 의한 규제정비계획에 따라 구급차를 운용하고자 하는 자로 하여금 관할 보건복지부장관에게 신고하도록 하던 것을 폐지하고 구급차에 대하여 형식승인 이전에 보건복지부장관의 추천을 받도록 하던 것을 폐지하여 건설교통부장관의 형식승인만을 받도록 하며, 응급실의 표시의무를 폐지하였다.

## ■ 2000년 전문 개정

재해 등 각종사고의 발생 시 신속하고 공정한 응급의료를 받을 수 있는 응급의료체계 개선대책의 일환으로 응급의료를 받는 국민과 그 제공자인 응급의료종사자의 권리와 의무를 강화하고, 응급의료기관 · 응급의료정보센터 및 응급이송기관 등의 응급의료 제공체계를 정비하는 등 현행 응급의료제도의 미비점을 개선 · 보완하기 위하여 2000년 1월 12일(법률 제6147호) 전문 개정하였다. 개정의 주요골자는 ① 누구든지 응급환자를 발견한 경우에는 의료기관이나 구급차등의 운용자등에게 신고하도록 하여 응급환자에 대한 응급처치 및 이송 등이 신속하게 이루어질 수 있도록 하였다(법 제5조). ② 응급의료종사자는 응급의료를 행함에 있어서 응급환자에게 응급의료의 내용에 관하여 설명하고 그의 동의를 얻도록 하되, 설명 및 동의절차로 인하여 응급의료가 지체되어 응급환자의 생명에 위험을 초래하는 경우에는 이를 생략하도록 하고, 의사결정능력이 없는 경우에는 부모 등 법정대리인의 동의를 얻도록 하는 등 응급의료의 설명 · 동의에 관한 사항을 정하였다(법 제9조). ③ 응급의료종사자는 정당한 사유가 없는 한 응급환자에 대한 응급의료를 중단하지 아니하도록 하여 응급환자의 권리가 보호되도록 하였다(법 제10조). ④ 보건복지부장관은 대형 재해 발생 시 응급의료의 지원, 응급의료종사자의 교육 · 훈련과 응급환자의 진료 등의 업무를 행하는 중앙응급의료센터와 시 · 도 단위의 권역응급의료센터를 지정할 수 있도록 하였다(법 제25조 및 제26조). ⑤ 보건복지부장관은 주민의 생활권을 고려하여 지역별로 응급의료정보센터를 설치하고, 당해 지역의 응급의료기관등에 이송중인 응급환자에 대한 응급처치의 지도와 이송병원의 안내 등을 하도록 하였다(법 제27조). ⑥ 응급환자이송업의 허가에 관한 보건복지부장관의 권한을 시 · 도지사에게 이관하였다(법 제51조).

## ■ 2002년 일부 개정

의료부문 중 가장 공공성이 높은 영역중 하나인 응급의료서비스의 질적 수준을 향상시키기 위하여 보건복지부장관 및 시 · 도지사로 하여금 응급의료계획을 수립하도록 하고, 정부는 전전년도 교통범칙금 총수입금액의 20퍼센트에 해당하는 금액을 응급의료기금에 출연하도록 함으로써 선진적인 응급의료체계를 구축하는데 필요한 재원을 확보할 수 있도록 하는 한편, 현행 제도의 운영상 나타난 일부 미비점을 개선 · 보완하기 위하여 2002년 3월 25일(법률 제06677호) 일부 개정하였다. 개정의 주요 골자는 다음과 같다. ① 보건복지부장관은 응급의료가 효과적으로 제공될 수 있도록 응급의료기본계획을 수립하여 시 · 도지사에게 통보하도록 하고, 시 · 도지사는 이에 따라 지역응급의료시행계획을 수립하여 시행하도록 하였다(법 제13조의2 신설). ② 정부는 도로교통법에 의한 범칙금의 전전년도 총수입금액의 20퍼센트에 해당하는 금액을 매년 세출예산에 계상하여 응급의료기금에 출연하도록 하였다(법 제20조제1항제3호 및 제2항 신설). ③ 의료법에 의한 종합병원과 응급의료기관으로 지정받은 의료기관을 제외한 의료기관이 응급의료시설을 설치 · 운영하고자 하는 때에는 보건복지부령이 정하는 시설 · 인력 등을 갖추어 시장 · 군수 · 구청장에게 신고하도록 하였다(법 제35조의2 신설). ④ 구급차등의 운용을 이송업자 등에게 위탁한 의료기관과 그 운용을 위탁받은 자는 구급차등의 위탁에 관한 기준 및 절차를 준수하도록 하고, 이를 위반한 경우에는 허가를 취소하거나 6월 이내의 기간을 정하여 그 업무의 정지를 명할 수 있도록 하였다(법 제44조제3항 및 제55조제2항제1호). ⑤ 구급차등의 운용자가 영리를 목적으로 응급환자를 특정 의료기관 또는 의료인에게 이송하거나 소개·알선하는 행위를 금지하고, 이를 위반한 경우에는 허가를 취소하거나 6월 이내의 기간을 정하여 그 업무의 정지를 명할 수 있도록 하였다(법 제54조의2 및 제55조제2항제1호). ⑥ 의료법에 의한 종합병원, 이 법에 의하여 응급의료기관으로 지정받은 의료기관 및 응급의료시설의 설치·운영에 관하여 시장·군수·구청장에게 신고한 의료기관을 제외한 의료기관은 응급환자진료와 관련된 명칭이나 표현을 사용하거나 외부에 표기하는 행위를 금지하고, 이를 위반한 때에는 300만원 이하의 과태료에 처하도록 하였다.

## ■ 2005년 일부 개정

• 2005년 3월 31일(법률 제7449호) 일부 개정

다수의 환자 발생하였을 경우 응급의료종사자에게 응급의료 업무에 종사할 것을 명하는 등의 조치명령에 관한 사무를 보건복지부장관 및 시·도지사가 수행하고 있는바, 이를 보건복지부장관, 시·도지사 및 시장·군수·구청장의 공동사무로 함으로써, 응급의료 업무를 효율적으로 수행할 수 있도록 일부 개정하였다.

• 2005년 5월 31일(법률 제7545호) 일부 개정

1961년에 제정되고 1984년에 전문 개정된 도로교통법은 그동안 도로교통환경의 변화에 따른 기본적인 체계 등에 대한 정비가 없이 입법수요에 따라 필요한 부분 위주로 개정하여 왔는 바, 도로통행과 자동차운전면허 등과 관련된 규정의 체계와 내용을 전면적으로 정비하여 국민이 보다 쉽게 알고 잘 지킬 수 있는 법률이 될 수 있도록 전면 개정하였다.

## ■ 2007년 일부 개정

2007년 10월 17일(법률 제8648호) 그 증세가 가벼운 정신질환자로서 전문의가 응급구조사의 업무를 수행할 능력이 있다고 인정하는 경우에는 응급구조사가 될 수 있도록 함으로써 국민의 보건 및 건강 보호에 관한 법익이 침해되지 아니하는 범위에서 그 증세가 가벼운 정신질환자의 헌법 상 직업선택의 자유를 보장하였다. 그리고 2007년 12월 14일(법률 제8692호) 개정을 통하여 구급차·철도차량·항공기·선박·다중이용시설 등에 자동제세동기 등 심폐소생술을 행할 수 있는 응급장비를 갖추도록 하고, 의료인과 응급구조사 외에 다중이용시설 등에서 안전업무 등을 수행하는 직원에게도 구조 및 응급처치에 관한 교육을 받도록 함으로써 응급조치를 취하면 살릴 수 있는 응급환자가 신속한 응급조치를 받을 수 있도록 하고, 파산자의 사회복귀를 지원하기 위하여 그 변제능력의 상실과 관련이 없는 업무에 종사하는 응급구조사의 결격사유에서 파산자를 제외하였다.

## ■ 2008년 일부 개정

정부기능의 효율적인 재배치를 통하여 미래에 대비한 전략기획기능 및 민간과 지방의 활력을 강화하고 유연하면서도 창의적인 정부를 구축하기 위한 정부조직법이 개정(법률 제8852호, 2008. 2. 29. 공포·시행)됨에 따라 이 법 중 "보건복지부"를 "보건복지가족부"로 하고 제46조제

2항, 제51조제1항 전단 중 "건설교통부"를 "국토해양부"로 명칭을 변경하였다. 그리고 2008년 6월 13일(법률 제9124호) 응급의료종사자가 응급의료행위를 행한 결과 환자가 사상에 이르렀을 때 중대한 과실이 없는 경우는 면책을 할 수 있도록 규정하고 있는바, 선한 의지를 가지고 행하는 일반시민의 인명구조 활동도 법률적으로 보호할 수 있도록 응급의료종사자가 아닌 자의 응급처치로 인하여 발생하는 민사 또는 형사 책임은 감경하거나 면제하도록 제도적 장치를 마련하여 구조업무를 활성화하고 국민의 생명과 건강을 보호할 수 있도록 하였다.

## ■ 2009년 일부 개정

의료기관 종류에 관한 법적 근거가 의료법과 국민건강보험법으로 이원화되어 제도 운영상의 효율성이 저하되는 문제를 해결하고, 의료기관의 특수한 기능에 따라 종별구분을 인정하여 다양한 형태의 의료서비스를 제공할 수 있도록 개선할 필요가 있어 2009년 1월 30일(법률 제9386호) 의료법을 일부 개정하여 의료기관을 의원급 의료기관, 조산원과 병원급 의료기관으로 구분하는 한편, 특정 진료과목 · 질환 등에 대하여 난이도가 높은 의료행위를 하는 전문병원을 지정할 수 있는 근거를 마련함에 따른 것이다.

## ■ 2010년 일부 개정

보건복지가족부의 청소년 · 가족 기능을 여성부로 이관하여 종합적인 가족정책 기능을 수행할 수 있도록 여성부를 "여성가족부"로 확대 개편하고, 보건복지가족부는 보건복지정책 기능을 중심으로 재편하여 "보건복지부"로 명칭을 변경하기 위하여 2010년 1월 18일(법률 제9932호) 일부 개정하였다.

## ■ 2011년 일부 개정

• 2011년 3월 8일(법률 제10442호) 일부 개정

화재, 재난 · 재해 및 테러 그 밖의 위급한 상황에 처한 사람을 신속하게 구조하고, 재난현장에서 발생한 응급환자에 대한 전문적이고 신속한 응급처치를 통하여 장애 정도를 경감시키기 위하여 구조 · 구급업무를 효과적으로 수행하기 위한 체계의 구축 및 구조 · 구급장비의 구비, 그 밖에 구조 · 구급활동에 필요한 기반을 마련하며, 각종 재난현장에 최초로 대응하는 119구조 · 구급대원에 대한 체계적이고 전문적인 교육 · 훈련시스템 등을 운영함으로써 국가의 구조 · 구급 업무 역량을 강화하고 국민의 생명 · 신체 및 재산을 보호하기 위하여 119구조 · 구급에 관한 법률이 2011년 3월 8일(법률 제10442호) 제정됨에 따른 일부 개정이다.

• 2011년 8월 4일(법률 제11004호) 일부 개정

국내에 체류 중인 외국인도 응급의료의 대상에 포함하여 인도주의를 실현하고, 응급환자의 발생현장에서부터 병원에서 치료하기까지의 과정이 체계적으로 연계될 수 있도록 관련 법적 근거를 마련하며, 당직전문의 또는 당직전문의에 갈음할 수 있는 당직의사가 응급환자를 직접 진료하게 함으로써 응급의료기관의 비상진료체계를 강화하는 한편, 법 문장을 원칙적으로 한글로 적고, 어려운 용어를 쉬운 용어로 바꾸며, 길고 복잡한 문장은 체계 등을 정비하여 간결하게 하는 등 국민이 법 문장을 이해하기 쉽게 정비하려는 것이다.

주요 내용은 다음과 같다. ① 보건복지부장관은 중앙응급의료위원회의 심의를 거쳐 매 5년마다 응급의료기본계획을 수립하고, 시·도지사는 응급의료기본계획에 따라 매년 지역응급의료시행계획을 수립·시행하도록 하며, 보건복지부장관은 지역응급의료시행계획 및 시행결과를 평가할 수 있도록 하였다. ② 중앙응급의료위원회의 위원장을 보건복지부장관으로 하고 위원회를 매년 2회 이상 개최하도록 의무화하였다. ③ 보건복지부장관은 응급의료정보통신망 구축을 위하여 필요한 경우 유관기관에 대하여 정보통신망의 연계를 요구할 수 있도록 하였다. ④ 보건복지부장관은 응급의료기관등의 평가를 위하여 필요한 자료의 제공을 요청할 수 있도록 하고, 응급의료기관등에 대한 평가결과를 공표할 수 있도록 하였다. ⑤ 대지급금에 대한 구상권의 소멸시효를 3년으로 하고, 시효가 완성된 대지급금을 결손처분 할 수 있도록 하였다. ⑥ 구급차등의 이용자로부터 이송처치료 외에 별도의 비용을 받지 못하도록 하고 이를 위반하는 경우 6월 이내의 면허정지 및 업무정지 등 행정처분을 규정함. ⑦ 응급의료기관의 장은 응급실에 근무하는 의사의 요청에 따라 당직전문의 등으로 하여금 직접 응급환자를 진료하게 하여야 하고, 위반 시 응급의료기관의 장에게 과태료를 부과하였다. ⑧ 응급환자 등을 이송하는 자는 응급의료기관의 환자 수용능력을 확인하도록 하고, 응급의료기관의 장은 응급환자를 수용할 수 없는 경우 응급의료정보센터를 통하여 구급차등의 운용자에게 지체 없이 통보하도록 하였다. ⑨ 응급구조사가 출동하여 응급처치하거나 응급환자를 이송하였을 때에는 출동사항과 처치내용을 기록하고, 이를 소속 구급차등의 운용자에게 제출하도록 하며, 이를 제출받은 구급차등의 운용자는 관할 정보센터의 장에게 그 기록을 제출하도록 하였다.

### ■ 2012년 5월 14일(법률 제11422호) 일부 개정

의료인의 진료권 및 환자의 기본권을 실질적으로 보호하기 위하여 응급의료종사자의 진료 등을 폭행, 협박, 위계, 위력 등으로 방해할 수 없도록 구체적으로 명시하고, 권역 및 지역 외상센터를 지정·운영할 수 있도록 함으로써 외상환자에 대하여 체계적인 응급의료를 제공할 수 있는 기반을 마련하는 한편, 응급의료기금을 조성하는 재원 중 정부출연금에 해당하는 "도로교통법 위반 과태료 및 범칙금"에 관한 규정의 유효기간을 연장하고, 그 밖에 현행 제도의 운영상 나타난 일부 미비점을 개선·보완하려는 것이다.

주요 내용은 다음과 같다. ① 응급의료종사자의 진료 등을 폭행, 협박, 위계, 위력 등으로 방해하는 것을 금지하였다. ② 권역외상센터 및 지역외상센터를 지정하도록 하고, 이에 대한 행정적·재정적 지원을 실시하도록 하였다. ③ 응급구조사 업무의 체계적·전문적 관리를 위하여 응급구조사 업무지침을 작성하여 보급하도록 하였다. ④ 응급구조사의 보수교육 실시를 의무화하고, 이를 위탁하여 실시하는 경우 보건복지부장관이 매년 1회 이상 정기적으로 평가 및 점검을 실시하도록 하였다. ⑤ 대학 또는 전문대학에서 응급구조학을 전공하는 학생은 보건복지부령으로 정하는 경우에 의사로부터 구체적인 지시를 받아 응급처치를 할 수 있도록 하였다. ⑥ 응급장비를 매월 1회 이상 점검하도록 의무화하였다. ⑦ 응급의료기금의 조성재원 중 도로교통법 위반 과태료 및 범칙금에 관한 규정의 유효기간을 2017년 12월 31일까지 5년 연장하였다. ⑧ 구급차등이 출동할 때 응급구조사를 탑승시키지 아니한 자에 대한 위반시 제제조치가 종전 행정처분이던 것을 300만원 이하의 과태료 부과로 강화하였다.

## ■ 2013년 일부 개정

• 2013년 3월 23일(법률 제11690호) 일부 개정

국민경제를 부흥하고, 국민의 안전을 최우선으로 하는 창조적이고 유능한 정부를 구축하기 위하여 정부기능을 효율적으로 재배치하는 내용으로 정부조직법이 개정(법률 제11690호, 2013. 3. 23. 공포·시행)됨에 따라 제13조의5제4항제2호 및 제3호 "교육과학기술부차관"을 "교육부차관"으로 "국토해양부차관"을 "국토교통부차관"으로 그리고 제46조제2항 및 제51조제1항 전단 중 "국토해양부"를 각각 "국토교통부"로 하기 위함이다.

• 2013년 6월 4일(법률 제11859호) 일부 개정

구급차 운행 등에 대한 실태를 파악하여 구급차 관리의 사각지대를 해소하고, 재난·재해 발생 시 효과적인 대응이 가능하도록 구급차에 대한 시장·군수·구청장 신고제도를 신설하는 한편, 외상센터로 지정받을 수 있는 의료기관의 범위를 적정수준으로 넓힘으로써 경쟁력을 갖춘 의료기관의 참여를 도모하여 전국적인 중증외상환자 치료체계가 원활하게 구축될 수 있도록 하고, 응급의료기관 및 외상센터 지정 취소 시 청문을 실시하도록 하려는 것이다.

## ■ 2014년 일부 개정

• 2014년 3월 18일(법률 제12448호) 일부 개정

국가 비상상태 발생 시 비상상태에 따른 교육이나 기본적인 외과수술의 제공 등 의료인에 대한 비상대응매뉴얼은 전혀 없는 실정이므로, 이에 대비한 응급교육을 정기적으로 실시하고 비상사태에 대비할 수 있는 비상대응매뉴얼을 개발함으로써 위기상황에 발생한 응급환자에게 신속하게 의료서비스를 제공하여 국민의 생명을 보호하려는 것이다.

• 2014년 11월 19일(법률 제12844호) 일부 개정

국가적 재난관리를 위한 재난안전 총괄부처로서 국무총리 소속으로 국민안전처를 신설하여 현행 소방방재청의 소방·방재 기능을 국민안전처로 이관하고 해양경찰청의 수사·정보 기능(해상에서 발생한 사건의 수사 및 정보에 관한 사무는 제외)을 경찰청으로 그리고 해양에서의 경비·안전·오염방제 및 해상에서 발생한 사건의 수사 기능을 국민안전처로 이관하는 등 해양경찰청과 소방방재청의 업무를 조정·개편하여 재난관리의 효율성과 책임성을 제고하기 위한 정부조직법의 개편에 따른 것이다.

## ■ 2015년 일부 개정

국민들에게 적절한 응급의료서비스를 제공하기 위하여 응급의료기관을 권역응급의료센터, 지역응급의료센터, 지역응급의료기관의 3단계로 구분하여 지정·운영하고 있으나 응급의료기관간 기능차이가 없어 중증·경증 환자 구성비가 유사하고, 중증응급환자 진료에 초점을 맞추어야 하는 권역응급의료센터는 과다한 경증환자로 인한 과밀화 문제를 겪고 있는 실정이다. 따라서 응급의료기관의 기능을 명확히 하고 중증응급환자 진료 인프라를 강화할 수 있도록 기능을 개편하여 국민들이 응급상황에서 언제 어디서나 신속하고 적절한 응급의료서비스를 받을 수 있도록 조정하였으며, 종전의 한정치산·금치산 제도가 폐지되었음에도 기존 법률에는 여전히 이 같은 용어들이 존

재하므로 이를 피성년후견인·피한정후견인으로 대체하였다. 또한, 벌금액을 국민권익위원회의 권고안 및 국회사무처 법제예규의 기준인 징역 1년당 1천만원의 비율로 개정함으로써 벌금형을 현실화하고, 형벌로서의 기능을 회복시켜 일반인에 대한 범죄억지력을 확보하고자 하였다. 그리고 구급차에 위치정보 등 구급차의 운행정보를 기록·저장하는 운행기록장치와 요금미터장치 및 응급처치의 내용을 파악할 수 있는 영상정보처리기기를 장착하도록 함으로써 응급환자 이송의 질을 향상시키고 응급환자의 생명과 건강을 보호하며, 구급차의 운행연한에 대한 기준을 정할 수 있는 법적 근거를 마련함으로써 구급차 노후화 문제를 해결하고 응급환자의 신속하고 안전한 이송을 도모하기 위하여 2015년 1월 28일(법률 제13106호) 일부 개정하였다.

## ■ 2016년 일부 개정

• 2016년 5월 29일(법률 제14218호) 일부 개정

자동제세동기 등 심폐소생 응급장비 구비의무 불이행에 대한 과태료 부과 규정을 마련하여 의무조항의 실효성을 확보하고, 자동제세동기를 국민들이 이해하기 쉬운 용어인 자동심장충격기로 변경하며, 응급구조사의 자격증 대여행위에 대한 처벌규정을 마련하는 한편, 대여행위에 대한 단속이 효과적으로 이루어질 수 있도록 응급구조사가 주기적으로 취업상황 등을 신고하는 제도를 신설하려는 것이다.

• 2016년 12월 2일(법률 제14329호) 일부 개정

이 법에 따른 구조 및 응급처치에 관한 교육의 대상에 유치원교사 및 보육교사를 추가함으로써 유치원 및 어린이집에서 질식사고 발생 시 신속하고 적절한 응급처치가 이루어질 수 있도록 하고, 응급의료기관의 장 및 구급차등의 운용자로 하여금 응급환자 이송·진료 시 응급환자의 중증도를 분류하고, 감염병 의심환자를 선별함으로써 응급환자에 대한 신속하고 적정한 이송·진료와 감염병 확산 방지를 도모하는 한편, 응급실 과밀화 해소대책의 일환으로 응급실 출입제한 및 체류제한에 대한 규정을 신설하며, 도로교통법 위반에 따른 과태료 수입의 응급의료기금에 대한 출연 규정의 유효기간을 2017년 12월 31일에서 2022년 12월 31일까지로 연장하려는 것이다.

주요 내용은 다음과 같다. ① 이 법에 따른 구조 및 응급처치에 관한 교육의 대상에 유치원교사 및 보육교사를 추가하였다. ② 응급의료기관의 장 및 구급차의 운용자는 응급환자 등에 대한 신속하고 적절한 이송·진료와 응급실의 감염예방을 위하여 응급환자 등의 중증도를 분류하고 감염병 의심환자 등을 선별하도록 하였다. ③ 환자의 진료 보조에 필요한 보호자 외의 사람은 응급실 출입을 제한하고, 출입자 명단을 기록·관리하도록 하였다. ④ 응급의료기관의 장은 환자의 응급실 체류시간 최소화를 위한 조치를 하여야 하고, 권역응급의료센터 및 지역응급의료센터의 장은 24시간을 초과하여 응급실에 체류하는 환자의 비율을 보건복지부령으로 정하는 기준 미만으로 유지하도록 하였다. ⑤ 권역응급의료센터, 지역응급의료센터, 권역외상센터, 지역외상센터 등에 대하여 지정기준에 미달하거나 이 법에 따른 업무를 수행하지 않거나 또는 이 법 또는 이 법에 따른 처분이나 명령을 위반한 경우 시정명령, 재정지원 중단, 제23조에 따른 응급의료수가 차감 등의 조치를 할 수 있도록 하였다. ⑥ 구급차등 운용신고 대상에 제44조제1항제4호의 응급환자이송업 허가자를 추가하고, 구급차등 말소 통보 및 신고제를 도입하며, 구급차에 대하여 보건복지부와 국토교통부 공동부령으로 정하는 운행연한 및 운행거리 초과 운행을 금지하였다. ⑦ 응급의료 취약

지역 응급환자의 신속한 이송 및 처치를 위해 운용하고 있는 응급의료 전용헬기의 법적 근거를 명확히 하고, 운용 등에 필요한 사항을 보건복지부령으로 정하도록 하였다. ⑧ 제47조의2제1항에 따라 자동심장충격기 등 심폐소생술을 할 수 있는 응급장비를 갖춰야 하는 시설 등이 해당 장비를 설치한 경우 해당 시설 등의 소유자 · 점유자 또는 관리자는 그 사실을 시장 · 군수 · 구청장에게 신고하도록 하였다. ⑨ 응급구조사가 출동한 때에는 응급처치를 행하거나 응급환자를 이송하지 않은 경우에도 출동 및 처치 기록을 작성 · 제출하도록 하고, 구급차등 운용자는 구급차등의 운행과 관련한 운행기록대장을 작성하도록 하였다. ⑩ 도로교통법 위반에 따른 과태료 수입의 응급의료기금에 대한 출연 규정의 유효기간을 2017년 12월 31일에서 2022년 12월 31일까지로 연장하였다.

## ■ 2017년 일부 개정

• 2017년 4월 18일(법률 제14778호) 일부 개정

용도 외로 사용되는 구급차에 대한 적발 및 제재가 보다 원활하게 이루어질 수 있도록 시 · 도지사 또는 시장 · 군수 · 구청장은 관할 구역에서 운용되는 구급차의 용도 외 사용 여부를 확인하기 위하여 필요한 경우 지방경찰청장 또는 경찰서장에게 구급차의 교통법규 위반사항 확인을 요청할 수 있도록 일부 개정하였다.

• 2017년 7월 26일(법률 제14839호) 일부 개정

국가 재난에 대한 대응 역량을 강화하고 안전에 대한 국가와 지방자치단체 간 유기적 연계가 가능하도록 국민안전처와 행정자치부를 통합하여 행정안전부를 신설하고, 신설되는 행정안전부에 재난 및 안전 관리를 전담할 재난안전관리본부를 설치하며, 소방 정책과 구조구급 등 소방에 대한 현장 대응 역량을 강화하기 위하여 행정안전부장관 소속으로 소방청을 신설하는 등 정부조직법(법률 14839호) 일부 개정에 따른 것이다.

## ■ 2018년 일부 개정

응급구조사의 결격사유 중 하나인 '정신질환자'의 범위를 축소하고, 응급의료 전용헬기 환자인계점 안내표지 설치의 법적 근거를 마련하며, 자동심장충격기 의무설치 대상 선박의 범위를 합리적으로 조정하는 한편, 의료기관이나 응급환자 이송업자에 대하여 업무정지명령에 갈음하여 부과하는 과징금의 상한액을 상향 조정하기 위하여 2018년 12월 11일(법률 제15893호) 일부 개정하였다.

주요 내용은 다음과 같다. ① 응급구조사의 결격사유 중 하나인 '정신질환자'의 정의를 (구)정신보건법 제3조제1호에 따른 정신질환자에서 정신건강증진 및 정신질환자 복지서비스 지원에 관한 법률 제3조제1호에 따른 정신질환자로 변경하였다(제37조제1호). ② 응급의료 전용헬기 환자인계점 안내표지 설치의 법적 근거를 마련하였다(제46조의3제2항 신설). ③ 자동심장충격기 의무설치 대상 선박 범위에서 선박법 제1조의2제1항제3호에 따른 부선을 제외하였다(제47조의2제1항제5호). ④ 의료기관이나 응급환자 이송업자에 대하여 업무정지명령에 갈음하여 부과하는 과징금의 상한액을 현행 5천만원에서 3억원으로 상향 조정하였다(제57조제1항).

## ■ 2019년 일부 개정

• 2019년 1월 15일(법률 제16252호) 일부 개정

응급실에서 응급의료종사자를 폭행하여 상해 또는 사망에 이르게 한 사람은 가중하여 처벌할 수 있도록 하고, 음주로 인한 심신장애 상태에서 응급의료 등의 방해금지를 위반하는 죄를 범한 경우에는 형법 제10조제1항에 따른 형의 면제 규정을 적용하지 아니할 수 있도록 하려는 것이다. 주요 내용은 다음과 같다. ① 응급실에서 응급의료종사자를 폭행하여 상해에 이르게 한 사람은 10년 이하의 징역 또는 1천만원 이상 1억원 이하의 벌금에 처하고, 중상해에 이르게 한 사람은 3년 이상의 유기징역에 처하며, 사망에 이르게 한 사람은 무기 또는 5년 이상의 징역에 처함(제60조제1항 신설). ② 음주로 인한 심신장애 상태에서 응급의료 등의 방해 금지를 위반하는 경우에는 형법 제10조제1항에 따른 면제 규정을 적용하지 아니할 수 있도록 함(제64조 신설).

• 2019년 8월 27일(법률 제16554호) 일부 개정

응급의료기금의 사용 용도에 응급의료종사자의 양성 등 지원에 관한 사항을 명시하는 한편, 정신질환자에 대한 응급의료가 신속하게 이루어질 수 있도록 보건복지부장관이 응급의료기관 중에서 정신질환자응급의료센터를 지정할 수 있도록 하려는 것이다.

• 2019년 12월 3일(법률 제16724호) 일부 개정

응급구조사 자격시험 응시자의 권리보호를 강화하기 위하여 외국의 자격인정의 기준을 보건복지부장관이 정하여 고시하도록 하고, 응급구조사 결격사유 판단 기준일을 자격증 교부 신청일로 명확히 하며, 급속하게 발전하고 있는 응급의학 기술을 반영하여 응급구조사가 수행할 수 있는 업무 범위를 조정함으로써 응급상황에 처한 환자에게 신속한 응급처치가 이루어질 수 있도록 보건복지부장관은 5년마다 응급구조사 업무 범위의 적절성에 대한 조사를 실시하고 중앙응급의료위원회의 심의를 거쳐 조정에 필요한 조치를 할 수 있도록 하는 한편, 환자와 응급의료종사자의 안전을 확보할 수 있도록 응급의료기관 지정기준에 보안인력과 보안장비를 포함하도록 하고, 의료기관에서 운영하는 일반구급차에 심폐소생을 위한 응급장비를 갖추도록 하는 등 현행 제도의 운영상 나타난 일부 미비점을 개선·보완하려는 것이다.

## ■ 2020년 일부 개정

• 2020년 4월 7일(법률 제17210호) 일부 개정

국가자격증이 대여·알선 등을 통해 돈벌이 수단으로 악용되는 것을 방지하기 위하여 응급구조사 자격증의 대여·알선 등의 행위를 금지하고, 이를 위반한 경우 처벌할 수 있는 근거를 마련하려는 것이다.

• 2020년 12월 29일(법률 제17786호) 일부 개정

현행법에서는 응급의료종사자의 구조·이송·응급처치 등의 진료를 방해할 경우에 대해서만 처벌할 수 있도록 정하고 있을 뿐, 응급의료종사자가 없는 구급차의 이송을 방해한 자에 대해서는 별도 처벌조항이 없었다. 이에 응급의료종사자의 구조·이송·응급처치·진료뿐만 아니라 구급차의 이송 방해행위에 대한 처벌 근거를 마련하여 응급환자 이송 방해행위에 대한 경각심을 높이도록 하였다. 또한 응급의료기관 외의 의료기관의 응급의료시설 설치·운영 신고, 구급차 등의 운용

신고, 이송업 허가사항 변경신고가 수리가 필요한 신고임을 명시하고, 응급구조사시험 부정행위자에 대하여 부정행위의 경중에 따라 응시자격을 3회의 범위에서 제한할 수 있도록 하는 한편, 정부기관이나 지방자치단체, 기획사, 민간업체 등 대규모 행사를 개최하려는 자로 하여금 법령에서 정하는 기준에 따라 응급의료 인력 및 응급이송수단을 확보하도록 함으로써 대규모 행사에 관한 체계적인 응급의료체계 구축의 기반을 마련하고 국민의 생명과 건강을 보호하려는 것이다.

## ■ 2021년 일부 개정

• 2021년 3월 23일(법률 제17968호) 일부 개정

코로나19 감염병 위기 상황에서 응급의료기관들이 한정된 의료자원 하에서 대규모 감염병 환자 발생에 대응하는 과정에서 불가피하게 법령을 위반할 수밖에 없는 상황이 발생하고 있는 실정이다. 이에 감염병 유행, 자연재해 등 재난 상황에서 보건복지부 장관이 정하는 절차에 따라 응급의료기관의 지정기준의 유지·운영 의무에 대한 예외를 인정할 수 있도록 하여 재난 상황에서 의료자원의 효율적 활용을 지원하고, 불필요한 법령위반이 발생하지 않도록 하려는 것이다(제31조의2 제4항 신설). 또한 현행법에 따르면 구급차 등에는 응급환자에게 응급처치를 할 수 있도록 의료장비 및 구급의약품 등을 갖추도록 하고 있는데 구급차등에 보관하는 의약품은 적정한 온도와 습도를 유지하여 변질되지 아니하도록 유의할 필요가 있음에도 적정 상태 유지에 필요한 관련 장치 및 설비 장착에 대한 기준이 마련되어 있지 아니하여 이에 대한 개선이 필요하다는 지적이 있다. 이에 구급차등에 구급의약품의 적정 상태를 유지시키기 위하여 필요한 조치를 취하도록 함으로써, 응급환자의 생명과 건강을 안전하게 보호하려는 것이다(제47조제1항 후단 신설 등). 또한 현행법령에서는 구급차를 운용할 수 있는 응급환자이송업 허가를 받기 위해서는 위급의 정도가 중한 응급환자를 이송할 수 있도록 제작된 특수구급차를 5대 이상 보유하고, 2억원 이상의 자본금과 일정 규모 이상의 사무실, 차고 및 교육훈련시설 등을 갖추어야 한다. 그러나 허가 기준을 충족하기 어려운 개인이 소유한 차량을 회사명의로 등록한 후 응급환자이송업 허가를 받아 구급차를 운용하는 사례가 다수 발생하고 있고 이러한 형태로 운영되는 구급차의 경우 응급구조사를 동승시키지 않거나 응급환자 이송 중 발생한 교통사고에 대한 손해배상을 하지 않는 등 불법적인 운영을 하고 있는 실정이다. 이에 구급차의 운용자가 자기 명의로 다른 사람에게 구급차를 운용하게 하는 것을 금지하고 위반 시에는 영업정지 등의 처벌을 할 수 있도록 하려는 것이다(제44조의4 신설, 제55조제3항제1호, 제60조제4항제3호 신설).

• 2021년 12월 21일(법률 제18621호) 일부 개정

중앙응급의료센터의 정책지원 기관으로서의 성격을 명확히 하기 위하여 중앙응급의료센터를 응급의료기관에서 제외하는 등 관계 규정을 정비하고(제2조제5호, 제25조 개정), 지역 응급의료체계를 정비하기 위하여 정책지원 기능을 하는 시·도 응급의료지원단 설치·운영의 법적 근거를 마련하였다(제13조의3, 제13조의6 신설). 또한, 권역응급의료센터가 중증응급환자를 중심으로 진료할 수 있도록 경증응급환자를 다른 응급의료기관으로 이송할 수 있게 하고(제31조의4 개정), 응급의료기관의 장이 정당한 사유 없이 수용능력이 없다고 통보하는 경우를 방지하기 위하여 관련 규정을 정비하였다. 또한, 응급의료기관 지도·감독을 위하여 관계 공무원 및 전문가 등이 응급실에 출입할 수 있도록 하는 근거 규정을 명확히 하였다(제31조의5, 제59조의2 신설, 제62조제1항제7

호 신설). 한편, 자동심장충격기 등 응급장비 설치 대상 시설 등의 안전에 관한 업무에 종사하는 사람에게 응급처치 교육을 받도록 하고(제14조제1항 신설), 보건관리자를 두어야 하는 사업장 중 상시 근로자가 300명 이상인 사업장에 자동심장충격기 등 심폐소생술을 할 수 있는 응급장비를 갖추도록 하면서, 이처럼 응급장비를 의무 설치한 자는 점검 결과를 관할 시장 · 군수 · 구청장에게 통보하도록 하고, 해당 시설 등의 출입구 또는 여러 사람이 보기 쉬운 곳에 사용에 관한 안내표지판을 부착하도록 하려는 것이다(제47조의2 개정).

## ■ 2022년 일부 개정

• 2022년 12월 27일(법률 제19124호) 일부 개정

응급의료기금을 조성하는 재원 중 도로교통법 위반 과태료에 대한 유효기간을 5년 연장하여 응급의료정책 추진의 기반이 되는 응급의료기금의 재원을 안정적으로 확보하고자 법률 제19124호로 일부 개정하였다.

## ■ 2023년 일부 개정

• 2023년 8월 8일(법률 제19607호) 일부 개정

응급의료기관의 장 또는 응급의료기관 개설자에게 응급의료 방해 사실 등을 알게 된 경우 수사기관에 즉시 신고하도록 의무를 부여하고, 이를 시 · 도지사 또는 시장 · 군수 · 구청장에게 통보하도록 하며, 여객 항공기 등에서 응급장비 및 응급처치 의약품이 구비될 수 있도록 관계 중앙행정기관의 장에게 노력할 의무를 부여하고, 보건복지부장관이 응급장비 및 응급처치 의약품 구비에 대한 기준을 마련하여 권고할 수 있도록 하였다.

• 2023년 8월 16일(법률 제19654호) 일부 개정

자동심장충격기 등 심폐소생술을 할 수 있는 응급장비를 갖추어야 하는 대상 시설에 실제 운영 중인 관광지 또는 관광단지 중 대통령령으로 정하는 시설을 추가하고, 심폐소생술을 할 수 있는 응급장비 사용에 관한 안내표지판을 부착하지 아니한 자에 대한 과태료 부과 규정을 신설하는 등 현행 제도의 운영상 나타난 일부 미비점을 개선 · 보완하였다.

## ■ 2024년 일부 개정

• 2024년 1월 30일(법률 제20170호) 일부 개정

보건복지부장관이 응급의료정보통신망을 통한 업무 수행을 위해 필요한 경우 정보의 제공을 요청할 수 있는 근거를 마련하고, 응급의료조사통계사업의 근거를 마련하며, 중앙응급의료센터의 업무에 응급의료정보통신망 구축 및 응급의료조사통계사업을 추가하는 한편, 보건복지부장관 또는 시 · 도지사가 응급실 과밀화 해소 및 소아환자에 대한 의료 공백 방지를 위하여 의료법에 따른 의료기관 중에서 야간 또는 휴일에 소아환자를 진료하는 야간 · 휴일 소아 진료기관을 지정할 수 있도록 하고, 행정적 · 재정적 지원을 할 수 있도록 하며, 보건복지부장관이 1급 응급구조사 양성대학 및 2급 응급구조사 양성기관을 지정할 수 있도록 하는 등 현행 제도의 운영상 나타난 일부 미비점을 개선 · 보완하였다.

# 제 1 장 총 칙

**제1조 【목적】** 이 법은 국민들이 응급상황에서 신속하고 적절한 응급의료를 받을 수 있도록 응급의료에 관한 국민의 권리와 의무, 국가·지방자치단체의 책임, 응급의료제공자의 책임과 권리를 정하고 응급의료자원의 효율적 관리에 필요한 사항을 규정함으로써 응급환자의 생명과 건강을 보호하고 국민의료를 적정하게 함을 목적으로 한다.

[영] 제1조 (목적) 이 영은 응급의료에 관한 법률에서 위임된 사항과 그 시행에 필요한 사항을 규정함을 목적으로 한다.

[규칙] 제1조 (목적) 이 규칙은 응급의료에 관한 법률 및 같은 법 시행령에서 위임된 사항과 그 시행에 필요한 사항을 규정함을 목적으로 한다.

### 해설

이 조는 이 법 제정의 궁극적인 목적을 응급환자의 생명과 건강을 보호하고 국민의료의 적정을 기함에 두어 응급의료의 수혜는 국민의 권리이며, 이의 제공은 국가의 책임임을 명확히 하고 있다. 또한 이를 위한 수단으로써 국민들이 응급상황에서 신속하고 적절한 응급의료를 받을 수 있도록 응급의료에 관한 국민의 권리와 의무, 국가·지방자치단체의 책임, 응급의료제공자의 책임과 권리를 정하고 응급의료자원의 효율적인 관리를 위하여 필요한 사항을 이 법에 규정한다고 강조하고 있다. 따라서 제1장 총칙에서 부칙에 이르기까지 모두가 응급환자의 생명과 건강을 보호하고 국민의료의 적정을 기하기 위한 규정들이라고 볼 수 있다.

### 용어해설

- 국민의료 : 일반 국민에게 제공되고 있거나 국민이 스스로 이용하고 있는 모든 형태의 보건의료를 지칭한다. 시대적인 조류는 보건의료서비스를 의·식·주 다음가는 제4의 기본적 생필품으로 인식하는 추세이며, 보건의료에 대한 권리 개념이 신장되어 건강권을 보편적 권리로 규정하고 있다. 한국의 헌법에서도 36조 2항에"모든 국민은 보건에 관하여 국가의 보호를 받는다"라고 하여 보건에 관한 국가의 보호를 규정하고 있다.
- 의료의 적정 : 의료의 적정은 흔히 말하는 적정진료, 양질의 의료(Good medical care. Optimum medical care)의 개념과 동일하다고 볼 수 있다. Myers(1969)는 바람직한 보건의료의 조건으로 (1) 접근성(Accessibility), (2) 질(Quality), (3) 연속성(Continuity), (4) 효율성(Efficiency)을 제시하고 있다. 이 개념에는 질이라는 의학적 측면과, 접근성 및 지속성이라는 의료전달체계적 측면 그리고 경제학적인 효율성의 측면이 포함되어 있다. 즉, 진료 프로세스가 표준화되고, 그 과정에 최적의 자원과 기술이 투입됨으로써 효율적이면서 경제적인 치료효과를 거두자는 것이다. 진료과정이 표준화되면 당연히 치료결과의 편차가 크게 줄어든다. 의료의 불량률이 크게 줄어드니 환자의 만족도가 올라갈 수밖에 없다.

**제2조 【정의】** 이 법에서 사용하는 용어의 뜻은 다음과 같다.

1. "응급환자"란 질병, 분만, 각종 사고 및 재해로 인한 부상이나 그 밖의 위급한 상태로 인하여 즉시 필요한 응급처치를 받지 아니하면 생명을 보존할 수 없거나 심신에 중대한 위해가 발생할 가능성이 있는 환자 또는 이에 준하는 사람으로서 보건복지부령으로 정하는 사람을 말한다.
2. "응급의료"란 응급환자가 발생한 때부터 생명의 위험에서 회복되거나 심신상의 중대한 위해가 제거되기까지의 과정에서 응급환자를 위하여 하는 상담·구조·이송·응급처치 및 진료 등의 조치를 말한다.
3. "응급처치"란 응급의료행위의 하나로서 응급환자의 기도를 확보하고 심장박동의 회복, 그 밖에 생명의 위험이나 증상의 현저한 악화를 방지하기 위하여 긴급히 필요로 하는 처치를 말한다.
4. "응급의료종사자"란 관계 법령에서 정하는 바에 따라 취득한 면허 또는 자격의 범위에서 응급환자에 대한 응급의료를 제공하는 의료인과 응급구조사를 말한다.
5. "응급의료기관"이란 의료법 제3조에 따른 의료기관 중에서 이 법에 따라 지정된 권역응급의료센터, 전문응급의료센터, 지역응급의료센터 및 지역응급의료기관을 말한다.〈개정 2021. 12. 21〉
6. "구급차등"이란 응급환자의 이송 등 응급의료의 목적에 이용되는 자동차, 선박 및 항공기 등의 이송수단을 말한다.
7. "응급의료기관등"이란 응급의료기관, 구급차등의 운용자 및 응급의료지원센터를 말한다.
8. "응급환자이송업"이란 구급차등을 이용하여 응급환자 등을 이송하는 업을 말한다.

[규칙] 제2조 (응급환자) 응급의료에 관한 법률(이하 "법"이라 한다) 제2조제1호에서 "보건복지부령이 정하는 자"란 다음 각 호의 어느 하나에 해당하는 증상이 있는 자를 말한다.

1. 별표 1의 응급증상 및 이에 준하는 증상
2. 제1호의 증상으로 진행될 가능성이 있다고 응급의료종사자가 판단하는 증상

### 해설

이 조는 이 법에서 사용하는 용어에 대한 구체적인 뜻을 정하고 있다. 2008년 6월 13일 "응급환자"의 뜻에 "또는 이에 준하는 자로서 보건복지부령이 정하는 자"를 추가하고 규칙 제2조 별표1에서 "보건복지부령이 정하는 자"를 구체적으로 이를 예시하였으며, 보건복지부령 제209호(2002. 2. 8)로 성폭력피해자를 응급환자의 범위에 포함하여 신속한 처치와 응급환자로서의 보호를 받을 수 있도록 하였다. 그리고 이 조 제2호에서 종전 "응급의료"의 뜻에 응급처치를 추가하여 이를 상담·구조·이송·응급처치 및 진료 등으로 개정하여 응급처치가 응급의료의 일환임을 분명히 하였다. 또한 "응급의료종사자"의 뜻을 개

정하여 '관계 법령이 정하는 바에 의하여 취득한 면허 또는 자격의 범위 안에서 응급환자에 대한 응급의료를 제공하는 의료인과 응급구조사를 응급의료종사자라고 재 정의하였다. 그리고 구법에서는 응급환자를 진료하기 위한 의료기관을 통칭하는 것으로 의료법 제3조의 규정에 의한 의료기관 중에서 5종을 구체적으로 정하였으나 최근(2021년 12월 21일(법률 제18621호)) 종전 응급의료기관 중 중앙응급의료센터를 정책지원기관으로서의 성격을 명확히 하기 위하여 응급의료기관에서 제외하는 등 관계 규정을 정비하였다.

### 용어해설

◎ "정하는 바에 의한다(예(例)에 의한다)"와 "준용한다" : "정하는 바에 의한다"는 어떠한 제도라든가 법률 규정이 다른 동종의 것에 적용하려고 하는 경우에 사용하고, 법률의 개별 규정에 한정하여 다른 사항에 적용할 경우에는 "준용한다"를 사용한다.

# 제 2 장 국민의 권리와 의무

**제3조【응급의료를 받을 권리】** 모든 국민은 성별, 나이, 민족, 종교, 사회적 신분 또는 경제적 사정 등을 이유로 차별 받지 아니하고 응급의료를 받을 권리를 가진다. 국내에 체류하고 있는 외국인도 또한 같다.

### 해설

응급의료를 종전의 응급의료기관의 소극적인 거부금지에서 한 걸음 나아가 국민의 적극적인 권리 개념으로 제도화한 조항이다. 시대적인 조류는 보건의료서비스를 의·식·주 다음가는 제4의 기본적 생필품으로 인식하는 추세이며, 보건의료에 대한 권리 개념 또한 신장되어 건강권을 보편적 권리로 규정하고 있다. 더구나 산업구조의 변화로 과거 농경사회와는 달리 주변 환경의 다양한 위험에 노출되어 각종 사고 환자가 해마다 폭증하고 있으며, 질병의 구조적인 변화로 인해 신속한 응급처치 여부가 예후에 중요한 영향을 미치는 응급질환이 한국인의 사인구조에 중요한 위치를 점하고 있는 현실에서 볼 때 모든 국민이 차별 받지 아니하고 응급의료를 받을 권리는 가장 기본이 되는 권리라 하겠다. 그리고 이 조의 단서조항은 국내에 체류 중인 외국인도 같은 권리를 갖도록 하여 인도주의를 실현하기 위한 것으로 2011년 8월 4일(법률 제11004호)로 신설하였다.

**제4조【응급의료에 관한 알 권리】** ① 모든 국민은 응급상황에서의 응급처치 요령, 응급의료기관등의 안내 등 기본적인 대응방법을 알 권리가 있으며, 국가와 지방자치단체는 그에 대한 교육·홍보 등 필요한 조치를 마련하여야 한다.

② 모든 국민은 국가나 지방자치단체의 응급의료에 대한 시책에 대하여 알 권리를 가진다.

### 해설

이 조는 사고나 질병으로부터 생명 손실을 최소화하기 위해 응급상황에서의 응급처치 요령, 응급의료기관등의 안내 등 기본적인 대응방법과 응급의료에 대한 국가나 지방자치단체의 시책을 모든 국민의 알 권리로 법에 명시하고, 국가 및 지방자치단체는 이를 위한 교육·홍보 등 이 같은 국민의 알 권리의 충족을 위한 정부의 노력을 강구하도록 하였다.

**제5조【응급환자에 대한 신고 및 협조 의무】** ① 누구든지 응급환자를 발견하면 즉시 응급의료기관등에 신고하여야 한다.

② 응급의료종사자가 응급의료를 위하여 필요한 협조를 요청하면 누구든지 적극 협조하여야 한다.

### 해설

응급환자에 대한 응급처치는 신속하게 이루어져야 한다. 따라서 이 법에서는 누구든지 응급환자를 발견한 때에는 즉시 이를 응급의료기관 등에 신고하도록 하고, 응급의료종사자가 필요한 협조를 요청하는 경우 이에 적극 협조하도록 국민의 법적 의무를 부여하였다.

### 대법원 2008.5.8. 선고 2008다5417 판결

판례

◎ 판시사항

[1] 체육수업을 받던 학생이 쓰러져 위급한 상태에 처한 경우, 체육교사의 보호·감독의무의 내용

[2] 체육수업 시간에 체력검사를 위한 팔굽혀펴기를 하던 학생이 갑자기 의식을 잃고 쓰러진 사안에서, 체육교사가 응급조치 등 필요한 조치를 취하지 아니한 채 5분가량 시간을 지체한 과실로 인하여 심장정지를 일으킨 위 학생의 상태가 악화되었다고 본 원심의 판단을 수긍한 사례

◎ 판결요지

학교 교사의 학생에 대한 보호·감독의무는 교육 관련 법률에 따라 학생을 친권자 등 법정 감독의무자에 대신하여 보호·감독을 하여야 하는 의무로서 학교에서의 교육활동 및 이와 밀접 불가분의 관계에 있는 생활관계에 대하여 미친다 할 것이므로(대법원 1993. 2. 12. 선고 92다13646 판결 참조), 체육수업 시간에 학교 운동장에서 체력검사를 실시하던 도중에 수업을 받던 학생이 쓰러져 위와 같은 위급한 상태를 보이고 있다면 체육교사로서는 가능한 범위 안에서 유효적절한 응급조치를 즉각 시행함으로써 그 학생의 생명과 건강에 대한 위험을 제거하거나 최소화할 의무가 있다 할 것이다. 체육교사는 즉시 호흡 여부 등을 살펴 필요한 경우 스스로 심폐소생술 등의 응급조치를 취하고 만약 그와 같은 능력이 없을 경우에는 위 원고를 즉시 양호교사에게 보이거나 가까운 병원으로 옮겼어야 함에도 그러한 조치를 취하지 아니한 채 적어도 5분가량 시간을 지체하다가 뒤늦게 양호실로 옮긴 과실이 있고, 이로 인해 급성 심장정지를 일으킨 위 원고의 상태가 악화되었다고 판단된다.

**제5조의2【선의의 응급의료에 대한 면책】** 생명이 위급한 응급환자에게 다음 각 호의 어느 하나에 해당하는 응급의료 또는 응급처치를 제공하여 발생한 재산상 손해와 사상에 대하여 고의 또는 중대한 과실이 없는 경우 그 행위자는 민사책임과 상해에 대한 형사책임을 지지 아니하며 사망에 대한 형사책임은 감면한다.

> 1. 다음 각 목의 어느 하나에 해당하지 아니하는 자가 한 응급처치
>    가. 응급의료종사자
>    나. 선원법 제86조에 따른 선박의 응급처치 담당자, 119구조 · 구급에 관한 법률 제10조에 따른 구급대 등 다른 법령에 따라 응급처치 제공의무를 가진 자
> 2. 응급의료종사자가 업무수행 중이 아닌 때 본인이 받은 면허 또는 자격의 범위에서 한 응급의료
> 3. 제1호나목에 따른 응급처치 제공의무를 가진 자가 업무수행 중이 아닌 때에 한 응급처치

### 해설

이 조는 응급환자에게 선한 의지를 가지고 행하는 일반시민의 인명구조 활동으로 인하여 발생하는 민사 또는 형사 책임은 감경하거나 면제하도록 하는 제도적 장치를 마련하여 현장에서의 응급처치 실천율을 높일 수 있는 정책적 환경을 조성하려는 것이다. 따라서 이 법 제1호 가목과 나목의 어느 하나에 해당하지 아니하는 자가 한 응급처치(법 제63조 적용) 그리고 응급의료종사자 및 응급처치 제공의무를 가진 자가 업무수행 중이 아닌 때에 각각 응급의료 또는 응급처치를 제공하여 발생한 재산상 손해와 사상에 대하여 고의 또는 중대한 과실이 없는 경우 그 행위자는 민사책임과 상해에 대한 형사책임을 지지 아니하고 사망에 대한 형사책임은 감면하도록 하고 있다. 우리나라는 대국민 응급처치 역량 강화를 위하여 응급의료에 관한 법률 제4조(응급의료에 관한 알 권리), 제14조(구조 및 응급처치에 관한 교육), 같은 법 시행규칙 제6조(구조 및 응급처치교육)에 따라 보건복지부와 지방자치단체는 자동심장충격기 설치기관의 관리책임자, 응급의료에 관한 법률에 따른 의무 교육대상자, 기타 일반인을 대상으로 '심폐소생술 등 응급처치 요령 교육' 사업을 실시하고 있다. 2016년~2018년 3년간 기준 응급처치교육을 이수한 사람은 총 189만 명이며, 이 교육에 따라 2008년 일반인이 심폐소생술을 시행한 비율이 1.8% 수준이었으나, 2017년에는 21%까지 큰 폭으로 증가하였다. 최근 연구에 따르면, 구급대원 도착 전 자동심장충격기를 사용하여 심폐소생술을 하는 경우 환자의 생존율이 비약적으로 높아질 수 있다는 결과가 있다. 현재 전국에 42,037 자동심장충격기가 설치되어있으며, 보건복지부와 지방자치단체에서는 자동심장충격기 설치 확대를 위해 매년 약 14억 원을 투자하고 있다. 또 자동심장충격기 관리를 강화하기 위해 2018년 자동심장충격기 의무설치기관이 미설치(미신고)시 과태료 규정을 신설하였으며, 자동심장충격기 설치기관의 관리책임자에게 한 달 단위로 적정 설치 여부를 점검하고 점검 결과를 제출하도록 하였다. 자동심장충격기의 설치 현황은 국립중앙의료원 중앙응급의료센터에서 응급의료포털과 응급의료정보앱(APP)을 통해 모든 국민이 어디서든 검색할 수 있도록 서비스하고 있다.

### 서울지법 2003. 8. 13, 선고 2000가63993 판결

**판례**

◎ 판시사항

손해배상소송에서 과실을 추정하기 위한 요건

◎ 판결요지

일반적으로 손해배상책임을 지우기 위하여는 주의의무 위반, 손해의 발생 및 주의의무 위반과 손해의 발생과 사이에 인과관계의 존재가 전제되어야 하나, 손해가 가해자 측의 배타적 지배하에 있는 범위 내에서 발생한 경우 실제 어떠한 일이 벌어졌는지는 피해자 측에서 그 극히 일부를 알 수 있는 외에는 가해자 측에서만 알고 있기 때문에 손해 발생의 직접적인 원인이 가해자측의 과실로 말미암은 것인지 여부를 원고 측에서 완벽하게 입증한다는 것은 극히 어려우므로, 가해자 측의 배타적 지배 하에서 손해가 발생

한 경우에는, 피해자 측에서 그 손해가 누군가의 과실이 없이는 통상 발생하지 않는 것으로서, 가해자 측의 배타적 지배 하에서 손해가 발생한 경우에는, 피해자 측에서 그 손해가 누군가의 과실이 없이는 통상 발생하지 않는 것으로서, 가해자의 배타적 지배하에 있는 사람 또는 시설에 의하여 발생하였고, 피해자의 과실경합이 없었다는 점을 증명한 경우에 있어서는, 가해자 측이 그 결과가 자신의 과실이 아닌 전혀 다른 원인으로 말미암은 것이라는 입증을 하지 아니하는 이상, 가해자 측의 원인력 있는 과실을 추정하여 손해배상책임을 지울 수 있도록 입증책임을 완화하는 것이 손해의 공평·타당한 부담을 그 지도원리로 하는 손해배상제도의 이상에 맞는다.

# 제 3 장 응급의료종사자의 권리와 의무

**제6조【응급의료의 거부금지 등】** ① 응급의료기관등에서 근무하는 응급의료종사자는 응급환자를 항상 진료할 수 있도록 응급의료업무에 성실히 종사하여야 한다.
② 응급의료종사자는 업무 중에 응급의료를 요청받거나 응급환자를 발견하면 즉시 응급의료를 하여야 하며 정당한 사유 없이 이를 거부하거나 기피하지 못한다.

[벌칙] 60(3년 이하의 징역 또는 3천만원 이하의 벌금) : 행정처분 위반사항

## 해설

응급의료종사자는 응급의료의 요청이 있을 시 응급의료를 제공할 의무가 있다. 만일 이를 위반한다면 3년 이하의 징역 또는 3천만원 이하의 벌금형을 면할 수 없다. 이 경우 "업무 중"이라는 제한을 하고 있기 때문에 비번의 응급의료종사자는 응급처치의 의무를 가지지 않는다. 즉, 현행법은 업무영역에 관한 위임은 응급의료종사자가 근무 중 일 때만 단지 유효하다는 것에 주의해야 한다. 그러므로 비번인 동안 특별한 권한 위임이 없다면, 비번인 응급구조사는 통상 BLS 자격 안에서 응급처치를 수행해야 함이 원칙이다. 그러나 2008년 6월 13일 법 개정을 통해 제5조의2(선의의 응급의료에 대한 면책)2호를 신설함으로서 응급의료종사자가 업무수행 중이 아닌 때에 시행한 응급의료로 인하여 발생한 재산상 손해와 사상에 대하여 면책 규정을 둠으로써 비번인 동안에도 본인이 받은 면허 또는 자격의 범위 안에서 응급의료를 실시할 수 있도록 하고 있다.

### (참고) 119구조·구급에 관한 법률 시행령 제20조[구조·구급요청의 거절]

① 구조대원은 법 제13조제3항에 따라 다음 각 호의 어느 하나에 해당하는 경우에는 구조출동 요청을 거절할 수 있다. 다만, 다른 수단으로 조치하는 것이 불가능한 경우에는 그러하지 아니하다.

1. 단순 문 개방의 요청을 받은 경우
2. 시설물에 대한 단순 안전조치 및 장애물 단순 제거의 요청을 받은 경우
3. 동물의 단순 처리·포획·구조 요청을 받은 경우
4. 그 밖에 주민생활 불편해소 차원의 단순 민원 등 구조활동의 필요성이 없다고 인정되는 경우

② 구급대원은 법 제13조제3항에 따라 구급대상자가 다음 각 호의 어느 하나에 해당하는 비응급환자인 경우에는 구급출동 요청을 거절할 수 있다. 이 경우 구급대원은 구급대상자의 병력·증상 및 주변 상황을 종합적으로 평가하여 구급대상자의 응급 여부를 판단하여야 한다.

1. 단순 치통환자
2. 단순 감기환자. 다만, 섭씨 38도 이상의 고열 또는 호흡곤란이 있는 경우는 제외한다.
3. 혈압 등 생체징후가 안정된 타박상 환자
4. 술에 취한 사람. 다만, 강한 자극에도 의식이 회복되지 아니하거나 외상이 있는 경우는 제외한다.
5. 만성질환자로서 검진 또는 입원 목적의 이송 요청자
6. 단순 열상 또는 찰과상으로 지속적인 출혈이 없는 외상환자
7. 병원 간 이송 또는 자택으로의 이송 요청자. 다만, 의사가 동승한 응급환자의 병원 간 이송은 제외한다.

③ 구조·구급대원은 법 제2조제1호에 따른 요구조자(이하 "요구조자"라 한다) 또는 응급환자가 구조·구급대원에게 폭력을 행사하는 등 구조·구급활동을 방해하는 경우에는 구조·구급활동을 거절할 수 있다.

④ 구조·구급대원은 제1항부터 제3항까지의 규정에 따라 구조 또는 구급 요청을 거절한 경우 구조 또는 구급을 요청한 사람이나 목격자에게 그 내용을 알리고, 총리령으로 정하는 바에 따라 그 내용을 기록·관리하여야 한다.

**판례** **대법원 2014. 6. 26, 선고 2009다14407 판결**

◎ 판시사항

환자의 명시적인 수혈 거부 의사가 존재하여 수혈하지 아니함을 전제로 환자의 승낙(동의)을 받아 수술하였는데 수술 과정에서 수혈을 하지 않으면 생명에 위험이 발생할 수 있는 응급상태에 이른 경우, 의사가 진료행위 시 고려하여야 할 사항 및 수혈을 거부하는 환자의 자기결정권이 생명과 대등한 가치가 있다고 평가될 것인지 판단하는 기준/수혈 거부에 관한 환자의 자기결정권 행사가 유효하기 위한 전제 요건/환자의 자기결정권 행사에 따라 수혈하지 않는 방식으로 수술하는 경우, 의사에게 요구되는 주의의무

◎ 판결요지

환자의 명시적인 수혈 거부 의사가 존재하여 수혈하지 아니함을 전제로 환자의 승낙(동의)을 받아 수술하였는데 수술 과정에서 수혈을 하지 않으면 생명에 위험이 발생할 수 있는 응급상태에 이른 경우에, 환자의 생명을 보존하기 위해 불가피한 수혈 방법의 선택을 고려함이 원칙이라 할 수 있지만, 한편으로 환자의 생명 보호에 못지않게 환자의 자기결정권을 존중하여야 할 의무가 대등한 가치를 가지는 것으로 평가되는 때에는 이를 고려하여 진료행위를 하여야 한다. 어느 경우에 수혈을 거부하는 환자의 자기결정권이 생명과 대등한 가치가 있다고 평가될 것인지는 환자의 나이, 지적 능력, 가족관계, 수혈 거부라는 자기결정권을 행사하게 된 배경과 경위 및 목적, 수혈 거부 의사가 일시적인 것인지 아니면 상당한 기간 동안 지속되어 온 확고한 종교적 또는 양심적 신념에 기초한 것인지, 환자가 수혈을 거부하는 것이 실질적으로 자살을 목적으로 하는 것으로 평가될 수 있는지 및 수혈을 거부하는 것이 다른 제3자의 이익을 침해할 여지는 없는 것인지 등 제반 사정을 종합적으로 고려하여 판단하여야 한다. 다만 환자의 생명과 자기결정권을 비교형량하기 어려운 특별한 사정이 있다고 인정되는 경우에 의사가 자신의 직업적 양심에 따라 환자의 양립할 수 없는 두 개의 가치 중 어느 하나를 존중하는 방향으로 행위를 하였다면, 이러한 행위는 처벌할 수 없다. 그렇지만 이러한 판단을 위해서 는 환자가 거부하는 치료방법, 즉 수혈 및 이를 대체할 수 있는 치료방법의 가능성과 안정성 등에 관한 의사의 설명의무 이행과 이에 따른 환자의 자기결정권 행사에 어떠한 하자

도 개입되지 않아야 한다는 점이 전제되어야 한다. 즉 환자는 치료행위 과정에서의 수혈의 필요성 내지 수혈을 하지 아니할 경우에 야기될 수 있는 생명 등에 대한 위험성, 수혈을 대체할 수 있는 의료 방법의 효용성 및 한계 등에 관하여 의사로부터 충분한 설명을 듣고, 이러한 의사의 설명을 이해한 후 진지한 의사결정을 하여야 하고, 그 설명 및 자기결정권 행사 과정에서 예상한 범위 내의 상황이 발생되어야 하며, 또한 의사는 실제로 발생된 상황 아래에서 환자가 수혈 거부를 철회할 의사가 없는지 재확인하여야 한다. 특히 의사는 수술과정 등에서 발생되는 출혈로 인하여 환자의 생명이 위험에 빠지지 않도록 하기 위하여 환자에게 수혈하는 것이 통상적인 진료방법이고 또한 수혈을 통하여 출혈로 인한 사망의 위험을 상당한 정도로 낮출 수 있음에도 환자의 의사결정에 따라 수혈을 포기하고 이를 대체할 수 있는 수술 방법을 택하는 것인데, 그 대체 수술 방법이 수혈을 완전히 대체할 수 있을 정도의 출혈 방지 효과를 가지지 못한다면 그만큼 수술과정에서 환자가 과다출혈로 인한 사망에 이를 위험이 증가할 수 있으므로, 그럼에도 불구하고 수술을 할 필요성이 있는지에 관하여 통상적인 경우보다 더욱 세심하게 주의를 기울임으로써, 과연 수술을 하는 것이 환자를 위한 최선의 진료방법인지 신중히 판단할 주의의무가 있다. 그리고 수술을 하는 경우라 하더라도 수혈 대체의료 방법과 함께 당시의 의료 수준에 따라 출혈로 인한 위험을 최대한 줄일 수 있는 사전준비나 시술방법을 시행함으로써 위와 같은 위험 발생 가능성을 줄이도록 노력하여야 하며, 또한 수술 과정에서 예상과 달리 다량의 출혈이 발생될 수 있는 사정이 드러남으로써 위와 같은 위험 발생 가능성이 현실화되었다면 과연 위험을 무릅쓰고 수술을 계속하는 것이 환자를 위한 최선의 진료방법인지 다시 판단하여야 한다. 환자가 수혈 대체 의료 방법을 선택하였다고 하더라도 이는 생명에 대한 위험이 현실화되지 아니할 것이라는 전제 내지 기대 아래에서의 결정일 가능성이 크므로, 위험 발생 가능성이 현실화된 상태에서 위험을 무릅쓰고 수술을 계속하는 것이 환자의 자기결정권에 기초한 진료라고 쉽게 단정하여서는 아니 된다.

**제7조【응급환자가 아닌 사람에 대한 조치】** ① 의료인은 응급환자가 아닌 사람을 응급실이 아닌 의료시설에 진료를 의뢰하거나 다른 의료기관에 이송할 수 있다.
② 진료의뢰·환자이송의 기준 및 절차 등에 관하여 필요한 사항은 대통령령으로 정한다.

[영] 제2조 (응급환자가 아닌 자에 대한 이송기준 및 절차) ① 의료인은 응급의료기관에 내원한 환자가 응급환자에 해당하지 아니하나 진료가 필요하다고 인정되는 경우에는 응급의료에 관한 법률(이하 "법"이라 한다) 제7조의 규정에 따라 본인 또는 법정대리인의 동의를 얻어 응급실이 아닌 의료시설에 진료를 의뢰하거나 다른 의료기관에 이송할 수 있다.
② 의료인은 제1항의 규정에 따라 응급환자에 해당하지 아니하는 환자를 응급실이 아닌 의료시설에 진료를 의뢰하거나 다른 의료기관에 이송하는 경우에는 당해 환자가 응급환자에 해당하지 아니하는 이유를 설명하고, 그에 필요한 진료내용 및 진료과목 등을 추천하여야 한다.
③ 의료기관의 장은 제1항의 규정에 따라 응급환자에 해당하지 아니하는 환자를 다른 의료기관으로 이송한 경우 그 이송 받은 의료기관, 환자 또는 그 법정대리인이 진료에 필요한 의무기록을 요구하는 경우에는 이를 즉시 제공하여야 한다.

**제8조 【응급환자에 대한 우선 응급의료 등】** ① 응급의료종사자는 응급환자에 대하여는 다른 환자보다 우선하여 상담·구조 및 응급처치를 하고 진료를 위하여 필요한 최선의 조치를 하여야 한다.

② 응급의료종사자는 응급환자가 2명 이상이면 의학적 판단에 따라 더 위급한 환자부터 응급의료를 실시하여야 한다.

응급의료종사자가 응급환자에 대하여 다른 환자에 우선하여 상담 등의 조치를 하지 아니 한 때 : 행정처분 위반사항

### 해설

이 조는 응급환자를 다른 일반 환자에 비해 우선 응급의료를 실시하고 진료를 위하여 필요한 최선의 조치를 취하여야 할 의무를 부과하고 있으며, 응급환자에 대한 응급의료 실시 순서를 의학적 판단에 따라 더 위급한 환자부터라고 정하고 있다. 이는 중증도 분류에 따라 응급처치와 이송의 순서를 정하는 재난 시의 의료대책과 의학적인 면에서 상당한 차이가 있다. 즉 재난 시에는 최소의 인력과 장비로 많은 생명을 구하여야 하므로 생존 가능성이 적다고 판단되면 응급의료를 시행하지 않는 경우가 있다.

### 서울지법 2007. 9. 20. 선고, 2006도294, 판결

**판례**

- 판시사항

[1] 의료사고에 대한 의료종사자의 과실을 인정하기 위한 요건과 판단 기준

[2] 야간 당직간호사가 담당 환자의 심근경색 증상을 당직의사에게 제대로 보고하지 않음으로써 당직의사가 필요한 조치를 취하지 못한 채 환자가 사망한 경우, 병원의 야간당직 운영체계상 당직간호사에게 환자의 사망을 예견하거나 회피하지 못한 업무상 과실이 있고, 당직의사에게는 업무상 과실을 인정하기 어렵다고 한 사례

- 판결요지

의료사고에 있어서 의료종사자의 과실을 인정하기 위해서는 의료종사자가 결과발생을 예견할 수 있었음에도 그 결과발생을 예견하지 못하였고 그 결과발생을 회피할 수 있었음에도 그 결과발생을 회피하지 못한 과실이 검토되어야 하고, 그 과실의 유무를 판단함에는 같은 업무와 직무에 종사하는 일반적 보통인의 주의 정도를 표준으로 하여야 하며, 이에는 사고 당시의 일반적인 의학의 수준과 의료환경 및 조건, 의료행위의 특수성 등이 고려되어야 한다.

**제9조 【응급의료의 설명·동의】** ① 응급의료종사자는 다음 각 호의 어느 하나에 해당하는 경우를 제외하고는 응급환자에게 응급의료에 관하여 설명하고 그 동의를 받아야 한다.

1. 응급환자가 의사결정능력이 없는 경우
2. 설명 및 동의 절차로 인하여 응급의료가 지체되면 환자의 생명이 위험하여지거나 심신상의 중대한 장애를 가져오는 경우

② 응급의료종사자는 응급환자가 의사결정능력이 없는 경우 법정대리인이 동행하였을 때에는 그 법정대리인에게 응급의료에 관하여 설명하고 그 동의를 받아야 하

며, 법정대리인이 동행하지 아니한 경우에는 동행한 사람에게 설명한 후 응급처치를 하고, 의사의 의학적 판단에 따라 응급진료를 할 수 있다.
③ 응급의료에 관한 설명 · 동의의 내용 및 절차 등에 관하여 필요한 사항은 보건복지부령으로 정한다.

[규칙] 제3조 (응급의료에 관한 설명 · 동의의 내용 및 절차) ① 법 제9조에 따라 응급환자 또는 그 법정대리인에게 응급의료에 관하여 설명하고 동의를 얻어야 할 내용은 다음 각 호와 같다.
1. 환자에게 발생하거나 발생가능한 증상의 진단명
2. 응급검사의 내용
3. 응급처치의 내용
4. 응급의료를 받지 아니하는 경우의 예상결과 또는 예후
5. 그 밖에 응급환자가 설명을 요구하는 사항

② 제1항의 규정에 의한 설명 · 동의는 별지 제1호서식의 응급의료에 관한 설명 · 동의서에 의한다.

③ 응급의료종사자가 의사결정능력이 없는 응급환자의 법정대리인으로부터 제1항에 따른 동의를 얻지 못하였으나 응급환자에게 반드시 응급의료가 필요하다고 판단되는 때에는 의료인 1명 이상의 동의를 얻어 응급의료를 할 수 있다.

**해설**

설명의무는 침습적인 의료행위로 나아가는 과정에서 필수적으로 요구되는 절차상의 조치로서, 그 의무의 중대성에 비추어 적어도 환자에게 설명한 내용을 문서화하여 이를 보존할 직무수행상의 필요가 있으며 또한 환자의 동의가 없는 의료는 원칙적으로 전단적 의료행위, 즉, 불법행위의 구성요건이다. 자신의 동의 없이 타인의 의도적인 접촉이나 개입으로부터 자유로울 권리가 있다는 것은 오랫동안 확립된 법적 권리이다. 따라서 이 조는 응급환자가 의사결정능력이 없는 경우와 설명 및 동의절차로 인하여 응급의료가 지체되어 환자의 생명에 위험 또는 심신상의 중대한 장애를 초래하는 경우를 제외하고는 응급의료에 관하여 설명하고 이를 문서화한 서면에 동의를 받을 법적의무가 응급의료종사자에게 부과되고 있음을 분명히 하고 있다. 통상적으로 설명의무의 범위는 첫째, 의료제공자는 환자의 질병유무와 그 종류에 대한 진단결과를 설명해 주어야 하고 둘째, 질병의 예후, 방치할 경우의 상태, 치료방법과 진료 수단, 경과에 대한 설명을 해주어야 하고 셋째, 치료경과 중 부수적으로 나타날 수 있는 위험에 대해 사전에 알리는 것이다.

**대법원 2007. 5. 31, 선고 2005다5867 판결**

**판례** ⊙ 판시사항
의료행위에 있어서 설명의무의 이행에 대한 증명책임

◎ 판결요지

설명의무는 침습적인 의료행위로 나아가는 과정에서 필수적으로 요구되는 절차상의 조치로서, 그 의무의 중대성에 비추어 의사로서는 적어도 환자에게 설명한 내용을 문서화하여 이를 보존할 직무수행상의 필요가 있다고 보일 뿐 아니라, 응급의료에 관한 법률 제9조, 같은 법 시행규칙 제3조 및 [서식] 1에 의하면, 통상적인 의료행위에 비해 오히려 긴급을 요하는 응급의료의 경우에도 의료행위의 필요성, 의료행위의 내용, 의료행위의 위험성 등을 설명하고 이를 문서화한 서면에 동의를 받을 법적 의무가 의료종사자에게 부과되어 있는 점, 의사가 그러한 문서에 의해 설명의무의 이행을 입증하기는 매우 용이한 반면 환자 측에서 설명의무가 이행되지 않았음을 입증하기는 성질상 극히 어려운 점 등에 비추어, 특별한 사정이 없는 한 의사 측에 설명의무를 이행한 데 대한 증명책임이 있다고 해석하는 것이 손해의 공평·타당한 부담을 그 지도원리로 하는 손해배상제도의 이상 및 법체계의 통일적 해석의 요구에 부합한다.

**제10조 【응급의료 중단의 금지】** 응급의료종사자는 정당한 사유가 없으면 응급환자에 대한 응급의료를 중단하여서는 아니 된다.

## 해설

유기(abandonment)라 함은 노령·질병 기타 사정으로 인하여 부조를 요하는 환자를 불법적으로 의학적 치료를 그만두는 것이나, 보다 덜 자격을 갖춘 요원에게 치료를 인계하는 것으로, 이로 인하여 환자의 생명·신체의 위험에 빠지게 하는 일종의 신체범이며, 위험범이다. 유기는 응급구조사가 범해서는 아니 되는 법적으로나 도덕적으로 가장 중대한 행위이다. 응급의료종사자는 ① 현장의 상황이 구호행위의 지속에 명백히 위험하다고 판단되는 경우, ② 구호행위의 필요성이 더 큰 응급환자를 인지한 경우, ③ 체력의 소진으로 더 이상 행위를 제공할 수 없는 경우, ④ 자신과 동급 또는 그 이상의 응급의료종사자에게 인계되는 경우, ⑤ 의학적으로 소생가능성이 없어 지도의사가 중단을 지시한 경우를 제외하고 계속 환자를 돌보아야 한다. 이 조는 일종의 훈시(권정)규정이다. 따라서 이에 위반하더라도 이 법에는 직접적인 처벌규정이 없으나, 이 의무에 위반하여 환자에게 손해를 입힌 경우에는 민·형사상의 책임이 문제될 수 있다.

## 서울서부지법 2008.7.10. 자 2008카합822 결정

판례

◎ 판시사항

[1] 치료 중단으로 환자가 사망하거나 생명이 단축될 가능성이 상당히 높아지는 경우, 헌법상 생명권에 기초한 자기결정권으로부터 치료의 중단을 선택할 수 있는 권리가 도출되는지 여부(소극)

[2] 의식불명환자의 치료 중단에 대한 진정한 의사를 추정함에 있어 고려하여야 할 요소

◎ 판결요지

[1] 무릇 의료행위는 환자의 자기결정권에 따른 승낙에 의하여 시작되고 종료되므로 의료행위에 있어서 환자의 자기결정권은 최대한 존중되어야 하고, 환자가 자기결정권에 기초하여 의료행위의 계속을 원하지 아니하는 경우에는 원칙적으로 더 이상 그 의료행위를 계속할 필요가 없다. 그러나 한편, 생명권은 인간존엄성의 기초를 의미하는 절대적 기본권이고, 인간존엄성을 존중하고 생명권을 보장하는 헌법 정신에 비추어 볼 때 결코 포기할 수 없는 법익이므로, 의료행위에 있어서 환자의 자기결정권, 즉 환자 스스로 의료행위의 시작과 종료를 결정하고 치료방법을 선택할 수 있는 권리가 인정된다고 하더라도, 그것이 이미 진행되고 있는 치료를 중단하는 것으로서, 치료를 계속하지 아니하는 경우 단지 환자의 건강이 회복되는 속도가 늦어진다거나 생명에 위험이 없는 정도로 상

태가 악화될 것이 예측되는 것에 그치는 것이 아니라, 환자가 사망하거나 환자의 생명이 단축될 가능성이 상당히 높아지는 결과에 이르게 되는 것이라면, 그와 같은 자기결정권을 인정하는 것은 결국 생명에 대한 포기권 또는 처분권을 인정하는 것과 같아질 수 있는 것인바, 헌법이 보장하고 있는 절대적 생명 보호의 원칙을 고려하여 볼 때 그와 같은 경우까지도 의료행위에 대한 환자의 자기결정권이 무제한적으로 인정된다고 볼 수는 없다.

[2] 환자가 의식불명상태에 있어 치료 중단에 대한 명시적인 의사표시가 없거나 의사표현이 불가능한 경우에는 환자의 생전의 의사표시, 질병 등에 대한 환자의 태도, 종교적 신념, 개인적 가치관 등을 종합하여 환자의 진정한 의사를 추정할 수도 있지만, 이때의 '추정적 의사'라 함은 일반적 · 추상적 의사가 아니고, 특정한 상황에서의 구체적이고 명확한 의사를 의미하는 것이다. 한편, 위와 같이 환자의 진정한 의사를 추정함에 있어서는, 환자 가족들의 개인적인 판단 기준이나 생각에 따라 환자의 진정한 의사와 관계없이 함부로 그 의사를 추단하거나, 환자 본인의 의사가 아닌 환자의 가족 등 주변 사람들의 의사를 추정하는 것에 그치는 오류를 범해서는 안 될 것인 바, 환자가 의식을 회복할 가능성, 치료를 계속할 경우 환자의 상태 변화, 환자가 받게 될 통증, 후유증 등도 종합하여 객관적 관점에서 신중하게 그 의사를 추정하여야 한다.

**제11조【응급환자의 이송】** ① 의료인은 해당 의료기관의 능력으로는 응급환자에 대하여 적절한 응급의료를 할 수 없다고 판단한 경우에는 지체 없이 그 환자를 적절한 응급의료가 가능한 다른 의료기관으로 이송하여야 한다.

② 의료기관의 장은 제1항에 따라 응급환자를 이송할 때에는 응급환자의 안전한 이송에 필요한 의료기구와 인력을 제공하여야 하며, 응급환자를 이송받는 의료기관에 진료에 필요한 의무기록을 제공하여야 한다.

③ 의료기관의 장은 이송에 든 비용을 환자에게 청구할 수 있다.

④ 응급환자의 이송절차, 의무기록의 이송 및 비용의 청구 등에 필요한 사항은 보건복지부령으로 정한다.

[규칙] 제4조 (응급환자의 이송절차 및 의무기록의 이송) ① 의료인은 법 제11조에 따라 응급환자를 다른 의료기관으로 이송하는 경우에는 이송받는 의료기관에 연락하고, 적절한 이송수단을 알선하거나 제공하여야 한다.

② 의료인은 제1항에 따라 이송받는 의료기관에 대한 연락이나 준비를 할 수 없는 경우에는 법 제27조제1항에 따른 응급의료지원센터나 119구조 · 구급에 관한 법률 제10조의2에 따른 119구급상황관리센터를 통하여 이송받을 수 있는 의료기관을 확인하고 적절한 이송수단을 알선하거나 제공하여야 한다.

③ 제1항과 제2항에 따라 응급환자를 이송하는 경우에 제공하여야 하는 의무기록은 다음 각 호와 같다.

1. 별지 제2호서식의 응급환자진료의뢰서
2. 검사기록 등 의무기록과 방사선 필름의 사본 그 밖에 응급환자의 진료에 필요하다고 판단되는 자료

[규칙] 제5조 (이송비용의 청구) 의료기관의 장이 법 제11조제3항의 규정에 따라 환자에게 청구할 수 있는 이송에 소요되는 비용은 당해 의료기관의 구급차를 사용한 경우에 그 구급차에 의한 이송처치료를 말한다.

### 해설

이 조는 응급환자에 대하여 당해 의료기관의 능력으로는 그 환자에 대하여 적정한 응급의료를 행할 수 없다고 판단한 때에는 적정한 응급의료가 가능한 다른 의료기관으로 이송분만 아니라 이송에 필요한 의료기구 및 인력의 제공 및 이송 받는 의료기관의 진료에 필요한 의무기록의 제공을 의료인의 의무로 정하고 위반 시에는 응급의료종사자의 면허 · 자격에 관한 행정처분 사유가 되도록 하고 있다. 구법은 이송하여야 하는 환자의 기준을 수축기 혈압, 분당 호흡 수, 의식 유무, 응급수술 여부를 판단 기준으로 하였으나 개정된 현행법은 이 법 제2조제1호와 시행규칙 제2조 및 별표1에서 구체적으로 정하고 있다.

### 용어해설

⊘ "즉시"와 "지체 없이": "즉시"는 시간적인 긴급함이 보다 강한 것이다. 이에 비하여 "지체 없이"는 긴급함이 강하게 요구되지만 합리적인 이유가 있는 지체는 허용된다고 해석되고, 사정이 허락하는 한 가장 신속하게 하여야 한다는 것을 의미한다.

### 서울지법 2003. 8. 13. 선고 2000가합63993 판결

**판례**

⊘ 판시사항

응급의료기관으로 지정되지 않은 1차병원에서 호흡정지환자를 3~4분 거리에 있는 응급의료기관으로 뛰어서 이송한 것이 위법하지 않다고 한 사례

⊘ 판결요지

응급의료에 관한 법률 제6조 제1항은 '응급환자에 대하여 의료인은 다른 환자에 우선하여 진료하여야 하고 또한 진료를 위하여 필요한 최선의 조치를 하여야 한다.'고 규정하고 있는 반면, 같은 조 제3항은 '의료인은 제1항 및 제2항의 규정에 의한 응급환자에 대하여 당해 의료기관의 능력으로는 그 환자에 대한 충분한 치료를 할 수 없다고 판단될 때에는 지체 없이 보건복지부령이 정하는 바에 따라 그 환자를 충분히 치료할 수 있다고 인정되는 다른 의료기관으로 이송하여야 한다.'고 규정하고 있고, 종합병원(위 법 제7조)이나 응급의료기관으로 지정된 병원(위 법 제13조)을 제외한 병원에서 응급처치를 위한 장비를 갖출 의무가 없을 뿐 아니라 오히려 응급환자진료와 관련된 표시를 금지하고 있는 사실(위 법 제10조)은 이 법원에 현저하고, 진료계약도 체결되지 않은 상태에서 최우선으로 환자를 살펴본 결과 동공이 산대되어 있고 호흡이 없었으며, 다른 의사나 응급구조사가 있었다고 보기 어려운 점, 병원으로 뛰어서 옮기는 도중에 기본심폐소생술을 시행할 수는 없다는 점, 구급차등이 도착할 때까지는 상당한 시간이 소요될 것이라는 점 등을 종합하면, 차가 막힌 상태이므로 응급의료기관으로 지정되지 않은 1차병원에서 호흡정지 환자를 3~4분 거리에 있는 응급의료기관으로 뛰어서 이송한 것이 위법하지 않다고 한 사례

**제12조 【응급의료 등의 방해금지】** ① 누구든지 응급의료종사자(의료기사 등에 관한 법률 제2조에 따른 의료기사와 의료법 제80조에 따른 간호조무사를 포함한다)와 구급차등의 응급환자에 대한 구조 · 이송 · 응급처치 또는 진료를 폭행, 협박, 위계,

위력, 그 밖의 방법으로 방해하거나 의료기관 등의 응급의료를 위한 의료용 시설 · 기재 · 의약품 또는 그 밖의 기물을 파괴 · 손상하거나 점거하여서는 아니 된다.
② 응급의료기관의 장 또는 응급의료기관 개설자는 제1항을 위반하여 응급의료를 방해하거나 의료용 시설 등을 파괴 · 손상 또는 점거한 사실을 알게 된 경우에는 수사기관에 즉시 신고하여야 하고, 이후 특별시장 · 광역시장 · 특별자치시장 · 도지사 · 특별자치도지사(이하 "시 · 도지사"라 한다) 또는 시장 · 군수 · 구청장(자치구의 구청장을 말한다. 이하 같다)에게 통보하여야 한다.〈신설 2023. 8. 8〉

[벌칙] ①항 위반 : 60(5년 이하의 징역 또는 5천만원 이하의 벌금)

### 해설

이 조는 응급환자의 구조 · 이송 · 응급처치 또는 진료를 하는 과정에서 폭행, 협박 등과 같은 진료를 방해하는 행위를 금지하는 규정을 명문화하여 응급의료종사자 등의 진료권 및 환자의 기본권을 실질적으로 보호하려는 것이다. 2012년 5월 14일 이 법을 개정하여 진료를 방해하지 말아야 할 대상에 응급의료종사자는 물론 의료기사 등에 관한 법률 제2조에 따른 의료기사와 의료법 제80조에 따른 간호조무사를 포함하도록 확대하였다. 그리고 구법에서는 응급의료종사자의 구조 · 이송 · 응급처치 등의 진료를 방해할 경우에 대해서만 처벌할 수 있도록 정하고 있을 뿐, 응급의료종사자가 없는 구급차의 이송을 방해한 자에 대해서는 별도 처벌조항이 없었다. 이에 법률 제17786호로 같은 법을 일부 개정하여 응급의료종사자의 구조 · 이송 · 응급처치 · 진료뿐만 아니라 구급차의 이송 방해 행위에 대한 처벌 근거를 마련하여 응급환자 이송 방해 행위에 대한 경각심을 높이도록 하였다. 또한 2023년 8월 8일 이 법을 개정하여 응급의료기관의 장 또는 응급의료기관 개설자에게 응급의료 방해 사실 등을 알게 된 경우 수사기관에 즉시 신고하도록 의무를 부여하고, 이를 시 · 도지사 또는 시장 · 군수 · 구청장에게 통보하도록 하였다.

### 용어해설

- 위계(僞計) : 목적이나 수단을 상대방에게 알리지 아니하고 그의 무지나 착오를 이용하여 그 목적을 달성하는 것을 말하며, 기망(欺罔)뿐만 아니라 유혹(誘惑)도 포함한다.
- 위력(威力) : 사람의 의사를 제압할 수 있는 유형적 · 무형적인 힘을 말한다. 따라서 폭행 · 협박은 물론 사회적 · 경제적 지위를 이용하는 경우도 여기에 해당된다.

# 제 4 장 국가 및 지방자치단체의 책임

**제13조 【응급의료의 제공】** 국가 및 지방자치단체는 응급환자의 보호, 응급의료기관 등의 지원 및 설치 · 운영, 응급의료종사자의 양성, 응급이송수단의 확보 등 응급의료를 제공하기 위한 시책을 마련하고 시행하여야 한다.

**제13조의2 【응급의료기본계획 및 연차별 시행계획】** ① 보건복지부장관은 제13조에 따른 업무를 수행하기 위하여 제13조의5에 따른 중앙응급의료위원회의 심의를 거쳐 응급의료기본계획(이하 "기본계획"이라 한다)을 5년마다 수립하여야 한다.
② 기본계획은 공공보건의료에 관한 법률 제4조에 따른 공공보건의료 기본계획과 연계하여 수립하여야 하며, 다음 각 호의 사항을 포함하여야 한다.
1. 국민의 안전한 생활환경 조성을 위한 다음 각 목의 사항
 가. 국민에 대한 응급처치 및 응급의료 교육·홍보 계획
 나. 생활환경 속의 응급의료 인프라 확충 계획
 다. 응급의료의 평등한 수혜를 위한 계획
2. 응급의료의 효과적인 제공을 위한 다음 각 목의 사항
 가. 민간 이송자원의 육성 및 이송체계의 개선 계획
 나. 응급의료기관에 대한 평가·지원 및 육성 계획
 다. 응급의료 인력의 공급 및 육성 계획
 라. 응급의료정보통신체계의 구축·운영 계획
 마. 응급의료의 질적 수준 개선을 위한 계획
 바. 재난 등으로 다수의 환자 발생 시 응급의료 대비·대응 계획
3. 기본계획의 효과적 달성을 위한 다음 각 목의 사항
 가. 기본계획의 달성목표 및 그 추진방향
 나. 응급의료제도 및 운영체계에 대한 평가 및 개선방향
 다. 응급의료재정의 조달 및 운용
 라. 기본계획 시행을 위한 중앙행정기관의 협조 사항
③ 보건복지부장관은 기본계획을 확정한 때에는 지체 없이 이를 관계 중앙행정기관의 장과 "시·도지사"에게 통보하여야 한다.〈개정 2023. 8. 8〉
④ 보건복지부장관은 보건의료 시책상 필요한 경우 제13조의5에 따른 중앙응급의료위원회의 심의를 거쳐 기본계획을 변경할 수 있다.
⑤ 보건복지부장관은 대통령령으로 정하는 바에 따라 기본계획에 따른 연차별 시행계획을 수립하여야 한다.

[영] 제3조 (연차별 시행계획의 수립) 보건복지부장관은 법 제13조의2제5항에 따라 응급의료기본계획에 따른 연차별 시행계획을 계획 시행 전년도 10월 31까지 수립하여야 한다.

**[참고] 공공보건의료에 관한 법률 제4조**

제4조(공공보건의료 기본계획) ① 보건복지부장관은 국민에게 양질의 공공보건의료를 제공하기 위하여 제5조에 따른 공공보건의료정책심의위원회의 심의를 거쳐 보건의

료기본법 제15조에 따른 보건의료발전계획과 연계하여 공공보건의료 기본계획을 5년마다 수립하여야 하고, 이를 기초로 매년 주요 시책 추진계획을 수립 · 시행하여야 한다.

④ 관계 중앙행정기관의 장, 공공단체의 장과 시 · 도지사는 매년 공공보건의료 기본계획에 따라 공공보건의료 시행계획(이하 "시행계획"이라 한다)을 수립 · 시행하여야 한다. 이 경우 시 · 도지사는 제5조의2에 따른 시 · 도공공보건의료위원회의 심의를 거쳐 시행계획을 변경할 수 있다.

### 해설

이 조는 의료부문 중 공공성이 높은 영역중 하나인 응급의료서비스의 질적 수준을 향상시키기 위하여 보건복지부장관이 응급의료가 효과적으로 제공될 수 있도록 응급의료기본계획을 수립하여 이를 시 · 도지사에게 통보하도록 하고, 시 · 도지사는 이에 따라 지역응급의료시행계획을 수립하여 시행하도록 하였다. 또한 보건복지부령으로 전국 및 지방차원에서 행하는 응급의료의 종합적인 추진을 위하여 응급의료기본계획의 내용 및 수립시기와 지역응급의료 시행계획 및 그 시행결과의 평가에 대한 절차 등을 정하고 있다.

**제13조의3 【지역응급의료시행계획】** ① 시 · 도지사는 기본계획에 따라 매년 지역응급의료시행계획을 수립하여 시행하여야 한다.

② 지역응급의료시행계획은 제13조의2에 따른 기본계획의 지역 내 시행을 위하여 각 시 · 도의 상황에 맞게 수립하되, 다음 각 호의 사항을 포함하여야 한다.〈신설 2021. 12. 21〉

1. 응급환자 발생 현황, 응급의료 제공 현황 등 지역응급의료 현황
2. 지역 내 응급의료 자원조사 등을 통한 지역응급의료 이송체계 마련
3. 응급의료의 효과적 제공을 위한 지역응급의료 주요 사업 추진계획 수립 및 실적 관리
4. 응급의료정책 추진을 위한 인력 · 조직 등의 기반 마련 및 지역 내 응급의료기관 간 협력체계 구축
5. 그 밖에 시 · 도지사가 기본계획의 시행 및 응급의료 발전을 위하여 필요하다고 인정하는 사항

③ 보건복지부장관은 대통령령으로 정하는 바에 따라 지역응급의료시행계획 및 그 시행결과를 평가할 수 있다.

④ 보건복지부장관은 지역응급의료시행계획 및 그 시행결과에 대하여 평가한 결과를 토대로 시 · 도지사에게 계획 및 사업의 변경 또는 시정을 요구할 수 있다.

⑤ 그 밖에 지역응급의료시행계획의 수립 · 시행 및 평가에 관하여는 대통령령으로 정한다.

[영] 제5조 (지역응급의료시행계획의 평가 등) ① 법 제13조의3제3항에 따른 평가를 위하여 특별시장·광역시장·특별자치시장·도지사 및 특별자치도지사(이하 "시·도지사"라 한다)는 법 제13조의3제1항에 따라 수립한 다음 해의 지역응급의료시행계획을 매년 12월 31일까지 보건복지부장관에게 제출해야 한다.

② 법 제13조의3제3항에 따른 평가를 위하여 시·도지사는 지난해의 지역응급의료시행계획 시행결과를 매년 2월 말일까지 보건복지부장관에게 제출해야 한다.

**제13조의4【응급의료계획에 대한 협조】** ① 보건복지부장관 및 시·도지사는 기본계획 및 지역응급의료시행계획의 수립·시행을 위하여 필요한 경우에는 국가기관, 지방자치단체, 응급의료에 관련된 기관·단체 및 공공기관의 운영에 관한 법률 제4조에 따른 공공기관(이하 "공공기관"이라 한다)의 장에게 자료제공 등의 협조를 요청할 수 있다.

② 제1항에 따른 협조요청을 받은 국가기관, 지방자치단체, 관계 기관·단체, 공공기관의 장 등은 특별한 사유가 없는 한 이에 응하여야 한다.

③ 제1항에 따라 요청할 수 있는 자료의 범위와 그 관리 및 활용 등은 대통령령으로 정한다.

[영] 제5조의2 (자료의 범위 등) ① 법 제13조의4제1항에 따라 보건복지부장관은 법 제13조의2제1항에 따른 응급의료기본계획의 수립·시행을 위하여 응급환자에 관한 다음 각 호의 자료를 요청할 수 있다. 이 경우 요청일부터 과거 3년간의 자료에 한정한다.

1. 국민건강보험법 제5조에 따른 가입자·피부양자에 대한 건강보험 관련 자료 및 같은 법 제47조제2항에 따른 요양급여비용 심사청구 자료
2. 의료급여법 제11조제2항에 따른 의료급여비용 심사청구 자료
3. 산업재해보상보험법 제36조제2항에 따른 보험급여 청구 및 결정 자료
4. 자동차손해배상 보장법 제12조제2항에 따른 자동차보험진료수가 청구 자료
5. 119구조·구급에 관한 법률 제22조제2항에 따른 구조·구급활동상황일지
6. 주민등록법 제7조제1항에 따른 개인별 및 세대별 주민등록표
7. 장애인복지법 제32조제1항에 따른 장애인 등록 자료
8. 교통안전법 제51조에 따른 교통사고조사와 관련된 자료·통계 또는 정보

② 법 제13조의4제1항에 따라 시·도지사가 제13조의3제1항에 따른 지역응급의료시행계획의 수립·시행을 위하여 요청할 수 있는 자료의 범위는 다음 각 호와 같다.

1. 법 제25조제1항에 따라 설치된 중앙응급의료센터가 같은 조 제1항제1호 및 제5호부터 제9호까지에 따라 수행한 업무에 관한 자료
2. 관할지역 내 소재하는 다음 각 목의 기관의 시설·장비·인력 현황 및 수행한 업무

에 관한 통계 자료
가. 법 제26조제1항에 따라 지정된 권역응급의료센터
나. 법 제29조제1항에 따라 지정된 전문응급의료센터
다. 법 제30조제1항에 따라 지정된 지역응급의료센터
라. 법 제31조제1항에 따라 지정된 지역응급의료기관
3. 법 제27조제1항에 따라 설치된 지역별 응급의료지원센터(이하 "응급의료지원센터"라 한다)가 같은 조 제2항제3호, 제7호 및 제8호에 따라 수행한 업무에 관한 자료

③ 보건복지부장관은 제1항에 따라 수집된 자료를 활용하여 다음 각 호의 정보를 산출하고 관리하여야 한다.
1. 지역별, 질환군별, 시간대별 응급환자의 발생 현황
2. 응급의료 자원의 분포
3. 응급환자의 이송 및 의료법 제3조에 따른 의료기관 이용 현황
4. 응급환자 진료 경로 및 결과
5. 그 밖에 응급환자의 흐름과 제공된 응급의료를 파악하는 데 필요한 정보

④ 보건복지부장관은 제3항에 따른 정보를 산출한 후 지체 없이 주민등록번호 등 개인을 식별할 수 있는 정보를 삭제하여야 하며, 제1항에 따라 수집된 자료도 개인정보 보호법 제21조에 따라 파기하여야 한다.

**제13조의5【중앙응급의료위원회】** ① 응급의료에 관한 주요 시책을 심의하기 위하여 보건복지부에 중앙응급의료위원회(이하 "중앙위원회"라 한다)를 둔다.

② 중앙위원회는 위원장 1명과 부위원장 1명을 포함한 15명 이내의 위원으로 구성한다.

③ 중앙위원회의 위원장은 보건복지부장관이 되고 부위원장은 위원 중 위원장이 지명하며 위원은 당연직 위원과 위촉 위원으로 한다.

④ 당연직 위원은 다음 각 호의 사람으로 한다.
1. 기획재정부차관
2. 교육부차관
3. 국토교통부차관
4. 소방청장
5. 제25조에 따른 중앙응급의료센터의 장

⑤ 위촉 위원은 다음 각 호의 사람으로서 위원장이 위촉한다.
1. 비영리민간단체 지원법 제2조에 따른 비영리민간단체를 대표하는 사람 3명
2. 응급의료에 관한 학식과 경험이 풍부한 사람 3명
3. 제2조제5호에 따른 응급의료기관을 대표하는 사람 1명

4. 보건의료 관련 업무를 담당하는 지방공무원으로서 특별시·광역시를 대표하는 사람 1명
5. 보건의료 관련 업무를 담당하는 지방공무원으로서 도(특별자치도를 포함한다)를 대표하는 사람 1명

⑥ 중앙위원회는 다음 각 호의 사항을 심의한다.
1. 제13조의2에 따른 응급의료기본계획 및 연차별 시행계획의 수립 및 변경
2. 국가재정법 제74조에 따라 응급의료기금의 기금운용심의회에서 심의하여야 할 사항
3. 응급의료에 관련한 정책 및 사업에 대한 조정
4. 응급의료에 관련한 정책 및 사업의 평가 결과
5. 지역응급의료시행계획 및 특별시·광역시·도·특별자치도(이하 "시·도"라 한다)의 응급의료에 관련한 사업의 평가 결과
6. 응급의료의 중기·장기 발전방향 및 제도 개선에 관한 사항
7. 그 밖에 응급의료에 관하여 보건복지부장관이 부의하는 사항

⑦ 중앙위원회는 매년 2회 이상 개최하여야 한다.

⑧ 그 밖에 중앙위원회의 회의 및 운영에 관한 사항은 대통령령으로 정한다.

[영] 제6조 (중앙응급의료위원회) ① 법 제13조의5제5항에 따른 위촉 위원의 임기는 3년으로 한다.

② 위원장은 위원회의 위촉 위원이 다음 각 호의 어느 하나에 해당하는 경우에는 해당 위원을 해촉할 수 있다.
1. 심신장애로 인하여 직무를 수행할 수 없게 된 경우
2. 직무와 관련된 비위사실이 있는 경우
3. 직무태만, 품위손상, 그 밖의 사유로 인하여 위원으로 적합하지 아니하다고 인정되는 경우
4. 위원 스스로 직무를 수행하는 것이 곤란하다고 의사를 밝히는 경우

③ 법 제13조의5에 따른 중앙응급의료위원회(이하 "위원회"라 한다)의 위원장은 위원회를 대표하며, 위원회의 업무를 총괄한다.

④ 위원회의 회의는 위원회의 위원장이 필요하다고 인정하거나 재적위원 3분의 1 이상이 요구하는 경우에 위원회의 위원장이 소집한다.

⑤ 위원회의 회의는 재적위원 과반수의 출석으로 개의하고, 출석위원 과반수의 찬성으로 의결한다.

⑥ 위원회에 간사 1명을 두되, 간사는 보건복지부 소속 고위공무원단에 속하는 공무원 중에서 보건복지부장관이 지명한다.

⑦ 위원회는 심의 사항을 전문적으로 검토하기 위해 위원회에 분야별로 전문위원회를 둘 수 있다.

⑧ 위원회 및 전문위원회의 회의에 출석한 위원, 관계 공무원 또는 관계 전문가에게는 예산의 범위에서 수당, 여비, 그 밖에 필요한 경비를 지급할 수 있다. 다만, 공무원인 위원이나 관계 공무원이 그 소관 업무와 직접 관련하여 출석하는 경우에는 그러하지 아니하다.

⑨ 제1항부터 제8항까지에서 규정한 사항 외에 위원회 및 전문위원회의 운영에 필요한 사항은 위원회의 의결을 거쳐 위원회의 위원장이 정한다.

**제13조의6【시 · 도응급의료위원회】** ① 응급의료에 관한 중요 사항을 심의하기 위하여 시 · 도에 시 · 도응급의료위원회(이하 "시 · 도위원회"라 한다)를 둔다.

② 시 · 도위원회는 해당 시 · 도의 응급의료에 관한 다음 각 호의 사항을 심의한다.〈개정 2021. 12. 21〉

1. 제13조의3제1항에 따른 지역응급의료시행계획의 수립 및 변경
2. 지역응급의료 자원조사
3. 중증응급환자를 위한 지역 이송체계 마련 및 주요 이송곤란 사례 검토 등을 통한 이송체계 개선
4. 응급의료를 위한 지방 재정의 사용
5. 응급의료 시책 및 사업의 조정
6. 응급의료기관등에 대한 평가 결과의 활용
7. 지역응급의료서비스 품질 관리 실태 및 개선 필요 사항
8. 그 밖에 응급의료에 관하여 시 · 도지사가 부의하는 사항

③ 시 · 도지사는 제2항의 시 · 도위원회 심의사항과 관련된 정책 개발 및 실무 지원을 위하여 시 · 도 응급의료지원단을 설치 · 운영한다. 다만, 시 · 도지사는 필요한 경우 공공보건의료에 관한 법률 제22조에 따른 공공보건의료 지원단과 통합하여 운영할 수 있다.〈신설 2021. 12. 21〉

④ 시 · 도위원회는 매년 2회 이상 개최하여야 한다.

⑤ 시 · 도위원회 및 시 · 도 응급의료지원단의 구성 · 기능 및 운영 등에 관하여 필요한 사항은 대통령령으로 정하는 기준에 따라 해당 시 · 도의 조례로 정한다.〈개정 2021. 12. 21〉

[영] 제7조 (시 · 도응급의료위원회의 설치 등) ① 법 제13조의6제1항에 따른 시 · 도응급의료위원회(이하 "시 · 도위원회"라 한다)는 위원장 1명과 부위원장 1명을 포함한 10명 이내의 위원으로 구성한다.

② 위원장 및 부위원장은 위원 중에서 시 · 도지사가 임명하고, 위원은 다음 각 호의 자 중에서 시 · 도지사가 임명 또는 위촉한다.

1. 응급의료기관을 대표하는 자
2. 응급의료지원센터를 대표하는 자
3. 해당 특별시 · 광역시 · 특별자치시 · 도(이하 "시 · 도"라 한다) 소방본부의 구급업무를 담당하는 소방공무원
4. 시 · 도의 응급의료에 관련된 업무를 담당하는 공무원
5. 비영리민간단체지원법 제2조에 따른 비영리민간단체를 대표하는 자
6. 응급의료에 관하여 학식과 경험이 풍부한 자

③ 시 · 도지사는 시 · 도위원회의 위원이 다음 각 호의 어느 하나에 해당하는 경우에는 해당 위원을 해임하거나 해촉할 수 있다.

1. 심신장애로 인하여 직무를 수행할 수 없게 된 경우
2. 직무와 관련된 비위사실이 있는 경우
3. 직무태만, 품위손상, 그 밖의 사유로 인하여 위원으로 적합하지 아니하다고 인정되는 경우
4. 위원 스스로 직무를 수행하는 것이 곤란하다고 의사를 밝히는 경우

[영] 제7조의2 (시 · 도응급의료위원회의 구성 · 운영) ① 법 제13조의6 제3항에 따른 시 · 도응급의료지원단(이하 이 조에서 "지원단"이라 한다)의 구성 및 운영에 관한 사항은 다음 각 호의 기준에 따라 해당 시 · 도의 조례로 정한다.〈신설 2022. 12. 20〉

1. 지원단은 단장과 지원단의 업무를 수행하는 단원으로 구성할 것
2. 지원단의 단장은 시 · 도의 응급의료 관련 업무를 담당하는 일반직공무원 또는응급의료에 관한 학식과 경험이 풍부한 사람 중에서 맡도록 할 것. 이 경우 필요하면 공동 단장으로 할 수 있다.

### 해설

이 법 제13조의5와 법 제13조의6은 응급의료의 제공을 국가와 지방자치단체의 책임으로 의무화하고 전문가의 의견을 들어 응급의료에 관한 중요사항을 심의하도록 중앙응급의료위원회 및 시 · 도응급의료위원회의 구성 · 기능 및 운영 등에 관하여 필요한 사항을 정하고 있다. 응급의료에 관한 주요 시책을 심의하기 위하여 보건복지부에 중앙응급의료위원회를 두며 매년 2회 이상 개최하도록 하고 있다. 또한 시 · 도응급의료위원회는 지역응급의료시행계획의 수립 및 변경, 응급의료를 위한 지방 재정의 사용, 응급의료 시책 및 사업의 조정, 응급의료기관등에 대한 평가 결과의 활용, 그 밖에 응급의료에 관하여 시 · 도지사가 부의하는 사항을 심의하는 등 지역사회 응급의료의 중심적인 역할을 하도록 하였다. 또한 최근(법률 제18621호, 2021. 12. 21)에는 지역 응급의료체계를 정비하기 위하여 각 지역에 응급의료 정책지원 기능을 담당하는 시 · 도 응급의료지원단의 구성 및 설치 · 운영을 해당 시 · 도의 조례로 정하도록 하는 법적 근거를 마련하였다.

### [참고] 공공보건의료에 관한 법률 제22조

**제22조(공공보건의료 지원단의 설치 · 운영)** ① 시 · 도지사는 공공보건의료에 관한 업무 수행을 지원하게 하기 위하여 공공보건의료 지원단을 설치 · 운영할 수 있다.

② 시 · 도지사는 제1항에 따른 공공보건의료 지원단의 운영을 공공보건의료 수행기관이나 공공보건의료를 수행하는 법인 또는 단체, 그 밖에 공공보건의료 지원단의 원활한 운영을 위하여 보건복지부령으로 정하는 기관에 위탁할 수 있다. 이 경우 시 · 도지사는 그 운영에 필요한 경비의 전부 또는 일부를 지원할 수 있다.

**제14조 【구조 및 응급처치에 관한 교육】** ① 보건복지부장관 또는 시 · 도지사는 응급의료종사자가 아닌 사람 중에 다음 각 호의 어느 하나에 해당하는 사람에게 구조 및 응급처치에 관한 교육을 받도록 명할 수 있다. 이 경우 교육을 받도록 명받은 사람은 정당한 사유가 없으면 이에 따라야 한다.

1. 구급차등의 운전자

1의2. 제47조의2제1항 각 호의 어느 하나에 해당하는 시설 등에서 의료 · 구호 또는 안전에 관한 업무에 종사하는 사람

2. 여객자동차 운수사업법 제3조제1항에 따른 여객자동차운송사업용 자동차의 운전자
3. 학교보건법 제15조에 따른 보건교사
4. 도로교통안전업무에 종사하는 사람으로서 도로교통법 제5조에 규정된 경찰공무원등
5. 산업안전보건법 제32조제1항 각 호 외의 부분 본문에 따른 안전보건교육의 대상자
6. 체육시설의 설치 · 이용에 관한 법률 제5조 및 제10조에 따른 체육시설에서 의료 · 구호 또는 안전에 관한 업무에 종사하는 사람
7. 유선 및 도선사업법 제22조에 따른 인명구조요원
8. 관광진흥법 제3조제1항제2호부터 제6호까지의 규정에 따른 관광사업에 종사하는 사람 중 의료 · 구호 또는 안전에 관한 업무에 종사하는 사람
9. 항공안전법 제2조제14호 및 제17호에 따른 항공종사자 또는 객실승무원 중 의료 · 구호 또는 안전에 관한 업무에 종사하는 사람
10. 철도안전법 제2조제10호가목부터 라목까지의 규정에 따른 철도종사자 중 의료 · 구호 또는 안전에 관한 업무에 종사하는 사람
11. 선원법 제2조제1호에 따른 선원 중 의료 · 구호 또는 안전에 관한 업무에 종사하는 사람

> 12. 화재의 예방 및 안전관리에 관한 법률 제24조에 따른 소방안전관리자 중 대통령령으로 정하는 사람
> 13. 국민체육진흥법 제2조제6호에 따른 체육지도자
> 14. 유아교육법 제22조제2항에 따른 교사
> 15. 영유아보육법 제21조제2항에 따른 보육교사
>
> ② 보건복지부장관 및 시 · 도지사는 대통령령으로 정하는 바에 따라 제4조제1항에 따른 응급처치 요령 등의 교육 · 홍보를 위한 계획을 매년 수립하고 실시하여야 한다. 이 경우 보건복지부장관은 교육 · 홍보 계획의 수립 시 소방청장과 협의하여야 한다.
>
> ③ 시 · 도지사는 제2항에 따라 응급처치 요령 등의 교육 · 홍보를 실시한 결과를 보건복지부장관에게 보고하여야 한다.
>
> ④ 제1항 및 제3항의 규정에 의한 구조 및 응급처치에 관한 교육의 내용 및 실시방법 등에 관하여 필요한 사항은 보건복지부령으로 정한다.

**[영] 제7조의3 (구조 및 응급처치에 관한 교육 대상자)** 법 제14조 제1항 제12호에서 "대통령령으로 정하는 사람"이란 화재의 예방 및 안전관리에 관한 법률 시행령 별표 4 제1호가목 또는 제2호가목에 따른 특급 소방안전관리대상물 또는 1급 소방안전관리대상물의 소방안전관리자[화재의 예방 및 안전관리에 관한 법률 제34조에 따라 소방청장이 실시하는 강습교육(법 제14조 제1항에 따른 교육의 내용 및 시간을 충족하는 강습교육만 해당한다)을 받은 사람은 제외한다]를 말한다.

**[영] 제8조 (응급처치 교육 · 홍보 계획 수립 등)** ① 보건복지부장관 및 시 · 도지사는 법 제14조제2항에 따라 매년 응급처치 요령 등의 교육 · 홍보를 위한 계획(이하 "교육 · 홍보계획"이라 한다)을 수립하고 실시하여야 한다.

② 교육 · 홍보계획에는 다음 각 호의 내용이 포함되어야 한다.

1. 교육 · 홍보의 대상 · 내용 · 방법
2. 그 밖에 응급처치 요령 등의 교육 · 홍보에 관하여 필요한 사항

③ 보건복지부장관 및 시 · 도지사는 교육 · 홍보 관련 전문가나 단체에 의뢰하여 제1항에 따라 수립한 교육 · 홍보계획을 실시할 수 있다.

**[규칙] 제6조 (구조 및 응급처치교육)** ① 보건복지부장관 또는 특별시장 · 광역시장 · 특별자치시장 · 도지사 · 특별자치도지사(이하 "시 · 도지사"라 한다)가 법 제14조에 따라 구조 및 응급처치에 관한 교육을 실시하려는 경우 그 교육의 내용 및 실시방법은 별표 2와 같다. 이 경우 세부적인 사항은 보건복지부장관이 정하여 고시한다.

② 보건복지부장관 또는 시·도지사는 법 제14조에 따라 구조 및 응급처치에 관한 교육을 받은 자에 대하여 별지 제3호서식의 구조 및 응급처치교육 수료증을 발급하여야 한다.
③ 제2항에 따라 수료증을 발급받은 자는 당해 사업장 등에 수료증을 게시하거나 교육받은 사실을 표시할 수 있다.

### 해설

생활응급의 보급은 일반인들에게 매우 중요한 사항이며, 이러한 교육을 받음으로써 자신의 생명 또는 가족의 생명을 안전하게 지킬 수 있고 더 나아가서는 국가의 경제를 부강하게 할 수 있다. 간단한 응급처치도 시행하지 못하거나 잘못된 응급처치를 시행함으로써 정상적으로 회복될 수 있는 환자가 사망하거나 불구자가 된다면 개인의 아픔일 뿐만 아니라 국가적인 노동력 상실과 국가기금의 낭비라는 엄청난 비극을 초래하게 되는 것이다. 그러므로 생활응급을 보급시키기 위한 정부의 노력은 반드시 지속되어야 하며, 보급에 소요되는 비용보다는 더욱 큰 혜택을 국가가 얻을 수 있다는 인식의 전환이 필요한 것이다. 따라서 이 조에서는 그 일환으로 우선 응급상황에서 first responder가 될 수 있는 자를 교육대상으로 하고 동 교육을 실시할 의무를 "보건복지부장관 또는 시·도지사"에게 부과하고 있다. 그리고 응급상황에서의 기본적인 대응방법에 대한 국민의 알권리(법 제4조제1항) 충족을 위하여 2008년 6월 13일 제2항을 신설하여 보건복지부장관 및 시·도지사가 응급처치 요령 등에 관한 교육 및 홍보를 수립하여 실시하게 하고, 보건복지부장관이 교육·홍보 계획을 수립할 때에는 소방청장과 협의하도록 하였다. 또한 2016년 12월 2일 교육의 대상에 유치원교사 및 보육교사를 추가하여 유치원 및 어린이집에서 질식사고 발생 시 신속하고 적절한 응급처치가 이루어질 수 있도록 하였다.

**제15조【응급의료정보통신망의 구축】** ① 국가 및 지방자치단체는 국민들에게 효과적인 응급의료를 제공하기 위하여 다음 각 호의 업무에 필요한 각종 자료 및 정보의 수집, 처리, 분석 및 제공 등을 수행하기 위한 정보통신망(이하 "응급의료정보통신망"이라 한다)을 구축하여야 한다.〈개정 2024. 1. 30〉[시행일 2024. 7. 31]
1. 제25조제1항 각 호에 따른 중앙응급의료센터의 업무
2. 제27조제2항 각 호에 따른 응급의료지원센터의 업무
3. 그 밖에 보건복지부장관이 정하는 응급의료 관련 업무

② 응급의료정보통신망의 체계 및 운용비용 등에 관하여 필요한 사항은 보건복지부령으로 정한다.

③ 보건복지부장관은 응급의료정보통신망을 통한 업무를 수행하기 위하여 필요한 경우 관계 중앙행정기관의 장 또는 지방자치단체의 장 및 응급의료와 관련된 기관·단체 등(이하 이 조에서 "관계 중앙행정기관의 장등"이라 한다)에 다음 각 호의 정보의 제공을 요청할 수 있다. 다만, 제1호 및 제2호의 정보는 제25조제1항제3호·제5호·제9호 및 제27조제2항제3호·제6호·제8호의 업무를 수행하기 위하여 필요한 경우로 한정한다.〈개정 2024. 1. 30〉[시행일 2024. 7. 31]
1. 응급환자의 인적사항에 관한 정보
2. 응급환자에 대한 응급의료 내용에 관한 정보

3. 그 밖에 응급의료 이용 실태 파악에 필요한 정보로서 대통령령으로 정하는 정보
④ 제3항에 따라 정보제공을 요청받은 관계 중앙행정기관의 장등은 특별한 사유가 없으면 이에 따라야 한다.〈신설 2024. 1. 30〉[시행일 2024. 7. 31]
⑤ 보건복지부장관은 응급의료정보통신망을 통하여 제3항 단서에 따른 업무를 수행하기 위하여 불가피한 경우 개인정보 보호법 제23조에 따른 건강에 관한 정보 및 같은 법 제24조에 따른 고유식별정보(주민등록번호를 포함한다)가 포함된 자료를 처리할 수 있다.〈신설 2024. 1. 30〉[시행일 2024. 7. 31]
⑥ 관계 중앙행정기관의 장등은 응급의료정보통신망이 보유하고 있는 정보의 활용이 필요한 경우 사전에 보건복지부장관과 협의하여야 한다. 이 경우 보건복지부장관은 관계 중앙행정기관의 장등에게 해당 정보 수집의 목적 범위에서 정보를 제공할 수 있고 정보를 제공받은 관계 중앙행정기관의 장등은 제공받은 목적의 범위에서만 이를 보유·활용할 수 있다.〈신설 2024. 1. 30〉[시행일 2024. 7. 31]
⑦ 보건복지부장관은 응급의료정보통신망의 구축·운영의 전 과정에서 개인정보 보호를 위하여 필요한 시책을 마련하여야 한다.

[규칙] 제7조 (응급의료 통신체계 등) ① 국가 및 지방자치단체는 법 제15조제1항의 규정에 따라 응급의료기관등을 운용하는 자와 법 제25조제1항에 따른 중앙응급의료센터(이하 "중앙응급의료센터"라 한다)가 연계될 수 있도록 응급의료 통신망을 구축하여야 한다.
② 중앙응급의료센터의 통신체계 운용비용은 법 제15조제2항의 규정에 따라 국가 및 지방자치단체가 그 2분의 1을 각각 부담한다.

**해설**

응급의료체계의 근간을 이루는 것은 병원전 처치, 환자이송체계, 병원응급처치, 응급통신망이다. 통신은 응급의료체계의 전반에 걸쳐 매우 중요한 역할을 한다. ① EMS system에 신고 ② EMS personnel의 연계 ③ 응급구조사와 응급의료지원센터와의 통신 ④ 병원 도착 후 의료진과의 통신 ⑤ 응급의료센터의 EMS dispatcher에게 보고가 그것이다. 따라서 이 조는 응급의료기관등을 운용하는 자와 중앙응급의료센터가 연계될 수 있도록 응급의료 통신망을 구축하는 것을 국가 및 지방자치단체의 의무조항으로 하고 통신체계 운용비용 또한 국가 및 지방자치단체가 그 2분의 1을 각각 부담하도록 하고 있다.

**제15조의2 【응급의료조사통계사업】** 보건복지부장관은 응급의료 관련 자료를 지속적이고 체계적으로 수집·분석하여 응급환자의 발생, 분포, 이송, 사망 및 후유 장애 현황 등 응급의료 관련 통계를 산출하기 위한 조사·통계사업을 시행할 수 있다. 이 경우 통계자료의 수집 및 통계의 작성 등에 관하여는 통계법을 준용한다.〈신설 2024. 1. 30〉[시행일 2024. 7. 31]

**제15조의3【비상대응매뉴얼】** ① 국가와 지방자치단체는 재난 및 안전관리 기본법 제3조제1호 및 제2호의 재난 및 해외재난으로부터 국민과 주민의 생명을 보호하기 위하여 응급의료에 관한 기본적인 사항과 응급의료 지원 등에 관한 비상대응매뉴얼을 마련하고 의료인에게 이에 대한 교육을 실시하여야 한다.
② 제1항에 따른 비상대응매뉴얼의 내용, 교육의 대상·방법, 교육 참가자에 대한 비용지원 등에 필요한 사항은 대통령령으로 정한다.

[영] 제8조의2 (비상대응매뉴얼의 내용) ① 법 제15조의2제1항에 따른 국가의 비상대응매뉴얼에는 다음 각 호의 사항이 포함되어야 한다.
1. 재난현장에서 응급의료 지원과 관련된 기관별 역할과 지휘체계의 안내
2. 재난현장의 응급의료체계
3. 재난현장의 응급의료 지원을 위한 인력의 구성 및 운영
4. 재난발생시 응급환자의 진료와 응급의료 지원을 중점으로 수행하는 응급의료기관의 시설·장비 및 인력 현황
5. 재난피해자 중 초기에 긴급한 심리치료가 필요한 대상자의 선정 및 심리치료 방법
6. 재난현장의 응급의료 지원에 필요한 물품의 비축과 관리
7. 재난현장의 응급의료 지원 통신체계
8. 재난현장의 응급의료 지원에 대한 교육과 훈련
9. 그 밖에 재난유형별 응급의료 지원에 필요한 사항

② 법 제15조의2제1항에 따른 지방자치단체의 비상대응매뉴얼에는 다음 각 호의 사항이 포함되어야 한다.
1. 재난현장의 응급의료 지원 인력을 편성한 의료기관 현황 및 의료기관별 응급의료 지원 인력의 편성 내용
2. 재난현장의 응급의료 지원에 필요한 장비 편성 및 활용
3. 관할 구역의 응급의료기관의 현황과 비상연락체계
4. 관할 구역의 재난시 응급의료 지원에 필요한 물품의 종류, 수량, 비축 기관 및 관리
5. 관할 구역의 응급의료 지원 통신체계 현황 및 관리
6. 재난현장의 응급의료 지원에 대한 교육과 훈련 실시에 필요한 사항
7. 그 밖에 재난현장의 응급의료 지원을 위하여 지방자치단체의 장이 필요하다고 인정하는 사항

[영] 제8조의3 (비상대응매뉴얼의 교육 등) ① 법 제15조의2제2항에 따른 비상대응매뉴얼의 교육 대상은 응급의료기관의 응급의료종사자로 하고, 매년 보건복지부장관이 지방자치단체별·직종별로 교육 대상자의 인원수 등을 정하여 고시한다.

② 국가와 지방자치단체의 비상대응매뉴얼 교육은 재난현장에서 응급의료와 그 지원에 필요한 기본 교육과 함께 응급의료 실습과정을 포함하여 실시하고, 교육시간은 매년 12시간 이상으로 한다.

③ 법 제15조의2제2항에 따라 국가와 지방자치단체는 교육 참가자에게 예산의 범위에서 급식비 · 교통비 등 실비와 교육참가비를 지급할 수 있다. 이 경우 지급액의 산정방법 및 지급절차 등에 관하여 필요한 사항은 보건복지부장관이 정하여 고시한다.

**해설**

과거 연평도 포격사태와 같은 비상상태 발생 시 이를 위한 매뉴얼이 전혀 없는 실정이었다. 이에 의료인에게 이를 대비한 응급교육을 정기적으로 실시하고 비상시에 대비할 수 있는 매뉴얼을 마련하며, 의료인에게 이에 대한 교육을 실시하도록 하는 내용으로 동법을 개정하고, 이에 비상대응매뉴얼의 내용, 교육의 대상 · 방법, 교육 참가자에 대한 비용지원 등 법률에서 위임된 사항과 그 시행에 필요한 사항을 2014년 9월 19일 대통령령(제25612호)으로 정하였다.

**[참고] 재난 및 안전관리 기본법 제3조제1호 및 제2호**

**제3조(정의)** 이 법에서 사용하는 용어의 뜻은 다음과 같다.〈개정 2021. 6. 8〉

1. "재난"이란 국민의 생명 · 신체 · 재산과 국가에 피해를 주거나 줄 수 있는 것으로서 다음 각 목의 것을 말한다.
   가. 자연재난 : 태풍, 홍수, 호우, 강풍, 풍랑, 해일, 대설, 낙뢰, 가뭄, 지진, 황사, 조류 대발생, 조수, 화산활동, 소행성 · 유성체 등 자연우주물체의 추락 · 충돌, 그 밖에 이에 준하는 자연현상으로 인하여 발생하는 재해
   나. 사회재난 : 화재 · 붕괴 · 폭발 · 교통사고(항공사고 및 해상사고를 포함한다) · 화생방사고 · 환경오염사고 등으로 인하여 발생하는 대통령령으로 정하는 규모 이상의 피해와 국가핵심기반의 마비, 감염병의 예방 및 관리에 관한 법률에 따른 감염병 또는 가축전염병예방법에 따른 가축전염병의 확산, 미세먼지 저감 및 관리에 관한 특별법에 따른 미세먼지 등으로 인한 피해
   다. 삭제〈2013. 8. 6〉
2. "해외재난"이란 대한민국의 영역 밖에서 대한민국 국민의 생명 · 신체 및 재산에 피해를 주거나 줄 수 있는 재난으로서 정부차원에서 대처할 필요가 있는 재난을 말한다.

**제16조 【재정 지원】** ① 국가 및 지방자치단체는 예산의 범위 안에서 응급의료기관등 및 응급의료시설에 대하여 필요한 재정 지원을 할 수 있다.

② 국가 및 지방자치단체는 제47조의2에 따른 자동심장충격기 등 심폐소생을 위한 응급장비를 갖추어야 하는 시설 등에 대하여 필요한 재정 지원을 할 수 있다.

**제17조【응급의료기관등에 대한 평가】** ① 보건복지부장관은 응급의료기관등의 시설·장비·인력, 업무의 내용·결과 등에 대하여 평가를 할 수 있다. 이 경우 평가대상이 되는 응급의료기관등의 장은 특별한 사유가 없으면 평가에 응하여야 한다.
② 보건복지부장관은 제1항에 따른 응급의료기관등의 평가를 위하여 해당 응급의료기관등을 대상으로 필요한 자료의 제공을 요청할 수 있다. 이 경우 자료의 제공을 요청받은 응급의료기관등은 정당한 사유가 없으면 이에 따라야 한다.
③ 보건복지부장관은 응급의료기관등에 대한 평가 결과를 공표할 수 있다.
④ 보건복지부장관은 제1항에 따른 응급의료기관등에 대한 평가 결과에 따라 응급의료기관등에 대하여 행정적·재정적 지원을 할 수 있다.
⑤ 제1항 및 제3항에 따른 응급의료기관등의 평가방법, 평가주기, 평가결과 공표 등에 관하여 필요한 사항은 보건복지부령으로 정한다.

[규칙] 제8조 (응급의료기관등의 평가방법 및 평가주기 등) ① 보건복지부장관이 법 제17조제1항의 규정에 따라 실시하는 응급의료기관등에 대한 평가는 서면평가와 현지평가로 구분한다.
② 제1항의 규정에 의한 평가 중 서면평가는 매년 모든 응급의료기관등을 대상으로 실시하고, 현지평가는 서면평가 결과의 확인이 필요하거나 응급의료기관등의 요구 등이 있는 경우에 실시한다.
③ 응급의료기관등에 대한 평가의 기준·방법 및 절차 등에 필요한 세부적인 사항은 보건복지부장관이 정한다.
④ 보건복지부장관은 필요하다고 인정하는 경우에는 응급의료기관등에 대한 평가를 관계전문기관에 의뢰하여 실시할 수 있다.
⑤ 보건복지부장관은 법 제17조제3항에 따라 응급의료기관등별로 다음 각 호의 내용을 공표할 수 있다.
1. 평가 종합 등급
2. 평가영역별 또는 평가지표별 등급 또는 점수
3. 그 밖에 응급의료기관등의 업무 개선을 위하여 공표가 필요하다고 판단되는 내용

### 해설

의료기관 평가제도는 의료서비스 수준의 평가를 통해 의료기관의 자발적 질 향상 노력을 유도하고, 평가결과를 공표함으로써 소비자의 알권리를 증진하는데 그 목적이 있다. 응급의료기관등에 대한 평가가 시행되면 국민들이 보다 양질의 서비스를 제공받을 수 있게 되어 의료기관 이용 시 만족도가 높아질 것으로 기대된다. 또한 평가결과 공표로 인해 의료기관에 관한 정보를 획득하게 되어 의료기관 선택권이 강화된다. 따라서 의료기관 서비스의 수준 격차를 해소하고 병원 간 상호 경쟁을 통하여 국민에게

양질의 의료서비스를 제공할 수 있는 환경을 조성하기 위한 것이다. 우리나라에서는 1994년 의료보장 개혁위원회의 제안에 따라 1995년부터 시험적으로 시행되었다. 이후 이의 법적 근거를 마련하고자 법을 개정(02. 3. 25, 법률 제06677호)하여 동 제도를 신설하고, 2003년부터 응급의료기관을 대상으로 매년 평가를 실시하고 있으며, 그 결과에 따라 응급의료 인프라 개선 비용 및 운영비를 지원하고 있다.

**제18조 【환자가 여러 명 발생한 경우의 조치】** ① 보건복지부장관, 시 · 도지사 또는 시장 · 군수 · 구청장은 재해 등으로 환자가 여러 명 발생한 경우에는 응급의료종사자에게 응급의료 업무에 종사할 것을 명하거나, 의료기관의 장 또는 구급차등을 운용하는 자에게 의료시설을 제공하거나 응급환자 이송 등의 업무에 종사할 것을 명할 수 있으며, 중앙행정기관의 장 또는 관계 기관의 장에게 협조를 요청할 수 있다.

② 응급의료종사자, 의료기관의 장 및 구급차등을 운용하는 자는 정당한 사유가 없으면 제1항에 따른 명령을 거부할 수 없다.

③ 환자가 여러 명 발생하였을 때 인명구조 및 응급처치 등에 필요한 사항은 대통령령으로 정한다.

[벌칙] ②항 위반 : 60(1년 이하의 징역 또는 1천만원 이하의 벌금)

[영] 제9조 (다수의 환자발생에 대한 인명구조 및 응급처치) ① 보건복지부장관 또는 시 · 도지사는 재해 등으로 환자가 여러 명 발생한 경우에는 법 제18조에 따라 응급의료기관 및 관계기관에 대한 지휘체계를 확립하고 그 사상자의 규모, 피해지역의 범위, 사고의 종류 및 추가적인 사고발생의 위험도 등을 고려하여 신속하고 적절한 인명구조 및 응급처치가 될 수 있도록 해야 한다.

② 시 · 도지사 또는 시장 · 군수 · 구청장(자치구 구청장을 말한다. 이하 같다)은 다수의 환자가 발생한 사실을 알게 되거나 보고를 받은 때에는 지체 없이 보건복지부장관에게 이를 통보해야 한다.

③ 시 · 도지사 또는 시장 · 군수 · 구청장은 다수의 환자가 발생한 때에는 사고 발생일부터 사고수습 종료일까지 매일 1일 활동상황을 보건복지부장관에게 보고하여야 하며, 사고수습이 종료된 경우에는 지체 없이 종합보고를 하여야 한다.

[영] 제10조 (다수의 환자발생에 대한 조치계획의 수립) ① 법 제18조제3항의 규정에 따라 보건복지부장관 또는 시 · 도지사는 다수의 환자발생에 대비하여 환자발생의 원인 및 규모에 따른 적정한 조치계획을 미리 수립하여야 한다.

② 제1항의 조치계획에는 다음 각 호의 사항이 포함되어야 한다.

1. 응급의료 인력 · 장비 및 시설의 편성과 활용
2. 관계기관의 협조체계 구축
3. 응급의료활동훈련

### 해설

최근 들어 전 세계적으로 지진, 홍수, 허리케인, 토네이도, 폭발사고 등 수없이 많은 재해가 발생하였으며, 우리나라의 경우 2014년 경주 마우나리조트 붕괴, 세월호 침몰 등을 계기로 체계적인 재난의료대응의 필요성이 제기되어 다수 인명피해를 동반한 재난 및 사고가 발생한 경우 신속한 현장의료지원을 통하여 국민의 생명과 건강을 보호하고 예방 가능한 사망률을 낮추기 위한 국가재난의료체계를 본격적으로 육성하게 되었다. 특히 최근 국제 정세에 따른 테러의 위협 등으로 다수 환자 발생 시의 대처법을 잘 알아 두어야 할 필요성이 크게 대두되고 있다. 즉, 다수의 환자가 일시에 발생 시, 이를 진압하고 환자를 색출 · 구조하여 응급처치와 함께 체계적으로 이송하며 병원도착 시 최선의 의료가 지원되어야 한다. 따라서 이 조는 다수의 환자가 발생하였을 경우 보건복지부장관, 시 · 도지사 또는 시장 · 군수 · 구청장의 조치 명령을 정당한 사유가 없이 거부할 수 없다."고 정하고 위반 시에는 1년 이하의 징역 또는 1천만원 이하의 벌금의 벌칙 부과는 물론 응급의료종사자의 면허 · 자격에 관한 행정처분 사유가 되도록 하고 있다. 또한 다수의 환자발생에 대비한 대책을 수립하지 않으면 실제 상황에서 효율적으로 대처하기 어려우므로 보건복지부장관 또는 시 · 도지사는 환자발생의 원인 및 규모에 따른 적정한 사전 조치계획을 미리 수립하도록 하고, 동 조치계획에 응급의료 인력 · 장비 및 시설의 편성과 활용, 관계기관의 협조체계 구축, 응급의료활동훈련을 반드시 포함하도록 하고 있다.

# 제 5 장 재 정

**제19조 【응급의료기금의 설치 및 관리 · 운용】** ① 보건복지부장관은 응급의료를 효율적으로 수행하기 위하여 응급의료기금(이하 "기금"이라 한다)을 설치한다.
② 보건복지부장관은 기금의 관리 · 운용을 대통령령으로 정하는 의료 관련 기관 또는 의료 관련 단체(이하 "기금관리기관의 장"이라 한다)에 위탁할 수 있다. 이 경우 보건복지부장관은 기금의 관리 · 운용에 관한 사무를 감독하며 이에 필요한 명령을 할 수 있다.
③ 그 밖에 기금의 설치 및 관리 · 운용에 필요한 사항은 대통령령으로 정한다.

[영] 제11조 (기금의 회계기관) 보건복지부장관은 소속공무원 중에서 법 제19조제1항의 규정에 의한 응급의료기금(이하 "기금"이라 한다)의 수입과 지출에 관한 사무를 행하게 하기 위하여 기금수입징수관 · 기금재무관 · 기금지출관 및 기금출납공무원을 임명한다.

[영] 제12조 (기금업무의 위탁) ① 보건복지부장관은 법 제19조제2항에 따라 기금의 관리 · 운용에 관한 사항 중 법 제21조제1호에 따른 미수금의 대지급업무를 국민건강보험법 제62조에 따른 건강보험심사평가원(이하 "심사평가원"이라 한다)에 위탁하여 한다.
② 보건복지부장관은 기금에서 제1항의 규정에 의한 위탁업무에 소요되는 비용(이하 "위탁사업비"라 한다)을 심사평가원에 배정 · 지급하여야 한다.

[영] 제13조 (위탁사업비의 관리 · 운용계획의 수립) ① 심사평가원의 원장(이하 "심사평가원장"이라 한다)은 위탁사업비의 관리 · 운용계획을 수립하여 다음 회계연도 개시 2월 전까지 보건복지부장관의 승인을 얻어야 한다. 이를 변경하고자 하는 때에는 그 변경하고자 하는 사항에 관하여 보건복지부장관의 승인을 얻어야 한다.

② 제1항의 규정에 의한 위탁사업비의 관리 · 운용계획에는 다음 각 호의 사항이 포함되어야 한다.

1. 위탁사업비의 수입 및 지출에 관한 사항
2. 사업의 내용 및 위탁사업비의 용도를 설명하는 내역

[영] 제14조 (위탁사업비의 용도) 위탁사업비를 사용할 수 있는 용도는 다음 각 호와 같다.

1. 법 제22조제1항에 따른 미수금 대지급에 드는 비용
2. 미수금 대지급심사와 대지급금의 구상 등에 소요되는 인건비 및 여비
3. 미수금 대지급심사와 대지급금의 구상 등에 소요되는 소모품 등 행정경비
4. 그 밖에 위탁업무의 수행에 필요한 비용

[영] 제15조 (위탁사업비의 회계) ① 위탁사업비는 심사평가원의 다른 회계와 구분되는 별도의 계정을 설정하여 관리하여야 한다.

② 위탁사업비의 회계절차 및 방법은 심사평가원장이 보건복지부장관의 승인을 얻어 정한다.

[영] 제16조 (위탁사업비의 결산) ① 심사평가원장은 당해 연도의 위탁사업비의 결산보고서를 작성하여 당해 회계연도 종료 후 2월 이내에 보건복지부장관에게 보고하여야 한다.

② 제1항의 규정에 의한 위탁사업비의 결산보고서에는 다음 각 호의 사항이 포함되어야 한다.

1. 위탁사업비의 사용에 관한 내역
2. 위탁사업비의 결산내역

③ 심사평가원장은 매회계연도 결산상 잉여금이 발생한 경우에는 이를 다음 연도의 예산에 이월하여 수입으로 계상하여야 한다.

**해설**

이 조는 보건복지부장관이 응급의료를 효율적으로 수행하기 위한 응급의료기금을 설치하고 응급의료기금 사업 중 응급환자에 대한 진료비 미수금의 대지급업무를 건강보험심사평가원에 위탁하여 실시하도록 하며, 그 위탁사업에 관한 결산을 보건복지부장관에게 보고하도록 하는 등 위탁사업의 사후관리에 관한 사항을 정하고 있다.

### 용어해설

⊙ 건강보험심사평가원 : 국민건강보험법 제56조의 규정에 의하여 요양급여비용 심사 및 요양급여 적정성 평가, 심사 및 평가기준 개발 및 이와 관련된 조사연구 · 국제협력, 요양급여대상여부 확인, 급여비용의 심사 또는 의료의 적정성 평가에 관하여 위탁받은 업무, 그 밖에 보건복지부장관이 필요하다고 인정한 업무 등의 기능을 수행하는 특수공법인이다.

**제20조 【기금의 조성】** ① 기금은 다음 각 호의 재원으로 조성한다.

1. 국민건강보험법에 따른 요양기관의 업무정지를 갈음하여 보건복지부장관이 요양기관으로부터 과징금으로 징수하는 금액 중 국민건강보험법에 따라 지원하는 금액
2. 응급의료와 관련되는 기관 및 단체의 출연금 및 기부금
3. 정부의 출연금
4. 그 밖에 기금을 운용하여 생기는 수익금

② 정부는 제1항제3호의 정부출연금으로 다음 각 호의 해당 연도 예상수입액의 100분의 20에 해당하는 금액을 매 회계연도의 세출예산에 계상하여야 한다.

1. 도로교통법 제160조제2항 및 제3항에 따른 과태료(같은 법 제161조제1항제1호에 따라 지방경찰청장이 부과 · 징수하는 것에 한한다)
2. 도로교통법 제162조제3항에 따른 범칙금

   [법률 제9305호(2008. 12. 31) 부칙 제3항의 규정에 의하여 이 조 제2항제1호는 2027년 12월 31일까지 유효함]

### 해설

정부출연금은 2005년 5월 31일 법 개정으로 도로교통법에 따른 전전년도 범칙금 총수입의 100분의 20에 해당하는 금액을 응급의료기금에 출연하도록 규정하였으나 영상기록매체에 의한 단속의 경우 범칙금 대신 과태료가 부과되어 범칙금 수입이 매년 줄고 있었다. 선진 응급의료체계 구축을 위해서는 추가적인 재원확보가 필요한 실정이므로 범칙금 외에 도로교통법에 따라 지방경찰청장이부과 · 징수하는 과태료 수입의 일부를 2010회계연도부터 2017회계연도까지 응급의료기금에 지원하도록 하기 위하여 2008년 12월 31일 법을 개정하였으며, 2022년 12월 27일(법률 제19124호) 응급의료기금을 조성하는 재원 중 도로교통법 위반 과태료에 대한 유효기간을 5년 연장하여 응급의료정책 추진의 기반이 되는 응급의료기금의 재원을 안정적으로 확보하고자 일부 개정하였다.

**제21조 【기금의 사용】** 기금은 다음 각 호의 용도로 사용한다.

1. 응급환자의 진료비 중 제22조에 따른 미수금의 대지급
2. 응급의료기관등의 육성 · 발전과 의료기관의 응급환자 진료를 위한 시설 등의 설

치에 필요한 자금의 융자 또는 지원
3. 응급의료 제공체계의 원활한 운영을 위한 보조사업
4. 대통령령으로 정하는 재해 등이 발생하였을 때의 의료 지원
5. 구조 및 응급처치 요령 등 응급의료에 관한 교육·홍보 사업
6. 응급의료의 원활한 제공을 위한 자동심장충격기 등 응급장비의 구비 지원
7. 응급의료를 위한 조사·연구 사업
8. 기본계획 및 지역응급의료시행계획의 시행 지원
9. 응급의료종사자의 양성 등 지원

[영] 제17조 (재해시의 의료지원) 법 제21조제4호의 규정에 의한 의료지원은 재해 발생 시 응급의료 활동에 필요한 의료인력의 여비와 그 밖에 이에 준하는 경비의 지원으로 한다.

**제22조【미수금의 대지급】** ① 의료기관과 구급차등을 운용하는 자는 응급환자에게 응급의료를 제공하고 그 비용을 받지 못하였을 때에는 그 비용 중 응급환자 본인이 부담하여야 하는 금액(이하 "미수금"이라 한다)에 대하여는 기금관리기관의 장(기금의 관리·운용에 관한 업무가 위탁되지 아니한 경우에는 보건복지부장관을 말한다. 이하 이 조 및 제22조의2에서 같다)에게 대신 지급하여 줄 것을 청구할 수 있다.
② 기금관리기관의 장은 제1항에 따라 의료기관 등이 미수금에 대한 대지급을 청구하면 보건복지부령으로 정하는 기준에 따라 심사하여 그 미수금을 기금에서 대신 지급하여야 한다.
③ 국가나 지방자치단체는 제2항에 따른 대지급에 필요한 비용을 기금관리기관의 장에게 보조할 수 있다.
④ 기금관리기관의 장은 제2항에 따라 미수금을 대신 지급한 경우에는 응급환자 본인과 그 배우자, 응급환자의 1촌의 직계혈족 및 그 배우자 또는 다른 법령에 따른 진료비 부담 의무자에게 그 대지급금을 구상할 수 있다.
⑤ 제4항에 따른 대지급금의 상환 청구를 받은 자가 해당 대지급금을 정하여진 기간 내에 상환하지 아니하면 기금관리기관의 장은 기한을 정하여 독촉할 수 있다.
⑥ 제5항에 따른 독촉을 받은 자가 그 기한 내에 대지급금을 상환하지 아니하면 기금관리기관의 장은 보건복지부장관의 승인을 받아 국세 체납처분의 예에 따라 이를 징수할 수 있다.
⑦ 기금관리기관의 장은 제4항에 따라 대지급금을 구상하였으나 상환받기가 불가능하거나 제22조의3에 따른 소멸시효가 완성된 대지급금을 결손으로 처리할 수

> 있다.
> ⑧ 미수금 대지급의 대상·범위·절차 및 방법, 구상의 절차 및 방법, 상환이 불가능한 대지급금의 범위 및 결손처분 절차 등에 관하여 필요한 사항은 대통령령으로 정한다.

의료기관 또는 구급차등을 운용하는 자가 미수금 대불을 부당하게 청구 한 때 : 행정처분 위반사항

[영] 제18조 (미수금 대지급의 대상) 법 제22조에 따른 미수금 대지급의 대상은 다음 각 호의 어느 하나에 해당하지 아니하는 응급환자로 한다.

1. 다른 법령에 의하여 응급의료행위에 대한 비용(이하 "응급의료비용"이라 한다) 전액을 지급받는 자
2. 다른 법령에 의하여 응급의료비용의 일부를 지급받는 자로서 그 나머지 응급의료비용을 부담할 능력이 있는 자

[영] 제19조 (미수금 대지급의 범위) 법 제22조에 따른 미수금 대지급의 범위는 다음 각 호의 비용 중 응급환자 본인이 부담하여야 하는 비용으로 한다.

1. 의료기관의 응급의료비용
2. 구급차등을 운용하는 자의 법 제24조에 따른 이송처치료(의료기관이 구급차등을 운용하는 경우는 제외한다)

[규칙] 제9조 (대지급청구의 심사기준) ① 법 제22조제2항에 따른 미수금의 대지급 청구에 대한 심사기준은 다음 각 호와 같다.

1. 의약학적인 측면과 비용효과적인 측면에서 응급의료를 적정하게 행하였는지의 여부
2. 대지급 청구의 대상인 응급진료비 및 이송처치료 산출의 적정성 여부

② 그 밖에 대지급 청구의 심사에 관한 세부적인 기준은 보건복지부장관이 정하여 고시한다.

[영] 제20조 (미수금 대지급의 청구 및 심사 절차) ① 의료기관과 구급차등을 운용하는 자가 법 제22조제1항에 따라 미수금의 대지급을 받으려는 경우에는 보건복지부령으로 정하는 바에 따라 심사평가원장에게 미수금의 대지급 청구를 하여야 한다.

② 제1항에 따른 미수금의 대지급 청구는 진료종료일 또는 이송종료일부터 3년 이내에 하여야 한다.

③ 심사평가원장은 제1항에 따른 의료기관등의 미수금 대지급 청구에 대하여 그 내용을 심사한 후 대지급금을 지급하여야 한다.

④ 미수금 대지급 청구의 심사에 관하여 필요한 사항은 보건복지부령으로 정한다.

[규칙] 제10조 (미수금 대지급의 청구방법) ① 의료기관과 구급차등을 운용하는 자는 법 제22조 및 응급의료에 관한 법률 시행령(이하 "영"이라 한다) 제20조제1항에 따라 미수금에 대한 대지급을 받으려는 경우에는 별지 제4호서식의 응급환자진료비(이송처치료) 미수금 대지급 청구서에 상환의무자의 서명 · 날인을 받아 다음 각 호의 서류를 첨부하여 건강보험심사평가원장에게 제출해야 한다.

1. 응급진료비 미수금의 대지급을 청구하는 경우
   가. 응급진료에 관한 진료기록부 사본 1부
   나. 국민건강보험법 시행규칙 제19조제3항에 따른 요양급여비용명세서 또는 의료급여법 시행규칙 제20조제2항에 따른 의료급여비용명세서의 서식에 따른 응급진료비 산출내역서 1부
   다. 환자에게 발행한 진료비계산서 사본 1부
   라. 삭제〈2020. 12. 16〉
2. 이송처치료 미수금의 대지급을 청구하는 경우
   가. 별지 제5호서식의 이송처치료 영수증 사본 1부
   나. 별지 제16호서식의 출동 및 처치기록지 1부
   다. 삭제〈2020. 12. 16〉

② 의료기관과 구급차등을 운용하는 기관의 장은 응급환자가 다음 각 호의 어느 하나에 해당하여 제1항에 따른 청구서에 상환의무자의 서명 · 날인을 받을 수 없는 경우에는 다음 각 호의 어느 하나에 해당한다는 내용의 확인서를 건강보험심사평가원장에게 제출해야 한다.

1. 응급진료 중 사망한 자로서 무연고자로 확인된 경우
2. 응급진료 중 이탈하여 복귀하지 아니하거나 응급진료 종료 후 도주한 사람으로서 주소지 확인이 불가능함이 객관적으로 입증된 경우
3. 경찰관서 또는 지방자치단체 등을 통하여 조회한 결과 신원이 확인되지 않은 경우
4. 의식이 없는 상태에서 상환의무자 없이 응급진료 중 또는 종료 후 다른 의료기관으로 전원되었거나 이송되었음이 객관적으로 입증된 경우

[영] 제21조 (대지급금의 구상) 심사평가원장은 법 제22조제2항에 따라 미수금을 대지급한 경우에는 지체 없이 그 대지급금 전액에 대하여 법 제22조제4항에 따라 응급환자 본인과 그 배우자, 응급환자의 1촌의 직계혈족 및 그 배우자 또는 다른 법령에 의한 진료비부담 의무자(이하 "상환의무자"라 한다)에게 일정한 기간을 정하여 이를 납부하도록 청구해야 한다. 이 경우 상환의무자의 신청에 따라 48개월의 범위에서 분할하여 납부하게 할 수 있다.

[영] 제22조 (상환금의 처리) 심사평가원장은 법 제22조제4항에 따라 상환의무자로부터 대지급금을 구상한 경우에는 그 구상금액을 법 제15조제1항에 따른 위탁사업비의 계정에 납입하여야 한다.

[영] 제23조 (상환이 불가능한 대지급금의 처리) ① 법 제22조제7항 및 제8항에 따라 결손처분을 할 수 있는 상환이 불가능한 대지급금의 범위는 다음 각 호와 같다.

1. 상환의무자의 행방을 알 수 없거나 상환할 만한 재산이 없다고 판명된 경우
2. 당해권리에 대한 소멸시효가 완성된 경우
3. 그 밖에 징수할 가능성이 없다고 심사평가원장이 인정하는 경우

② 심사평가원장은 법 제22조제7항에 따라 상환이 불가능한 대지급금을 결손처분하려는 경우에는 지방자치단체, 세무서, 그 밖의 관계기관에 대하여 그 상환의무자의 행방 또는 재산의 유무를 조사·확인해야 한다. 다만, 체납액이 10만원 미만인 경우에는 그렇지 않다.

[영] 제27조의2 (민감정보 및 고유식별정보의 처리) ① 법 제22조제1항에 따른 기금관리기관의 장은 다음 각 호의 사무를 수행하기 위하여 불가피한 경우 개인정보 보호법 제23조에 따른 건강에 관한 정보, 같은 법 시행령 제19조제1호 또는 제4호에 따른 주민등록번호 또는 외국인등록번호가 포함된 자료를 처리할 수 있다.

1. 법 제22조에 따른 미수금의 대지급에 관한 사무
2. 법 제22조의2에 따른 자료의 제공 요청에 관한 사무

② 보건복지부장관(제23조의3 및 제26조에 따라 보건복지부장관의 업무를 위탁받은 자를 포함한다)은 다음 각 호의 사무를 수행하기 위하여 불가피한 경우 개인정보 보호법 제23조에 따른 건강에 관한 정보, 같은 법 시행령 제18조제2호에 따른 범죄경력자료에 해당하는 정보, 같은 영 제19조제1호 또는 제4호에 따른 주민등록번호 또는 외국인등록번호가 포함된 자료를 처리할 수 있다.

1. 법 제13조의4제1항 및 제3항에 따른 응급의료기본계획의 수립·시행을 위한 자료제공 등의 협조 요청, 자료의 관리 및 활용에 관한 사무
2. 법 제36조 및 제37조에 따른 응급구조사의 자격인정 및 결격사유 확인 등에 관한 사무
3. 법 제38조에 따른 부정행위에 대한 제재에 관한 사무
4. 법 제28조제1항 및 제2항에 따른 응급의료에 관한 정보제공 요청 및 정보제공에 관한 사무

③ 보건복지부장관, 시·도지사 또는 시장·군수·구청장(해당 권한이 위임·위탁된 경우에는 그 권한을 위임·위탁받은 자를 포함한다)은 다음 각 호의 사무를 수행하기 위

하여 불가피한 경우 개인정보 보호법 시행령 제19조제1호, 제2호 또는 제4호에 따른 주민등록번호, 여권번호 또는 외국인등록번호가 포함된 자료를 처리할 수 있다.

1. 법 제18조에 따른 환자가 여러 명 발생한 경우의 조치에 관한 사무
2. 법 제51조에 따른 이송업의 허가 등에 관한 사무
3. 법 제53조에 따른 이송업의 휴업 등의 신고에 관한 사무
4. 법 제55조에 따른 행정처분에 관한 사무
5. 법 제56조에 따른 청문에 관한 사무
6. 법 제57조에 따른 과징금의 부과·징수에 관한 사무

### 해설

응급환자의 특성상 응급실은 다양한 각 계층의 사람들이 돌발적인 사고와 질환으로 갑작스럽게 내원하여 응급처치부터 시행되기 때문에 일반적인 의료와 같이 환자-의사간의 적절한 계약관계가 이루어질 수 없다. 때문에 치료 후 진료비를 받지 못하는 경우가 있다. 이러한 손실을 위한 보상체계가 미흡하여 응급의료로 인한 손실은 의료기관이 회수할 수 없는 악성 미수금으로 처리되었기에 응급의료가 필요한 환자에게 미수금이 예상되는 경우 타 의료기관으로 환자를 이송하는 경향 등 바람직하지 못한 현상도 있어 왔다. 응급환자 미수금 대지급 제도는 의료기관 등이 응급환자에게 응급진료 및 이송처치를 제공하고 응급환자로부터 응급의료비용을 지불받지 못하였을 경우에 건강보험심사평가원에 청구하면 심사를 통해 응급환자를 대신하여 응급의료비용을 지불하는 제도이다. 이는 의료비를 내지 못한다는 이유로 의료기관 등이 응급환자에 대한 응급의료를 거부하는 문제점을 해결하고 인간 생명의 존엄성을 유지하기 위한 제도로써 응급의료에 관한 법률 제22조, 같은 법 시행령 제14조 내지 제23조 및 시행규칙 제9조 및 제10조에 따라 1995년부터 건강보험심사평가원에 업무를 위탁하여 수행하고 있다. 2014년 7,923건, 2015년 8,259건, 2016년 8,340건, 2017년 7,086건, 2018년 5,854건의 응급환자 미수금 대지급 실시를 통해 의료비 부담능력이 없는 응급환자에게 적기에 응급의료를 제공하여 국민의 생명을 보호하고 있다.

### 법제처 법령해석 18-0196, 2018. 6. 14, 민원인

**법령해석**

◎ 질의요지

가. 응급의료에 관한 법률 시행규칙 제10조제1항제1호라목에 따라 응급진료비 미납 확인서를 작성할 수 있는 환자의 보호자는 응급의료에 관한 법률 제22조제4항에 따른 대지급금 구상 대상자인 환자의 배우자, 환자의 1촌의 직계혈족 및 그 배우자 또는 다른 법령에 따른 진료비 부담 의무자로 한정되는지?

나. 응급의료에 관한 법률 시행규칙 제10조제1항제1호라목에 따른 응급진료비 미납 확인서를 환자의 미성년 자녀가 작성하는 경우 법정대리인의 동의가 필요한지?

◎ 질의배경

민원인은 응급의료에 관한 법률 시행규칙에 따른 응급진료비 미납 확인서 작성주체에 관해 보건복지부에 질의하였고 보건복지부가 미납 확인서 작성주체는 응급진료비 상환의무자로 한정되고 미성년자는 법정대리인의 동의를 받아 작성할 수 있다고 답변하자 법제처에 법령해석을 요청함.

◎ 회답

가. 이 사안의 경우 응급진료비 미납 확인서를 작성할 수 있는 환자의 보호자는 응급의료에 관한 법률 제22조제4항에 따른 대지급금 구상 대상자인 환자의 배우자, 환자의 1촌의 직계혈족 및 그 배우자 또는 다른 법령에 따른 진료비 부담 의무자로 한정된다. 그 이유는 응급의료에 관한 법률

시행규칙 제10조에서는 응급의료에 관한 법률 제22조 및 응급의료에 관한 법률 시행령 제20조제1항의 위임에 따라 의료기관과 구급차등을 운용하는 자가 응급환자에게 응급의료를 제공하고 그 비용을 받지 못했을 때 그 비용 중 응급환자 본인이 부담해야 하는 금액의 대지급을 청구하는 방법을 규정하고 있으므로 응급의료법 시행규칙 제10조제1항제1호라목에 따라 의료기관등이 건강보험심사평가원장에게 제출해야 하는 응급진료비 미납 확인서는 응급의료법 제22조에 따른 미수금 대지급 제도의 취지에 따라 대지급이 적정하게 이루어지기 위해 필요한 서류로 보아야 한다. 그런데 응급의료법 제22조에 따른 미수금 대지급 제도의 입법 취지는 당장 치료를 받아야 하는 응급환자가 진료비를 내지 못한다는 이유로 의료기관등이 응급의료의 제공을 거부하는 것을 방지함으로써 환자의 생명을 보호하려는 것으로서 응급기관등이 응급환자에게 응급진료를 제공하고 진료비를 지불받지 못한 경우 건강보험심사평가원이 응급환자를 대신하여 그 진료비를 의료기관등에 지급하되 사후적으로 응급환자 본인과 그 배우자, 응급환자의 1촌의 직계혈족 및 그 배우자 또는 다른 법령에 따른 진료비 부담 의무자로부터 대신 지급한 진료비를 돌려받을 수 있도록 한 것이다. 그렇다면 응급진료비 미납 확인서는 의료기관등이 응급환자에게 응급의료를 제공하고 진료비를 받지 못했다는 사실을 제3자를 통해 확인하는 서류에 그치는 것이 아니라 건강보험심사평가원장이 응급의료법 제22조제4항에 따라 미수금을 대신 지급한 후 상환의무자에게 그 대지급금을 구상(求償)할 때 필요한 서류이기도 하므로 응급진료비 미납 확인서를 작성할 수 있는 보호자는 미수금과 관련한 채무를 부담하는 자 즉, 응급의료법 제22조제4항에 따라 건강보험심사평가원장에게 대지급금을 갚아야 하는 상환의무자로 한정된다고 보아야 한다.

나. 이 사안의 경우 법정대리인의 동의가 필요하다. 응급의료법 제22조에서는 의료기관등이 응급환자에게 응급진료를 제공하고 진료비를 지불받지 못한 경우 건강보험심사평가원장이 응급환자를 대신하여 그 진료비를 의료기관등에 지급하되 사후적으로 상환의무자로부터 대신 지급한 진료비를 돌려받을 수 있도록 규정하고 있으므로, 이와 같은 미수금 대지급 제도의 체계를 고려할 때 같은 법 시행규칙 제10조제1항제1호라목에 따라 의료기관등이 건강보험 심사평가원장에게 제출하는 응급진료비 미납 확인서는 의료기관등이 응급환자에게 의료를 제공하고 진료비를 받지 못했다는 사실을 제3자를 통해 확인하는 서류일 뿐 아니라 건강보험심사평가원장이 미수금을 대신 지급한 후 상환의무자에게 대지급금을 갚을 것을 청구할 때에도 필요한 서류로 보아야 한다. 그런데 민법 제5조제1항 전단에서는 미성년자는 법정대리인의 동의 없이는 법률행위를 할 수 없다고 규정하고 있고 같은 항 후단에서는 권리만을 얻거나 의무만을 면하는 행위는 그렇지 않다고 규정하고 있는바, 미성년자가 채무를 부담하는 행위를 하기 위해서는 법정대리인의 동의가 필요한데, 응급진료비 미납 확인서를 작성하는 행위는 대지급금 상환을 위한 채무 부담과 관련한 행위에 해당하므로 미성년자가 환자의 자녀라고 하더라도 단독으로 응급진료비 미납 확인서를 작성할 수는 없고 법정대리인의 동의를 받는 경우에 한해 작성할 수 있다고 보는 것이 미성년자를 보호하려는 민법의 입법 취지에 부합하다.

**제22조의2【자료의 제공】** ① 기금관리기관의 장은 국가 · 지방자치단체 및 의료기관등 관계기관에 미수금 심사, 대지급금 구상 및 결손처분 등을 위하여 국세 · 지방세, 토지 · 주택 · 건축물 · 자동차 · 선박 · 항공기, 국민건강보험 · 국민연금 · 고용보험 · 산업재해보상보험 · 보훈급여 · 공무원연금 · 군인연금 · 사립학교교직원연금 · 별정우체국연금 · 기초연금, 주민등록 · 가족관계등록 등에 관한 자료의 제공을 요청할 수 있다.

② 제1항에 따른 요청을 받은 기관은 특별한 사유가 없으면 이에 따라야 한다.

③ 제1항에 따라 관계 기관이 기금관리기관의 장에게 제공하는 자료에 대하여는 사용료와 수수료 등을 면제한다.

**제22조의3【구상권의 시효】** ① 제22조제4항에 따른 대지급금에 대한 구상의 권리는 그 대지급금을 청구할 수 있는 날부터 3년 동안 행사하지 아니하면 소멸시효가 완성된다.

② 시효중단, 그 밖의 소멸시효에 관하여는 민법에 따른다.

### 용어해설

◎ 소멸시효(消滅時效) : 권리자가 권리행사를 할 수 있음에도 불구하고 일정기간 동안 권리를 행사하지 않는 경우 그 권리가 실효되게 하는 제도를 말한다. 시효의 일종으로서 취득시효에 대비되는 개념이다.

**제23조【응급의료수가의 지급기준】** ① 응급의료수가의 지급기준은 보건복지부장관이 정한다.

② 보건복지부장관은 제1항에 따른 응급의료수가의 지급기준을 정할 때 제17조에 따른 응급의료기관에 대한 평가 결과를 반영하여 응급의료수가에 차등을 둘 수 있다.

### 해설

과거 의료기관의 응급실은 입원을 위한 주요 진입로로 응급실 자체의 수익성보다는 입원환자를 확보하기 위한 시설로 간주되는 경우가 많았다. 그러나 응급의료체계의 구축에 따른 각종 시설과 장비에 따른 투자가 요구되고 인력기준이 법적으로 강화되자 일반의료수가와는 다른 차원에서 응급의료수가에 대한 현실화가 강하게 요구되었다. 응급의료기관에서 (별표1) 응급의료관리료 산정대상 응급증상 환자에게 응급처치 및 응급의료를 행한 경우에는 초일에 한하여 응급의료수가기준표액중 "가" 응급의료관리료를 산정하고 응급환자가 아닌 일반환자가 대형병원 응급실을 이용할 경우 응급의료관리료를 추가 부담하게 하였다. 그러나 응급의료 이용자 만족도 조사 결과 가장 큰 불만으로 '응급실내 진료 대기시간'을 꼽았다. 즉, 아직도 응급실은 경증환자 외래진료, 암환자 등 만성질환자의 입원통로로 활용돼 긴급의료서비스의 질과 함께 환자 만족도의 저하 주원인으로 작용하고 있는 실정이다. 따라서 응급의료기관 종류 및 규모별로 원가를 분석, 원가보전율을 산출하여 응급의료관리료 산정 또는 가산율 적용방안을 마련하고, 응급실 내 진료구역 허가병상, 소생실, 환자분류소 등을 규정, 그 구역별 원가 산출 그리고 적정 원가보전을 위해 추가 소요되는 건보재정 규모도 파악, 치료서비스 제공 형태에 따른 안정적인 비용체계 등을 고려한 응급의료수가 개편과 지역네트워크를 활용하여 응급실을 중증응급환자의 긴급처치공간으로 활용될 수 있도록 환경을 구축하여야 한다.

**제24조【이송처치료】** ① 구급차등을 운용하는 자가 구급차등을 이용하여 응급환자등을 이송하였을 때에는 보건복지부령으로 정하는 이송처치료를 그 응급환자로부터 받을 수 있다.

② 구급차등을 운용하는 자는 구급차등의 이용자로부터 제1항에 따른 이송처치료 외에 별도의 비용을 받아서는 아니 된다.

이송처치료를 과다하게 징수할 때 : 행정처분 위반사항

[규칙] 제11조 (이송처치료의 기준) ① 구급차등을 운용하는 자가 법 제24조의 규정에 따라 응급환자로부터 받을 수 있는 이송처치료의 기준은 별표 3과 같다.

② 구급차등을 운용하는 자는 응급환자로부터 이송처치료를 받은 경우에는 별지 제5호 서식의 이송처치료 영수증을 발급하여야 한다. 다만, 다음 각 호의 사항이 모두 표시된 신용카드의 매출전표를 발급한 경우는 제외한다.

1. 이송처치료의 기본, 추가 및 할증 요금
2. 부가요금

**해설**

응급의료에 관한 법률 시행규칙 제11조(별표3) 이송처치료의 기준은 법률 제44조제1항의 규정에 의하여 구급차를 운용하는 의료기관 또는 응급환자이송업 허가를 받은 자가 구급차를 이용하여 환자를 이송한 경우에 적용한다. 다만, 사회복지사업법 등 다른 법령의 규정에 의하여 별도로 이송처치료 기준을 정한 경우에는 그 기준에 의한다.

**대법원 2015. 9. 10. 선고 2013두25856 판결 업무정지처분취소(구급차 비용 사건)**

**판례**

⊙ 판시사항

구급차 등을 운용하는 자가 구급차 등을 이용하여 응급환자 등을 이송한 경우, 이송료를 제외한 의사 · 간호사 · 응급구조사의 현장출동비용, 이송 중에 사용한 응급의료장비 사용 및 구급처치비용, 소모품, 의약품 비용을 별도로 받을 수 있는지 여부(소극)

⊙ 판결요지

구급차 등을 이용한 응급환자의 이송 및 응급처치는 구 응급의료에 관한 법률(2010. 3. 31. 법률 제10219호로 개정되기 전의 것, 이하 구 응급의료법이라 한다)에서 정한 응급의료로서 이송처치료가 그에 대한 대가이므로, 구급차를 운용하는 의료기관 또는 응급환자이송업 허가를 받은 사람이 구급차를 이용하여 환자를 이송한 경우의 이송 및 이송 중 응급처치에 대한 이송처치료에 관하여 구 응급의료수가기준(2013. 10. 11. 보건복지부고시 제2013-158호로 개정되기 전의 것)에서 이송처치료의 기준을 정한 것은 구 응급의료법 제23조 제1항의 위임에 의한 것으로서 그 범위 내에서는 유효하고, 또한 구 응급의료법 시행규칙(2012. 3. 23. 보건복지부령 제114호로 개정되기 전의 것) 제11조 제1항은 이를 고려하여, 구급차 등을 운용하는 자가 구급차 등을 이용하여 응급환자 등을 이송한 경우의 이송처치료를 정하면서, 이송료에 대하여는 이송처치료 기준의 [별표 3] 이송처치료 기준액표에서 정한 금액과 같은 금액으로 직접 규정하는 한편 이송 중 응급처치료에 대하여는 이송처치료 기준에 의한 금액이 적용되도록 하여 합계액이 이송처치료 기준에 의한 이송처치료와 같도록 함으로써, 서로 배치되지 아니하도록 한 것으로 보이며, 결국 구급차 등을 운용하는 자가 구급차 등을 이용하여 응급환자 등을 이송한 경우에 이송료를 제외한 이송 중 응급처치료는 이송처치료 기준의 나.목 및 다.목 등에서 정한 범위 내에서 받을 수 있으므로, 다.목에 의하여 이송료 상당 금액에 포함되어 있는 것으로 간주되는 의사 · 간호사 · 응급구조사의 현장출동비용, 이송 중에 사용한 응급의료장비 사용 및 구급처치비용, 소모품, 의약품 비용은 별도로 받을 수 없다.

# 제 6 장 응급의료기관등

**제25조 【중앙응급의료센터】** ① 보건복지부장관은 응급의료에 관한 다음 각 호의 업무를 수행하게 하기 위하여 중앙응급의료센터를 설치·운영할 수 있다.

1. 응급의료기관등에 대한 평가 및 질을 향상시키는 활동에 대한 지원
2. 응급의료종사자에 대한 교육훈련
3. 제26조에 따른 권역응급의료센터 간의 업무조정 및 지원
4. 응급의료 관련 연구
5. 국내외 재난 등의 발생 시 응급의료 관련 업무의 조정, 관련 정보의 수집·제공 및 응급환자 현황 파악과 추적 관리〈개정 2024. 1. 25〉[시행일 2024. 7. 31]
6. 응급의료정보통신망의 구축 및 관리·운영과 그에 따른 업무〈개정 2024. 1. 25〉[시행일 2024. 7. 31]
7. 제15조의2에 따른 응급의료 관련 조사·통계사업에 관한 업무〈신설 2024. 1. 25〉[시행일 2024. 7. 31]
8. 응급처치 관련 교육 및 응급장비 관리에 관한 지원
9. 응급환자 이송체계 운영 및 관리에 관한 지원
10. 응급의료분야 의료취약지 관리 업무
11. 그 밖에 보건복지부장관이 정하는 응급의료 관련 업무

② 보건복지부장관은 제1항에 따른 중앙응급의료센터를 효율적으로 운영하기 위하여 필요하다고 인정하면 그 운영에 관한 업무를 대통령령으로 정하는 바에 따라 의료기관·관계전문기관·법인·단체에 위탁할 수 있다. 이 경우 예산의 범위에서 그 운영에 필요한 경비를 지원할 수 있다.

③ 제1항 및 제2항에 따른 중앙응급의료센터의 설치·운영 및 운영의 위탁 등에 관하여 필요한 사항은 보건복지부령으로 정한다.

[영] 제23조의2 (중앙응급의료센터 운영의 위탁) 보건복지부장관은 법 제25조제2항에 따라 같은 조 제1항에 따른 중앙응급의료센터의 운영에 관한 업무를 국립중앙의료원의 설립 및 운영에 관한 법률에 따른 국립중앙의료원에 위탁한다.〈신설 2022. 12. 20〉

[규칙] 제12조 (중앙응급의료센터의 설치·운영기준 등) 법 제25조제3항에 따른 중앙응급의료센터의 설치·운영기준은 별표 4와 같다.

### 해설

국민들에게 효율적인 응급의료서비스를 제공할 수 있도록 중앙에 응급의료를 총괄 · 조정하고 지원업무를 담당할 응급의료센터를 지정 · 운영하기 위하여, 2001년 7월 31일에 설립된 중앙응급의료센터는 응급체계의 중앙사령탑으로서의 역할을 수행하고 있다. 주요 기능으로는 응급의료기관등에 대한 평가 및 질 향상 활동 지원, 응급의료관련 연구 및 정책개발 지원, 국내 · 외 대규모 재난 발생 시 응급의료 관련 업무 조정 및 지원, 응급의료종사자에 대한 교육 훈련, 효율적 응급의료정보통신체계 구축을 통한 응급환자 연계성 강화, 응급의료 질적 수준 관리를 위한 모니터링 체계 구축, 응급의료서비스체제 개선으로 선진 응급의료서비스 추구 등이다. 최근(법률 제18621호, 2021. 12. 21) 중앙응급의료센터의 정책지원 기관으로서의 성격을 명확히 하기 위하여 중앙응급의료센터를 응급의료기관에서 제외하고 설치 · 운영의 법적 근거 등 제반 규정을 정비하였다.

**제26조【권역응급의료센터의 지정】** ① 보건복지부장관은 응급의료에 관한 다음 각 호의 업무를 수행하게 하기 위하여 의료법 제3조의4에 따른 상급종합병원 또는 같은 법 제3조의3에 따른 300병상을 초과하는 종합병원 중에서 권역응급의료센터를 지정할 수 있다.

1. 중증응급환자 중심의 진료
2. 재난 대비 및 대응 등을 위한 거점병원으로서 보건복지부령으로 정하는 업무
3. 권역 내에 있는 응급의료종사자에 대한 교육 · 훈련
4. 권역 내 다른 의료기관에서 제11조에 따라 이송되는 중증응급환자에 대한 수용
5. 그 밖에 보건복지부장관이 정하는 권역 내 응급의료 관련 업무

② 권역응급의료센터의 지정 기준 · 방법 · 절차 및 업무와 중증응급환자의 기준 등은 권역 내 응급의료 수요와 공급 등을 고려하여 보건복지부령으로 정한다.

[규칙] 제13조 (권역응급의료센터의 지정기준 · 방법 및 절차) ① 보건복지부장관은 법 제26조에 따라 권역응급의료센터를 지정하려는 경우에는 의료자원의 분포, 주민의 생활권, 주민의 수 등을 고려하여 별표 5의 응급의료권역 및 권역응급의료센터 적정개소 수에 따라 지정한다. 다만, 지역별 응급의료 수요 및 의료자원 공급, 응급의료환경의 변화 등을 신속히 반영하기 위하여 필요한 경우에는 법 제13조의5제1항에 따른 중앙응급의료위원회의 심의를 거쳐 응급의료권역 및 권역응급의료센터 적정개소 수를 초과하여 권역응급의료센터를 지정할 수 있다.〈개정 2023. 2. 24〉

② 권역응급의료센터의 지정기준은 별표 5의2와 같다.

③ 권역응급의료센터로 지정을 받고자 하는 종합병원은 별지 제6호서식의 권역응급의료센터 지정신청서에 다음 각 호의 서류를 첨부하여 관할 시 · 도지사를 거쳐 보건복지부장관에게 제출하여야 한다.

1. 응급의료시설의 도면 1부

2. 응급의료 시설·인력 및 장비 등의 현황 및 운영계획서 1부
3. 응급의료서비스 수준의 향상을 위한 계획서 1부

④ 시·도지사는 제3항의 규정에 의한 권역응급의료센터 지정신청서를 제출받은 경우에는 그에 대한 심사의견서를 첨부하여 보건복지부장관에게 제출하여야 한다.

⑤ 보건복지부장관은 권역응급의료센터를 지정한 경우에는 별지 제7호서식의 권역응급의료센터 지정서를 교부하여야 한다.

⑥ 보건복지부장관은 권역응급의료센터로 지정받고자 하는 자가 지정기준의 일부를 충족하지 못한 경우에는 일정기간 내에 그 기준을 충족할 것을 조건으로 지정할 수 있다.

[규칙] 제13조의2 (권역응급의료센터의 재난 대비 및 대응 업무) 법 제26조제1항제2호에 따른 권역응급의료센터의 재난 대비 및 대응 업무는 다음 각 호와 같다.

1. 재난 의료 대응계획의 수립
2. 재난 의료에 필요한 시설·장비 및 물품의 관리
3. 재난 의료 지원조직의 구성 및 출동체계 유지
4. 권역 내 응급의료기관을 대상으로 한 재난 의료 교육 및 훈련
5. 그 밖에 법 제15조의2에 따른 비상대응매뉴얼로 정하는 업무

**해설**

우리나라는 응급의료기관간 기능차이가 없어 중증·경증 환자 구성비가 유사하고, 중증응급환자 진료에 초점을 맞추어야 하는 권역응급의료센터는 과다한 경증환자로 인한 과밀화 문제를 겪고 있는 실정이었다. 이에 2015년 1월 28일 응급의료기관의 기능을 명확히 하고 중증응급환자 진료 인프라를 강화할 수 있도록 기능을 개편하여 센터 지정기준을 보건복지부장관이 상급종합병원 또는 300병상을 초과하는 종합병원 중에서 정하도록하고 중증응급환자 중심의 진료, 권역 내 중증응급환자의 수용 등을 주요 업무로 정하였다. 또한 응급환자의 응급의료에 관한 접근성을 개선하기 위하여 지금까지는 행정구역을 중심으로 한 응급의료 권역을 1시간 내에 권역응급의료센터에 도달할 수 있도록 생활권 중심으로 개편하고, 보건복지부장관은 의료자원의 분포, 주민의 생활권, 주민의 수를 반영하여 권역응급의료센터를 추가로 지정하도록 하며, 응급환자 생존율을 높이기 위하여 권역응급의료센터에 음압격리병상 등 감염예방 시설을 확보하도록 하고, 응급의학전문의를 최소 5인 이상 확보하여 응급실에는 1인 이상의 응급의학전문의가 24시간 상주하도록 하는 등 권역응급의료센터의 시설·장비·인력 기준을 정하였다.

(참고) Emergency telephone number

응급전화번호는 영국이 999, 미국과 캐나다는 911, 한국과 일본, 대만은 119이며, 그 외에 117(필리핀), 115(베트남), 110(시리아, 스리랑카), 100(그리스, 이스라엘), EU 전체긴급번호 112 등이 있다. 대부분 국가들이 '9'를 이용한다는 공통점이 있는데 영국의 경우, 다이얼식 전화가 보급된 초기에는 '1~3'까지의 숫자를 이용하여 응급 전화번호를 사용하였으나, 전화를 건 다음에 구급차만 요청하고 구급차가 출동할 주소를 잊고 종료한 경우가 전체 신고의 3~5%를 점유하였다. 이를 개선하기 위하여 다이얼 중에서 '0'이

외에 다이얼을 돌리고 원위치로 돌아오는데 가장 많은 시간이 소요되는 '9'를 선택하게 되었으며, 1930년대에 최초로 영국에서 전국적으로 일원화된 응급전화번호로 '999'를 지정하게 되었다. 즉, '9'를 3번 돌리는데 각각의 '9' 다이얼이 원위치로 돌아오는 동안 마음을 가다듬고 신고할 사항을 다시 생각할 시간적 여유를 얻자는 것이었다.

**제27조【응급의료지원센터의 설치 및 운영】** ① 보건복지부장관은 응급의료를 효율적으로 제공할 수 있도록 응급의료자원의 분포와 주민의 생활권을 고려하여 지역별로 응급의료지원센터를 설치·운영하여야 한다.

② 응급의료지원센터의 업무는 다음 각 호와 같다.

1. 삭제〈2012. 3. 21〉
2. 삭제〈2012. 3. 21〉
3. 응급의료에 관한 각종 정보의 관리 및 제공
4. 삭제〈2015. 1. 28〉
5. 지역 내 응급의료종사자에 대한 교육훈련
6. 지역 내 응급의료기관 간 업무조정 및 지원
7. 지역 내 응급의료의 질 향상 활동에 관한 지원
8. 지역 내 재난 등의 발생 시 응급의료 관련 업무의 조정 및 지원
9. 그 밖에 보건복지부령으로 정하는 응급의료 관련 업무

③ 보건복지부장관은 응급의료지원센터를 효율적으로 운영하기 위하여 필요하다고 인정하면 그 운영에 관한 업무를 대통령령으로 정하는 바에 따라 관계 전문기관·법인·단체에 위탁할 수 있다.

④ 국가 및 지방자치단체는 제3항에 따라 응급의료지원센터의 운영에 관한 업무를 위탁한 경우에는 그 운영에 드는 비용을 지원할 수 있다.

[규칙] 제14조 (응급의료지원센터의 응급의료 관련 업무) 법 제27조제2항제9호의 규정에 의한 응급의료지원센터의 응급의료 관련 업무는 다음 각 호와 같다.

1. 응급의료기관등에 대한 평가를 위한 자료수집체계의 수립·운영
2. 응급의료기관등에 대한 평가 지원
3. 응급의료에 관한 실태조사 그 밖에 응급의료의 발전을 위하여 보건복지부장관이 부여하는 업무

[규칙] 제15조 (응급의료지원센터의 운영실적 보고) ① 응급의료지원센터의 장은 별지 제8호서식의 응급의료지원센터 운영실적보고서에 따라 매 분기의 운영실적을 작성하여 해당

분기 종료 후 다음달 10일까지 보건복지부장관에게 제출하여야 한다.

② 응급의료지원센터의 장은 매년의 연간운영실적을 작성하여 해당 연도의 다음해 1월 20일까지 보건복지부장관에게 보고하여야 한다.

③ 제2항의 규정에 의한 연간운영실적은 분기별 · 관할지역별로 운영실적 · 문제점 및 대책 등을 분석하여 작성하여야 한다.

[영] 제23조의3 (응급의료지원센터 운영의 위탁) ① 법 제27조제3항에 따라 응급의료지원센터 운영에 관한 업무를 위탁받을 수 있는 관계 전문기관 · 법인 · 단체는 다음 각 호와 같다.

1. 법 제25조제1항에 따라 설치된 중앙응급의료센터
2. 법 제26조제1항에 따라 지정된 권역응급의료센터
3. 공공기관의 운영에 관한 법률 제4조에 따른 공공기관

② 보건복지부장관은 법 제27조제3항에 따라 업무를 위탁하는 경우에는 그 수탁자 및 위탁업무를 고시하여야 한다.

### 해설

과거 응급의료체계의 접수체계는 소방서(119)와 응급환자정보센터(129번) 그리고 범죄에 대한 접수가 주 업무이지만 경미한 환자의 경우에 경찰(112번)로 다원화되어 있다. 응급환자정보센터의 129번은 보건복지부의 응급의료관리운영규칙과 응급의료에 관한 법률에 의한 것이며, 119번은 소방법 시행령 제48조, 제49조 그리고 안전행정부령 제704호 소방구급활동 요강 및 응급처치 등의 기준에 근거한 119 소방구급대의 특수번호이다. 1998년 7월 1일부로 응급환자정보센터에서 응급의료정보센터로 명칭을 개칭하면서 정보센터의 기능을 개선하여 응급환자의 구급차 출동 요청 전화번호에 대한 국민들의 혼동과 불편을 덜기 위해 응급환자 신고 · 접수체계를 미국(911)과 영국(999)의 경우와 같이 119로 일원화하였다. 즉, 개정 전 응급환자의 신고 · 접수 및 처리 기능을 응급의료정보센터의 주요 역할에서 삭제하고 종전의 응급환자상담, 응급의료기관 안내 기능에 의료기관에 대한 응급의료 관련 정보 제공과 환자이송 중 응급처치를 담당하는 응급구조사에 대한 지도를 증진하도록 하였다. 특히 2012년 3월 21일 개혁적 차원에서 기존의 1339를 119로 통합하는 내용의 119구조 · 구급에 관한 법률 중 개정 법률이 의결되었다. 개정 법안의 주요 내용은 응급환자에 대한 상담 및 지도와 이송병원 안내, 구급대원에 대한 응급처치 지도 등 응급환자 이송에 관한 정보를 효율적으로 제공하기 위하여 1339번호를 폐지하고 관련 업무를 119로 통합하며 소방방재청과 시 · 도 소방본부에 "119구급상황관리센터"를 설치 · 운영하도록 한 것 등이다. 이에 따라 국민들은 119에 응급환자를 신고만 하면 출동, 안내 · 상담, 응급처치 지도 및 이송병원 안내 등 응급현장에서 응급의료기관 도착까지의 모든 응급의료서비스를 제공받게 되었다. 그리고 응급의료정보센터(1339)는 2015년 1월 25일 응급의료지원센터로 명칭을 변경하였다. 주요 업무는 응급의료에 관한 각종 정보의 관리 및 제공, 지역 내 응급의료종사자에 대한 교육훈련, 지역 내 응급의료기관 간 업무조정 및 지원, 지역 내 응급의료의 질 향상 활동에 관한 지원 등이다.

**제28조 【응급의료지원센터에 대한 협조 등】** ① 응급의료지원센터의 장은 응급의료 관련 정보를 효과적으로 관리하기 위하여 응급의료정보관리체계를 구축하여야 하

며, 이를 위하여 응급의료기관의 장과 구급차등을 운용하는 자에게 응급의료에 관한 정보제공을 요청할 수 있다.
② 응급의료지원센터의 장은 그 업무를 수행할 때 필요하다고 인정하면 의료기관 및 구급차등을 운용하는 자에게 응급의료에 대한 각종 정보를 제공하고, 구급차등의 출동 등 응급의료에 필요한 조치를 요청할 수 있다.
③ 제1항과 제2항에 따라 응급의료에 관한 정보 제공이나 필요한 조치를 요청받은 자는 특별한 사유가 없으면 이에 따라야 한다.
④ 응급의료지원센터에 대한 정보제공 등에 필요한 사항은 대통령령으로 정한다.

③항 위반 : 행정처분 위반사항

[영] 제24조 (응급의료지원센터에 대한 응급의료기관등의 정보제공) ① 법 제28조제1항의 규정에 따라 응급의료지원센터의 장이 응급의료기관의 장과 구급차등을 운용하는 자에게 요청할 수 있는 응급의료에 관한 정보는 다음과 같다.

1. 중환자실 및 응급실의 인력 · 규모 · 시설 · 의료기구 및 장비
2. 구급차등의 편성 · 장비 및 운영인력
3. 응급실 근무자, 당직응급의료종사자, 응급실의 사용가능 병상수
4. 법 제11조에 따라 의료인이 응급환자의 이송을 결정하기 전에 응급의료지원센터의 장에게 다른 의료기관과의 협의를 요청한 경우 협의를 위하여 다른 의료기관에 제공할 환자의 주요증상, 활력징후, 검사결과 등에 관한 정보
5. 그 밖에 응급의료와 관련된 주요의료시설, 의료장비, 응급수술 가능질환, 응급환자의 수용 및 이송 현황 등에 대하여 응급의료지원센터의 장이 필요하다고 인정하여 요구하는 사항

② 법 제28조제2항의 규정에 따라 응급의료기관의 장 또는 구급차등을 운용하는 자가 응급의료지원센터의 장으로부터 구급차등의 출동, 응급환자의 수용 및 다른 의료기관과의 협의 등 필요한 조치를 요청받은 경우에는 출동상황, 응급환자의 처리상황 및 그 처리결과를 응급의료지원센터의 장에게 통보하여야 한다.
③ 지방자치단체, 경찰관서, 소방관서 및 군부대의 장은 응급의료지원센터의 장으로부터 구급차등의 출동 등 응급의료를 위한 협조를 요청받아 이를 조치한 경우에는 구급차등의 출동상황, 인력 및 장비의 지원상황, 응급환자의 처리상황 및 그 처리결과를 응급의료지원센터의 장에게 통보하여야 한다.
④ 응급의료기관의 장과 구급차등을 운용하는 자는 제1항 및 제2항의 규정에 따라 응급의료지원센터에 제공한 정보의 변동사항이 있는 경우에는 즉시 그 사항을 응급의료지원센터에 통보하여야 한다.

### 해설

이 조는 종합적인 응급의료정보체계의 구축과 원활한 정보유통을 위하여 응급의료기관 및 구급차 운용자가 응급의료지원센터에 제공하는 정보의 내용과 제공 방법을 정하고 있다. 병원전 처치체계,이송체계, 병원진료체계를 연결하는 유기적인 매체는 통신체계이다. 특히 병원전 처치단계에서 응급환자의 신고에 따라 즉시 환자의 상태에 따른 구급차 출동, 응급처치, 병원선택 등 적절한 서비스를 제공하기 위한 응급의료정보관리체계의 구축은 그 필수적인 구성요소가 된다.

### 용어해설

⊘ 허가[許可] : 법령에 의한 일반적 금지(부작위의무)를 특정한 경우에 해제하여 적법하게 일정한 행위(사실행위 또는 법률행위)를 할 수 있게 하는 행위. 허가는 학문상의 용어로서 실정법상으로는 면허 · 인허 · 인가 · 승인 · 등록 · 지정 등의 용어가 쓰인다. 허가는 허가를 유보한 상대적 금지의 존재를 전제로 한다. 따라서 어떠한 경우에도 해제될 수 없는 절대적 금지에 대해서는 허가를 할 수 없다.

**제29조【전문응급의료센터의 지정】** ① 보건복지부장관은 소아환자, 화상환자 및 독극물중독환자 등에 대한 응급의료를 위하여 권역응급의료센터, 지역응급의료센터 중에서 분야별로 전문응급의료센터를 지정할 수 있다.〈개정 2021. 12. 21〉
② 전문응급의료센터 지정의 기준 · 방법 및 절차 등에 관하여 필요한 사항은 보건복지부령으로 정한다.

[규칙] 제16조 (전문응급의료센터의 지정기준 · 방법 및 절차) ① 법 제29조의 규정에 의한 분야별 전문응급의료센터의 지정기준은 별표 6과 같다.
② 전문응급의료센터로 지정을 받고자 하는 종합병원은 별지 제6호서식의 전문응급의료센터 지정신청서에 다음 각 호의 서류를 첨부하여 관할 시 · 도지사를 거쳐 보건복지부장관에게 제출하여야 한다.
1. 지정받고자 하는 전문분야의 응급의료시설 도면 1부
2. 지정받고자 하는 전문분야의 응급의료 시설 · 인력 및 장비 등의 현황 및 운영계획서 1부
3. 지정받고자 하는 전문분야의 응급의료서비스 수준의 향상을 위한 계획서 1부

③ 보건복지부장관은 분야별 전문응급의료센터를 지정한 경우에는 별지 제7호서식의 전문응급의료센터 지정서를 교부하여야 한다.
④ 보건복지부장관은 분야별 전문응급의료센터로 지정을 받고자 하는 자가 지정기준의 일부를 충족하지 못한 경우에는 일정기간 내에 그 기준을 충족할 것을 조건으로 지정할 수 있다.

### 해설

전문응급의료센터(Specialized emergency medical center)는 각종 사고, 재난 및 산업재해 등에 의해 발생하는 응급환자에 대하여 각 권역별 또는 거점 지역별 전문치료센터로써 권역내 최종, 전문치료기관의 기능을 갖는다. 이 센터는 진료분야 외에 응급환자 진료에 대한 연구 및 임상기능 수행을 통하여 응급의료발전을 주도하는 연구병원의 기능을 하게 되어 응급의료 발전의 기반을 마련할 것으로 보인다. 현행법은 권역응급의료센터, 지역응급의료센터가 지정대상이 되며, 지정권한은 보건복지부장관에게 있음을 명시하고 별표 6(규칙 제17조제1항 관련)에 분야별로 전문응급의료센터를 소아센터 · 화상센터 · 심혈관센터 · 독극물센터의 4종으로 구분하고 각 센터별로 시설 및 인력에 관한 지정기준을 정하고 있다. 우리나라는 2024년 현재 8개 전문응급의료센터가 있다.

**제30조【지역응급의료센터의 지정】** ① 시 · 도지사는 응급의료에 관한 다음 각 호의 업무를 수행하게 하기 위하여 의료법 제3조의3에 따른 종합병원(이하 "종합병원"이라 한다) 중에서 지역응급의료센터를 지정할 수 있다.

1. 응급환자의 진료
2. 제11조에 따라 응급환자에 대하여 적절한 응급의료를 할 수 없다고 판단한 경우 신속한 이송

② 지역응급의료센터의 지정 기준 · 방법 · 절차와 업무 등에 필요한 사항은 시 · 도의 응급의료 수요와 공급 등을 고려하여 보건복지부령으로 정한다.

[규칙] 제17조 (지역응급의료센터의 지정기준 · 방법 및 절차) ① 시 · 도지사는 법 제30조에 따라 지역응급의료센터를 지정하려는 경우에는 주민의 접근시간을 고려하여 적정한 분포가 이루어지도록 다음 각 호의 기준에 따라 지정해야 한다. 다만, 주민의 생활권, 의료자원의 분포 등 불가피한 사유로 기준을 초과하여 지역응급의료센터를 지정할 필요가 있는 경우에는 법 제13조의6제1항에 따른 시 · 도응급의료위원회의 심의를 거쳐 이를 지정할 수 있다.

1. 특별시 및 광역시 및 특별자치시 : 인구 100만명당 1개소
2. 도 및 특별자치도 : 인구 50만명당 1개소

② 지역응급의료센터의 지정기준은 별표 7과 같다.

③ 지역응급의료센터로 지정을 받으려는 종합병원은 별지 제6호서식의 지역응급의료센터 지정신청서에 다음 각 호의 서류를 첨부하여 관할 시 · 도지사에게 제출해야 한다.

1. 응급의료시설의 도면 1부
2. 응급의료 시설 · 인력 및 장비 등의 현황 및 운영계획서 1부

④ 시 · 도지사는 지역응급의료센터를 지정한 경우에는 별지 제7호서식의 지역응급의료센터 지정서를 교부하여야 한다.

### 해설

이 조는 응급의료기관에 대한 지원 · 육성정책의 실효성을 확보하고, 지역응급의료센터의 지정에 있어서의 응급의료취약지 및 지역 간의 불균형을 방지하기 위하여 시 · 도지사가 지정하여야 하는 지역응급의료센터의 수에 대한 지정기준 · 방법 및 절차를 정하고 있다.

**제30조의2【권역외상센터의 지정】** ① 보건복지부장관은 외상환자의 응급의료에 관한 다음 각 호의 업무를 수행하게 하기 위하여 권역응급의료센터, 전문응급의료센터 및 지역응급의료센터 중 권역외상센터를 지정할 수 있다.〈개정 2021. 12. 21〉

1. 외상환자의 진료
2. 외상의료에 관한 연구 및 외상의료표준의 개발
3. 외상의료를 제공하는 의료인의 교육훈련
4. 대형 재해 등의 발생 시 응급의료 지원
5. 그 밖에 보건복지부장관이 정하는 외상의료 관련 업무

② 권역외상센터는 외상환자에 대한 효과적인 응급의료 제공을 위하여 다음 각 호의 요건을 갖추어야 한다. 이 경우 각 호에 따른 구체적인 요건은 보건복지부령으로 정한다.

1. 외상환자 전용 중환자 병상 및 일반 병상
2. 외상환자 전용 수술실 및 치료실
3. 외상환자 전담 전문의
4. 외상환자 전용 영상진단장비 및 치료장비
5. 그 밖에 외상환자 진료에 필요한 인력 · 시설 · 장비

③ 그 밖에 권역외상센터 지정의 기준 · 방법 및 절차 등에 관한 구체적인 사항은 보건복지부령으로 정한다.

[규칙] 제17조의2 (권역외상센터의 요건 및 지정기준 등) ① 보건복지부장관은 법 제30조의2에 따라 권역외상센터를 지정하려는 경우에는 시 · 도별로 1개소를 지정하는 것을 원칙으로 하되, 주민의 생활권, 외상환자의 발생 수 등을 고려하여 추가로 지정할 수 있다.

② 권역외상센터의 요건과 지정기준은 별표 7의2와 같다.

③ 권역외상센터로 지정을 받으려는 권역응급의료센터, 전문응급의료센터 또는 지역응급의료센터는 별지 제6호의2서식의 권역외상센터 지정신청서에 다음 각 호의 서류를 첨부하여 보건복지부장관에게 제출하여야 한다.

1. 권역외상센터시설의 도면 1부
2. 권역외상센터 시설 · 인력 · 장비 등의 현황 및 운영계획서 1부
3. 보건복지부장관이 정하는 기준에 따른 중증외상환자(이하 "중증외상환자"라 한다)

의 이송체계 구축계획서 1부

4. 중증외상환자 진료수준의 향상을 위한 계획서 1부

④ 보건복지부장관은 권역외상센터로 지정을 받으려는 자가 별표 7의2의 요건과 지정기준 일부를 충족하지 못한 경우에는 일정기간 내에 그 요건과 지정기준을 충족할 것을 조건으로 지정할 수 있다.

⑤ 보건복지부장관은 권역외상센터를 지정한 경우에는 별지 제7호의2서식의 권역외상센터 지정서를 발급하여야 한다.

### 해설

법 제30조의2와 제30조의3은 외상으로 인한 사망률을 낮추고 효과적인 외상의료체계를 구축하기 위한 권역외상센터((Regional trauma medical center) 및 지역외상센터의 근거 규정이다. 이는 2011년 1월 발생한 삼호주얼리호 해적사건을 계기로 지역별 권역외상센터 설립 근거를 명시한 이른바 '석해균·이국종법'을 현실화한 것이다. 당시 석 선장이 총상을 입고 한국에 돌아와도 수술을 받을 수 있는 곳이 거의 없자 중증 외상 대응 시스템을 갖춰야 한다는 지적이 잇따라 제기되었으나 경제효과가 없다는 이유로 설립을 미뤄온 권역외상센터에 대해 지원을 늘리는 근거가 된다. 권역외상센터는 외상환자의 진료, 외상의료에 관한 연구 및 외상의료표준의 개발, 외상의료를 제공하는 의료인의 교육훈련, 대형 재해 등의 발생 시 응급의료 지원, 그 밖에 보건복지부장관이 정하는 외상의료 관련 업무를 제공하기 위해 외상환자 전용 중환자 병상 등 그 밖에 외상환자 진료에 필요한 인력·시설·장비 등의 요건을 갖추도록 했으며, 보건복지부장관이 권역응급의료센터, 전문응급의료센터 및 지역응급의료센터 중 시·도별로 1개소를 지정하는 것을 원칙으로 하되, 주민의 생활권, 외상환자의 발생 수 등을 고려하여 추가 지정 할 수 있도록 하고, 권역외상센터로 지정받고자 하는 응급의료기관은 지정신청서에 시설의 도면, 중증외상환자의 이송체계 구축계획서 등을 첨부하여 보건복지부장관에게 제출하도록 하고 있다. 그 결과 2012년 5월, 응급의료에 관한 법률의 일부 개정을 통해 법적 근거를 마련하였고, 같은 해 11월 5개 병원(경북대병원, 목포한국병원, 가천대길병원, 단국대병원, 원주세브란스기독병원) 선정을 시작으로 한국형 외상전문 진료체계인 권역외상센터 설치 지원 사업이 시작되었다. 2022년 말 기준 권역외상센터 선정 병원 중 15개 의료기관이 관련 시설과 인력을 갖추어 권역외상센터로 지정·운영되고 있다. 이렇게 전국을 연결하는 중증외상환자 전용 인프라 구축을 통해 중증외상환자의 예방가능사망률이 19.9%('17), 15.7%('19)로 감소하고 있으며, 이는 2023년까지 중증외상환자 예방가능사망률을 20% 이하로 낮추겠다는 당초 계획을 6년이나 앞당긴 결과이다.

**제30조의3【지역외상센터의 지정】** ① 시·도지사는 관할 지역의 주민에게 적정한 외상의료를 제공하기 위하여 응급의료기관 중 지역외상센터를 지정할 수 있다.

② 지역외상센터 지정의 기준·방법 및 절차 등에 관한 구체적인 사항은 보건복지부령으로 정한다.

**제30조의4【권역외상센터 및 지역외상센터에 대한 지원】** 국가 및 지방자치단체는 중증 외상으로 인한 사망률을 낮추고 효과적인 외상의료체계를 구축하기 위하여 권역외상센터 및 지역외상센터에 대한 행정적·재정적 지원을 실시할 수 있다.

**제30조의5【정신질환자응급의료센터의 지정 등】** ① 보건복지부장관은 정신질환자(정신건강증진 및 정신질환자 복지서비스 지원에 관한 법률 제3조제1호에 따른 정신질환자를 말한다. 이하 같다)에 대한 응급의료를 위하여 응급의료기관 중 정신질환자응급의료센터를 지정할 수 있다.

② 정신질환자응급의료센터의 지정 기준·방법 및 절차 등에 관한 구체적인 사항은 보건복지부령으로 정한다.

[규칙] 제17조의3 (정신질환자응급의료센터의 지정 기준·방법 및 절차) ① 법 제30조의5 제1항에 따른 정신질환자응급의료센터(이하 "정신질환자응급의료센터"라 한다)의 지정 기준은 별표 7의3과 같다.

② 정신질환자응급의료센터의 지정을 받으려는 응급의료기관의 장은 별지 제6호서식의 정신질환자응급의료센터 지정신청서에 다음 각 호의 서류를 첨부하여 관할 시·도지사를 거쳐 보건복지부장관에게 제출해야 한다.

1. 응급의료시설의 도면 1부
2. 응급의료 시설·인력 및 장비 등의 현황 및 운영계획서 1부

③ 보건복지부장관은 정신질환자응급의료센터를 지정한 경우에는 별지 제7호서식의 정신질환자응급의료센터 지정서를 발급해야 한다.

**해설**

타 질환과 달리 자해나 타해 위협이 있고, 치료를 거부하는 경우가 다수인 정신응급은 경과의 예측이 어렵고 응급처치 이후에도 상당기간 응급상황이 지속될 수 있어 응급처치와 함께 정신과전문의 진료가 필수적이다. 그러나 우리나라는 현재 415개 응급의료기관 중 정신응급의료기관은 210개소(50.6%)이고, 응급의료기관 외의 의료기관 중 응급의료시설을 갖춘 의료기관 115개소 중 정신응급의료기관은 10개소에 그치는 등 정신질환자에 대한 체계적인 진료체계가 구축되어 있지 않은 실정이다. 따라서 2019년 8월 27일 법률 제16554호로 같은 법을 개정하여 보건복지부장관이 정신질환자에 대한 응급의료를 위하여 응급의료기관 중 '정신질환자응급의료센터'를 지정할 수 있도록 하였다.

**제31조【지역응급의료기관】** ① 시장·군수·구청장은 응급의료에 관한 다음 각 호의 업무를 수행하게 하기 위하여 종합병원 중에서 지역응급의료기관을 지정할 수 있다. 다만, 시·군의 경우에는 의료법 제3조제2항제3호가목의 병원 중에서 지정할 수 있다.

1. 응급환자의 진료
2. 제11조에 따라 응급환자에 대하여 적절한 응급의료를 할 수 없다고 판단한 경우 신속한 이송

② 지역응급의료기관의 지정 기준 · 방법 · 절차와 업무 등에 필요한 사항은 시 · 군 · 구의 응급의료 수요와 공급 등을 고려하여 보건복지부령으로 정한다.

[규칙] 제18조 (지역응급의료기관의 지정기준 · 방법 및 절차) ① 법 제31조제2항에 따른 지역응급의료기관의 지정기준은 별표 8과 같다.

② 지역응급의료기관으로 지정받으려는 종합병원 또는 병원의 장은 별지 제6호서식의 지역응급의료기관 지정신청서에 다음 각 호의 서류를 첨부하여 관할 시장 · 군수 · 구청장(자치구의 구청장을 말한다. 이하 같다)에게 제출해야 한다.

1. 응급의료시설의 도면 1부
2. 응급의료시설 · 인력 및 장비 등의 현황 및 운영계획서 1부

③ 시장 · 군수 · 구청장은 지역응급의료기관을 지정한 경우에는 별지 제7호서식의 지역응급의료기관 지정서를 교부하여야 한다.

**제31조의2 【응급의료기관의 운영】** ① 응급의료기관은 응급환자를 24시간 진료할 수 있도록 응급의료기관의 지정기준에 따라 시설, 인력 및 장비 등을 유지하여 운영하여야 한다.

② 제1항에 따른 인력 및 장비에는 보안인력과 보안장비가 포함되어야 한다.

③ 제2항에 따른 보안인력 및 보안장비에 관한 세부적인 사항은 보건복지부령으로 정한다.

④ 제1항에도 불구하고 자연재해, 감염병 유행 등 재난 및 안전관리 기본법 제3조제1호에 따른 재난 및 이에 준하는 상황으로 인하여 응급의료기관의 지정기준에 따라 시설, 인력 및 장비 등을 유지하여 운영하기 어려운 경우에는 보건복지부장관이 정하는 절차에 따라 그 예외를 인정할 수 있다.〈신설 2021. 3. 23〉

[①항 위반시] 62(300만원 이하의 과태료)

**제31조의3 【응급의료기관의 재지정】** ① 보건복지부장관 및 시 · 도지사, 시장 · 군수 · 구청장은 3년마다 해당 지정권자가 지정한 모든 응급의료기관을 대상으로 다음 각 호의 사항을 반영하여 재지정하거나 지정을 취소할 수 있다. 다만, 제1호를 충족하지 못한 경우에는 지정을 취소하여야 한다.

1. 제31조의2에 따른 지정기준의 준수
2. 제17조에 따른 응급의료기관의 평가 결과
3. 그 밖에 보건복지부령으로 정하는 사항

② 응급의료기관의 재지정 절차 및 방법 등은 보건복지부령으로 정한다.

[위반시] 62(300만원 이하의 과태료)

[규칙] 제18조의2 (응급의료기관의 재지정 절차 및 방법 등) ① 보건복지부장관 및 시·도지사, 시장·군수·구청장은 법 제31조의3제1항에 따라 응급의료기관을 재지정하려는 경우에는 재지정 예정일 6개월 전에 다음 각 호의 사항을 포함하여 응급의료기관 재지정 계획을 공고하여야 한다.

1. 재지정 대상 응급의료기관
2. 재지정 신청 절차
3. 재지정 심사의 기준 및 절차
4. 그 밖에 재지정에 필요한 사항

② 응급의료기관의 재지정은 3년마다 같은 해에 시행하며, 재지정 이후에 응급의료기관의 종류가 변경되는 사항을 고려하여 모든 응급의료기관의 재지정일은 같은 날로 정한다.

③ 제1항의 응급의료기관 재지정 계획에 따른 심사 및 결정은 권역응급의료센터, 지역응급의료센터, 지역응급의료기관의 순서로 실시한다.

④ 그 밖에 응급의료기관의 재지정 기준·방법 및 절차에 관하여는 제13조, 제16조, 제17조, 제17조의3 및 제18조의 응급의료기관의 지정 기준·방법 및 절차에 관한 사항을 준용한다. 이 경우 "지정"은 "재지정"으로 본다.

⑤ 보건복지부장관 및 시·도지사, 시장·군수·구청장은 응급의료기관 재지정 심사에 필요한 자료 수집과 사실 조사 등을 관계 전문기관에 의뢰하여 실시할 수 있다.

⑥ 법 제31조의3제1항제3호에서 "보건복지부령으로 정하는 사항"이란 응급의료기관이 거짓이나 그 밖의 부정한 방법으로 법 제17조에 따른 평가를 방해하는 행위를 하였는지에 관한 사항을 말한다.

**제31조의4【환자의 중증도 분류 및 감염병 의심환자 등의 선별】** ① 응급의료기관의 장 및 구급차등의 운용자는 응급환자 등에 대한 신속하고 적절한 이송·진료와 응급실의 감염예방을 위하여 보건복지부령으로 정하는 바에 따라 응급환자 등의 중증도를 분류하고 감염병 의심환자 등을 선별하여야 한다.

② 응급의료기관의 장은 제1항에 따라 선별된 감염병 의심환자 등을 격리 진료할 수 있도록 시설 등을 확보하여야 한다.

③ 구급차등의 운용자는 환자의 이송 시 응급환자의 중증도와 전반적인 환자의 상태, 제13조의3제2항제2호에 따라 마련된 지역응급의료 이송체계 등을 종합적으로

고려하여 이송하여야 한다.

④ 제26조에 따라 지정된 권역응급의료센터의 장은 중증응급환자 중심의 진료를 위하여 제1항에 따른 응급환자 등의 중증도 분류 결과 경증에 해당하는 응급환자를 다른 응급의료기관에 이송할 수 있다. 이 경우 관련 절차는 제7조제2항을 준용한다.

⑤ 제1항의 분류·선별기준 및 제2항의 격리 시설 기준 등에 관한 사항은 보건복지부령으로 정한다.

**[규칙] 제18조의3 (응급환자의 중증도 분류 등)** ① 응급의료기관의 장은 법 제31조의4제1항에 따라 응급실의 입구에 환자분류소를 설치하여 보건복지부장관이 정하는 교육을 이수한 의사, 간호사 또는 1급 응급구조사가 응급환자 등의 중증도를 분류하고, 감염병 의심환자 등을 선별하도록 해야 한다.

② 제1항에 따라 응급환자 등의 중증도를 분류하거나 감염병 의심환자 등을 선별할 때에는 환자의 주요증상, 활력징후(호흡, 맥박, 혈압, 체온), 의식 수준, 손상 기전, 통증 정도 등을 고려해야 하며 그 세부적인 기준·방법 및 절차 등은 보건복지부장관이 고시하는 한국 응급환자 중증도 분류기준에 따른다.

**제31조의5 【응급실 출입 제한】** ① 응급환자의 신속한 진료와 응급실 감염예방 등을 위하여 다음 각 호의 어느 하나에 해당하는 사람 외에는 응급실에 출입하여서는 아니 된다.

1. 응급실 환자
2. 응급의료종사자(이에 준하는 사람을 포함한다)
3. 응급실 환자의 보호자로서 진료의 보조에 필요한 사람

② 응급의료기관의 장은 제1항에 따라 응급실 출입이 제한된 사람이 응급실에 출입할 수 없도록 관리하여야 하고, 응급실에 출입하는 사람의 성명 등을 기록·관리하여야 한다.

③ 제1항의 응급실 출입기준 및 제2항의 출입자의 명단 기록·관리에 필요한 사항은 보건복지부령으로 정한다.

④ 제1항에도 불구하고 보건복지부장관, 시·도지사 또는 시장·군수·구청장은 제17조에 따른 응급의료기관 평가, 제31조의3에 따른 재지정 심사 등을 위하여 응급의료기관에 대한 지도·감독이 필요하다고 인정하는 경우 소속 공무원 및 관계 전문가로 하여금 응급실을 출입하도록 할 수 있다.

⑤ 제4항에 따라 응급실을 출입하는 자는 그 권한을 표시하는 증표를 지니고 이를 관계인에게 보여주어야 한다.

[규칙] 제18조의4 (응급실 출입 제한) ① 법 제31조의5제1항제3호에 따라 응급의료기관의 장이 응급실 출입을 허용할 수 있는 환자의 보호자는 1명으로 한다. 다만, 다음 각 호의 경우에는 2명으로 할 수 있다.

1. 소아 · 장애인 · 술 취한 사람 또는 정신질환자의 진료 보조를 위하여 필요한 경우
2. 그 밖에 진료 보조를 위하여 응급의료기관의 장이 필요하다고 인정하는 경우

② 응급실 환자의 보호자로서 다음 각 호의 어느 하나에 해당하는 사람은 응급실에 출입하여서는 아니 된다.

1. 발열 · 기침 등 감염병의 의심 증상이 있는 사람
2. 응급의료종사자에게 위해를 끼치거나 끼칠 위험이 있는 사람
3. 술 취한 사람 · 폭력행위자 등 다른 환자의 진료에 방해가 될 수 있는 사람
4. 그 밖에 응급의료기관의 장이 응급환자의 신속한 진료와 응급실 감염예방 등을 위하여 출입을 제한할 필요가 있다고 인정하는 사람

③ 응급의료기관의 장은 법 제31조의5제1항제3호에 따라 응급실에 출입하는 사람에게 출입증을 교부하여야 한다.

④ 응급의료기관의 장은 제1항에 따라 응급실에 출입하는 사람의 성명, 환자와의 관계, 입실 · 퇴실 일시, 연락처, 발열 · 기침 여부 등을 기록(전자문서로 된 기록을 포함한다) · 관리하고, 1년간 보존하여야 한다.

⑤ 응급의료기관의 장은 응급실 출입 제한에 관한 세부 사항을 응급실 입구 등에 게시하여야 한다.

### 해설

이 조는 감염병 확산 방지를 도모하는 한편, 응급실 과밀화 해소대책의 일환으로 2016년 12월 2일(법률 제14329호) 신설되었다.

**제32조 【비상진료체계】** ① 응급의료기관은 공휴일과 야간에 당직응급의료종사자를 두고 응급환자를 언제든지 진료할 준비체계(이하 "비상진료체계"라 한다)를 갖추어야 한다.

② 응급의료기관의 장으로부터 비상진료체계의 유지를 위한 근무명령을 받은 응급의료종사자는 이를 성실히 이행하여야 한다.

③ 응급의료기관의 장은 제1항에 따른 당직응급의료종사자로서 제31조의2에 따른 인력기준을 유지하는 것과는 별도로 보건복지부령으로 정하는 바에 따라 당직전문의 또는 당직전문의를 갈음할 수 있는 당직의사(이하 "당직전문의등"이라 한다)를 두어야 한다.

④ 응급의료기관의 장은 제31조의2에 따라 응급실에 근무하는 의사가 요청하는 경우 다음 각 호의 어느 하나에 해당하는 자가 응급환자를 직접 진료하게 하여야 한다.

1. 당직전문의등
2. 해당 응급환자의 진료에 적합한 자로서 보건복지부령에 따라 당직전문의등과 동등한 자격을 갖춘 것으로 인정되는 자

⑤ 비상진료체계에 관하여 필요한 사항은 보건복지부령으로 정한다.

①, ②를 위반하여 응급환자에게 중대한 불이익을 초래한 때 : 행정처분 위반사항

[규칙] 제19조 (비상진료체계) ① 법 제32조제3항에 따라 응급의료기관의 장은 다음 각 호의 구분에 따른 당직전문의를 두어야 한다. 다만, 권역응급의료센터가 아닌 응급의료기관이 해당 진료과목을 설치·운영하지 않는 경우에는 그 진료과목의 당직전문의를 두지 않을 수 있다.

1. 권역응급의료센터 : 내과·외과·산부인과·소아청소년과·정형외과·신경외과·심장혈관흉부외과·마취통증의학과·신경과 및 영상의학과 전문의 각 1명 이상〈개정 2022. 11. 22〉
2. 지역응급의료센터 : 내과·외과·산부인과·소아청소년과 및 마취통증의학과 전문의 각 1명 이상
3. 지역응급의료기관 : 내과계열 및 외과계열 전문의 각 1명 이상

② 법 제32조제4항제2호에 따른 당직전문의등과 동등한 자격을 갖춘 것으로 인정되는 자는 제1항 각 호의 진료과목별 전문의 중 당직전문의가 아닌 전문의로 한다.

③ 응급의료기관의 장은 제1항에 따른 당직전문의의 명단을 환자 및 환자의 보호자가 쉽게 볼 수 있도록 응급실 내부에 게시하여야 하며, 인터넷 홈페이지를 운영하는 경우에는 제1항에 따라 당직전문의를 둔 진료과목을 인터넷 홈페이지에 따로 표시하여야 한다.

### 해설

공휴일과 야간의 진료공백을 메우기 위한 보완적인 조치로써, 이 법에 의한 응급의료기관은 공휴일과 야간에 당직응급의료종사자를 두고 상시 진료할 준비체계를 갖추도록 하고 이의 유지를 위하여 근무명령을 받은 응급의료종사자는 이를 성실히 이행하도록 하였다. 또한 이를 위반하여 응급환자에게 중대한 불이익을 초래할 때에는 면허·자격정지 및 개설·영업허가 취소 등의 행정처분 위반사유가 된다.

### 용어해설

- "또는"과 "및" : "또는"은 둘 이상의 사항 중에서 선택적으로 필요로 하는 경우에 사용하는 접속사(영어의 or에 해당)이며, "및"은 둘 이상의 사항이 함께 필요로 하는 경우에 사용하는 병합적 접속사(영어의 and에 해당)이다.

**제33조 【예비병상의 확보】** ① 응급의료기관은 응급환자를 위한 예비병상을 확보하여야 하며 예비병상을 응급환자가 아닌 사람이 사용하게 하여서는 아니 된다.
② 예비병상의 확보 및 유지에 필요한 사항은 보건복지부령으로 정한다.

[위반시] 62(300만원 이하의 과태료) : 행정처분 위반사항

[규칙] 제20조 (예비병상의 확보 및 유지) ① 응급의료기관이 법 제33조의 규정에 따라 확보하여야 하는 예비병상의 수는 의료법 제30조제4항의 규정에 따라 허가받은 병상 수의 100분의 1 이상(병원의 경우에는 1병상 이상)으로 한다.
② 응급의료기관은 응급실을 전담하는 의사(이하 "전담의사"라 한다)가 입원을 의뢰한 응급환자에 한하여 제1항에 따른 예비병상을 사용하게 해야 한다. 다만, 최근의 응급환자발생상황과 다음 날의 예비병상 확보가능성 등을 고려하여 매일 오후 10시 이후에는 응급실에 있는 응급환자 중 입원 등의 필요성이 더 많이 요구되는 환자의 순으로 예비병상을 사용하도록 할 수 있다.

### 해설

이 조는 예비병상(beds in reserve)을 구비해야 하는 의료기관을 종전 종합병원에서 응급의료기관으로 법을 개정하고 확보 병상 수를 허가받은 병상 수의 100분의 1 이상(응급의료기관이 병원의 경우에는 1병상 이상)으로 하고, 이를 사용하지 않으면 건강에 큰 위해가 예견되는 환자로서 응급실을 전담하고 있는 의사가 최근의 응급환자발생상황과 다음 날의 예비병상 확보가능성 등을 고려하여 매일 오후 10시 이후에는 응급실에 있는 응급환자 중 입원 등의 필요성이 더 많이 요구되는 환자의 순으로 입원의뢰한 응급환자 이외에는 예비병상을 사용할 수 없도록 정하고 있다. 그러나 중한 응급환자가 응급실에서 간단한 조치를 받은 뒤 곧바로 집중치료를 받을 수 있는 중환자실에 들어가지 못하는 경우를 대비한 취지의 예비병상제가 운영이 되어야 할 것이기 때문에 일반병실에 예비병상을 두는 것은 큰 의미가 없는 것으로 보인다. 따라서 기준을 낮추더라도 중환자실을 확보하도록 하는 방안 등이 모색되어야 할 것이다.

**제33조의2 【응급실 체류 제한】** ① 응급의료기관의 장은 환자의 응급실 체류시간을 최소화하고 입원진료가 필요한 응급환자는 신속하게 입원되도록 조치하여야 한다.
② 권역응급의료센터 및 지역응급의료센터의 장은 24시간을 초과하여 응급실에 체류하는 환자의 비율을 보건복지부령으로 정하는 기준 미만으로 유지하여야 한다.

[규칙] 제20조의2 (응급실 체류 제한) 법 제33조의2제2항에서 "보건복지부령으로 정하는 기준"이란 연 100분의 5를 말한다.

### 해설

이 조는 응급환자의 빠른 진료/검사 및 응급실 과밀화 해소를 위하여 제정되었다. 이에 따라 응급실에서 진료와 입원 대기가 24시간 이상 지체될 수 없으며, 입원병실이 확보되지 않을 경우 의료진의 결정에 따라 귀가 또는 타원으로 전원을 원칙으로 진료가 이루어진다.

**제34조【당직의료기관의 지정】** 보건복지부장관, 시 · 도지사 또는 시장 · 군수 · 구청장은 공휴일 또는 야간이나 그 밖에 응급환자 진료에 지장을 줄 우려가 있다고 인정할 만한 이유가 있는 경우에는 응급환자에 대한 응급의료를 위하여 보건복지부령으로 정하는 바에 따라 의료기관의 종류별 · 진료과목별 및 진료기간별로 당직의료기관을 지정하고 이들로 하여금 응급의료를 하게 할 수 있다.

행정처분 위반사항

[규칙] 제21조 (당직의료기관의 지정) ① 법 제34조의 규정에 의한 당직의료기관의 지정대상은 응급의료기관을 제외한 의료기관으로 한다.

② 보건복지부장관, 시 · 도지사 또는 시장 · 군수 · 구청장은 당직의료기관을 지정하고자 하는 경우에는 다음 각 호의 구분에 따라 시 · 군 · 구(자치구를 말한다. 이하 같다)별로 의료기관의 신청을 받아 지정하여야 한다.

1. 시장 · 군수 · 구청장이 지정하는 경우
   재해 또는 사고 그 밖에 불가피한 사유로 관할 구역에서 응급환자의 진료에 지장을 발생할 우려가 있는 경우
2. 시 · 도지사가 지정하는 경우
   가. 당직의료기관을 지정하여야 하는 지역이 관할 시 · 도의 전체 지역이거나 2 이상의 시 · 군 · 구에 해당하는 경우
   나. 의료기관의 분포 등을 고려하여 시 · 군 · 구별로 지정하여 운영하는 것이 불합리하다고 판단하여 당직의료권역을 정한 경우
   다. 시장 · 군수 · 구청장이 지정한 당직의료기관이 충분하지 아니하다고 인정되는 경우
3. 보건복지부장관이 지정하는 경우
   가. 당직의료기관을 지정하여야 하는 범위가 전국 또는 2 이상의 시 · 도에 해당하는 경우
   나. 의료기관의 분포 등을 고려하여 시 · 도별로 지정하여 운영하는 것이 불합리하다고 판단하여 당직의료권역을 정한 경우

다. 시 · 도지사가 지정한 당직의료기관이 충분하지 아니하다고 인정되는 경우

③ 보건복지부장관, 시 · 도지사 또는 시장 · 군수 · 구청장은 제2항의 규정에 따라 당직의료기관을 지정함에 있어 지정신청을 한 의료기관이 충분하지 아니한 경우에는 지정신청을 한 의료기관외의 의료기관을 당직의료기관으로 직접 지정할 수 있다.

④ 보건복지부장관, 시 · 도지사 또는 시장 · 군수 · 구청장이 제2항의 규정에 따라 당직의료기관을 지정하는 때에는 당직 근무개시일 전에 미리 해당 의료기관에 지정사실을 통보하여야 한다.

**해설**

이 조에서는 보건복지부장관, 시 · 도지사 또는 시장 · 군수 · 구청장이 응급의료기관을 제외한 의료기관을 대상으로 의료기관의 신청을 받아 의료기관의 종별 · 진료과목별 및 진료기간별로 당직의료기관을 지정하고, 지정신청을 하는 의료기관이 충분하지 아니한 경우에는 지정신청을 한 의료기관외의 의료기관을 직접 지정하여 공휴일 또는 야간에 발생하는 응급환자에 대비토록 하고 있다.

**제34조의2【야간 · 휴일 소아 진료기관의 지정】** ① 보건복지부장관 또는 시 · 도지사는 응급실 과밀화 해소 및 소아환자에 대한 의료 공백 방지를 위하여 의료법 제3조에 따른 의료기관 중에서 야간 또는 휴일에 소아환자를 진료하는 야간 · 휴일 소아 진료기관을 지정할 수 있다.〈개정 2024. 1. 25〉[시행일 2024. 7. 31]

② 보건복지부장관, 시 · 도지사 또는 시장 · 군수 · 구청장은 야간 · 휴일 소아 진료기관에 대한 행정적 · 재정적 지원을 할 수 있다.

③ 야간 · 휴일 소아 진료기관의 지정 기준 · 방법 · 절차 및 업무 등에 관하여 필요한 사항은 보건복지부령으로 정한다.〈개정 2024. 1. 25〉[시행일 2024. 7. 31]

**제35조【응급의료기관의 지정 취소 등】** ① 응급의료기관 및 권역외상센터, 지역외상센터가 다음 각 호의 어느 하나에 해당하는 경우에는 보건복지부장관 시 · 도지사 또는 시장 · 군수 · 구청장 중 해당 지정권자가 그 지정을 취소할 수 있다.

1. 지정기준에 미달한 경우
2. 이 법에 따른 업무를 수행하지 아니한 경우
3. 이 법 또는 이 법에 따른 처분이나 명령을 위반한 경우

② 보건복지부장관, 시 · 도지사 또는 시장 · 군수 · 구청장은 응급의료기관 및 권역외상센터, 지역외상센터가 제1항 각 호의 어느 하나에 해당하는 경우에는 일정한 기간을 정하여 위반한 사항을 시정하도록 명하여야 한다.

③ 보건복지부장관, 시 · 도지사 또는 시장 · 군수 · 구청장은 제2항의 시정명령을

한 경우 명령의 성실한 이행을 위하여 명령이 이행될 때까지 제16조제1항, 제17조제4항 및 제30조의4에 따른 재정 지원의 전부 또는 일부를 중단할 수 있다.
④ 보건복지부장관은 응급의료기관 및 권역외상센터, 지역외상센터가 제2항에 따른 시정명령을 이행하지 아니한 경우 일정한 기간을 정하여 제23조에 따른 응급의료수가를 차감할 수 있다.

[규칙] 제22조 (응급의료기관의 지정취소 등에 따른 조치사항) 법 제31조의3 또는 제35조에 따라 응급의료기관의 재지정을 받지 못하거나 지정취소처분을 받은 의료기관은 응급의료기관임을 나타내는 표시 등을 제거하여야 하며, 교부받은 응급의료기관 지정서를 반납하여야 한다.

**제35조의2 【응급의료기관 외의 의료기관】** ① 이 법에 따른 응급의료기관으로 지정받지 아니한 의료기관이 응급의료시설을 설치·운영하려면 보건복지부령으로 정하는 시설·인력 등을 갖추어 시장·군수·구청장에게 신고하여야 한다. 다만, 종합병원의 경우에는 신고를 생략할 수 있다.
② 시장·군수·구청장은 제1항에 따른 신고를 받은 경우 그 내용을 검토하여 이 법에 적합하면 신고를 수리하여야 한다.

[규칙] 제23조 (응급의료시설의 설치기준) ① 응급의료기관으로 지정받지 아니한 의료기관이 법 제35조의2의 규정에 따라 응급의료시설을 설치·운영하고자 하는 경우에 갖추어야 하는 시설·인력 등의 기준은 별표 9와 같다.
② 응급의료기관으로 지정받지 아니한 의료기관이 응급의료시설을 설치·운영하고자 하는 경우에는 별지 제9호서식의 응급의료시설 설치신고서에 다음 각 호의 서류를 첨부하여 관할 시장·군수·구청장에게 제출하여야한다
1. 응급의료시설의 도면 1부
2. 응급의료 시설·인력 및 장비 등의 현황 1부
3. 응급의료시설의 운영계획서 1부
③ 시장·군수·구청장은 제2항의 규정에 의한 신고를 수리한 때에는 별지 제10호서식의 응급의료시설설치신고필증을 발급해야 한다.

**해설**

이 조는 응급의료기관 외의 의료기관이 응급의료시설을 설치·운영하고자 하는 경우에 갖추어야 할 시설·인력기준과 그 신고절차 등을 정하고 있다.

# 제 7 장 응급구조사

**제36조【응급구조사의 자격】** ① 응급구조사는 업무의 범위에 따라 1급 응급구조사와 2급 응급구조사로 구분한다.

② 1급 응급구조사가 되려는 사람은 다음 각 호의 어느 하나에 해당하는 사람으로서 보건복지부장관이 실시하는 시험에 합격한 후 보건복지부장관의 자격인정을 받아야 한다.

1. 제36조의4제1항에 따라 지정받은 대학 또는 전문대학에서 응급구조학을 전공하고 졸업한 사람〈개정 2024. 1. 25〉[시행일 2026. 1. 26]
2. 보건복지부장관이 정하여 고시하는 기준에 해당하는 외국의 응급구조사 자격인정을 받은 사람
3. 2급 응급구조사로서 응급구조사의 업무에 3년 이상 종사한 사람

③ 2급 응급구조사가 되려는 사람은 다음 각 호의 어느 하나에 해당하는 사람으로서 보건복지부장관이 실시하는 시험에 합격한 후 보건복지부장관의 자격인정을 받아야 한다.

1. 제36조의4제2항에 따라 지정받은 양성기관에서 대통령령으로 정하는 양성과정을 마친 사람〈개정 2024. 1. 25〉[시행일 2026. 1. 26]
2. 보건복지부장관이 정하여 고시하는 기준에 해당하는 외국의 응급구조사 자격인정을 받은 사람

④ 보건복지부장관은 제2항과 제3항에 따른 응급구조사시험의 실시에 관한 업무를 대통령령으로 정하는 바에 따라 한국보건의료인국가시험원법에 따른 한국보건의료인국가시험원에 위탁할 수 있다.

⑤ 1급 응급구조사 및 2급 응급구조사의 시험과목, 시험방법 및 자격인정에 관하여 필요한 사항은 보건복지부령으로 정한다.

[벌칙] 응급구조사의 자격인정을 받지 못한 자가 응급구조사를 사칭하여 응급구조사의 업무를 행한 자 : 60(5년 이하의 징역 또는 5천만원 이하의 벌금)

[위반시] 응급구조사의 명칭 또는 유사명칭을 사용한 자 : 300만원 이하의 과태료

[영] 제25조 (응급구조사의 양성과정) ① 법 제36조제3항제1호의 규정에 의한 응급구조사 양성과정은 강의·실습 및 실무수습과정으로 구분하고, 각 과정에 따른 교육과목 및 시간은 보건복지부령으로 정한다.

② 제1항의 규정에 의한 양성과정을 이수할 수 있는 자는 초·중등교육법 제2조제4호의 규정에 의한 고등학교 졸업자(당해 연도 졸업예정자를 포함한다) 또는 이와 동등 이상의 학력이 있는 자로 한다.

③ 양성기관의 장은 보건복지부령이 정하는 바에 따라 양성과정을 이수중인 자의 학력·경력 및 자격에 따라 제1항의 규정에 의한 교육과목 및 시간의 일부를 감면하여 실시할 수 있다.

[규칙] **제24조 (응급구조사 양성기관의 지정기준)** 법 제36조제3항제1호의 규정에 의한 응급구조사 양성기관의 지정기준은 별표 10과 같다.

[규칙] **제25조 (응급구조사의 양성과정)** ① 영 제25조제1항의 규정에 의한 응급구조사 양성과정의 교육과목 및 시간은 별표 11과 같다.

② 응급구조사양성기관의 장은 영 제25조제3항에 따라 다음 각 호의 어느 하나에 해당하는 자에 대하여 별표 11의 교육과목 중 구급차 동승실습을 감면할 수 있다.

1. 119구조·구급에 관한 법률 제10조에 따른 구급대의 대원으로 1년 이상 근무한 자
2. 법 제44조의 규정에 의한 구급차등을 운용하는 자에 소속되고, 구급차등에 탑승하여 1년 이상 응급의료활동에 참여하거나 보조한 자
3. 300시간 이상 인명의 구조·구급활동에 참여한 경력을 가진 자원봉사자로서 시·도지사로부터 인정을 받은 자

[규칙] **제26조 (응급구조사시험의 범위 및 과목 등)** ① 법 제36조제5항의 규정에 의한 응급구조사시험은 필기시험 및 실기시험으로 구분하여 별표 12의 시험과목과 시험방법으로 실시한다.

② 제1항의 규정에 의한 응급구조사시험의 합격자결정은 필기시험의 매 과목 40퍼센트 이상을 득점하고, 실기시험에 합격한 자중 전과목 총점의 60퍼센트 이상을 득점한 자를 합격자로 한다.

③ 응급구조사시험의 출제방법, 과목별 배점비율, 그 밖에 시험 시행에 필요한 사항은 영 제26조에 따라 시험관리업무의 위탁기관으로 지정받은 응급구조사 시험관리기관(이하 "시험관리기관"이라 한다)의 장이 정한다.

[영] **제26조 (응급구조사시험 관리업무의 위탁)** 보건복지부장관은 법 제36조제4항에 따라 응급구조사시험의 실시에 관한 업무를 한국보건의료인국가시험원법에 따른 한국보건의료인국가시험원에 위탁한다.

[규칙] **제27조 (응급구조사시험의 시행 등)** ① 시험관리기관의 장은 응급구조사시험을 실시하고자 하는 때에는 보건복지부장관의 승인을 받아 시험일시, 시험장소, 시험과목, 응시원서의 제출기간 그 밖에 시험 시행에 필요한 사항을 시험실시 90일전까지 공고하여야 한다. 다만, 시험장소는 응시인원이 확인된 후 시험실시 30일 전까지 공고할 수 있다.

② 시험관리기관의 장은 응급구조사시험을 실시할 때마다 시험과목별로 전문지식을 갖춘 자 중에서 시험위원을 임명 또는 위촉하여야 하며 이들에 대하여 예산의 범위안에서 수당을 지급할 수 있다.

③ 시험관리기관의 장은 응급구조사시험 관리업무의 원활한 수행을 위하여 필요한 경우에는 국가, 지방자치단체 또는 관계기관·단체에 대하여 시험장소 및 시험감독의 지원 등 필요한 협조를 요청할 수 있다.

[규칙] 제28조 (응급구조사시험의 응시 및 수수료) ① 응급구조사시험에 응시하고자 하는 자는 시험관리기관의 장이 정하는 응시원서를 제출하여야 한다.

② 응급구조사시험에 응시하고자 하는 자는 시험관리기관의 장이 보건복지부장관의 승인을 얻어 정한 수수료를 납부하여야 한다.

**용어해설**

◎ 한국보건의료인국가시험원 : 보건의료인 국가시험제도를 전문적·객관적으로 운영하고 국내외 시험제도에 대한 조사·연구·개발을 통하여 우수한 보건의료인을 배출함으로써 국가 보건의료 발전에 이바지함을 목적으로 1992년 4월 20일 재단법인으로 설립되었으며, '한국보건의료인국가시험원법'이 제정, 시행됨에 따라, 2015년 12월 23일 특수법인으로 전환되었다.

**해설**

이 조는 전문인력인 1, 2급 응급구조사에 대하여, 엄격한 자격요건을 갖춘 자 중에서 해당 국가시험을 합격한 후 반드시 보건복지부장관의 자격인정을 받을 것을 규정하고 있다. 보건복지부장관 인정하는 외국 응급구조사 심의기준은 졸업한 대학의 학제 및 교과과정, 학사관리 등이 우리나라 해당대학 수준과 비교하여 동등하거나 그 이상인지 여부 그리고 학위취득 및 면허취득의 적절성 여부 등으로 볼 수 있다.

**제36조의2 【응급구조사 자격증의 교부 등】** ① 보건복지부장관은 제36조제2항 또는 제3항에 따른 응급구조사시험에 합격한 사람에게 응급구조사 자격증을 교부하여야 한다. 다만, 자격증 교부 신청일 기준으로 제37조에 따른 결격사유에 해당하는 사람에게는 자격증을 교부해서는 아니 된다.

② 제1항에 따라 응급구조사 자격증을 교부받은 사람은 응급구조사 자격증의 분실 또는 훼손으로 사용할 수 없게 된 경우에는 보건복지부장관에게 재교부 신청을 할 수 있다.

③ 응급구조사는 다른 사람에게 자기의 성명을 사용하여 제41조에 따른 응급구조사의 업무를 수행하게 하여서는 아니 된다.

④ 제1항 및 제2항에 따른 응급구조사 자격증의 교부·재교부 및 관리에 필요한 사항은 보건복지부령으로 정한다.

> ⑤ 제1항에 따라 자격증을 교부받은 사람은 다른 사람에게 그 자격증을 빌려주어서는 아니 되고, 누구든지 그 자격증을 빌려서는 아니 된다.
> ⑥ 누구든지 제5항에 따라 금지된 행위를 알선하여서는 아니 된다.

[벌칙] ③, ⑤, ⑥항 위반 : 60(3년 이하의 징역 또는 3천만원 이하의 벌금), 행정처분 위반사항

[규칙] 제29조 (자격증의 교부 등) ① 법 제36조의2제1항에 따라 응급구조사시험에 합격한 자는 다음 각 호의 서류를 첨부하여 보건복지부장관에게 자격증의 교부를 신청하여야 한다.

1. 법 제36조제2항 및 제3항의 규정에 의한 자격이 있음을 증명하는 다음 각 목의 서류
   가. 법 제36조제2항제1호 또는 제3항제1호에 해당하는 자 : 졸업증명서 또는 수료증 1부
   나. 법 제36조제2항제2호 또는 제3항제2호에 해당하는 자 : 자격증사본 또는 면허증 사본 1부
   다. 법 제36조제2항제3호에 해당하는 자 : 자격증사본 1부 및 경력증명서 1부
2. 법 제37조제1호 및 제2호에 해당하는 자가 아님을 증명하는 의사의 진단서 1부
3. 사진(신청 전 6개월 이내에 모자 등을 쓰지 않고 촬영한 천연색 상반신 정면사진으로 가로 3.5센티미터, 세로 4.5센티미터의 사진을 말한다) 2장

② 보건복지부장관은 자격증의 교부신청을 받은 날부터 14일 이내에 시험응시자격 유무를 확인하여 별지 제11호서식의 응급구조사자격등록대장에 합격자를 등록하고 별지 제12호서식의 응급구조사자격증을 교부한다.

[규칙] 제30조 (자격증의 재교부) 법 제36조의2제2항에 따라 응급구조사가 응급구조사자격증을 재교부 받고자 하는 때에는 별지 제13호서식의 응급구조사자격증 재교부신청서에 다음 각 호의 서류를 첨부하여 보건복지부장관에게 제출하여야 한다.

1. 자격증이 헐어 못쓰게 된 경우에는 그 자격증 1부
2. 자격증을 잃어버린 경우에는 그 사유서 1부
3. 사진(신청 전 6개월 이내에 모자 등을 쓰지 않고 촬영한 천연색 상반신 정면사진으로 가로 3.5센티미터, 세로 4.5센티미터의 사진을 말한다) 1장

[규칙] 제31조 (자격증의 반납) ① 응급구조사는 다음 각 호의 1에 해당하는 사유가 있는 경우에는 자격증(제3호의 경우에는 다시 찾은 자격증을 말한다)을 지체 없이 보건복지부장관에게 반납하여야 한다.

1. 자격취소처분을 받은 경우
2. 삭제〈2015. 1. 8〉

3. 자격증을 재교부 받은 후 잃어버린 자격증을 찾은 경우

② 삭제〈2015. 1. 8〉

**제36조의3【응급구조사 실태 등의 신고】** ① 응급구조사는 대통령령으로 정하는 바에 따라 최초로 자격을 받은 후부터 3년마다 그 실태와 취업상황을 보건복지부장관에게 신고하여야 한다.

② 보건복지부장관은 제43조의 보수교육을 받지 아니한 응급구조사에 대하여 제1항에 따른 신고를 반려할 수 있다.

③ 보건복지부장관은 제1항에 따른 신고 수리 업무를 대통령령으로 정하는 바에 따라 관련 기관 등에 위탁할 수 있다.

[영] 제26조의2 (응급구조사 실태와 취업상황 신고) ① 응급구조사는 법 제36조의3제1항에 따라 응급구조사 자격증을 발급받은 날부터 매 3년이 되는 해의 12월 31일까지 그 실태와 취업상황을 보건복지부장관에게 신고하여야 한다.

② 응급구조사는 제1항에 따른 신고를 하는 경우에는 보건복지부령으로 정하는 응급구조사 취업상황 등 신고서(전자문서로 된 신고서를 포함한다)에 법 제43조에 따른 보수교육 이수 또는 면제를 증명하는 서류(전자문서로 된 서류를 포함한다)를 첨부하여 보건복지부장관에게 제출하여야 한다.

③ 보건복지부장관은 법 제36조의3제1항에 따른 응급구조사 실태와 취업상황의 신고 업무를 효율적으로 처리하기 위하여 필요하다고 인정하는 경우에는 해당 업무를 전자적으로 처리할 수 있는 정보처리시스템을 구축·운영할 수 있다.

[영] 제26조의3 (업무의 위탁) ① 보건복지부장관은 법 제36조의3제3항에 따라 같은 조 제1항에 따른 응급구조사 실태와 취업상황의 신고 수리 업무를 다음 각 호의 기관 또는 단체에 위탁할 수 있다.

1. 공공기관의 운영에 관한 법률 제4조에 따른 공공기관 중 그 설립 목적이 보건의료 또는 인력개발과 관련되는 공공기관
2. 응급구조사를 구성원으로 하여 설립된 기관으로서 전국적 조직을 갖추고 있는 기관 또는 단체
3. 위탁 업무 수행에 필요한 조직·인력 및 전문성 등을 갖춘 기관 또는 단체로서 보건복지부장관이 정하여 고시하는 기관 또는 단체

② 보건복지부장관은 법 제36조의3제3항에 따라 응급구조사 실태와 취업상황의 신고 수리 업무를 위탁하려는 경우에는 그 위탁 기준·절차 및 방법 등에 관한 사항을 미리 공고하여야 한다.

③ 보건복지부장관은 법 제36조의3제3항에 따라 응급구조사 실태와 취업상황의 신고 수리 업무를 위탁한 경우에는 그 위탁 내용 및 수탁자 등에 관한 사항을 관보에 고시하고, 보건복지부 인터넷 홈페이지에 게재하여야 한다.

④ 법 제36조의3제3항에 따라 응급구조사 실태와 취업상황의 신고 수리 업무를 위탁받은 기관은 사업운영계획, 사업집행현황, 자금운용계획 및 자금집행내역 등에 관한 사항을 보건복지부장관에게 보고하여야 한다.

⑤ 제2항부터 제4항까지의 규정에 따른 위탁 기준 등의 공고, 위탁 내용 등의 고시 또는 위탁 업무의 보고 등에 필요한 세부 사항은 보건복지부장관이 정하여 고시한다.

[규칙] 제31조의2 (응급구조사 실태와 취업상황 신고) ① 영 제26조의2제2항에 따른 응급구조사 취업상황 등 신고서는 별지 제13호의2서식과 같다.

② 법률 제14218호 응급의료에 관한 법률 일부개정법률 부칙 제2조에 따라 그 실태와 취업상황을 신고하는 응급구조사는 별지 제13호의2서식에 따른 응급구조사 취업상황 등 신고서에 별지 제14호의2서식의 응급구조사 보수교육 면제 확인서 또는 별지 제15호서식의 응급구조사 보수교육이수증을 첨부하여 보건복지부장관에게 제출하여야 한다.

③ 법률 제14218호 응급의료에 관한 법률 일부개정법률 부칙 제2조에 따라 그 실태와 취업상황을 신고한 응급구조사는 해당 신고를 한 날부터 매 3년이 되는 해의 12월 31일까지 그 실태와 취업상황을 신고하여야 한다.

**해설**

이 조는 응급구조사 인력 수급 및 자격 관리 강화를 위해 모든 응급구조사에게 3년마다 보건복지부장관에게 취업여부 · 취업기관 · 보수교육 이수여부 등을 신고하도록 하고 있다. 기간 내 신고를 하지 않을 경우, 제55조제2항에 따라 자격 효력 정지에 처한다.

**제36조의4 【응급구조사 양성대학 등 지정】** ① 보건복지부장관은 1급 응급구조사의 적절한 수급 및 양성을 위하여 응급구조학과를 개설한 대학 또는 전문대학을 1급 응급구조사 양성대학으로 지정할 수 있다.

② 보건복지부장관은 2급 응급구조사의 적절한 수급 및 양성을 위하여 관련 양성과정을 개설한 기관을 2급 응급구조사 양성기관으로 지정할 수 있다.

③ 보건복지부장관은 1급 응급구조사 양성대학 또는 2급 응급구조사 양성기관(이하 "응급구조사 양성대학등"이라 한다)을 지정한 때에는 보건복지부령으로 정하는 바에 따라 지정서를 발급하고 그 사실을 관보 또는 보건복지부 인터넷홈페이지에 공고하여야 한다.

④ 보건복지부장관은 응급구조사 양성대학등이 다음 각 호의 어느 하나에 해당하

는 경우에는 제1항 또는 제2항에 따른 지정을 취소할 수 있다. 다만, 제1호에 해당하는 경우에는 지정을 취소하여야 한다.

1. 거짓 또는 부정한 방법으로 지정을 받은 경우
2. 지정기준에 적합하지 아니하거나 지정목적에 충실하게 운영되지 못한 경우

⑤ 보건복지부장관은 응급구조사 양성대학등의 지정 관련 업무를 대통령령으로 정하는 바에 따라 관련 전문기관 또는 단체에 위탁할 수 있다.

⑥ 제1항 및 제2항에 따른 응급구조사 양성대학등의 지정에 필요한 기준, 교육인력, 과목 등에 관한 사항은 대통령령으로 정한다.

⑦ 제1항, 제2항 및 제4항에 따른 응급구조사 양성대학등의 지정 및 지정 취소의 절차, 방법 등에 필요한 사항은 보건복지부령으로 정한다.〈본조 신설 2024. 1. 25〉[시행일 2026. 1. 26]

**제37조【결격사유】** 다음 각 호의 어느 하나에 해당하는 사람은 응급구조사가 될 수 없다.

1. 정신건강증진 및 정신질환자 복지서비스 지원에 관한 법률 제3조제1호에 따른 정신질환자. 다만, 전문의가 응급구조사로서 적합하다고 인정하는 사람은 그러하지 아니하다.
2. 마약·대마 또는 향정신성의약품 중독자
3. 피성년후견인·피한정후견인
4. 다음 각 목의 어느 하나에 해당하는 법률을 위반하여 금고 이상의 실형을 선고받고 그 집행이 끝나지 아니하거나 면제되지 아니한 사람
   가. 이 법
   나. 형법 제233조, 제234조, 제268조(의료과실만 해당한다), 제269조, 제270조제1항부터 제3항까지, 제317조제1항
   다. 보건범죄 단속에 관한 특별조치법, 지역보건법, 국민건강증진법, 후천성면역결핍증 예방법, 의료법, 의료기사 등에 관한 법률, 시체해부 및 보존에 관한 법률, 혈액관리법, 마약류 관리에 관한 법률, 모자보건법, 국민건강보험법

행정처분 위반사항

### 해설

결격사유에 해당되면 국가고시에 응시할 수 없다. 만약 국가고시에 합격하였어도 그 합격이 무효가 되며 자격인정을 받은 경우라 하더라도 자격취소의 사유가 된다. 2007년 10월 17일 법 개정으로 그 증세가 가벼운 정신질환자로서 전문의가 응급구조사의 업무를 수행할 능력이 있다고 인정하는 경우에는 응급구조사가 될 수 있도록 하여 국민의 보건 및 건강 보호에 관한 법익이 침해되지 아니하는 범위에

서 헌법 상 직업선택의 자유를 보장하였으며, 2007년 12월 14일 법 개정에서는 파산선고와 응급구조사의 자격취득 간에 직접적인 관련성이 없고 파산자의 사회복귀를 지원하기 위하여 결격사유에서 파산선고를 받고 복권되지 아니한 자를 삭제하였다. 또한 민법 개정(종전의 금치산자와 한정치산자가 무능력자로 규정되었던 데 비하여 개정 민법에서는 피한정후견인와 미성년자 · 피성년후견인 · 피특정후견인을 제한능력자로 규정하여 잔존능력을 최대한 존중하고, 경제적 영역뿐 아니라 비경제적 영역의 지원도 가능하며, 후견인에 대한 실질적 감독이 이루어질 수 있도록 함)에 따라 2015년 1월 28일 따라 종전 금치산자와 한정치산자를 피성년후견인 · 피한정후견인으로 개칭하였다.

### 용어해설

- 피성년후견인[被成年後見人] : 질병, 장애, 노령, 그 밖의 사유로 인한 정신적 제약으로 사무를 처리할 능력이 지속적으로 결여된 사람으로서 가정법원으로부터 피성년후견개시의 심판을 받은 사람이다. 행위능력의 제한은 무능력자 중에서도 가장 강하다. 즉, 단독으로는 물론, 본심으로 돌아갔을 때에 후견인의 동의를 얻었다 하더라도 법률행위를 할 수 없으며, 그와 같은 행위는 언제나 취소할 수 있다(13조). 또한 선거권이 없는 등, 민법 이외의 법률에 의한 제한도 있다.
- 피한정후견인[被限定後見人] : 가정법원으로부터 한정후견개시의 심판을 받은 사람이다. 피한정후견인은 원칙적으로 종국적 · 확정적으로 유효하게 법률행위를 할 수 있다. 다만, 가정법원이 피한정후견인으로 하여금 한정후견인의 동의를 받아야 할 행위의 범위를 정한 경우에는 예외이다.

**(참고) 정신건강증진 및 정신질환자 복지서비스 지원에 관한 법률 제3조제1호**

1. "정신질환자"란 망상, 환각, 사고나 기분의 장애 등으로 인하여 독립적으로 일상생활을 영위하는 데 중대한 제약이 있는 사람을 말한다.

**제38조 【부정행위에 대한 제재】** ① 부정한 방법으로 응급구조사시험에 응시한 사람 또는 응급구조사시험에서 부정행위를 한 사람에 대하여는 그 수험을 정지시키거나 합격을 무효로 한다.
② 보건복지부장관은 제1항에 따라 수험이 정지되거나 합격이 무효로 된 사람에 대하여 처분의 사유와 위반 정도 등을 고려하여 대통령령으로 정하는 바에 따라 그 다음에 치러지는 응급구조사시험 응시를 3회의 범위에서 제한할 수 있다.

행정처분 위반사항

[영] 제26조의4 (응급구조사시험의 응시제한 기준) 법 제38조제2항에 따른 응급구조사시험의 응시제한 기준은 별표 1과 같다.〈신설 2021. 12. 28〉

**제39조 【응급구조사의 준수 사항】** 응급구조사는 응급환자의 안전을 위하여 그 업무를 수행할 때 응급처치에 필요한 의료장비, 무선통신장비 및 구급의약품의 관리 ·

운용과 응급구조사의 복장 · 표시 등 응급환자 이송 · 처치에 필요한 사항에 대하여 보건복지부령으로 정하는 사항을 지켜야 한다.

[위반시] 62(300만원 이하의 과태료)

[규칙] 제32조 (응급구조사의 준수사항) 법 제39조의 규정에 의한 응급구조사의 준수사항은 별표 13과 같다.

**제40조【비밀 준수 의무】** 응급구조사는 직무상 알게 된 비밀을 누설하거나 공개하여서는 아니 된다.

[벌칙] 60(3년 이하의 징역 또는 3천만원 이하의 벌금), 친고죄(공소는 고소가 있어야 함) : 행정처분 위반사항

**해설**

이 조는 환자의 사생활보호 차원에서 부과된 의무규정이다. 따라서 다른 법령에서 특히 인정되는 경우(예컨대, 감염병의 예방 및 관리에 관한 법률 제4조 제2항, 후천성면역결핍증 예방법 제5조 제1항 등)를 제외하고 직무상 중 알게 된 환자의 비밀을 누설한 경우에는 벌칙형에 처하게 된다. 이 의무를 위반한 자에 대한 공소는 고소가 있어야 한다고 규정하고 있으므로, 이는 비밀누설로 피해를 입었다고 주장하는 환자인 피해자가 고소함으로써 비로소 다루어지는 친고죄이다.

**용어해설**

- 친고죄(Antragsverbrechen) : 검사가 공소를 제기하기 위한 요건으로서 피해자 그 밖에 일정 한 자의 고소가 있어야 하는 범죄이다. 이를 인정하는 이유는 피해자의 의사에 반하여 그 범죄를 기소하고 공표하는 것이 오히려 피해자에게 불이익하거나 또는 피해가 경미하기 때문에 피해자의 의사를 무시하면서까지 소추할 필요가 없다는데 있다.

**제41조【응급구조사의 업무】** ① 응급구조사는 응급환자가 발생한 현장에서 응급환자에 대하여 상담 · 구조 및 이송 업무를 수행하며, 의료법 제27조의 무면허 의료행위 금지 규정에도 불구하고 보건복지부령으로 정하는 범위에서 현장에 있거나 이송 중이거나 의료기관 안에 있을 때에는 응급처치의 업무에 종사할 수 있다.

② 보건복지부장관은 5년마다 제1항에 따른 응급구조사 업무범위의 적절성에 대한 조사를 실시하고, 중앙위원회의 심의를 거쳐 응급구조사 업무범위 조정을 위하여 필요한 조치를 할 수 있다.

[규칙] 제33조 (응급구조사의 업무) 법 제41조의 규정에 의한 응급구조사의 업무범위는 별표 14와 같다.

### 해설

이 조는 응급구조사가 병원전 단계에서 응급환자에 대하여 상담 · 구조 및 이송업무를 행할 수 있으며 또한 현장, 이송 중 또는 의료기관 안에서 응급처치의 업무에 종사할 수 있다고 정하고 있다. 개정(2000. 1. 12) 전과의 차이점은 종전 의료기관안에서 진료의 보조업무가 이 법 제2조(정의)에 규정하고 있는 응급처치 업무로 개정되었다. 또한 별표14(규칙 제40조 관련)에 응급구조사의 업무범위에 따라 응급구조사를 1급과 2급으로 구분하고 각 종별에 따른 업무범위를 시행규칙에 명시하고 있다. 이 같은 전문적 또는 제도화된 법률의 힘으로 정해진 기준은 응급구조사가 시행하였던 행위의 타당성을 입증하는 결정적 증거로써 인정될 수 있다. 또한 최근(2019. 12. 3) 같은 법 개정을 통하여 급속하게 발전하고 있는 응급의학기술을 반영하여 응급구조사가 수행할 수 있는 업무 범위를 조정함으로써 응급상황에 처한 환자에게 신속한 응급처치가 이루어질 수 있도록 보건복지부장관은 5년마다 응급구조사 업무 범위의 적절성에 대한 조사를 실시하고, 중앙응급의료위원회의 심의를 거쳐 조정에 필요한 조치를 할 수 있도록 하였다.

**제41조의2【응급구조사 업무지침의 개발 및 보급】** ① 보건복지부장관은 응급구조사 업무의 체계적 · 전문적 관리를 위하여 보건복지부령으로 정하는 절차 · 내용 · 방법에 따라 응급구조사 업무지침을 작성하여 보급하여야 한다.

② 보건복지부장관은 제41조제2항에 따라 응급구조사의 업무범위를 조정한 경우에는 제1항에 따른 업무지침에 이를 반영하여야 한다.

③ 응급구조사는 제41조에 따른 업무를 수행할 때 제1항에 따른 업무지침을 활용하여야 한다.

[규칙] 제33조의2 (응급구조사 업무지침의 개발 및 보급) ① 법 제41조의2제1항에 따른 응급구조사 업무지침(이하 "업무지침"이라 한다)에는 다음 각 호의 내용이 포함되어야 한다.

1. 법 제39조에 따른 응급구조사의 준수사항에 관한 세부 내용
2. 법 제41조에 따른 응급구조사의 업무 및 법 제42조에 따른 응급구조사 업무의 제한에 관한 세부 내용과 절차
3. 법 제48조의2에 따른 응급의료기관의 수용능력 확인
4. 법 제49조에 따른 출동 및 처치 기록의 작성 · 제출 방법
5. 그 밖에 응급환자의 상태 분류 및 응급처치 요령 등 응급구조사 업무에 관한 사항

② 보건복지부장관은 업무지침을 작성함에 있어 관계 행정기관 및 응급의료 관련 단체의 의견을 수렴하여야 한다.

③ 보건복지부장관은 개발된 업무지침을 소방청장 및 시 · 도지사에게 통보하여야 하며, 시 · 도지사로 하여금 그 업무지침을 구급차등의 운용자에게 통보하도록 하여야 한다.

### 해설

이 조는 응급구조사가 응급환자를 처치, 이송함에 있어 활용할 수 있는 표준 업무지침과 의학적 지도를 위한 지도편람을 개발 · 보급하여 병원전 응급처치를 활성화하고 응급처치의 질적 수준을 향상시키기

위한 것이다. 응급구조사 업무지침에는 응급구조사의 준수사항 및 업무에 대한 세부 내용 등을 포함하고, 업무지침을 작성함에 있어 관계 행정기관 및 응급의료 관련 단체의 의견을 수렴하도록 하였다. 또한 보건복지부장관은 업무지침 확정 시 이를 소방청장 및 시 · 도지사에게 통보하여야 하며, 시 · 도지사로 하여금 그 업무지침을 구급차등의 운용자에게 통보하도록 하였다.

**제42조 【업무의 제한】** 응급구조사는 의사로부터 구체적인 지시를 받지 아니하고는 제41조에 따른 응급처치를 하여서는 아니 된다. 다만, 보건복지부령으로 정하는 응급처치를 하는 경우와 급박한 상황에서 통신의 불능 등으로 의사의 지시를 받을 수 없는 경우에는 그러하지 아니하다.

[벌칙] 60(3년 이하의 징역 또는 3천만원 이하의 벌금) : 행정처분 위반사항

[규칙] 제34조 (경미한 응급처치) 법 제42조 단서의 규정에 따라 응급구조사가 의사의 지시를 받지 아니하고 행할 수 있는 응급처치의 범위는 제33조의 규정에 의한 2급응급구조사의 업무범위와 같다.

**해설**

모든 의료행위가 그렇듯이 응급구조사도 정해진 범위 내에서 의료원칙에 맞는 행위를 하여야 한다. 응급처치의 기준은 법규, 관행, 조례, 판례 등 많은 방법에 의해서 확립되며 이는 응급구조사가 시행한 응급처치의 타당성을 결정하게 된다. 따라서 훈련된 응급구조사가 응급처치를 시행한다는 것은 응급의료에 관한 법률과 기타 판례 등이 정한 바에 위배되지 않고 응급처치를 수행한다는 것이다. 이 조는 응급구조사는 의사로부터 구체적인 지시를 받지 아니하고는 제41조의 규정에 의한 응급처치를 행할 수 없도록 정하여 의사의 직접 혹은 구체적 지시를 업무수행의 기본요건으로 하고 만일 이를 위반한다면 3년 이하의 징역 또는 3천만원 이하의 벌금형을 면할 수 없다. 다만, 보건복지부령이 정하는 경미한 응급처치를 행하는 경우와 급박한 상황하에서 통신의 불능 등으로 의사의 지시를 받을 수 없는 경우에는 예외로 하고 있다. 경미한 응급처치의 범위는 종전에는 ① 구강내 이물질 제거 ② 의료기구 등을 이용한 기도유지 ③ 심폐소생술 ④ 산소흡입 ⑤ 공기를 이용하여 고정하는 것을 포함한 사지 및 척추 등의 고정을 위한 부목, 척추고정기 등의 사용 ⑥ 외부출혈의 지혈 ⑦ 심박, 체온, 혈압 등의 측정, ⑧ 쇼크방지용하의등 혈압유지를 위한 장비의 사용으로 구체적으로 명시하였으나 1999년 3월 19일 경미한 응급처치의 범위를 제40조의 규정에 의한 2급 응급구조사의 업무범위로 개정하였다. 따라서 2급 응급구조사의 업무범위는 경미한 처치이며 자신의 자격의 범위 안에서 업무를 행함에 있어 의사를 지시를 받지 않아도 된다. 또한 급박한 상황 하에서 통신의 불능 등으로 의사의 지시를 받을 수 없는 경우 1, 2급 응급구조사의 업무범위는 반드시 자신의 자격과 면허의 범위 내에서의 응급처치임을 주의해야 한다.

**제43조 【응급구조사의 보수교육 등】** ① 보건복지부장관은 응급구조사의 자질향상을 위하여 필요한 보수교육을 매년 실시하여야 한다.

② 보건복지부장관은 제1항에 따른 보수교육에 관한 업무를 보건복지부령으로 정하는 관계 기관 또는 단체에 위탁할 수 있다.

③ 보건복지부장관은 제2항에 따라 보수교육에 관한 업무를 위탁하는 경우 보수교육의 실효성을 확보하기 위한 평가 및 점검을 매년 1회 이상 정기적으로 실시하여야 한다.
④ 제1항에 따른 보수교육의 내용·대상과 제3항에 따른 평가 및 점검에 필요한 사항은 보건복지부령으로 정한다.

[보건복지부장관이 실시하는 보수교육을 받지 아니한 때] : 행정처분 위반사항

[규칙] 제35조 (응급구조사의 보수교육) ① 법 제43조제1항에 따른 응급구조사 보수교육(이하 "보수교육"이라 한다)은 다음 각 호의 구분에 따라 실시한다.

1. 보수교육의 내용 : 다음 각 목의 사항
   가. 직업윤리
   나. 업무 전문성 향상 및 업무 개선
   다. 의료 관계 법령의 준수
   라. 그 밖에 가목부터 다목까지의 사항에 준하는 것으로서 보건복지부장관이 보수교육에 특히 필요하다고 인정하여 정하는 사항
2. 보수교육의 대상 : 응급구조사 자격을 가지고 해당 자격과 관련된 업무에 종사하고 있는 사람
3. 보수교육의 방법 : 대면교육 또는 정보통신망을 활용한 온라인 교육
4. 보수교육의 시간 : 매년 4시간 이상. 다만, 1년 이상 응급구조사의 업무에 종사하지 아니하다가 다시 그 업무에 종사하는 사람의 경우 그 종사하려는 연도의 교육시간에 관하여는 다음 각 목의 구분에 따른다.
   가. 1년 이상 2년 미만 그 업무에 종사하지 아니한 사람 : 6시간 이상
   나. 2년 이상 3년 미만 그 업무에 종사하지 아니한 사람 : 8시간 이상
   다. 3년 이상 그 업무에 종사하지 아니한 사람 : 10시간 이상

② 다음 각 호의 어느 하나에 해당하는 응급구조사에 대해서는 해당 연도의 보수교육을 면제한다.

1. 군복무 중인 사람(군에서 해당 업무에 종사하고 있는 사람은 제외한다)
2. 해당 연도에 응급구조사 자격을 취득한 사람

③ 법 제43조제2항에 따라 보수교육을 실시하는 기관 또는 단체의 장은 본인의 질병이나 그 밖의 불가피한 사유로 보수교육을 받기가 곤란하다고 인정하는 사람에 대해서는 해당 연도의 보수교육을 유예할 수 있다. 이 경우 보수교육이 유예된 사람은 유예사유가 해소된 후 그 유예된 보수교육을 추가로 받아야 한다.

④ 제2항 또는 제3항에 따라 보수교육을 면제받거나 유예받으려는 사람은 별지 제14

호서식의 응급구조사 보수교육 면제확인 · 유예 신청서(전자문서로 된 신청서를 포함한다)에 보수교육 면제 또는 유예의 사유를 증명할 수 있는 서류(전자문서로 된 서류를 포함한다)를 첨부하여 법 제43조제2항에 따라 보수교육을 실시하는 기관 또는 단체의 장에게 제출하여야 한다.

⑤ 법 제43조제2항에 따라 보수교육을 실시하는 기관 또는 단체의 장은 제4항에 따른 신청에 대하여 보수교육 면제확인 또는 유예 여부 결정을 한 경우에는 신청인에게 그 내용을 알려야 한다. 이 경우 보수교육 면제 또는 유예 대상자에 대해서는 별지 제14호의2서식의 응급구조사 보수교육 면제 · 유예 확인서를 발급하여야 한다.

⑥ 법 제43조제2항에서 "보건복지부령으로 정하는 관계 기관 또는 단체"란 응급의료기관, 응급구조사관련단체 또는 응급구조사양성기관을 말한다.

⑦ 보수교육을 실시한 기관의 장은 보수교육을 받은 자에 대하여 별지 제15호서식의 응급구조사보수교육이수증을 교부하여야 한다.

⑧ 법 제43조제2항에 따라 보수교육에 관한 업무를 위탁받으려는 기관 또는 단체는 보수교육을 실시하는 해당 연도의 2월 말까지 보수교육의 내용, 방법, 비용 등을 포함한 보수교육계획서를 작성하여 보건복지부장관에게 제출하여야 한다.

⑨ 제8항에 따라 보수교육을 위탁받아 실시한 기관 또는 단체는 해당 연도의 보수교육 실적보고서를 다음 연도 2월 말까지 보건복지부장관에게 제출하여야 한다.

⑩ 보수교육에 필요한 경비는 교육을 받는 자가 부담한다.

⑪ 법 제43조제3항에 따른 평가는 서면평가와 현지평가로 하되, 그 평가기준은 다음 각 호와 같다.

1. 보수교육 실시계획의 타당성
2. 보수교육의 비용과 그 집행의 적절성
3. 보수교육 시설 · 장비의 적합성 및 인력의 전문성
4. 보수교육의 효과성

### 해설

응급구조사는 해당업무의 전문적인 능력을 유지 · 향상시키고, 급격한 의료환경의 변화에 신속히 대응하기 위하여 새롭게 진보되는 의료기술에 대한 정보를 가장 빠르고 정확하게 그리고 지속적으로 습득하여야 하는 전문직종이다. 지속적인 전문능력의 함양은 환자를 응급처치함에 있어 직접적으로 질적 향상을 꾀할 수 있을 뿐만 아니라 나아가 보건의료분야의 전반적인 발전을 위하여 국민보건향상에 기여할 수 있다. 그러나 그동안의 이 법은 보수교육에 관한 법률의 한계를 드러내고 있었는데 첫째, 보수교육 대상자와 면제자가 명확히 규정되어 규정하지 않다. 둘째, 보수교육 미이수자에 대한 실효성 있는 행정처분이 이루어지지 않고 있다. 미이수자에 대한 미흡한 처리는 보수교육 이수에 대한 강제성을 상실시키며, 이후 보수교육 불참을 야기시킨다. 셋째, 교육 시수를 1, 2급 공히 4시간 이상으로 정하고 있다. 넷째, 보수교육에 관한 타 법률은 의료인 및 의료기사 등의 면허를 취득한 사람은 해당 중앙회 또는 협회에 회원으로 당연 가입하여 보수교육을 받도록 하고 있으며, 각 협회에 보수교육을 위탁 의뢰함으로

써 보수교육 실시의 책임과 권한을 부여하여 최대한 자율적으로 보수교육을 실시할 수 있도록 하고 있다. 따라서 이어한 문제점을 개선하기 위하여 2012년 5월 14일 이 법을 개정하여 응급구조사의 보수교육 실시를 의무화하고, 이를 위탁하여 실시하는 경우 보건복지부장관이 매년 1회 이상 정기적으로 평가 및 점검을 실시하도록 하였으며, 보건복지부령 제169호[2012. 11. 15]로 응급구조사의 보수교육을 위탁받을 수 있는 기관 또는 단체를 응급의료기관, 응급구조사 관련 단체, 응급구조사양성기관으로 하고, 보수교육을 위탁하는 경우 그 평가기준을 구체적으로 정하였다. 최근 보건복지부령 제538호[2017. 12. 1]로 군복무 중이거나 해당 연도에 응급구조사 자격을 취득한 사람은 응급구조사 보수교육을 면제하도록 하고, 본인의 질병이나 그 밖의 불가피한 사유로 보수교육을 받기가 곤란하다고 인정되는 사람에 대해서는 해당 연도의 보수교육을 유예하고, 유예사유가 해소된 후 그 유예된 보수교육을 추가로 받도록 하는 등 현행 제도의 운영상 나타난 일부 미비점을 개선 · 보완하였다.

**제43조의2 【응급구조학을 전공하는 학생의 응급처치 허용】** 대학 또는 전문대학에서 응급구조학을 전공하는 학생은 보건복지부령으로 정하는 경우에 한하여 의사로부터 구체적인 지시를 받아 응급처치를 할 수 있다. 이 경우 제39조부터 제41조까지 및 제41조의2에 따른 응급구조사에 관한 규정을 준용한다.

[규칙] 제35조의2 (응급구조학을 전공하는 학생의 응급처치 허용) 법 제43조의2에서 "보건복지부령으로 정하는 경우"란 응급구조 관련 실습을 하는 경우를 말한다.

**해설**

그동안 응급구조학을 전공하는 학생들은 구급차 동승실습/응급의료기관 실습 시(응급구조학과는 약 12주 이상의 응급의료기관 실습과 최소 4주 이상의 구급차 동승실습을 하고 있으며 응급구조사 양성과정은 이 법 시행규칙 제25조제1항에 관련한 별표 11에 의거 각각 최소 50시간의 실무수습을 이수하게 하고 있다) 응급처치관련행위에 대한 법적 근거가 전무하여 교육기간 내내 행위 관찰에 그칠 수밖에 없어 효과적인 실습이 불가능하였으며, 이는 응급구조사 자격취득 후에도 현장상황에서의 업무능력 부실을 초래할 수밖에 없는 직접적인 원인이었다. 의료인의 경우는 의료법 제27조 제1항 제3호, 규칙 제21조에 그리고 의료기사, 안경사, 보건의료정보관리사의 경우는 의료기사등에 관한 법률 법 제9조에 의거 전공학생들의 실습 시 의료행위에 대한 법적 근거를 두어 이를 명확하게 정하고 있다. 따라서 동법은 뒤늦게 2012년 5월 14일 법률 제11422호로 이 조를 신설하여 대학 또는 전문대학에서 응급구조학을 전공하는 학생은 보건복지부령으로 정하는 경우에 한하여 의사로부터 구체적인 지시를 받아 응급처치를 할 수 있도록 하였다.

# 제 8 장 응급환자이송 등

**제44조 【구급차등의 운영자】** ① 다음 각 호의 어느 하나에 해당하는 자 외에는 구급차등을 운용할 수 없다.

> 1. 국가 또는 지방자치단체
> 2. 의료법 제3조에 따른 의료기관
> 3. 다른 법령에 따라 구급차등을 둘 수 있는 자
> 4. 이 법에 따라 응급환자이송업(이하 "이송업"이라 한다)의 허가를 받은 자
> 5. 응급환자의 이송을 목적사업으로 하여 보건복지부장관의 설립허가를 받은 비영리법인
>
> ② 의료기관은 구급차등의 운용을 제1항제4호에 따른 이송업의 허가를 받은 자(이하 "이송업자"라 한다) 또는 제1항제5호에 따른 비영리법인에 위탁할 수 있다.
>
> ③ 제2항에 따라 구급차등의 운용을 위탁한 의료기관과 그 위탁을 받은 자는 보건복지부령으로 정하는 구급차등의 위탁에 대한 기준 및 절차를 지켜야 한다.

[벌칙] ① : 60(1년 이하의 징역 또는 1천만원 이하의 벌금)

[규칙] 제36조 (구급차등의 운용위탁) 법 제44조제3항의 규정에 의한 구급차등의 운용위탁에 대한 기준 및 절차 등은 별표 15와 같다.

### 해설

이 조는 구급차등을 운용할 수 있는 자를 명시하고 위반 시 1년 이하의 징역 또는 1천만원 이하의 벌금을 부과하고 있다. 또한 구급차가 없는 의료기관에서 구급차가 필요한 경우 적시에 이를 활용할 수 있도록 하기 위하여 구급차등의 운용을 위탁한 의료기관과 그 위탁을 받은 자가 준수하여야 하는 기준과 절차를 정하고 있다. 구급차등의 운용을 이송업자 등에게 위탁한 의료기관과 그 운용을 위탁받은 자는 구급차등의 위탁에 관한 기준 및 절차를 준수하도록 하고, 이를 위반한 경우에는 허가를 취소하거나 6월 이내의 기간을 정하여 그 업무의 정지를 명할 수 있도록 하고 있다.

### 용어해설

- 비영리법인 : 학술 · 종교 · 자선 · 기예 · 사교 기타 영리가 아닌 사업(경제적 이득을 도모하는 것이 아닌 사업)을 목적으로 하는 법인

### 법제처 법령해석 16-0531, 2016. 11. 2, 민원인

**법령해석**

- 질의요지

의료법 시행규칙 별표 3 제19호에서는 종합병원 및 병원은 구급자동차를 갖추어야 한다고 규정하고 있다. 한편, 응급의료에 관한 법률 제44조제2항에서는 의료기관은 구급차 등의 운용을 같은 조 제1항제4호에 따른 이송업의 허가를 받은 자 또는 같은 조 제1항제5호에 따른 비영리법인에 위탁할 수 있다고 규정하고 있는 바, 의료법 제3조제2항제3호에 따른 병원 또는 종합병원이 구급자동차를 보유하지 아니하고 응급의료법 제44조제2항에 따라 응급환자이송업자 등이 보유한 구급자동차를 이용하는 방식으로 응급환자이송업자 등에게 구급자동차의 운용을 위탁하는 경우, 의료법 시행규칙 별표 3 제19호에 따른 의료기관의 시설기준을 충족하는 것으로 볼 수 있는지?

◎ 질의배경

민원인은 응급의료법 제44조제2항에 따라 응급환자이송업자 등이 보유한 구급자동차를 이용하는 방식으로 응급환자이송업자 등에게 구급자동차의 운용을 위탁하는 경우 의료법 시행규칙 별표 3 제19호의 시설기준을 충족하는지 여부를 보건복지부에 질의하였는데, 보건복지부로부터 그러한 경우 의료법 시행규칙 별표 3 제19호에서 정하고 있는 시설기준을 충족하는 것으로 볼 수 없다는 답변을 받자 이에 이견이 있어 직접 법제처에 법령해석을 요청함.

◎ 회답

의료법 제3조제2항제3호에 따른 병원 또는 종합병원이 구급자동차를 보유하지 아니하고 응급의료법 제44조제2항에 따라 응급환자이송업자 등이 보유한 구급자동차를 이용하는 방식으로 응급환자이송업자 등에게 구급자동차의 운용을 위탁하는 경우, 의료법 시행규칙 별표 3제19호에 따른 의료기관의 시설기준을 충족하는 것으로 볼 수 없다. 그 이유는 의료법 제36조에서는 같은 법 제33조제2항 및 제8항에 따라 의료기관을 개설하는 자는 보건복지부령으로 정하는 바에 따라 의료기관의 종류에 따른 시설기준 및 규격에 관한 사항(제1호) 등 같은 조 각 호의 사항을 지켜야 한다고 규정하고 있고, 그 위임에 따라 같은 법 시행규칙 별표 3에서는 의료기관의 종류별 시설기준을 규정하면서 종합병원 및 병원은 구급자동차 1대를 갖출 것을 규정(제19호)하고 있다. 한편, 응급의료법 제44조제2항에서는 의료기관은 구급차 등의 운용을 같은 조 제1항제4호에 따른 이송업의 허가를 받은 자 또는 같은 조 제1항제5호에 따른 비영리법인에 위탁할 수 있다고 규정하고 있는바, 이 사안은 의료법 제3조제2항제3호에 따른 병원 또는 종합병원이 구급자동차를 보유하지 아니하고 응급의료법 제44조제2항에 따라 응급환자이송업자 등이 보유한 구급자동차를 이용하는 방식으로 응급환자이송업자 등에게 구급자동차의 운용을 위탁하는 경우, 의료법 시행규칙 별표 3 제19호에 따른 의료기관의 시설기준을 충족하는 것으로 볼 수 있는지에 관한 것이라 하겠다. 먼저, 의료법 제33조제4항에서는 같은 법 제3조제2항제3호에 따른 병원급 의료기관을 개설하려면 의료기관의 시설기준을 갖추어 시ㆍ도지사의 허가를 받아야 한다고 규정하고 있고, 같은 법 제63조에서는 의료기관 운영 중에 시설기준을 갖추지 못하게 되는 경우 보건복지부장관 또는 시장ㆍ군수ㆍ구청장은 의료기관에 대해 일정한 기간을 정하여 위반한 사항을 시정하도록 명할 수 있다고 규정하고 있으며, 같은 법 제64조제1항제6호에서는 이러한 시정명령을 이행하지 아니한 때에는 의료기관의 개설 허가를 취소하거나 의료기관 폐쇄를 명할 수도 있다고 규정하고 있는바, 이와 같이 의료기관의 시설기준 충족 여부는 의료기관의 개설 및 폐쇄를 결정할 수 있는 중대한 사항이라고 할 것이므로, 의료기관이 의료법령 상의 시설기준을 충족하는지 여부는 엄격하게 판단하여야 할 것이다. 그런데, 의료기관의 종류별 시설기준을 규정하고 있는 의료법 시행규칙 별표 3에서는 입원실(제1호) 등 의료기관의 종류별로 반드시 갖추어야 하는 시설을 나열하면서, 급식시설(제14호), 세탁물 처리시설(제15호), 적출물 처리시설(제17호)의 경우 외부위탁 시 의료기관이 해당 시설을 갖추지 않아도 된다고 규정하고 있는바, 이에 비추어 볼 때 외부위탁 시 의료기관이 해당 시설을 갖추지 않아도 된다고 명시적으로 규정하고 있는 시설이 아니라면 의료기관이 자체적으로 해당 시설을 보유하도록 하려는 것이 의료법 시행규칙 별표 3에서 의료기관의 종류별 시설기준을 정하고 있는 취지라고 할 것이므로, 외부위탁 시 의료기관은 구급자동차를 갖추지 않아도 된다고 규정하고 있지 않는 한 의료기관은 1대 이상의 구급자동차를 자체적으로 보유하여야 한다고 할 것이다. 한편, 응급의료법 제44조제2항에서 의료기관은 구급차등의 운용을 응급환자이송업자 등에 위탁할 수 있다고 규정하고 있으므로 같은 규정에 따라 적법하게 구급자동차의 운용을 위탁한 경우에는 의료법 시행규칙 별표 3 제19호에 따른 시설기준을 충족하는 것으로 볼 수 있다는 의견이 있을 수 있다. 그러나 응급의료법은 응급상황에서의 국민의료에 관한 사항을 정하고 있는 법으로서 의료법과 입법목적 및 그 적용범위를 달리하는 별개의 법이라고 할 것인바, 구급자동차의 운용 위탁을 허용하는 응급의료법 제44조제2항이 의료법령상 의료기관의 종류별 시설기준의 적용을 배제한다고 볼 수 없고, 더욱이 응급의료법 제44조제2항은 구급자동차 1대를 갖출 의무가 있는 병원 또는 종합병원에만 한정적으로 적용되는 규정이 아니라 구급자동차를 갖출 의무가 없는 의료기관까지 포함하여 의료법령에 따라 의료기관이 구급차 등의 운용을 위탁하려는 경우에 적용되는 규정으로서, 병원 또는 종합병원의 경우 최소한 의료법령에 따른 구급자동차를 갖추되, 그 밖의 구급자동차 등에 대해서는 그 운용을 외부위탁의 방법으로 할 수 있도록 규정한 것으로 보는 것이 의료법령과 응급의료법령의 문언 및 체계에 부합하는 해석이라고

할 것이다. 이상과 같은 점을 종합해 볼 때, 의료법 제3조제2항제3호에 따른 병원 또는 종합병원이 구급자동차를 보유하지 아니하고 응급의료법 제44조제2항에 따라 응급환자이송업자 등이 보유한 구급자동차를 이용하는 방식으로 응급환자이송업자 등에게 구급자동차의 운용을 위탁하는 경우, 의료법 시행규칙 별표 3 제19호에 따른 의료기관의 시설기준을 충족하는 것으로 볼 수 없다고 할 것이다. 먼저 법률의 문언 자체가 비교적 명확한 개념으로 구성되어 있다면 문언의 의미에 충실하게 해석하는 것이 원칙이라 할 것인바, 응급의료에 관한 법률 제48조에서는 구급차등이 출동할 때에는 "보건복지부령으로 정하는 바에 따라" 응급구조사를 탑승시켜야 한다고 규정하고 있고, 이에 따라 같은 법 시행규칙 제39조에서는 응급구조사가 탑승하여야 하는 경우로 "응급환자를 이송하거나 이송하기 위하여 출동하는 때"를 정하고 있으므로, 응급환자 이송 외의 경우에는 응급구조사를 탑승시키지 않을 수 있다고 해석하는 것이 문언에 충실한 해석이라고 할 것이다. 나아가, 응급구조사 탑승의무는 위반 시 응급의료에 관한 법률 제55조제2항, 제57조 및 제62조에 따른 불이익 처분(허가취소, 업무정지, 과징금, 과태료)의 요건이 되므로 관련 조항은 엄격하게 해석하여야 할 것인바, 법령에서 명시적으로 규정한 외의 경우까지 탑승의무가 있다고 확장 해석하는 것은 곤란하다고 할 것이다. 또한 응급의료에 관한 법률 제41조에 따르면 응급구조사는 응급환자가 발생한 현장에서 응급환자에 대하여 상담 · 구조 및 이송 업무를 수행하거나 예외적으로 응급처치 업무에 종사할 것이 예정된 사람인바, 혈액 운반, 진단용 검사대상물 및 진료용 장비 등의 운반 등 응급환자의 이송과 관련 없는 경우에까지 의무적으로 응급구조사를 탑승시켜야 한다고 해석하는 것은 타당하지 않다고 할 것이다. 따라서 응급환자 이송 외의 용도로 구급차등이 출동할 때에는 응급구조사를 탑승시키지 않을 수 있다.

**제44조의2【구급차등의 운용신고 등】** ① 제44조제1항제1호의 국가 또는 지방자치단체가 구급차등을 운용하고자 할 때에는 해당 구급차등을 관계 법령에 따라 등록한 후 지체 없이 보건복지부령으로 정하는 바에 따라 시장 · 군수 · 구청장에게 통보하여야 한다. 그 통보 후 보건복지부령으로 정하는 중요 사항을 변경할 때에도 같다.
② 제44조제1항제2호부터 제5호까지에 해당하는 자가 구급차등을 운용하고자 할 때에는 해당 구급차등을 관계 법령에 따라 등록한 후 지체 없이 보건복지부령으로 정하는 바에 따라 시장 · 군수 · 구청장에게 신고하여야 한다. 그 신고 후 보건복지부령으로 정하는 중요 사항을 변경할 때에도 같다.
③ 시장 · 군수 · 구청장은 제2항에 따른 신고를 받은 경우 그 내용을 검토하여 이 법에 적합하면 신고를 수리하여야 한다.

[규칙] 제36조의2 (구급차등 운용의 통보 또는 신고 절차 등) ① 법 제44조의2제1항 또는 제2항에 따라 구급차등의 운용을 통보 또는 신고하려는 자는 관계 법령에 따라 구급차등을 등록한 후(응급환자이송업의 경우에는 법 제51조에 따라 이송업의 허가를 받은 후를 말한다) 10일 이내에 별지 제15호의5서식의 구급차등 운용 통보(신고)서를 다음 각 호의 구분에 따라 시장 · 군수 · 구청장에게 제출해야 한다.

1. 자동차의 경우 : 자동차등록령 제2조 제2호에 따른 사용본거지(이하 "사용본거지"라 한다)를 관할하는 시장 · 군수 · 구청장. 이 경우 별지 제18호서식의 응급환자이송업 허가증(응급환자이송업의 경우에 한정한다)을 첨부해야 한다.

2. 선박 또는 항공기의 경우 : 등록지를 관할하는 시장·군수·구청장. 이 경우 항공안전법 제12조에 따른 항공기 등록증명서를 첨부해야 한다(항공기의 경우에 한정한다).

② 제1항에 따른 통보 또는 신고를 받은 시장·군수·구청장은 전자정부법 제36조 제1항에 따른 행정정보의 공동이용을 통하여 자동차관리법 제7조에 따른 자동차등록원부(자동차의 경우에 한정한다) 또는 선박법 제8조에 따른 선박국적증서(선박의 경우에 한정한다)를 확인해야 한다. 다만, 통보 또는 신고하려는 자가 확인에 동의하지 않는 경우에는 그 서류를 첨부하도록 해야 한다.

③ 제1항에 따른 통보 또는 신고를 받은 시장·군수·구청장은 구급차등이 법 제46조, 제46조의2, 제46조의3 및 제47조에 따른 기준 등에 적합한 경우에는 통보 또는 신고일부터 7일 이내에 다음 각 호의 구분에 따라 조치하고, 적합하지 않은 경우에는 그 사실을 통보 또는 신고한 자에게 지체 없이 통지해야 한다.

1. 통보의 경우 : 별지 제15호의6서식의 부착용 통보확인증 발급
2. 신고의 경우 : 별지 제15호의7서식의 구급차등 운용 신고확인증(이하 "신고확인증"이라 한다) 및 별지 제15호의8서식의 부착용 신고확인증 발급

④ 법 제44조의2제1항 후단 및 제2항 후단에서 "보건복지부령으로 정하는 중요 사항"이란 다음 각 호의 사항을 말한다.

1. 구급차등의 사용본거지 또는 등록지 변경
2. 구급차등의 소유자 변경
3. 구급차 구분의 변경
4. 삭제〈2017. 12. 1〉

⑤ 구급차등의 운용자는 제3항 각 호의 어느 하나에 해당하는 경우에는 그 사실이 발생한 날부터 10일 이내에 별지 제15호의9서식의 구급차등 운용 변경 통보(신고)서에 다음 각 호의 서류를 첨부하여 시장·군수·구청장에게 변경 통보 또는 신고해야 한다. 다만, 제3항제1호의 경우에는 변경된 시장·군수·구청장에게 변경 통보 또는 신고해야 하고, 변경 통보 또는 신고를 받은 시장·군수·구청장은 지체 없이 변경 전의 시장·군수·구청장에게 그 사실을 통보해야 한다.

1. 신고확인증 1부(변경 신고에 한정한다)
2. 항공안전법 제12조에 따른 항공기 등록증명서 1부(항공기의 경우에 한정한다)

⑥ 제5항에 따른 통보 또는 신고를 받은 시장·군수·구청장은 전자정부법 제36조 제1항에 따른 행정정보의 공동이용을 통하여 자동차관리법 제7조에 따른 자동차등록원부(자동차의 경우에 한정한다) 또는 선박법 제8조에 따른 선박국적증서(선박의 경우에 한정한다)를 확인해야 한다. 다만, 통보 또는 신고하려는 자가 확인에 동의하지 않는 경우에는 그 서류를 첨부하도록 해야 한다.

⑦ 제5항에 따른 통보 또는 신고를 받은 시장·군수·구청장은 부착용 통보확인증이나 신고확인증 및 부착용 신고확인증에 변경사항을 기재하여 구급차등의 운용자에게 발급해야 한다.

⑧ 구급차등의 운용자는 부착용 통보확인증 또는 부착용 신고확인증을 구급차등의 앞면에 부착하여야 한다.

⑨ 부착용 통보확인증이나 신고확인증 및 부착용 신고확인증을 재발급 받으려는 자는 별지 제15호의10서식의 재발급 신청서에 다음 각 호의 서류를 첨부하여 시장·군수·구청장에게 제출하여야 한다.

1. 헐어 못쓰게 된 경우에는 그 부착용 통보확인증, 신고확인증 또는 부착용 신고확인증
2. 잃어버린 경우에는 그 사유서

⑩ 시장·군수·구청장은 구급차등 운용신고 등에 관한 사항을 별지 제15호의12서식의 구급차등 관리대장에 기록·관리하고, 매년 1월 31까지 시·도지사를 거쳐 보건복지부장관에게 그 관리대장을 제출해야 한다.

### 해설

이 조는 구급차 운행 등에 대한 실태를 파악하여 구급차 관리의 사각지대를 해소하고, 재난·재해 발생 시 효과적인 응급대응 계획 수립이 가능하도록 구급차에 대한 시장·군수·구청장 신고제도를 신설한 것이다. 국가 또는 지방자치단체나 의료기관 등이 구급차등을 운용하려는 경우 해당 구급차등을 관계 법령에 따라 등록한후 10일 이내에 사용본거지 등을 관할하는 시장·군수·구청장에게 통보 또는 신고하도록 하고 통보 또는 신고를 받은 시장·군수·구청장은 구급차등이 관련 기준에 적합한 경우에는 통보 또는 신고 일부터 7일 이내에 각각 통보 또는 신고를 받은 시장·군수·구청장은 부착용 통보확인증이나 신고확인증 및 부착용 신고확인증에 변경사항을 기재하여 구급차등의 운용자에게 발급해야 하며, 구급차등의 운용자는 발급받은 부착용 통보필증 또는 부착용 신고필증을 구급차등의 앞면에 부착하도록 하였다. 그리고 부착용 통보확인증이나 신고확인증 및 부착용 신고확인증을 재발급 받으려는 자는 재발급 신청서에 다음 각 호의 서류를 첨부하여 시장·군수·구청장에게 제출하여야 한다.

**제44조의3 【구급차등의 말소신고 등】** ① 제44조제1항제1호의 구급차등 운용자는 구급차등이 다음 각 호의 어느 하나에 해당하는 경우에는 보건복지부령으로 정하는 바에 따라 시장·군수·구청장에게 구급차등의 말소 통보를 하여야 한다.

1. 자동차관리법 제13조, 항공안전법 제15조 등 관계 법령에 따라 구급차등의 등록이 말소된 경우
2. 제46조의2에 따른 운행연한 또는 운행거리가 초과된 경우

② 제44조제1항제2호부터 제5호까지의 구급차등 운용자는 구급차등이 제1항 각 호의 어느 하나에 해당하는 경우에는 보건복지부령으로 정하는 바에 따라 시장·군수·구청장에게 구급차등의 말소 신고를 하여야 한다.

> ③ 시장 · 군수 · 구청장은 제1항 및 제2항에 따라 말소 통보 또는 신고를 하여야 하는 자가 말소 통보 또는 신고를 하지 아니할 경우 직권으로 말소할 수 있다.

[규칙] 제36조의3 (구급차등의 말소 통보 또는 신고) ① 구급차등의 운용자는 법 제44조의3 제1항 각 호의 어느 하나에 해당하는 사실이 발생한 날부터 10일 이내에 별지 제15호의11서식의 구급차등의 운용 말소 통보(신고)서에 다음 각 호의 서류를 첨부하여 시장 · 군수 · 구청장에게 제출하여야 한다.

1. 통보(신고)필증, 부착용 통보(신고)필증
2. 자동차등록규칙 제4조에 따른 자동차등록증 사본, 선박법 시행규칙 제23조에 따른 선박등록 말소확인서 또는 항공기등록규칙 제2조에 따른 항공기 등록원부 중 해당하는 서류 1부

② 시장 · 군수 · 구청장은 구급차등의 말소 통보 또는 신고에 관한 사항을 별지 제15호의12서식의 구급차등 관리대장에 기록 · 관리하고, 매년 1월 31일까지 시 · 도지사를 거쳐 보건복지부장관에게 그 관리대장의 사본을 제출하여야 한다.

> **제44조의4 【구급차등의 운용자의 명의이용 금지】** 제44조제1항제2호부터 제5호까지의 구급차등 운용자는 자기 명의로 다른 사람에게 구급차등을 운용하게 할 수 없다.

[벌칙] 60(1년 이하의 징역 또는 1천만원 이하의 벌금), 행정처분 위반사항

### 해설

이 법에서 구급차를 운용할 수 있는 응급환자이송업 허가를 받기 위해서는 위급의 정도가 중한 응급환자를 이송할 수 있도록 제작된 특수구급차를 5대 이상 보유하고, 2억원 이상의 자본금과 일정 규모 이상의 사무실, 차고 및 교육훈련시설 등을 갖추도록 하고 있다. 그러나 허가 기준을 충족하기 어려운 개인이 소유한 차량을 회사명의로 등록한 후 응급환자이송업 허가를 받아 구급차를 운용하는 사례가 다수 발생하고 있고, 이러한 형태로 운영되는 구급차의 경우 응급구조사를 동승시키지 않거나 응급환자 이송 중 발생한 교통사고에 대한 손해배상을 하지 않는 등 불법적인 운영을 하고 있는 실정이다. 이에 구급차의 운용자가 자기 명의로 다른 사람에게 구급차를 운용하게 하는 것을 금지하고, 위반 시에는 영업정지 등의 처벌을 할 수 있도록 하려는 것이다.

> **제45조 【다른 용도에의 사용 금지】** ① 구급차등은 다음 각 호의 용도 외에는 사용할 수 없다.
>
> 1. 응급환자 이송
> 2. 응급의료를 위한 혈액, 진단용 검사대상물 및 진료용 장비 등의 운반

3. 응급의료를 위한 응급의료종사자의 운송
4. 사고 등으로 현장에서 사망하거나 진료를 받다가 사망한 사람을 의료기관 등에 이송
5. 그 밖에 보건복지부령으로 정하는 용도

② 시·도지사 또는 시장·군수·구청장은 제1항 또는 제44조의제2항을 위반한 구급차등의 운용자에 대하여는 그 운용의 정지를 명하거나 구급차등의 등록기관의 장에게 해당 구급차등의 말소등록을 요청할 수 있다. 이 경우 말소등록을 요청받은 등록기관의 장은 해당 구급차등에 대한 등록을 말소하여야 한다.

③ 시·도지사 또는 시장·군수·구청장은 관할 구역에서 운용되는 구급차의 제1항에 따른 용도 외의 사용 여부를 확인하기 위하여 필요한 경우 지방경찰청장 또는 경찰서장에게 구급차의 교통법규 위반사항 확인을 요청할 수 있다. 이 경우 요청을 받은 지방경찰청장 또는 경찰서장은 정당한 사유가 없으면 이에 따라야 한다.

[벌칙] ①항 위반 : 60(1년 이하의 징역 또는 1천만원 이하의 벌금), 행정처분 위반사항

[규칙] 제37조 (구급차등의 용도) 법 제45조제1항제5호에서 "보건복지부령이 정하는 용도"란 다음 각 호의 용도를 말한다.
1. 지역보건법 제2조1호에 따른 지역보건의료기관에서 행하는 보건사업의 수행에 필요한 업무
2. 구급차등의 이용이 불가피한 척추장애환자 또는 거동이 불편한 환자의 이송
3. 다수인이 모이는 행사 등에서 발생되는 응급환자 이송을 위한 대기

### 해설

이 조는 구급차등을 사용할 수 있는 용도를 구체적으로 명시하고 이를 위반한 구급차등의 운용자에 대하여는 그 운용의 정지를 명하거나 구급차등의 등록기관의 장에게 해당 구급차등의 말소등록을 요청할 수 있도록 하고 있다. 최근 법률 제11859호로(2013. 6. 4. 공포, 2014. 6. 5. 시행)동 규칙을 개정하여 기타 보건복지부령이 정하는 용도에 다수인이 모이는 행사 등에서 발생되는 응급환자 이송을 위한 대기를 포함하였다. 그리고 법률 제14778호로(2017. 4. 18. 공포, 2017. 7. 19. 시행)용도 외로 사용되는 구급차에 대한 적발 및 제재가 보다 원활하게 이루어질 수 있도록 시·도지사 또는 시장·군수·구청장은 관할 구역에서 운용되는 구급차의 용도 외 사용 여부를 확인하기 위하여 필요한 경우 지방경찰청장 또는 경찰서장에게 구급차의 교통법규 위반사항 확인을 요청할 수 있도록 제3항을 신설하였다.

### 법제처 법령해석 13-0187(2013. 6. 18)

법령해석

◎ 질의요지

구급차를 이용하여 가정 또는 병원에서 사망한 자의 시신을 병원 장례식장으로 이송하거나 부검 등의 목적으로 국립과학수사연구원에 이송하는 경우가 응급의료에 관한 법률 제45조제1항제4호에 따른 구급차의 사용용도(사고 등으로 현장에서 사망하거나 진료를 받다가 사망한 사람을 의료기관 등에 이송)를 위반한 것인지?

⊙ 회답

사고 등으로 현장에서 사망하였거나 치료를 받다가 사망한 사람을 의료기관 등에 구급차로 이송할 수 있도록 규정하고 있는 응급의료에 관한 법률 제45조제1항제4호를 살펴보면, "사고"란 뜻밖에 일어난 불행한 일이나 사람에게 해를 입혔거나 말썽을 일으킨 나쁜 짓을 의미하는 등 그 뜻이 광범위할 뿐만 아니라, "사고 등"으로 규정되어 있어 사고 외의 사유로 사망한 경우도 포함된다고 볼 수 있고, "의료기관 등"에 이송하도록 규정되어 있으므로, 구급차로 이송할 수 있는 기관도 진료와 치료 등을 목적으로 하는 의료기관 외에 병원 장례식장이나 국립과학수사연구원과 같은 기관도 포함하는 것으로 보아야 할 것이다. 한편, 구급차로 집이나 병원에서 사망한 사람을 병원 장례식장에 이송하거나 부검 등의 목적으로 국립과학수사연구원에 이송하는 것을 허용하는 것이 응급환자의 신속한 이송 등 응급의료에 관하여 규정하고 있는 응급의료에 관한 법률의 입법취지나 구급차에게 우선통행권을 주는 등 특례규정을 둔 도로교통법의 입법취지에 맞지 않는다는 의견이 있을 수 있으나, 응급의료에 관한 법률 제45조제1항 및 같은 법 시행규칙 제37조에 따르면 구급차를 응급환자의 이송뿐만 아니라 응급의료를 위한 혈액, 진단용 검사대상물 및 진료용 장비 등의 운반, 보건소 등 지역보건의료기관에서 행하는 보건사업의 수행에 필요한 업무, 척추장애환자 또는 거동이 불편한 환자의 이송 등에도 구급차를 사용할 수 있도록 규정하고 있고, 도로교통법 제2조제22호에 따르면 구급차 등 긴급자동차는 그 본래의 긴급한 용도로 사용되는 자동차로 규정하고 있어 구급차라도 그 본래의 긴급한 용도로 사용하지 않는 경우에는 긴급자동차에 해당되지 아니하여 우선통행권 등 특례규정이 배제되도록 규정하고 있으므로, 이러한 의견은 타당하지 아니하다고 할 것이다. 따라서, 구급차를 이용하여 가정 또는 병원에서 사망한 자의 시신을 병원 장례식장으로 이송하거나 부검 등의 목적으로 국립과학수사연구원에 이송하는 경우가 응급의료에 관한 법률 제45조제1항제4호에 따른 구급차의 사용용도(사고 등으로 현장에서 사망하거나 진료를 받다가 사망한 사람을 의료기관 등에 이송)를 위반한 것이라고는 할 수 없다.

**제46조【구급차등의 기준】** ① 구급차등은 환자이송 및 응급의료를 하는 데에 적합하게 설계·제작되어야 한다.

② 구급차의 형태, 표시, 내부장치 등에 관한 기준은 보건복지부와 국토교통부의 공동부령으로 정한다.

**판례** **서울민사법원 1984. 2. 3. 선고 83가합5911 제11부 판결**

⊙ 질의요지

구급차의 운전자가 응급환자를 싣고 비상등과 적색경광등을 켜고 비상경음기를 울리면서 구급차를 운행하는 경우에 정지신호를 무시하고 운행할 수 있는가의 여부

⊙ 판결요지

구급차가 긴급차량이라 하더라도 정지신호를 무시한 중대한 과실은 도로교통법상 긴급자동차의 특례에 관한 규정에 의하여 보호받을 수는 없다.

**[참고] 도로교통법상의 긴급자동차**

제2조(정의) 제22호 "긴급자동차"란 다음 각 목의 자동차로서 그 본래의 긴급한 용도로 사용되고 있는 자동차를 말한다.

가. 소방차

나. 구급차

다. 혈액 공급차량

라. 그 밖에 대통령령으로 정하는 자동차법

**제29조(긴급자동차의 우선 통행)** ① 긴급자동차는 제13조제3항에도 불구하고 긴급하고 부득이한 경우에는 도로의 중앙이나 좌측 부분을 통행할 수 있다.

② 긴급자동차는 이 법이나 이 법에 따른 명령에 따라 정지하여야 하는 경우에도 불구하고 긴급하고 부득이한 경우에는 정지하지 아니할 수 있다.

③ 긴급자동차의 운전자는 제1항이나 제2항의 경우에 교통안전에 특히 주의하면서 통행하여야 한다.

④ 모든 차의 운전자는 교차로나 그 부근에서 긴급자동차가 접근하는 경우에는 교차로를 피하여 도로의 우측 가장자리에 일시정지하여야 한다. 다만, 일방통행으로 된 도로에서 우측 가장자리로 피하여 정지하는 것이 긴급자동차의 통행에 지장을 주는 경우에는 좌측 가장자리로 피하여 정지할 수 있다.

⑤ 모든 차의 운전자는 제4항에 따른 곳 외의 곳에서 긴급자동차가 접근한 경우에는 도로의 우측 가장자리로 피하여 진로를 양보하여야 한다. 다만, 일방통행으로 된 도로에서 우측 가장자리로 피하는 것이 긴급자동차의 통행에 지장을 주는 경우에는 좌측 가장자리로 피하여 양보할 수 있다.

⑥ 제2조제22호 각 목의 자동차 운전자는 해당 자동차를 그 본래의 긴급한 용도로 운행하지 아니하는 경우에는 자동차관리법에 따라 설치된 경광등을 켜거나 사이렌을 작동하여서는 아니 된다. 다만, 대통령령으로 정하는 바에 따라 범죄 및 화재 예방 등을 위한 순찰·훈련 등을 실시하는 경우에는 그러하지 아니하다.

**제30조(긴급자동차에 대한 특례)** 긴급자동차에 대하여는 다음 각 호의 사항을 적용하지 아니한다.

1. 제17조에 따른 자동차등의 속도 제한. 다만, 제17조에 따라 긴급자동차에 대하여 속도를 제한한 경우에는 같은 조의 규정을 적용한다.
2. 제22조에 따른 앞지르기의 금지
3. 제23조에 따른 끼어들기의 금지

4~12. 생략(소방차, 구급차, 혈액 공급차량은 적용되지 않음)

**제46조의2 【구급차 운행연한】** ① 구급차는 보건복지부와 국토교통부의 공동부령으로 정하는 운행연한 및 운행거리를 초과하여 운행하지 못한다. 다만, 시장·군수·구청장은 관할 구역 내 구급차의 운행여건 등을 고려하여 보건복지부와 국토교통부의 공동부령으로 정하는 안전성 요건이 충족되는 경우에는 2년의 범위에서 운행연한을 연장할 수 있다.

② 시장 · 군수 · 구청장은 구급차의 제작 · 조립이 중단되거나 출고가 지연되는 등 부득이한 사유로 구급차의 수급이 현저히 곤란하다고 인정되는 때에는 보건복지부와 국토교통부의 공동부령으로 정하는 안전성 요건이 충족되는 경우 6개월의 범위에서 제1항에 따른 운행연한을 초과하여 운행하게 할 수 있다.

**제46조의3【응급의료 전용헬기】** ① 보건복지부장관 또는 시 · 도지사는 응급의료 취약지역 응급환자의 신속한 이송 및 응급처치 등을 위하여 응급환자 항공이송을 전담하는 헬리콥터(이하 "응급의료 전용헬기"라 한다)를 운용할 수 있다.
② 보건복지부장관 또는 시 · 도지사는 응급의료 전용헬기의 환자인계점에 누구든지 쉽게 인식할 수 있도록 해당 인계점이 응급환자 이송을 위하여 사용된다는 사실과 환자인계점에서 제한되는 행위 등을 알리는 안내표지를 설치할 수 있다.
③ 응급의료 전용헬기의 장비 · 의약품 · 환자인계점 관리 등에 필요한 사항은 보건복지부령으로 정한다.

### 해설

이 조는 응급의료 취약지역 응급환자의 신속한 이송 및 처치를 위해 운용하고 있는 응급의료 전용헬기의 법적 근거를 명확히 하고 있다. 응급의료 전용헬기(Air Ambulance, 닥터헬기)는 응급의료기관이 없는 취약지역 및 산악 · 도서지역의 응급환자 이송을 신속하게 하여, 응급환자의 생존율 향상에 기여하기 위한 것으로써 병원의 응급의학전문의가 직접 신고접수를 받아서 출동을 결정하면, 응급실수준의 전용 장비와 전문치료약품이 구비된 헬기에 의료진이 직접 탑승하여 5분 내 출동하는 '날아다니는 응급실'로서 OECD 모든 국가들이 이미 운영하고 있는데서 알 수 있듯이 선진국형 이송체계모델이라고 할 수 있다. 중증응급환자는 신속한 응급처치와 역량 있는 의료기관으로의 이송이 매우 중요하지만, 우리나라는 수도권 및 대도시에 응급의료자원이 집중되어 있어 대형 의료기관으로의 이송이 어려운 도서 및 산간지역은 골든타임을 지키기가 쉽지 않은 상황이다. 조사에 의하면 인근 응급의료기관까지의 평균 소요시간은 서울의 경우 10분 이내이나 유인도서 지역 190.5분, 산간 읍지역 34.2분, 산간 면지역 47.4분인 실정이다. 이에 취약지역 응급환자의 신속한 이송을 위하여 응급의료 전용헬기를 2011년 9월 인천과 전남, 2013년 7월 강원과 경북, 2016년 1월 충남, 2016년 6월 전북에 도입하였다. 그리고 2019년 8월에는 경기도(아주대학교병원)가 7번째 닥터헬기가 도입되어 운항을 개시하였다. 닥터헬기는 응급환자 발생 시 즉시 출동할 수 있도록 지역 내 지정된 병원(인천 : 가천길병원, 전남 : 목포한국병원, 강원 : 원주세브란스기독병원, 경북 : 안동병원, 충남 : 단국병원, 전북 : 원광병원) 인근에 대기한다.

**제47조【구급차등의 장비】** ① 구급차등에는 응급환자에게 응급처치를 할 수 있도록 의료장비 및 구급의약품 등을 갖추어야 하며, 구급차등이 속한 기관 · 의료기관 및 응급의료지원센터와 통화할 수 있는 통신장비를 갖추어야 한다. 이 경우 구급의약품의 적정상태를 유지하기 위하여 필요한 조치를 시행하여야 한다.

② 구급차에는 응급환자의 이송 상황과 이송 중 응급처치의 내용을 파악하기 위하여 보건복지부령으로 정하는 기준에 적합한 다음 각 호의 장비를 장착하여야 한다. 이 경우 보건복지부령으로 정하는 바에 따라 장비 장착에 따른 정보를 수집·보관하여야 하며, 보건복지부장관이 해당 정보의 제출을 요구하는 때에는 이에 따라야 한다.

1. 구급차 운행기록장치 및 영상기록장치(차량 속도, 위치정보 등 구급차의 운행과 관련된 정보를 저장하고 충돌 등 사고발생 시 사고 상황을 영상 등으로 저장하는 기능을 갖춘 장치를 말한다)
2. 구급차 요금미터장치(거리를 측정하여 이를 금액으로 표시하는 장치를 말하며, 보건복지부령으로 정하는 구급차에 한정한다)
3. 개인정보 보호법 제2조제7호에 따른 고정형 영상정보처리기기

③ 제1항에 따라 갖추어야 하는 의료장비·구급의약품 및 통신장비 등의 관리와 구급차등의 관리 및 제2항에 따른 장비의 장착·관리 등에 필요한 사항은 보건복지부령으로 정한다.

④ 제2항제3호에 따른 장비는 보건복지부령으로 정하는 구급차 이용자 등의 동의 절차를 거쳐 개인영상정보를 수집하도록 하고, 이 법에서 정한 것 외에 고정형 영상정보처리기기의 설치 등에 관한 사항은 개인정보 보호법에 따른다.

[구급차등에 의료장비, 구급의약품 등과 통신장비를 갖추지 아니한 때]행정처분 위반사항

[규칙] 제38조 (구급차등의 장비 및 관리 등) ① 법 제46조의 규정에 의한 구급자동차는 위급의 정도가 중한 응급환자의 이송에 적합하도록 제작된 구급차(이하 "특수구급차"라 한다)와 위급의 정도가 중하지 아니한 응급환자의 이송에 주로 사용되는 구급차(이하 "일반구급차"라 한다)로 구분한다.

② 법 제46조의3제1항에 따른 응급의료 전용헬기의 장비·의약품·환자인계점 관리 등에 관한 기준은 별표 15의2와 같다.

③ 법 제47조제1항의 규정에 따라 구급차등에 갖추어야 하는 의료장비·구급의약품 및 통신장비의 기준은 별표 16과 같다.

④ 법 제47조제2항 및 제4항에 따라 구급차 장착 장비의 기준과 장비장착에 따른 정보 수집·보관·제출 방법 및 동의 절차에 관한 사항은 별표 16의2와 같다.

⑤ 법 제47조제3항에 따라 구급차등에 갖추어야 하는 의료장비·구급의약품·통신장비 등의 관리 및 필요한 조치와 구급차등에 관한 관리기준은 별표 17과 같다.

#### 해설

이 조는 구급차에 위치정보 등 구급차의 운행정보를 기록·저장하는 운행기록장치와 요금미터장치 및 응급처치의 내용을 파악할 수 있는 영상정보처리기기를 장착하도록 함으로써 응급환자 이송의 질을 향

상시키고 구급차의 운행연한에 대한 기준을 정할 수 있는 법적 근거를 마련함으로써 구급차 노후화 문제를 해결하고 응급환자의 신속하고 안전한 이송을 도모하기 위한 것이다. 또한, 현행법령에서는 구급차를 운용할 수 있는 응급환자이송업 허가를 받기 위해서는 위급의 정도가 중한 응급환자를 이송할 수 있도록 제작된 특수구급차를 5대 이상 보유하고, 2억원 이상의 자본금과 일정 규모 이상의 사무실, 차고 및 교육훈련시설 등을 갖추어야 한다. 그러나 허가 기준을 충족하기 어려운 개인이 소유한 차량을 회사명의로 등록한 후 응급환자이송업 허가를 받아 구급차를 운용하는 사례가 다수 발생하고 있고, 이러한 형태로 운영되는 구급차의 경우 응급구조사를 동승시키지 않거나 응급환자 이송 중 발생한 교통사고에 대한 손해배상을 하지 않는 등 불법적인 운영을 하고 있는 실정이다. 이에 구급차의 운용자가 자기 명의로 다른 사람에게 구급차를 운용하게 하는 것을 금지하고, 위반 시에는 영업정지 등의 처벌을 할 수 있도록 하려는 것이다.

**제47조의2【심폐소생을 위한 응급장비의 구비 등의 의무】** ① 다음 각 호의 어느 하나에 해당하는 시설 등의 소유자·점유자 또는 관리자는 자동심장충격기 등 심폐소생술을 할 수 있는 응급장비를 갖추어야 한다.

1. 공공보건의료에 관한 법률 제2조제3호에 따른 공공보건의료기관
2. 119구조·구급에 관한 법률 제10조에 따른 구급대와 의료법 제3조에 따른 의료기관에서 운용 중인 구급차
3. 항공안전법 제2조제1호에 따른 항공기 중 항공운송사업에 사용되는 여객 항공기 및 공항시설법 제2조제3호에 따른 공항
4. 철도산업발전 기본법 제3조제4호에 따른 철도차량 중 객차
5. 선박법 제1조의2제1항제1호 및 제2호에 따른 선박 중 총톤수 20톤 이상인 선박
6. 대통령령으로 정하는 규모 이상의 건축법 제2조제2항제2호에 따른 공동주택

6의2. 산업안전보건법 제18조에 따라 보건관리자를 두어야 하는 사업장 중 상시 근로자가 300명 이상인 사업장〈신설 2021. 12. 21〉

6의3. 관광진흥법 제52조에 따라 지정된 관광지 및 관광단지 중 실제 운영 중인 관광지 및 관광단지에 소재하는 대통령령으로 정하는 시설〈신설 2023. 8. 16〉 [시행일 2024. 2. 17]

7. 그 밖에 대통령령으로 정하는 다중이용시설

② 제1항에 따라 자동심장충격기 등 심폐소생술을 할 수 있는 응급장비를 갖춘 경우 해당 시설 등의 소유자·점유자 또는 관리자는 그 사실을 보건복지부령으로 정하는 바에 따라 시장·군수·구청장에게 신고하여야 한다. 신고한 응급장비의 양도·폐기·이전 등 보건복지부령으로 정하는 중요 사항을 변경하려는 경우에도 또한 같다.

③ 제1항에 따라 응급장비를 설치한 자는 해당 응급장비를 매월 1회 이상 점검하고 그 결과를 관할 시장·군수·구청장에게 통보하여야 한다.〈개정 2021. 12. 21〉

④ 제1항에 따라 자동심장충격기 등 심폐소생술을 할 수 있는 응급 장비를 설치한 자는 해당 시설 등의 출입구 또는 여러 사람이 보기 쉬운 곳에 사용에 관한 안내 표지판을 부착하여야 한다.
⑤ 제1항에 따라 갖추어야 하는 응급장비의 관리 등에 필요한 사항은 보건복지부령으로 정한다.

[위반시] 62(300만원 이하의 과태료)

[영] 제26조의5 (응급장비의 구비의무가 있는 공동주택 등) ① 법 제47조의2제1항제6호에서 "대통령령으로 정하는 규모"란 500세대를 말한다.

② 법 제47조의2제1항제7호에서 "대통령령으로 정하는 다중이용시설"이란 다음 각 호의 시설을 말한다.

1. 철도역사(대도시권 광역교통 관리에 관한 특별법 제2조제2호나목에 따른 광역철도 및 도시철도법 제2조제2호에 따른 도시철도 구간에 있는 철도역사는 제외한다)의 대합실 중 연면적이 2천제곱미터 이상이거나 전년도 일일 평균이용객수가 1만명 이상인 대합실
2. 여객자동차 운수사업법 제2조제5호에 따른 여객자동차터미널의 대합실 중 연면적이 2천제곱미터 이상이거나 전년도 일일 평균이용객수가 3천명 이상인 대합실
3. 항만법 제2조제5호나목(3)에 따른 대합실 중 연면적이 2천제곱미터 이상이거나 전년도 일일 평균이용객수가 1천명 이상인 대합실
4. 관광진흥법 제5조제1항에 따른 카지노 시설 중 영업장의 전용면적이 2천제곱미터 이상인 카지노 시설
5. 한국마사회법 제4조에 따른 경마장
6. 경륜·경정법 제5조제1항에 따른 경주장
7. 형의 집행 및 수용자의 처우에 관한 법률 제11조에 따른 교도소, 소년교도소 및 구치소, 출입국관리법 제2조제13호에 따른 외국인보호소, 보호소년 등의 처우에 관한 법률에 따른 소년원
8. 체육시설의 설치·이용에 관한 법률 제5조에 따른 전문체육시설 중 총 관람석 수가 5천석 이상인 운동장 및 종합운동장
9. 중앙행정기관의 청사 중 보건복지부장관이 정하는 청사
10. 시·도의 청사 중 보건복지부장관이 정하는 청사

[규칙] 제38조의2 (응급장비 설치 등에 관한 현황 파악) ① 법 제47조의2에 따라 자동심장충격기 등 심폐소생술을 행할 수 있는 응급장비(이하 "응급장비"라 한다)를 설치한 경우 해당 시설 등의 소유자, 점유자 또는 관리자는 그 사실을 별지 제15호의13서식의

응급장비 설치 신고서에 응급장비 설치 사실을 확인할 수 있는 서류를 첨부하여 시장·군수·구청장에게 제출하여야 한다.

② 시장·군수·구청장은 제1항에 따른 신고를 받은 때에는 별지 제15호의14서식의 응급장비 등록대장에 이를 기록하고 관리하여야 한다.

③ 시장·군수·구청장은 별지 제15호의15서식의 응급장비 관리상황 보고서에 따라 응급장비 관리상황을 다음 연도의 1월 31일까지 시·도지사를 거쳐 보건복지부장관에게 제출하여야 한다.

④ 응급장비를 설치한 해당 시설 등의 소유자·점유자 또는 관리자는 심폐소생을 위한 응급장비를 양도·폐기 또는 이전하려면 법 제47조의2제2항 후단에 따라 별지 제15호의16서식의 응급장비 양도·폐기·이전 신고서를 시장·군수·구청장에게 제출하여야 한다.

[규칙] 제38조의3 (응급장비의 관리) ① 법 제47조의2에 따라 응급장비를 설치한 다중이용시설 등의 개설자 또는 관리자는 이를 관리하는 책임자를 두고 다음 각 호의 직무를 수행하게 하여야 한다.

1. 매월 1회 이상의 점검
2. 응급장비 사용교육
3. 응급장비의 관리에 관한 서류의 작성·비치

② 응급장비가 사용된 경우 해당 다중이용시설 등의 개설자 또는 관리자나 이를 직접 사용한 자는 응급의료지원센터에 그 사실을 지체 없이 알려 적절한 조취가 취하여지도록 하여야 한다. 다만, 법 제47조의2제1항제1호 및 제2호의 경우에는 그러하지 아니하다.

③ 그 밖에 응급장비의 관리에 필요한 사항은 보건복지부장관이 따로 정하여 고시한다.

### 해설

응급환자가 신속한 응급조치를 받을 수 있도록 이 법이 개정(법률 제8692호, 2007년 12월 14일 공포, 2008년 6월 15일 시행)됨에 따라 심폐소생을 위한 응급장비를 구비하여야 하는 다중이용시설을 철도역사·항만의 대합실, 중앙행정기관 및 시·도의 청사, 경마장, 경륜장, 경정장 등으로 구체적으로 정하였다. 2012년 5월 14일(법률 제114222호) 이 법을 개정하여 응급장비를 설치한 자는 해당 응급장비를 매월 1회 이상 점검하도록 의무화하였다. 최근(법률 제18621호, 2021. 12. 21)에는 보건관리자를 두어야 하는 사업장 중 상시 근로자가 300명 이상인 사업장에 자동심장충격기 등 심폐소생술을 할 수 있는 응급장비를 갖추도록 하면서, 이처럼 응급장비를 의무 설치한 자는 점검 결과를 관할 시장·군수·구청장에게 통보하도록 하고, 해당 시설 등의 출입구 또는 여러 사람이 보기 쉬운 곳에 사용에 관한 안내표지판을 부착하도록 하였다.

**제47조의3【여객항공기 등에서의 응급장비 및 응급처치 의약품의 구비】** ① 제47조의2제1항제3호부터 제5호까지의 시설 등을 관장하는 중앙행정기관의 장은 해당 시

설 등의 소유자 · 점유자 또는 관리자가 응급장비 및 응급처치 의약품을 구비하도록 노력하여야 한다.
② 보건복지부장관은 제1항의 응급장비 및 응급처치 의약품 구비에 대한 기준을 마련하여 제시할 수 있으며, 해당 중앙행정기관의 장에게 이를 권고할 수 있다. 다만, 국제협약 등을 준수하기 위하여 다른 법령에서 특별히 정하는 사항이 있는 경우에는 그 법령에서 정하는 바에 따른다.〈신설 2023. 8. 8〉

**해설**

이 조는 여객 항공기 등에서 응급장비 및 응급처치 의약품이 구비될 수 있도록 관계 중앙행정기관의 장에게 노력할 의무를 부여하고, 보건복지부장관이 응급장비 및 응급처치 의약품 구비에 대한 기준을 마련하여 국제협약 등을 준수하기 위하여 다른 법령에서 특별히 정하는 사항이 있는 경우를 제외하고 이를 권고할 수 있도록 하는 등 현행 제도의 운영상 나타난 일부 미비점을 개선 · 보완한 것이다.

**제48조【응급구조사 등의 탑승의무】** 구급차등의 운용자는 구급차등이 출동할 때에는 보건복지부령으로 정하는 바에 따라 응급구조사를 탑승시켜야 한다. 다만, 의사나 간호사가 탑승한 경우는 제외한다.

행정처분 위반사항

[규칙] 제39조 (응급구조사의 배치) 구급차등의 운용자는 응급환자를 이송하거나 이송하기 위하여 출동하는 때에는 법 제48조의 규정에 따라 그 구급차등에 응급구조사 1인 이상이 포함된 2인 이상의 인원이 항상 탑승하도록 하여야 한다. 다만, 의료법에 의한 의사 또는 간호사가 탑승한 경우에는 응급구조사가 탑승하지 아니할 수 있다.

**해설**

의료기관이 반드시 두어야 하는 의료인 종별 인원수에 관하여는 의료법에서 의료기관의 종별에 따라 외래환자 수를 입원환자수로 환산하여 의료인의 법적 필수 인원을 정하고 있다. 그러나 이 법에서는 응급구조사의 법정정원을 규제함에 있어 구급차를 기준으로 구급차등의 운용자는 구급차등이 출동할 때에는 보건복지부령으로 정하는 바에 따라 응급구조사를 탑승시켜야 한다. 같은 법에 시행규칙에 응급구조사 1인 이상이 포함된 2인 이상의 인원이 항상 탑승하도록 하여야 한다고 정하고 있다. 이는 구급자동차의 종별(특수구급차, 일반구급차)에 따른 기능적 차이는 물론 1급과 2급 응급구조사의 업무범위를 전혀 고려하지 않고 있는 것이다. 특히 단서조항에 "다만, 의료법에 의한 의사 또는 간호사가 탑승한 경우에는 응급구조사가 탑승하지 아니할 수 있다."고 규정하고 있는데 이는 응급의료체계 내에서의 응급구조사의 전문적인 위상을 격하하는 것으로 배출교육기관의 학제, 수업연한, 교과과정, 간호사의 업무범위(간호와 진료 보조) 등 제반사항을 신중히 검토하지 않은 한심한 발상이라 하겠으며 또한 구급차등을 운용하는 자가 이를 위반하여 구급차등이 출동하는 때 응급구조사를 탑승시키지 아니한 때의 처벌이 단순히 행정처분에 그쳐 전문가에 의한 초기 처치의 중요성을 알고나 있는지 의심스럽다고 하겠다.

### 법제처 법령해석 13-0055(2013. 3. 25)

법령 해석

⊙ 질의요지

응급의료에 관한 법률 제48조 및 같은 법 시행규칙 제39조에 따르면 구급차등의 운용자가 응급환자를 이송하거나 이송하기 위하여 출동하는 때에는 의사 또는 간호사가 탑승한 경우를 제외하고는 응급구조사를 탑승시켜야 하는바, 응급환자 이송 외의 목적으로 구급차등이 출동할 때에도 응급구조사를 탑승시켜야 하는지?

⊙ 회답

응급의료에 관한 법률 제48조에서는 구급차등이 출동할 때에는 "보건복지부령으로 정하는 바에 따라" 응급구조사를 탑승시켜야 한다고 규정하고 있고, 이에 따라 같은 법 시행규칙 제39조에서는 응급구조사가 탑승하여야 하는 경우로 "응급환자를 이송하거나 이송하기 위하여 출동하는 때"를 정하고 있으므로, 응급환자 이송 외의 경우에는 응급구조사를 탑승시키지 않을 수 있다고 해석하는 것이 문언에 충실한 해석이라고 할 것이다. 나아가, 응급구조사 탑승의무는 위반 시 응급의료에 관한 법률 제55조제2항, 제57조 및 제62조에 따른 불이익 처분(허가취소, 업무정지, 과징금, 과태료)의 요건이 되므로 관련 조항은 엄격하게 해석하여야 할 것인바, 법령에서 명시적으로 규정한 외의 경우까지 탑승의무가 있다고 확장 해석하는 것은 곤란하다고 할 것이다. 또한, 응급의료에 관한 법률 제41조에 따르면 응급구조사는 응급환자가 발생한 현장에서 응급환자에 대하여 상담 · 구조 및 이송 업무를 수행하거나 예외적으로 응급처치 업무에 종사할 것이 예정된 사람인바, 혈액 운반, 진단용 검사대상물 및 진료용 장비 등의 운반 등 응급환자의 이송과 관련 없는 경우에까지 의무적으로 응급구조사를 탑승시켜야 한다고 해석하는 것은 타당하지 않다고 할 것이다. 따라서 응급환자 이송 외의 용도로 구급차등이 출동할 때에는 응급구조사를 탑승시키지 않을 수 있다.

**제48조의2 【수용능력 확인 등】** ① 응급환자 등을 이송하는 자(구급차등의 운전자와 제48조에 따라 구급차등에 동승하는 응급구조사, 의사 또는 간호사를 말한다)는 특별한 사유가 없는 한 보건복지부령으로 정하는 방법에 따라 이송하고자 하는 응급의료기관의 응급환자 수용 능력을 확인하고 응급환자의 상태와 이송 중 응급처치의 내용 등을 미리 통보하여야 한다.

② 응급의료기관의 장은 제1항에 따른 응급환자 수용능력 확인을 요청받은 경우 정당한 사유 없이 응급의료를 거부 또는 기피할 수 없으며 응급환자를 수용할 수 없는 경우에는 제2조제7호의 응급의료기관등에 지체 없이 관련 내용을 통보하여야 한다.

③ 제1항 및 제2항과 관련된 구체적인 기준, 방법, 절차 등 필요한 사항은 보건복지부령으로 정한다.

[규칙] 제39조의2 (수용능력의 확인 등) ① 법 제48조의2제1항에 따라 응급환자 등을 이송하는 자는 전화, 무선통신, 그 밖의 전산망 등을 이용하여 응급의료기관의 수용능력을 확인하고, 다음 각 호의 사항을 통보하여야 한다.

1. 환자의 발생 경위(확인된 경우만 해당한다)
2. 환자의 연령, 성별 및 상태(활력 징후 및 의식 수준을 말한다)
3. 현장 및 이송 중 응급처치의 내용

4. 도착 예정 시각

② 제1항에 따른 확인 및 통보는 특별한 사유가 없으면 이송을 시작한 즉시 하여야 한다.

**제49조【출동 및 처치 기록 등】** ① 응급구조사가 출동한 때에는 보건복지부령으로 정하는 바에 따라 지체 없이 출동 사항, 제31조의4에 따른 응급환자의 중증도 분류 결과, 처치 내용 등을 기록하고 이를 소속 구급차등의 운용자와 해당 응급환자의 진료의사에게 제출하여야 한다. 다만, 응급구조사를 갈음하여 의사나 간호사가 탑승한 경우에는 탑승한 의사(간호사만 탑승한 경우에는 탑승 간호사)가 출동 및 처치 기록과 관련한 응급구조사의 임무를 수행하여야 한다.

② 구급차등의 운용자는 구급차등의 운행과 관련하여 보건복지부령으로 정하는 바에 따라 운행기록대장을 작성하여야 한다.

③ 제1항에 따른 기록을 제출받은 구급차등의 운용자는 그 기록을 보건복지부령으로 정하는 바에 따라 그 소재지를 관할하는 응급의료지원센터에 제출하여야 한다.

④ 구급차등의 운용자는 제1항에 따라 제출받은 기록 및 제2항에 따라 작성한 운행기록대장을, 응급환자의 진료의사가 소속된 의료기관의 장은 제1항에 따라 제출받은 기록을 각각 보건복지부령으로 정하는 기간 동안 보존하여야 한다.

⑤ 출동 및 처치 기록의 내용 및 방법 등에 관하여 필요한 사항은 보건복지부령으로 정한다.

[벌칙] ①, ②, ③항 위반 : 62(300만원 이하의 과태료), 행정처분 위반사항

[규칙] 제40조 (출동 및 처치기록의 내용 및 방법) ① 의사, 간호사 또는 응급구조사(이하 "응급구조사등"이라 한다)는 법 제49조제1항에 따라 출동사항, 응급환자의 중증도 분류 결과와 응급처치의 내용을 별지 제16호서식의 출동 및 처치기록지에 기록하여야 한다.〈개정 2023. 2. 24〉

② 응급구조사등은 제1항에 따라 출동사항, 응급환자의 중증도 분류 결과와 응급처치의 내용에 관한 기록을 3부 작성하여 그 응급환자를 인수한 의사의 서명을 얻은 뒤 1부는 보관하고, 1부는 해당 응급환자의 진료의사에게 제출하며, 1부는 이송처치료징수용으로 환자 또는 그 보호자에게 발급한다.〈개정 2023. 2. 24〉

③ 구급차등의 운용자와 의료기관의 장은 제2항에 따라 응급구조사등이 작성하여 제출한 출동사항과 처치내용에 관한 기록을 3년간 보존하여야 한다.

④ 구급차등의 운용자는 법 제49조제3항에 따라 출동 및 처치 기록(전자문서를 포함한다)을 응급의료지원센터로 다음달 10일까지 매월 제출하여야 한다.

⑤ 구급차등의 운용자는 별지 제16호의2서식의 구급차등 운행기록대장을 작성하여 3년간 보존하여야 한다.

### 해설

응급구조사는 보고와 기록에 관계된 2가지 중요한 원칙을 지켜야 한다. 첫 번째 원칙은 보고서로 기록되어 있지 않는 행위는 행해진 것이 아니라는 것이고, 두 번째, 원칙은 불완전하고 말끔하지않은 기록은 불완전하거나 비전문적인 응급의료의 증거라는 것이다. 훌륭한 응급의료서비스를 제공하는 것 다음으로, 응급의료 상황에 대한 완전하고 정확한 기록은 법적인 분쟁에 대한 최상의 보호막이다. 완전한 기록이 없거나 또는 기록이 불완전하다면, 응급구조사가 그 사건을 증언해야 할 때에 당시 상황이나 활동을 기억에만 의존해야 하며 기억은 증거자료로 채택되지 않는다. 따라서 이 조에서는 출동사항, 응급환자의 중증도 분류 결과와 응급처치의 내용에 관한 내용을 정형화된 기록지에 기록하고 이를 3부 작성하여 그 응급환자를 인수한 의사의 서명을 얻은 뒤 1부는 보관하고, 1부는 해당 응급환자의 진료의사에게 제출하며, 1부는 이송처치료징수용으로 환자 또는 그 보호자에게 발급하도록 의무화하고, 이를 소속 구급차등의 운용자와 당해 응급환자의 진료의사에게 제출하도록 하고 있으며, 구급차등의 운용자와 의료기관의 장은 제출 받은 기록을 3년간 보존하여야 하며 매월 그 기록을 의료기관의 소재지를 관할하는 응급의료지원센터에 다음달 10일까지 매월 제출하도록 하고 있다.

**제50조【지도 · 감독】** ① 시 · 도지사 또는 시장 · 군수 · 구청장은 관할 구역에서 운용되는 구급차등에 대하여 매년 한 번 이상 구급차등의 운용상황과 실태를 점검하여 그 결과에 따라 시정명령 · 정지명령 등 필요한 조치를 할 수 있다.

② 시 · 도지사 또는 시장 · 군수 · 구청장은 관할 구역 내에 있는 제47조의2제1항 각 호의 시설 등에 대하여 매년 한 번 이상 자동심장충격기 등 심폐소생술을 할 수 있는 응급장비의 구비현황과 관리실태를 점검하여야 하며, 그 결과에 따라 시정명령 등 필요한 조치를 할 수 있다.

시정명령에 따르지 아니한 때 : 행정처분 위반사항

**제51조【이송업의 허가 등】** ① 이송업을 하려는 자는 보건복지부와 국토교통부의 공동부령으로 정하는 시설 등을 갖추어 관할 시 · 도지사의 허가를 받아야 한다. 이 경우 둘 이상의 시 · 도에서 영업을 하려는 경우에는 해당 시 · 도별로 시 · 도지사의 허가를 받아야 한다.

② 시 · 도지사는 제1항에 따라 허가를 하는 경우에는 시설의 규모 등을 고려하여 영업지역을 제한하여 허가할 수 있다.

③ 이송업자가 대통령령으로 정하는 중요한 사항을 변경하려는 경우에는 관할 시 · 도지사의 변경허가를 받아야 한다.

④ 시 · 도지사는 제3항에 따른 변경허가의 신청을 받은 날부터 15일 이내에 변경허가 여부를 신청인에게 통지하여야 한다.

⑤ 시 · 도지사는 제4항에서 정한 기간 내에 변경허가 여부 또는 민원 처리 관련 법령에 따른 처리기간의 연장 여부를 신청인에게 통지하지 아니하면 그 기간(민원 처리 관련 법령에 따라 처리기간이 연장 또는 재연장된 경우에는 해당 처리기간을

말한다)이 끝난 날의 다음 날에 변경허가를 한 것으로 본다.
⑥ 이송업자가 제3항의 사항 외에 대통령령으로 정하는 사항을 변경하려는 경우에는 관할 시 · 도지사에게 신고하여야 한다. 이 경우 관할 시 · 도지사는 그 내용을 검토하여 이 법에 적합하면 신고를 수리하여야 한다.
⑦ 이송업자는 제1항에 따른 시설 등의 기준을 지켜야 한다.

[벌칙] ① : 60(5년 이하의 징역 또는 5천만원 이하의 벌금)
[위반시] ③ : 62(300만원 이하의 과태료)
③, ④항 위반 : 행정처분 위반사항

**[영] 제27조 (응급환자이송업 허가사항의 변경사항)** ① 응급환자이송업의 허가를 받은 자가 법 제51조제3항의 규정에 따라 관할 시 · 도지사의 변경허가를 받아야 하는 중요한 사항은 다음 각 호의 1과 같다.
1. 영업지역의 변경
2. 구급차의 증감

② 응급환자이송업의 허가를 받은 자가 법 제51조제6항의 규정에 따라 관할 시 · 도지사에게 신고해야 하는 사항은 다음 각 호와 같다.
1. 대표자 또는 상호의 변경
2. 사무소(분사무소 또는 사업장을 포함한다)의 명칭 및 위치변경

**[규칙] 제41조 (이송업의 허가절차)** ① 법 제51조제1항에 따라 응급환자이송업의 허가를 받으려는 자는 별지 제17호서식의 응급환자이송업허가신청서(전자문서로 된 신청서를 포함한다)에 다음 각 호의 서류(전자문서를 포함한다)를 첨부하여 시 · 도지사에게 제출해야 한다.
1. 사업계획서 1부
2. 사업용 고정자산의 총액 및 그 내역을 기재한 서류 1부
3. 차고를 설치할 수 있는 토지의 사용권을 증명하는 서류 1부
4. 영업시설의 개요 및 평면도 1부
5. 삭제〈2006. 7. 3〉
6. 기존 법인에 있어서는 다음 각 목의 서류
 가. 정관
 나. 임원의 명부 1부
 다. 허가신청에 관한 의사의 결정을 증명하는 서류 1부
7. 법인을 설립하려는 자에 있어서는 다음 각 목의 서류
 가. 정관(공증인의 인증이 있는 것) 1부

나. 발기인 또는 설립사원의 명부 1부

다. 설립하고자 하는 법인이 주식회사 또는 유한회사인 경우에는 주주 또는 사원모집 계획서 1부

② 제1항에 따라 신청서를 제출받은 시 · 도지사는 전자정부법 제36조제1항에 따른 행정정보의 공동이용을 통하여 다음 각 호의 서류를 확인하여야 한다.

1. 건축물대장
2. 법인인 경우에는 법인 등기사항증명서

③ 제1항제1호에 따른 사업계획서에는 다음 각 호의 사항을 기재하여야 한다.

1. 사무소 및 분사무소(사업장)의 명칭 및 위치
2. 영업지역(시 · 군 · 구 단위)
3. 구급차의 총대수 · 종별 · 형식 · 연식, 상용차 및 예비차의 구별
4. 삭제〈2015. 1. 8〉
5. 지도의사의 선임현황

④ 시 · 도지사는 응급환자이송업의 허가를 한 때에는 별지 제18호서식의 응급환자이송업허가증 및 별지 제18호의2서식의 부착용 허가증을 발급하고, 별지 제19호서식의 응급환자이송업허가관리대장을 작성 · 보관해야 한다.

⑤ 응급환자이송업의 허가를 받은 자가 법 제51조 제3항 및 제6항에 따라 허가받은 사항의 변경허가를 받거나 변경신고를 하려는 경우에는 별지 제20호서식의 응급환자이송업 허가사항 변경허가신청(신고)서에 다음 각 호의 서류를 첨부하여 시 · 도지사에게 제출(변경신고의 경우에는 변경사항이 발생한 날부터 14일 이내에 제출)해야 한다. 이 경우 변경 허가를 하거나 변경 신고를 받은 시 · 도지사는 제4항에 따라 발급한 응급환자이송업 허가증 또는 부착용 허가증의 변경 내용을 고쳐쓴 후 발급해야 한다.

1. 허가증 1부
2. 변경내역서 1부

⑥ 응급환자이송업자는 부착용 허가증을 구급차등의 앞면에 부착해야 한다.

⑦ 응급환자이송업자가 응급환자이송업 허가증 또는 부착용 허가증을 재발급받고자 하는 경우에는 별지 제21호서식의 재발급신청서에 다음 각 호의 서류를 첨부하여 시 · 도지사에게 제출해야 한다.

1. 헐어 못쓰게 된 경우에는 그 허가증 또는 부착용 허가증
2. 잃어버린 경우에는 그 사유서

**헌재 결정**

**전원재판부 2016헌바100 2018. 2. 22, 합헌)**

⊘ 질의요지

가. 허가받은 지역 밖에서의 이송업의 영업을 금지하고 처벌하는 '응급의료에 관한 법률'(2013. 3. 23. 법률 제11690호로 개정된 것, 이하 '응급의료법'이라 한다) 제51조 제1항 후문, 구 응급의료법(2011. 8. 4. 법률 제11004호로 개정되고 2015. 1. 28. 법률 제13106호로 개정되기 전

의 것) 제60조 제1항 제3호 중 제51조 제1항 후문 부분(이하 이들을 합하여 '심판대상조항'이라 한다)이 명확성원칙에 위배되는지 여부(소극)

나. 심판대상조항이 직업수행의 자유를 침해하는지 여부(소극)

다. 심판대상조항이 평등원칙에 위배되는지 여부(소극)

⊙ 회답

가. 영업의 일반적 의미와 응급의료법의 관련 규정을 유기적・체계적으로 종합하여 보면, 심판대상조항의 수범자인 이송업자는 처벌조항이 처벌하고자 하는 행위가 무엇이고 그에 대한 형벌이 어떤 것인지 예견할 수 있으며, 심판대상조항의 합리적인 해석이 가능하므로, 심판대상조항은 죄형법정주의의 명확성원칙에 위배되지 아니한다.

나. 심판대상조항은 이송업자의 영업범위를 허가받은 지역 안으로 한정하여 구급차등이 신속하게 출동할 수 있도록 하고, 차고지가 위치한 허가지역에서 상시 구급차등이 정비될 수 있도록 하는 한편, 지역사정에 밝은 이송업자가 해당 지역에서 이송을 담당하게 함으로써, 응급의료의 질을 높임과 동시에 응급이송자원이 지역 간에 적절하게 분배 · 관리될 수 있도록 하여 국민건강을 증진하고 지역주민의 편의를 도모하기 위한 것이다. 이러한 입법목적은 정당하고, 수단의 적합성도 인정된다. 이송업 허가는 광역자치단체 단위로 이루어지는데 광역자치단체의 인구와 면적을 감안할 때, 그리고 여러 지역의 허가를 받아 영업을 하는 것도 가능하다는 점에서 심판대상조항은 침해의 최소성을 충족한다. 국민의 생명과 건강에 직결되는 응급이송체계를 적정하게 확립한다는 공익의 중요성에 비추어 영업지역의 제한에 따라 침해되는 이송업자의 사익이 크다고 보기는 어려우므로 법익의 균형성도 인정된다. 따라서 심판대상조항은 과잉금지원칙을 위반하여 직업수행의 자유를 침해한다고 볼 수 없다.

다. 응급의료법이 응급환자이송업과 응급의료기관을 동일하게 취급하는 것이라 볼 수 없고, 여객자동차 운송사업과 응급환자이송업은 서로 담당하는 업무의 목적과 성격이 달라 다르게 취급하더라도 평등원칙에 위배된다고 할 수 없다. 따라서 심판대상조항은 평등원칙에 위배되지 아니한다.

**제52조 【지도의사】** ① 구급차등의 운용자(제44조제1항제2호에 따른 의료기관을 제외한다. 이하 이 조에서 같다)는 응급환자를 이송하기 위하여 구급차등을 사용하는 경우 상담 · 구조 · 이송 및 응급처치를 지도받기 위하여 지도의사를 두거나 응급의료지원센터 또는 응급의료기관의 의사를 지도의사로 위촉하여야 한다.
② 구급차등의 운용자에 따른 지도의사의 수와 업무 및 선임 등에 관하여 필요한 사항은 보건복지부령으로 정한다.

①항 위반 : 행정처분 위반사항

[규칙] 제42조 (지도의사의 수 및 업무) ① 이송업자는 법 제52조제1항의 규정에 따라 관할 시 · 도에 소재하는 응급의료기관에 근무하는 전문의 중에서 1인 이상을 지도의사로 선임 또는 위촉하여야 한다.
② 제1항의 규정에 의한 지도의사의 업무는 다음 각 호와 같다.
1. 응급환자가 의료기관에 도착하기 전까지 행하여진 응급의료에 대한 평가
2. 응급구조사의 자질향상을 위한 교육 및 훈련
3. 이송중인 응급환자에 대한 응급의료 지도

### 해설

의료지도는 직접 의료지도와 간접 의료지도로 구분할 수 있다. 직접 의료지도는 직접 통신지시와 같이 현장이나 이송 도중 의사와 EMS personnel간의 연계를 의미하며, 간접의료지도는 훈련과 교육, 지침, 사례검토와 같은 체계정책과 절차를 확립하는 것이다. 응급의료체계는 환자처치에 궁극적인 책임을 지고 적극적으로 직접의료지도를 수행하는 지도의사를 두어야한다. 지도의사 임무는 실시간 응급환자처치 지도, 전문응급의료 교육, 응급의료 질의응답 및 정보제공 등으로 볼 수 있다. 따라서 이 조에서는 이송업자는 반드시 영업지역별로 지도의사를 두거나 위촉할 것을 의무화하고 이송업의 영업지역별 지도의사의 수 및 업무에 관하여 명확히 하고 있다.

**제53조 【휴업 등의 신고】** 이송업자는 이송업의 전부 또는 일부를 휴업·폐업 또는 재개업하려는 경우에는 보건복지부령으로 정하는 바에 따라 관할 시·도지사에게 신고하여야 한다.

[벌칙] 62(300만원 이하의 과태료) : 행정처분 위반사항

[규칙] 제43조 (휴업 등의 신고) 응급환자이송업자가 법 제53조의 규정에 따라 휴업·폐 업·재개업의 신고를 하고자 하는 때에는 휴업·폐업 또는 재개업한 날부터 14일 이내에 별지 제22호서식의 응급환자이송업의 휴업·폐업·재개업신고서에 응급환자이송업허가증을 첨부(재개업의 경우를 제외한다)하여 시·도지사에게 제출하여야 한다.

**제54조 【영업의 승계】** ① 다음 각 호의 어느 하나에 해당하는 자는 이송업자의 지위를 승계한다.

1. 이송업자가 사망한 경우 그 상속인
2. 이송업자가 그 사업을 양도한 경우 그 양수인
3. 법인인 이송업자가 합병한 경우 합병 후 존속하는 법인이나 합병으로 설립되는 법인

② 다음 각 호의 어느 하나에 해당하는 절차에 따라 영업시설의 전부를 인수한 자는 그 이송업자의 지위를 승계한다.

1. 민사집행법에 따른 강제경매
2. 채무자 회생 및 파산에 관한 법률에 따른 환가
3. 국세징수법, 관세법 또는 지방세기본법에 따른 압류재산의 매각
4. 그 밖에 제1호부터 제3호까지의 규정에 준하는 절차

③ 제1항이나 제2항에 따라 이송업자의 지위를 승계한 자는 60일 이내에 보건복지부령으로 정하는 바에 따라 관할 시·도지사에게 신고하여야 한다.

[위반시] ③ : 62(300만원 이하의 과태료) : 행정처분 위반사항

[규칙] 제44조 (영업의 승계 신고) ① 법 제54조에 따라 이송업자의 지위를 승계한 자는 별지 제23호서식의 영업자지위승계신고서(전자문서로 된 신고서를 포함한다)에 이송업자의 지위를 승계했음을 증명하는 다음 각 호의 서류(전자문서를 포함한다)를 첨부하여 시 · 도지사에게 제출해야 한다.

1. 이송업자가 사망한 경우 : 가족관계등록부 등의 증명서
2. 영업의 양도 · 양수의 경우 : 다음 각 목의 서류
   가. 양도계약서의 사본 1부
   나. 양도인의 인감증명서 또는 본인서명사실 확인 등에 관한 법률 제2조제3호에 따른 본인서명사실확인서 1부
3. 법인인 이송업자의 합병의 경우 : 합병계약서 사본 1부
4. 법 제54조제2항의 규정에 따라 이송업자의 지위를 승계한 경우 : 경락확인서 등 영업시설의 전부를 인수하였음을 입증할 수 있는 서류 1부

② 제1항에 따라 신고서를 제출받은 시 · 도지사는 전자정부법 제36조제1항에 따른 행정정보의 공동이용을 통하여 다음 각 호의 서류를 확인해야 한다.

1. 삭제〈2008. 6. 13〉
2. 법인인 이송업자의 합병인 경우 : 이송업자의 지위를 승계한 법인 등기사항증명서

**용어해설**

◷ 승계[承繼] : 다른 사람의 권리나 의무를 뒤이어 물려받는 것으로 포괄승계와 특정승계로 구분된다. 포괄승계[包括承繼]는 단일한 원인에 의하여 이전 권리자의 모든 권리 · 의무의 전체를 일괄하여 승계하는 것이며 일반승계라고도 한다. 이에는 상속 · 포괄유증 · 회사합병 등이 있다. 한편 이와 상대되는 개념으로 각개의 권리 · 의무를 개별적인 원인에 의하여 승계하는 것을 특정승계(特定承繼)라 한다. 예컨대 매매에 의한 승계와 같은 것이다. 특정승계의 승계인을 특정승계인 이라고 한다.

**제54조의2 【유인 · 알선 등 금지】** 제44조제1항에 따른 구급차등의 운용자는 영리를 목적으로 응급환자를 특정 의료기관 또는 의료인에게 이송 또는 소개 · 알선하거나 그 밖에 유인하거나 사주하는 행위를 하여서는 아니 된다.

행정처분 위반사항

**제54조의3 【대규모 행사에서의 응급의료 인력 등 확보 의무】** 대통령령으로 정하는 대규모 행사를 개최하려는 자는 응급환자의 발생 시 신속하고 적절한 응급의료를 제공하기 위하여 보건복지부령으로 정하는 바에 따라 응급의료 인력 및 응급이송 수단 등을 확보하여야 한다.

[영] 제27조의3 (대규모 행사의 범위) 법 제54조의3에서 "대통령령으로 정하는 대규모 행사"란 행사 기간 중 순간 최대 관람객이 1천명 이상이 될 것으로 예상되는 행사를 말한다. 다만, 공연법 제11조제2항에 따라 재해대처계획의 신고가 수리된 행사는 제외한다.

[규칙] 제44조의2 (대규모 행사에서의 응급의료 인력 등 확보 의무) 제54조의3 및 영 제27조의3에 따른 대규모 행사를 개최하려는 자는 다음 각 호의 응급의료 인력과 응급이송수단을 확보해야 한다.

1. 응급의료 인력 : 응급구조사, 의사 또는 간호사 1명
2. 응급이송수단 : 구급차등 1대

**해설**

이 조는 순간 최대 관람객이 1천명 이상이 될 것으로 예상되는 대규모 행사에 관한 체계적인 응급의료 체계 기반을 마련하기 위해 정부기관이나 지방자치단체, 기획사, 민간업체 등 행사를 개최하려는 자로 하여금 법령에서 정하는 기준에 따라 응급의료 인력과 응급의료의 목적에 이용되는 응급이송수단을 확보하도록 함으로써 국민의 생명과 건강을 보호하기 위하여 2020. 12. 29(법률 제17786호) 신설되었다.

# 제 9 장 보 칙

**제55조 【응급의료종사자의 면허 · 자격정지 등】** ① 보건복지부장관은 응급의료종사자가 다음 각 호의 어느 하나에 해당하는 경우에는 그 면허 또는 자격을 취소하거나 6개월 이내의 기간을 정하여 그 면허 또는 자격을 정지시킬 수 있다.

1. 제6조제2항, 제8조, 제18조제2항, 제39조, 제40조 또는 제49조제1항을 위반한 경우
2. 제24조제1항에 따른 이송처치료를 과다하게 징수하거나 같은 조 제2항을 위반하여 이송처치료 외에 별도의 비용을 징수한 때
3. 제32조제2항을 위반하여 응급환자에게 중대한 불이익을 끼친 경우

3의2. 제36조의2제3항 또는 제5항을 위반하여 다른 사람에게 자기의 성명을 사용하여 제41조에 따른 응급구조사의 업무를 수행하게 하거나 응급구조사 자격증을 다른 사람에게 빌려준 경우

4. 제37조의 결격사유에 해당하게 된 경우
5. 제42조를 위반하여 의사로부터 구체적인 지시를 받지 아니하고 응급처치를 한 경우

6. 제43조제1항에 따른 보수교육을 받지 아니한 경우
7. 그 밖에 이 법 또는 이 법에 따른 명령을 위반한 경우

② 보건복지부장관은 응급구조사가 제36조의3에 따른 신고를 하지 아니한 때에는 신고할 때까지 그 자격을 정지시킬 수 있다.

③ 보건복지부장관, 시·도지사 또는 시장·군수·구청장은 의료기관이나 이송업자 또는 구급차등을 운용하는 자가 다음 각 호의 어느 하나에 해당하는 경우에는 의료기관 등의 개설 또는 영업에 관한 허가를 취소(신고대상인 경우에는 폐쇄를 말한다. 이하 제4항에서 같다)하거나 6개월 이내의 기간을 정하여 그 업무의 정지를 명할 수 있다.

1. 제18조제2항, 제28조제3항, 제32조제1항, 제33조제1항, 제35조의2제1항, 제44조제3항, 제44조의2제2항, 제44조의4, 제45조제1항, 제46조의2, 제47조제1항·제2항, 제48조, 제49조제3항·제4항, 제51조제3항부터 제5항까지, 제52조제1항, 제53조, 제54조제3항, 제54조의2 또는 제59조를 위반한 경우
2. 제22조제1항에 따른 미수금의 대지급을 부정하게 청구한 경우
3. 제24조제1항에 따른 이송처치료를 과다하게 징수하거나 같은 조 제2항을 위반하여 이송처치료 외에 별도의 비용을 징수한 때
4. 제34조에 따라 당직의료기관으로 지정받은 자가 응급의료를 하지 아니한 경우
5. 제50조제1항에 따른 시정명령·정지명령 등 필요한 조치를 따르지 아니한 경우
6. 그 밖에 이 법 또는 이 법에 따른 명령을 위반한 경우

④ 제3항에 따라 영업허가의 취소처분을 받은 자는 그 처분을 받은 날부터 1년 이내에는 그 업을 개설·운영하지 못한다.

⑤ 제1항과 제3항에 따른 행정처분의 세부 사항은 보건복지부령으로 정한다.

[규칙] 제45조 (행정처분의 기준) 법 제55조의 규정에 의한 행정처분의 기준은 별표 18과 같다.

[규칙] 제46조 (행정처분대장의 작성) 법 제55조의 규정에 따라 보건복지부장관, 시·도지사 또는 시장·군수·구청장이 행정처분을 하는 때에는 별지 제24호서식의 행정처분대장에 그 내용을 기록하고 이를 비치하여야 한다.

**용어해설**

- 행정처분(行政處分) : 행정처분은 행정청이 행하는 구체적 사실에 관한 법집행으로서의 공권력의 행사 또는 그 거부와 그 밖에 이에 준하는 행정작용이다.

## 법제처 법령해석 16-0493, 2016. 11. 24, 보건복지부

법령해석

⊙ 질의요지

응급의료에 관한 법률 제48조 본문에서는 구급차등의 운용자는 구급차등이 출동할 때에는 보건복지부령으로 정하는 바에 따라 응급구조사를 탑승시켜야 한다고 규정하고 있고, 같은 법 제55조제2항제1호에서는 보건복지부장관, 시ㆍ도지사 또는 시장ㆍ군수ㆍ구청장은 의료기관이나 이송업자 또는 구급차등을 운용하는 자가 같은 법 제48조에 위반한 경우에는 의료기관 등의 개설 또는 영업에 관한 허가를 취소하거나 6개월 이내의 기간을 정하여 그 업무의 정지를 명할 수 있다고 규정하고 있으며, 같은 법 제55조제4항에서는 같은 조 제1항과 제2항에 따른 행정처분의 세부 사항은 보건복지부령으로 정한다고 규정하고 있다. 한편, 응급의료에 관한 법률 시행규칙 별표 18 제1호나목에서는 위반행위의 횟수에 따른 행정처분의 기준은 최근 1년 동안 같은 위반행위로 행정처분을 받을 경우에 적용하고, 이 경우 기준 적용일은 위반행위에 대하여 행정처분을 한 날과 그 행정처분 이후 다시 같은 위반행위를 하여 적발된 날을 기준으로 하여 위반행위 횟수를 계산한다고 규정하고 있으며, 같은 별표 제2호버목에서는 응급구조사 탑승의무를 위반한 행위의 횟수 산정에 따라 1차위반시 업무정지 7일, 2차위반시 업무정지 1개월의 행정처분 기준을 규정하고 있는바, 법 제48조 본문에 따른 응급구조사 탑승의무를 지키지 않아 같은 법 제55조제2항제1호의 위반행위가 1차 적발되어 1차 행정처분이 있은 후 1년 이내에 같은 규정의 위반이 다시 적발되었는데 그 위반한 날이 1차 적발된 위반행위가 있기 전인 경우, 같은 법 시행규칙 별표 18 제2호버목에서 정하는 위반행위의 횟수 산정에 따라 가중된 행정처분 기준이 적용되어 2차 행정처분의 대상이 될 수 있는지?

⊙ 질의배경

대구광역시는 응급의료에 관한 법률 제48조 본문의 응급구조사 탑승의무를 지키지 않아 같은 법 제55조제2항제1호의 위반행위가 1차 적발되어 1차 행정처분이 있은 후 1년 이내에 같은 규정의 위반이 다시 적발되었는데 그 위반한 날이 1차 적발된 위반행위가 있기 전인 경우 같은 법 시행규칙 별표 18 제2호버목에서 정하는 위반행위의 횟수 산정에 따라 가중된 행정처분 기준이 적용되어 2차 행정처분의 대상인지에 대해 의문이 생겨 보건복지부에 질의하였고, 보건복지부는 이를 명확히 하기 위해 법제처에 법령해석을 요청함

⊙ 회답

응급의료에 관한 법률 제48조 본문에 따른 응급구조사 탑승의무를 지키지 않아 같은 법 제55조제2항제1호의 위반행위가 1차 적발되어 1차 행정처분이 있은 후 1년 이내에 같은 규정의 위반이 다시 적발되었는데 그 위반한 날이 1차 적발된 위반행위가 있기 전인 경우에는, 같은 법 시행규칙 별표 18 제2호버목에서 정하는 횟수 산정에 따라 가중된 행정처분 기준이 적용되지 않으므로 2차 행정처분의 대상이 될 수 없다. 그 이유는 동 법 제48조 본문에서는 구급차등의 운용자는 구급차등이 출동할 때에는 보건복지부령으로 정하는 바에 따라 응급구조사를 탑승시켜야 한다고 규정하고 있고, 같은 법 제55조제2항제1호에서는 보건복지부장관, 시ㆍ도지사 또는 시장ㆍ군수ㆍ구청장은 의료기관이나 이송업자 또는 구급차등을 운용하는 자가 같은 법 제48조에 위반한 경우에는 의료기관 등의 개설 또는 영업에 관한 허가를 취소(신고대상인 경우에는 폐쇄를 말함)하거나 6개월 이내의 기간을 정하여 그 업무의 정지를 명할 수 있다고 규정하고 있으며, 같은 법 제55조제4항에서는 같은 조 제1항과 제2항에 따른 행정처분의 세부 사항은 보건복지부령으로 정한다고 규정하고 있다. 한편, 같은 법 시행규칙 제39조 본문에서는 구급차등의 운용자는 응급환자를 이송하거나 이송하기 위하여 출동하는 때에는 법 제48조에 따라 그 구급차등에 응급구조사 1인 이상이 포함된 2인 이상의 인원이 항상 탑승하도록 하여야 한다고 규정하고 있고, 같은 법 시행규칙 별표 18 제1호나목에서는 위반행위의 횟수에 따른 행정처분의 기준은 최근 1년 동안 같은 위반행위로 행정처분을 받을 경우에 적용하며, 이 경우 기준 적용일은 위반행위에 대하여 행정처분을 한 날과 그 행정처분 이후 다시 같은 위반행위를 하여 적발된 날을 기준으로 하여 위반행위 횟수를 계산한다고 규정하고 있고, 같은 별표 제2호버목에서는 응급구조사 탑승의무를 위반한 행위의 횟수 산정에 따라 1차위반시 업무정지 7일, 2차위반시 업무정지 1개월의 행정처분 기준을 규정하고 있는바, 이 사안은 이 법 제48조 본문에 따른 응급구조사 탑승의무를 지키지 않아 같은 법 제55조제2항제1호의 위반행위가 1차 적발

되어 1차 행정처분이 있은 후 1년 이내에 같은 규정의 위반이 다시 적발되었는데 그 위반한 날이 1차 적발된 위반행위가 있기 전인 경우, 같은 법 시행규칙 별표 18 제2호버목에서 정하는 횟수 산정에 따라 가중된 행정처분 기준이 적용되어 2차 행정처분의 대상이 될 수 있는지에 관한 것이라 하겠다. 먼저, 법의 해석에 있어서는 법령에 사용된 문언의 통상적인 의미에 충실하게 해석하는 것을 원칙으로 하고, 법령의 문언 자체가 비교적 명확한 개념으로 구성되어 있다면 원칙적으로 더 이상 다른 해석방법은 활용할 필요가 없거나 제한될 수밖에 없다고 할 것인데, 같은 법 시행규칙 별표 18 제1호나목에서는 위반행위의 횟수에 따른 행정처분의 기준은 최근 1년 동안 같은 위반행위로 행정처분을 받을 경우에 적용하고, 이 경우 기준 적용 일은 위반행위에 대하여 행정처분을 한 날과 그 행정처분 이후 다시 같은 위반행위를 하여 적발된 날을 기준으로 하여 위반행위 횟수를 계산한다고 규정하고 있는바, 위반행위의 횟수에 따라 가중된 행정처분을 부과하는 경우 추가로 적발된 위반행위는 그 행정처분일, 즉 1차 행정처분일 이후에 다시 같은 위반행위가 발생한 것만으로 해석하는 것이 문언상 명백하다고 할 것이다. 또한, 위반행위의 횟수에 따라 가중된 행정처분을 부과하는 제도는 종전 행정처분에 따른 경고적 기능을 무시하고 다시 위법한 행위를 해서 비난 가능성이 더 크기 때문에 가중된 행정처분을 부과하려는 취지라고 할 것이므로, 같은 규정을 위반한 행위에 대해 횟수에 따라 가중된 행정처분을 부과하려면 해당 위반행위는 그 처분일 이후에 발생한 것으로 보는 것이 상당하다고 할 것인바, 이 사안의 경우에는 추가로 적발된 위반행위를 한 시점이 1차 행정처분이 있기 전이어서 종전 행정처분의 경고적 기능을 무시하고 다시 위법한 행위를 한 것이 아니기 때문에 비난 가능성이 더 크다고 할 수도 없으므로 행정처분의 횟수 산정에 따라 가중된 행정처분 기준을 적용하기는 어렵다고 할 것이다. 따라서 법 제48조 본문에 따른 응급구조사 탑승의무를 지키지 않아 같은 법 제55조제2항제1호의 위반행위가 1차 적발되어 1차 행정처분이 있은 후 1년 이내에 같은 규정의 위반이 다시 적발되었는데 그 위반한 날이 1차 적발된 위반행위가 있기 전인 경우에는, 같은 법 시행규칙 별표 18 제2호버목에서 정하는 횟수 산정에 따라 가중된 행정처분 기준이 적용되지 않으므로 2차 행정처분의 대상이 될 수 없다고 할 것이다.

**제56조【청문】** 보건복지부장관, 시·도지사 또는 시장·군수·구청장은 다음 각 호의 어느 하나에 해당하는 처분을 하려면 청문을 하여야 한다.

1. 제35조제1항에 따른 응급의료기관의 지정의 취소
2. 제55조제1항에 따른 응급의료종사자의 면허 또는 자격의 취소
3. 제55조제3항에 따른 의료기관 등의 개설 또는 영업에 관한 허가의 취소 및 폐쇄 명령

### 용어해설

- 청문(聽聞) : 행정기관이 규칙이 제정, 행정처분 또는 결정을 함에 있어서 처분의 상대방 기타 이해관계인 및 제3자의 의견을 듣기 위하여 취하는 절차, 공청이라고도 한다.

**제57조【과징금】** ① 보건복지부장관, 시·도지사 또는 시장·군수·구청장은 의료기관이나 이송업자 또는 구급차등을 운용하는 자가 제55조제3항 각 호의 어느 하나에 해당하는 경우로서 그 업무의 정지가 국민보건의료에 커다란 위해를 가져올 우려가 있다고 인정되는 경우에는 업무정지처분을 갈음하여 3억원 이하의 과징금을

부과할 수 있다. 이 경우 과징금의 부과 횟수는 세 번을 초과할 수 없다.
② 제1항에 따라 과징금을 부과하는 위반행위의 종류, 위반 정도에 따른 과징금의 금액과 그 밖에 필요한 사항은 대통령령으로 정한다.
③ 제1항에 따른 과징금을 내야 할 자가 납부기한까지 이를 내지 아니하면 보건복지부장관은 국세 체납처분의 예에 따라 징수하고, 시·도지사 및 시장·군수·구청장은 지방행정제재·부과금의 징수 등에 관한 법률에 따라 징수한다.

[영] 제28조 (과징금의 부과) ① 법 제57조제1항에 따른 과징금의 금액은 위반행위의 종별·정도 등을 고려하여 보건복지부령이 정하는 업무정지처분기준에 따라 별표 1의 기준을 적용하여 산정한다.
② 보건복지부장관, 시·도지사 또는 시장·군수·구청장은 법 제57조의 규정에 따라 과징금을 부과하고자 하는 경우에는 그 위반행위의 종별과 해당 과징금의 금액을 서면으로 명시하여 이를 납부할 것을 통지하여야 한다.

[영] 제28조의2 (규제의 재검토) 보건복지부장관은 제28조제1항 및 별표 1에 따른 과징금 산정기준에 대하여 2014년 1월 1일을 기준으로 3년마다(매 3년이 되는 해의 1월 1일 전까지를 말한다) 그 타당성을 검토하여 개선 등의 조치를 하여야 한다.

[규칙] 제47조 (규제의 재검토) ① 보건복지부장관은 다음 각 호의 사항에 대하여 다음 각 호의 기준일을 기준으로 3년마다(매 3년이 되는 해의 기준일과 같은 날 전까지를 말한다) 그 타당성을 검토하여 개선 등의 조치를 해야 한다.〈개정 2021. 12. 31〉

1. 제13조제2항 및 별표 5에 따른 권역응급의료센터의 지정기준 : 2014년 1월 1일
2. 제16조에 따른 전문응급의료센터의 지정기준·방법 및 절차 : 2022년 1월 1일
3. 제17조의3에 따른 정신질환자응급의료센터의 지정기준·방법 및 절차 : 2022년 1월 1일
4. 제23조 제1항 및 별표 9에 따른 응급의료시설의 설치기준 : 2014년 1월 1일
5. 제37조에 따른 구급차등의 용도 : 2014년 1월 1일
6. 제38조 제3항 및 별표 16에 따른 구급차에 갖추어야 하는 의료장비·구급의약품 및 통신장비의 기준 : 2014년 1월 1일
7. 제38조 제5항 및 별표 17에 따른 구급차등의 세부관리기준 : 2014년 1월 1일

② 보건복지부장관은 다음 각 호의 사항에 대하여 다음 각 호의 기준일을 기준으로 2년마다(매 2년이 되는 해의 기준일과 같은 날 전까지를 말한다) 그 타당성을 검토하여 개선 등의 조치를 해야 한다.

1. 제17조의2에 따른 권역외상센터의 요건 및 지정기준 : 2015년 1월 1일

2. 제34조에 따른 경미한 응급처치의 범위 : 2015년 1월 1일
3. 제35조에 따른 응급구조사의 보수교육 시간 : 2015년 1월 1일
4. 삭제〈2020. 12. 31〉
5. 삭제〈2020. 12. 31〉
6. 삭제〈2020. 12. 31〉

**용어해설**

⊙ 과징금(過徵金) : 행정청이 일정한 행정상의 의무에 위반한데 대한 제재로서 부과하는 금전적 부담 또는 행정법상의 의무위반에 대해 부과·징수하는 금전적 제재이다. 종류로는 수수료, 사용료, 특허료, 납부금 등이 있다. 과징금은 주로 경제법상의 의무를 위반한 자가 위반행위를 함으로써 경제적 이익을 얻을 것이 예정되어 있을 경우 부과한다. 이것은 위반행위로 인한 불법적인 경제적 이익을 박탈하고 오히려 경제적 불이익이 생기게 하려는 것이다. 따라서 그 이익 금액에 따라 과하여지는 행정제재금이라 할 수 있으며 간접적으로 의무이행을 강제하는 효과를 갖게 된다. 과징금은 행정법상의 의무위반 사항에 대한 금전적 제재라는 점에서는 과태료와 크게 다르지 않지만 이득환수라는 점에서는 분명한 차이를 가진다.

**제58조【권한의 위임】** 이 법에 따른 보건복지부장관의 권한은 그 일부를 대통령령으로 정하는 바에 따라 시·도지사 또는 시장·군수·구청장에게 위임할 수 있다.

**제59조【유사명칭 사용 금지】** ① 이 법에 따른 응급구조사, 구급차, 중앙응급의료센터·권역응급의료센터·권역외상센터·전문응급의료센터·지역응급의료센터·지역외상센터·지역응급의료기관 또는 응급의료지원센터가 아니면 각각의 명칭 또는 이와 유사한 명칭을 사용하지 못한다.

② 다음 각 호 외의 의료기관은 응급환자 진료와 관련된 명칭이나 표현을 사용하거나 외부에 표기하여서는 아니 된다.

1. 이 법에 따라 지정받은 응급의료기관
2. 제35조의2제1항에 따라 신고한 의료기관
3. 종합병원

[위반시] 62(300만원 이하의 과태료)

**제59조의2【업무 검사와 보고 등】** ① 보건복지부장관, 시·도지사 또는 시장·군수·구청장은 응급의료종사자 및 응급의료기관등에 대한 지도·감독이 필요하다고 인정되는 경우 관계 공무원으로 하여금 그 업무 상황, 시설 또는 진료기록부, 간호기록부, 제49조에 따른 출동 및 처치 기록지, 운행기록대장 등 관계 서류를 검사

하게 하거나 관계인에게서 진술을 들어 사실을 확인하게 할 수 있으며, 응급의료종사자 및 응급의료기관등에게 필요한 사항의 보고 또는 관계 서류의 제출을 명할 수 있다. 이 경우 응급의료종사자 및 응급의료기관등은 정당한 사유 없이 이를 거부하지 못한다.
② 제1항의 경우 관계 공무원은 그 권한을 표시하는 증표 및 조사목적, 조사기간, 조사범위, 조사담당자, 관계 법령 등이 기재된 조사명령서를 지니고 이를 관계인에게 보여주어야 한다.
③ 보건복지부장관은 시·도지사 또는 시장·군수·구청장에게 관할 구역 내 응급의료종사자 및 응급의료기관등에 대하여 제1항에 따른 업무 검사와 보고 등을 실시할 것을 요구할 수 있다.

[위반시] ① : 62(300만원 이하의 과태료)

# 제 10 장 벌칙 등

**제60조 【벌칙】** ① 의료법 제3조에 따른 의료기관의 응급실에서 응급의료종사자(의료기사 등에 관한 법률 제2조에 따른 의료기사와 의료법 제80조에 따른 간호조무사를 포함한다)를 폭행하여 상해에 이르게 한 사람은 10년 이하의 징역 또는 1천만원 이상 1억원 이하의 벌금에 처하고, 중상해에 이르게 한 사람은 3년 이상의 유기징역에 처하며, 사망에 이르게 한 사람은 무기 또는 5년 이상의 징역에 처한다.
② 다음 각 호의 어느 하나에 해당하는 자는 5년 이하의 징역 또는 5천만원 이하의 벌금에 처한다.
1. 제12조제1항을 위반하여 응급의료를 방해하거나 의료용 시설 등을 파괴·손상 또는 점거한 사람
2. 제36조에 따른 응급구조사의 자격인정을 받지 못하고 응급구조사를 사칭하여 제41조에 따른 응급구조사의 업무를 한 사람
3. 제51조제1항을 위반하여 이송업 허가를 받지 아니하고 이송업을 한 자

③ 다음 각 호의 어느 하나에 해당하는 사람은 3년 이하의 징역 또는 3천만원 이하의 벌금에 처한다.
1. 제6조제2항을 위반하여 응급의료를 거부 또는 기피한 응급의료종사자
1의2. 제36조의2제3항을 위반하여 다른 사람에게 자기의 성명을 사용하여 제41조에 따른 응급구조사의 업무를 수행하게 한 자

1의3. 제36조의2제5항을 위반하여 다른 사람에게 자격증을 빌려주거나 빌린 자
1의4. 제36조의2제6항을 위반하여 자격증을 빌려주거나 빌리는 것을 알선한 자
2. 제40조의 비밀 준수 의무를 위반한 사람. 다만, 고소가 있어야 공소를 제기할 수 있다.
3. 제42조를 위반하여 의사로부터 구체적인 지시를 받지 아니하고 응급처치를 한 응급구조사

④ 다음 각 호의 어느 하나에 해당하는 자는 1년 이하의 징역 또는 1천만원 이하의 벌금에 처한다.

1. 제18조제2항을 위반한 응급의료종사자, 의료기관의 장 및 구급차등을 운용하는 자
2. 제44조제1항을 위반하여 구급차등을 운용한 자
3. 제44조의4를 위반하여 자기 명의로 다른 사람에게 구급차등을 운용하게 한 자
4. 제45조제1항을 위반하여 구급차등을 다른 용도에 사용한 자

### 해설

이 조는 법의 실효성을 확보하기 위하여 각 규정에서 다루고 있는 의무규정 · 금지규정에 위반한 자에 대하여 일정한 벌칙에 처하도록 하고 있다. 형법은 형벌의 종류를 사형 · 징역 · 금고 · 자격상실 · 자격정지 · 벌금 · 구류 · 과료 · 몰수의 9가지로 정하고 있다. 이중 사형은 사람의 생명을 박탈하는 생명형이고, 징역 · 금고 · 구류는 신체의 자유를 구속하는 자유형이며, 자격상실 · 자격정지는 명예를 구속하는 명예형이고, 벌금 · 과료 · 몰수는 재산을 박탈하는 재산형이다.

### 용어해설

- "처(處)한다": 각 법률에서 죄가 될 수 있는 행위와 이에 대한 형벌이나 과태료를 구체적으로 규정할 때 사용되며, "과(科)한다"는 이에 대한 형벌 또는 과태료 부담을 추상적으로 규정할 때 사용된다.

### 용어해설

- 공소 : 검사가 형사사건에 대하여 법원의 재판을 청구하는 신청. 이러한 신청의 절차를 공소의 제기, 또는 기소라고 한다.

**제61조 【양벌규정】** 법인의 대표자나 법인 또는 개인의 대리인, 사용인, 그 밖의 종업원이 그 법인 또는 개인의 업무에 관하여 제60조의 위반행위를 하면 그 행위자를 벌하는 외에 그 법인 또는 개인에게도 해당 조문의 벌금형을 과한다. 다만, 법인 또는 개인이 그 위반행위를 방지하기 위하여 해당 업무에 관하여 상당한 주의와 감독을 게을리하지 아니한 경우에는 그러하지 아니하다.

### 용어해설

⊘ 양벌규정 : 법인의 대표자나 법인 또는 개인의 대리인·사용인 및 기타의 종업원이 법인 또는 개인의 업무에 관하여 위법행위를 한 때에 행위자를 처벌하는 외에 그 법인 또는 개인도 처벌하는 규정을 말한다. 행정법규의 실효성을 확보하기 위하여 인정되며, 쌍벌규정(雙罰規定)이라고도 한다.

**제62조【과태료】** ① 다음 각 호의 어느 하나에 해당하는 자에게는 300만원 이하의 과태료를 부과한다.

1. 제31조의2를 위반하여 응급의료기관의 지정기준에 따른 시설·인력·장비 등을 유지·운영하지 아니한 자

1의2. 제31조의5제2항을 위반하여 응급실에 출입하는 보호자 등의 명단을 기록 또는 관리하지 아니한 자

2. 제32조제4항을 위반하여 당직전문의등 또는 당직전문의등과 동등한 자격을 갖춘 것으로 인정되는 자로 하여금 응급환자를 진료하게 하지 아니한 자

3. 제33조를 위반하여 예비병상을 확보하지 아니하거나 응급환자가 아닌 사람에게 예비병상을 사용하게 한 자

3의2. 제47조의2제1항을 위반하여 자동심장충격기 등 심폐소생술을 할 수 있는 응급장비를 갖추지 아니한 자

3의3. 제48조 본문을 위반하여 응급구조사를 탑승시키지 아니한 자

3의4. 제47조의2제2항을 위반하여 자동심장충격기 등 심폐소생술을 할 수 있는 응급장비의 설치 신고 또는 변경 신고를 하지 아니한 자

3의5. 제47조의2제3항을 위반하여 점검 결과를 통보하지 아니한 자〈신설 2023. 8. 16〉[시행일 2025. 8. 17]

4. 제39조 또는 제49조제1항부터 제4항까지를 위반하여 준수 사항을 지키지 아니하거나 출동 및 처치 기록 등에 관한 의무를 이행하지 아니한 자

4의2. 제44조의2제2항에 따른 신고를 하지 아니하고 구급차등을 운용한 자

4의3. 제44조의3제1항 및 제2항을 위반하여 말소 통보 또는 신고를 하지 아니한 자

4의4. 제46조의2에 따른 운행연한 또는 운행거리를 초과하여 구급차를 운용한 자

5. 제51조제3항, 제53조 또는 제54조제3항에 따른 변경허가를 받지 아니하거나 신고를 하지 아니한 자

6. 제59조를 위반하여 응급구조사·중앙응급의료센터 등의 명칭 또는 이와 비슷한 명칭을 사용하거나, 응급환자 진료와 관련된 명칭이나 표현을 사용하거나 외부에 표기한 자

7. 제59조의2제1항에 따른 검사 등을 거부·방해 또는 기피하거나, 보고 또는 관계 서류 제출을 하지 아니한 자

② 제47조의2제4항을 위반하여 자동심장충격기 등 심폐소생술을 할 수 있는 응급장비 사용에 관한 안내표지판을 부착하지 아니한 자에게는 100만원 이하의 과태료를 부과한다.〈신설 2023. 8. 16〉[시행 2025. 8. 17]
③ 제1항 및 제2항에 따른 과태료는 대통령령으로 정하는 바에 따라 보건복지부장관, 시·도지사 또는 시장·군수·구청장이 부과·징수한다.

[영] 제29조 (과태료의 부과) 법 제62조에 따른 과태료의 부과기준은 별표 2와 같다.

**용어해설**

◎ 과태료(過怠料) : 금전 벌의 일종. 행정법상의 제재인 점에서 형법상의 형벌인 벌금 과료와는 구별된다. 과태료를 과료라고 할 때도 있다. 과태료의 종류는 성질·적용법원리·과벌절차 등에 따라 질서벌·집행벌 및 징계벌적인 것으로 대별할 수 있다.

**제63조【응급처치 및 의료행위에 대한 형의 감면】** ① 응급의료종사자가 응급환자에게 발생한 생명의 위험, 심신상의 중대한 위해 또는 증상의 악화를 방지하기 위하여 긴급히 제공하는 응급의료로 인하여 응급환자가 사상에 이른 경우 그 응급의료행위가 불가피하였고 응급의료행위자에게 중대한 과실이 없는 경우에는 정상을 고려하여 형법 제268조의 형을 감경하거나 면제할 수 있다.
② 제5조의2제1호나목에 따른 응급처치 제공의무를 가진 자가 응급환자에게 발생한 생명의 위험, 심신상의 중대한 위해 또는 증상의 악화를 방지하기 위하여 긴급히 제공하는 응급처치(자동심장충격기를 사용하는 경우를 포함한다)로 인하여 응급환자가 사상에 이른 경우 그 응급처치행위가 불가피하였고 응급처치행위자에게 중대한 과실이 없는 경우에는 정상을 고려하여 형을 감경하거나 면제할 수 있다.

**해설**

과실에 대한 법의 입장은 부주의한 행동이나 다른 행위의 결과로 상해 받은 사람에게 보상하는 책임으로부터의 면책을 인정하는 예외적 상황을 두고 있다. 면책양식의 대부분은 면책이 적용되는 개인의 특수상태에 근거한다. 미국의 경우 1965년 미국 플로리다 주에서 제정한 '선한 사마리아인 법(Good Samaritan Law)'은 현장에서 환자나 급작스럽게 병에 걸린 사람을 돕는 사람이 성심껏 응급치료를 하는 과정에서 발생하는 실수나 과실에 대하여는 법적 책임을 지지 않도록 보증한다. 현행법에서도 이 조에 응급의료에 관한 형의 감면을 명확히 함으로서 응급의료종사자의 소신 있는 응급의료를 도모하고 있다. 또한 2008년 6월 13일 ②항을 신설하여 선원법 제78조의2에 따른 선박의 응급처치 담당자, 119구조·구급에 관한 법률 제10조에 따른 구급대 등 응급처치 제공의무를 가진 자 그리고 업무 중이 아닌 응급의료종사자가 본인이 받은 면허 또는 자격의 범위 안에서 응급환자에게 발생된 생명의 위험, 심신상의 중대한 위해 또는 증상의 악화를 방지하기 위하여 긴급히 제공하는 응급처치(자동심장충격기를 사용한 경우를 포함한다)로 인하여 응급환자가 사상에 이른 경우 그 응급처치행위가 불가피하고 응급처치행위자에게 중대한 과실이 없는 때에는 정상을 참작하여 형을 감경하거나 면제할 수 있도록 하였다. 이는 선한 의지를 가지고 행하는 일반인의 인명구조 활동도 법률적으로 보호할 수 있는 제도적 장치이다.

## [참고] 형법 제268조

형법 제268조(업무상과실, 중과실 치사상) 업무상 과실 또는 중대한 과실로 인하여 사람을 사상에 이르게 한 자는 5년 이하의 금고 또는 2천만원 이하의 벌금에 처한다.

### 대법원 1999. 11. 23. 선고 98다21403 판결

**판례**

- 판시사항
  - [1] 의료사고에 있어서 의료인의 과실 유무의 판단 기준
  - [2] 교통사고 응급환자가 긴장성 기흉으로 사망한 데 대하여 야간응급실의 당직근무를 하고 있던 일반의의 과실을 인정하기 어렵다고 한 사례
- 판결요지

의료사고에 있어서 의료인의 과실은 그와 같은 업무와 직무에 종사하는 사람이라면 보통 누구나 할 수 있는 주의의 정도를 표준으로 하여 과실 유무를 논하여야 하며, 이에는 사고 당시의 일반적인 의학의 수준과 진료 환경 및 조건, 의료행위의 특수성 등이 고려되어야 할 것인데(대법원 1997. 11. 14. 선고 97다29226 판결, 1997. 2. 11. 선고 96다5933 판결, 1994. 4. 26. 선고 93다59304 판결 각 참조), 위 인정 사실에 의하면 피고는 전문의가 아닌 일반의이고, 혼자 야간응급실의 당직근무를 하고 있었으므로 그의 과실 유무를 판단함에 있어서는 전문의가 아닌 일반의를 표준으로 하고, 당시의 진료 환경 및 조건, 야간응급의료의 특수성을 고려하여야 할 것이다.

### 용어해설

- 업무상 과실[業務上 過失] : 업무상 필요한 주의를 태만히 함으로써 생기는 과실. 보통의 과실보다 중하게 처벌한다.
- 과실(過失) : 어떤 특정의 사정 하에서 통상인이면 할 수 있었을 것이라고 예상되는 작위를 하지 아니한 경우, 또는 통상인이라면 하지 않았을 것으로 예상되는 일을 한 경우, 그 작위, 또는 부작위를 과실이라 한다. 행위자가 부주의로 인하여 범죄사실의 발생을 인식하지 못한 경우로 고의와 같이 책임성립의 요건이 된다. 과실은 인식 없이 행한 것이므로 중하게 처벌할 수는 없지만 만약 그러한 결과의 발생을 예견할 수 있는 것이라면 사회생활을 영위하는 일반인으로서 상호간에 인명 및 공공의 안전을 위하여 과오 없이 주의하여야 할 의무가 있는 것이다. 이 주의의무에 위반하여 중대한 피해를 야기시킨데 대하여 과실범으로서의 형사책임을 부담하게 된다.
- 중과실 치사상[重過失 致死傷] : 중대한 과실로 인하여 사람을 사상에 이르게 함으로써 성립하는 범죄(형법 268조 후단)를 말한다. 여기서 중대한 과실이라 함은 주의의무 위반의 정도가 현저한 경우이다.

**제64조【형법상 감경규정에 관한 특례】** 음주로 인한 심신장애 상태에서 제12조제1항을 위반하는 죄를 범한 때에는 형법 제10조제1항을 적용하지 아니할 수 있다.

### 해설

이 조는 의료인의 진료권 및 환자의 기본권을 실질적으로 보호하기 위하여 응급의료종사자(의료기사 등에 관한 법률 제2조에 따른 의료기사와 의료법 제80조에 따른 간호조무사를 포함한다)의 진료 등을 폭행, 협박, 위계, 위력 등으로 방해할 수 없도록 구체적으로 명시하고 있는 바, 음주로 인한 심신장애 상태에서 응급의료 등의 방해금지를 위반하는 죄를 범한 경우에는 형법 제10조제1항에 따른 형의 면제 규정을 적용하지 아니할 수 있도록 하여 법의 실효성을 유지하고 형벌로서의 기능을 회복시켜 일반인에 대한 범죄억지력을 확보하고자 한 것이다.

### [참고] 형법 제10조

**형법 제10조(심신장애인)** ① 심신장애로 인하여 사물을 변별할 능력이 없거나 의사를 결정할 능력이 없는 자의 행위는 벌하지 아니한다.

② 심신장애로 인하여 전항의 능력이 미약한 자의 행위는 형을 감경할 수 있다.

③ 위험의 발생을 예견하고 자의로 심신장애를 야기한 자의 행위에는 전2항의 규정을 적용하지 아니한다.

## 부칙 <제20170호, 2024. 1. 30>

제1조(시행일) 이 법은 공포 후 6개월이 경과한 날부터 시행한다. 다만, 제36조제2항제1호, 같은 조 제3항제1호 및 제36조의4의 개정규정은 공포 후 2년이 경과한 날부터 시행한다.

제2조(1급 응급구조사 시험 응시자격에 관한 적용례 및 경과조치) ① 제36조제2항제1호의 개정규정은 같은 개정규정 시행 이후 최초로 보건복지부장관이 제36조의4제3항의 개정규정에 따라 1급 응급구조사 양성대학의 지정 사실을 관보 또는 보건복지부 인터넷 홈페이지에 공고한 이후 대학 또는 전문대학에 입학하는 사람부터 적용한다.

② 제36조의4제3항의 개정규정 시행 이후 최초로 보건복지부장관이 같은 개정규정에 따라 1급 응급구조사 양성대학의 지정 사실을 공고하기 전에 입학한 사람에 대해서는 제36조제2항제1호의 개정규정에도 불구하고 종전의 규정에 따른다.

제3조(2급 응급구조사 양성기관에 관한 경과조치) 제36조의4제2항의 개정규정 시행 당시 종전의 규정에 따라 지정된 응급구조사 양성기관은 같은 개정규정에 따라 2급 응급구조사 양성기관으로 지정받은 것으로 본다.

## [영] 부칙 <제33858호, 2023. 11. 16>

이 영은 공포한 날부터 시행한다.

## [규칙] 부칙 <제938호, 2023. 2. 24>

이 규칙은 공포한 날부터 시행한다.

## 시행령

**[별표 1]** 〈신설 2021. 12. 28〉

### 응급구조사시험의 응시제한 기준(제26조의4 관련)

| 위반행위 | 응시 제한 횟수 |
|---|---|
| 1. 시험 중에 대화·손동작 또는 소리 등으로 서로 의사소통을 하는 행위<br>2. 시험 중에 허용되지 않는 자료를 가지고 있거나 해당 자료를 이용하는 행위<br>3. 응시원서를 허위로 작성하여 제출하는 행위 | 1회 |
| 4. 시험 중에 다른 사람의 답안지 또는 문제지를 엿보고 본인의 답안지를 작성하는 행위<br>5. 시험 중에 다른 사람을 위해 시험답안 등을 알려주거나 엿보게 하는 행위<br>6. 다른 사람의 도움을 받아 답안지를 작성하거나 다른 사람의 답안지 작성에 도움을 주는 행위<br>7. 본인이 작성한 답안지를 다른 사람과 교환하는 행위<br>8. 시험 중에 허용되지 않는 전자장비·통신기기 또는 전자계산기 등을 사용하여 시험답안을 전송하거나 작성하는 행위<br>9. 시험 중에 시험 관련 교재 또는 요약자료 등 시험과 관련된 물건을 다른 사람과 주고받는 행위<br>10. 법 제36조의2제1항에 따른 응급구조사 자격증 교부를 위한 구비서류를 허위로 작성하여 제출하는 행위 | 2회 |
| 11. 본인이 대리시험을 치르거나 다른 사람으로 하여금 대리시험을 치르게 하는 행위<br>12. 시험 전에 시험문제 또는 시험답안을 다른 사람에게 알려주는 행위<br>13. 시험 전에 시험문제 또는 시험답안을 알고 시험을 치르는 행위 | 3회 |

비고 : 위 표의 위반행위에 관한 세부 기준 및 유형 등에 관하여는 보건복지부장관이 정하여 고시할 수 있다.

**[별표 1의2]**

# 과징금산정기준(제28조제1항관련)

1. 일반기준

가. 업무정지 1월은 30일을 기준으로 한다.

나. 업무정지에 갈음한 과징금 부과의 기준이 되는 수입금액은 과징금 부과 대상자에 따라 다음과 같이 업무정지 처분일이 속한 연도의 전년도의 1년간의 총수입금액을 기준으로 한다. 다만, 신규개설·휴업 또는 재개업 등으로 인하여 전년도의 총수입금액을 산정 할 수 없거나 전년도의 총 수입금액을 기준으로 하는 것이 불합리하다고 인정되는 경우 에는 분기별·월별 또는 일별수입금액을 기준으로 산출 또는 조정한다.

(1) 의료기관인 경우에는 의료기관 총수입금액

(2) 의료기관이 아니면서 구급차등을 운용하는 자인 경우에는 구급차운용수입금액

다. 과징금 산정금액이 3억원을 초과하는 경우 3억원으로 한다.

2. 과징금 기준

| 등급 | 연간 수입금액(단위: 원) | 1일 과징금(단위: 원) |
|---|---|---|
| 1 | 2억5천만 이하 | 60,000 |
| 2 | 2억5천만 초과 ~ 5억 이하 | 110,000 |
| 3 | 5억 초과 ~ 8억 이하 | 180,000 |
| 4 | 8억 초과 ~ 11억 이하 | 230,000 |
| 5 | 11억 초과 ~ 14억 이하 | 270,000 |
| 6 | 14억 초과 ~ 17억 이하 | 290,000 |
| 7 | 17억 초과 ~ 20억 이하 | 300,000 |
| 8 | 20억 초과 ~ 50억 이하 | 500,000 |
| 9 | 50억 초과 ~ 80억 이하 | 600,000 |
| 10 | 80억 초과 ~ 110억 이하 | 700,000 |
| 11 | 110억 초과 ~ 140억 이하 | 800,000 |
| 12 | 140억 초과 ~ 170억 이하 | 900,000 |
| 13 | 170억 초과 ~ 200억 이하 | 1,000,000 |
| 14 | 200억 초과 ~ 230억 이하 | 1,100,000 |
| 15 | 230억 초과 ~ 260억 이하 | 1,200,000 |
| 16 | 260억 초과 ~ 300억 이하 | 1,300,000 |
| 17 | 300억 초과 ~ 350억 이하 | 1,400,000 |
| 18 | 350억 초과 ~ 400억 이하 | 1,500,000 |
| 19 | 400억 초과 ~ 500억 이하 | 1,600,000 |
| 20 | 500억 초과 | 1,670,000 |

**[별표 2]** 〈개정 2022. 12. 22〉

## 과태료부과기준(제29조관련)

1. 일반기준
   가. 하나의 위반행위가 둘 이상의 과태료 부과기준에 해당하는 경우에는 그 중 금액이 큰 과태료 부과기준을 적용한다.
   나. 위반행위의 횟수에 따른 과태료의 부과기준은 최근 1년간 같은 위반행위로 과태료 부과처분을 받은 경우에 적용한다. 이 경우 기간의 계산은 위반행위에 대하여 과태료 부과처분을 받은 날과 그 처분 후 다시 같은 위반행위를 하여 적발된 날을 기준으로 한다.
   다. 나목에 따라 가중된 부과처분을 하는 경우 가중처분의 적용 차수는 그 위반행위 전 부과처분 차수(나목에 따른 기간 내에 과태료 부과처분이 둘 이상 있었던 경우에는 높은 차수를 말한다)의 다음 차수로 한다.
   라. 부과권자는 다음의 어느 하나에 해당하는 경우에는 제2호에 따른 과태료 금액의 2분의 1의 범위에서 그 금액을 줄일 수 있다. 다만, 과태료를 체납하고 있는 위반행위자의 경우에는 그러하지 아니하다.
      1) 위반행위자가 질서위반행위규제법 시행령 제2조의2제1항 각 호의 어느 하나에 해당하는 경우
      2) 위반행위가 사소한 부주의나 오류로 인한 것으로 인정되는 경우
      3) 법 위반상태를 시정하거나 해소하기 위한 노력이 인정되는 경우
      4) 그 밖에 위반행위의 정도, 위반행위의 동기와 그 결과 등을 고려하여 줄일 필요가 있다고 인정되는 경우
   마. 부과권자는 다음의 어느 하나에 해당하는 경우에는 제2호에 따른 과태료 금액의 2분의 1의 범위에서 그 금액을 늘릴 수 있다. 다만, 법 제62조제1항에 따른 과태료 금액의 상한을 초과할 수 없다.
      1) 위반의 내용·정도가 중대하여 응급환자 등에게 미치는 피해가 크다고 인정되는 경우
      2) 법 위반상태의 기간이 6개월 이상인 경우
      3) 그 밖에 위반행위의 정도, 위반행위의 동기와 그 결과 등을 고려하여 늘릴 필요가 있다고 인정되는 경우

## 2. 개별기준

| 위반행위 | 근거 법조문 | 과태료 금액(단위: 만원) | | |
|---|---|---|---|---|
| | | 1차 위반 | 2차 위반 | 3차 이상 위반 |
| 가. 법 제31조의2를 위반하여 응급의료기관의 지정기준에 따른 시설 · 인력 · 장비 등을 유지 · 운영하지 않은 경우 | 법 제62조제1항 제1호 | 300 | 300 | 300 |
| 나. 법 제31조의5제2항을 위반하여 응급실에 출입하는 보호자 등의 명단을 기록 또는 관리하지 않은 경우 | 법 제62조제1항 제1호의2 | 50 | 75 | 100 |
| 다. 법 제32조제4항을 위반하여 당직전문의등 또는 당직전문의등과 동등한 자격을 갖춘 것으로 인정되는 자로 하여금 응급환자를 진료하게 하지 않은 경우 | 법 제62조제1항 제2호 | 100 | 200 | 300 |
| 라. 법 제33조를 위반하여 예비병상을 확보하지 않거나 응급환자가 아닌 사람에게 예비병상을 사용하게 한 경우 | 법 제62조제1항 제3호 | 100 | 200 | 300 |
| 마. 법 제44조의2제2항에 따른 신고를 하지 않고 구급차등을 운용한 경우 | 법 제62조제1항 제4호의2 | 100 | 200 | 300 |
| 바. 법 제44조의3제1항 및 제2항을 위반하여 말소 통보 또는 신고를 하지 않은 경우 | 법 제62조제1항 제4호의3 | 50 | 75 | 100 |
| 사. 법 제46조의2에 따른 운행연한 또는 운행거리를 초과하여 구급차를 운용한 경우 | 법 제62조제1항 제4호의4 | 50 | 100 | 150 |
| 아. 법 제47조의2제1항을 위반하여 자동심장충격기 등 심폐소생술을 할 수 있는 응급장비를 갖추지 않은 경우 | 법 제62조제1항 제3호의2 | 50 | 75 | 100 |
| 자. 법 제47조의2제2항을 위반하여 자동심장충격기 등 심폐소생술을 할 수 있는 응급장비의 설치 신고 또는 변경신고를 하지 않은 경우 | 법 제62조제1항 제3호의4 | 20 | 40 | 60 |
| 차. 법 제48조 본문을 위반하여 응급구조사를 탑승시키지 않은 경우 | 법 제62조제1항 제3호의3 | 50 | 100 | 150 |
| 카. 법 제39조 또는 제49조제1항부터 제4항까지를 위반하여 준수 사항을 지키지 않거나 출동 및 처치 기록 등에 관한 의무를 이행하지 않은 경우 | 법 제62조제1항 제4호 | 50 | 75 | 100 |
| 타. 법 제51조제3항, 제53조 또는 제54조제3항에 따른 변경허가를 받지 않거나 신고를 하지 않은 경우 | 법 제62조제1항 제5호 | 50 | 75 | 100 |
| 파. 법 제59조를 위반하여 응급구조사 · 중앙응급의료센터 등의 명칭 또는 이와 비슷한 명칭을 사용하거나, 응급환자 진료와 관련된 명칭이나 표현을 사용하거나 외부에 표기한 경우 | 법 제62조제1항 제6호 | 50 | 100 | 150 |
| 하. 법 제59조의2제1항에 따른 검사 등을 거부 · 방해 또는 기피하거나, 보고 또는 관계 서류 제출을 하지 않은 경우 | 법 제62조제1항 제7호 | 150 | 200 | 300 |

## 시행규칙

**[별표 1]**

### 응급증상 및 이에 준하는 증상(제2조제1호관련)

1. 응급증상
   가. 신경학적 응급증상 : 급성의식장애, 급성신경학적이상, 구토·의식장애 등의 증상이 있는 두부 손상
   나. 심혈관계 응급증상 : 심폐소생술이 필요한 증상, 급성호흡곤란, 심장질환으로 인한 급성 흉통, 심계항진, 박동이상 및 쇼크
   다. 중독 및 대사장애 : 심한 탈수, 약물·알콜 또는 기타 물질의 과다복용이나 중독, 급성대사장애(간부전·신부전·당뇨병 등)
   라. 외과적 응급증상 : 개복술을 요하는 급성복증(급성복막염·장폐색증·급성췌장염 등 중한 경우에 한함), 광범위한 화상(외부신체 표면적의 18% 이상), 관통상, 개방성·다발성 골절 또는 대퇴부 척추의 골절, 사지를 절단할 우려가 있는 혈관 손상, 전신마취하에 응급수술을 요하는 증상, 다발성 외상
   마. 출혈 : 계속되는 각혈, 지혈이 안되는 출혈, 급성 위장관 출혈
   바. 안과적 응급증상 : 화학물질에 의한 눈의 손상, 급성 시력 소실
   사. 알러지 : 얼굴 부종을 동반한 알러지 반응
   아. 소아청소년과적 응급증상 : 소아경련성 장애
   자. 정신과적 응급증상 : 자신 또는 다른 사람을 해할 우려가 있는 정신장애

2. 응급증상에 준하는 증상
   가. 신경학적 응급증상 : 의식장애, 현훈
   나. 심혈관계 응급증상 : 호흡곤란, 과호흡
   다. 외과적 응급증상 : 화상, 급성복증을 포함한 배의 전반적인이상증상, 골절·외상 또는 탈골, 그 밖에 응급수술을 요하는 증상, 배뇨장애
   라. 출혈 : 혈관손상
   마. 소아청소년과적 응급증상 : 소아 경련, 38℃ 이상인 소아 고열(공휴일·야간 등 의료서비스가 제공되기 어려운 때에 8세 이하의 소아에게 나타나는 증상을 말한다)
   바. 산부인과적 응급증상 : 분만 또는 성폭력으로 인하여 산부인과적 검사 또는 처치가 필요한 증상
   사. 이물에 의한 응급증상 : 귀·눈·코·항문 등에 이물이 들어가 제거술이 필요한 환자

[별표 2]

## 구조 및 응급처치 교육의 내용 및 시간(제6조제1항관련)

1. 교육 실시방법
   가. 시ㆍ도지사는 매년 10월 31일까지 다음 연도 교육계획을 수립하여 중앙응급의료센터의 장에게 제출하여야 한다.
   나. 시ㆍ도지사는 교육계획 수립 시 교육 대상자별로 형평성을 고려하여 교육대상자를 선정하여야 한다.
   다. 시ㆍ도지사는 매년 3월 31일까지 전년도 교육결과 보고서를 보건복지부장관에게 제출하여야 한다.

2. 교육 내용 및 시간

| 교육내용 | 교육시간 |
|---|---|
| 1. 응급활동의 원칙 및 요령<br>2. 응급구조시의 안전수칙<br>3. 응급의료 관련 법령 | 1 시간 |
| 기본인명구조술(이론) | 1 시간 |
| 기본인명구조술(실습) | 2 시간 |

**[별표 3]** 〈개정 2014. 5. 1〉

## 이송처치료의 기준(제11조관련)

| 구분 | 요금의 종류 | 구급차의 운용자 | |
|---|---|---|---|
| | | 법 제44조제1항제1호부터 제4호까지에 따른 의료기관 등 | 법 제44조제1항제5호에 따른 비영리법인 |
| 일반 구급차 | 기본요금 (이송거리 10km 이내) | 30,000원 | 20,000원 |
| | 추가요금 (이송거리 10km 초과) | 1,000원/1km | 800원/1km |
| | 부가요금 (의사, 간호사 또는 응급구조사가 탑승한 경우) | 15,000원 | 10,000원 |
| 특수 구급차 | 기본요금 (이송거리 10km 이내) | 75,000원 | 50,000원 |
| | 추가요금 (이송거리 10km 초과) | 1,300원/1km | 1,000원/1km |
| 공통 | 할증요금 (00:00~04:00) | 기본 및 추가요금에 각각 20% 가산 | |

비고: (1) "이송거리"는 환자가 구급차에 실제로 탑승한 거리임.
: (2) 응급환자가 선박 및 항공기에 탑승한 경우의 이송처치료의 기준은 보건복지부장관이 따로 정하여 고시함.

**[별표 4]** 〈개정 2023. 2. 24〉

## 중앙응급의료센터의 설치 · 운영기준(제12조 관련)

1. 공통기준
  가. 중앙응급의료센터에는 대형재해 등의 발생 시 응급의료지원을 할 수 있는 시설·장비 및 인력을 갖추어야 한다.
  나. 중앙응급의료센터에는 전국의 응급의료종사자 교육 및 훈련을 담당할 수 있는 시설·장비 및 인력을 갖추어야 한다.
  다. 중앙응급의료센터에는 응급의료기관 등에 대한 평가를 실시할 수 있는 전문인력 또는 장비를 갖추어야 한다.
  라. 중앙응급의료센터에는 응급의료기관 등과 응급의료종사자에 대한 지도를 할 수 있는 전문인력 또는 장비를 갖추어야 한다.

2. 시설기준
  중앙응급의료센터 운영 및 업무수행에 필요한 사무실, 회의실, 교육·세미나실, 물류창고 등 시설을 갖추어야 한다.

3. 조직 및 인력기준
  가. 조직기준
   1) 응급의료분야의 특수성을 고려하여 중앙응급의료센터 조직은 다른 직제와 분리하여 독립적으로 구성 및 운영되어야 되고, 응급의료센터장의 업무 수행의 전문성이 보장되어야 한다.
   2) 업무수행을 위해 필요한 경우에는 중앙응급의료센터에 하부 조직을 둘 수 있다.
  나. 배치기준
   1) 중앙응급의료센터장 : 1명을 두되, 보건복지부장관과 협의하여 임명한다.
   2) 실장 : 필요한 경우 2개 이상의 팀을 총괄하는 실장을 둘 수 있다.
   3) 팀장 및 팀원 : 팀에는 팀의 실무 관리를 총괄하는 팀장을 두고, 팀장을 포함하여 2명 이상의 팀원을 둔다.
  다. 자격기준
   1) 중앙응급의료센터장: 다음의 어느 하나에 해당하는 사람
    가) 다음 요건을 모두 충족하는 의료법에 따른 의료인
     (1) 응급의료 분야에서 10년 이상 진료 경력이 있는 사람
     (2) 응급의료 진료 및 연구 분야에서 5년 이상 부서장으로 근무한 경력이 있는 사람
    나) 5급 이상 공무원으로서 국가 또는 지방자치단체에서 보건사업에 관한 행정업무에 5년 이상 종사한 경력이 있는 사람

2) 실장 및 팀장 : 응급의료에 관한 법 제25조에 따른 업무 수행에 필요한 분야에서 5년 이상 실무를 담당한 경력이 있는 사람

4. 운영기준

가. 중앙응급의료센터장은 매년 12월 31일까지 다음 연도의 운영계획을 수립하여 보건복지부장관에게 제출해야 한다.

나. 중앙응급의료센터장은 사업계획 및 실적, 예산·결산 및 조직운영 현황 등에 관한 자료를 반기별로 보건복지부장관에게 제출해야 한다.

다. 중앙응급의료센터장은 조직, 인사, 급여, 그 밖에 운영에 필요한 규정을 두고 이에 따라 센터를 운영해야 하며, 다음의 기록 및 서류를 갖추어야 한다. 다만, 필요한 경우에는 보건복지부장관과 협의하여 달리 운영할 수 있다.

1) 중앙응급의료센터의 연혁 및 운영에 관한 기록
2) 중앙응급의료센터장 등의 인사에 관한 기록
3) 최근 3년 동안의 법 제25조에 따른 업무수행에 관한 자료

라. 중앙응급의료센터의 운영에 관한 회계는 다른 사업에 관한 회계와 분리하여 처리해야 한다.

**[별표 5]** 〈신설 2015. 12. 18〉

## 응급의료권역 및 권역응급의료센터 적정개소 수(제13조제1항 관련)

| 번호 | 응급의료권역 | 응급의료권역 구성 | 권역응급의료센터 적정 개소 수 |
|---|---|---|---|
| 1 | 서울서북 | 종로구, 중구, 용산구, 은평구, 마포구, 서대문구 | 1 |
| 2 | 서울동북 | 노원구, 동대문구, 중랑구, 성북구, 강북구, 도봉구, 경기(남양주시) | 2 |
| 3 | 서울서남 | 양천구, 강서구, 구로구, 금천구, 영등포구, 동작구, 관악구, 경기(광명시) | 2 |
| 4 | 서울동남 | 송파구, 성동구, 광진구, 서초구, 강남구, 강동구, 경기(구리시, 하남시, 양평군) | 2 |
| 5 | 부 산 | 부산광역시, 경남(김해시, 양산시, 밀양시, 거제시) | 3 |
| 6 | 대 구 | 대구광역시, 경북(경산시, 고령군, 군위군, 성주군, 영천시, 청도군), 경남(거창군, 합천군) | 2 |
| 7 | 인 천 | 인천광역시(강화군 제외), 부천시, 시흥시 | 3 |
| 8 | 광 주 | 광주광역시, 전남(강진군, 곡성군, 나주시, 담양군, 보성군, 영광군, 장성군, 장흥군, 함평군, 화순군), 전북(고창군, 순창군) | 2 |
| 9 | 대 전 | 대전광역시, 세종특별자치시, 충남(계룡시, 공주시, 금산군, 논산시, 부여군, 청양군), 충북(영동군, 옥천군), 전북(무주군) | 2 |
| 10 | 울 산 | 울산광역시 | 1 |
| 11 | 경기서북 | 경기(고양시, 김포시, 파주시), 인천광역시(강화군) | 1 |
| 12 | 경기동북 | 의정부시, 철원군, 동두천시, 양주시, 연천군, 포천시 | 1 |
| 13 | 경기서남 | 수원시, 안산시, 오산시, 화성시, 안양시, 과천시, 군포시, 의왕시 | 2 |
| 14 | 경기동남 | 성남시, 광주시, 용인시, 이천시 | 2 |
| 15 | 강원영동 | 강릉시, 고성군, 동해시, 삼척시, 속초시, 양양군, 정선군, 태백시, 평창군 | 1 |
| 16 | 강원춘천 | 춘천시, 양구군, 인제군, 홍천군, 화천군, 경기(가평군) | 1 |
| 17 | 원주충주 | 강원(원주시, 영월군, 횡성군), 경기(여주시), 충북(충주시, 단양군, 제천시) | 1 |
| 18 | 충남천안 | 천안시, 당진시, 서산시, 아산시, 예산군, 태안군, 홍성군, 경기(안성시, 평택시) | 1 |
| 19 | 충북청주 | 청주시, 괴산군, 보은군, 음성군, 증평군, 진천군 | 1 |
| 20 | 전북익산 | 익산시, 군산시, 충남(서천군, 보령시) | 1 |
| 21 | 전북전주 | 전주시, 김제시, 남원시, 부안군, 완주군, 임실군, 장수군, 정읍시, 진안군 | 1 |
| 22 | 전남목포 | 목포시, 무안군, 신안군, 영암군, 완도군, 진도군, 해남군 | 1 |
| 23 | 전남순천 | 순천시, 고흥군, 광양시, 구례군, 여수시 | 1 |
| 24 | 경북안동 | 안동시, 문경시, 봉화군, 영양군, 영주시, 예천군, 의성군, 청송군 | 1 |
| 25 | 경북구미 | 구미시, 김천시, 칠곡군, 상주시 | 1 |
| 26 | 경북포항 | 포항시, 경주시, 영덕군, 울진군, 울릉군 | 1 |
| 27 | 경남창원 | 창원시, 의령군, 창녕군, 함안군 | 1 |
| 28 | 경남진주 | 진주시, 고성군, 남해군, 사천시, 산청군, 통영시, 하동군, 함양군 | 1 |
| 29 | 제 주 | 제주시, 서귀포시 | 1 |

**[별표 5의2]** 〈개정 2022. 11. 22〉

## 권역응급의료센터의 지정기준(제13조제2항관련)

1. 시설기준 · 장비기준 · 인력기준

가. 시설기준

1) 응급실 시설은 서로 인접하고 다른 의료시설과 구별되어야 하며, 응급실과 응급전용 중환자실 · 입원실 및 수술실, 검사실 · 중재실 · MRI실 등은 수평 또는 수직으로 바로 연결될 수 있도록 최대한의 근접성을 갖추어 설치 · 운영해야 한다.

2) 감염병환자를 위한 음압격리병상 및 일반격리병상은 응급실 인근에 다른 구역과 분리하여 설치할 수 있으며, 소아환자를 위한 응급실을 별도 운영하는 경우 소아환자 진료구역도 응급실 다른 구역과 분리하여 설치할 수 있다.

3) 응급실 입구 환자 분류소에서 감염의사환자를 선별하고, 일반 응급환자와 동선을 분리하여 음압격리병상 등에서 격리진료를 받을 수 있도록 시설을 갖추어야 한다.

4) 응급실 전용 시설기준

| 시설 | 시설기준 | 비고 |
|---|---|---|
| 가) 환자 분류소 | · 환자진입구와 인접하여 설치할 것<br>· 중증도 분류에 필요한 장비와 비품을 갖출 것<br>· 충분한 환기가 이루어지도록 할 것 | 감염의사환자를 위한 마스크 등 보호 장구를 비치할 것 |
| 나) 소생실 | · 최소 20㎡의 전용면적을 확보하고, 각각의 내변이 3m 이상이 되도록 할 것 | 환자 진입구 및 구급차출입구와 인접되게 설치할 것 |
| 다) 처치실 | · 최소 20㎡의 전용면적을 확보하고, 각각의 내변이 3m 이상이 되도록 할 것<br>· 감염방지를 위해 손세척이 가능할 것 | |
| 라) 응급환자 진료구역 | · 각 병상마다 상지 · 하지 전동방식 높이조절 기능 및 시각적 차폐 시설을 갖출 것<br>· 산소와 음압을 공급하는 설비를 갖출 것<br>· 10병상 이상을 확보할 것 | 병상 간 간격은 1.5m 이상을 확보할 것 |
| 마) 중증응급 환자 진료 구역 | · 출입통제가 가능한 별도의 구역으로 구성하고 무정전 시스템을 갖출 것<br>· 각 병상마다 상지 · 하지 전동방식 높이조절 기능 및 시각적 차폐 시설을 갖출 것<br>· 산소, 음압, 고압공기를 공급하는 설비를 갖출 것<br>· 8병상 이상을 확보할 것 | |
| 바) 음압격리 병상 | · 외부로부터 완전히 밀폐될 것<br>· 필터링된 급기 · 배기 및 음압제어, 환기가 가능한 시설을 갖출 것<br>· 각 병상은 1인 격리실로 설치할 것<br>· 내부 전체를 관찰할 수 있는 창문 또는 폐쇄회로 텔레비전(CCTV)을 설치할 것<br>· 개인보호장비를 착용하거나 손세척을 할 수 있는 전실 | 일반격리병상은 중증응급환자 진료구역 병상 수에 포함됨 |

| | | |
|---|---|---|
| | 을 갖출 것<br>· 2병상 이상을 확보할 것 | |
| 사) 일반격리 병상 | · 외부로부터 완전히 차폐될 수 있을 것<br>· 각 병상은 1인 격리실로 설치할 것<br>· 내부 전체를 관찰할 수 있는 창문 또는 폐쇄회로 텔레비전(CCTV) 설비를 갖출 것<br>· 3병상 이상을 확보할 것 | |
| 아) 소아응급환자 진료구역 | · 각 병상마다 상지 · 하지 전동방식 높이조절 기능 및 시각적 차폐 시설을 갖출 것<br>· 산소와 음압을 공급하는 설비를 갖출 것<br>· 3병상 이상을 확보할 것 | · 소아전문응급센터가 아닌 경우에만 적용<br>· 병상 간 간격은 1.5m 이상을 확보할 것 |
| 자) 방사선실<br>· 일반촬영실<br>· CT촬영실 | · 신체 전 부위 촬영이 가능할 것<br>· 산소와 음압 공급설비를 설치할 것 | 중증응급환자 진료구역 인근에 설치할 것 |
| 차) 응급전용 입원실 | · 30병상 이상을 확보할 것<br>· 병상당 4.3㎡ 이상의 공간을 확보할 것 | 당일 응급의료 책임자가 입원 · 퇴원을 결정할 것. 다만, 전문진료과 중환자실 병상인 경우 입퇴원시 당일 응급의료 책임자의 동의를 받을 것<br>· 전문진료과 중환자실 내 병상은 응급전용임을 표기하고 환자 대장을 관리할 것 |
| 카) 응급전용 중환자실 | · 20병상 이상을 확보할 것. 다만, 20병상 중 10병상은 전문진료과의 중환자실내 응급전용 중환자병상을 지정하여 운영할 수 있다.<br>· 의료법 시행규칙 별표 4의 중환자실 규정을 준수할 것 | |
| 타) 응급전용 수술실 | · 병원 내 수술실 중 하나를 응급환자 전용으로 지정하여 사용할 것<br>· 응급환자 전용 수술실이 사용 중인 경우, 별도의 수술실 1실을 응급환자 전용으로 지정하여야 함 | 응급전용 수술실 사용권한을 당일의 응급의료 책임자에 부여할 것 |
| 파) 보호자 면담실 | · 외부로부터 시청각적으로 차단할 수 있을 것<br>· 환자의 상태 설명을 위한 시설을 갖출 것 | |
| 하) 전용 주차장 | · 응급실 입구에 인접하고, 평면으로 연결되어 있어야 할 것<br>· 응급환자 전용 표기가 되어 있을 것 | 구급차 2대 이상<br>주차 공간을 확보할 것 |
| 거) 보호자 대기실 | · 최소 100㎡의 전용면적을 갖출 것<br>· 입원환자의 인원수에 따라 면적을 조정할 수 있음 | 30명 이상이 동시에 대기할 수 있는 공간으로 편의시설설치가 가능할 것 |
| 너) 회의실 | 20명 이상을 수용하여 교육 · 회의할 수 있도록 시청각 기자재 등을 갖출 것 | · 질 관리를 위한 컨퍼런스 등을 수행할 것<br>· 응급실과 인접하지 않은 공간에 설치 가능함 |
| 더) 재난 및 응급의료 지원실 | 재난, 교육, 의료지도 등 권역 내 응급의료 업무를 하기에 충분한 공간을 확보할 것 | |

### 5) 의료기관 시설기준

| 시설 | 시설기준 | 비고 |
|---|---|---|
| 가) 검사실 | · 혈액성분검사(CBC), 혈액화학검사(Chemistry), 동맥혈 가스분석(ABGA) 및 요검사(U/A)가 가능할 것<br>· 심근효소검사, 혈액응고검사가 가능할 것 | · 24시간 운영할 것<br>· 응급환자에 우선 사용되도록 할 것 |
| 나) MRI실 | · 신체 전 부위의 촬영이 가능할 것<br>· 산소와 음압을 공급을 설비를 설치할 것 | |
| 다) 중재실 | · 위내시경실, 담관내시경실, 기관지내시경실 각각 1실 이상 갖출 것<br>· 혈관조영실, 심혈관조영실 각각 1실 이상 갖출 것<br>· 각 시설은 산소와 음압을 공급하는 설비를 설치할 것 | |
| 라) 혈액은행 | · ABO 및 Rh Typing, 교차 시험(Cross Matching), Coomb's Test 검사가 가능할 것 | |
| 마) 주산기 시설 | · 신생아실을 갖출 것<br>· 분만실을 갖출 것 | |

## 나. 장비기준

### 1) 응급실 전용 장비

<table>
<tr><th rowspan="2">품명</th><th colspan="6">개 수(단위: 개)</th><th rowspan="2">비고</th></tr>
<tr><th>일반 구역</th><th>소아 구역</th><th>중증 구역</th><th>소생실 · 처치실</th><th>중환자실</th><th>격리 병상</th></tr>
<tr><td>가) 12유도 심전도기</td><td>1</td><td></td><td>1</td><td></td><td></td><td></td><td></td></tr>
<tr><td>나) 심장충격기</td><td>1</td><td>1<br>(소아용 패드구비)</td><td>1</td><td>1</td><td>2</td><td>1</td><td>전원연결 없이 사용, 동기화 심전환 가능할 것</td></tr>
<tr><td>다) 인공호흡기</td><td></td><td></td><td>5병상당 1</td><td>1실당 1</td><td>3병상당 1</td><td>5병상당 1</td><td>호흡방식 조절가능, 경고장치가 있을 것</td></tr>
<tr><td>라) 무영등</td><td></td><td></td><td></td><td>1실당 1</td><td></td><td></td><td></td></tr>
<tr><td>마) 이동 X-선 촬영기</td><td colspan="5">1</td><td>1</td><td></td></tr>
<tr><td>바) 이동식 초음파 검사기</td><td colspan="6">1</td><td>심초음파검사 가능할 것</td></tr>
<tr><td>사) 환자 감시장치</td><td>5병상당 1</td><td>5병상당 1</td><td>1병상당 1</td><td>1실당 1</td><td>1병상당 1</td><td>1병상당 1</td><td>심전도, 혈압, 혈중산소포화도 측정이 가능할 것</td></tr>
<tr><td>아) 이동환자 감시 장치</td><td colspan="2">1</td><td></td><td></td><td></td><td></td><td></td></tr>
</table>

| 품명 | 개 수(단위: 개) | | | | | | 비고 |
|---|---|---|---|---|---|---|---|
| | 일반 구역 | 소아 구역 | 중증 구역 | 소생실 · 처치실 | 중환자실 | 격리 병상 | |
| 자) 기도흡입기 | 1병상당 1 | 1병상당 1 | 1병상당 1 | 1실당 1 | 1병상당 1 | 1병상당 1 | |
| 차) 산소량 조절장치 | 1병상당 1 | 1병상당 1 | 1병상당 1 | 1실당 1 | | 1병상당 1 | |
| 카) 급속혈액가온주입기 | | | 1 | | 1 | | |
| 타) 정맥 주입기 | 5병상당 1 | 5병상당 1 | 1병상당 1 | 1실당 1 | 1병상당 1 | 1병상당 1 | 약물 투여량의 정량 조절이 가능, 경고장치가 있을 것 |
| 파) 보온포 | | | | 1실당 1 | 1 | | 가온이 가능할 것 |
| 하) 중심체온 조절유도기 | | | | 1 | | | |
| 거) 심부체온 측정장비 | | | | 1 | | | |
| 너) 이동 심근효소 측정기 | | | 1 | | | | |
| 더) 연령별 기도 확보 장비 및 보조 호흡 도구 | | 1 | | | | | |
| 러) 소아를 위한 기타 연령별 기구 · 소모품 | | 1 | | | | | |
| 머) 무선장비 및 전산장비 | 1 | | | | | | TRS 단말기 구비, 응급의료정보 입력 · 조회 |
| 버) 구급차 | 특수구급차 1대, 일반구급차 1대 | | | | | | 응급실과 교신할 수 있는 장비를 갖출 것 |

## 2) 의료기관 내 확보해야 하는 장비

| 장 비 | 기 준 |
|---|---|
| 가) 뇌압감시장비 | 24시간 사용이 가능해야하며, 응급환자에 우선적으로 사용될 수 있게 할 것 |
| 나) 인공심폐순환기(ECMO) | |
| 다) 지속적 신 대체 요법(CRRT) 장비 | |
| 라) 인큐베이터 | |

다. 인력기준

○ 응급실 전담 인력기준

| 인 력 | 인력기준 | 비고 |
|---|---|---|
| 가) 의사 | · 응급실 전담 응급의학전문의 : 5명 이상<br>· 소아응급환자 전담전문의 : 1명 이상<br>※ 소아응급환자 중심으로 진료<br>· 응급실 전담전문의 : 전년도 응급실 내원 환자수가 30,000명을 초과하는 경우, 1명을 확보하고 매 10,000명마다 1명을 추가 확보할 것<br>※ 소아응급환자 전담전문의는 응급실 전담전문의 수에 포함<br>※ 응급실 전담전문의는 응급의학과, 내과, 외과, 정형외과, 신경외과, 신경과, 심장혈관흉부외과, 소아청소년과, 마취통증의학과, 영상의학과 전문의 중에서 확보할 것 | · 응급실 중환자 진료구역 내에는 24시간 응급의학전문의 1명 이상이 상주할 것<br>· 응급실 일반 진료구역 내에는 24시간 의사 1명 이상이 상주할 것<br>※ 소아전문응급센터인 경우 소아응급환자 전담전문의는 별표 6의 기준을 별도 적용 |
| 나) 간호사 | · 응급실 전담 간호사 25명 이상<br>· 소아응급환자 전담 간호사 1명 이상 확보<br>· 전년도 응급실 내원 환자수가 30,000명을 초과하는 경우 3명을 추가 확보하고, 매 5000명마다 3명을 추가 확보할 것<br>※ 소아응급환자 전담 간호사는 내원 환자당 추가 확보해야 하는 응급실 전담 간호사 수에 포함 | · 응급전용 중환자실 및 응급전용 입원실과 별도로 할 것<br>※ 소아전문응급센터인 경우 소아응급환자 전담간호사는 별표 6의 기준을 별도 적용 |
| 다) 응급구조사 | · 재난, 교육, 전원관리 등을 위해 1급 응급구조사 5명 이상<br>· 구급차 운영을 위해 구급차 1대당 2명 이상 | 구급차 및 관련 인력은 위탁하여 운영할 수 있을 것 |
| 라) 그 밖의 인력 | · 간호사, 응급구조사 또는 보건의료정보관리사의 면허 · 자격을 가진 자로 2명 이상 확보 | · 정보관리 및 제공업무 전담할 것 |
| | · 응급의료종사자 및 환자의 안전을 위한 청원경찰 또는 경비원 등의 보안인력 1명 이상 | · 24시간 응급실 전담으로 1명 이상이 상주할 것 |

2. 일반 운영기준(법 제26조제2항에 따른 권역응급의료센터의 업무)

가. 권역응급의료센터의 장은 응급환자의 진료를 위해 응급실과 각 전문진료과의 당직 인력을 확보하고 관련 부서 간 협력체계를 가동해야 한다.

나. 권역응급의료센터의 장은 불시에 발생하는 중증응급환자를 수용하기 위하여 중환자실과 일반병동의 예비병상, 응급전용 수술장 등을 확보해야 한다.

다. 권역응급의료센터의 장은 가용가능한 응급의료 자원의 현황, 주요 응급질환별 수용가능 여부, 응급환자의 내원 및 퇴실에 대한 정보를 보건복지부장관이 정하는 바에 따라 중앙응급의료센터로 전송해야 한다.

라. 권역응급의료센터의 장은 감염의사환자의 선별, 음압격리병상 등 감염예방 시설의 운영, 동선분리 및 감염예방활동, 보호자 및 방문객 출입통제 등 응급실 감염예방 및 확산 방지를 위한 지침을 마련하고 시행되도록 해야 한다.

마. 권역응급의료센터의 장은 가목부터 라목까지의 조치 및 제18조의3에 따른 중증도 분류의 지도 및 시행을 위해 당일 근무하는 응급실 전담전문의 중 응급의료 책임자를 지정해야 한다.

바. 제18조의3에 따른 중증응급환자가 내원하면 응급실 전담전문의가 직접 진료해야 한다. 다른 전문진료과목 전문의의 진료가 필요한 경우 응급의료에 관한 법률 제32조에 따라 호출해야 하며, 호출된 전문의는 해당 환자를 신속히 진료해야 한다.

사. 중증응급환자를 다른 의료기관으로 이송하는 것을 최소화하되, 불가피하게 이송하는 경우 당일의 응급의료 책임자와 해당 진료과목 전문의가 직접 이송을 결정해야 하며, 이를 중앙응급의료센터에 통보해야 한다.

아. 마목 및 바목에 따른 중증응급환자의 적정시간 내 진료, 다른 의료기관에서 이송되어온 중증응급환자의 적극적 수용 등에 대하여, 법 제17조에 따라 보건복지부장관이 실시하는 평가를 매년 통과해야 한다.

자. 응급실 근무자 등은 소속, 전문과목, 면허 · 자격, 성명이 표기된 이름표를 달아야 하며, 면허 · 자격에는 전문의, 레지던트, 인턴, 간호사, 응급구조사 등이 구체적으로 표기되어야 한다.

차. 중증응급환자에 대한 책임 진료와 권역 내 재난 · 교육, 구급대에 대한 의료지도 등 그 밖에 권역응급의료센터의 운영에 관한 세부적인 사항은 보건복지부장관이 정한다.

카. 법 제15조의2에 따른 비상대응매뉴얼에 규정된 다수사상자 발생 시 즉시 출동할 수 있는 팀을 3개 이상 조직하되, 각 팀은 의사 1명 이상, 간호사 또는 응급구조사 2명 이상, 행정 업무를 담당하는 사람 1명 이상으로 각각 구성한다.

**[별표 6]** 〈개정 2022. 11. 22〉

## 전문응급의료센터의 지정기준(제16조제1항관련)

1. **외상센터** 〈삭제 2015. 8. 19〉

2. **화상센터**

가. 시설기준

| 시 설 내 용 | | 개수 | 단위면적(㎡) | 총 면적(㎡) | 비 고 |
|---|---|---|---|---|---|
| 응급진료실 | 환자분류소 | 1 | 30 | 30 | • 환자진입구와 바로 인접되게 설치할 것 |
| | 소생실 | 2 | 20 | 40 | • 환자진입구 및 구급차출입구에 바로 인접되게 설치할 것<br>• 소규모 수술이 가능한 장비 및 인력을 갖출 것 |
| | 간호사실 | 1 | 20 | 20 | • 소생실 전면에 설치할 것 |
| | 환부세척실 | 1 | 20 | 20 | |
| | 응급환자진료구역 | 1 | 165 | 165 | • 최소 30병상 이상을 확보할 것 |
| | 검사실 | 1 | | | • 장비기준에 의한 장비를 이용하여 검사를 하기에 충분한 공간을 확보할 것<br>• 24시간 혈액성분 및 화학 검사, 동맥혈가스분석, 요검사가 가능하도록 장비가 구비되어 있어야 함 |
| | 방사선실<br>일반촬영실 | 1 | 30 | 30 | |
| | 수술실 및 처치실 | 1 | 40 | 40 | |
| 응급진료실 외의 장소 | 수술실 | 1 | 60 | 60 | • 화상환자 전용으로만 이용하고, 중환자실과 인접되게 설치할 것 |
| | 중환자실의 병상 | 8 | 10 | 80 | • 총 면적은 중환자실에 있는 간호사실 · 의사실 및 물품보관소를 제외한 면적임 |
| | 입원실의 병상 | 30 | 4.3 | 130 | |
| | 멸균처치실의 병상 | 2 | 16 | 32 | • 화상처치용 침상 및 멸균시설 |
| | 화상처치실 | 1 | 60 | 60 | • 샤워기 및 소용돌이꼭지(Whirlpool tab)가 설치되어 있을 것 |
| | 회의실 및 도서실 | 1 | 60 | 60 | |
| 기타 | 원무행정실 · 의사당직실 · 보호자대기실 및 주차장을 설치하되, 그 기준은 별표 7의 지역응급의료센터의 기준에 의한다. | | | | |

주) 1. 위의 개수 · 단위면적 및 총면적기준은 최소기준임
2. 검사실 및 방사선실중 CT촬영실은 종합병원의 시설을 이용할 수 있는 경우 이를 두지 아니할 수 있다.

### 나. 인력기준

| 인 력 | 비 고 |
|---|---|
| 의사<br>• 응급의학과 전문의 2인 이상<br>• 일반외과 전문의 1인 이상<br>• 성형외과 전문의 2인 이상 | • 응급실에 24시간 전문의가 1인 이상이 근무할 것 |
| 간호사<br>• 15인 이상 | |
| 응급구조사<br>• 구급차 1대당 2인 이상 | |
| 그 밖의 인력<br>• 응급의료종사자 및 환자의 안전을 위한 청원경찰 또는 경비원 등의 보안인력 1명 이상<br>• 구급차 1대당 운전기사 2인 이상 | • 보안인력은 24시간 1명 이상이 상주할 것<br>• 별표 5의2 제1호다목라) 또는 별표 7 제2호다목에 따라 권역응급의료센터 또는 지역응급의료센터의 응급실에 전담 상주 인력을 둔 경우에는 보안인력을 갖춘 것으로 봄<br>• 법 제44조제2항에 따라 구급차의 운용을 위탁한 경우에는 관련 인력을 위탁하여 운영할 수 있음 |

### 다. 장비기준

| 장 비 | 소생실 | 응급실 |
|---|---|---|
| 제세동기 | 1 | 1 |
| 인공호흡기 | 1 | 1 |
| 주입기(Infusion Pump) | 2 | 3병상당 1 |
| 이동 X-선 촬영기 | 1 | |
| CT 촬용기 | 1 | |
| 산화질소($N_2O$) 마취기 | 1 | |
| 환자감시장치 | 1 | 5병상당 1 |
| 이동 환자감시장치 | 1 | |
| 부착형 흡인기 | 1병상당 1 | 1병상당 1 |
| 급속혈액가온주입기<br>(Rapid infusion warmer) | 1 | |
| 보온포<br>(가온 · 냉각 기능 공유) | 1 | |

무선통신설비 및 전산시설 : 응급의료지원센터와 교신할 수 있는 통신설비와 응급의료정보제공을 위한 전산장비 등의 시설을 갖추어야 함

구급차 : 특수구급차 1대, 일반구급차 1대. 다만, 법 제44조제2항의 규정에 따라 구급차의 운용을 위탁한 경우 이를 갖추지 아니할 수 있다.

### 3. 심혈관 센터

#### 가. 시설기준

| 시 설 내 용 | | 개수 | 단위면적(㎡) | 총면적(㎡) | 비 고 |
|---|---|---|---|---|---|
| 응급진료실 | 환자분류소 | 1 | 30 | 30 | • 환자진입구와 바로 인접되게 설치할 것 |
| | 소생실 | 2 | 20 | 40 | • 환자진입구 및 구급차출입구에 바로 인접되게 설치할 것<br>• 소규모 수술이 가능한 장비 및 인력을 갖출 것 |
| | 간호사실 | 1 | 20 | 20 | • 소생실 전면에 설치할 것 |
| | 응급환자진료구역 | 1 | 165 | 165 | • 최소 30병상 이상을 확보할 것 |
| | 검사실 | 1 | | | • 장비기준에 맞는 장비를 이용하여 검사를 하기에 충분한 공간을 확보할 것<br>• 24시간 혈액성분 및 화학 검사, 동맥혈가스분석, 요검사가 가능하도록 장비가 구비되어 있어야 함 |
| | 심초음파실 | 1 | 20 | 20 | • 소생실 옆에 위치할 것 |
| | 방사선실<br>· 일반촬영실 | 1 | 30 | 30 | |
| | 수술실 및 처치실 | 1 | 40 | 40 | |
| 응급진료실 외의 장소 | 수술실 | 1 | 50 | 50 | • 종합병원의 수술실로 갈음할 수 있음 |
| | 중환자실의 병상 | 10 | 10 | 100 | • 총 면적은 중환자실에 있는 간호사실 · 의사실 및 물품보관소를 제외한 면적임 |
| | 입원실의 병상 | 30 | 4.3 | 130 | |
| | 혈관촬영실 | 1 | 60 | 60 | • 응급실에 설치한 경우에는 별도로 설치하지 아니할 수 있음 |
| | 심장검사실 | 1 | 60 | 60 | • 심초음파 · 부하검사 및 심전도검사 등을 할 수 있을 것 |
| | 회의실 및 도서실 | 1 | 60 | 60 | |
| 기타 | 원무행정실 · 의사당직실 · 보호자대기실 및 주차장을 설치하되, 그 기준은 별표 7의 지역응급의료센터의 기준에 의한다. | | | | |

주) 1. 위의 개수 · 단위면적 및 총면적기준은 최소기준임
2. 검사실은 종합병원의 시설을 이용할 수 있는 경우 이를 두지 아니할 수 있다.

### 나. 인력기준

| 인 력 | 비 고 |
|---|---|
| 의사<br>• 응급의학 전문의 2인 이상<br>• 심장내과 전문의 3인 이상<br>• 소아청소년과 심장 전문의 1인 이상<br>• 심장혈관흉부외과 전문의 1인 이상 | • 응급실에 24시간 전문의가 1인 이상이 근무할 것 |
| 간호사<br>• 15인 이상 | |
| 응급구조사<br>• 구급차 1대당 2인 이상 | |
| 기타 인력<br>• 응급의료종사자 및 환자의 안전을 위한 청원경찰 또는 경비원 등의 보안인력 1명 이상<br>• 구급차 1대당 운전기사 2인 이상 | • 보안인력은 24시간 1명 이상이 상주할 것<br>• 별표 5의2 제1호다목라) 또는 별표 7 제2호다목에 따라 권역응급의료센터 또는 지역응급의료센터의 응급실에 전담 상주 인력을 둔 경우에는 보안인력을 갖춘 것으로 봄<br>• 법 제44조제2항에 따라 구급차의 운용을 위탁한 경우에는 관련 인력을 위탁하여 운영할 수 있음 |

### 다. 장비기준

| 장 비 | 소생실 | 응급실 |
|---|---|---|
| 제세동기 | 1 | 1 |
| 인공호흡기 | 1 | 1 |
| 주입기(Infusion Pump) | 2 | 3병상당 1 |
| 이동 X-선 촬영기 | 1 | |
| CT 촬영기 | 1 | |
| 심초음파검사기 | 1 | |
| 환자감시장치 | 1 | 5병상당 1 |
| 이동 환자감시장치 | 1 | |
| 부착형 흡인기 | 1병상당 1 | 1병상당 1 |
| 급속혈액가온주입기<br>(Rapid infusion warmer) | 1 | |
| 보온포<br>(가온 · 냉각 기능 공유) | 1 | |

무선통신설비 및 전산시설 : 응급의료지원센터와 교신할 수 있는 통신설비와 응급의료정보제공을 위한 전산장비 등의 시설을 갖추어야 함

구급차 : 특수구급차 1대, 일반구급차 1대. 다만, 법 제44조제2항의 규정에 따라 구급차의 운용을 위탁한 경우 이를 갖추지 아니할 수 있다.

## 4. 독극물센터

### 가. 시설기준

| 시설내용 | | 개수 | 단위면적(㎡) | 총면적(㎡) | 비고 |
|---|---|---|---|---|---|
| 응급진료실 | 환자분류소 | 1 | 30 | 30 | • 환자진입구와 바로 인접되게 설치할 것 |
| | 소생실 | 2 | 20 | 40 | • 환자진입구 및 구급차출입구와 인접되게 설치할 것<br>• 소규모 수술이 가능한 장비 및 인력을 갖출 것 |
| | 간호사실 | 1 | 20 | 20 | • 소생실 전면에 설치할 것 |
| | 응급환자진료구역 | 1 | 165 | 165 | • 최소 30병상 이상을 확보할 것 |
| | 위세척실 | 1 | 20 | 20 | • 환자진입구와 바로 인접되게 설치할 것 |
| | 고압산소실 | 1 | 50 | 50 | |
| | 검사실 | 1 | | | • 시설기준에 맞는 검사를 시행하기에 충분한 공간을 확보할 것<br>• 24시간 혈액성분 및 화학 검사, 동맥혈가스분석, 요검사가 가능하도록 장비가 구비되어 있어야 함 |
| | 방사선실<br>일반촬영실<br>CT 촬영실 | <br>1<br>1 | <br>30<br>60 | <br>30<br>60 | |
| | 수술실 및 처치실 | 1 | 40 | 40 | |
| 응급진료실외의 장소 | 중환자실의 병상 | 10 | 10 | 100 | • 총 면적은 중환자실에 있는 간호사실 · 의사실 및 물품보관소를 제외한 면적임 |
| | 입원실의 병상 | 30 | 4.3 | 130 | • 30병상 이상을 설치할 것 |
| | 독극물정보센터 | 1 | 60 | 60 | |
| | 회의실 및 도서실 | 1 | 60 | 60 | |
| 기타 | 원무행정실 · 의사당직실 · 보호자대기실 및 주차장을 설치하되, 그 기준은 별표 7의 지역응급의료센터의 기준에 의한다. | | | | |

주) 1. 위의 개수 · 단위면적 및 총면적기준은 최소기준임
2. 검사실 및 방사선실중 CT촬영실은 종합병원의 시설을 이용할 수 있는 경우 이를 두지 아니할 수 있음

### 나. 인력기준

| 인 력 | 비 고 |
|---|---|
| 의사<br>• 응급의학 전문의 3인 이상<br>• 중독전담의 2인 이상 | • 응급실에는 24시간 전문의 또는 중독전담의 1인 이상이 근무할 것 |
| 간호사<br>• 15인 이상 | |
| 응급구조사<br>• 구급차 1대당 2인 이상 | |
| 기타 인력<br>• 응급의료종사자 및 환자의 안전을 위한 청원경찰 또는 경비원 등의 보안인력 1명 이상<br>• 구급차 1대당 운전기사 2인 이상 | • 보안인력은 24시간 1명 이상이 상주할 것<br>• 별표 5의2 제1호다목라) 또는 별표 7 제2호다목에 따라 권역응급의료센터 또는 지역응급의료센터의 응급실에 전담 상주 인력을 둔 경우에는 보안인력을 갖춘 것으로 봄<br>• 법 제44조제2항에 따라 구급차의 운용을 위탁한 경우에는 관련 인력을 위탁하여 운영할 수 있음 |

### 다. 장비기준

| 장 비 | 소생실 | 응급실 |
|---|---|---|
| 제세동기 | 1 | 1 |
| 인공호흡기 | 1 | 1 |
| 주입기(Infusion Pump) | 2 | 3병상당 1 |
| 이동 X-선 촬영기 | 1 | |
| CT 촬영기 | 1 | |
| 초음파검사기(심초음파검사 가능) | 1 | |
| 산부인과 진찰대 | 1 | |
| 산화질소($N_2O$) 마취기 | 1 | |
| 환자감시장치 | 1 | 5병상당 1 |
| 이동 환자감시장치 | 1 | |
| 부착형 흡인기 | 1병상당 1 | 1병상당 1 |
| 급속혈액가온주입기<br>(Rapid infusion warmer) | 1 | |
| 보온포<br>(가온 · 냉각 기능 공유) | 1 | |
| 고압산소탱크 | 1 | |

무선통신설비 및 전산시설 : 응급의료지원센터와 교신할 수 있는 통신설비와 응급의료정보제공을 위한 전산장비 등의 시설을 갖추어야 함

구급차 : 특수구급차 1대, 일반구급차 1대. 다만, 법 제44조제2항의 규정에 따라 구급차의 운용을 위탁한 경우 이를 갖추지 아니할 수 있다.

## 5. 소아센터

### 가. 시설기준

#### 1) 소아 응급실 전용시설 기준

○ 소아 응급실은 소아청소년 응급환자를 위한 전용시설로 성인을 위한 응급실과 구분되도록 설치·운영되어야 함.

○ 감염병 환자를 위한 음압격리병상 및 일반격리병상은 소아 응급실의 다른 구역과 분리하여 설치할 수 있음.

| 시 설 | 시설기준 | 비고 |
|---|---|---|
| 가) 환자 분류소 | · 환자진입구와 인접하여 설치할 것<br>· 중증도 분류에 필요한 장비와 비품을 갖출 것<br>· 충분한 환기가 이루어지도록 할 것 | 감염의사환자를 위한 마스크 등 보호장구를 비치할 것 |
| 나) 처치실 | · 최소 20㎡의 전용면적을 확보하고, 각각의 내변이 3m 이상이 되도록 할 것<br>· 감염방지를 위해 손세척이 가능할 것 | |
| 다) 응급환자 진료구역 | · 각 병상마다 상지·하지 전동방식 높이조절 기능 및 시각적 차폐 시설을 갖출 것<br>· 산소와 음압을 공급하는 설비를 갖출 것<br>· 5병상 이상을 확보할 것 | 병상 간 간격은 1.5m 이상을 확보할 것 |
| 라) 중증응급환자 진료구역 | · 출입통제가 가능한 별도의 구역으로 구성하고 무정전 시스템을 갖출 것<br>· 각 병상마다 상지·하지 전동방식 높이조절 기능 및 시각적 차폐 시설을 갖출 것<br>· 산소, 음압, 고압공기를 공급하는 설비를 갖출 것<br>· 2병상 이상을 확보할 것 | |
| 마) 음압격리병상 | · 외부로부터 완전히 밀폐되고 필터링된 급기·배기 및 음압제어, 환기가 가능한 시설을 갖출 것<br>· 각 병상은 1인 격리실로 설치할 것<br>· 보호구 장비 및 손세척을 할 수 있는 전실을 갖출 것<br>· 1병상 이상 확보할 것 | 일반격리병상은 중증응급환자 진료구역 병상 수에 포함됨 |
| 바) 일반격리병상 | · 외부로부터 완전히 차폐될 수 있을 것<br>· 각 병상은 1인 격리실로 설치할 것<br>· 내부 전체를 관찰할 수 있는 창문 또는 폐쇄회로 텔레비전(CCTV) 설비를 갖출 것<br>· 1병상 이상 확보할 것 | |
| 사) 소아응급환자 전용 중환자실 | · 2병상 이상을 확보할 것<br>· 의료법 시행규칙 별표 4의 중환자실 규정을 준수할 것<br>※ 권역응급의료센터인 경우 응급전용중환자실 중 2병상을 소아응급환자전용으로 배정할 수 있음 | 당일 응급의료 책임자의 동의하에 입원·퇴원을 결정할 것 |
| 아) 소아응급환자 전용 입원실 | · 6병상 이상을 확보할 것<br>· 병상당 4.3㎡ 이상의 공간을 확보할 것 | |

| | | |
|---|---|---|
| 자) 보호자 대기실 | 보호자 대기실 내에 별도의 수유실을 구비할 것 | |

2) 의료기관 시설기준

| 시 설 | 시설기준 | 비고 |
|---|---|---|
| 가) MRI실 | · 신체 전 부위의 촬영이 가능할 것<br>· 산소와 음압을 공급을 설비를 설치할 것 | · 24시간 운영할 것<br>· 응급환자에 우선 사용되도록 할 것 |
| 나) 검사실 등 | · 소아환자의 초음파 검사가 가능할 것<br>· 연령별 장비를 구비하여 소아환자의 소화기 내시경 검사가 가능할 것 | |
| 다) 혈액은행 | ABO 및 Rh Typing, 교차 시험(Cross Matching), Coomb's Test 검사가 가능할 것 | |
| 라) 주산기 시설 | · 신생아실을 갖출 것<br>· 분만실을 갖출 것 | |

나. 장비기준

1) 소아 응급실 전용장비

| 장 비 명 | 개 수(단위: 개) | |
|---|---|---|
| | 중증응급환자 진료구역 | 응급환자 진료구역 |
| 가) 제세동기 | 1 | |
| 나) 인공호흡기 | 1 | |
| 다) 이동 환자 감시장치 | 2 | |
| 라) 급속 혈액가온주입기 | 1 | |
| 마) 주입기(infusion pump) | 1병상당 1 | 5병상당 1 |
| 바) 환자 감시장치 | 1병상당 1 | |
| 사) 부착형 흡인기 | 1병상당 1 | |
| 아) 초음파검사기 | 1 | |
| 자) 골강내 주사기구 | 1 | |
| 차) EKG | 1 | |
| 카) Capnography | 1 | |
| 타) ENT unit | 1 | |
| 파) 보온포(가온 · 냉각기능) | 1 | |
| 하) 소아용 네뷸라이저 | 3 | |

※ 소아환자를 위한 기구 및 소모품을 연령별로 확보하여야 함

2) 의료기관 내 확보해야 하는 장비

| 장비 | 기준 |
|---|---|
| 가) 뇌압감시장비 | 24시간 사용이 가능해야하며, 응급환자에 우선적으로 사용될 수 있게 할 것 |
| 나) 인공심폐순환기(ECMO) | |
| 다) 지속적 신 대체 요법(CRRT) 장비 | |
| 라) 인큐베이터 | |

다. 인력기준

1) 소아 응급실 전담인력

| 인력 | 인력기준 | 비고 |
|---|---|---|
| 가) 의사 | · 전문의 2명 이상을 포함한 소아응급환자 전담의 4명 이상(이 경우 전담의는 3년차 레지던트 이상을 의미한다)<br>· 전년도 응급실 내원 소아청소년환자수가 15,000명을 초과하는 경우 전담전문의 1명을 추가 확보하고, 매 10,000명마다 소아응급환자 전담전문의 1명을 추가 확보할 것 | 소아전문응급센터에 24시간 소아응급환자 전담 전문의 또는 3년차 이상 레지던트가 1인 이상 상주할 것<br>※ 권역응급의료센터가 내원환자 대비 추가 확보해야 하는 응급실 전담전문의에 포함됨 |
| 나) 간호사 | · 소아응급환자 전담간호사 10명 이상<br>· 전년도 응급실 내원 소아청소년환자수가 15,000명을 초과하는 경우 전담간호사 3명을 추가 확보하고, 매 5000명마다 소아응급환자 전담 간호사 3명을 추가 확보할 것 | 소아응급환자 전용중환자실 및 입원실 인력과 별도<br>※ 권역응급의료센터가 내원환자 대비 추가 확보해야 하는 응급실 전담간호사에 포함됨 |
| 다) 그 밖의 인력 | • 간호사, 응급구조사, 보건의료정보관리사 면허 또는 자격을 가진 사람 1명 이상 | • 응급의료 정보 관리 및 제공 업무를 전담할 것 |
| | • 응급의료종사자 및 환자의 안전을 위한 청원경찰 또는 경비원 등의 보안인력 1명 이상 | • 24시간 1명 이상이 상주할 것<br>• 별표 5의2 제1호다목라) 또는 별표 7 제2호다목에 따라 권역응급의료센터 또는 지역응급의료센터의 응급실에 전담 상주 인력을 둔 경우에는 보안인력을 갖춘 것으로 봄 |

2) 의료기관이 확보해야 하는 소아청소년과 전문인력

| 인 력 | 비 고 |
|---|---|
| 소아청소년과 전문의 5명 이상 | 소아전문응급센터 전담인력과 별도 |

라. 삭제〈2019. 12. 31〉

**[별표 7]** 〈개정 2020. 12. 16〉

# 지역응급의료센터의 지정기준(제17조제2항 관련)

1. 시설기준

| 구분 | 개수 | 단위면적(㎡) | 총면적(㎡) | 비고 |
|---|---|---|---|---|
| 가. 환자분류소 | 1 | | | · 환자진입구와 인접하여 설치할 것<br>· 중증도 분류에 필요한 장비와 비품을 갖출 것<br>· 충분한 환기가 이루어지도록 할 것<br>· 감염병 의심환자를 위한 마스크 등 보호 장비를 비치할 것 |
| 나. 응급환자 진료구역 | 1 | 110 | 110 | · 20병상(음압격리병상 및 일반격리병상을 포함한다) 이상을 확보할 것 |
| 다. 음압격리병상 | 1 | | | · 외부로부터 완전히 밀폐될 것<br>· 필터링된 급기 · 배기, 음압제어 및 환기가 가능한 시설을 갖출 것<br>· 각 병상은 1인 격리실로 설치할 것<br>· 내부 전체를 관찰할 수 있는 창문 또는 폐쇄회로 텔레비전을 설치할 것<br>· 개인보호장비를 착용하거나 손세척을 할 수 있는 전실을 갖출 것 |
| 라. 일반격리병상 | 2 | | | · 외부로부터 완전히 차폐될 것<br>· 각 병상은 1인 격리실로 설치할 것<br>· 내부 전체를 관찰할 수 있는 창문 또는 폐쇄회로 텔레비전을 설치할 것<br>· 음압격리병상 1병상 이상을 포함한 격리병상을 3병상 이상 갖출 것 |
| 마. 검사실 | 1 | | | · 장비기준에 따른 장비를 이용하여 검사하기 위한 충분한 공간을 확보할 것. 다만, 종합병원의 검사실을 이용할 수 있는 경우에는 검사실을 두지 않을 수 있음<br>· 24시간 혈액 성분 및 화학 검사, 동맥혈가스분석, 요검사를 할 수 있는 장비를 갖출 것 |
| 바. 방사선실(일반촬영실) | 1 | | | · 외래환자용과 구분되는 별도의 시설일 것 |
| 사. 처치실 | 1 | 15 | 15 | · 간단한 수술 및 처치를 할 수 있는 처치대 1병상을 설치할 수 있는 면적일 것 |
| 아. 원무행정실 | 1 | | | · 종합병원과 별도로 입퇴원 및 의료보험청구업무를 하는 경우에는 그에 필요한 면적을 확보할 것 |
| 자. 의사당직실 | 1 | | | · 의사 2명 이상이 숙식할 수 있는 공간일 것 |
| 차. 보호자대기실 | 1 | | | · 20명 이상이 동시에 대기할 수 있는 공간으로서 대기의자, 호출시설 등 편의시설의 설치가 가능할 것 |
| 카. 주차장 | | | | · 구급차 2대를 포함한 4대의 차량을 동시에 주차할 수 있는 공간을 확보할 것 |

비고: 위의 개수 · 단위면적 및 총면적 기준은 최소기준을 의미함.

## 2. 인력기준

| 인력 | 인력기준 | 비고 |
|---|---|---|
| 가. 의사 | · 응급실 전담전문의 2명 이상을 포함한 전담의사 4명 이상 | · 24시간 전문의 또는 3년차 이상 레지던트 1명 이상이 근무할 것 |
| 나. 간호사 | · 응급실 전담간호사 10명 이상 | · 24시간 응급실 전담간호사 3명 이상이 근무할 것 |
| 다. 그 밖의 인력 | · 간호사, 응급구조사 또는 보건의료정보관리사의 면허 · 자격을 가진 사람 1명 이상 | · 응급의료 정보 관리 및 제공 업무를 전담할 것 |
| | · 응급의료종사자 및 환자의 안전을 위한 청원경찰 또는 경비원 등의 보안인력 1명 이상 | · 24시간 응급실 전담으로 1명 이상이 상주할 것 |

## 3. 장비기준

| 장비명 | 기준 |
|---|---|
| 가. 심장충격기 | 1대 이상 |
| 나. 인공호흡기 | 1대 이상 |
| 다. 주입기(Infusion Pump) | 5병상마다 1대 이상 |
| 라. 초음파검사기 | 1대 이상 |
| 마. 산부인과진찰대 | 1대 이상 |
| 바. 환자감시장치 | 5병상마다 1대 이상 |
| 사. 이동환자감시장치 | 1대 이상 |
| 아. 부착형흡인기 | 1병상마다 1대 이상 |
| 자. 부착형산소(Wall $O_2$ unit) | 1병상마다 1대 이상 |
| 차. 급속혈액가온주입기 (Rapid infusion warmer) | 1대 이상 |
| 카. 보온포 | 1대 이상 |
| 타. CT촬영기 | 1대 이상. 다만, 종합병원의 CT촬영기를 이용할 수 있는 경우에는 갖추지 않을 수 있음 |
| 파. 일반 X-선 촬영기 | 1대 이상 |
| 하. 이동 X-선 촬영기 | 1대 이상 |
| 거. 특수구급차 | 1대 이상. 다만, 법 제44조제2항에 따라 구급차의 운용을 위탁한 경우에는 갖추지 않을 수 있음 |
| 너. 무선통신설비 및 전산시설 | 응급의료지원센터와 교신할 수 있는 통신설비와 응급의료정보의 제공을 위한 전산장비 등의 시설을 갖출 것 |

**[별표 7의2]** 〈개정 2023. 2. 24〉

## 권역외상센터의 요건과 지정기준(제17조의2제2항 관련)

1. 일반기준

외상환자 진료를 위한 외상 소생실, 방사선실, 중환자실, 수술실은 상호간에 구획되어야 하고, 수평 또는 수직으로 바로 연결될 수 있도록 최대한 근접성을 갖추어야 하며, 기존 시설과는 독립적으로 설치·운영되어야 한다.

2. 개별기준

가. 시설기준

| 시 설 | | 개 수 | 단위면적 (㎡) | 총면적 (㎡) | 세부기준 |
|---|---|---|---|---|---|
| 외상 소생 구역 | 외상 소생실 (치료실) | 2 | 20 | 40 | • 환자출입구 및 구급차출입구와 바로 인접하게 설치할 것<br>• 헬기장, 외상 중환자실의 병상, 외상수술실로 직접 연결되는 전용동선을 확보할 것<br>• 소규모 수술이 가능한 장비 및 인력을 갖출 것 |
| | 외상환자 진료구역 | 1 | 40 | 40 | • 최소 6병상 이상을 확보할 것<br>• 의료가스와 음압공급유닛을 확보할 것 |
| | 외상 통제실 | 1 | | | • 119, 구급차, 항공이송대 등과 직접 연결하여 환자 상태를 전달받고 통제·지도할 수 있는 유무선 통신설비를 확보할 것<br>• 입·퇴원하는 중증외상환자의 정보를 입력·관리할 수 있는 전산장비를 구비할 것<br>• 기능유지를 위한 인력을 갖출 것 |
| 외상 수술실 | | 2 | 50 | 100 | • 청결구역과 오염구역을 구분할 것<br>• 기능유지를 위한 인력을 갖출 것 |
| 외상 중환자 실의 병상 | | 20 | 10 | 200 | • 총면적은 중환자실에 있는 간호사실, 의사당직실 및 물품보관소 등을 제외한 면적이며, 이들 시설을 포함한 전체 시설면적은 600㎡ 이상(병상당 30㎡ 이상)일 것 |
| 외상 입원실의 병상 | | 40 | 4.3 | 172 | • 총면적은 입원병상에 있는 간호사실, 의사당직실 및 물품보관실, 청결물실, 오물처리실 등을 제외한 면적이며, 이들 시설을 포함한 전체 시설면적은 900㎡ 이상(병상당 22.5㎡ 이상)일 것 |
| 회의실 및 의사실 | | 1 | | | • 회의실에는 시청각 기자재를 완비할 것<br>• 20명 이상이 동시에 이용할 수 있을 것<br>• 회의실과 의사실은 공동으로 사용할 수 있음 |
| 의사 당직실 | | 1 | | | • 4명 이상이 동시에 휴식·대기할 수 있을 것<br>• 탈의, 세안 등이 가능하고, 필요시 남녀 구분할 것<br>• 중환자실, 입원실 병상의 전체 시설면적에 포함됨 |

| | | | | | |
|---|---|---|---|---|---|
| 방사선실 | 일반 촬영실 | 1 | | | • 외상전용 이동 X-선 촬영기 1대를 보유할 것<br>• X-선 촬영할 수 있는 시설을 외상소생실 침대 위에 갖춘 경우 일반촬영실을 설치한 것으로 봄 |
| | CT 촬영실 | 1 | | | • 권역외상센터로 지정된 종합병원(이하 "종합병원"이라 함)의 시설과 공동사용 가능하나, 외상환자 발생 시 외상환자가 우선 사용할 수 있도록 할 것 |
| 혈관 조영실 | | 1 | | | • 외상환자 전용으로 설치할 것 |
| MRI실 | | 1 | | | • 응급의료센터의 시설과 공동사용 가능하나, 외상환자 발생 시 외상환자가 우선 사용할 수 있도록 할 것 |
| 검사실 | | 1 | | | • 혈액성분 및 화학 검사, 동맥혈가스분석, 요검사가 24시간 가능하도록 장비가 구비되어 있을 것<br>• 기능유지를 위한 전담 검사인력을 갖출 것<br>• 종합병원의 시설과 공동사용 가능 |
| 혈액은행 | | 1 | | | • 필요한 혈액제제를 보존하고 24시간 신속하게 혈액제제를 공급할 수 있도록 할 것<br>• 기능유지를 위한 전담 관리인력을 갖출 것<br>• 종합병원의 시설과 공동사용 가능 |
| 헬기장 | | | | | • 공항시설법에 따른 헬기장의 설치기준을 준수할 것<br>• 옥상헬기장의 경우 외상소생구역, 외상수술실, 외상중환자실로의 이동통로가 있도록 할 것 |

(주) 위의 개수, 단위면적 및 총면적기준은 최소기준임

## 나. 인력기준

| 인 력 | 비 고 |
|---|---|
| 의사<br>1) 외과, 심장혈관흉부외과, 정형외과 및 신경외과의 외상환자 전담 전문의를 각 1명 이상 둘 것<br>2) 24시간 외상팀과의 연계·지원 및 외상환자 치료 등을 위한 응급의학과 전문의를 1명 이상 둘 것<br>3) 외상환자에게 즉시 수술 또는 혈관조영술을 시행하기 위한 마취통증의학과 전문의 및 영상의학과 전문의를 각 1명 이상 둘 것 | 모든 인력은 권역외상센터의 전담 인력이어야 한다. 다만, 의사의 인력기준 중 2)의 응급의학과 전문의와 3)의 마취통증의학과 전문의 및 영상의학과 전문의는 종합병원 내 해당 과의 전문의 업무를 수행할 수 있다. |
| 간호사<br>1) 외상소생구역 : 상시 2명 이상의 간호사를 둘 것<br>2) 외상 중환자실의 병상 : 의료법 시행규칙 별표 4 제2호아목에 따른 간호사 수를 둘 것<br>3) 외상 입원실의 병상 : 의료법 시행규칙 별표 5에 따른 종합병원 구분란의 간호사 수를 둘 것 | |
| 그 밖의 인력<br>• 중증외상환자의 등록 및 통계자료의 작성 등을 위하여 임상경험이 있는 간호사 또는 실무경력이 있는 보건의료정보관리사 등을 2명 이상 둘 것 | |

다. 장비기준

<table>
<tr><th>장 비 명</th><th>외상 소생실</th><th>외상환자 진료구역</th><th>외상 중환자실</th><th>외상 수술실</th></tr>
<tr><td>환자감시장치</td><td>1실당 1</td><td>1병상당 1</td><td>1병상당 1</td><td>1실당 1</td></tr>
<tr><td>약물주입기</td><td>1실당 4</td><td>1병상당 2</td><td>1병상당 4</td><td>1실당 4</td></tr>
<tr><td>제세동기</td><td>1실당 1</td><td></td><td>2</td><td>1실당 1</td></tr>
<tr><td>인공호흡기</td><td>1실당 1</td><td></td><td>3병상당 2</td><td></td></tr>
<tr><td>무영등</td><td>1실당 1</td><td></td><td></td><td>1실당 1</td></tr>
<tr><td>수술대</td><td>1실당 1</td><td></td><td></td><td>1실당 1</td></tr>
<tr><td>전기수술기(Electrosurgical unit)</td><td>1</td><td></td><td>1</td><td>1실당 1</td></tr>
<tr><td>체온조절장치</td><td>1</td><td></td><td>3</td><td></td></tr>
<tr><td>이동용 인공호흡기</td><td>1</td><td></td><td>2</td><td></td></tr>
<tr><td>마취기</td><td>1</td><td></td><td></td><td>1실당 1</td></tr>
<tr><td>이동형 외상환자 침대</td><td colspan="2">3</td><td></td><td></td></tr>
<tr><td>급속혈액가온주입기</td><td colspan="2">2</td><td>2</td><td>1실당 1</td></tr>
<tr><td>이동형 환자감시장치</td><td colspan="2">1</td><td>2</td><td></td></tr>
<tr><td>초음파검사기(심초음파 가능한 장비)</td><td colspan="2">1</td><td>1</td><td></td></tr>
<tr><td>비침습적심박출량감시장치</td><td colspan="2">1</td><td>2</td><td></td></tr>
<tr><td>지속적신대체요법(CRRT)</td><td></td><td></td><td>3</td><td></td></tr>
<tr><td>심부저체온유도장치</td><td></td><td></td><td>1</td><td></td></tr>
<tr><td>체외막산소공급기(ECMO)</td><td></td><td></td><td>2</td><td></td></tr>
<tr><td>중환자용 전동침대</td><td></td><td></td><td>1병상당 1</td><td></td></tr>
<tr><td>흉벽진동기</td><td></td><td></td><td>2</td><td></td></tr>
<tr><td>중앙환자감시시스템</td><td></td><td></td><td>1</td><td></td></tr>
<tr><td>체외순환기</td><td></td><td></td><td></td><td>1</td></tr>
<tr><td>이동형 방사선발생장치(C-arm)</td><td></td><td></td><td></td><td>1</td></tr>
<tr><td>자가수혈기(Cell saver)</td><td></td><td></td><td></td><td>1</td></tr>
</table>

㈜ 이동용 인공호흡기 중 1대는 MRI실에서 사용이 가능하여야 하며, 외상소생실의 경우 수술이 가능한 침대를 갖춘 경우 수술대를 갖춘 것으로 봄

라. 운영기준

1) 의료기관의 장은 24시간 365일 중증외상환자 진료가 가능하도록 외상환자 전담 전문의를 중심으로 3개 이상의 외상팀을 구성하고, 외상팀 단위로 신속 대응체계 및 당직체계를 운영하여야 한다.
2) 의료기관의 장은 다발성 외상을 포함한 중증외상환자에 대한 포괄적인 응급대응과 치료가 가능하도록 각 외상팀별로 전문과목 구성과 과목별 인원수를 산정하여 외상환자 전담 전문의를 배치하여야 한다.
3) 의료기관의 장은 권역외상센터의 시설과 장비는 반드시 외상환자 전용으로 사용하되, 의료기관 내 다른 시설과 장비에 대해서도 응급상황인 경우에는 외상환자가 우선적으로 사용할 수 있도록 해야 한다. 다만, 재난 및 안전관리 기본법 제3조제1호에 따른 재난 및 이에 준하는

상황이 발생한 경우에는 예외로 하며, 세부사항은 보건복지부장관이 정한다.

4) 외상응급수술을 위해 외상수술실을 항상 사용할 수 있도록 하는 등 그 밖에 권역외상센터 운영에 대한 세부적인 사항은 보건복지부장관이 정한다.

**[별표 7의3]** 〈개정 2020. 2. 28〉

## 정신질환자응급의료센터의 지정 기준(제17조의3제1항 관련)

### 1. 시설 기준

정신건강증진 및 정신질환자 복지서비스 지원에 관한 법률 시행규칙 별표 3에 따른 시설과 다음 표에 따른 시설을 모두 갖출 것

| 시설 | 기준 |
|---|---|
| 가. 응급전용 입원실 | 정신건강증진 및 정신질환자 복지서비스 지원에 관한 법률 제50조에 따라 입원하는 환자(응급실에서 진료를 받은 후 입원하는 환자로 한정하며, 이하 "응급입원환자"라 한다) 2명 이상을 수용할 수 있을 것 |
| 나. 응급전용 보호실 | 1개 이상. 이 경우 자해 및 폭행 등을 예방할 수 있는 안전장치를 갖추어야 한다. |

비고

정신질환자응급의료센터로 지정을 받으려는 응급의료기관의 응급실 외의 공간에 응급전용 입원실과 응급전용 보호실을 두려면 응급의료기관의 정신건강의학과 등 병동의 일부 입원실과 보호실을 응급전용 입원실과 응급전용 보호실로 지정해야 한다.

### 2. 인력 기준

| 인력 | 기준 |
|---|---|
| 가. 정신건강의학과 전문의 | 최소 2명을 두고, 응급입원환자가 30명을 초과하는 때에는 응급입원환자 15명당 1명을 두되, 그 끝수에는 1명을 추가한다. 이 경우 정신건강의학과전공의 1명은 정신건강의학과전문의 0.5명으로 본다. |
| 나. 간호사 | 응급입원환자 4명당 1명을 두되, 그 끝수에는 1명을 추가한다. |

비고

1. 정신질환자응급의료센터에는 정신건강의학과전문의 또는 정신건강의학과전공의 1명 이상이 항상 근무하고 있어야 한다.
2. 정신질환자응급의료센터의 인력은 정신건강증진 및 정신질환자 복지서비스 지원에 관한 법률 시행규칙 별표 4에서 입원환자 수에 따라 두는 인력에 포함될 수 있다.

**[별표 8]** 〈개정 2020. 12. 16〉

## 지역응급의료기관의 지정기준(제18조제1항 관련)

1. 시설기준

<table>
<tr><th colspan="2">구분</th><th>개수</th><th>단위면적<br>(㎡)</th><th>총면적<br>(㎡)</th><th>비고</th></tr>
<tr><td colspan="2">가. 환자분류소</td><td>1</td><td></td><td></td><td>· 환자진입구와 인접하여 설치할 것<br>· 중증도 분류에 필요한 장비와 비품을 갖출 것<br>· 충분한 환기가 이루어지도록 할 것<br>· 감염병 의심환자를 위한 마스크 등 보호 장구를 비치할 것</td></tr>
<tr><td rowspan="2">나. 응급환자 진료구역</td><td>전년도 연간 응급실 내원환자수가 1만명 이상인 경우</td><td rowspan="2">1</td><td>55</td><td>55</td><td>· 10병상(음압격리병상 및 일반격리병상을 포함한다) 이상을 확보할 것</td></tr>
<tr><td>전년도 연간 응급실 내원환자수가 1만명 미만인 경우</td><td>27.5</td><td>27.5</td><td>· 5병상(음압격리병상 및 일반격리병상을 포함한다) 이상을 확보할 것</td></tr>
<tr><td colspan="2">다. 음압격리병상</td><td rowspan="2">1</td><td></td><td></td><td>· 외부로부터 완전히 밀폐될 것<br>· 필터링된 급기 · 배기, 음압제어 및 환기가 가능한 시설을 갖출 것<br>· 각 병상은 1인 격리실로 설치할 것<br>· 내부 전체를 관찰할 수 있는 창문 또는 폐쇄회로 텔레비전을 설치할 것<br>· 개인보호장비를 착용하거나 손세척을 할 수 있는 전실을 갖출 것</td></tr>
<tr><td colspan="2">라. 일반격리병상</td><td></td><td></td><td>· 외부로부터 완전히 차폐될 것<br>· 각 병상은 1인 격리실로 설치할 것<br>· 내부 전체를 관찰할 수 있는 창문 또는 폐쇄회로 텔레비전을 설치할 것<br>· 음압격리병상 또는 일반격리병상을 1병상 이상 갖출 것</td></tr>
<tr><td colspan="2">마. 검사실</td><td>1</td><td></td><td></td><td>· 24시간 혈액 성분 및 화학 검사, 동맥혈가스분석, 요검사를 할 수 있는 장비를 갖출 것. 다만, 병원의 검사실을 이용할 수 있는 경우에는 검사실을 두지 않을 수 있음</td></tr>
<tr><td colspan="2">바. 처치실</td><td>1</td><td></td><td></td><td>· 간단한 수술 및 처치를 할 수 있는 구분된 공간일 것</td></tr>
<tr><td colspan="2">사. 원무행정실</td><td>1</td><td></td><td></td><td>· 일반환자용 원무행정실도 사용 가능함</td></tr>
<tr><td colspan="2">아. 의사당직실</td><td>1</td><td></td><td></td><td>· 의사 1명 이상이 숙식할 수 있는 공간일 것</td></tr>
<tr><td colspan="2">자. 보호자대기실</td><td>1</td><td></td><td></td><td>· 10명 이상이 동시에 대기할 수 있는 공간으로서 대기의자, 호출시설 등 편의시설의 설치가 가능할 것</td></tr>
<tr><td colspan="2">차. 주차장</td><td></td><td></td><td></td><td>· 구급차 1대를 포함한 2대의 차량을 동시에 주차할 수 있는 공간을 확보할 것</td></tr>
</table>

비고: 위의 개수 · 단위면적 및 총면적 기준은 최소기준을 의미함.

## 2. 인력기준

| 구분 | | 인력기준 | 비고 |
|---|---|---|---|
| 가. 의사 | 전년도 연간 응급실 내원환자 수가 1만명 이상인 경우 | · 응급실 전담의사 2명 이상 | · 24시간 응급실 전담의사 또는 병원 당직의사 중 1명 이상이 근무할 것 |
| | 전년도 연간 응급실 내원환자 수가 1만명 미만인 경우 | · 응급실 전담의사 1명 이상 | |
| 나. 간호사 | 전년도 연간 응급실 내원환자 수가 1만명 이상인 경우 | · 응급실 전담간호사 5명 이상 | · 24시간 응급실 전담간호사 2명 이상이 근무할 것 |
| | 전년도 연간 응급실 내원환자 수가 1만명 미만인 경우 | | · 24시간 응급실 전담간호사 1명 이상이 근무할 것 |
| 다. 그 밖의 인력 | | · 응급의료종사자 및 환자의 안전을 위한 청원경찰 또는 경비원 등의 보안인력 1명 이상 | · 보안인력은 24시간 1명 이상이 상주할 것(응급실 이외 의료기관의 보안업무 겸임이 가능함) |

## 3. 장비기준

| 구분 | 기준 |
|---|---|
| 가. 심장충격기 | 1대 이상 |
| 나. 인공호흡기 | 1대 이상 |
| 다. 주입기(Infusion Pump) | 5병상마다 1대 이상 |
| 라. 환자감시장치 | 5병상마다 1대 이상 |
| 마. 부착형흡인기 | 1병상마다 1대 이상 |
| 바. 부착형산소(Wall $O_2$ unit) | 1병상마다 1대 이상 |
| 사. 일반 X-선 촬영기 | 1대 이상 |
| 아. 특수구급차 | 1대 이상. 다만, 법 제44조제2항에 따라 구급차의 운용을 위탁한 경우에는 갖추지 않을 수 있음 |
| 자. 무선통신설비 및 전산시설 | 응급의료지원센터와 교신할 수 있는 통신설비와 응급의료정보의 제공을 위한 전산장비 등의 시설을 갖출 것 |

**[별표 9]** 〈개정 2015. 1. 8〉

## 응급의료시설의 설치기준(제23조제1항 관련)

1. 의료기관의 외부에 법에 따라 지정받은 응급의료기관의 명칭과 혼돈되지 않는 범위에서 응급환자진료기관임을 표기할 것
2. 응급환자의 진료를 위한 20제곱미터 이상의 별도 공간을 확보하고, 간단한 처치 및 시술을 위한 병상을 구비할 것
3. 의사 1명 및 간호사 1명 이상이 24시간 근무할 것
4. 의료기관 내에 다음 각 목의 장비가 구비되어 24시간 이용할 수 있을 것
   가. 일반 X-선 촬영기
   나. 혈액 성분 및 화학 검사, 동맥혈가스분석, 요성분 등을 검사할 수 있는 장비
5. 심폐소생술에 필요한 후두경 등 기도삽관장비를 구비하고 있을 것

**[별표 10]** 〈개정 2017. 12. 1〉

## 응급구조사 양성기관의 지정기준(제24조관련)

| 구분 | 내 용 | 기 준 | 비 고 |
|---|---|---|---|
| 시 설 | 1. 강의실 겸 옥내실습실(구분하여 설치할 수 있다) | 1㎡×교육생수+16.5㎡ | 구분하여 설치하는 경우에는 각각 기준에 맞도록 할 것 |
| | 2. 특수응급구조 실습장<br>• 사고현장 실습장<br>• 수난구조 실습장 | • 차량 등의 운송수단을 갖출 것<br>• 수영장을 갖출 것 | |
| | 3. 책상 및 의자 | 교육생수에 맞는 수 | |
| | 4. 화장실 | 적정한 수<br>(남녀로 구분된 수세식용) | |
| | 5. 기타 교육에 필요한 시청각 시설 및 조명 · 전기시설 | | |
| 장 비 | 1. 마네킹 | 교육생 2명당 1개 | |
| | 2. 부목 | 〃 | |
| | 3. 고정장치 | 〃 | |
| | 4. 기도유지장치 | 교육생 5명당 1개 | |

| 구분 | 내 용 | 기 준 | 비 고 |
|---|---|---|---|
| | 5. 산소투여장치 | 〃 | |
| | 6. 심폐소생술용 장치 | 〃 | |
| | 7. 자동심장충격기 | 〃 | |
| | 8. 자동심폐소생기 | 〃 | |
| | 9. 자동인공호흡기 | 〃 | |
| | 10. 지혈장치 | 〃 | |
| | 11. 슬라이드 및 빔프로젝트 | 1세트 | 스크린 등 장비일체 |
| | 12. 비디오 | 1세트 | 화면 등 장비일체 |
| | 13. 구급차 | 교육생 20명당 1대 | 일반구급차 |
| 인 력 | 1. 양성교육 전반의 업무와 의료분야 강의를 책임질 지도의사 | 연간 양성배출 교육생수 400명당 응급의학과 전문의 1인 이상 | 전임출강계약서를 제출할 것 |
| | 2. 전임강사 | 연간 양성배출 교육생수 200명당 1인 이상 | 중등학교 이상 교사자격증 소지자로서 양성교육에 전담할 수 있는 자, 전임출강계약서를 제출할 것 |
| | 3. 조교 | 교육생 10명당 1인 이상 | 1급 또는 2급 응급구조사 자격 소유자 |
| 기 타 | 심신을 단련할 수 있는 적정한 야외 및 실내 공간과 시설 | | |

[별표 11]

## 응급구조사 양성기관의 교육과목 및 시간(제25조제1항관련)

| 과 목 | | | 시간표 계 (시간) | 시간표 강의 및 실습 (시간) | 시간표 실무수습 (시간) |
|---|---|---|---|---|---|
| 응급의학과목 | 기본응급 처치학총론 | 1. 응급의료의 개요 | 5 | 5 | |
| | | 2. 환자구조 및 운반 | 20 | 20 | |
| | | 3. 기본응급처치술 | 15 | 15 | |
| | | 4. 대량재해 응급의료 | 10 | 10 | |
| | | 소 계 | 50 | 50 | |
| | 기본응급 처치학각론 | 1. 심폐정지 | 20 | 20 | |
| | | 2. 순환부진 | 10 | 10 | |
| | | 3. 의식장해 | 15 | 15 | |
| | | 4. 출혈 | 10 | 10 | |
| | | 5. 일반외상 | 15 | 15 | |
| | | 6. 두부 · 경추 · 손상 | 15 | 15 | |
| | | 7. 기도 · 소화관이물 | 5 | 5 | |
| | | 8. 대사상 · 체온이상 | 5 | 5 | |
| | | 9. 감염증 · 면역부진 | 5 | 5 | |
| | | 10. 급성복통 | 5 | 5 | |
| | | 11. 화학손상 | 5 | 5 | |
| | | 12. 산부인과질환 | 10 | 10 | |
| | | 13. 신생아질환 | 10 | 10 | |
| | | 14. 정신장해 | 5 | 5 | |
| | | 15. 창상 | 10 | 10 | |
| | | 소 계 | 145 | 145 | |
| 기본응급 환자관리학 | 1. 환자평가 | | 5 | 5 | |
| | 2. 환자관리 | | 10 | 10 | |
| | 소 계 | | 15 | 15 | |
| 응급의료장비등 운영 | 1. 휴대용 의료장비 사용 | | 10 | 10 | |
| | 2. 구급차내 의료장비 사용 | | 10 | 10 | |
| | 3. 무선통신방법 | | 3 | 3 | |
| | 4. 기록의 작성 보관 | | 2 | 2 | |
| | 소 계 | | 25 | 25 | |

| 과 목 | | 시간표 | | |
|---|---|---|---|---|
| | | 계 (시간) | 강의 및 실습 (시간) | 실무수습 (시간) |
| 관련법령 | 1. 응급의료에 관한 법률 | 5 | 5 | |
| | 2. 의료법 | 3 | 3 | |
| | 소 계 | 8 | 8 | |
| 계 | | 243 | 243 | |
| 실무수습 | 1. 구급차 동승실습 | 50 | | 50 |
| | 2. 응급의료기관 실습 | 50 | | 50 |
| | 소 계 | 100 | | 100 |
| 총 계 | | 343 | 243 | 100 |

**[별표 12]**

## 응급구조사시험의 시험과목과 시험방법(제26조관련)

1. 필기시험의 시험과목

| 구 분 | 과 목 |
|---|---|
| 1급응급구조사 | 기초의학, 전문응급처치학총론, 전문응급처치학각론, 응급의료관련법령, 응급환자관리 |
| 2급응급구조사 | 기본응급처치학총론, 기본응급처치학각론, 응급의료관련법령, 응급의료장비, 기본응급환자관리 |

2. 실기시험의 시험방법

   실기시험은 응급구조사의 업무에 필요한 기능을 보건복지부장관이 정하는 방법에 따라 실시한다.

**[별표 13]**

## 응급구조사의 준수사항(제32조관련)

1. 구급차내의 장비는 항상 사용할 수 있도록 점검하여야 하며, 장비에 이상이 있을 때에는 지체 없이 정비하거나 교체하여야 한다.
2. 환자의 응급처치에 사용한 의료용 소모품이나 비품은 소속기관으로 귀환하는 즉시 보충하여야 하며, 유효기간이 지난 의약품 등이 보관되지 아니하도록 하여야 한다.
3. 구급차의 무선장비는 매일 점검하여 통화가 가능한 상태로 유지하여야 하며, 출동할 때부터 귀환할 때까지 무선을 개방하여야 한다.
4. 응급환자를 구급차에 탑승시킨 이후에는 가급적 경보기를 울리지 아니하고 이동하여야 한다.
5. 응급구조사는 구급차 탑승시 응급구조사의 신분을 알 수 있도록 소속, 성명, 해당자격 등을 기재한 아래 표식을 상의 가슴에 부착하여야 한다.

← 7cm 이상 →

↑ 3cm 이상 ↓

<table>
<tr><td colspan="5">응 급 구 조 사</td></tr>
<tr><td rowspan="3">사 진</td><td rowspan="2">성 명</td><td rowspan="2"></td><td>자 격</td><td></td></tr>
<tr><td>자격번호</td><td>제 호</td></tr>
<tr><td colspan="4">(소속기관명)</td></tr>
</table>

**[별표 14]** 〈개정 2017. 12. 1〉

## 응급구조사의 업무범위(제33조관련)

1. 1급 응급구조사의 업무범위
   가. 심폐소생술의 시행을 위한 기도유지(기도기(airway)의 삽입, 기도삽관(intubation), 후두마스크 삽관 등을 포함한다)
   나. 정맥로의 확보
   다. 인공호흡기를 이용한 호흡의 유지
   라. 약물투여 : 저혈당성 혼수시 포도당의 주입, 흉통시 니트로글리세린의 혀아래(설하) 투여, 쇼크시 일정량의 수액투여, 천식발작시 기관지확장제 흡입
   마. 제2호의 규정에 의한 2급 응급구조사의 업무

2. 2급 응급구조사의 업무범위
   가. 구강내 이물질의 제거
   나. 기도기(airway)를 이용한 기도유지
   다. 기본 심폐소생술
   라. 산소투여
   마. 부목 · 척추고정기 · 공기 등을 이용한 사지 및 척추 등의 고정
   바. 외부출혈의 지혈 및 창상의 응급처치
   사. 심박 · 체온 및 혈압 등의 측정
   아. 쇼크방지용 하의 등을 이용한 혈압의 유지
   자. 자동심장충격기를 이용한 규칙적 심박동의 유도
   차. 흉통시 니트로글리세린의 혀아래(설하) 투여 및 천식발작시 기관지확장제 흡입(환자가 해당 약물을 휴대하고 있는 경우에 한함)

**[별표 15]** 〈개정 2014. 5. 1〉

## 구급차등의 운용위탁에 대한 기준 및 절차(제36조관련)

1. 구급차등의 운용을 위탁한 의료기관과 그 위탁을 받은 자는 위탁 구급차등의 등록번호, 응급환자이송업 허가번호, 구급차등 운용 신고번호, 운용 인력의 명단 및 자격 등을 위탁 계약서에 명시하여 작성하여야 한다.
2. 구급차등의 운용을 위탁한 의료기관은 그 위탁을 받은 자에 대하여 다음 각 목의 사항을 6개월에 1회 이상 정기적으로 지도 및 점검하여야 한다.
   가. 구급차의기준및응급환자이송업의시설기준등기준에관한규칙의 준수 여부
   나. 수탁기관 소속 응급구조사가 별표 13에 따른 응급구조사의 준수사항을 지켰는지 여부
   다. 법 제43조에 따른 보수교육 이수 여부
3. 구급차등의 운용을 위탁받은 자는 위탁 의료기관의 구급차등 운용이 필요한 경우 즉시 운용이 가능하도록 하여야 한다.
4. 구급차등의 운용을 위탁받은 자는 이를 위탁한 의료기관의 장에게 위탁 구급차등의 월별 운행기록을 매월 10일까지 제출하여야 한다.

**[별표 15의2]** 〈개정 2020. 6. 26〉

## 응급의료 전용헬기의 장비 · 의약품 · 환자인계점 관리 등에 관한 기준(제38조제2항 관련)

1. 응급의료 전용헬기가 갖추어야 하는 기종 · 안전장치 · 의료장비 및 의약품의 기준

| 구 분 | 내 용 |
|---|---|
| 가. 기종 | 1) 항공기의 기령이 15년 이하일 것<br>2) 8인승 이상으로서 동시에 2명의 환자 이송이 가능할 것<br>3) 최대 이륙중량이 2,500킬로그램 이상일 것<br>4) 항속거리가 600킬로미터 이상일 것<br>5) 쌍발엔진(Twin Engine)을 장착할 것<br>※ 2)부터 4)까지에 따른 기준은 항공기등록규칙 제20조제1항제6호 및 별지 제12호서식에 따른 항공기 제원 및 성능표의 내용으로 판단한다. |
| 나. 안전장치 | 1) 헬기 위치 추적 장치<br>2) 비상위치무선표지시설(ELT)<br>3) 항공기 간의 공중 충돌 방지 장비<br>4) 조종실 음성기록장비(CVR) 및 비행자료 기록장비(FDR)<br>5) 항공관제용 무선통신장비 및 비상용 무선통신장비<br>6) 항공기의 비상 착수를 위한 부양 기구(Flotation Device for Helicopter Ditching). 다만, 해상 운항이 필요하지 않은 지역에서 운용되는 경우에는 갖추지 않아도 된다. |
| 다. 의료장비 | 1) 탈부착이 가능한 이동식 들것 2개<br>2) 고정식 및 이동식 의료용 산소공급장치<br>3) 인공호흡기<br>4) 환자감시장치 및 심장충격기<br>5) 탈부착이 가능한 이동식 흡인기<br>6) 경추고정장비, 견인부목, 척추고정판 및 골반고정기<br>7) 주입속도의 설정과 탈부착이 가능한 이동식 주입펌프 2개<br>8) 수액걸이 4개<br>9) 이동식 초음파검사기<br>10) 화학검사장비 및 심장효소검사장비<br>11) 자동흉부압박장비<br>12) 청진기, 펜라이트, 후두경 세트, 마질 겸자, 하임리히 밸브, 백밸브마스크, 후두마스크 기도기 등을 포함한 구급가방 |
| 라. 의약품 | 1) 비닐 팩에 포장된 수액제제<br>2) 심폐소생술 및 부정맥처치를 위한 약물<br>3) 혈압상승제<br>4) 주사용 항고혈압제<br>5) 주사용 비마약성진통제<br>6) 진정 및 항경련제<br>7) 근육이완제<br>8) 뇌압강하제<br>9) 50퍼센트 포도당액 |

| |
|---|
| 10) 부신피질호르몬제<br>11) 주사용 항히스타민제<br>12) 항구토제, 진경제 및 제산제<br>13) 설하용 니트로글리세린<br>14) 흡입용 기관지확장제<br>15) 소독제 |

2. 환자인계점의 선정과 관리

가. 환자인계점의 선정

1) 환자인계점은 응급의료 전용헬기(이하 이 호에서 "헬기"라 한다)를 배치한 병원, 헬기 조종사 또는 관련 전문가의 의견을 수렴하여 시 · 도지사가 선정한다.
2) 헬기의 이착륙이 가능한 면적을 확보하여야 한다.
3) 헬기의 하강풍에 의한 비산물이 적은 편평한 지면이어야 한다.
4) 헬기의 이착륙에 지장을 주는 장애물이 없어야 한다.
5) 헬기를 운영하는 지역 내에 환자인계점이 적정하게 분포하도록 그 개수와 간격을 조정하여야 한다.

나. 환자인계점의 관리

1) 시 · 도지사는 환자인계점의 관리자를 지정하고, 관리자가 없는 곳은 지역 내 공무원 또는 공무원을 대리하는 자가 관리업무를 수행할 수 있도록 하여야 한다.
2) 시 · 도지사는 환자인계점의 관리자에게 해당 공간이 헬기의 이착륙에 사용되는 장소임을 통보하여야 한다.
3) 환자인계점에는 해당 공간이 헬기의 이착륙에 사용되는 장소임을 알리는 안내판을 부착하여야 한다.
4) 시 · 도지사는 환자인계점의 선정 · 취소 · 일시적 사용중지 및 관리자의 인적사항 변경이 있는 경우에는 중앙응급의료센터의 장과 헬기를 배치한 병원에 통보하여야 한다.
5) 헬기 조종사가 운항 중에 환자인계점의 이상을 발견한 경우에는 운항이 종료된 즉시 해당 시 · 도지사에 보고하여 필요한 조치를 할 수 있도록 하여야 한다.

3. 그 밖에 응급의료 전용헬기의 장비 · 의약품 및 환자인계점 관리 등에 관한 세부 사항은 보건복지부장관이 정한다.

**[별표 16]** 〈개정 2017. 12. 1〉

## 구급차등에 갖추어야 하는 의료장비 · 구급의약품 및 통신장비의 기준(제38조제3항관련)

1. 특수구급차

| 구 분 | 장비 분류 | 장 비 |
|---|---|---|
| 가. 환자평가용 의료장비 | 신체검진 | 가) 환자감시장치(환자의 심전도, 혈중산소포화도, 혈압, 맥박, 호흡 등의 측정이 가능하고 모니터로 그 상태를 볼 수 있는 장치)<br>나) 혈당측정기<br>다) 체온계(쉽게 깨질 수 있는 유리 등의 재질로 되지 않은 것)<br>라) 청진기<br>마) 휴대용 혈압계<br>바) 휴대용 산소포화농도 측정기 |
| 나. 응급처치용 의료장비 | 1) 기도확보 유지 | 가) 후두경 등 기도삽관장치(기도삽관튜브 등 포함)<br>나) 기도확보장치(구인두기도기, 비인두기도기 등) |
| | 2) 호흡유지 | 가) 의료용 분무기(기관제 확장제 투여용)<br>나) 휴대용 간이인공호흡기(자동식)<br>다) 성인용 · 소아용 산소마스크(안면용 · 비재호흡 · 백밸브)<br>라) 의료용 산소발생기 및 산소공급장치<br>마) 전동식 의료용 흡인기(흡인튜브 등 포함) |
| | 3) 심장박동 회복 | 자동심장충격기 (Automated External defivrillator) |
| | 4) 순환유지 | 정맥주사세트 |
| | 5) 외상처치 | 가) 부목(철부목, 공기 또는 진공부목 등) 및 기타 고정장치(경추 · 척추보호대 등)<br>나) 외상처치에 필요한 기본 장비(압박붕대, 일반거즈, 반창고, 지혈대, 라텍스장갑, 비닐장갑, 가위 등) |
| 다. 구급의약품 | 1) 의약품 | 가) 비닐 팩에 포장된 수액제제(생리식염수, 5%포도당용액, 하트만용액 등)<br>나) 에피네프린(심폐소생술 사용용도로 한정한다)<br>다) 아미오다론(심폐소생술 사용용도로 한정한다)<br>라) 주사용 비마약성진통제<br>마) 주사용 항히스타민제<br>바) 니트로글리세린(설하용)<br>사) 흡입용 기관지 확장제 |
| | 2) 소독제 | 가) 생리식염수(상처세척용)<br>나) 알코올(에탄올) 또는 과산화수소수<br>다) 포비돈액 |
| 라. 통신장비 | | 다음의 어느 하나의 장비를 갖추어야 한다. 다만, 119구조 · 구급에 관한 법률에 따른 119구조대 및 119구급대의 구급차에 대해서는 소방관계 법령에서 따로 정할 수 있다.<br>가) 법 제15조에 따라 구축한 응급의료정보통신망<br>나) 전파법에 따라 할당받은 주파수를 사용하는 기간통신서비스의 이용에 필요한 무선단말기기 |

2. 일반구급차

| 구 분 | 장비 분류 | 장 비 |
|---|---|---|
| 가. 환자평가용 의료장비 | 신체검진 | 가) 체온계(쉽게 깨질 수 있는 유리 등의 재질로 되지 않은 것)<br>나) 청진기<br>다) 휴대용 혈압계<br>라) 휴대용 산소포화농도 측정기 |
| 나. 응급처치용 의료장비 | 1) 기도확보 유지 | 기도확보장치(구인두기도기, 비인두기도기 등) |
| | 2) 호흡유지 | 가) 성인용 · 소아용 산소 마스크(안면용 · 비재호흡 · 백밸브)<br>나) 의료용 산소발생기 및 산소공급장치<br>다) 전동식 의료용 흡인기(흡인튜브 등 포함) |
| | 3) 순환유지 | 정맥주사세트 |
| | 4) 외상처치 | 외상처치에 필요한 기본장비(압박붕대, 일반거즈, 반창고, 지혈대, 라텍스장갑, 비닐장갑, 가위 등) |
| 다. 구급의약품 | 1) 의약품 | 가) 비닐 팩에 포장된 수액제제(생리식염수, 5%포도당용액, 하트만용액 등)<br>나) 에피네프린(심폐소생술 사용용도로 한정한다)<br>다) 아미오다론(심폐소생술 사용용도로 한정한다) |
| | 2) 소독제 | 가) 생리식염수(상처세척용)<br>나) 알콜(에탄올) 또는 과산화수소수<br>다) 포비돈액 |

3. 선박 및 항공기에 갖추어야 하는 의료장비 · 구급의약품 및 통신장비의 기준은 보건복지부장관이 따로 정하여 고시한다.

**[별표 16의2]** 〈개정 2017. 12. 1〉

## 구급차 장착 장비의 기준과 정보 수집 · 보관 · 제출 방법 및 동의 절차 (제38조제4항관련)

### 1. 구급차 기본 장착 장비 기준

가. 구급차 운행기록장치는 교통안전법 시행규칙 제29조의2제1항에서 정한 운행기록장치의 기준에 적합하여야 한다.

나. 구급차 영상기록장치는 산업표준화법 제12조에 따른 한국산업표준에 적합한 자동차용 사고영상기록장치로 한다.

다. 구급차 요금미터 장치는 제11조에 따른 이송처치료를 금액으로 표시하여야 하며 전기로 작동하는 방식이어야 한다. 구급차 요금미터장치에 관하여 이 규칙에서 정한 것 외에는 자동차관리법 제47조와 같은 법 시행규칙 제94존 및 제95조의 택시요금미터에 관한 규정을 준용하며, 이 경우 "택시요금미터"는 "구급차 요금미터장치"로, "택시요금체계"는 "제11조에 따른 이송처치료 요금체계"로 보되, 검정에 관한 사항은 택시요금미터에 관한 사항을 따른다.

라. 구급차 영상정보처리기기는 구급차 내부의 조도를 고려하여 이송 중 응급처치의 내용을 파악하기에 적합한 영상촬영 기능과 그 영상을 디지털방식으로 저장할 수 있는 기능을 가진 것으로 한다.

### 2. 정보의 수집 · 보관 · 제출 방법 및 동의 절차

가. 구급차 운행기록장치 및 영상기록장치

1) 구급차 영상기록장치는 차량 전면 방향 등의 외부만 촬영하도록 장착하고 교통사고 증거수집이나 범죄의 입증 또는 예방 목적 외에는 사용할 수 없다.

2) 구급차 운행기록장치에 기록된 운행기록은 6개월간 보관하고, 구급차 영상기록장치에 기록된 영상기록은 1개월간 보관하며, 보관 기관이 만료한 때에는 지체 없이 파기하여야 한다.

3) 구급차 운행 기록 및 영상 기록은 운행기록장치 및 영상기록장치 또는 저장장치(개인용 컴퓨터, CD, 휴대용 플래시메모리 저장장치 등을 말한다. 이하 같다)에 보관하여야 한다.

4) 구급차 운행 기록 및 영상 기록의 제출은 기록파일을 인터넷 또는 저장장치를 이용하여 제출한다.

5) 구급차 운행 기록 및 영상기록 장착에 따른 정보 수집 · 보관 및 제출 관련 세부 사항은 보건복지부장관이 정한다.

나. 구급차 요금미터 장치

1) 법 제44조제1항제2호, 제4호 및 제5호에 따른 자가 운용하는 구급차는 구급차 요금미터장치를 장착하여야 한다. 다만, 의료법 제35조에 따라 개설된 부속 의료기관이 운용하는 구급차의 경우에는 장착하지 아니할 수 있다.

2) 구급차 운용자는 구급차의 내부에 구급차 이용자에게 요금이 잘 보이도록 요금미터장치를 장착하여야 한다.

다. 구급차 영상정보처리기기

1) 구급차 운용자는 영상정보처리기기를 응급처치의 내용을 파악할 수 있는 적절한 위치와 각도로 환자실에 설치하여야 하고 임의로 변경이 불가능하도록 하며, 녹음기능은 사용할 수 없다.

2) 구급차 영상정보처리기기는 이송 중인 환자(이송을 돕기 위하여 환자와 탑승한 보호자 등을 포함한다. 이하 같다) 및 환자에게 응급처치를 제공하고 있는 응급의료종사자 등에 대한 영상정보를 수집한다.

3) 구급차 운용자는 구급차 운행 시 영상정보처리기기가 항상 작동하도록 하여야 하며 임의로 차량 내 조명이나 영상정보처리기기의 전원을 끄는 등 영상정보 수집을 방해하는 행위를 해서는 아니된다.

4) 구급차 운용자는 환자 등 구급차 이용자에게 서면으로 영상정보 수집 동의여부를 확인하여야 한다. 다만, 환자 등이 의사표시를 할 수 없는 상태에 있는 경우에는 그러하지 아니하다.

5) 구급차 영상정보처리기기에 의하여 수집된 영상정보는 1개월간 보관한다.

6) 구급차 운용자는 환자 또는 보호자가 쉽게 알아볼 수 있도록 환자실내에 개인정보 보호법 시행령 제24조에 따라 설치 목적 및 장소, 촬영범위 및 시간, 관리책임자의 성명 및 연락처, 영상정보처리기기 설치·운영을 위탁한 경우 수탁관리자 성명(또는 직책)·업체명 및 연락처 등이 기재된 영상정보처리기기 설치 사실에 대한 안내판을 설치하여야 한다.

7) 구급차 운용자는 영상정보처리기기 운영·관리 방침을 수립하고 이를 해당 기관의 인터넷 홈페이지 등에 게재하여 정보주체에게 공개하여야 한다.

8) 구급차 운용자는 구급차 영상정보처리에 관한 업무를 총괄하여 책임질 구급차 영상정보 관리책임자를 지정하여야 하며, 지정된 관리책임자 외의 자는 개인정보보호법령에서 정하는 바에 따라 임의로 이를 열람할 수 없다.

9) 구급차 운용자는 법률에서 정하는 등 특별한 경우를 제외하고 수집된 영상정보를 목적 외로 이용하거나 제3자에게 제공할 수 없다.

10) 구급차 운용자는 영상정보가 분실·도난·유출·변조 또는 훼손되지 아니하도록 안전성 확보에 필요한 조치를 강구하여야 한다.

11) 이 규칙에서 정한 것 외에 구급차 영상정보와 관련된 사항은 개인정보보호법령에서 정하 는 바에 따른다.

**[별표 17]** 〈개정 2021. 9. 24〉

## 구급차등에 갖추어야 하는 장비 등의 관리기준(제38조제5항관련)

1. 감염예방을 위하여 구급차등은 주 1회 이상 소독하고, 구급차등에 갖추어진 의료장비도 사용 후 소독하여야 하는 등 청결하게 관리되어야 한다.
2. 감염관리를 위한 소독약제, 감염관리방법 등 기타 세부 사항은 보건복지부장관이 정하는 방법에 따른다.
3. 구급차등의 의료장비, 구급의약품, 통신장비, 구급차 운행기록장치 및 영상기록장치, 구급차 요금미터장치 및 영상정보처리기기가 항상 사용 가능한 상태로 유지되어야 한다.
4. 구급차등의 의료장비 및 구급의약품은 적정한 온도와 습도 등을 유지하여 보건위생상 위해가 없고 효능이 떨어지지 않도록 관리되어야 한다.
5. 구급차등의 연료는 최대주입량의 4분의 1 이상인 상태로 유지되어야 하는 등 차량 자체는 항상 사용 가능한 상태로 유지되어야 하며 정기점검 등이 이루어져야 한다.
6. 사고를 대비한 책임보험 및 종합보험에 가입되어 있어야 하고, 비상등, 신호탄, 소화기 및 보온포가 준비되어야 한다.
7. 구급차등의 통신장비는 응급의료지원센터 및 응급의료기관과 항상 교신이 이루어 질 수 있도록 관리되어야 한다.
8. 구급차는 구급차의 기준 및 응급환자이송업의 시설 등 기준에 관한 규칙에서 정하는 사항에 따라 관리 · 운영되어야 한다.
9. 구급차등의 내부에 환자 또는 그 보호자가 잘 볼 수 있도록 해당 구급차등의 이송처치료의 금액을 나타내는 표를 부착하여야 하고, 환자를 이송하는 경우에는 환자 또는 그 보호자에게 구급차의 이송요금에 관한 사항을 알려야 한다.
10. 구급차 요금미터장치가 장착된 구급차의 내부에는 신용카드 결제기를 설치하여야 하고, 환자를 이송하는 경우에는 요금미터장치를 사용하여 운행하여야 하며, 환자 또는 그 보호자가 신용카드 결제를 요구하면 응하여야 한다.
11. 구급차등의 운행기록을 기재하는 구급차등 운행기록 대장을 비치 · 작성하고 구급차등 운용자는 이를 3년간 보관하여야 한다.

**[별표 18]** 〈개정 2023. 2. 24〉

## 행정처분의 기준(제45조 관련)

### 1. 일반기준

가. 2 이상의 위반행위가 2 이상의 업무정지, 2 이상의 자격 또는 면허정지에 해당하는 때에는 중한 처분기준에 나머지 각각의 처분기준의 2분의 1을 더하여 처분한다.

나. 위반행위의 횟수에 따른 행정처분 기준은 최근 1년간 같은 위반행위로 행정처분을 받은 경우에 적용한다. 이 경우 기간의 계산은 위반행위에 대하여 행정처분을 받은 날과 그 처분 후 다시 같은 위반행위를 하여 적발된 날을 기준으로 한다.

다. 나목에 따라 가중된 행정처분을 하는 경우 가중처분의 적용 차수는 그 위반행위 전 행정처분 차수(나목에 따른 기간 내에 행정처분이 둘 이상 있었던 경우에는 높은 차수를 말한다)의 다음 차수로 한다.

라. 4차 위반을 한 경우에 있어서 3차 위반의 처분기준이 업무정지인 경우에는 개설허가취소 또는 영업허가취소를 하거나 의료기관을 폐쇄(의료법 제30조제3항의 규정에 따라 신고한 의료기관에 한한다)하여야 하며, 면허 또는 자격정지인 경우에는 면허 또는 자격취소를 하여야 한다.

마. 개별기준에서 정하는 행정처분의 기준이 당해 처분권자가 의료정책추진 또는 국민보건에 중대한 영향을 미치는 사유가 있다고 인정하는 경우에는 그 처분을 감면할 수 있다.

### 2. 개별기준

| 위반사항 | 근거법령 | 행정처분기준 | | |
|---|---|---|---|---|
| | | 1차 위반 | 2차 위반 | 3차 이상 위반 |
| 가. 응급의료종사자가 법 제6조제2항을 위반하여 업무중 응급의료를 행하지 아니하거나 응급의료 요청을 정당한 사유없이 거부 또는 기피한 경우 | 법 제55조제1항 제1호 | 면허 또는 자격정지 2개월 | 면허 또는 자격정지 3개월 | 면허 또는 자격취소 |
| 나. 응급의료종사자가 법 제8조를 위반하여 응급환자에 대한 우선 응급의료 등의 조치를 하지 아니한 경우 | 법 제55조제1항 제1호 | 면허 또는 자격정지 7일 | 면허 또는 자격정지 15일 | 면허 또는 자격정지 1개월 |
| 다. 법 제18조제2항을 위반하여 다수의 환자발생에 따른 보건복지부장관, 시·도지사 또는 시장·군수·구청장의 명령을 거부한 경우 | | | | |
| 1) 응급의료종사자 | 법 제55조제1항 제1호 | 면허 또는 자격정지 1개월 | 면허 또는 자격정지 2개월 | 면허 또는 자격정지 3개월 |
| 2) 의료기관 및 구급차등을 운용하는 자 | 법 제55조제3항 제1호 | 업무정지 1개월 | 업무정지 2개월 | 업무정지 3개월 |

| | | | | |
|---|---|---|---|---|
| 라. 의료기관 또는 구급차등을 운용하는 자가 법 제22조제1항에 따른 미수금의 대지급을 부정하게 청구한 경우 | 법 제55조제3항 제2호 | 업무정지 1개월 | 업무정지 2개월 | 업무정지 3개월 |
| 마. 법 제24조제1항에 따른 이송처치료를 과다하게 징수하거나 같은 조 제2항을 위반하여 이송처치료 외의 별도의 비용을 징수한 경우 | | | | |
| 1) 응급의료종사자 | 법 제55조제1항 제2호 | 면허 또는 자격정지 1개월 | 면허 또는 자격정지 1개월 | 면허 또는 자격정지 1개월 |
| 2) 구급차등을 운용하는 자 | 법 제55조제3항 제3호 | 업무정지 1개월 | 업무정지 2개월 | 업무정지 3개월 |
| 바. 의료기관 및 구급차등을 운용하는 자가 법 제28조제3항을 위반하여 특별한 사유없이 응급의료지원센터의 장의 협조요청을 거부한 경우 | 법 제55조제3항 제1호 | 업무정지 15일 | 업무정지 1개월 | 업무정지 2개월 |
| 사. 응급의료기관이 법 제32조제1항을 위반하여 비상진료체계를 갖추지 아니한 경우 | 법 제55조제3항 제1호 | 업무정지 15일 | 업무정지 1개월 | 업무정지 2개월 |
| 아. 응급의료종사자가 법 제32조제2항을 위반하여 응급환자에게 중대한 불이익을 끼친 경우 | 법 제55조제1항 제3호 | 면허 또는 자격정지 15일 | 면허 또는 자격정지 1개월 | 면허 또는 자격정지 2개월 |
| 자. 응급의료기관이 법 제33조제1항을 위반하여 응급환자를 위한 예비병상을 확보하지 아니하거나 응급환자가 아닌 사람이 예비병상을 사용하게 한 경우 | 법 제55조제3항 제1호 | 업무정지 15일 | 업무정지 1개월 | 업무정지 2개월 |
| 차. 법 제34조에 따라 당직의료기관으로 지정받은 의료기관이 응급의료를 하지 아니한 경우 | 법 제55조제3항 제4호 | 업무정지 15일 | 업무정지 1개월 | 업무정지 2개월 |
| 카. 응급의료기관으로 지정받지 아니한 의료기관(종합병원은 제외한다)이 법 제35조의2를 위반하여 신고하지 아니하고 응급의료시설을 설치·운영한 경우 | 법 제55조제3항 제1호 | 업무정지 15일 | 업무정지 1개월 | 업무정지 2개월 |
| 타. 응급구조사가 법 제36조의2 제3항 또는 제5항을 위반하여 다른 사람에게 자기의 성명을 사용하여 법 제41조에 따른 응급구조사의 업무를 수행하게 하거나 응급구조사 자격증을 다른 사람에게 빌려준 경우 | 법 제55조제1항 제3호의2 | 자격취소 | | |
| 파. 응급구조사가 법 제37조에 따른 결격사유에 해당하는 경우 | 법 제55조제1항 제4호 | 자격취소 | | |
| 하. 응급구조사가 법 제39조에 따른 응급처치에 필요한 의료장비, 무선통신장비 및 구급의약품의 관리·운용과 응급구조사의 복장·표시 등 응급환자 이송·처치에 필요한 사항에 관한 준수사항을 위반한 경우 | 법 제55조제1항 제1호 | 자격정지 7일 | 자격정지 15일 | 자격정지 1개월 |
| 거. 응급구조사가 법 제40조를 위반하여 직무상 알게 된 비밀을 누설하거나 공개한 경우 | 법 제55조제1항 제1호 | 자격정지 1개월 | 자격정지 2개월 | 자격정지 3개월 |

| | | | | |
|---|---|---|---|---|
| 너. 응급구조사가 법 제42조를 위반하여 의사로부터 구체적인 지시를 받지 아니하고 응급처치를 행한 경우 | 법 제55조제1항 제5호 | 자격정지 15일 | 자격정지 1개월 | 자격정지 2개월 |
| 더. 응급구조사가 법 제43조제1항에 따른 보건복지부장관이 실시하는 보수교육을 받지 아니한 경우 | 법 제55조제1항 제6호 | 시정명령 | 자격정지 15일 | 자격정지 1개월 |
| 러. 구급차등의 운용을 위탁한 의료기관과 그 위탁을 받은 자가 법 제44조제3항에 따른 구급차등의 위탁에 대한 기준 및 절차를 위반한 경우 | 법 제55조제3항 제1호 | 시정명령 | 업무정지 7일 | 업무정지 15일 |
| 머. 구급차등을 운용하는 자가 법 제44조의2제2항을 위반하여 구급차 운용신고 또는 변경신고를 하지 않은 경우 | 법 제55조제3항 제1호 | 업무정지 1개월 | 업무정지 2개월 | 업무정지 3개월 |
| 버. 구급차등을 운용하는 자가 법 제44조제4를 위반하여 자기 명의로 다른 사람에게 구급차등을 운용하게 한 경우 | 법 제55조제3항 제1호 | 업무정지 2개월 | 업무정지 3개월 | 영업허가 취소 |
| 서. 구급차등을 운용하는 자가 법 제45조제1항을 위반하여 구급차등을 구급차등의 용도외의 다른 용도로 사용한 경우 | 법 제55조제3항 제1호 | 업무정지 15일 | 업무정지 1개월 | 업무정지 2개월 |
| 어. 구급차등을 운용하는 자가 법 제46조의2를 위반하여 구급차의 운행연한을 초과하여 운행한 경우 | 법 제55조제3항 제1호 | 업무정지 1개월 | 업무정지 2개월 | 업무정지 3개월 |
| 저. 구급차등을 운용하는 자가 법 제47조제1항을 위반하여 구급차등에 의료장비, 구급의약품 등과 통신장비를 갖추지 아니한 경우 | 법 제55조제3항 제1호 | 업무정지 1개월 | 업무정지 2개월 | 업무정지 3개월 |
| 처. 구급차등을 운용하는 자가 법 제47조제2항을 위반하여 해당 장비를 장착하지 아니하거나, 이 규칙으로 정하는 바에 따라 장비 장착에 따른 정보를 수집·보관하지 아니하거나 보건복지부장관의 제출 요구에 응하지 아니한 경우 | 법 제55조제3항 제1호 | 업무정지 1개월 | 업무정지 2개월 | 업무정지 3개월 |
| 커. 구급차등을 운용하는 자가 법 제48조를 위반하여 구급차등이 출동하는 때 응급구조사 등을 탑승시키지 아니한 경우 | 법 제55조제3항 제1호 | 업무정지 7일 | 업무정지 1개월 | 업무정지 2개월 |
| 터. 응급구조사(응급구조사에 갈음한 의사나 간호사를 포함한다)가 법 제49조제1항을 위반하여 출동사항과 처치내용을 기록하지 아니하였거나 이를 구급차등의 운용자나 응급환자의 진료의사에게 제출하지 아니한 경우 | 법 제55조제1항 제1호 | 면허 또는 자격정지 7일 | 면허 또는 자격정지 1개월 | 면허 또는 자격정지 2개월 |
| 퍼. 구급차등의 운용자가 법 제49조제3항을 위반하여 응급의료지원센터에 출동사항과 처치내용의 기록을 제출하지 아니한 경우 | 법 제55조제3항 제1호 | 업무정지 15일 | 업무정지 1개월 | 업무정지 2개월 |
| 허. 구급차등의 운용자가 법 제49조제4항을 위반하여 운행기록대장을 3년간 보존하지 아니한 경우 | 법 제55조제3항 제1호 | 업무정지 15일 | 업무정지 1개월 | 업무정지 2개월 |
| 고. 구급차등의 운용자와 진료의사가 소속된 의료기관의 장이 법 제49조제4항을 위반하여 응급구조사(응급구조사에 갈음한 의사나 간호사를 포함한 | 법 제55조제3항 제1호 | 업무정지 15일 | 업무정지 1개월 | 업무정지 2개월 |

| | | | | |
|---|---|---|---|---|
| 다)가 제출한 출동사항과 처치내용에 관한 기록을 3년간 보존하지 아니한 경우 | | | | |
| 노. 구급차등을 운용하는 자가 법 제50조에 따른 시정명령 등을 따르지 아니한 경우 | 법 제55조제3항 제5호 | 업무정지 2개월 | 업무정지 3개월 | 영업허가 취소 |
| 도. 이송업자가 법 제51조제3항을 위반하여 시·도지사의 변경허가를 받지 아니한 경우 | 법 제55조제3항 제1호 | 업무정지 1개월 | 업무정지 2개월 | 업무정지 3개월 |
| 로. 이송업자가 법 제51조제6항을 위반하여 관할 시·도지사에게 신고하지 아니한 경우 | 법 제55조제3항 제1호 | 업무정지 7일 | 업무정지 1개월 | 업무정지 2개월 |
| 모. 이송업자가 법 제51조제7항을 위반하여 시설 등의 기준을 지키지 아니한 경우 | 법 제55조제3항 제1호 | 업무정지 7일 | 업무정지 1개월 | 업무정지 2개월 |
| 보. 이송업자가 법 제52조제1항을 위반하여 지도의사를 두지 아니하거나 응급의료지원센터 또는 응급의료기관의 의사를 지도의사로 위촉하지 아니한 경우 | 법 제55조제3항 제1호 | 업무정지 1개월 | 업무정지 2개월 | 업무정지 3개월 |
| 소. 이송업자가 법 제53조를 위반하여 관할 시·도지사에게 신고하지 아니하고 이송업의 전부 또는 일부의 휴업·폐업 또는 재개업을 한 경우 | 법 제55조제3항 제1호 | 업무정지 15일 | 업무정지 1개월 | 업무정지 2개월 |
| 오. 이송업자가 법 제54조제3항을 위반하여 이송업의 지위를 승계한 후 60일 이내에 관할 시·도지사에게 신고하지 아니한 경우 | 법 제55조제3항 제1호 | 업무정지 15일 | 업무정지 1개월 | 업무정지 2개월 |
| 조. 구급차등의 운용자가 법 제54조의2를 위반하여 영리를 목적으로 응급환자를 특정의료기관 또는 의료인에게 이송 또는 소개·알선 그 밖에 유인하거나 사주하는 행위를 한 경우 | 법 제55조제3항 제1호 | 업무정지 7일 | 업무정지 1개월 | 업무정지 2개월 |
| 초. 의료기관 또는 구급차등의 운용자가 제59조제1항을 위반하여 중앙응급의료센터, 권역응급의료센터, 전문응급의료센터, 지역응급의료센터, 지역응급의료기관 또는 응급의료지원센터의 명칭 또는 이와 유사한 명칭을 사용한 경우 | 법 제55조제3항 제1호 | 시정명령 | 업무정지 7일 | 업무정지 15일 |
| 코. 의료기관(이 법에 따라 지정받은 응급의료기관, 법 제35조의2에 따라 신고한 의료기관 및 종합병원은 제외한다)이 법 제59조제2항을 위반하여 응급환자 진료와 관련된 명칭이나 표현을 사용하거나 외부에 표기한 경우 | 법 제55조제3항 제1호 | 시정명령 | 업무정지 7일 | 업무정지 15일 |

**[별지 제1호서식]**

## 응급의료에 관한 설명 · 동의서

1. 환자에게 발생하거나 발생 가능한 증상의 진단명은 ________입니다.

2. 환자의 질병을 치료하기 위하여 아래와 같은 방법으로 응급의료를 실시할 예정입니다.

3. 위 방법으로 응급의료를 하였을 때의 환자의 예상결과(예후)는 다음과 같습니다.

4. 위의 응급의료를 받지 아니하는 경우의 환자의 예상결과(예후)는 다음과 같습니다.

5. 이 환자의 경우는 다음과 같은 사항을 더 고려하여야 합니다.

6. 환자인 저(또는 법정대리인)는 위 사항을 충분히 이해하였고 저(또는 법정대리인)의 자율적 의사에 따라 위의 응급의료에 동의합니다.

년 월 일

환자 또는 법정대리인 ________(서명 또는 인)

응급의료종사자 ________(서명 또는 인)

210㎜×297㎜(신문용지 54g/㎡)

[별지 제2호서식]

<table>
<tr><td colspan="5">응급환자진료의뢰서</td></tr>
<tr><td rowspan="2">환 자 명</td><td>성 명</td><td></td><td>생년월일</td><td>성별<br>( 남, 여 )</td></tr>
<tr><td colspan="4">주 소</td></tr>
<tr><td rowspan="2">보 호 자</td><td>성 명</td><td colspan="3"></td></tr>
<tr><td colspan="3">주 소</td><td>전화번호</td></tr>
<tr><td>도 착 시 간</td><td colspan="4">년 월 일 시 분</td></tr>
<tr><td>응 급 처 치 시 간</td><td colspan="4">일 시 분 ~ 일 시 분</td></tr>
<tr><td>응 급 처 치 전<br>환 자 상 태</td><td colspan="4"></td></tr>
<tr><td>응 급 처 치 후<br>환 자 상 태</td><td colspan="4"></td></tr>
<tr><td>응 급 처 치 사 항</td><td colspan="4"></td></tr>
<tr><td>다 른 기 관 으 로<br>이 송 한 시 각</td><td colspan="4">년 월 일 시 분</td></tr>
<tr><td>이 송 결 정 이 유</td><td colspan="4"></td></tr>
<tr><td>송 부 서 류 등</td><td colspan="4"></td></tr>
<tr><td>이 송 구 급 차</td><td colspan="2">차량번호 :</td><td colspan="2">동승 응급의료종사자 :</td></tr>
<tr><td>담당의사 소견<br>기 타</td><td colspan="4"></td></tr>
<tr><td colspan="5">년 월 일<br><br>의료기관<br>담당의사 (면허번호 호)<br>성 명 (서명 또는 인)</td></tr>
</table>

210㎜×297㎜[백상지 80g/㎡(재활용품)]

**[별지 제3호서식]**

제 호

## 구조 및 응급처치교육 수료증

성 명 :

생년월일 :

응급의료에관한법률 제14조 및 동법시행규칙 제6조제2항에 따라 구조 및 응급처치교육을 수료하였기에 이 증을 드립니다.

년 월 일

보건복지부장관
시 · 도 지 사

직인

91mm×128mm
(인쇄용지(특지) 120g/㎡)

**[별지 제4호서식]** 〈개정 2020. 12. 16〉

# 응급환자진료비(이송처치료) 미수금 대지급 청구서

| 접수번호 | | | | |
|---|---|---|---|---|
| 청구기관 | 요양기관기호(이송업허가) | | 기관명 | |
| | 대표자 | | 전화번호 | |
| | 주소 | | | 우편번호 |
| 응급환자 | 성명 | 주민등록번호 | | 전화번호 |
| | 주소 | | | 우편번호 |

〈 상환의무자(응급환자 본인, 배우자, 1촌 이내의 직계혈족 및 그 배우자 등) 동의서 〉

본인(상환의무자)은 . . .부터 . . .까지의 기간 동안 발생한 본인부담 응급진료비(이송처치료)의 미납금 중 귀 병(의)원이 건강보험심사평가원으로부터 받은 대지급금 전액을 건강보험심사평가원에 상환하겠습니다.

20 . . . 성명 (응급환자와의 관계: ) 상환의무자 주민번호

상환의무자 주소 상환의무자 전화번호 (서명 또는 인)

| 대지급 청구 내역 | 대지급청구액 ①+② | 응급진료비 ① | 이송처치료 ② | 건강보험(의료급여)진료비 심사결과 통보내역 | | | |
|---|---|---|---|---|---|---|---|
| | | | | 접수 번호 | 심사 차수 | 묶음 번호 | 명세서 일련번호 |
| | 원 | 원 | 원 | | | | |

| 대지급금 수령계좌 | 예금주 | 은행명 | 계좌번호 |
|---|---|---|---|

| 대지급금 청구 사유 | | 응급의료 정보통신망 전송내역 | 응급여부 | |
|---|---|---|---|---|
| | | | 한국 응급환자 중증도 분류 | |

응급의료에 관한 법률 시행규칙 제10조에 따라 응급환자진료비(이송처치료)의 미수금에 대한 대지급을 위와 같이 청구합니다.

년 월 일

청구기관 (서명 또는 인)

**건강보험심사평가원장** 귀하

| 첨부서류 | 1. 응급진료비 미수금의 대지급을 청구하는 경우<br>가. 응급진료에 관한 진료기록부 사본 1부<br>나. 국민건강보험법 시행규칙 제19조제3항에 따른 요양급여비용명세서 또는 의료급여법 시행규칙 제20조제3항에 따른 의료급여비용명세서의 서식에 따른 응급진료비 산출내역서 1부<br>다. 환자에게 발행한 진료비계산서 사본 1부<br>2. 이송처치료 미수금의 대지급을 청구하는 경우<br>가. 별지 제5호서식의 이송처치료 영수증 사본 1부<br>나. 별지 제16호서식의 출동 및 처치기록지 1부<br>3. 응급환자가 다음 각 목의 어느 하나에 해당하여 상환의무자의 서명·날인을 받을 수 없는 경우에는 다음 각 목의 어느 하나에 해당한다는 내용의 확인서<br>가. 응급진료 중 사망한 자로서 무연고자로 확인된 경우<br>나. 응급진료 중 이탈하여 복귀하지 않거나 응급진료 종료 후 도주한 자로서 주소지 확인이 불가능함이 객관적으로 입증된 경우<br>다. 경찰관서 또는 지방자치단체 등을 통하여 조회한 결과 신원이 확인되지 않은 경우<br>라. 의식이 없는 상태에서 상환의무자 없이 응급진료 중 또는 종료 후 다른 의료기관으로 전원되었거나 이송되었음이 객관적으로 입증된 경우 | 수수료 없음 |
|---|---|---|

처 리 절 차

| 청구서 작성 | → | 접 수 | → | 검 토 및 심사 | → | 결 재 | → | 대지급금 지급 |
|---|---|---|---|---|---|---|---|---|
| 청구인 | | 처 리 기 관 (건강보험심사평가원) | | 처 리 기 관 (건강보험심사평가원) | | 처 리 기 관 (건강보험심사평가원) | | |

210㎜ × 297㎜[백상지(80g/㎡) 또는 중질지(80g/㎡)]

[별지 제5호서식]

# 이송처치료 영수증

<table>
<tr><td colspan="3">영수증번호</td><td colspan="3"></td></tr>
<tr><td colspan="2">구급차 운용 통보(신고)번호 또는<br>응급환자 이송업 허가번호</td><td></td><td>운용기관 명</td><td colspan="2"></td></tr>
<tr><td colspan="2">사무소 소재지</td><td></td><td>대표자 성명</td><td colspan="2"></td></tr>
<tr><td colspan="2">차량등록번호</td><td></td><td>운전자 성명</td><td colspan="2"></td></tr>
<tr><td colspan="2">차량 주행 거리</td><td colspan="4">Km</td></tr>
<tr><td colspan="6">이송처치료 세부내역</td></tr>
<tr><td colspan="2">구 분</td><td>① 기본요금<br>(10km 이내)</td><td>② 추가요금<br>(10km 초과 시)</td><td>③ 부가요금<br>(일반구급차에 응급구조사 등 탑승 시)</td><td>④ 할증요금<br>(00:00~04:00에 이용 시 기본 및 추가요금에 각각 20% 가산)</td></tr>
<tr><td rowspan="2">법 제44조제1항제1호부터 제4호까지에 따른 의료기관 등</td><td>일반<br>구급차</td><td>□ 30,000원</td><td>km × 1,000원</td><td>□ 15,000원</td><td>□ 6,000원 +<br>km × 1,200원</td></tr>
<tr><td>특수<br>구급차</td><td>□ 75,000원</td><td>km × 1,300원</td><td>-</td><td>□ 15,000원 +<br>km × 1,560원</td></tr>
<tr><td rowspan="2">법 제44조제1항제5호에 따른 비영리법인</td><td>일반<br>구급차</td><td>□ 20,000원</td><td>km × 800원</td><td>□ 10,000원</td><td>□ 4,000원 +<br>km × 960원</td></tr>
<tr><td>특수<br>구급차</td><td>□ 50,000원</td><td>km × 1,000원</td><td>-</td><td>□ 10,000원 +<br>km × 1,200원</td></tr>
<tr><td colspan="5">이송처치료 총액(①+②+③+④)</td><td>원</td></tr>
<tr><td colspan="2">이용자명</td><td colspan="2"></td><td>이용자 생년월일</td><td></td></tr>
<tr><td colspan="2">납부자명</td><td colspan="2"></td><td>이용자와의 관계</td><td></td></tr>
<tr><td colspan="2">이송 중 처치내용</td><td colspan="4"></td></tr>
<tr><td colspan="6">응급의료에 관한 법률 시행규칙 제11조제2항에 따라 위 금액을 영수하였음을 확인합니다.<br><br>년 월 일<br><br>이송기관명 직인</td></tr>
</table>

210mm×297mm[백상지 80g/㎡(재활용품)]

**[별지 제6호서식]** 〈개정 2023. 2. 24〉

## [ ]권역응급의료센터<br>[ ]전문응급의료센터<br>[ ]지역응급의료센터<br>[ ]정신질환자응급의료센터<br>[ ]지역응급의료기관 (재)지정신청서

※ [ ]에는 해당되는 곳에 √표시를 하며, 색상이 어두운 부분은 신청인이 작성하지 않습니다.

| 접수번호 | | 접수일 | 처리기간 2개월 |
|---|---|---|---|
| 의료기관 | 명 칭 | | 개설허가일 |
| | 개설허가번호 | | 허가병상수 |
| | 전문과목 | | |
| | 소재지 | | 전화번호 |
| 대표자 | 성명 | 생년월일 | 의사면허번호 |

응급의료에 관한 법률 시행규칙 제13조제3항 · 제16조제2항 · 제17조제3항 · 제17조의3제2항 · 제18조제2항 또는 제18조의2제4항에 따라 응급의료기관으로 (재)지정을 받기 위하여 위와 같이 신청합니다.

년 월 일

신청인 (서명 또는 인)

**보건복지부장관, 시 · 도지사, 시장 · 군수 · 구청장** 귀하

| 신청인 제출서류 | 1. 삭제〈2023. 2. 24〉<br>2. 권역응급의료센터의 경우: 응급의료시설의 도면, 응급의료 시설 · 인력 및 장비 등의 현황 및 운영계획서, 응급의료서비스 수준의 향상을 위한 계획서 각 1부<br>3. 전문응급의료센터의 경우: 지정받고자 하는 전문분야의 응급의료시설 도면, 지정받고자 하는 전문분야의 응급의료 시설 · 인력 및 장비 등의 현황 및 운영계획서, 지정받고자 하는 전문분야의 응급의료서비스 수준의 향상을 위한 계획서 각 1부<br>4. 지역응급의료센터의 경우: 응급의료시설의 도면, 응급의료 시설 · 인력 및 장비 등의 현황 및 운영계획서 각 1부<br>5. 정신질환자응급의료센터의 경우: 응급의료시설의 도면, 응급의료 시설 · 인력 및 장비 등의 현황 및 운영계획서 각 1부<br>6. 지역응급의료기관의 경우: 응급의료시설의 도면, 응급의료 시설 · 인력 및 장비 등의 현황 및 운영계획서 각 1부 | 수수료 없 음 |
|---|---|---|

**처 리 절 차**

| 신청서 작성 | → | 접 수 | → | 검 토 | → | 결 재 | → | (재)지정서 작성 | → | (재)지정서 발급 |
|---|---|---|---|---|---|---|---|---|---|---|
| 신청인 | | 처리기관 (보건복지부, 시·도 시·군·구) | | 처리기관 (보건복지부, 시·도 시·군·구) | | 처리기관 (보건복지부, 시·도 시·군·구) | | 처리기관 (보건복지부, 시·도 시·군·구) | | |

210㎜ × 297㎜[백상지(80g/㎡) 또는 중질지(80g/㎡)]

[별지 제6호의2서식]

# 권역외상센터 지정신청서

<table>
<tr><td>접수번호</td><td></td><td>접수일자</td><td></td><td></td><td>처리기간</td><td>2개월</td></tr>
<tr><td rowspan="4">의료기관</td><td colspan="4">명칭</td><td colspan="2">개설허가일자</td></tr>
<tr><td colspan="4">개설허가번호</td><td colspan="2">허가병상수</td></tr>
<tr><td colspan="6">전문과목</td></tr>
<tr><td colspan="4">소재지</td><td colspan="2">전화번호</td></tr>
<tr><td>대표자</td><td colspan="4">성명</td><td colspan="2">의사면허번호</td></tr>
</table>

응급의료에 관한 법률 시행규칙 제17조의2제3항에 따라 권역외상센터로 지정받고자 위와 같이 신청합니다.

년 월 일

신청인

(서명 또는 인)

보건복지부장관 귀하

| 첨부서류 | 1. 권역외상센터시설의 도면 1부<br>2. 권역외상센터 시설 · 인력 · 장비 등의 현황 및 운영계획서 1부,<br>3. 중증외상환자 이송체계 구축계획서 1부<br>4. 중증외상환자 진료 수준 향상을 위한 계획서 1부 | 수수료<br>없 음 |
|---|---|---|

처 리 절 차

| 신청서 작성 | → | 접 수 | → | 검 토 | → | 결 재 | → | 지정서 작성 | → | 지정서 발급 |
|---|---|---|---|---|---|---|---|---|---|---|
| 신청인 | | 처 리 기 관<br>(보건복지부) | | 처 리 기 관<br>(보건복지부) | | 처 리 기 관<br>(보건복지부) | | 처 리 기 관<br>(보건복지부) | | |

210mm×297mm[백상지 80g/㎡(재활용품)]

**[별지 제7호서식]** 〈개정 2023. 2. 24〉

제 호

[ ]권역응급의료센터
[ ]전문응급의료센터
[ ]지역응급의료센터 (재)지정서
[ ]정신질환자응급의료센터
[ ]지역응급의료기관

1. 기 관 명 :

2. 소 재 지 :

3. 대표자 성명 :

4. 지정기간 :

위 기관을 응급의료에 관한 법률 시행규칙 제13조제3항 · 제16조제3항 · 제17조제4항 · 제17조의3제3항 · 제18조제3항 또는 제18조의2제4항에 따라 위와 같이 (재)지정합니다.

년 월 일

보건복지부장관
시 · 도지사
시장 · 군수 · 구청장

직인

210mm×297mm[백상지 150g/㎡]

[별지 제7호의2서식]

제 호

# 권역외상센터 지정서

1. 기 관 명 :
2. 소 재 지 :
3. 대표자 성명 :

위 기관을 응급의료에 관한 법률 시행규칙 제17조의2제5항에 따라 권역외상센터로 지정합니다.

년 월 일

보건복지부장관 직인

210mm×297mm[백상지 120g/㎡]

**[별지 제8호서식]** 〈개정 2015. 8. 19〉

# 응급의료지원센터 운영실적 보고서

(______ 년 _____ 분기)

1. 관할 지역 내 의료자원 현황
○ 응급의료기관 현황
○ 의료인 및 응급구조사 현황
○ 구급차등 이송자원 현황

2. 관할 지역 내 응급의료종사자에 대한 교육 · 훈련 실적
○
○

3. 관할 지역 내 응급의료기관 간 업무 조정 및 지원 실적
○
○

4. 관할 지역 내 응급의료의 질 향상 활동에 대한 지원 실적
○
○

5. 관할 지역 내 재난 등의 발생 시 응급의료 관련 업무의 조정 및 지원 실적
○
○

6. 그 밖의 활동실적
○
○

응급의료에 관한 법률 시행규칙 제15조에 따라 위와 같이 보고서를 제출합니다.

년 월 일

○○응급의료지원센터장 (서명 또는 인)

보건복지부장관 귀하

210mm×297mm[백상지 80g/㎡(재활용품)]

[별지 제9호서식]

# 응급의료시설 설치신고서

| 접수번호 | 접수일 | | 처리기간 15일 |
|---|---|---|---|
| 의료기관 | 명 칭 | | 개설허가일 |
| | 개설허가번호 | | 허가병상수 |
| | 전문과목 | | |
| | 소재지 | | 전화번호 |
| 대표자 | 성명 | 생년월일 | 의사면허번호 |

응급의료에 관한 법률 시행규칙 제23조제2항에 따라 응급의료기관으로 지정받지 아니한 의료기관으로서 응급의료시설을 설치하고자 위와 같이 신고합니다.

년 월 일

신고인 (서명 또는 인)

시장 · 군수 · 구청장 귀하

| 신고자 제출서류 | 1. 응급의료시설의 도면 1부<br>2. 응급의료 시설 · 인력 및 장비 등의 현황 1부<br>3. 응급의료시설의 운영계획서 1부 | 수수료 없 음 |
|---|---|---|

처 리 절 차

| 신고서 작성 | → 접 수 | → 검 토 | → 결 재 | → 신고필증 작성 | → 신고필증교부 |
|---|---|---|---|---|---|
| 신고인 | 처리기관 (시·군·구) | 처리기관 (시·군·구) | 처리기관 (시·군·구) | 처리기관 (시·군·구) | 처리기관 (시·군·구) |

210mm×297mm[백상지 80g/㎡(재활용품)]

**[별지 제10호서식]**

제 호

## 응급의료시설설치신고필증

기 관 명 :

소 재 지 :

대표자성명 :

응급의료에 관한 법률 시행규칙 제23조제2항의 규정에 따라 응급의료기관으로 지정받지 아니한 의료기관으로 응급의료시설의 설치신고를 하였음을 증명함.

년 월 일

시장 · 군수 · 구청장 〔인〕

210㎜×297㎜
(보존용지(1종)120g/㎡)

**[별지 제11호서식]** (앞 면)

| (1급 · 2급)응급구조사자격등록대장 | | | | 작성 | | 담당 | |
|---|---|---|---|---|---|---|---|
| 부여번호 | | | | | | 사 진<br>3.5cm×4.5cm | |
| 성 명 | | 생년월일 | | | | | |
| 부여근거 | 졸업<br>제 회 응급구조사자격시험 제 호 | | | | | | |
| 관련면허<br>(자 격) | 종 별 | 번 호 | 취득년월일 | 시험합격일 | 합격번호 | | |
| | | | | | | | |
| | | | | | | | |
| | | | | | | | |
| | | | | | | | |
| | | | | | | | |
| | | | | | | | |
| | | | | | | | |
| | | | | | | | |
| | | | | | | | |
| | | | | | | | |
| | | | | | | | |
| | | | | | | | |
| | | | | | | | |

210㎜×148㎜
(인쇄용지(특급) 120g/㎡)

**[별지 제12호서식]** 〈개정 2015. 1. 8〉

제　　호

## 제　　급 응급구조사 자격증

성　　　명 :

생 년 월 일 :

근　　　거 :

| 사진 (3.5cm×4.5cm) |
|---|

위와 같이 자격을 인정합니다.

년　　월　　일

보건복지부장관　　직인

비고 : 1. 면허증 발급명의 날인은 관인(전자이미지 관인을 포함)으로 한다.
2. 전자이미지 관인 사용 시 위조 · 변조 방지를 위하여 전자서명값 및 원본 대조란을 추가하는 전자적 처리를 하여야 한다.

210㎜×297㎜[백상지 120g/㎡]

[별지 제13호서식]

# (1급 · 2급)응급구조사자격증 재교부신청서

| 주민등록증 대 조 필 | |
|---|---|

| 접수번호 | 접수일 | 처리기간 15일 |
|---|---|---|

| 신청인 | 성 명(한글) | (한자) |
|---|---|---|
| | 생년월일 | 전화번호 |
| | 주소 | |
| | 자격번호 | 자격일자 |

신청사유

응급의료에 관한 법률 시행규칙 제30조에 따라 위와 같이 응급구조사 (1급 · 2급) 자격증의 재교부를 신청합니다.

년 월 일

신청인 (서명 또는 인)

보건복지부장관 귀하

| 신청인 제출서류 | 1. 자격증이 헐어 못쓰게 된 경우에는 그 자격증 1부<br>2. 자격증을 잃어버린 경우에는 그 사유서 1부<br>3. 사진(신청 전 6월 이내에 모자를 쓰지 않고 촬영한 천연색 상반신 정면사진, 규격은 3.5cm×4.5cm) 1장<br>※ 신청인의 주소는 우송받을 수 있는 현주소지로 할 것 | 수수료 2,000원 |
|---|---|---|

처 리 절 차

| 신청서 작성 | → | 접 수 | → | 검 토 | → | 명부확인 및 결재 | → | 대장등록 및 정정 | → | 자격증재교부 |
|---|---|---|---|---|---|---|---|---|---|---|
| 신청인 | | 처리기관 (보건복지부) | | 처리기관 (보건복지부) | | 처리기관 (보건복지부) | | 처리기관 (보건복지부) | | |

210mm×297mm[백상지 80g/㎡(재활용품)]

**[별지 제13호의2서식]** 〈신설 2017. 5. 30〉

# 응급구조사 취업상황 등 신고서

※ 뒤쪽의 작성방법을 읽고 작성하시기 바라며, [ ]에는 해당되는 곳에 √표를 합니다. (앞쪽)

|  |  | | |
|---|---|---|---|
| 기본 인적사항 | 성명(한글) | 성별 남 / 여 | 생년월일 |
| | 주소 | | E-mail |
| | 연락처 | 일반전화 | 휴대전화 |
| | 자격등급 | | 자격번호 |
| | 자격증 발급 연월일 | | |

|  | | | |
|---|---|---|---|
| 실태 · 취업상황 | 취업 여부<br>[ ] 취업 ([ ]정규, [ ]비정규) [ ] 미취업 | | |
| | 취업 | 국가 또는 지방자치단체 | [ ] 법무부 [ ] 국방부 [ ] 산림청 [ ] 소방관련 기관<br>[ ]해양경비 관련 기관 [ ] 보건의료원 [ ] 보건소<br>[ ] 보건지소 [ ] 그 밖의 기관 |
| | | | 근무 기관 명칭/주소 |
| | | 의료기관 | [ ] 의원 [ ] 치과의원 [ ] 한의원 [ ] 조산원<br>[ ] 병원 [ ] 치과병원 [ ] 한방병원 [ ] 요양병원<br>[ ] 종합병원 [ ] 그 밖의 병원 |
| | | | 근무 기관 명칭/주소 |
| | | 응급환자 이송업체 | 근무 기관 명칭/주소 |
| | | 비영리법인 | 근무 기관 명칭/주소 |
| | | 그 밖의 기관 · 단체 | 근무 기관 명칭/주소 |
| | 미취업 | 미취업 사유<br>[ ] 일시적 폐업 · 실직 [ ] 출산 · 육아 [ ] 질병 · 사고 등<br>[ ] 해외 체류 [ ] 응급구조사 자격과 관련없는 업무 종사<br>[ ] 그 밖의 사유( ) | |
| | | 향후 3년 안에 응급구조사 업무에 복귀 의사 있음 [ ] / 복귀 의사 없음 [ ] | |

|  | |
|---|---|
| 보수교육 및 신고관련 | 최근 신고 연도 |
| | 보수교육 대상 여부 [ ] 이수 [ ] 면제 |
| | 보수교육 이수상황<br>총 ( )시간 이수의무 중 ( )시간 이수 |

응급의료에 관한 법률 제36조의3, 같은 법 시행령 제26조의2 및 같은 법 시행규칙 제31조의2에 따라 위와 같이 신고합니다.

년 월 일

신고인 (서명 또는 인)

보건복지부장관 귀하

| 첨부서류 | 별지 제14호의2 서식에 따른 응급구조사 보수교육 면제 확인서 또는 별지 제15호 서식에 따른 응급구조사 보수교육 이수증 |
|---|---|

210㎜×297㎜[백상지(80g/㎡) 또는 중질지(80g/㎡)]

**[별지 제14호서식]** 〈신설 2017. 12. 1〉

# 응급구조사 [ ] 면제확인 [ ] 유예 신청서

※ 색상이 어두운 부분은 신청인이 작성하지 않으며, [ ]에는 해당되는 곳에 √표시를 합니다.

| 접수번호 | 접수일 | | 처리기간 5일 |
|---|---|---|---|
| 신청인 | 성명 | 생년월일 | |
| | 자격등급 | 자격번호<br>제 호 | |
| | 소속기관 | | |
| | 기관소재지 | | |
| 신청사유 | 면제 · 유예 신청 대상 연도 | | |
| | 면제사유<br>[ ] 군 복무중인 사람(군에서 해당 업무에 종사하고 있는 사람은 제외합니다)<br>[ ] 신청 연도에 응급구조사 자격을 취득한 사람 | | |
| | 유예사유 | | |

응급의료에 관한 법률 시행규칙 제35조제4항에 따라 위와 같이 보수교육의 면제 또는 유예를 신청합니다.

년 월 일

신청인 (서명 또는 인)

(응급구조사 보수교육 기관의 장) 귀하

| 제출서류 | 보수교육의 면제 또는 유예의 사유를 증명할 수 있는 서류 | 수수료<br>없음 |
|---|---|---|

처 리 절 차

| 신청서 작성 | → | 접 수 | → | 검 토 | → | 수리 |
|---|---|---|---|---|---|---|
| 신청인 | | 처 리 기 관<br>(응급구조사 보수교육 기관의 장) | | 처 리 기 관<br>(응급구조사 보수교육 기관의 장) | | 처 리 기 관<br>(응급구조사 보수교육 기관의 장) |

210mm×297mm[백상지(80g/㎡) 또는 중질지(80g/㎡)]

**[별지 제14호의2서식]** 〈개정 2017. 12. 1〉

<table>
<tr><td colspan="2">응급구조사 보수교육</td><td colspan="2">[ ]면제<br>[ ]유예 확인서</td></tr>
<tr><td>성명</td><td></td><td>생년월일</td><td></td></tr>
<tr><td>자격증번호</td><td>제 호</td><td>면제(유예) 사유</td><td></td></tr>
<tr><td colspan="4">응급의료에 관한 법률 시행규칙 제35조제5항에 따라 위와 같이<br>보수 교육 [ ] 면제 [ ] 유예 대상자에 해당함을 확인합니다.<br><br>년 월 일<br><br>(응급구조사 보수교육 기관의 장) 직인</td></tr>
</table>

210㎜×297㎜(백상지120g/㎡)

**[별지 제15호서식]** 〈개정 2017. 12. 1〉

<table>
<tr><td colspan="4" align="center">응급구조사보수교육이수증</td></tr>
<tr><td>성 명</td><td></td><td>생 년 월 일</td><td></td></tr>
<tr><td>자격등급</td><td></td><td>자 격 번 호</td><td>제 호</td></tr>
<tr><td>주 소</td><td colspan="3"></td></tr>
<tr><td>소속기관</td><td colspan="3"></td></tr>
<tr><td>기 관<br>소재지</td><td colspan="3"></td></tr>
<tr><td colspan="4">귀하는 년도 차 응급구조사 보수교육 전 과정을 수료하였기에 응급의료에 관한 법률 시행규칙 제35조제7항에 따라 응급구조사보수교육이수증을 교부합니다.<br><br>년 월 일<br><br>(응급구조사 보수교육 기관명) 〔인〕</td></tr>
</table>

210㎜×297㎜(보존용지(1종)120g/㎡)

**[별지 제15호의5서식]** 〈개정 2019. 12. 31〉

# 구급차등 운용 통보(신고)서

※ 색상이 어두운 부분은 신청인이 작성하지 않으며, [ ]에는 해당되는 곳에 √표시를 합니다.

(앞쪽)

| 접수번호 | 접수일자 | 처리기간 7일 |
|---|---|---|

| | | |
|---|---|---|
| 운용기관 | 명칭 | 전화번호 |
| | 소재지 | |
| 소유자(대표자) | 성명 | 생년월일 |
| | 주소 | |

| | | |
|---|---|---|
| 구급차등 구분 | [ ] 특수 구급차, [ ] 일반 구급차, [ ] 선박, [ ] 항공기 | |
| | 공통 | 등록번호 |
| | | 제작연도 |
| | 구급차 | 차대번호 |
| | | 자동차 최초등록일 |

의료장비 등 보유현황

| 연번 | 명칭 | 규격 | 수량 | 연번 | 명칭 | 규격 | 수량 |
|---|---|---|---|---|---|---|---|
| 1 | | | | 6 | | | |
| 2 | | | | 7 | | | |
| 3 | | | | 8 | | | |
| 4 | | | | 9 | | | |
| 5 | | | | 10 | | | |

응급의료에 관한 법률 제44조의2 및 같은 법 시행규칙 제36조의2제1항에 따라 위와 같이 구급차등의 운용을 통보(신고)합니다.

년 월 일

소유자(대표자) (서명 또는 인)

**시장 · 군수 · 구청장** 귀하

| | | |
|---|---|---|
| 제출서류 | 1. 항공안전법 제12조에 따른 항공기 등록증명서(항공기의 경우만 해당합니다)<br>2. 응급의료에 관한 법률 제51조에 따른 응급환자이송업 허가증(응급환자 이송업의 경우만 해당합니다) | 수수료<br>없 음 |
| 담당 공무원 확인사항 | 자동차관리법 제7조에 따른 자동차등록원부 또는 선박법 제8조에 따른 선박국적증서 | |

210mm×297mm[백상지 80g/㎡(재활용품)]

**[별지 제15호의6서식]**

| |
|---|
| **통보확인증**<br>**통보번호: 제 호**<br>**행정기관명:**<br>**구급차등 구분:**<br>**등록번호:**<br>응급의료에 관한 법률 제44조의2 및<br>같은 법 시행규칙 제36조의2제1항에 따라<br>구급차등의 운용을 통보하였음을 증명함.<br>년 월 일<br>시장 · 군수 · 구청장 [인]<br><br>부착용 |
| ※도안: 1. 원형의 크기: 70㎜, 선의 폭: 2㎜<br>2. 선의 색깔 및 원의 바탕 색과 글씨: 검정 선, 흰색 바탕에 검정 글씨<br>3. 글씨체(견고딕) 및 크기: 1단 14, 2~5단 10, 6~9단 9, 10단의 기관명 12포인트 |

**[별지 제15호의7서식]**

(앞쪽)

# 구급차등 운용 신고확인증

신고번호 : 제 호

운용기관(업체)명 :

소재지 :

소유자(대표자) 성명 : (생년월일 : )

구급차등 구분 :

등록번호 :

응급의료에 관한 법률 제44조의2 및 같은 법 시행규칙 제36조의2제1항에 따라 구급차등 운용의 신고를 하였음을 증명합니다.

년 월 일

시장 · 군수 · 구청장 직인

210mm×297mm[백상지 120g/㎡]

**[별지 제15호의8서식]**

신고확인증

신고번호: 제 호

운용기관(업체)명:

구급차등 구분:

등록번호:

응급의료에 관한 법률 제44조의2 및
같은 법 시행규칙 제36조의2제1항에 따라
구급차등의 운용을 신고하였음을 증명함

년 월 일

시장 · 군수 · 구청장 [인]

부착용

※도안: 1. 원형의 크기 : 70㎜, 선의 폭: 2㎜
2. 선의 색깔 및 원의 바탕 색과 글씨 : 검정 선, 흰색 바탕에 검정 글씨
3. 글씨체(견고딕) 및 크기 : 1단 14, 2~5단 10, 6~9단 9, 10단의 기관명 12포인트

**[별지 제15호의9서식]** 〈개정 2019. 12. 31〉

# 구급차등 운용 변경 통보(신고)서

※ 색상이 어두운 부분은 신청인이 작성하지 않으며, [ ]에는 해당되는 곳에 √표시를 합니다. (앞쪽)

| 접수번호 | | 접수일자 | | 처리기간 | 변경신고 3일 |
|---|---|---|---|---|---|
| 운용기관 | 명칭 | | 전화번호 | | |
| | 소재지 | | | | |
| 소유자<br>(대표자) | 성명 | | 생년월일 | | |
| | 주소 | | | | |
| 구급차등<br>구분 | [ ] 특수 구급차, [ ] 일반 구급차, [ ] 선박, [ ] 항공기 | | | | |
| | 공통 | 등록번호 | | | |
| | | 제작연도 | | | |
| | 구급차 | 차대번호 | | | |
| | | 자동차 최초등록일 | | | |
| 변경 사항 | 변경 전 | | 변경 후 | | 변경 사유 |
| | | | | | |

응급의료에 관한 법률 제44조의2 및 같은 법 시행규칙 제36조의2제5항에 따라 위와 같이 변경 통보(신고)합니다.

년 월 일

소유자(대표자) (서명 또는 인)

**시장 · 군수 · 구청장** 귀하

| 제출서류 | 1. 구급차등 운용 신고확인증<br>2. 항공안전법 제12조에 따른 항공기 등록증명서(항공기의 경우만 해당합니다) | 수수료<br>없 음 |
|---|---|---|
| 담당<br>공무원<br>확인사항 | 자동차관리법 제7조에 따른 자동차등록원부 또는 선박법 제8조에 따른 선박국적증서 | |

210mm×297mm[백상지 80g/㎡(재활용품)]

**[별지 제15호의10서식]** 〈개정 2019. 12. 31〉

# 구급차등 운용 통보([ ]부착용 통보확인증 [ ]신고확인증 [ ]부착용 신고확인증) 재발급 신청서

(앞쪽)

| 접수번호 | 접수일자 | 처리기간 3일 |
|---|---|---|

|  |  |  |
|---|---|---|
| 운용 기관 | 명칭 | 전화번호 |
| | 소재지 | |
| 소유자 (대표자) | 성명 | 생년월일 |
| | 주소 | |
| 구급차등 구분 | 특수 구급차( ), 일반 구급차( ), 선박( ), 항공기( ) | |
| | 등록번호 | |
| | 제작년도 | |

응급의료에 관한 법률 시행규칙 제36조의2제9항에 따라 위와 같이 재발급을 신청합니다.

년 월 일

신청인 (서명 또는 인)

시장 · 군수 · 구청장 귀하

| 첨부서류 | 1. 헐어 못쓰게 된 경우에는 그 부착용 통보확인증, 신고확인증 또는 부착용 신고확인증<br>2. 잃어버린 경우에는 그 사유서 | 수수료<br>없 음 |
|---|---|---|

210mm×297mm[백상지 80g/㎡(재활용품)]

[별지 제15호의11서식]

# 구급차등의 운용 말소 통보(신고)서

※ 색상이 어두운 부분은 신청인이 작성하지 않으며, [ ]에는 해당되는 곳에 √표시를 합니다.

| 접수번호 | 접수일시 | 처리기간 말소신고 3일 |
|---|---|---|

| | | |
|---|---|---|
| 운용 기관 | 명칭 | 전화번호 |
| | 소재지 | |
| 소유자 (대표자) | 성명 | 생년월일 |
| | 주소 | |

| | | |
|---|---|---|
| 구급차등 구분 | [ ] 특수 구급차, [ ] 일반 구급차, [ ] 선박, [ ]항공기 | |
| | 공통 | 등록번호 |
| | | 제작년도 |
| | 구급차 | 차대번호 |
| | | 자동차 최초등록일 |
| 말소사유 | [ ] 자동차관리법제13조에 따라 자동차 등록이 말소된 경우<br>[ ] 항공안전법제15조에 따라 항공기 등록이 말소된 경우<br>[ ] 운행연한 또는 운행거리가 초과된 경우 | |

응급의료에 관한 법률 제44조의3 및 같은 법 시행규칙 제36조의3제1항에 따라 위와 같이 말소 통보(신고)합니다.

년 월 일

소유자(대표자) (서명 또는 인)

시장 · 군수 · 구청장 귀하

| 제출서류 | 1. 구급차등 운용 통보(신고)확인증, 부착용 통보(신고)확인증<br>2. 자동차등록규칙 제4조에 따른 자동차등록증 사본, 선박법 시행규칙 제23조에 따른 선박등록 말소확인서 또는 항공기등록규칙 제2조에 따른 항공기 등록원부 중 해당하는 서류 1부 | 수수료 없 음 |
|---|---|---|

처 리 절 차

| 신고서 제출 | ➡ | 접수 | ➡ | 검 토 | ➡ | 결재 |
|---|---|---|---|---|---|---|
| 신고인 | | 시·군·구 (담당부서) | | 시·군·구 (담당부서) | | 시·군·구 (담당부서) |

210mm×297mm[백상지(80g/㎡) 또는 중질지(80g/㎡)]

[별지 제15호의12서식] 〈신설 2017. 12. 1〉

# 구급차등 관리대장

| 연번 | 통보일 또는 신고 접수 일자 | 통보 번호 또는 신고 번호 | 신고 필증 발급일 | 운용 기관명 | 대표자 | 구급차등 종류 | 차대번호 | 제작 년도 | 자동차 최초 등록일 | 등록 번호 | 구급차 등 구분 | 변경 | | 말소 | | 운행연한 | | |
|---|---|---|---|---|---|---|---|---|---|---|---|---|---|---|---|---|---|---|
| | | | | | | | | | | | | 일자 | 변경 사항 | 일자 | 말소 사유 | 구분 | 연장 신고 접수 일자 | 연장 일자 |
| | | | | | | | | | | | | | | | | ① | | |
| | | | | | | | | | | | | | | | | ② | | |
| | | | | | | | | | | | | | | | | ③ | | |
| | | | | | | | | | | | | | | | | ④ | | |
| | | | | | | | | | | | | | | | | ① | | |
| | | | | | | | | | | | | | | | | ② | | |
| | | | | | | | | | | | | | | | | ③ | | |
| | | | | | | | | | | | | | | | | ④ | | |
| | | | | | | | | | | | | | | | | ① | | |
| | | | | | | | | | | | | | | | | ② | | |
| | | | | | | | | | | | | | | | | ③ | | |
| | | | | | | | | | | | | | | | | ④ | | |

297㎜ × 210㎜(백상지 80g/㎡)

**[별지 제15호의13서식]** 〈개정 2023. 2. 24〉

# 응급장비 설치 신고서

※ 색상이 어두운 부분은 신청인이 작성하지 않으며, [ ]에는 해당되는 곳에 √표시를 합니다.

| 접수번호 | 접수일시 | 처리기간 7일 |
|---|---|---|

<table>
<tr><td rowspan="14">설치기관</td><td colspan="2">명칭</td><td colspan="2">전화번호</td></tr>
<tr><td rowspan="12">구분</td><td>구비 의무기관</td><td colspan="2">[ ] 공공보건의료기관<br>[ ] 119구급대에서 운용 중인 구급차 [ ] 의료기관에서 운용 중인 구급차<br>[ ] 여객 항공기 [ ] 공항 [ ] 철도차량 중 객차<br>[ ] 총 톤수 20톤 이상인 선박 [ ] 500세대 이상 공동주택<br>[ ] 보건관리자를 두어야 하는 300인 이상 사업장<br>[ ] 철도역사의 대합실<br>[ ] 여객자동차터미널의 대합실 [ ] 항만시설의 대합실<br>[ ] 카지노 [ ] 경마장 [ ] 경주장<br>[ ] 교도소 · 소년교도소 · 구치소 · 외국인보호소 · 소년원<br>[ ] 운동장 · 종합운동장 [ ] 중앙행정기관 청사<br>[ ] 시 · 도 청사</td></tr>
<tr><td rowspan="9">그 밖의 기관</td><td>건강</td><td>[ ] 의료기관 [ ] 요양기관</td></tr>
<tr><td>공공시설</td><td>[ ] 구비의무기관 외 국가 또는 지방자치단체의 청사<br>[ ] 사회복지시설 [ ] 학교 [ ] 경찰관서<br>[ ] 국방 · 군사시설 [ ] 종교시설<br>[ ] 기타( )</td></tr>
<tr><td>교통시설</td><td>[ ] 지하철역 [ ] 버스정류장 [ ] 택시승강장<br>[ ] 기타( )</td></tr>
<tr><td>구급차</td><td>[ ] 특수 구급차 [ ] 일반 구급차</td></tr>
<tr><td>상업시설</td><td>[ ] 사무실 [ ] 은행 [ ] 쇼핑몰 [ ] 주유소<br>[ ] 식당 [ ] 기타( )</td></tr>
<tr><td>숙박 · 여가</td><td>[ ] 숙박시설 [ ] 공원<br>[ ] 수영장 [ ] 헬스장 [ ] 그 밖의 스포츠시설<br>[ ] 기타( )</td></tr>
<tr><td>공동주택</td><td>[ ] 500세대 미만</td></tr>
<tr><td>기 타</td><td></td></tr>
<tr><td colspan="4">주소</td></tr>
</table>

| 응급장비 | 제조국 | 제조사 | 제품명 및 모델명 | 제조번호 | 제조연월일 | 설치위치 | 설치일자 |
|---|---|---|---|---|---|---|---|
| | | | | | | | |
| | | | | | | | |
| | | | | | | | |

| 관리 책임자 | 성명 | 주 관리책임자(O/X) | 직위 | 전화번호 |
|---|---|---|---|---|
| | | | | |
| | | | | |

응급의료에 관한 법률 시행규칙 제38조의2제1항에 따라 위와 같이 응급장비 설치를 신고합니다.

년 월 일

신고인 (서명 또는 인)

**시장 · 군수 · 구청장** 귀하

| 제출서류 | 응급장비 설치 사실을 확인할 수 있는 서류 | 수수료 없 음 |
|---|---|---|

**처 리 절 차**

신고서 제출 (신고인) ➡ 접 수 (시·군·구 (담당부서)) ➡ 검 토 (시·군·구 (담당부서)) ➡ 결 재 (시·군·구 (담당부서))

210mm×297mm[백상지(80g/㎡) 또는 중질지(80g/㎡)]

**[별지 제15호의14서식]** 〈개정 2021. 8. 10〉

# 응급장비 등록대장

신고번호: 제 호 신고일자:

<table>
<tr><td rowspan="2">1. 설치 기관</td><td>기관명</td><td colspan="3"></td><td>개설자 성명</td><td colspan="3"></td></tr>
<tr><td>소재지</td><td colspan="7"></td></tr>
<tr><td rowspan="3">2. 관리 책임자 현황</td><td></td><td>의사</td><td>간호사</td><td>응급 구조사</td><td>간호 조무사</td><td>구조 및 응급처치 교육 수료자</td><td>기타</td></tr>
<tr><td>계</td><td></td><td></td><td></td><td></td><td></td><td></td></tr>
<tr><td>성명</td><td></td><td></td><td></td><td></td><td></td><td></td></tr>
<tr><td colspan="8">3. 응급장비의 설치 현황(총 설치 대수: 대 )</td></tr>
<tr><td>연번</td><td>제조국</td><td>제조사</td><td>제품명 및 모델명</td><td>제조번호</td><td>제조연월일</td><td>설치위치</td><td>설치일자</td></tr>
<tr><td></td><td></td><td></td><td></td><td></td><td></td><td></td><td></td></tr>
<tr><td></td><td></td><td></td><td></td><td></td><td></td><td></td><td></td></tr>
<tr><td></td><td></td><td></td><td></td><td></td><td></td><td></td><td></td></tr>
<tr><td></td><td></td><td></td><td></td><td></td><td></td><td></td><td></td></tr>
<tr><td></td><td></td><td></td><td></td><td></td><td></td><td></td><td></td></tr>
<tr><td colspan="8">첨부서류: 응급장비 설치 · 양도 · 폐기 · 이전 신고 시 제출된 서류</td></tr>
</table>

210㎜ × 297㎜[보존용지(2종) 70g/㎡]

**[별지 제15호의15서식]** 〈개정 2023. 2. 24〉

# 응급장비 관리상황 보고서

1. 관할 구역 안의 응급장비 관리상황 (장비 기관분류별 설치장비 수/관리책임자 수, 대/명)

| 구분 | | 설치기관 | 구비의무기관 설치장비 수 | | | | | | | | | | | | | | | | | | 그 밖의 기관 설치 장비 수 |
|---|---|---|---|---|---|---|---|---|---|---|---|---|---|---|---|---|---|---|---|---|---|
| | | | 계 | 공공보건의료기관 | 소방구급대 구급차 | 의료기관운용 구급차 | 여객항공기 및 공항 | 객차 | 총 톤수20톤이상 선박 | 500세대 이상 공동주택 | 보건관리자를 두어야 하는 300인 이상 사업장 | 다중이용시설 | | | | | | | | | |
| 관할 구역 | 계 | | / | / | / | / | / | / | / | / | / | / | / | / | / | / | / | / | | | / |
| | | | / | / | / | / | / | / | / | / | / | / | / | / | / | / | / | | | | / |
| | | | / | / | / | / | / | / | / | / | / | / | / | / | / | / | / | | | | / |
| | | | / | / | / | / | / | / | / | / | / | / | / | / | / | / | / | | | | / |
| | | | / | / | / | / | / | / | / | / | / | / | / | / | / | / | / | | | | / |
| | | | / | / | / | / | / | / | / | / | / | / | / | / | / | / | / | | | | / |
| | | | / | / | / | / | / | / | / | / | / | / | / | / | / | / | / | | | | / |

2. 관할 구역 안 설치시설의 관리책임자 현황

○ 의사 :

○ 간호사 :

○ 응급구조사 :

○ 간호조무사 :

○ 기타:

3. 응급장비 사용 건수 :

○ 설치기관과 사용일자 및 사용 후 조치를 표기해야 합니다.

응급의료에 관한 법률 시행규칙 제38조의2제3항에 따라 위와 같이 보고합니다.

년 월 일

시 · 도지사 직인

**보건복지부장관** 귀하

210mm×297mm[백상지 80g/㎡(재활용품)]

**[별지 제15호의16서식]** 〈개정 2023. 2. 24〉

# 응급장비 [ ]양도 [ ]폐기 [ ]이전 신고서

※ 색상이 어두운 부분은 신청인이 작성하지 않으며, [ ]에는 해당되는 곳에 √표시를 합니다.

| 접수번호 | 접수일시 | 처리기간 3일 |
|---|---|---|

| | | | | |
|---|---|---|---|---|
| 설치기관 | 명칭 | | | 전화번호 |
| | 구분 | 구비 의무기관 | [ ] 공공보건의료기관<br>[ ] 119구급대에서 운용 중인 구급차 [ ] 의료기관에서 운용 중인 구급차<br>[ ] 여객 항공기 [ ] 공항 [ ] 철도차량 중 객차<br>[ ] 총 톤수 20톤 이상인 선박 [ ] 500세대 이상 공동주택<br>[ ] 보건관리자를 두어야 하는 300인 이상 사업장<br>[ ] 철도역사의 대합실<br>[ ] 여객자동차터미널의 대합실 [ ] 항만시설의 대합실<br>[ ] 카지노 [ ] 경마장 [ ] 경주장<br>[ ] 교도소 · 소년교도소 · 구치소 · 외국인보호소 · 소년원<br>[ ] 운동장 · 종합운동장 [ ] 중앙행정기관 청사<br>[ ] 시 · 도 청사 | |
| | | 그 밖의 기관 | 건강 | [ ] 의료기관 [ ] 요양기관 |
| | | | 공공시설 | [ ] 구비의무기관 외 국가 또는 지방자치단체의 청사<br>[ ] 사회복지시설 [ ] 학교 [ ] 경찰관서<br>[ ] 국방 · 군사시설 [ ] 종교시설<br>[ ] 기타( ) |
| | | | 교통시설 | [ ] 지하철역 [ ] 버스정류장 [ ] 택시승강장<br>[ ] 기타( ) |
| | | | 구급차 | [ ] 특수 구급차 [ ] 일반 구급차 |
| | | | 상업시설 | [ ] 사무실 [ ] 은행 [ ] 쇼핑몰 [ ] 주유소<br>[ ] 식당 [ ] 기타( ) |
| | | | 숙박 · 여가 | [ ] 숙박시설 [ ] 공원<br>[ ] 수영장 [ ] 헬스장 [ ] 그 밖의 스포츠시설<br>[ ] 기타( ) |
| | | | 공동주택 | [ ] 500세대 미만 |
| | | | 기 타 | |
| | 주소 | | | |

| 응급장비 | 제조국 | 제조사 | 제품명 및 모델명 | 제조번호 | 제조연월일 | 설치위치 | 설치일자 |
|---|---|---|---|---|---|---|---|
| | | | | | | | |
| | | | | | | | |
| | | | | | | | |

| 신고내용 | | | | | |
|---|---|---|---|---|---|
| 양도 | 양도 예정일 | 양수 예정기관 | | | 사유 |
| | | 기관명 | 주소 | 전화번호 | |
| | | | | | |
| 폐기 | 폐기 예정일 | | 사유 | | |
| | | | | | |
| 이전 | 이전 예정일 | 이전 예정 위치 | | 사유 | |
| | | | | | |

| 관리 책임자 | 성명 | 주 관리책임자(O/X) | 직위 | 전화번호 |
|---|---|---|---|---|
| | | | | |
| | | | | |

「응급의료에 관한 법률 시행규칙」 제38조의2제4항에 따라 위와 같이 신고합니다.

년 월 일

신고인 (서명 또는 인)

**시장 · 군수 · 구청장** 귀하

처 리 절 차

| 신고서 제출 | ➡ | 접 수 | ➡ | 검 토 | ➡ | 결 재 |
|---|---|---|---|---|---|---|
| 신고인 | | 시·군·구 (담당부서) | | 시·군·구 (담당부서) | | 시·군·구 (담당부서) |

210mm×297mm[백상지(80g/㎡) 또는 중질지(80g/㎡)]

**[별지 제16호서식]**

# 출동 및 처치 기록지

1. 요청 및 출동에 관한 사항 (앞쪽)

| 요청 연월일* | 년 | 월 | 일 | 시 | 분 | 요청자(기관)* | | 연락처 | |
|---|---|---|---|---|---|---|---|---|---|
| 출동 연월일* | 년 | 월 | 일 | 시 | 분 | 이송의 종류* | 1현장 이송 2의료기관간 이송 9기타 | | |
| 현장도착 연월일* | 년 | 월 | 일 | 시 | 분 | 출발지 주소* | | | |
| 이송개시 연월일* | 년 | 월 | 일 | 시 | 분 | 출발지 명칭* | | | |
| 이송종료 연월일* | 년 | 월 | 일 | 시 | 분 | 도착기관 명칭* | | 이송거리 | km |

| 환자인계의사 | 면허번호 | | 성명 | (서명) | 환자인수의사* | 면허번호 | | 성명 | (서명) |
|---|---|---|---|---|---|---|---|---|---|
| 이송지도의사* | 소속 | | 성명 | | 의사통신방법* | 1전화번호(　　) 2TRS 9기타(　　) | | | |
| 의료기관 선정자* | 1환자/보호자 2의사<br>3구급대(이송자)<br>9기타(　　) | | 선정 이유* | 1치료받던 병원 2전문진료 가능<br>3근거리 4환자/보호자원함<br>9기타:(　　) | 선정 방법* | 1이송정보체계 2 직접 연락<br>3구급상황관리센터 4 자체 판단<br>9기타 (　　) | | | |

2. 인적사항

| 환자 | 성명* | ([ ]확인불가) | 생년월일* | 년 월 일 [ ]확인불가 | | 보호자 | 성명 | | 연락처 | |
|---|---|---|---|---|---|---|---|---|---|---|
| | 성별* | 1남 2여<br>([ ]확인불가) | 주소* | ([ ] 확인불가) | 연락처 ([ ] 확인불가) | | 관계 | 1없음2부모3자녀4친척<br>5친지 9기타(　　) | | |

3. 출발시 환자상태에 관한 사항

| 중증도* | 1 응급<br>2 비응급<br>3 사망 | 분류* | 1 질병<br>2 질병외 | 의심질환명* | |
|---|---|---|---|---|---|
| 의식수준* | 1A 2V 3P 4U | 생체 징후 | 혈압　　/　　mmHg 맥박수　　회/분 호흡수　　회/분 체온　　℃ | | |
| 출발 시 처치상태* | 1 기도: ① 없음 ② 기도기 ③ LMA ④ 기관내삽관 ⑤ 기관절개 ⑨ 기타:____<br>2 호흡: ① 없음 ② BVM ③ 인공호흡기 ④ 비관 ⑤ 마스크 ⑥ 산소투여: ____리터/분)<br>3 순환: ① 없음 ② 모니터링 ③정맥로1(수액명/잔여량):____/____ ④ 정맥로2:____/____<br>4 약품: ① 없음 ② 약품1(품명/잔여량) :____/____ ③약품2: ____/____<br>5 고정: ① 없음 ② 경추 ③ 척추 ④ 상지 ⑤하지 ⑨ 기타:____<br>6 기타: ① 없음 ② 비위관 ③ 도뇨관 ④ 중심정맥 ⑨ 기타: ____ | | | | |
| 기타 소견 및 처치 | | | | | |

4. 이송 중 경과 및 처치에 관한 사항

| 의식수준* | 1A 2V 3P 4U | 생체 징후 | 혈압　　/　　mmHg 맥박수　　회/분 호흡수　　회/분 체온　　℃ |
|---|---|---|---|
| 이송/도착시 처치상태* | 1 기도: ① 없음 ② 기도기 ③ LMA ④ 기관내삽관 ⑤ 기관절개 ⑨ 기타:____<br>2 호흡: ① 없음 ② BVM ③ 인공호흡기 ④ 비관 ⑤ 안면마스크 ⑥ 산소투여: ____리터/분<br>3 순환: ① 없음 ② 모니터링 ③정맥로1(수액명/잔여량):____/____ ④ 정맥로2:____/____<br>4 약품: ① 없음 ② 약품1(품명/잔여량) :____/____ ③약품2: ____/____<br>5 고정: ① 없음 ② 경추 ③ 척추 ④ 상지 ⑤하지 ⑨ 기타:____<br>6 기타: ① 없음 ② 비위관 ③ 도뇨관 ④ 중심정맥 ⑨ 기타: ____ | | |
| 기타 소견 및 처치 | | | |

5. 이송차량 및 이송자 등에 관한 사항

| | 소속기관명* | 종별(차량, 자격, 면허)* | 번호(등록, 자격, 면허)* | 성명* |
|---|---|---|---|---|
| 이송차량* | | 1특수구급차 2 일반구급차 3 헬기 9 기타 | | |
| 운전자* | | | | (서명) |
| 동승자* | | 1 1급 응급구조사 2 2급 응급구조사 3 간호사<br>4 의사 8없음 9기타(　　) | | (서명) |

비고 1. 전자문서로 작성하는 경우 「전자서명법」 제2조제2호의 '전자서명'으로 환자인계·인수의사, 운전자 및 구급대의 서명을 갈음할 수 있습니다.

2. '*' 표시는 반드시 적습니다.

210mm×297mm[백상지 80g/㎡(재활용품)]

(뒤쪽)

## 작성방법

### 1. 요청 및 출동에 관한 사항

① 요청일시는 구급차 출동 요청을 받은 연월일 및 시각을 적습니다.
② 요청자(기관)는 최초 구급차를 요청한 성명(기관명)과 전화번호를 적습니다.
③ 출동일시는 구급차가 출동을 시작한 연월일 및 시각을 적습니다.
④ 이송의 종류는 현장이송, 의료기관간 이송, 기타로 구분하여 표기합니다.
⑤ 현장도착시간은 출동 장소에 도착한 연월일 및 시각을 적습니다.
⑥ 출발지의 주소 및 명칭은 이송을 위해 구급차가 도착한 현장의 주소 및 의료기관명을 적습니다. 다만, 주소를 정확히 알 수 없을 경우에는 주요 도로 및 건물명 등을 적습니다.
⑦ 이송개시일시는 현장(보내는 기관)에서 구급차가 출발한 연원일 및 시각을 적습니다.
⑧ 이송종료일시는 기관(시설)에 구급차가 도착하여 환자를 인계한 연원일 및 시각을 적습니다.
⑨ 도착기관 명칭은 환자가 이송된 기관(시설)의 명칭을 적습니다.
⑩ 이송거리는 구급차에 이송 환자 탑승 후부터 도착 기관(시설)까지의 거리를 Km 단위로 적습니다.
⑪ 환자인계의사 및 환자인수의사는 환자를 인계 및 인수한 의사의 면허번호와 성명을 각각 적어야 하며, 이때 서명은 필하여 합니다. 환자 인계·인수의사가 없을 시에는 적지 않습니다.
⑫ 이송지도의사의 소속은 이송지도를 한 의사가 실제 의료지도를 수행한 장소의 기관명을 기준으로 하며, 의사 통신방법은 전화, TRS, 기타로 구분합니다. 전화를 이용하였을 경우에는 전화번호를 적습니다.
⑬ 의료기관 선정과 관련하여 이송 의료기관의 선정자 및 선정이유, 선정방법으로 구분하여 표기합니다.

### 2. 인적 사항

① 환자의 인적사항은 성명, 생년월일, 주소 및 연락처를 적습니다. 인적사항을 확인할 수 없는 경우에는 확인불가에 표기합니다.
② 보호자 인적사항은 성명, 연락처를 적으며, 환자와의 관계를 표기합니다.

### 3. 출발시 환자상태에 관한 사항

① 중증도는 환자의 응급증상 해당 유무를 나타내며 응급, 비응급, 사망으로 구분하여 표기합니다.
② 응급상황의 분류는 질병에 의한 경우와 질병외로 구분하여 표기합니다. 각종 사고에 의한 경우는 질병외에 해당됩니다.
③ 의심 질환명은 이송 당시의 환자의 병명 또는 주증상을 적습니다.
④ 의식수준은 A(명료), V(목소리에 반응), P(통증자극에 반응), U(반응없음)로 구분하여 표기합니다.
⑤ 생체징후는 환자의 혈압(수축기, 이완기), 맥박수(분당), 호흡수(분당), 체온을 측정하여 적습니다.
⑥ 출발시 처치상태는 출발할 당시 현장 또는 의료기관에서 이미 실시한 처치 및 투약 상태 등을 확인하여 표기합니다.
⑦ 환자와 관련된 기타 소견 및 처치가 있을 경우에 그 내용을 적습니다.

### 4. 이송 중 경과 및 처치에 관한 사항

이송 중 경과 및 처치에 관한 사항은 이송중의 환자 상태변화와 처치 및 투약 등의 내용을 표기합니다.

### 5. 이송차량 및 이송차 등에 관한 사항

① 이송차량은 소속기관명, 차량의 구분(특수구급차, 일반구급차, 헬기, 기타), 차량등록번호를 적습니다.
② 이송차 운전자의 소속기관, 성명을 적고, 서명을 반드시 하여야 합니다.
③ 이송차 동승자의 소속기관, 성명, 자격·면허의 구분과 그 번호를 적고, 서명을 반드시 하여야 합니다

[별지 제16호의2서식] <신설 2017. 12. 1.>

# 구급차등 운행기록대장

| 구급차 등 구분 | | [ ] 일반 구급차 [ ] 특수 구급차 [ ] 항공기 [ ] 선박 [ ] 기타 | | |
|---|---|---|---|---|
| 공통 | 운용기관명 | | | |
| | 통보(신고)번호 | | | |
| | 제작 연월일 | | | |
| 구급차 | 차대번호 | | 등록번호 | |
| | 자동차 최초등록일 | | | |
| | 운행연한 | 최초 운행연한 | | |
| | | 1차 연장 운행연한 | | |
| | | 2차 연장 운행연한 | | |
| | | 3차 연장 운행연한 | | |
| | | 4차 연장 운행연한 | | |

운 행 기 록

| 운행일 | 운 행 내 역 | | | | | | | 환 자 내 역 | | 응 급 구 조 사 및 처 치 기 록 | | | | 기 타 | |
|---|---|---|---|---|---|---|---|---|---|---|---|---|---|---|---|
| | 출발지 | 출발 시간 | 도착지 | 도착 시간 | 운행거리 (km) | 누적 주행거리 (km) | 운행목적 (번호) | 환자성명 | 환자를 제외한 탑승자 수 | 응급구조사 성명 | 응급구조사 자격번호 | 출동 및 처치 기록 작성 유무 | 미작성 사유 | 운전자 성명 | 서명 |
| | | | | | | | | | | | | | | | |
| | | | | | | | | | | | | | | | |
| | | | | | | | | | | | | | | | |

297㎜×210㎜[백상지(80g/㎡) 또는 중질지(80g/㎡)]

**[별지 제17호서식]**

(앞 면)

<table>
<tr><td colspan="4">응급환자이송업허가신청서</td><td>처리기간<br>20 일</td></tr>
<tr><td rowspan="2">신 청 인</td><td>성명</td><td></td><td>생 년 월 일</td><td></td></tr>
<tr><td>주소</td><td></td><td>전 화 번 호</td><td></td></tr>
<tr><td colspan="2">업 소 명</td><td></td><td>전 화 번 호</td><td></td></tr>
<tr><td colspan="2">소재지(주사무소)</td><td colspan="3"></td></tr>
<tr><td colspan="3">구급차 및 영업구역(시 · 군 · 구 단위)</td><td colspan="2">별첨</td></tr>
<tr><td rowspan="2">(지도)<br>의사</td><td>성명</td><td></td><td>생 년 월 일</td><td></td></tr>
<tr><td>의사면허번호</td><td></td><td>전 화 번 호</td><td></td></tr>
</table>

응급의료에 관한 법률 시행규칙 제41조제1항에 따라 응급환자이송업 허가를 위와 같이 신청합니다.

년 월 일

신청인 (서명 또는 인)

시 · 도지사 귀하

<table>
<tr><td rowspan="4">구비<br>서류</td><td>구 분</td><td>신청인(대표자) 제출서류</td><td>담당 공무원 확인사항<br>(부동의하는 경우<br>해당서류 제출)</td><td>수수료</td></tr>
<tr><td>공통서류</td><td>1. 사업계획서 1부<br>2. 사업용 고정자산의 총액 및 그 내역을 기재한 서류 1부<br>3. 차고를 설치할 수 있는 토지의 사용권을 증명하는 서류 1부<br>4. 영업시설의 개요 및 평면도 1부</td><td>건축물대장등본(일반/집합)</td><td rowspan="3">20,000원</td></tr>
<tr><td>기존법인의 경우</td><td>1. 정관 1부<br>2. 임원의 명부 1부<br>3. 허가신청에 관한 의사의 결정을 증명하는 서류 1부</td><td>법인등기부등본</td></tr>
<tr><td>법인을 설립하고자 하는 경우</td><td>1. 정관(공증인의 인증이 있는 것) 1부<br>2. 발기인 또는 설립사원의 명부 1부<br>3. 설립하고자 하는 법인이 주식회사 또는 유한회사인 경우에는 주주 또는 사원모집계획서 1부</td><td>없음</td></tr>
</table>

210㎜×297㎜(신문용지 54g/㎡(재활용품))

[별지 제18호서식]

(앞쪽)

# 응급환자이송업 허가증

허가번호 : 제 　　　　호

대 표 자 : 　　　　　　　　생년월일 :

사 무 소 :

소 재 지 :

허가조건 :

응급의료에 관한 법률 시행규칙 제41조제4항에 따라 응급환자이송업의 영업을 허가합니다.

년 　　월 　　일

시 · 도 지 사 　직인

210mm×297mm[백상지 120g/㎡]

[별지 제18호의2서식]

허가증

허가번호 : 제 호

업체명 :

구급차 구분 :

등록번호 :

응급의료에 관한 법률 제51조 및 같은 법 시행규칙 제41조제4항에 따라 응급환자이송업을 허가함

년 월 일

시 · 도지사 [인]

부착용

※도안 : 1. 원형의 크기 : 70㎜, 선의 폭: 2㎜

2. 선의 색깔 및 원의 바탕색과 글씨 : 검정 선, 녹색 바탕에 검정 글씨

3. 글씨체(견고딕) 및 크기 : 1단 14포인트, 2~5단 10포인트, 6~9단 9포인트, 10단의 기관명 12포인트

**[별지 제19호서식]**

(앞 쪽)

<table>
<tr><td colspan="6">응급환자이송업 허가관리대장</td></tr>
<tr><td colspan="6">1. 영업허가신청</td></tr>
<tr><td colspan="4">업소명</td><td colspan="2">개인</td></tr>
<tr><td colspan="4">영업허가번호<br>제 호</td><td colspan="2">허가일<br>년 월 일</td></tr>
<tr><td colspan="4">영업소재지</td><td colspan="2">전화번호</td></tr>
<tr><td rowspan="4">사업장</td><td colspan="5"></td></tr>
<tr><td colspan="5"></td></tr>
<tr><td colspan="5"></td></tr>
<tr><td colspan="5"></td></tr>
<tr><td rowspan="2">대표자</td><td colspan="3">성명</td><td colspan="2">생년월일</td></tr>
<tr><td colspan="5">주소</td></tr>
<tr><td>영업<br>허가조건</td><td colspan="5"></td></tr>
<tr><td colspan="6">2. 영업허가사항 변경허가 및 신고</td></tr>
<tr><td>년 월 일</td><td>내용</td><td>기재자</td><td>년 월 일</td><td>내용</td><td>기재자</td></tr>
<tr><td></td><td></td><td></td><td></td><td></td><td></td></tr>
<tr><td></td><td></td><td></td><td></td><td></td><td></td></tr>
<tr><td></td><td></td><td></td><td></td><td></td><td></td></tr>
<tr><td></td><td></td><td></td><td></td><td></td><td></td></tr>
<tr><td></td><td></td><td></td><td></td><td></td><td></td></tr>
</table>

210mm×297mm(백상지 120g/㎡)

(뒤 쪽)

3. 업소규모 등

| 업소규모 | 종업원수 | |
|---|---|---|
| 대지면적 | 총원<br>명 | |
| 건물면적 | 응급구조사 | |
| 구급차수 | | |

(지도)의사 선임(변경)신고

| 성명 | 생년월일 | 의사번호 | 소속기관 | 선임 · 변경구분 | 수리일 |
|---|---|---|---|---|---|
| | | | | | |
| | | | | | |
| | | | | | |

비고

4. 행정조치사항

| 년 월 일 | 구분 | 조치내용 | 기재자 |
|---|---|---|---|
| | | | |

5. 행정처분사항

| 처분연월일 | 문서번호 | 위반사항 | 처분내용 및 기간 | 기재자 |
|---|---|---|---|---|
| | | | | |

[별지 제20호서식]

## 응급환자이송업 허가사항 변경 [ ] 허가신청서 [ ] 신고서

| 접수번호 | 접수일 | 처리기간 | 변경허가 : 15일<br>신고 : 3일 |
|---|---|---|---|

| 대표성명 | 생년월일 |
|---|---|
| 업소명칭 | 허가번호 |
| 소재지 | 전화번호 |

변경사항

| 구분 | 변경 전 | 변경 후 |
|---|---|---|
| | | |

응급의료에 관한 법률 시행규칙 제41조제5항에 따라 응급환자이송업 허가사항 중 위와 같이 변경허가신청(변경신고)합니다.

년 월 일

신청(신고)인 (서명 또는 인)

시 · 도지사 귀하

| 신청인<br>(신고인)<br>제출서류 | 1. 허가증 1부<br>2. 변경내역서 1부 | 수수료<br>없음 |
|---|---|---|

처 리 절 차

| 신청서(신고서) 작성 | ➔ | 접 수 | ➔ | 검토 | ➔ | 결 재 | ➔ | 허가증 작성 | ➔ | 허가증 또는 신고증 교부 |
|---|---|---|---|---|---|---|---|---|---|---|
| 신청인 | | 처리기관<br>(시·도) | | 처리기관<br>(시·도) | | 처리기관<br>(시·도) | | 처리기관<br>(시·도) | | |

210mm×297mm[백상지 80g/㎡(재활용품)]

[별지 제21호서식]

# 응급환자이송업 ([ ]허가증, [ ]부착용 허가증) 재발급신청서

| 접수번호 | 접수일자 | 처리기간 3일 |
|---|---|---|

| | | |
|---|---|---|
| 신청자 | 업체명 | 사업자등록번호 |
| | 소재지 | 전화번호 |
| | 대표자성명 | 생년월일 |

응급의료에 관한 법률 시행규칙 제41조제7항에 따라 위와 같이 재발급을 신청합니다.

년 월 일

신청인 (서명 또는 인)

시·도지사 귀하

| 첨부서류 | 1. 헐어 못쓰게 된 경우에는 그 허가증 또는 부착용 허가증<br>2. 잃어버린 경우에는 그 사유서 | 수수료<br>없음 |
|---|---|---|

처리절차

| 신청서 작성 | → | 접 수 | → | 검 토 | → | 결 재 | → | 허가증 또는 부착용 허가증 발급 |
|---|---|---|---|---|---|---|---|---|
| 신청인 | | 시·도 | | 시·도 | | 시·도 | | 시·도 |

210mm×297mm[백상지 80g/㎡(재활용품)]

[별지 제22호서식]

| 응급환자이송업의 □ 휴 업 □ 폐 업 □ 재개업 신고서 | | | | 처리기간<br>즉 시 |
|---|---|---|---|---|
| 신고인 | ① 성 명 | | ② 생년월일 | |
| | ③ 주 소 | | | |
| 영업소 | ④ 종 류 | | | |
| | ⑤ 소재지 | | | |
| ⑥ 재개업(폐업)일 | | 년 월 일 | | |
| ⑦ 휴 업 기 간 | | 년 월 일부터 년 월 일까지 | | |
| ⑧ 사 유 | | | | |

응급의료에 관한 법률 시행규칙 제43조의 규정에 따라 위와 같이 영 □ 휴 업 □ 폐 업 □ 재개업 업을 하였음을 신고합니다.

년 월 일

신고인 (서명 또는 인)

시 · 도지사 귀하

| 구비서류 : 응급환자이송업허가증(재개업의 경우를 제외합니다) | 수수료<br>없음 |
|---|---|

210㎜×297㎜

**[별지 제23호서식]** 〈개정 2019. 12. 31〉

<table>
<tr><td colspan="4">영업자지위승계신고서</td><td>처리기간<br>3일</td></tr>
<tr><td colspan="2">구분</td><td colspan="2">승계 전</td><td>승계 후</td></tr>
<tr><td rowspan="3">영업자</td><td>성 명</td><td colspan="2"></td><td></td></tr>
<tr><td>주 소</td><td colspan="2"></td><td></td></tr>
<tr><td>전화번호</td><td colspan="2"></td><td></td></tr>
<tr><td rowspan="3">영업소</td><td>명 칭</td><td colspan="2"></td><td></td></tr>
<tr><td>소재지</td><td colspan="2"></td><td></td></tr>
<tr><td>전화번호</td><td colspan="2"></td><td></td></tr>
<tr><td colspan="2">허가번호</td><td></td><td>영업의 종류</td><td></td></tr>
<tr><td colspan="2">승계발생사유</td><td colspan="2"></td><td></td></tr>
<tr><td colspan="5">응급의료에 관한 법률 시행규칙 제44조에 따라 위와 같이 영업자지위를 승계하였음을 신고합니다.<br><br>년 월 일<br>신고인 (서명 또는 인)<br><br>시 · 도지사 귀하</td></tr>
</table>

<table>
<tr><td rowspan="2">구비<br>서류</td><td>신고인(대표자) 제출서류</td><td>담당 공무원 확인사항</td><td>수수료</td></tr>
<tr><td>1. 이송업자가 사망한 경우: 가족관계등록부 등의 증명서<br>2. 영업 양도 · 양수의 경우: 다음 각 목의 서류<br>가. 양도계약서 사본 1부<br>나. 양도인의 인감증명서 또는 본인서명사실 확인 등에 관한 법률 제2조제3호에 따른 본인서명사실확인서 1부<br>3. 법인인 이송업자의 합병의 경우: 합병계약서 사본 1부<br>4. 법 제54조제2항에 따라 이송업자의 지위를 승계한 경우: 경락확인서 등 영업시설의 전부를 인수하였음을 입증할 수 있는 서류 1부</td><td>법인 등기사항증명서(법인인 이송업자의 합병인 경우에만 해당합니다)</td><td>없음</td></tr>
</table>

210㎜ × 297㎜[신문용지 54g/㎡(재활용품)]

[별지 제24호서식]

# 행정처분대장

| 번 호 | 문서번호 및<br>발송일자 | 업소명 | 소재지 | 대표자 | 위반사항 | 처분내용<br>및 기간 | 근 거 |
|---|---|---|---|---|---|---|---|
| | | | | | | | |
| | | | | | | | |
| | | | | | | | |
| | | | | | | | |
| | | | | | | | |
| | | | | | | | |
| | | | | | | | |
| | | | | | | | |
| | | | | | | | |
| | | | | | | | |
| | | | | | | | |
| | | | | | | | |
| | | | | | | | |
| | | | | | | | |
| | | | | | | | |
| | | | | | | | |
| | | | | | | | |

297mm×210mm
(인쇄용지(2급) 60g/㎡)

# 제2장 의료법

※ 의료법 시행령

※ 의료법 시행규칙

## … 주요연혁 …

### ■ 국민의료법의 제정

보건에 관한 보편적 사항을 규정하는 의료기본법으로서의 의미를 가지는 의료법은 1951년 9월 25일 한국전쟁의 와중에 국민의료법(법률 제221호)으로 제정 · 공포되었다. 본 법률은 전쟁으로 인한 의료시설의 복구와 의료대책의 시급성으로 인하여 국민의료 전반에 관한 법률을 새로 제정함을 목적으로 현행 의료법의 모체가 되었다. 이 법의 제정에 따라 이전까지 보건의료행정의 근거가 되어온 일제강점기의 규정인 "조선의료령"은 자연 폐지되었다. 그 주요 내용은 현재의 의료법 규정과 많은 차이를 보이는데 일부 특이한 사항을 살펴보면, 의료업자를 의사, 치과의사, 한의사, 보건원, 조산원, 간호원으로 구분하고, 의료기관의 유형도 병원, 의원, 한의원, 의무실, 요양소 및 산실로 분류하며, 종합병원에 대해서는 규모와 전문과목을 규정하고 있다. 의료업자의 의무는 질병의 예방, 진찰과 치료에 대한 의무 및 진찰 및 치료요구 거절 금지이며, 의료업자 아닌 자의 의료기관 개설은 비영리인 경우에 한하여 허가하고 있다. 특히 지방의 의료시설 또는 무의촌의 의료를 보급하기 위한 목적으로 공의를 주무부장관이 지방에 배치할 수 있도록 한 규정이 있어 소수 배출된 의료 인력의 지역 간 배치 불균등 문제가 발생하고 있었음을 알 수 있다.

### ■ 의료법으로 개정

1962년 3월 20일에는 국민의료법의 법명이 의료법(법률 제1035호)으로 개정되었다. 이와 함께 변경된 내용으로는 의료기관의 분류가 의원 이상 급을 중심으로 보다 세분화되어 종합병원, 병원, 의원, 치과병원, 치과의원, 한의원으로 구분되었다. 의원에서 입원환자를 취급할 때에는 별도의 시설 규정을 준수하도록 하여 의원의 입원환자 수용을 인정하였다. 특이한 사항은 한의사의 자격 및 응시자격 규정으로서 '국공립대학교 의과대학에서 의과대학과정 중 최종 2년간 한방의학과에서 한방의학을 전공한 자로서 한의학사의 학위를 받고 한의사 국가시험에 합격한 자'로 하고 있다. 이 조항은 서양의학과 한의학의 통합을 꾀한 흔적으로 볼 수 있는데 이후 바로 재개정됨으로써 두 의학이 서로 별개의 것으로 발전하게 되었음을 확인할 수 있다. 또한 국민의료의 균점을 위하여 지정업무종사명령에 불응하는 경우 면허를 취소할 수 있도록 규정하였고 보건사회부장관에 대한 자문기구로서 의료심의회를 실치하도록 하였다.

### ■ 1965년 일부 개정

1965년 3월 23일자 일부 개정(법률 제1690호)은 지정업무종사명령 제도가 폐지됨에 따라 종전에 이에 의한 면허취소 조항이 삭제된 점과 진단서와 검안서, 증명서 및 출생과 사망에 대한 증명서 교부 요구를 금지하도록 한 점 그리고 의료인이 의료기관을 개설할 때 시·도지사에게 신고하도록 함으로써 행정절차를 간소화한 점 등이 주요한 골자이다.

### ■ 유신헌법 제정에 따른 전문 개정

1973년 2월 16일자 개정(법률 제2533호)은 유신헌법의 제정에 따라 전문이 개정됨과 아울러 의료기관의 개설 및 의료기관 종별 규정이 변화되었다. 병원의 개설이 허가제로 변경되고, 의원은 의료인만이, 병원은 의료법인만이 개설할 수 있도록 되었다. 의료기관의 종별 규정에는 한방병원과 조산소가 추가되었으며, 간호사 외에 간호보조원의 규정이 신설되었다. 이외에도 한지 의료인, 의료유사업자의 의료업무 또는 시술행위 허용 및 안마사에 대한 규정이 추가되었다. 아울러 의료광고 금지에 대한 규제를 강화하였다.

### ■ 1975년 일부 개정

1975년 12월 31일자 일부 개정(법률 제2862호)은 병원급 이상 의료기관의 개설권자의 범위가 비영리법인, 정부투자기관, 의사, 치과의사, 한의사로 확대되었다. 의학교류가 활발해짐에 따라 일부 외국면허 인정에 대한 조항이 추가되었고, 일반내과는 내과로 명칭이 변경되었다.

### ■ 1981년 일부 개정

1981년 4월 13일자 일부 개정(법률 제3441호)은 의료기관의 인허가 업무를 장관 및 도지사 권한으로부터 시장, 군수, 구청장, 보건소장 등으로 위임하도록 함으로써 국민부담의 경감 및 행정 간소화를 기하였다(보건복지부, 1994). 같은 해 12월 31일자 일부 개정(법률 제3504호)은 의료인의 보수교육을 의무화함으로써 자질 관리 및 향상을 기하도록 하였고 중앙의료심사조정위원회에 의한 의료분쟁의 해결을 도모하도록 규정하였다. 또한 전문의 자격인정 및 전문 과목에 관한 사항을 대통령령으로 정하게 함으로써 전문의 제도를 체계화하였다. 이 외에도 적출물 처리를 의료기관 외에도 도지사 지정업자로 확대함으로써 위탁처리가 가능하도록 하였고 의료기관에 대하여 환자를 소개, 알선하거나 유인하는 행위를 금지하는 조항을 추가하였다.

### ■ 1986년 일부 개정

1986년 5월 10일자 일부 개정(법률 제3825호)의 주요 내용은 의료 인력의 충원에 따른 한지 의료인 제도의 폐지, 한의학 관련 용어의 고증에 따른 수정에 관한 것이다. 한지 의료인은 의료인이 양성됨에 따라 무의면이 해소되었고, 한지 의료인의 의료행위에 제한이 없는 점, 그동안 한지 의료인이 무의지역 의료봉사에 대한 공적이 컸던 점을 인정하여 10년 이상 의료 업무에 종사한 경력이 있는 경우 정규 의료인으로 면허할 수 있도록 하였다. 그리고 한의학 관련사항의 명칭 변경을 이전까지 사용되던 용어를 우리나라의 전통의학 용어로 고증된 용어로 수정하여 민족고유의 학으로 계승하고자 하는 취지에서 관련 용어인 漢醫師, 漢藥, 漢醫院, 漢醫科大學 등의 명칭을 韓醫師, 韓藥, 韓醫院, 韓醫科大學 등으로 변경하였다.

### ■ 1987년 일부 개정

1987년 11월 28일자 일부 개정(법률 제3948호)은 태아의 성감별 등과 같은 비윤리적 의료행위금지와 진료기관 간 요청에 따른 진료기록 송부의 의무화와 관련한 사항이 주요 개정내용이다. 이외에도 간호원, 조산원의 명칭이 간호사, 조산사로 변경되었고 정신질환자 치료시설 확보를 위해 일정 규모 이상의 종합병원에 정신과 설치를 의무화하였다. 의료인 결격사유가 되는 장애 중 농자, 아자, 맹자는 제외되어 장애인이 의료인으로 될 수 있는 문호가 상대적으로 넓어졌다 할 수 있다. 또 조산사의 자격규정이 개정되어 1년간 수습만을 마치면 면허가 주어졌으나 조산사 국가시험제도가 신설되어 시험을 거치도록 하였다.

### ■ 1991년 일부 개정

1991년 12월 14일자 일부 개정에는 농어촌 등 의료취약지역의 보건의료제공의 효율성을 도모함으로써 의료균점을 도모하기 위한 목적으로 '농어촌 등 보건의료를 위한 특별조치법'(법률 제4430호)이 제정됨에 따라 관련 조항을 정비하기 위한 개정이 이루어졌다.

### ■ 1994년 일부 개정

1994년 1월 7일자 개정(법률 제5101호)된 조항은 의료기관 종별 분류에 '요양병원'이 신설되어 만성질환자등 장기요양환자에게 저렴한 의료서비스를 제공하도록 하였다. 의료기관의 요건 중 종합병원은 80병상 이상 규모로부터 100병상 이상으로, 병원은 20병상 이상으로부터 30병상 이상으로 규모를 상향 조정하였다. 또한 환자가 검사기록이나 방사선 필름 등의 사본을 요구하는 경우에는 이에 응하도록 하여 의료기관 간에 불필요하게 중복되는 검사 등을 방지하고자 하였다. 의료법인 설립허가는 보건사회부장관이 담당하던 것을 시·도지사에게 이양하였고, 의원급 의료기관의 개설신고는 시·도지사로부터 시장·군수·구청장에게 이양하도록 하여 행정상의 편의를 도모하였다.

### ■ 1995년 일부 개정

1995년 12월 29일자 개정은 지역보건법(법률 제5101호)의 제정에 따른 관련 조항의 정비를 위한 것이다.

### ■ 1997년 일부 개정

1997년 12월 13일 개정(법률 제5453호)은 의료인의 자격 및 면허 취득, 국가시험, 의료인단체

즉, 중앙회에 관한 사항 및 의료기관의 개설에 관한 사항 등을 개정하였다.

### ■ 1999년 일부 개정

1999년 2월 8일 개정은 적출물처리 주무부서가 기존 보건복지부에서 환경부로 변경됨에 따라 의료법 제17조 제2항, 제3항에 명시된 적출물 관련 규정이 삭제되었다. 또한 1999년 9월 7일 개정에서 법률 제3조 제2항에서 종합병원 및 병원은 입원환자에 대하여 의료를 목적으로 개설하는 의료기관임을, (치과, 한)의원은 외래환자에 대하여 의료를 목적으로 개설하는 의료기관임을 명확히 정하였다.

### ■ 2000년 일부 개정

2000년 2월 12일 개정은 병원의 공동이용에 관한 규정을 신설하여 개방형 병원의 법적 근거를 마련하였으며(제32조의 3), 의료기관의 종별명칭에 있어 종합병원의 명칭을 병원으로만 표시하도록 한 기존법률을 개정 종합병원으로도 표시할 수 있도록 하였다(제35조 제1항).

### ■ 2001년 일부 개정

동년 1월 16일 법률 제6372호에서 한국보훈복지공단의 주된 기능인 국가유공자 등에 대한 의료사업 기능을 강화하기 위하여 한국보훈복지공단의 명칭을 한국보훈복지의료공단으로 변경하고, 이에 따라 법의 제명을 변경하였다(법 제30조, 제51조). 또한 동년 8월 14일 의료기관개설자와 약국개설자간의 담합행위금지규정이 약사법에 구체적으로 신설됨에 따라 담합행위를 한 경우에는 의료업의 정지, 그 개설허가의 취소 또는 의료기관의 폐쇄를 명할 수 있도록 하였다(법 제51조제1항에 제7호).

### ■ 2002년 일부 개정

양질의 의료서비스 제공에 대한 국민들의 욕구가 높아지고 의료기관등에서 이용가능한 정보통신기술이 크게 발전하는 등 급격하게 변화하고 있는 보건의료환경에 적절하게 적응하여 전반적인 의료의 질 향상을 도모할 필요성이 제기되고 있고, 의료인들의 직업윤리의식을 강화하여 의료인에 대한 국민신뢰를 회복하기 위한 법적 보완조치가 필요하여 동년 3월 30일 법률 제06686호로 상당부분의 개정이 있었다.

주요 내용으로는

① 외국에서 의사 · 치과의사 또는 한의사 면허를 받은 자가 보건복지부장관이 시행하는 의사 · 치과의사 · 한의사 국가시험에 응시하고자 하는 경우에는 먼저 예비시험을 치르도록 하였다.

② 허위로 진료비를 청구함으로써 형법상 사기죄를 범하여 금고 이상의 형의 선고를 받고 그 집행이 종료되지 아니한 경우 등을 의료인의 결격사유에 추가하였다.

③ 정보통신기술의 발달에 따라 의사 · 치과의사 또는 한의사는 전자처방전을 교부할 수 있도록 하고, 진료기록을 전자문서로 작성 · 보관할 수 있도록 하였다.

④ 약국의 시설 안이나 구내에 의료기관을 개설하는 행위, 약국의 시설 또는 부지의 일부를 분할 · 변경 · 개수하여 의료기관을 개설하는 행위, 약국과 전용의 복도 · 계단 · 승강기 등의 통로를 설치하여 의료기관을 개설하는 행위를 금지하였다.

⑤ 의사 · 치과의사 또는 한의사가 컴퓨터 · 화상통신 등 정보통신기술을 활용하여 원격지의 의료인에 대하여 의료지식 또는 기술을 지원하는 원격의료제도를 도입하였다.
⑥ 보건복지부장관은 의료기관에 대한 평가를 실시하여 그 결과를 공표할 수 있도록 하고, 평가의 결과가 우수한 의료기관에 대하여는 행정적 · 재정적 지원을 할 수 있도록 하였다.
⑦ 종전에는 의료기관의 집단휴업이 있는 경우에 한하여 시 · 도지사 또는 시장 · 군수 · 구청장이 업무개시명령을 할 수 있었으나, 앞으로는 집단휴업 외에 정당한 이유 없이 진료를 중단하거나 집단폐업으로 진료에 막대한 지장을 초래할 우려가 있는 경우에도 업무개시명령을 할 수 있도록 하고, 업무개시 명령권자에 보건복지부장관을 추가하였다.
⑧ 의료기관개설자가 허위로 진료비를 청구하여 금고 이상의 형을 선고받아 그 형이 확정된 때에는 개설허가를 취소하거나 의료기관을 폐쇄하도록 하고, 의료기관의 개설허가취소 또는 폐쇄 명령을 받은 자는 그 취소 또는 폐쇄 명령을 받은 날부터 3년 이내에는 의료기관을 개설 · 운영하지 못하도록 하였다.
⑨ 의료인이 응급의료에 관한 법률 등 의료관련법령을 위반하여 면허가 취소된 경우에 있어서 의사면허 재교부 금지기간을 2년에서 3년으로 연장하였다.
⑩ 의료인이 부정한 방법으로 진료비를 허위청구한 때에는 1년의 범위 안에서 면허자격을 정지할 수 있도록 하고, 의료기관의 개설자가 진료비 허위청구로 인하여 면허자격이 정지된 경우 당해 의료기관은 그 면허자격 정지기간 중에는 의료업을 영위할 수 없도록 하였다.
그리고 기존의 안마시술소를 안마시술소와 안마원으로 구분하고, 소규모 · 소자본의 안마원을 개설할 수 있는 시설기준을 정할 수 있는 근거를 마련함으로써 안마사의 창업을 지원하고 국민보건 증진의 편의를 도모하였다.

## ■ 2003년 일부 개정

동년 8월 6일 법률 제06964호로 약업단체 설립근거 등과의 형평성을 고려하고 향후 의료시장 개방에 대비한 경쟁력 등을 강화하기 위하여 의료기관단체를 설립할 수 있도록 하였고, 9월 29일 법률 제06984호로 치과의사전문의제도 시행 전에 의원급 치과 의료기관의 진료과목 표시를 제한하고, 종합병원 및 대통령령이 정하는 치과병원에 한하여 진료과목을 표시할 수 있도록 함으로써 진료과목의 표시를 전문과목의 표시로 오인할 수 있는 가능성을 차단하되, 치과 의료기관에 대한 진료과목 표시제한은 치과전문의제도가 본격적으로 실시되기 전인 2008년 12월 31일까지만 효력을 갖도록 하였다.

## ■ 2004년 일부 개정

동년 1월 29일 법률 7148호로 전염병 예방체계의 실효성을 확보하는 등 현행제도의 운영상 나타난 일부 미비점을 개선 · 보완하려고 국립보건원을 질병관리본부로 개편함에 따라 법 제64조제1항중 "국립보건원장"을 "질병관리본부장"으로 수정하였다.

## ■ 2005년 일부 개정

동년 3월 31일 법률 7453호로 시 · 도지사와 시장 · 군수 · 구청장의 공동사무로 되어 있는 의료기관의 폐업 · 휴업신고 관련 사무를 시장 · 군수 · 구청장의 사무로 하는 한편, 보건복지부장관, 시 · 도지사 및 시장 · 군수 · 구청장의 공동사무로 되어 있는 의료기관 등에 대한 보고명령, 시정명령, 개설허가의 취소, 과징금 · 과태료의 부과 등에 관한 사무를 보건복지부장관과 시장 · 군수 · 구청장의 공동사무로 하여 행정효율의 향상과 민원인의 편의를 도모하였다.

## ■ 2006년 일부 개정

헌법재판소가 동년 5월 25일 안마사의 자격에 대하여 규정하고 있던 안마사에 관한 규칙 제3조제1항제1호 및 제2호 중 각각 '앞을 보지 못하는'이라는 부분이 헌법에 위반된다고 결정하였으나, 비시각장애인의 직업선택권보다는 신체장애자 등에 대한 국가의 보호의무를 규정하고 있는 헌법 제34조제5항의 정신을 좀 더 고려하여 안마사의 자격을 장애인복지법에 따른 시각장애인 중에서 일정한 교육과정 등을 마친 자로 하여 이를 법률에 직접 규정하였다(9. 27 법률 제8007호).

또한 동년 10월 27일 법률 제8067호로 다수의 민원제기로 소비자의 권익보호 필요성이 제기되었던 선택진료 제도를 개선하여 의료기관의 장으로 하여금 환자 또는 그 보호자에게 선택진료의 절차 · 방법 등에 관한 정보를 제공하도록 하고, 의료기관의 경영 효율화를 통한 의료서비스의 산업적 발전에 이바지하기 위하여 의료법인이 부대사업으로 노인의료복지시설 · 장례식장 및 부설주차장 등을 설치 · 운영할 수 있도록 하는 한편, 국민건강 보호를 위하여 보건복지부에 신의료기술평가위원회를 설치하여 신의료기술의 안전성 · 유효성 등에 관한 평가를 하도록 하고, 그 평가결과를 공표할 수 있도록 하였다.

## ■ 2007년 일부 개정

의료광고금지에 관한 규정에 대한 위헌결정(2003헌가3 2005. 10. 27.)에 따라 해당 조항의 효력이 상실하게 되어 의료광고를 제한하는 규정을 헌법재판소의 판결취지에 부합하도록 보완한 것으로 의료법인 · 의료기관 또는 의료인은 제45조의3에 따라 평가되지 아니한 신의료기술에 관한 광고, 치료효과를 보장하거나 암시하여 소비자를 현혹할 우려가 있는 내용의 광고, 다른 의료기관 · 의료인의 기능 또는 진료방법과 비교하는 내용의 광고, 다른 의료법인 · 의료기관 또는 의료인을 비방하는 내용의 광고, 수술장면 등 직접적인 시술행위를 노출하는 내용의 광고 등을 하지 못하도록 하였으며, 의료법인 · 의료기관 · 의료인이 의료광고를 하려는 때에는 미리 광고내용 및 방법 등에 대하여 보건복지부장관의 심의를 받도록 하고, 보건복지부장관은 의료광고의 심의에 관한 업무를 의사회 등에 위탁할 수 있도록 하였다.

2007년 4월 11일 법률 제8366호로 파산선고와 의료인 면허 취득 간에 직접적인 관련성이 없으므로 의료인 면허의 결격사유에서 파산선고를 받고 복권되지 아니한 자를 삭제하고, 소아과 진료과목 명칭을 소아청소년과로 변경하였다.

2007년 7월 27일 법률 제8559호로 진단서의 기재사항에 대한 법적 근거를 마련하고, 약사 또는 한약사의 처방전 문의에 대한 의사 · 한의사 및 치과의사의 성실응대의무에 대한 규정이 미흡하므로 이를 명확히 규정하며, 성실응대의무를 위반하는 경우에는 500만원 이하의 벌금에 처하도록 함으로써 명확한 처방 및 조제를 유도하였다.

2007년 10월 17일 법률 제8651호로 그 증세가 가벼운 정신질환자로서 전문의가 의료인의 업무를 수행할 능력이 있다고 인정하는 경우에는 의료인이 될 수 있도록 함으로써 국민의 보건 및 건강 보호에 관한 법익이 침해되지 아니하는 범위에서 그 증세가 가벼운 정신질환자의 직업선택의 자유를 보장하였다.

## ■ 2008년 일부 개정

정부조직법이 개정(법률 제8852호, 2008. 2. 29. 공포 · 시행)되어 보건복지부와 국가청소년위원회, 여성가족부의 가족 및 보육업무 등을 통합하여 보건복지가족부로 이관함에 따라 보건복지가족부와 그 소속기관의 조직과 직무범위 및 정원 등을 구체적으로 정하였다. 또한 의학 · 치의학 및 한의학 전문대학원을 졸업하고 석사학위 또는 박사학위를 받은 자에게 의사 · 치과의사 및 한의사 면허시험 응시자격을 부여하여 우수한 의료인 양성이라는 전문대학원 제도의 도입 취지를 명확히 규정하기 위하여 2008년 10월 14일 법률 제9135호로 일부 개정하였다.

## ■ 2009년 일부 개정

의료법과 국민건강보험법으로 이원화되어 있는 의료기관 종류에 관한 법적 근거를 의료법에서 규정하는 것으로 일원화하고, 보건복지가족부장관에게 등록한 의료기관 등에게 국내에 거주하지 아니하는 외국인 환자에 대한 유치활동을 허용하는 등 의료서비스의 국제적 경쟁력 강화를 위한 입법적 기반을 구축하는 한편, 의사 · 치과의사 · 한의사가 같은 병원에 근무하면서 협진이 가능하게 하는 등 의료소비자의 권익 및 의료인의 자율성을 증진시킬 수 있도록 제도를 개선하기 위하여 2009년 1월 30일(법률 제9386호) 일부 개정하였다.

## ■ 2010년 일부 개정

• 2010년 1월 18일(법률 제9932호) 일부 개정

보건복지가족부의 청소년 · 가족 기능을 여성부로 이관하여 종합적인 가족정책 기능을 수행할 수 있도록 여성부를 "여성가족부"로 확대 개편하고, 보건복지가족부는 보건복지정책 기능을 중심으로 재편하여 "보건복지부"로 명칭을 변경하기 위하여 일부 개정하였다.

• 2010년 5월 27일(법률 제10325호) 일부 개정

의료인이 의약품 · 의료기기의 채택, 처방 등과 관련하여 부당한 경제적 이익을 제공받는 경우 형법이나 독점규제 및 공정거래에 관한 법률에 따라 처벌이 가능하나, 형법상 배임수재죄는 의료기관 개설자에게는 적용되지 않고, 수뢰죄는 공무원 신분이 아닌 민간의료기관 종사자는 적용되지 않으며, 독점규제 및 공정거래에 관한 법률상 불공정거래행위는 이익 제공 강요가 입증되어야 처벌이 가능하기 때문에 의약품 및 의료기기 채택 · 처방 등과 관련하여 부당한 경제적 이익을 제공받는 것을 처벌하는데 한계가 있는 실정이었다. 따라서 의료인이나 의료기관 개설자 등이 의약품 · 의료기기의 채택, 처방 · 사용유도 등 판매촉진을 목적으로 제공되는 금전, 물품, 편익 등을 제공받는 경우 2년 이하의 징역이나 3천만원 이하의 벌금에 처하도록 이 법에 벌칙규정을 마련함으로써 형법 등의 적용을 받지 아니하는 경우도 처벌이 가능하도록 하고, 부당하게 제공받은 경제적 이익 등을 몰수 또는 추징하도록 하고, 1년 이내의 범위에서 자격정지를 할 수 있도록 규정함으로써 의약품 및 의료기기 채택 · 처방 등과 관련하여 부당한 경제적 이익 등을 주고받는 것을 근절하

기 위하여 일부 개정하였다.

• 2010년 7월 23일(법률 제10387호) 일부 개정[시행 2011. 1. 24]

현행 의료기관 평가제도는 전담기구 · 전문인력 부재로 평가 결과의 신뢰성을 보장하지 못하고 있고, 의료기관으로 하여금 평가 기간에만 일시적으로 대응하도록 유도하며, 평가결과 서열화에 따른 과잉경쟁을 유발하는 등 의료서비스 품질관리체계로서 미흡한 부분이 있다. 따라서 이를 의료기관 인증제도로 전환하여 전문적인 인증전담기관이 인증에 관한 업무를 수행할 수 있도록 함으로써 의료서비스 평가의 전문성 · 객관성 · 공정성을 제고하고, 인증을 받은 의료기관에 대한 행정적 · 재정적 지원 등 유인체계를 규정하여 의료기관 스스로의 의료서비스 품질개선 노력을 촉진하며, 인증 결과 정보를 인터넷 홈페이지 등에 공개하도록 함으로써 소비자의 알권리와 선택권을 강화하려는 것이다.

## ■ 2011년 일부 개정

• 2011년 4월 7일(법률 제10564호) 일부 개정[시행 2011. 10. 8]

의료기기 산업을 활성화하고 국민보건 상 위해를 예방하기 위하여 의료기기의 제조업 등에 관한 허가 또는 신고 제도를 개선하고, 의료기기에 대한 임상시험 · 시험검사 또는 품질관리의 전문성과 신뢰성을 높이기 위한 의료기기법 개정에 따른 일부 개정이다.

• 2011년 4월 7일(법률 제10565호) 일부 개정[시행 2012. 4. 8]

의료사고로 인한 피해를 신속 · 공정하게 구제하고 의료분쟁을 원활하게 조정하기 위하여 의료사고 피해구제 및 의료분쟁 조정 등에 관한 법률이 제정됨에 따라 현행 의료법에 규정된 공제사업의료심사조정위원회 관련 조문을 조정하는 한편, 진료기록부는 의사의 환자에 대한 진단 · 치료 · 처방 등에 관한 종합적인 의료기록으로서 의료분쟁이 발생하는 경우 증거자료로 사용되는 것이므로 진료기록부를 거짓으로 작성하거나 고의로 사실과 다르게 추가로 기재하거나 수정한 경우 행정처분 및 법정형을 부과할 수 있는 근거를 마련하려는 것이다.

• 2011년 4월 28일(법률 제10609호) 일부 개정[시행 2012. 4. 29]

치과전문의의 역할과 업무 범위를 명확하게 하기 위하여 1차 진료기관인 치과의원에서 전문과목을 표시하는 경우에는 전문과목에 해당하는 환자와 응급환자만을 진료하도록 하고, 지역별 · 연령별로 의료 인력 현황을 파악하기 위하여 주기적으로 의료인 실태와 취업상황을 보건복지부장관에게 신고하도록 하며, 의료인이 학문적으로 인정되지 아니하는 진료행위를 하거나 비도덕적 진료행위를 하는 등 품위를 손상하는 행위를 하는 경우에는 의료인 중앙회가 해당 의료인의 자격정지 처분을 보건복지부장관에게 요구할 수 있도록 함으로써 행정처분의 전문성을 확보하려는 것이다.

• 2011년 6월 7일(법률 제10785호) 일부 개정[시행 2011. 12. 8]

민간복지서비스 전달체계의 효율화를 위한 기능조정의 일환으로 노인전문병원을 의료법 상의 요양병원으로 일원화하고, 노인복지시설로서의 기능과 역할이 미약한 노인휴양소를 폐지하며, 최근 급속한 고령화로 치매노인 등이 증가함에 따라 집을 찾지 못하는 실종노인에 대한 빠른 발견과 안전한 복귀 등을 위한 근거 규정을 보강하는 한편, 현행 제도의 운영상 나타난 일부 미비점을 보완 · 개선하려는 것이다.

## 2012년 일부 개정

• 2012년 2월 1일(법률 제11252호) 일부 개정

의료인 면허 시험에 응시할 수 있는 자격을 정부가 인정한 평가인증기구로부터 인증받은 대학을 졸업한 자 등으로 제한함으로써 의료의 질적 보장과 사회 및 환자 보호를 도모하고, 국민연금공단이 연금지급을 심사하기 위하여 의료기관에 진료기록을 요청할 수 있는 근거를 신설함으로써 연금청구인의 편의를 제공하며, 환자가 자신의 권리를 알지 못해 받는 불이익을 최소화하기 위해 의료기관의 장에게 환자의 권리 등을 환자가 쉽게 볼 수 있게 게시하도록 의무를 부여하고, 이를 위반한 자에게 100만원 이하의 과태료를 부과하도록 하며, 의료기관 개설자가 될 수 없는 자에게 고용되어 의료행위를 한 의료인이 자진하여 그 사실을 신고한 경우 행정처분을 감경할 수 있도록 함으로써 불법 의료기관 개설에 대한 단속을 강화를 유도하는 등 현행 제도의 운영상 나타난 일부 미비점을 개선 · 보완하려는 것이다.

## 2013년 일부 개정

• 2013년 4월 5일(법률 제11748호) 일부 개정

현행법상 의료인은 진료기록부 등에 의료행위에 관한 사항과 의견을 '상세히' 기록해야 하고, 이를 위반할 경우 형사처벌 및 행정처분을 부과하도록 하고 있는데, 기록의 상세정도에 대한 자의적인 해석 및 집행으로 인하여 형평성 문제가 발생할 수 있으며, 특히 이를 위반할 경우 형사처벌을 부과 받을 수 있다는 점에서 명확성의 원칙에 반한다고 볼 수 있는바, 의료인과 환자 간의 불필요한 갈등을 해소하고 행위자가 형사처벌 및 행정처분 대상 행위를 명확하게 예상할 수 있도록 진료기록부 등에 기록하여야 하는 사항을 보건복지부령으로 명확하게 정하도록 하려는 것이다.

• 2013년 8월 13일(법률 제12069호) 일부 개정

헌법재판소가 업무정지기간의 상한을 법률에 명시하지 아니한 채 하위법령에 포괄적으로 위임하고 있는 의료기기법(2008. 12. 26. 법률 제9185호로 개정되고, 2010. 1. 18. 법률 제9932호로 개정되기 전의 것) 제32조제1항 부분에 대하여 헌법불합치결정을 내린 취지를 반영하여 이 법의 의료기관에 대한 업무정지 기간 상한을 1년으로 명시함으로써 법률의 명확성과 예측가능성을 확보하려는 것이다.

## 2015년 일부 개정

• 2015년 1월 28일(법률 제13107호) 일부 개정[시행 2015. 1. 28]

전문병원의 지정취소의 요건과 간호조무사 자격시험 부정행위자 제재 근거 및 세부사항 위임근거를 법률로 명확하게 규정함으로써, 법적 명확성 및 예측가능성을 확보하고, 의료기관 세탁물취급자에 대한 감염 예방에 관한 교육 실시 및 세탁물처리업의 변경, 휴업, 폐업, 재개업 등 중요사항을 법률로서 명확하게 규정하여, 의료기관 세탁물취급 관리의 안전성을 강화하고 세탁물처리업의 법적 안정성과 예측가능성을 제고하려는 것이다.

• 2015년 6월 22일(법률 제13367호) 일부 개정[시행 2015. 12. 23]

한국보건의료인국가시험원법 신설에 따른 일부개정이다.

• 2015년 12월 29일(법률 제13658호) 일부 개정[시행 2016. 9. 30]

주요 내용으로는

① 간호사의 업무를 간호, 의사 · 치과의사 · 한의사의 지도하에 시행하는 진료의 보조 등으로 함(제2조제2항제5호).

② 간호 · 간병통합서비스를 입원환자를 대상으로 간호사, 간호조무사, 간병지원인력에 의하여 포괄적으로 제공하는 입원서비스로 하고, 병원급 의료기관에서 이를 제공할 수 있도록 노력하여야 함(제4조의2 신설).

③ 의료법인 및 비영리법인이 의료기관을 개설하려면 그 법인의 정관에 의료기관의 소재지를 기재하여 정관 변경 허가를 얻도록 함(제33조제9항).

④ 의료기관 개설자는 공중보건의가 근무할 수 있는 기관이 아니면 공중보건의사에게 의료행위를 하게 하여서는 아니 됨(제36조의2 신설).

⑤ 의료인에 관련되는 의학 및 관계전문분야의 연구 · 진흥기반 조성 및 우수한 보건의료인의 발굴 · 활용을 위하여 대한민국의학한림원을 두기로 함(제52조의2 신설).

⑥ 보건복지부장관은 간호인력의 원활한 수급 등을 위하여 지역별로 간호인력 취업교육센터를 설치 · 운영할 수 있음(제60조의3 신설).

⑦ 간호조무사는 특성화고등학교의 간호 관련 학과를 졸업한 사람 등으로서 일정한 교육과정을 이수하고 국가시험에 합격한 후 보건복지부장관의 자격인정을 받아야 함(제80조제1항).

⑧ 간호조무사 교육훈련기관은 보건복지부장관의 지정 · 평가를 받아야 함(제80조제2항).

⑨ 간호조무사는 간호보조업무와 의원급 의료기관에서 의사, 치과의사, 한의사의 지도하에 간호 및 진료 보조를 수행할 수 있음(제80조의2).

## 2016년 일부 개정

• 2016년 5월 29일(법률 제14420호) 일부 개정[시행 2016. 5. 29]

환자가 의료인의 신분을 쉽게 확인할 수 있도록 하여 의료인이 아닌 자를 의료인으로 오인하지 않도록 하고 보건의료인에 대한 신뢰를 강화하기 위하여 의료기관의 장은 의료인 및 전공분야 관련 실습을 위해 의료행위를 행하는 학생에게 그 신분을 나타낼 수 있는 명찰을 반드시 착용하게 하고, 위반 시 시정명령을 할 수 있으며 시정명령을 어길 경우 과태료를 부과하도록 하였다. 또한, 안정적인 의료 환경을 조성하고 의료인의 진료권 및 환자의 건강권을 보호하기 위하여 의료행위를 행하는 의료인 등을 폭행 또는 협박하는 행위를 금지하고 위반 시 5년 이하의 징역 또는 2천만원 이하의 벌금에 처하도록 하고, 현행법상 환자의 형제 · 자매는 증명서를 교부받거나 진료기록의 열람 또는 사본교부 등을 신청할 수 없는 바, 환자에 관한 증명서 또는 진료기록부 사본 교부 대상을 부모가 없는 미혼의 형제 · 자매로 확대하여 환자의 편의를 제고할 수 있도록 하였다. 한편, 현행법에 의료인의 1회용 주사기 등에 대한 재사용 금지 규정이 없고, 의료기관 개설자에 대한 제재처분의 실효성이 부족하여 1회용 주사기 재사용이 국민의 생명과 건강에 주요한 위해 요인으로 작용하고 있는 바, 의료인의 의무에 1회용 주사기 등의 재사용 금지 사항을 신설하고, 이를 위반하여 사람의 생명 또는 신체에 중대한 위해를 입힌 의료인의 면허자격을 취소할 수 있도록 하고, 의료기관 개설자의 준수사항에 1회용 주사기 등의 사용에 관한 사항 등을 신설하여 이를 위반하여 사람의 중대한 위해를 미친 경우에는 해당 의료기관에 대하여 영업정지, 개설허가 취소, 또는 의료기관 폐쇄명령을 할 수 있도록 하여 제재의 실효성을 강화하고자 하였다. 또한, 질병관리본부장 등의 역학조사가 필요한 의료기관이 역학조사가 이루어지기 전에 폐업신고를 함으로써 실효성 있는 역학조사가 이루어지지 못하는 문제가 있으므로, 시장·군수·구청장이 역학조사를 실시하는 경우 등에는 의료기관 폐업신고를 수리하지 아니할 수 있도록 하였다. 아울러, 현행법에 의료인에 대한 자격정지 처분에 시효가 없어 언제든지 행정처분을 부과할 수 있다는 점에서 법적 안정성을 해칠 우려가 있는 바, 자격정지처분 사유가 발생한 날로부터 일정 기간이 경과한 경우 행정처분을 부과하지 못하도록 시효규정을 둠으로써 행정에 대한 신뢰의 이익과 법적 안정성을 도모하고자 하였다.

- 2016년 12월 20일(법률 제14438호) 일부 개정[시행 2016. 12. 20]

공무원연금공단이 공무상요양비 등의 지급 심사를 원활하게 진행할 수 있도록 공무원 등을 진료한 의료기관에 진료기록에 관한 사항의 열람이나 사본 교부를 요청할 수 있도록 하고, 환자의 진료과정에서 생성된 진단·처방에 관한 진료정보 등에 관한 기록을 환자의 동의가 있는 경우 다른 의료기관과 적정하게 공유할 수 있도록 하는 등 의료기관간 정보의 호환성을 높이고 진료기록을 효율적으로 활용하게 하며, 현행법상 비급여 진료비용 등의 현황 조사·분석 대상이 보건복지부령으로 위임되어 있어 명확하지 아니한바 이를 개선하여 의료 이용자의 알권리를 증진하고 의료기관 선택권을 강화하려는 것이다. 또한, 의사가 사람의 생명 또는 신체에 중대한 위해를 발생하게 할 우려가 있는 수술 등을 하는 경우 환자에게 수술 등에 관한 설명 및 서면 동의를 받는 방식을 개선하여 환자의 안전 및 자기 결정권을 보장하도록 하고, 헌법재판소의 위헌 결정에 따라 전문과목을 표시한 치과의원은 표시한 전문과목에 해당하는 환자만을 진료하도록 한 규정의 효력이 상실되었으므로 해당 규정을 삭제하며, 의약품 및 의료기기의 공정한 판매 경쟁과 거래 질서를 확립하기 위하여 판매촉진을 목적으로 제공되는 금전 등 불법 이익을 수수한 의료인 등에 대한 처벌을 강화하는 한편, 벌금형을 현실화하고 형벌로서의 기능을 회복시켜 범죄억지력을 확보하는 등 현행 제도 운영상의 일부 미비점을 개선·보완하려는 것이다.

## ■ 2018년 일부 개정

- 2018년 3월 27일(법률 제15540호) 일부 개정[시행 2018. 9. 28]

정신보건법이 정신건강증진 및 정신질환자 복지서비스 지원에 관한 법률로 제명이 개정되고 정신질환자에 대한 정의가 변경됨에 따라 종전의 법률 제명 인용 조문을 개정하여 현행 법률체계에 맞게 정비하고, 의료분쟁이 발생한 경우 진료기록부등에 수정이 이루어졌는지 여부가 중요한 쟁점이 될 수 있고, 의료행위의 변화 과정을 살펴보기 위해서는 원본과 추가기재 또는 수정이 이루어진 수정본 모두 중요한 자료로서 보존되어야 함에도 불구하고 현행법상 그 내용이 명확하지 않다는 문제를 개선하기 위하여 의료인등이 진료기록부등(전자의무기록을 포함)에 추가기재·수정을 한 경우 진료기록부등 원본과 추가기재·수정을 한 수정본을 함께 보존하도록 명시하고자 하였다. 또한 공중보건의사와 유사하게 의사나 치과의사 자격을 가지고 보충역으로 편입되어 병역판정에 필요한 신체검사업무를 이행하는 병역판정검사전담의사에 대하여 의료기관 고용 금지를 명시하여 공중보건의사 등 고용금지 제도의 미비점을 보완하고, 선택진료 자격을 갖춘 의사에 대해 추가비용을 받을 수 있도록 하는 선택진료제를 2018년부터는 완전 폐지하기로 함에 따라 선택진료 비용을 징수할 수 있는 근거를 삭제하는 등 법률을 정비하였다. 아울러 행정기관이 아닌 독립된 자율심의기구에서 의료광고에 대한 사전 심의가 이루어 질 수 있도록 제도를 개선하고, 지속적인 모니터링을 통해 불법 의료광고가 난립하는 것을 방지하며, 불법 의료광고에 대해서는 보건복지부장관 등이 위반행위의 중지, 정정광고 명령 등 필요한 조치를 취할 수 있도록 함으로써 불법 의료광고로 인한 국민의 피해를 최소화하는 한편, 현행법에는 의료법인 설립 허가권자인 시 · 도지사의 법인 관련 서류 등의 조사권한을 명시하고자 하고, 현행법에는 전문간호사가 행할 수 있는 업무 범위에 대한 별도의 규정이 없어 일반간호사와 동일한 업무만 수행할 수 있는지 전문 업무도 수행할 수 있는 것인지 불분명한 측면이 있으므로, 시행규칙에 위임되어 있던 전문간호사의 자격인정 요건을 법률에 명시하며, 전문간호사 자격을 인정받은 경우 해당 분야에서 간호 업무를 수행하도록 함으로써 전문간호사 자격 제도를 활성화하고 전문의료인력을 효율적으로 활용하려는 것이다.

• 2018년 8월 14일(법률 제15716호) 일부 개정[시행 2018. 8. 14]

민법 개정 전에는 행위무능력자로서 금치산자 및 한정치산자가 있었으나, 민법이 개정됨에 따라 금치산자 및 한정치산자가 각각 피성년후견인 및 피한정후견인으로 변경되었으므로, 의료인의 결격사유로 규정된 금치산자 및 한정치산자를 개정된 제도에 맞추어 피성년후견인과 피한정후견인으로 변경하였다. 또한, 현재 사립학교 교직원이 직무로 인한 부상 · 질병 · 장애를 입어 사립학교교직원연금공단에 보상급여를 신청하기 위해서는 해당 교직원이 직접 병원에서 진단서 등을 발급받아야 하나, 입증서류를 완비하지 못한 경우 급여지급 절차가 지연되는 문제가 있는 바, 사립학교교직원연금공단이 직무상요양비, 장해급여 및 유족급여의 지급심사와 관련하여 교직원이나 교직원이었던 자를 진료한 의료기관에 진료기록부 등의 열람 또는 사본 교부를 요청하는 경우 의료인 등이 자료를 제출할 수 있도록 하여 급여 지급이 원활히 이루어지도록 하는 등 현행 제도의 운영상 나타난 일부 미비점을 개선 · 보완하려는 것이다.

## ■ 2019년 일부 개정

• 2019년 1월 15일(법률 제16254호) 일부 개정[시행 2019. 7. 16]

최근 한 대형종합병원에서 4명의 신생아가 연쇄적으로 사망하는 사고가 발생했을 당시 같은 신생아 중환자실에 있던 신생아 중 2명의 신생아가 전원에 대한 보호자의 동의를 받지 못하여 사고가 발생한 신생아실에서 16시간동안 방치되는 일이 있었다. 이는 현행법상 입원환자의 전원에 관한 규정이 없기 때문에 위 사고의 경우에도 일반적인 의료행위 시 보호자의 동의를 받는 절차를 따른 것으로 보이는데, 유사한 사례의 재발을 방지하기 위해서는 집단 사망사고의 발생 등과 같은 응급상황에서는 신속하게 전원 조치를 할 수 있도록 하는 법적 근거를 마련해야 할 것이다. 이에 의료기관의 장은 천재지변, 감염병 의심 상황, 집단 사망사고의 발생 등 입원환자를 긴급히 전원시키지 않으면 입원환자의 생명 · 건강에 중대한 위험이 발생할 수 있음에도 환자나 보호자의 동의를 받을 수 없는 등의 불가피한 사유가 있는 경우에는 시장 · 군수 · 구청장의 승인을 받아 입원환자를 다른 의료기관으로 전원시킬 수 있도록 하였다(법 제47조의2 신설).

• 2019년 4월 23일(법률 제16375호) 일부 개정[시행 2019. 4. 23]

의료기관에서의 감염병의 예방을 위하여 의료인 등에 대하여 정기적으로 교육을 실시하도록 하고, 의료행위를 하는 의료인 등을 보호하기 위하여 의료인을 폭행하여 상해에 이르게 한 경우 등에 대한 처벌을 강화하며, 음주로 인한 심신장애 상태에서 의료인을 폭행하는 등의 죄를 범한 때에 형법상 감경규정에 관한 특례를 규정하는 등 현행 제도의 운영상 나타난 일부 미비점을 개선·보완하려는 것이다.

• 2019년 8월 27일(법률 제16555호) 일부 개정

대부분의 의료기관에서 진료기록부 등이 전자문서로 관리되고 있는 상황에서 해킹·악성코드 등 전자적 침해사고가 발생하는 경우 큰 피해가 발생할 수 있는바, 이러한 피해를 예방하기 위하여 진료정보 침해사고 통지, 예방 및 대응 등에 필요한 사항을 정하고, 국가적 차원의 병상 수급 및 관리를 체계화하기 위하여 보건복지부장관의 기본시책 등에 적합하지 아니한 의료기관 개설을 제한하도록 하며, 연간 총수입액이 수백 억원에 이르는 대규모 의료기관 등에 대한 과징금 부과처분의 실효성을 확보하기 위하여 그 상한액을 상향하는 한편, 그 밖에 현행 제도의 운영상 나타난 일부 미비점을 개선·보완하려는 것이다.

## ■ 2020년 일부 개정

• 2020년 3월 4일(법률 제17069호) 일부 개정[시행 2023. 6. 5]

의료기관 내에서 환자, 환자의 보호자, 의료인 또는 의료기관 종사자 등에게 발생하는 감염사고로부터 국민의 안전과 생명을 보호하기 위하여 의료관련감염 감시 시스템 구축 및 자율보고 제도 도입 등을 통해 의료관련감염 감시체계를 강화하는 한편, 환자의 민감한 개인정보가 포함된 진료기록부를 안전하고 효과적으로 보호하기 위하여 휴업 또는 폐업한 의료기관의 진료기록부 보존·관리를 위하여 필요한 사항을 정하고, 의료기관 인증의 실효성을 높이기 위하여 의료기관 인증의 사후관리 근거를 마련하는 등 현행 제도의 운영상 나타난 일부 미비점을 개선·보완하려는 것이다.

• 2020년 3월 4일(법률 제17472호) 일부 개정[시행 2020. 9. 12]

감염병 관리체계를 강화하기 위하여 질병관리본부를 보건복지부장관 소속 중앙행정기관인 질병관리청으로 승격시키려는 정부조직법 일부개정에 따른 것이다.

• 2020년 12월 29일(법률 제17787호) 일부 개정[시행 2023. 3. 5]

의료인 아닌 자가 의료인의 면허를 대여 받아 의료기관을 개설·운영하는 이른바 '사무장병원'의 적발 건수는 해마다 증가하는 추세로, 지난 8년간 사무장병원이 챙긴 부당이익의 규모가 약 1조 5,000억 원에 달하는 정도로 의료시장의 건전성뿐만 아니라 건강보험의 재정에도 악영향을 미치고 있는 실정이다. 이에 불법의료기관의 난립을 방지하고 건전한 의료질서를 확립하기 위하여 사무장병원의 실태를 조사하고 위법사실이 확인된 경우 그 결과를 공표하도록 하려는 것이다. 또한, 현행법에서는 의료기관으로 하여금 비급여 진료비용과 제증명수수료 비용을 환자에게 알리도록 의무화하고, 보건복지부장관은 관련 현황을 조사·분석하여 그 결과를 공개할 수 있도록 정하고 있으나, 일부 의료기관에서 환자에게 비급여 진료를 받을 것을 사실상 강요하여 환자에게 과도한 진료비용을 부담하게 하는 사례가 발생하고 있어 이에 대한 감독이 필요한 상황인바, 의료기관

개설자가 비급여 진료비용 등의 항목, 기준 및 진료내역 등에 관한 사항을 보건복지부장관에게 정기적으로 보고하도록 하려는 것이다. 한편, 최근 무면허 또는 면허 외 의료행위를 교사하는 일이 관행적으로 이어지고 있어 제재를 강화할 필요가 있다는 의견이 꾸준히 제기되고 있어, 교사자에 대한 처벌 규정을 명시하고, 사람의 생명·신체에 중대한 위해를 발생하게 할 우려가 있는 의료행위를 교사한 경우에는 의료인의 면허를 취소하도록 하려는 것이다(제27조제5항, 제65조제1항제7호, 제87조의2제3호 신설).

## ■ 2021년 일부 개정

• 2021년 9월 24일(법률 제18468호) 일부 개정[시행 2023. 9. 25]

의료기관에서 수술을 하는 과정에서 의료사고가 발생하거나 비자격자에 의한 대리수술이나 마취된 환자에 대한 성범죄 등 불법행위가 발생하고 있으나, 수술실은 외부와 엄격히 차단되어 있어 의료과실이나 범죄행위의 유무를 규명하기 위한 객관적 증거를 확보하기 어려운 실정이다. 이에 전신마취 등 환자의 의식이 없는 상태에서 수술을 시행하는 의료기관의 개설자는 수술실 내부에 폐쇄회로 텔레비전을 설치하도록 의무화하고, 이 경우 국가 및 지방자치단체는 폐쇄회로 텔레비전의 설치 등에 필요한 비용을 지원할 수 있도록 하였다(제38조의2제1항 신설). 또한 환자 또는 환자의 보호자가 요청하는 경우 의료기관의 장이나 의료인은 전신마취 등 환자의 의식이 없는 상태에서 수술을 하는 장면을 촬영하도록 의무화하고, 이 경우 의료기관의 장이나 의료인은 응급 수술 또는 위험도가 높은 수술을 시행하거나 수련병원 등의 목적 달성을 현저히 저해하는 경우 등 보건복지부령으로 정하는 정당한 사유가 없는 한 이를 거부할 수 없도록 하였으며(제38조의2제2항 신설), 의료기관의 장은 폐쇄회로 텔레비전으로 촬영한 영상정보가 분실·도난·유출·변조 또는 훼손되지 아니하도록 보건복지부령으로 정하는 바에 따라 내부 관리계획의 수립, 저장장치와 네트워크의 분리, 접속기록 보관 및 관련 시설의 출입자 관리 방안 마련 등 안전성 확보에 필요한 기술적·관리적 및 물리적 조치를 하도록 하였다(제38조의2제4항 신설). 또한 폐쇄회로 텔레비전으로 촬영한 영상정보를 열람·제공할 수 있는 경우는 수사·재판 업무 수행을 위하여 관계 기관이 요청하는 경우, 한국의료분쟁조정중재원이 조정·중재 개시 절차 이후 환자 또는 환자 보호자의 동의를 받아 요청하는 경우 및 환자와 의료인 등 정보주체 모두의 동의를 받은 경우로 한정하였다(제38조의2제5항 신설). 그리고 의료기관의 장은 폐쇄회로 텔레비전으로 촬영한 영상정보를 30일 이상 보관하도록 하고, 보관기준 및 보관기간의 연장 사유 등은 보건복지부령으로 정함으로써(제38조의2제9항·제10항), 수술실 안에서 발생할 수 있는 불법행위를 효과적으로 예방하고 의료분쟁 발생 시 적정한 해결을 도모하려는 것이다.

## ■ 2023년 일부 개정

• 2023년 9월 24일(법률 제18468호) 일부 개정[시행 2023. 9. 24]

의료기관에서 수술을 하는 과정에서 의료사고가 발생하거나 비자격자에 의한 대리수술이나 마취된 환자에 대한 성범죄 등 불법행위가 발생하고 있으나, 수술실은 외부와 엄격히 차단되어 있어 의료과실이나 범죄행위의 유무를 규명하기 위한 객관적 증거를 확보하기 어려움이 있다. 이에 의료기관의 수술실 내부에 폐쇄회로 텔레비전을 설치하도록 하고 환자 또는 환자의 보호자가 요청하는 경우 수술 장면을 촬영하도록 의무화함으로써, 수술실 안에서 발생할 수 있는 불법행위를 효과적으로 예방하고 의료분쟁 발생 시 적정한 해결을 도모하려는 것이다.

• 2023년 5월 19일(법률 제19421호) 일부 개정[시행 2024. 5. 20]

금고 이상의 실형을 선고받고 그 집행이 끝나거나 그 집행을 받지 아니하기로 확정된 후 5년이 지나지 아니한 자 등은 의료인이 될 수 없도록 하고, 의료인이 결격사유에 해당하면 그 면허를 취소하도록 하되, 의료행위 중 업무상과실치사상죄를 범하여 금고 이상의 실형을 선고받는 등의 경우에는 그 면허를 취소하지 아니하도록 하며, 면허 취소 후 재교부받은 의료인이 자격정지 사유에 해당하는 행위를 한 경우에는 면허를 취소할 수 있도록 하는 한편, 거짓이나 그 밖의 부정한 방법으로 의료인 면허 발급 요건을 취득하거나 국가시험에 합격한 경우 면허를 취소할 수 있도록 하면서 면허를 재교부할 수 없도록 하고, 면허가 취소된 의료인에 대한 면허 재교부 요건으로 일정한 교육프로그램 이수를 추가하며, 병원급 의료기관에 일정한 자격을 갖춘 교육전담간호사를 배치하도록 의무화하고, 국가는 교육전담간호사 운영에 필요한 비용의 전부 또는 일부를 지원할 수 있도록 하는 등 현행 제도의 운영상 나타난 일부 미비점을 개선·보완하였다.

• 2023년 10월 31일(법률 제19818호) 일부 개정[시행 2024. 8. 1]

군인 또는 군인이었던 사람 등을 진료한 의료기관에 해당 진료에 관한 사항의 열람 또는 사본교부를 요청하는 경우 의료기관에서 이를 제공할 수 있는 근거를 규정하고, 의료기관을 개설하는 자의 준수사항에 종합병원과 요양병원의 임종실 설치에 관한 사항을 추가하며, 관계 법령에 따라 시행하는 장애인일자리사업 등을 수행하는 자로서 보건복지부령으로 정하는 자가 그 사업 수행과정에서 안마사를 고용하는 경우에는 안마사 자격정지에 관한 규정을 준용하지 않도록 하였다.

## ■ 2024년 일부 개정

• 2024년 1월 23일(법률 제20105호) 일부 개정[시행 2024. 1. 23]

의료인 등이 약국개설자로부터 처방전 알선 등의 목적으로 경제적 이익 등을 요구·취득하거나 의료기관으로 하여금 받게 하는 행위를 금지하였다.

# 제 1 장 총 칙

**제1조 【목적】** 이 법은 모든 국민이 수준 높은 의료 혜택을 받을 수 있도록 국민의료에 필요한 사항을 규정함으로써 국민의 건강을 보호하고 증진하는 데에 목적이 있다.

[영] 제1조 (목적) 이 영은 의료법에서 위임된 사항과 그 시행에 필요한 사항을 규정함을 목적으로 한다.

[규칙] 제1조 (목적) 이 규칙은 의료법 및 같은 법 시행령에서 위임된 사항과 그 시행에 필요한 사항을 규정함을 목적으로 한다.

### 해설

의료기본법인 의료법의 궁극적인 목적을 국민건강의 보호증진에 두고 이를 위한 수단으로써 의료의 적정을 기하는데 필요한 사항을 이 법에 규정한다고 강조하고 있다. 따라서 제1장 총칙에서 부칙에 이르기까지 의료의 적정을 기하여 국민의 건강을 보호 · 증진하기 위한 제규정들이라고 볼 수 있다.

### 용어해설

㉮ 국민의료 : 일반 국민에게 제공되고 있거나 국민 스스로 이용하고 있는 모든 형태의 보건의료를 지칭한다. 시대적인 조류는 보건의료서비스를 의 · 식 · 주 다음가는 제4의 기본적 생필품으로 인식하는 추세이며, 보건의료에 대한 권리 개념이 신장되어 건강권을 보편적 권리로 규정하고 있다. 그 수준은 흔히 말하는 적정의료를 의미하는 바 이는 접근성(accessibility), 질(quality), 계속성(continuty), 효율성(efficiency)를 요건으로 한다. 즉, 어떤 질병의 진료에서 과하지도 부족하지도 않으면서 반드시 필요한 서비스를 경제적으로 제공하는 것이다. 따라서 양질의 의료서비스의 평가기준은 상대적이며 그 나라의 사회 · 경제적 실정 및 전문의료지식, 기술의 발전 정도에 따라 구체적인 내용이 결정된다.

**제2조 【의료인】** ① 이 법에서 "의료인"이란 보건복지부장관의 면허를 받은 의사 · 치과의사 · 한의사 · 조산사 및 간호사를 말한다.

② 의료인은 종별에 따라 다음 각 호의 임무를 수행하여 국민보건 향상을 이루고 국민의 건강한 생활 확보에 이바지할 사명을 가진다.

1. 의사는 의료와 보건지도를 임무로 한다.
2. 치과의사는 치과 의료와 구강 보건지도를 임무로 한다.
3. 한의사는 한방 의료와 한방 보건지도를 임무로 한다.
4. 조산사는 조산과 임산부 및 신생아에 대한 보건과 양호지도를 임무로 한다.
5. 간호사는 다음 각 목의 업무를 임무로 한다.

가. 환자의 간호요구에 대한 관찰, 자료수집, 간호판단 및 요양을 위한 간호
나. 의사, 치과의사, 한의사의 지도하에 시행하는 진료의 보조
다. 간호 요구자에 대한 교육·상담 및 건강증진을 위한 활동의 기획과 수행, 그 밖의 대통령령으로 정하는 보건활동
라. 제80조에 따른 간호조무사가 수행하는 가목부터 다목까지의 업무보조에 대한 지도

[영] 제2조 (간호사의 보건활동) 의료법(이하 "법"이라 한다) 제2조제2항제5호다목에서 "대통령령으로 정하는 보건활동"이란 다음의 보건활동을 말한다.

1. 농어촌 등 보건의료를 위한 특별조치법 제19조에 따라 보건진료 전담공무원으로서 하는 보건활동
2. 모자보건법 제10조제1항에 따른 모자보건전문가가 행하는 모자보건 활동
3. 결핵예방법 제18조에 따른 보건활동
4. 그 밖의 법령에 따라 간호사의 보건활동으로 정한 업무

### 해설

이 조는 의료인의 정의와 종별에 따른 임무를 규정하고 있다. 의료인은 국민의 건강과 생명에 깊은 관련을 갖는 일을 하는 전문적 직업인이므로 국가가 법으로 그 자격을 엄격하게 규정하고, 면허 또는 자격 소지자가 아니면 보건의료 행위를 할 수 없도록 규제하고 있다. 이조 제1항에서는 의료법이 정한 의료인은 5종이며, 보건복지부장관의 면허가 의료인의 필수적인 요건임을 밝히고 있다. 따라서 의과대학 등 당해 대학을 졸업하고 각각의 국가시험에 합격하였더라도 면허를 취득하지 않으면 의료인이 아니며, 이 법 제27조 제1항의 단서 규정이외에는 의료행위를 할 수 없다(벌칙 : 5년 이하의 징역 또는 5천만원 이하의 벌금). 제2항에서는 의료인이 각 종별에 따른 임무를 성실히 수행할 사명감을 강조하여 국민보건의 향상을 도모하고 국민의 건강한 생활확보에 기여하고자 했으며, 각 의료인의 종별에 따른 수행업무를 밝히고 있다.

### 용어해설

- 면허(免許) : 일반적으로 금지되어 있는 행위를 특정한 경우에 허가하거나, 특정한 권리를 설정하는 행정행위
- 자격(資格) : 일정한 신분이나 지위를 가지거나 일정한 일을 하는 데 필요한 조건이나 능력
- 농어촌 등 보건의료를 위한 특별조치법 : 농어촌 등 보건의료취약지역의 주민 등에게 보건의료를 효율적으로 제공함으로써 국민의 의료균점과 보건향상에 이바지하기 위해 제정한 법률
- 모자보건법 : 모성의 생명과 건강을 보호하고 건전한 자녀의 출산과 양육을 도모함으로써 국민보건향상에 이바지함을 목적으로 필요한 사항을 규정한 법률
- 결핵예방법 : 결핵의 예방과 결핵환자에 대한 적정한 의료를 실시함으로써 결핵으로 인하여 생기는 개인적·사회적 피해를 방지하여 국민의 건강증진에 기여함을 목적으로 제정한 법률
- 학교보건법 : 학교의 보건관리와 환경위생정화에 필요한 사항을 규정한 법률

### 대법원 2003. 8. 19. 선고 2001도3667 판결[공2003. 9. 15.(186), 1905]

**판례**

⊘ 판시사항 : 의사가 간호사의 진료보조행위에 일일이 입회하여 지도 · 감독하여야 하는지 여부(소극) 및 입회가 필요한 경우의 판단 기준

⊘ 판결요지

간호사가 '진료의 보조'를 함에 있어서는 모든 행위 하나하나마다 항상 의사가 현장에 입회하여 일일이 지도 · 감독하여야 한다고 할 수는 없고, 경우에 따라서는 의사가 진료의 보조행위 현장에 입회할 필요 없이 일반적인 지도 · 감독을 하는 것으로 족한 경우도 있을 수 있다 할 것인데, 여기에 해당하는 보조행위인지 여부는 보조행위의 유형에 따라 일률적으로 결정할 수는 없고 구체적인 경우에 있어서 그 행위의 객관적인 특성상 위험이 따르거나 부작용 혹은 후유증이 있을 수 있는지, 당시의 환자 상태가 어떠한지, 간호사의 자질과 숙련도는 어느 정도인지 등의 여러 사정을 참작하여 개별적으로 결정하여야 한다.

**제3조 【의료기관】** ① 이 법에서 "의료기관"이란 의료인이 공중 또는 특정 다수인을 위하여 의료 · 조산의 업(이하 "의료업"이라 한다)을 하는 곳을 말한다.

② 의료기관은 다음 각 호와 같이 구분한다.

1. 의원급 의료기관 : 의사, 치과의사 또는 한의사가 주로 외래환자를 대상으로 각각 그 의료행위를 하는 의료기관으로서 그 종류는 다음 각 목과 같다.
   가. 의원
   나. 치과의원
   다. 한의원
2. 조산원 : 조산사가 조산과 임산부 및 신생아를 대상으로 보건활동과 교육 · 상담을 하는 의료기관을 말한다.
3. 병원급 의료기관 : 의사, 치과의사 또는 한의사가 주로 입원환자를 대상으로 의료행위를 하는 의료기관으로서 그 종류는 다음 각 목과 같다.
   가. 병원
   나. 치과병원
   다. 한방병원
   라. 요양병원(장애인복지법 제58조제1항제4호에 따른 의료재활시설로서 제3조의2의 요건을 갖춘 의료기관을 포함한다. 이하 같다)
   마. 정신병원〈신설 2020. 3. 4〉
   바. 종합병원

③ 보건복지부장관은 보건의료정책에 필요하다고 인정하는 경우에는 제2항제1호부터 제3호까지의 규정에 따른 의료기관의 종류별 표준업무를 정하여 고시할 수 있다.

④ 내지 ⑧ 삭제〈2009. 1. 30〉

[영] 제2조의2 삭제〈2003. 8. 6〉

### 해설

이 조는 의료기관을 의료인(간호사 제외)이 공중 또는 특정다수인을 위하여 의료 · 조산의 업을 행하는 곳이라 정의하고 있다. ①항의 의료 · 조산의 업(이하 "의료업")은 의료, 치과의료, 한방의료를 말함으로 의료법상의 의료업은 의료, 치과의료, 한방의료, 조산의 업을 말한다. 종전에는 의료기관의 종별을 종합병원, 병원, 치과병원, 한방병원, 의원, 치과의원, 한의원, 조산소 등 8종으로 의료기관을 나누었던 것에서 1994년의 의료법 개정으로 '조산소'를 '조산원'으로 명칭을 바꾸는 한편 '요양병원'을 추가하여 의료기관의 종별을 입원환자에 대하여 의료를 행할 목적으로 개설하는 의료기관인 종합병원과 병원 등과 주로 외래환자에 대하여 의료를 행할 목적으로 개설하는 의료기관인 의원 등 9가지로 구분하여 왔다. 그러나 그동안 의료기관 종류에 관한 법적 근거가 의료법과 국민건강보험법으로 이원화되어 제도 운영상의 효율성이 저하되고, 주로 규모에 의해 의원, 병원, 종합병원으로 나누어지는 분류체계에서는 100~300병상 종합병원은 일반병원과 별반 차이가 없었다. 따라서 의료기관의 특수한 기능에 따라 종별구분을 인정하여 다양한 형태의 의료서비스를 제공할 수 있도록 2009년 1월 30일 이 법을 개정하여 의료기관을 의원급 의료기관, 조산원과 병원급 의료기관으로 구분하고, 특정 진료과목 · 질환 등에 대하여 난이도가 높은 의료행위를 하는 전문병원을 지정할 수 있는 근거를 마련하였다. 또한 고령사회에 대비하여 노인복지법의 일부개정됨에 따라 2011년 6월 7일 [법률 제10785호] 민간복지서비스 전달체계의 효율화를 위한 기능조정의 일환으로 노인전문병원을 노인복지시설에서 제외하여 의료법상의 요양병원으로 일원화하였다.

**제3조의2 【병원등】** 병원 · 치과병원 · 한방병원 및 요양병원(이하 "병원등"이라 한다)은 30개 이상의 병상(병원 · 한방병원만 해당한다) 또는 요양병상(요양병원만 해당하며, 장기입원이 필요한 환자를 대상으로 의료행위를 하기 위하여 설치한 병상을 말한다)을 갖추어야 한다.

**제3조의3 【종합병원】** ① 종합병원은 다음 각 호의 요건을 갖추어야 한다.

1. 100개 이상의 병상을 갖출 것
2. 100병상 이상 300병상 이하인 경우에는 내과 · 외과 · 소아청소년과 · 산부인과 중 3개 진료과목, 영상의학과, 마취통증의학과와 진단검사의학과 또는 병리과를 포함한 7개 이상의 진료과목을 갖추고 각 진료과목마다 전속하는 전문의를 둘 것
3. 300병상을 초과하는 경우에는 내과, 외과, 소아청소년과, 산부인과, 영상의학과, 마취통증의학과, 진단검사의학과 또는 병리과, 정신건강의학과 및 치과를 포함한 9개 이상의 진료과목을 갖추고 각 진료과목마다 전속하는 전문의를 둘 것

② 종합병원은 제1항제2호 또는 제3호에 따른 진료과목(이하 이 항에서 "필수진료과목"이라 한다) 외에 필요하면 추가로 진료과목을 설치 · 운영할 수 있다. 이 경우

필수진료과목 외의 진료과목에 대하여는 해당 의료기관에 전속하지 아니한 전문의를 둘 수 있다.

### 해설

이 조는 종합병원의 시설기준과 규모의 한계 등을 명시하고 있다. 2002년 3월 30일 법률 6686호는 종합병원의 시설기준과 관련하여 300병상 이하 종합병원에 전속전문의를 두어야 하는 필수 진료과목을 7개 과목으로 정하고, 그 중 6개 과목만 법에서 정하고 1개 과목은 의료기관이 선택하여 운영할 수 있도록 하여 종합병원의 전문화를 유도하였으며, 그 명칭을 일반외과를 외과로, 마취과를 마취통증의학과로, 임상병리과 또는 해부병리과를 진단검사의학과 또는 병리과로 개칭하였다. 또한 진단방사선과에서는 방사선을 이용한 진단장비 뿐만 아니라 초음파, 자기공명촬영장치 등 비방사선 진단장비도 사용하고 있으므로 진단방사선과를 눈에 보이지 않는 것을 영상으로 표현하여 눈에 보이도록 한다는 포괄적인 의미에서 영상의학과로 2006년 12월 26일(법률 제8092호) 명칭을 변경하였으며, 2007년 4월 11일 법률 제8366호로 소아과를 소아청소년과로 진료과목의 명칭을 변경하였다. 2009년 1월 30일 필수진료과목 외에 필요하면 추가로 진료과목을 설치·운영할 수 있도록 하고 이 경우 비전속전문의를 둘 수 있도록 하였다. 또한 정신질환에 대한 부정적인 인식을 개선하기 위하여 2011년 8월 4일 정신과의 명칭을 정신건강의학과로 변경하였다.

### 용어해설

㉮ "이상"과 "이하", "초과"와 "미만" : "이상"과 "이하"는 기준점을 포함하여 그 보다 많거나 적은 경우를 표시하는 것이며, "초과"와 "미만"은 기준점을 포함하지 아니하고 그 보다 많거나 적은 경우를 표시하는 것이다.

**제3조의4 【상급종합병원 지정】** ① 보건복지부장관은 다음 각 호의 요건을 갖춘 종합병원 중에서 중증질환에 대하여 난이도가 높은 의료행위를 전문적으로 하는 종합병원을 상급종합병원으로 지정할 수 있다.

1. 보건복지부령으로 정하는 20개 이상의 진료과목을 갖추고 각 진료과목마다 전속하는 전문의를 둘 것
2. 제77조제1항에 따라 전문의가 되려는 자를 수련시키는 기관일 것
3. 보건복지부령으로 정하는 인력·시설·장비 등을 갖출 것
4. 질병군별 환자구성 비율이 보건복지부령으로 정하는 기준에 해당할 것

② 보건복지부장관은 제1항에 따른 지정을 하는 경우 제1항 각 호의 사항 및 전문성 등에 대하여 평가를 실시하여야 한다.

③ 보건복지부장관은 제1항에 따라 상급종합병원으로 지정받은 종합병원에 대하여 3년마다 제2항에 따른 평가를 실시하여 재지정하거나 지정을 취소할 수 있다.

④ 보건복지부장관은 제2항 및 제3항에 따른 평가업무를 관계 전문기관 또는 단체에 위탁할 수 있다.

⑤ 상급종합병원 지정 · 재지정의 기준 · 절차 및 평가업무의 위탁 절차 등에 관하여 필요한 사항은 보건복지부령으로 정한다.

### 해설

이 조는 특화된 의료서비스 제공을 통하여 경쟁력 확보에 기여하고 특수한 기능을 수행하는 상급종합병원의 지정에 관한 근거를 마련함으로써 의료기관의 경쟁력을 고양하기 위한 것이다. 상급종합병원은 중증질환에 대해 난이도가 높은 의료행위를 전문적으로 하는 종합병원 중에서 보건복지부령이 정하는 20개 이상 진료과목 및 인력 · 시설 · 장비 등을 갖추고 전문의 수련기관으로 지정된 곳 중에서 지정될 수 있다. 또 질병군별 환자구성 비율이 일정 기준에 부합돼야한다. 국민건강보험법에 따라 전문요양기관으로 인정된 의료기관은 상급종합병원으로 지정된 것으로 자동 간주된다. 상급종합병원에 대한 지정기준 및 절차, 평가업무 등 법에서 위임된 사항과 제도 시행을 위해 보건복지부령으로 상급종합병원의 지정, 평가에 관한 규칙을 제정 시행하고 있다. 보건복지부는 2015년부터 3년간 적용될 상급종합병원으로 43개 종합병원을 지정, 발표했다. 전국 10개 권역별로 지정된 상급종합병원은 건강보험수가 가산율 30%를 적용받게 된다.

**제3조의5【전문병원 지정】** ① 보건복지부장관은 병원급 의료기관 중에서 특정 진료과목이나 특정 질환 등에 대하여 난이도가 높은 의료행위를 하는 병원을 전문병원으로 지정할 수 있다.

② 제1항에 따른 전문병원은 다음 각 호의 요건을 갖추어야 한다.

1. 특정 질환별 · 진료과목별 환자의 구성비율 등이 보건복지부령으로 정하는 기준에 해당할 것
2. 보건복지부령으로 정하는 수 이상의 진료과목을 갖추고 각 진료과목마다 전속하는 전문의를 둘 것

③ 보건복지부장관은 제1항에 따라 전문병원으로 지정하는 경우 제2항 각 호의 사항 및 진료의 난이도 등에 대하여 평가를 실시하여야 한다.

④ 보건복지부장관은 제1항에 따라 전문병원으로 지정받은 의료기관에 대하여 3년마다 제3항에 따른 평가를 실시하여 전문병원으로 재지정할 수 있다.

⑤ 보건복지부장관은 제1항 또는 제4항에 따라 지정받거나 재지정받은 전문병원이 다음 각 호의 어느 하나에 해당하는 경우에는 그 지정 또는 재지정을 취소할 수 있다. 다만, 제1호에 해당하는 경우에는 그 지정 또는 재지정을 취소하여야 한다.

1. 거짓이나 그 밖의 부정한 방법으로 지정 또는 재지정을 받은 경우
2. 지정 또는 재지정의 취소를 원하는 경우
3. 제4항에 따른 평가 결과 제2항 각 호의 요건을 갖추지 못한 것으로 확인된 경우

⑥ 보건복지부장관은 제3항 및 제4항에 따른 평가업무를 관계 전문기관 또는 단체에 위탁할 수 있다.

⑦ 전문병원 지정 · 재지정의 기준 · 절차 및 평가업무의 위탁 절차 등에 관하여 필요한 사항은 보건복지부령으로 정한다.

## 해설

전문병원제도는 중소병원의 경쟁력 강화, 국민의 전문적인 의료수요의 증대 등으로 1990년대 초부터 논의가 본격화되었다. 의료공급자는 특정 질환이나 진료과목에 대해 전문적 · 표준화된 의료서비스를 지속 제공하여 의료시술의 안정성을 높이고 비용 · 효과적인 기술을 개발하여 대외 경쟁력을 향상시킬 수 있으며, 의료소비자는 소규모 병원이라도 양질의 난이도 높은 의료기술에 대한 접근성 향상으로 전문진료 욕구를 충족할 수 있다는 긍정적 기대효과에 따라 사회적 공감대가 형성되었다. 이에 정부는 전문병원제도 시범사업을 실시하여 전문병원 인정기준의 적정성 및 경제적 효과 등 분석을 통해 전문병원 도입방안을 마련코자 2005년 7월부터 2011년 1월까지 3차에 걸친 시범사업이 실시하였다. 또한, 시범사업 운영과 함께 전문병원 도입을 위한 입법추진도 2003년부터 지속 진행되었다. 전문병원 지정은 12개 질환, 8개 진료과목을 대상으로 절대 기준에 대한 평가 후 특정 질환 또는 진료 과목별 상대평가를 실시하여 전문병원심의위원회의 심의를 통해 보건복지부장관이 최종 지정한다. 지정 주기는 3년이며, 3년마다 재평가를 통해 재지정 또는 취소를 하는 등 지속적인 모니터링을 통해 사후관리도 강화해 나갈 예정이다. 지정요건에 대한 평가는 객관성과 전문성을 확보하기 위해 관련 전문기관에 위탁하여 실시하며 전문병원으로 지정된 의료기관은 의료기관 명칭표시판에 전문병원으로 지정받은 사실을 표기할 수 있고 전문병원임을 광고할 수 있게 된다. 전문병원제도 시행을 통해 의료 전달 체계상 중·소병원의 역할 모델이 새롭게 정립되고 특정 분야에 대한 치료 기술 발전 및 표준화된 서비스 제공으로 대외경쟁력을 갖춘 강소(强小)병원이 늘어날 것으로 기대된다. 의원은 간단한 질병 치료, 전문병원은 특정 질환의 전문 의료서비스 제공, 대형병원은 고난이도 질환 치료 및 교육·연구 활동 중심으로 기능을 설정하여 효과적인 의료전달체계 확립을 통해 의료비 절감 및 자원의 활용도를 제고할 것이다. 특히, 양질의 의료서비스에 대한 접근성 향상 및 특정 질환별 소비자 중심의 서비스 제공으로 환자의 의료 편의성이 증대될 것이다. 향후 지정분야 개편을 통해 국민의 다양한 욕구에 대응하고, 지방 소재 의료기관들의 인력 확보 등 어려움을 감안하여 지정기준 완화를 통해 전문병원의 지역적 불균형을 해소하고 전문의료서비스 이용의 형평성을 강화해 나갈 계획이다.

### [참고] 전문병원 지정 분야별 의료기관 수 현황

<table>
<tr><th colspan="2" rowspan="2">구분</th><th colspan="4">기관수</th><th colspan="2" rowspan="2">구분</th><th colspan="4">기관수</th></tr>
<tr><th>1기</th><th>2기</th><th>3기</th><th>4기</th><th>1기</th><th>2기</th><th>3기</th><th>4기</th></tr>
<tr><td rowspan="12">질환</td><td>관절</td><td>10</td><td rowspan="2">18</td><td rowspan="2">18</td><td rowspan="2">21</td><td rowspan="8">진료<br>과목</td><td>산부인과</td><td>13</td><td>16</td><td>12</td><td>11</td></tr>
<tr><td>정형외과(폐지)</td><td>4</td><td>소아청소년과</td><td>2</td><td>-</td><td>-</td><td>2</td></tr>
<tr><td>뇌혈관</td><td>1</td><td rowspan="2">4</td><td rowspan="2">3</td><td rowspan="2">4</td><td>신경과</td><td>1</td><td>1</td><td>1</td><td>-</td></tr>
<tr><td>신경외과(폐지)</td><td>1</td><td>안과</td><td>8</td><td>9</td><td>9</td><td>11</td></tr>
<tr><td>대장항문</td><td>4</td><td>5</td><td>4</td><td>5</td><td>외과</td><td>2</td><td>2</td><td>2</td><td>3</td></tr>
<tr><td>수지접합</td><td>6</td><td>4</td><td>4</td><td>5</td><td>이비인후과</td><td>2</td><td>2</td><td>2</td><td>2</td></tr>
<tr><td>심장</td><td>1</td><td>1</td><td>1</td><td>1</td><td rowspan="2">재활의학과<br>(폐지)</td><td rowspan="2">10</td><td rowspan="2">10</td><td rowspan="2">10</td><td rowspan="2">-</td></tr>
<tr><td>알코올</td><td>6</td><td>7</td><td>9</td><td>9</td></tr>
<tr><td>유방</td><td>1</td><td>1</td><td>1</td><td>1</td><td rowspan="4">한방</td><td>한방중풍</td><td>5</td><td>2</td><td>-</td><td>1</td></tr>
<tr><td>척추</td><td>17</td><td>17</td><td>16</td><td>18</td><td>한방척추</td><td>2</td><td>4</td><td>8</td><td>10</td></tr>
<tr><td>화상</td><td>3</td><td>5</td><td>5</td><td>5</td><td rowspan="2">한방부인과</td><td rowspan="2">-</td><td rowspan="2">-</td><td rowspan="2">1</td><td rowspan="2">-</td></tr>
<tr><td>주산기(신규)</td><td>-</td><td>3</td><td>1</td><td>1</td></tr>
<tr><td colspan="2">소계</td><td>54</td><td>65</td><td>62</td><td>70</td><td colspan="2">소계</td><td>45</td><td>46</td><td>45</td><td>40</td></tr>
</table>

주: 1) 1기(2011~2014)는 99개소 2) 2기(2015~2017)는 111개소
3) 3기(2018~2020)는 107개소 4) 4기 2차년도(2022~2024) 10개소로 총 110개소

[참고] 전문병원 지정 절차

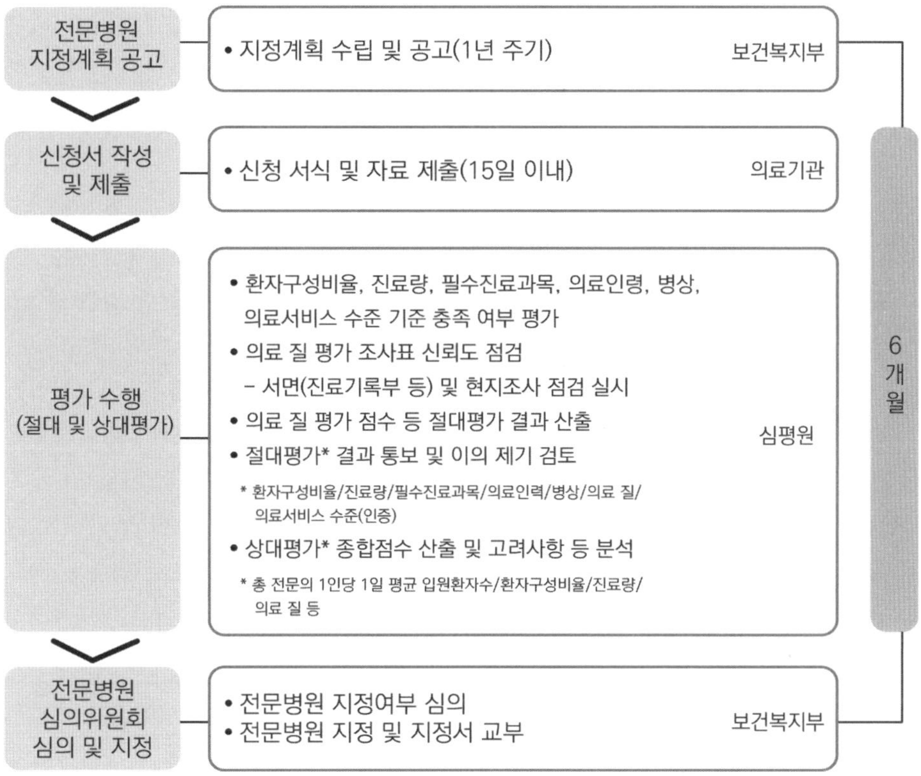


# 제 2 장 의 료 인

## 제 1 절 자격과 면허

**제4조 【의료인과 의료기관의 장의 의무】** ① 의료인과 의료기관의 장은 의료의 질을 높이고 의료관련감염(의료기관 내에서 환자, 환자의 보호자, 의료인 또는 의료기관 종사자 등에게 발생하는 감염을 말한다. 이하 같다)을 예방하며 의료기술을 발전시키는 등 환자에게 최선의 의료서비스를 제공하기 위하여 노력하여야 한다.〈개정 2020. 3. 4〉

② 의료인은 다른 의료인 또는 의료법인 등의 명의로 의료기관을 개설하거나 운영할 수 없다.

③ 의료기관의 장은 보건의료기본법 제6조·제12조 및 제13조에 따른 환자의 권리 등 보건복지부령으로 정하는 사항을 환자가 쉽게 볼 수 있도록 의료기관 내에 게시하여야 한다. 이 경우 게시 방법, 게시 장소 등 게시에 필요한 사항은 보건복지부령으로 정한다.
④ 삭제〈2020. 3. 4〉
⑤ 의료기관의 장은 환자와 보호자가 의료행위를 하는 사람의 신분을 알 수 있도록 의료인, 제27조제1항 각 호 외의 부분 단서에 따라 의료행위를 하는 같은 항 제3호에 따른 학생, 제80조에 따른 간호조무사 및 의료기사 등에 관한 법률 제2조에 따른 의료기사에게 의료기관 내에서 대통령령으로 정하는 바에 따라 명찰을 달도록 지시·감독하여야 한다. 다만, 응급의료상황, 수술실 내인 경우, 의료행위를 하지 아니할 때, 그 밖에 대통령령으로 정하는 경우에는 명찰을 달지 아니하도록 할 수 있다.
⑥ 의료인은 일회용 의료기기(한 번 사용할 목적으로 제작되거나 한 번의 의료행위에서 한 환자에게 사용하여야 하는 의료기기로서 보건복지부령으로 정하는 의료기기를 말한다. 이하 같다)를 한 번 사용한 후 다시 사용하여서는 아니 된다.〈개정 2020. 3. 4〉

[벌칙] ⑥항 위반 : 자격정지 사유

**[규칙] 제1조의2 (입원환자의 방문 기준)** 의료기관의 장은 법 제4조제1항에 따라 입원환자를 보호하고 의료관련감염(의료기관 내에서 환자, 환자의 보호자, 의료인 또는 의료기관 종사자 등에게 발생하는 감염을 말한다. 이하 같다)을 예방하기 위하여 필요하다고 인정하는 경우에는 외부인의 입원환자에 대한 방문 기준을 별도로 마련하여 운영할 수 있다.〈개정 2022. 9. 14〉

**[규칙] 제1조의3 (환자의 권리 등의 게시)** ① 의료법(이하 "법"이라 한다) 제4조제3항 전단에서 "보건의료기본법 제6조·제12조 및 제13조에 따른 환자의 권리 등 보건복지부령으로 정하는 사항"이란 별표 1과 같다.
② 의료기관의 장은 법 제4조제3항 후단에 따라 제1항에 따른 사항을 접수창구나 대기실 등 환자 또는 환자의 보호자가 쉽게 볼 수 있는 장소에 게시하여야 한다.

**[영] 제2조의2 (명찰의 표시 내용 등)** ① 법 제4조제5항 본문에 따라 의료행위를 하는 사람의 신분을 알 수 있도록 명찰을 달도록 하는 경우에는 다음 각 호의 구분에 따른다.
1. 명찰의 표시 내용 : 다음 각 목의 구분에 따른 사항을 포함할 것
가. 의료인 : 의료인의 종류별 명칭 및 성명. 다만, 법 제77조제1항에 따른 전문의의

경우에는 전문과목별 명칭 및 성명을 표시할 수 있다.
나. 법 제27조제1항제3호에 따른 학생 : 학생의 전공분야 명칭 및 성명
다. 법 제80조에 따른 간호조무사 : 간호조무사의 명칭 및 성명
라. 의료기사 등에 관한 법률 제2조에 따른 의료기사 : 의료기사의 종류별 명칭 및 성명
2. 명찰의 표시 방법 : 의복에 표시 또는 부착하거나 목에 거는 방식 그 밖에 이에 준하는 방식으로 표시할 것
3. 명찰의 제작 방법 : 인쇄, 각인, 부착, 자수 또는 이에 준하는 방법으로 만들 것
4. 명찰의 규격 및 색상 : 명찰의 표시 내용을 분명하게 알 수 있도록 할 것

② 제1항에 따른 명찰의 표시 내용, 표시 방법, 제작 방법 및 명찰의 규격·색상 등에 필요한 세부 사항은 보건복지부장관이 정하여 고시한다.

③ 법 제4조제5항 단서에서 "대통령령으로 정하는 경우"란 다음 각 호의 어느 하나에 해당하는 시설 내에 있는 경우를 말한다.
1. 격리병실
2. 무균치료실
3. 제1호 또는 제2호와 유사한 시설로서 보건복지부장관이 병원감염 예방에 필요하다고 인정하여 고시하는 시설

[규칙] 제3조의2 (재사용이 금지되는 일회용 의료기기) 법 제4조제6항에서 "보건복지부령으로 정하는 의료기기"란 다음 각 호의 의료기기를 말한다.
1. 사람의 신체에 의약품, 혈액, 지방 등을 투여·채취하기 위하여 사용하는 주사침, 주사기, 수액용기와 연결줄 등을 포함하는 수액세트
2. 제1호에 준하는 의료기기로서 감염 또는 손상의 위험이 매우 높아 보건복지부장관이 재사용을 금지할 필요가 있다고 인정하는 의료기기

### 해설

이 조는 의료의 질을 높이고 병원감염을 예방하며 의료기술을 발전시키는 등 환자에게 최선의 의료서비스를 제공하기 위하여 노력하여야 하는 의료인과 의료기관의 장의 의무를 정하고 있다. 특히 환자가 자신의 권리를 알지 못해 받는 불이익을 최소화하기 위해 법률 제11252호(2012. 2. 1. 공포, 2012. 8. 2. 시행)로 의료기관의 장에게 진료받을 권리, 알권리 등 환자의 권리와 의료인에 대한 신뢰·존중 의무 등 환자의 의무를 접수창구나 대기실 등 환자 또는 환자의 보호자가 쉽게 볼 수 있는 장소에 게시하도록 의무를 부여하고, 이를 위반한 자에게 100만원 이하의 과태료를 부과하도록 하였다. 그리고 법률 제14220호(2016. 5. 29)로 의료기관의 장은 의료인 및 전공분야 관련 실습을 위해 의료행위를 행하는 학생에게 그 신분을 나타낼 수 있는 명찰을 반드시 착용하도록 하게 하고, 이를 위반하는 경우 시정명령을 할 수 있으며 시정명령을 어길 경우 과태료를 부과하게 하였다(제4조제5항 신설). 또한 한편, 현행법에 의료인의 1회용 주사기 등에 대한 재사용 금지 규정이 없고, 의료기관 개설자에 대한 제재처분의 실효성이 부족하여 1회용 주사기 재사용이 국민의 생명과 건강에 주요한 위해 요인으로 작용

하고 있는 바, 사람의 신체에 의약품, 혈액, 지방 등을 투여 · 채취하기 위하여 사용하는 주사침, 주사기, 수액용기와 연결줄 등을 포함하는 수액세트와 이에 준하는 의료기기로서 감염 또는 손상의 위험이 매우 높아 보건복지부장관이 재사용을 금지할 필요가 있다고 인정하는 의료기기의 재사용 금지 사항을 신설하고, 이를 위반하여 사람의 생명 또는 신체에 중대한 위해를 입힌 의료인의 면허자격을 취소할 수 있도록 하고, 의료기관 개설자의 준수사항에 1회용 주사기 등의 사용에 관한 사항 등을 신설하여 이를 위반하여 사람의 중대한 위해를 미친 경우에는 해당 의료기관에 대하여 영업정지, 개설허가 취소, 또는 의료기관 폐쇄명령을 할 수 있도록 하여 제재의 실효성을 강화하고자 하였다.

### [참고] 보건의료기본법 제6조 · 제12조 및 제13조

**제6조(환자 및 보건의료인의 권리)** ① 모든 환자는 자신의 건강보호와 증진을 위하여 적절한 보건의료서비스를 받을 권리를 가진다.

② 보건의료인은 보건의료서비스를 제공할 때에 학식과 경험, 양심에 따라 환자의 건강보호를 위하여 적절한 보건의료기술과 치료재료 등을 선택할 권리를 가진다. 다만, 이 법 또는 다른 법률에 특별한 규정이 있는 경우에는 그러하지 아니하다.

**제12조(보건의료서비스에 관한 자기결정권)** 모든 국민은 보건의료인으로부터 자신의 질병에 대한 치료 방법, 의학적 연구 대상 여부, 장기이식 여부 등에 관하여 충분한 설명을 들은 후 이에 관한 동의 여부를 결정할 권리를 가진다.

**제13조(비밀 보장)** 모든 국민은 보건의료와 관련하여 자신의 신체상 · 건강상의 비밀과 사생활의 비밀을 침해받지 아니한다.

**제4조의2 【간호 · 간병통합서비스 제공 등】** ① 간호 · 간병통합서비스란 보건복지부령으로 정하는 입원환자를 대상으로 보호자 등이 상주하지 아니하고 간호사, 제80조에 따른 간호조무사 및 그 밖에 간병지원인력(이하 이 조에서 "간호 · 간병통합서비스 제공인력"이라 한다)에 의하여 포괄적으로 제공되는 입원서비스를 말한다.

② 보건복지부령으로 정하는 병원급 의료기관은 간호 · 간병통합서비스를 제공할 수 있도록 노력하여야 한다.

③ 제2항에 따라 간호 · 간병통합서비스를 제공하는 병원급 의료기관(이하 이 조에서 "간호 · 간병통합서비스 제공기관"이라 한다)은 보건복지부령으로 정하는 인력, 시설, 운영 등의 기준을 준수하여야 한다.

④ 공공보건의료에 관한 법률 제2조제3호에 따른 공공보건의료기관 중 보건복지부령으로 정하는 병원급 의료기관은 간호 · 간병통합서비스를 제공하여야 한다. 이 경우 국가 및 지방자치단체는 필요한 비용의 전부 또는 일부를 지원할 수 있다.

⑤ 간호 · 간병통합서비스 제공기관은 보호자 등의 입원실 내 상주를 제한하고 환자 병문안에 관한 기준을 마련하는 등 안전관리를 위하여 노력하여야 한다.

> ⑥ 간호 · 간병통합서비스 제공기관은 간호 · 간병통합서비스 제공인력의 근무환경 및 처우 개선을 위하여 필요한 지원을 하여야 한다.
> ⑦ 국가 및 지방자치단체는 간호 · 간병통합서비스의 제공 · 확대, 간호 · 간병통합서비스 제공인력의 원활한 수급 및 근무환경 개선을 위하여 필요한 시책을 수립하고 그에 따른 지원을 하여야 한다.

[규칙] 제1조의4 (간호 · 간병통합서비스의 제공 환자 및 제공 기관) ① 법 제4조의2제1항에서 "보건복지부령으로 정하는 입원환자"란 다음 각 호의 어느 하나에 해당하는 입원환자를 말한다.

1. 환자에 대한 진료 성격이나 질병 특성상 보호자 등의 간병을 제한할 필요가 있는 입원환자
2. 환자의 생활 여건이나 경제 상황 등에 비추어 보호자 등의 간병이 현저히 곤란하다고 인정되는 입원환자
3. 그 밖에 환자에 대한 의료관리상 의사 · 치과의사 또는 한의사가 간호 · 간병통합서비스가 필요하다고 인정하는 입원환자

② 법 제4조의2제2항에서 "보건복지부령으로 정하는 병원급 의료기관"이란 병원, 치과병원, 한방병원 및 종합병원을 말한다.

③ 법 제4조의2제3항에서 "보건복지부령으로 정하는 인력, 시설, 운영 등의 기준"이란 별표 1의2에 따른 기준을 말한다.

④ 법 제4조의2제4항 전단에서 "보건복지부령으로 정하는 병원급 의료기관"이란 병원, 치과병원, 한방병원 및 종합병원을 말한다. 다만, 다음 각 호의 어느 하나에 해당하는 의료기관은 제외한다.

1. 군보건의료에 관한 법률 제2조제4호에 따른 군보건의료기관
2. 치료감호법 제16조의2제1항제2호에 따라 법무부장관이 지정하는 국립정신의료기관

[규칙] 제1조의5 (간호 · 간병통합서비스의 제공 절차) ① 법 제4조의2에 따라 간호 · 간병통합서비스를 제공받으려는 경우에는 간호 · 간병통합서비스에 대한 의사 · 치과의사 또는 한의사의 의견서 및 환자의 동의서(환자가 동의할 수 없는 불가피한 사유가 있는 경우에는 보호자의 동의서를 말한다)를 첨부하여 의료기관의 장에게 신청하여야 한다.

② 제1항에도 불구하고 의료기관의 장은 입원환자에 대한 진료 및 관리의 특성상 간호 · 간병통합서비스가 특히 필요하다고 인정하는 경우에는 입원환자의 동의(환자가 동의할 수 없는 불가피한 사유가 있는 경우에는 보호자의 동의를 말한다)를 받아 간호 · 간병통합서비스를 제공할 수 있다.

③ 제1항 및 제2항에 따른 간호 · 간병통합서비스의 제공 절차 및 방법 등에 필요한 세

부 사항은 보건복지부장관이 정하여 고시한다.

### 해설

간호 · 간병통합서비스는 입원환자를 대상으로 보호자 없이 간호사. 간호조무사 및 간병 지원인력에 의해 포괄적으로 제공되는 입원서비스이다. 2014년 보호자 없는 병원 시범사업에 참여한 환자의 85% 이상이 다시 이용하고 싶어 하며 주위에 권고할 것이라고 답변함에 따라 이 조를 신설하여 종전 포괄간호서비스의 명칭을 간호 · 간병통합서비스로 바꿔 의미를 명확히 하고, 지방의료원 등 공공보건의료기관의 간호 · 간병통합서비스 시행확대와 인력의 직접 고용을 위한 근거를 마련한 것이다. 가족이나 간병인에 의한 간병은 국민의료비 부감으로 작용해 왔다(보건사회연구원의 연구에 의하면 연간 간병비 규모는 1조 4천 5백 만원에 이르며 가족간병까지 포함하면 그 2배 이상으로 추정된다). 따라서 우선 지방의료원 등 공공병원에서 전면적으로 시행되면 많은 국민이 간병 걱정을 크게 덜 수 있을 것으로 기대되며, 또 간호사. 간호조무사 등 인력이 정규적으로 직접 고용됨에 따라 양질의 일자리도 많이 창출될 수 있을 것으로 기대된다.

**제4조의3 【의료인의 면허 대여 금지 등】** ① 의료인은 제5조(의사 · 치과의사 및 한의사를 말한다), 제6조(조산사를 말한다) 및 제7조(간호사를 말한다)에 따라 받은 면허를 다른 사람에게 대여하여서는 아니 된다.

② 누구든지 제5조부터 제7조까지에 따라 받은 면허를 대여받아서는 아니 되며, 면허 대여를 알선하여서도 아니 된다.

[벌칙] ①, ②항 위반 : 87(5년 이하의 징역이나 5천만원 이하의 벌금)
①항을 위반하여 면허를 대여한 경우 : 면허취소 사유

### 해설

동조는 국가면허증이 대여 · 알선 등을 통해 돈벌이 수단으로 악용되는 것을 방지하기 위하여 의료인의 면허증의 대여 · 알선 등의 행위를 금지하고, 이를 위반한 경우 처벌할 수 있는 근거를 마련하려는 것이다.

**제5조 【의사 · 치과의사 및 한의사 면허】** ① 의사 · 치과의사 또는 한의사가 되려는 자는 다음 각 호의 어느 하나에 해당하는 자격을 가진 자로서 제9조에 따른 의사 · 치과의사 또는 한의사 국가시험에 합격한 후 보건복지부장관의 면허를 받아야 한다.

1. 고등교육법 제11조의2에 따른 인정기관(이하 "평가인증기구"라 한다)의 인증(이하 "평가인증기구의 인증"이라 한다)을 받은 의학 · 치의학 또는 한의학을 전공하는 대학을 졸업하고 의학사 · 의학사 또는 한의학사 학위를 받은 자
2. 평가인증기구의 인증을 받은 의학 · 치의학 또는 한의학을 전공하는 전문대학원을 졸업하고 석사학위 또는 박사학위를 받은 자
3. 외국의 제1호나 제2호에 해당하는 학교(보건복지부장관이 정하여 고시하는 인

정기준에 해당하는 학교를 말한다)를 졸업하고 외국의 의사·치과의사 또는 한의사 면허를 받은 자로서 제9조에 따른 예비시험에 합격한 자

② 평가인증기구의 인증을 받은 의학·치의학 또는 한의학을 전공하는 대학 또는 전문대학원을 6개월 이내에 졸업하고 해당 학위를 받을 것으로 예정된 자는 제1항제1호 및 제2호의 자격을 가진 자로 본다. 다만, 그 졸업예정시기에 졸업하고 해당 학위를 받아야 면허를 받을 수 있다.

③ 제1항에도 불구하고 입학 당시 평가인증기구의 인증을 받은 의학·치의학 또는 한의학을 전공하는 대학 또는 전문대학원에 입학한 사람으로서 그 대학 또는 전문대학원을 졸업하고 해당 학위를 받은 사람은 같은 항 제1호 및 제2호의 자격을 가진 사람으로 본다.

### 해설

이 조는 고등전문인인 의사·치과의사·한의사에 대하여 엄격한 자격요건을 갖춘 자 중에서 해당 국가시험을 합격한 후 보건복지부장관의 면허를 받을 것을 규정하고 있다. 보건의료 인력은 국민의 건강과 생명에 직결되는 일을 하는 전문적 직업인들이므로 국가가 법으로 그 자격을 엄격하게 규정하고 면허 또는 자격 소지자가 아니면 보건의료 관계 행위를 할 수 없도록 규제하고 있다. 의사를 비롯한 보건의료관계 인력의 양성에는 장기간의 준비 기간과 많은 투자를 필요로 하기 때문에 그 수급 대책은 장기적인 목표 아래 수립되어야 하며, 또한 전체적인 보건의료계획 내에서 이루어져야 한다. 국가시험의 응시자격은 해당 의료인 종별 학위소지자나 의학·치의학 또는 한의학을 전공하는 전문대학원을 졸업하고 석사학위 또는 박사학위를 받은 자 그리고 제3호의 보건복지부장관이 인정하는 외국의 의사·치과의사 또는 한의사의 면허를 받은 자로 제한하고 있다. 보건복지부장관 인정 심의 기준은 ① 졸업한 대학의 학제 및 교과과정, 학사관리 등이 우리나라 해당대학 수준과 비교하여 동등하거나 그 이상인지 여부, ② 신청자의 학위 취득 및 면허취득의 적절성 여부 등으로 볼 수 있다.

### 용어해설

- 본다(간주한다). : "본다(看做한다)"고 함은 그렇지 않을 가능성이 있는 경우에도 분쟁을 방지하고 법률 적용을 명확히 하기 위하여 법률로서 의제(擬制)하여 버리는 것이다. 이는 법률상 확정된 것이므로 반대증거를 제출하더라도 번복되지 아니한다.
- 추정한다. : "추정(推定)한다"고 하는 것은 어느 쪽인지 증거가 분명하지 않은 경우에 잠정적인 판단을 내려놓는 것을 말한다. 따라서 추정된 것에 대하여는 당사자가 반대증거를 제출하면 번복이 가능하다.

**제6조 【조산사 면허】** 조산사가 되려는 자는 다음 각 호의 어느 하나에 해당하는 자로서 제9조에 따른 조산사 국가시험에 합격한 후 보건복지부장관의 면허를 받아야 한다.

1. 간호사 면허를 가지고 보건복지부장관이 인정하는 의료기관에서 1년간 조산

> 수습과정을 마친 자
> 2. 외국의 조산사 면허(보건복지부장관이 정하여 고시하는 인정기준에 해당하는 면허를 말한다)를 받은 자

[규칙] 제3조 (조산 수습의료기관 및 수습생 정원) ① 법 제6조제1호에 따른 조산 수습의료기관으로 보건복지부장관의 인정을 받을 수 있는 의료기관은 전문의의 수련 및 자격인정 등에 관한 규정에 따른 산부인과 수련병원 및 소아청소년과 수련병원으로 한다.〈개정 2023. 9. 22〉

② 제1항에 따라 수습의료기관으로 인정받으려는 자는 별지 제1호서식의 조산 수습의료기관 인정신청서에 다음 각 호의 서류를 첨부하여 보건복지부장관에게 제출하여야 한다.

1. 수습생 모집계획서 및 수습계획서와 수습과정의 개요를 적은 서류
2. 신청일이 속하는 달의 전달부터 소급하여 1년간의 월별 분만 실적을 적은 서류

③ 삭제〈개정 2023. 9. 22〉

④ 삭제〈개정 2023. 9. 22〉

⑤ 삭제〈개정 2023. 9. 22〉

**해설**

임신기간 동안 산모의 심리적, 신체적 관리가 태어날 아기의 인격형성과 신체발육에 지대한 영향을 미친다. 따라서 의사의 업무를 돕고 산모, 태아 및 신생아의 건강에 필요한 조치를 취하는 의료활동이 필요하다. 이 법 제2조에서 조산사는 분만하는 경우에 분만에 조력하는 행위와 임부 · 해산부 · 산욕부 · 신생아에 대한 보건과 양호지도를 그 임무로 하는 의료인임이 분명하고 따라서 조산사도 다른 의료인과 마찬가지로 일정한 자격을 갖춘 자 중에서 해당 국가시험에 합격한 후 반드시 보건복지부장관의 면허를 받을 것을 요건으로 하고 있다. 이 법 제2조제2항제4호에 의거 조산사의 정상분만 전후의 행위에 대하여는 개별적으로 구체적인 의사의 지시를 필요치 않는다고 해석할 수 있으나 이상분만으로 인하여 해산부와 신생아에게 이상현상이 생겼을 때에 그 원인을 진단하고 이에 대처하는 조치를 강구하는 것은 의료행위를 임무로 하는 산부인과의사 등 타종 의료인의 업무범위에 속하므로 즉시 지도의사의 지도를 받아야 한다.

**대법원 2007. 9. 6. 선고 2005도9670 판결[공2007. 10. 1.(283), 1589]**

**판례** ⊘ 판시사항

[1] 조산사가 할 수 있는 의료행위인 '조산'의 의미 및 조산사의 '조산' 외 의료행위가 무면허 의료행위에 해당하는지 여부(원칙적 적극)

[2] 조산사가 독자적인 판단으로 약물 투여 등 조산 외의 응급의료행위를 하는 것이 허용되는 경우

[3] 조산사가 산모의 분만 과정 중 별다른 응급상황이 없음에도 독자적 판단으로 산모에게 포도당이나 옥시토신을 투여한 행위에 대하여 의료법 위반죄를 인정한 사례

◎ 판결요지

[1] 조산사가 조산원을 개설하여 할 수 있는 의료행위인 '조산'이란 임부가 정상분만하는 경우에 안전하게 분만할 수 있도록 도와주는 것을 뜻하므로, 이상분만으로 인하여 임부 · 해산부에게 이상현상이 생겼을 때 그 원인을 진단하고 이에 대처하는 조치(약물투여를 포함한다)를 강구하는 것은 그러한 의료행위를 임무로 하는 산부인과 의사 등 다른 의료인의 임무범위에 속하는 것으로서 조산사에게 면허된 의료행위인 '조산'에 포함되지 않는다. 따라서 조산사가 그와 같은 면허 범위 외의 의료행위를 하였다면, 그 행위가 조산원 지도의사의 구체적인 지시에 따른 것이었다거나 또는 임부 · 해산부 등에 대한 응급처치가 절실함에도 지도의사와 연락을 할 수 없고 그 지시를 기다리거나 산부인과 의원으로 옮길 시간적 여유도 없어 조산사의 독자적인 판단에 의하여 응급처치를 할 수밖에 없었다는 등의 특별한 사정이 없는 한, 원칙적으로 구 의료법(2007. 4. 11. 법률 제8366호로 전문 개정되기 전의 것) 제25조 소정의 무면허 의료행위에 해당한다.

[2] 응급의료에 관한 법률이 의료인에게 적극적으로 그 면허 범위 외의 응급의료행위를 할 수 있는 권한을 부여하고 있지는 않은 점, 또 의료법은 조산사가 조산원을 개설하는 경우에는 반드시 지도의사를 정하여 그의 지도를 받도록 하고 있는 점 등에 비추어 보면, 이미 조산원에서 조산사의 도움을 받아 정상적인 분만과정이 진행되고 있는 경우에는 이상분만 상황이 발생하지 않는 한 그 자체로 조산사의 독자적인 판단에 따른 응급처치가 요구되는 상황은 아니라고 봄이 상당하고, 다만 이상분만으로 인하여 임부 · 해산부 등에게 이상현상이 발생하였음에도 조산원 지도의사와 연락을 할 수 없고 또 그 지도의사의 지시를 기다리거나 산부인과의원으로 전원하는 등의 조치를 취할 시간적 여유도 없는 경우에 한하여 예외적으로 조산사가 그 독자적인 판단에 의하여 약물투여 등 조산 이외의 응급처치를 하는 것이 허용된다.

[3] 조산사가 산모의 분만과정 중 별다른 응급상황이 없음에도 독자적 판단으로 포도당 또는 옥시토신을 투여한 행위에 대하여, 조산원에서 산모의 분만을 돕거나 분만 후의 처치를 위하여 옥시토신과 포도당이 일반적으로 사용되고 있고, 위 약물들을 산모의 건강을 위해 투여하였다고 하더라도, 지도의사로부터 지시를 받지 못할 정도의 긴급상황을 인정할 수 없는 이상 정당한 응급의료행위라거나 사회상규에 반하지 않는 행위라고 볼 수 없다.

**제7조【간호사 면허】** ① 간호사가 되려는 자는 다음 각 호의 어느 하나에 해당하는 자로서 제9조에 따른 간호사 국가시험에 합격한 후 보건복지부장관의 면허를 받아야 한다.

1. 평가인증기구의 인증을 받은 간호학을 전공하는 대학이나 전문대학[구제 전문학교와 평가인증기구의 인증을 받은 간호학교를 포함한다]을 졸업한 자
2. 외국의 제1호에 해당하는 학교(보건복지부장관이 정하여 고시하는 인정기준에 해당하는 학교를 말한다)를 졸업하고 외국의 간호사 면허를 받은 자

② 제1항에도 불구하고 입학 당시 평가인증기구의 인증을 받은 간호학을 전공하는 대학 또는 전문대학에 입학한 사람으로서 그 대학 또는 전문대학을 졸업하고 해당 학위를 받은 사람은 같은 항 제1호에 해당하는 사람으로 본다.

### 대법원 2010. 3. 25. 선고 2008도590 판결

**판례** ◎ 판시사항

[1] 의료사고에서 의료인의 과실을 인정하기 위한 요건 및 그 판단 기준

[2] 간호사가 의사의 지시나 위임을 받아 '의사만이 할 수 있는 의료행위'를 한 경우, 무면허 의료행위에 해당하는지 여부(적극)

[3] 마취전문 간호사가 의사의 구체적 지시 없이 독자적으로 마취약제와 사용량을 결정하여 피해자에게 척수마취시술을 한 경우, 구 의료법상의 무면허 의료행위에 해당한다고 한 사례

◎ 판결요지

구 의료법 제2조제2항제1호는 '의사는 의료와 보건지도에 종사함을 임무로 한다'라고 하고, 같은 항 제5호는 '간호사는 요양상의 간호 또는 진료의 보조 및 대통령령이 정하는 보건활동에 종사함을 임무로 한다'라고 규정하고 있는 점에 비추어 보면, 의사가 간호사에게 진료의 보조행위를 하도록 지시하거나 위임할 수는 있으나, 고도의 지식과 기술을 요하여 반드시 의사만이 할 수 있는 의료행위 자체를 하도록 지시하거나 위임하는 것은 허용될 수 없으므로, 간호사가 의사의 지시나 위임을 받고 그와 같은 행위를 하였다고 하더라도 이는 구 의료법 제25조제1항에서 금지하는 무면허 의료행위에 해당한다(대법원 2007. 9. 6 선고 2006도2306 판결등 참조). 그리고 전문간호사가 되기 위하여는 간호사로서 일정한 자격을 가지고 자격시험에 합격하여 보건복지부장관의 자격인정을 받아야 하나, 이러한 전문간호사라고 하더라도 마취분야에 전문성을 가지는 간호사인 자격을 인정받은 것뿐이어서 비록 의사의 지시가 있었다고 하더라도 의사만이 할 수 있는 의료행위를 직접 할 수 없는 것은 다른 간호사와 마찬가지이다.

**제8조 【결격사유 등】** 다음 각 호의 어느 하나에 해당하는 자는 의료인이 될 수 없다.〈개정 2023. 5. 19〉

1. 정신건강증진 및 정신질환자 복지서비스 지원에 관한 법률 제3조제1호에 따른 정신질환자. 다만, 전문의가 의료인으로서 적합하다고 인정하는 사람은 그러하지 아니하다.
2. 마약 · 대마 · 향정신성의약품 중독자
3. 피성년후견인 · 피한정후견인
4. 금고 이상의 실형을 선고받고 그 집행이 끝나거나 그 집행을 받지 아니하기로 확정된 후 5년이 지나지 아니한 자
5. 금고 이상의 형의 집행유예를 선고받고 그 유예기간이 지난 후 2년이 지나지 아니한 자
6. 금고 이상의 형의 선고유예를 받고 그 유예기간 중에 있는 자

### 해설

결격사유에 해당 되면 의료인 종별에 따른 국가고시에 응시할 수 없다. 만약 국가고시에 합격하였다고 하더라도 그 합격이 무효가 되며 보건복지부장관으로부터 면허를 받은 경우라 하더라도 면허취소의 사유가 된다. 개정의료법(2000. 1. 12)에서는 의료인 결격사유 구체화하여 종전 '금고 이상의 형'을 선고받고 형 집행이 종료되지 않았거나 형 집행을 받지 않기로 확정되지 않은 경우에는 의료인이 될 수 없었던 규정(의료법 제8조제1항 제5호)중에서 금고형의 대상을 '의료관련법령을 위반한 경우'로 구체적으로 명시했으며 정신지체인은 결격사유에서 제외됐다. 또한 개정의료법(2002. 3. 30)에서는 형법 제347조(허위로 진료비를 청구하여 환자나 진료비를 지급하는 기관 또는 단체를 기만한 경우에 한한다)와 약사법을 위반하여 금고 이상의 형을 받는 경우를 의료인의 결격사유에 추가하였으며 2007년 4월 11일 법률 제8366호 개정에서는 파산선고와 의료인 면허 취득 간에 직접적인 관련성이 없으므로 의료

인 면허의 결격사유에서 파산선고를 받고 복권되지 아니한 자를 삭제하였다. 그리고 그동안 정신질환자 중 그 질환이 경미한 경우 의료인의 업무를 수행할 수 있는데도 면허를 받을 수 없도록 되어 있어 정신질환자에 대한 결격사유가 과도하다는 문제점이 있었다. 따라서 2007년 10월 17일 법률 제8651호로 정신질환자라 하더라도 의료인으로서 적합하다는 전문의의 진단서를 제출하면 면허를 받을 수 있도록 함으로써 국민의 보건 및 건강 보호에 관한 법익이 침해되지 아니하는 범위에서 그 증세가 가벼운 정신질환자의 헌법 상 직업선택의 자유를 보장하였다. 또한 정신보건법이 정신건강증진 및 정신질환자 복지서비스 지원에 관한 법률로 제명이 개정되고 정신질환자에 대한 정의가 변경됨에 따라 종전의 법률 제명 인용 조문을 개정하여 현행 법률체계에 맞게 정비하였다(2018. 3. 27).

**제9조 【국가시험등】** ① 의사 · 치과의사 · 한의사 · 조산사 또는 간호사 국가시험과 의사 · 치과의사 · 한의사 예비시험(이하 "국가시험등"이라 한다)은 매년 보건복지부장관이 시행한다.

② 보건복지부장관은 국가시험등의 관리를 대통령령으로 정하는 바에 따라 한국보건의료인국가시험원법에 따른 한국보건의료인국가시험원에 맡길 수 있다.

③ 보건복지부장관은 제2항에 따라 국가시험등의 관리를 맡긴 때에는 그 관리에 필요한 예산을 보조할 수 있다.

④ 국가시험등에 필요한 사항은 대통령령으로 정한다.

[영] 제3조 (국가시험등의 범위) ① 법 제9조제1항에 따른 의사 · 치과의사 · 한의사 · 조산사 또는 간호사 국가시험(이하 "국가시험"이라 한다)은 각각 의학 · 치의학 · 한방의학 · 조산학 · 간호학 및 보건의약 관계 법규에 관하여 의사 · 치과의사 · 한의사 · 조산사 또는 간호사로서 갖추어야 할 지식과 기능에 관하여 행한다.

② 법 제9조제1항에 따른 의사 · 치과의사 · 한의사 예비시험(이하 "예비시험"이라 한다)은 법 제5조제1항제3호에 해당하는 자격을 가진 자가 제1항에 따른 국가시험에 응시하는 데에 필요한 지식과 기능에 관하여 실시하되, 1차 시험과 2차 시험으로 구분하여 실시한다.

③ 예비시험에 합격한 자는 다음 회의 국가시험부터 그 예비시험(1차 시험과 2차 시험을 포함한다)을 면제한다.

[영] 제4조 (국가시험등의 시행 및 공고 등) ① 보건복지부장관은 매년 1회 이상 국가시험과 예비시험(이하 "국가시험등"이라 한다)을 시행하여야 한다.

② 보건복지부장관은 국가시험등의 관리에 관한 업무를 한국보건의료인국가시험원법에 따른 한국보건의료인국가시험원(이하 "국가시험등관리기관"이라 한다)이 시행하도록 한다.

③ 국가시험등관리기관의 장은 국가시험등을 실시하려면 미리 보건복지부장관의 승인

을 받아 시험 일시, 시험 장소, 시험과목, 응시원서 제출기간, 그 밖에 시험의 실시에 관하여 필요한 사항을 시험 실시 90일 전까지 공고하여야 한다. 다만, 시험 장소는 지역별 응시인원이 확정된 후 시험 실시 30일 전까지 공고할 수 있다.

④ 제3항에도 불구하고 국가시험등관리기관의 장은 국민의 건강 보호를 위하여 긴급하게 의료인력을 충원할 필요가 있다고 보건복지부장관이 인정하는 경우에는 제3항에 따른 공고기간을 단축할 수 있다.

[영] 제5조 (시험과목 등) 국가시험등의 시험과목, 시험방법, 합격자 결정방법, 그 밖에 시험에 관하여 필요한 사항은 보건복지부령으로 정한다.

[규칙] 제2조 (시험과목 · 시험방법 등) 의료법 시행령(이하 "영"이라 한다) 제5조에 따른 의사 · 치과의사 · 한의사 · 조산사 또는 간호사의 국가시험(이하 "국가시험"이라 한다)의 시험과목, 시험방법 및 합격자 결정방법은 별표 1의3와 같고, 의사 · 치과의사 · 한의사 예비시험(이하 "예비시험"이라 한다)의 시험과목, 시험방법 및 합격자 결정방법은 별표 2와 같다.

[영] 제6조 (시험위원) 국가시험등관리기관의 장은 국가시험등을 실시할 때마다 시험과목별로 전문지식을 갖춘 자중에서 시험위원을 위촉한다.

[영] 제7조 (국가시험등의 응시 및 합격자 발표) ① 국가시험등에 응시하고자 하는 자는 국가시험등관리기관의 장이 정하는 응시원서를 국가시험등관리기관의 장에게 제출하여야 한다.

② 국가시험등관리기관의 장은 국가시험등의 합격자를 결정하여 발표한다.

[영] 제8조 (면허증 발급) ① 국가시험에 합격한 자는 합격자 발표 후 보건복지부령으로 정하는 서류를 첨부하여 보건복지부장관에게 면허증 발급을 신청하여야 한다.

② 제1항에 따라 면허증 발급을 신청한 자에게는 그 종류별로 보건복지부령으로 정하는 바에 따라 면허증을 발급한다.

[영] 제9조 (관계기관 등에의 협조요청) 국가시험등관리기관의 장은 국가시험등의 관리 업무를 원활하게 수행하기 위하여 필요한 경우에는 국가 · 지방자치단체 또는 관계 기관 · 단체에 시험 장소 및 시험 감독의 지원 등 필요한 협조를 요청할 수 있다.

[규칙] 제4조 (면허증 발급) ① 영 제8조제1항에서 "보건복지부령으로 정하는 서류"란 다음 각 호의 서류를 말한다.

1. 다음 각 목의 구분에 따른 서류. 다만, 법률 제8366호 의료법 전부개정법률 부칙 제9조에 해당하는 자는 이를 증명할 수 있는 서류를 추가하여 제출하여야 한다.
  가. 법 제5조제1항제1호 또는 제2호에 해당하는 자 : 의학사 · 치과의학사 · 한의학사의 학위증 사본 또는 의학 · 치의학 · 한의학전문대학원의 석사학위증이나 박사학위증 사본
  나. 법 제5조제1항제3호에 해당하는 자 : 의학사 · 치과의학사 · 한의학사의 학위증 사본 또는 의학 · 치의학 · 한의학전문대학원의 석사학위증이나 박사학위증 사본과 그 면허증 사본
  다. 법 제6조제1호에 해당하는 자 : 조산수습과정 이수증명서
  라. 법 제6조제2호에 해당하는 자 : 면허증 사본
  마. 법 제7조제1호에 해당하는 자 : 졸업증명서
  바. 법 제7조제2호에 해당하는 자 : 졸업증명서와 그 면허증 사본
2. 법 제8조제1호 본문에 해당하는 자가 아님을 증명하는 의사의 진단서 또는 법 제8조제1호 단서에 해당하는 자임을 증명하는 전문의의 진단서
3. 법 제8조제2호에 해당하는 자가 아님을 증명하는 의사의 진단서
4. 응시원서의 사진과 같은 사진(가로 3.5센티미터, 세로 4.5센티미터) 2장

② 보건복지부장관은 영 제8조제2항에 따라 면허증 발급을 신청한 자에게 그 종류에 따라 별지 제2호서식의 면허증을 발급한다.

③ 제2항에 따른 면허증은 영 제8조제1항에 따른 면허증 발급을 신청한 날부터 14일 이내에 발급하여야 한다. 다만, 법 제5조제1항제3호 및 법 제7조제2호에 해당하는 자의 경우에는 외국에서 면허를 받은 사실 등에 대한 조회가 끝난 날부터 14일 이내에 면허증을 발급한다.

④ 영 제4조제2항에 따라 보건복지부장관이 시험관리능력이 있다고 인정하여 지정 · 고시하는 관계 전문기관(이하 "국가시험등관리기관"이라 한다)의 장은 법 제9조에 따른 국가시험등(이하 "국가시험등"이라 한다)을 실시하면 합격자 발표를 한 후 그 합격자에 대한 다음 각 호의 사항을 보건복지부장관에게 보고하여야 한다.
1. 성명, 성별 및 주민등록번호
2. 출신 학교 및 졸업 연월일
3. 합격번호 및 합격 연월일
4. 국적(외국인만 해당한다)

[규칙] 제5조 (면허등록대장 등) ① 법 제11조제2항에 따른 등록대장은 별지 제3호서식의 면허등록대장에 따른다.

② 의료인은 제1항의 등록대장의 기재 사항이나 면허증의 기재 사항이 변경될 때에는

등록대장의 기재 사항 정정이나 면허증 갱신을 신청하여야 한다.

③ 제2항에 따라 등록대장의 기재 사항 정정 등을 신청하려는 자는 별지 제4호서식의 면허등록대장 정정(면허증 갱신) 신청서에 다음 각 호의 서류를 첨부하여 보건복지부장관에게 제출하여야 한다.

1. 면허증
2. 사진(신청 전 6개월 이내에 촬영한 탈모 정면 상반신, 가로 3센티미터 세로 4센티미터) 2장(면허증 갱신을 신청하는 경우에만 첨부한다)
3. 변경 사실을 증명할 수 있는 서류

[규칙] 제7조 (수수료 등) ① 의료인의 면허에 관한 수수료는 다음 각 호와 같다.

1. 면허증 발급 수수료 : 2천원
2. 면허증의 갱신 또는 재발급 수수료 : 2천원
3. 등록증명 수수료 : 500원(정보통신망을 이용하여 발급받는 경우 무료)

② 제4조에 따라 면허증을 발급하는 경우에는 제1항제1호의 수수료를 징수하지 아니한다.

③ 국가시험등에 응시하려는 자는 법 제85조제1항에 따라 국가시험등관리기관의 장이 보건복지부장관의 승인을 받아 결정한 수수료를 현금으로 내야 한다. 이 경우 수수료의 금액 및 납부방법 등은 영 제4조제3항에 따라 국가시험등관리기관의 장이 공고한다.

④ 제1항의 수수료는 면허관청이 보건복지부장관인 경우에는 수입인지로 내고, 시 · 도지사인 경우에는 해당 지방자치단체의 수입증지로 내야 한다.

⑤ 제3항 및 제4항에 따른 수수료는 정보통신망을 이용하여 전자화폐나 전자결제 등의 방법으로 낼 수 있다.

### 해설

과거에는 대통령령이 정하는 외국에서 의사 또는 치과의사의 면허를 받은 대한민국의 국적을 가지고 영주권을 얻은 자에 대하여서는 특례시험만을 거쳐 그 면허를 취득할 수 있었다. 외국 영주권 취득자에 대한 특례시험제(국사, 의료관계법령, 임상시험만으로 치루어짐)는 지난 1976년 재일동포 중 조총련계 의료인력을 한국에 정착시키기 위해 만들어진 제도로 20년이 넘도록 존속되어 왔으나 현재의 시대상황과 의료인력 수급 차원에서 맞지 않고, 일부 후진국가의 면허소지자들이 시험제도가 간편한 점을 악용하는 등 폐해가 지적되어 2000년 1월 12일 개정으로 이를 폐지하고 2002년 3월 30일 법 개정을 통하여 외국에서 의사 · 치과의사 또는 한의사 면허를 받은 자가 보건복지부장관이 시행하는 의사 · 치과의사 · 한의사 국가시험에 응시하고자 하는 경우에는 먼저 예비시험을 치르도록 하였다. 그리고 2008년 10월 14일 의학 · 치의학 및 한의학 전문대학원 제도가 2005년에 도입되어 2009년 2월 첫 졸업생이 배출될 예정이었으나 이들에 대한 해당 면허시험 응시자격 규정이 없이 의사 · 치과의사 또는 한의사 면허시험에 응시할 수 있도록 하던 것을 법률에 명확히 규정하였다. 또한 의사 국가시험이 필기시험만으로 실시됨에 따라 질적 평가가 미흡하고 졸업생의 임상수행능력이 미흡하다는 문제점을 해결하고자 2008년 9월 5일 시행규칙을 일부 개정하여 의사 국가시험의 시험과목에 병력청취, 신체진찰, 환자와의 의사소통, 진료태도, 기본 기술적 수기 등 실기시험 과목을 추가하고, 실기시험 합격자 결정은 합격선 심의위원회를 구성하여 결정된 합격점수 이상을 득점한 자로 하되, 합격점수의 산출방법에 관한 세부 사항은 보건복지부장관이 정하여 고시하도록 하여 수준 높은 의료인력을 배출하고 의사에 대한 국민의 신뢰감을 확보할 수 있도록 하였다(별표1). 또한 2012년 5월 1일 시험을 준비하는 수험생에게 편의를 제공하고 충분한 수험준비기간을 부여하기 위하여 공무원임용시험령 등 총 37개의 대통령령에서 공무원 임용시험 및 국가자격시험 등의 공고 시기가 시험 실시 20일 전까지 또는 30일 전까지 등으로 달리 규정하던 것을 시험 실시 90일 전까지 공고하도록 통일함에 따라 이 법 시행령을 개정하였다.

**제10조【응시자격 제한 등】** ① 제8조 각 호의 어느 하나에 해당하는 자는 국가시험등에 응시할 수 없다.

② 부정한 방법으로 국가시험등에 응시한 자나 국가시험등에 관하여 부정행위를 한 자는 그 수험을 정지시키거나 합격을 무효로 한다.

③ 보건복지부장관은 제2항에 따라 수험이 정지되거나 합격이 무효가 된 사람에 대하여 처분의 사유와 위반 정도 등을 고려하여 대통령령으로 정하는 바에 따라 그 다음에 치러지는 이 법에 따른 국가시험등의 응시를 3회의 범위에서 제한할 수 있다.

[영] 제9조의2 (국가시험등 응시제한) 법 제10조제3항에 따른 국가시험등의 응시제한 기준은 별표 1과 같다.

### 해설

법 제9조와 제10조는 의료인으로서의 면허를 취득하기 위한 전제로서의 국가시험등에 대한 것과 국가시험등의 공정성을 해할 우려가 있는 각종의 부정행위에 대한 제재를 밝히고 있는 주의규정이다. 여기서 '국가시험등에 관하여 부정행위를 한 자'라 함은 응시자가 자기 자신의 합격을 위하여서 한 부정행위이든 응시자가 다른 응시자의 합격을 위하여서 한 부정행위이든 구별할 것 없이 공정을 해하거나 해할 우려가 있는 시험에 관한 일체의 부정한 행위를 일컫는다. 따라서 응시자 자신이 아닌 다른 응시자를 합격하게 하기 위하여 부정행위를 방조한 자도 부정행위를 한 자에 포함된다 하겠다.

**제11조【면허 조건과 등록】** ① 보건복지부장관은 보건의료 시책에 필요하다고 인정하면 제5조에서 제7조까지의 규정에 따른 면허를 내줄 때 3년 이내의 기간을 정하여 특정 지역이나 특정 업무에 종사할 것을 면허의 조건으로 붙일 수 있다.

② 보건복지부장관은 제5조부터 제7조까지의 규정에 따른 면허를 내줄 때에는 그 면허에 관한 사항을 등록대장에 등록하고 면허증을 내주어야 한다.

③ 제2항의 등록대장은 의료인의 종별로 따로 작성·비치하여야 한다.

④ 면허등록과 면허증에 필요한 사항은 보건복지부령으로 정한다.

[영] 제10조 (면허 조건) ① 법 제11조제1항에서 "특정 지역"이란 보건복지부장관이 정하는 보건의료 취약지를 말하고, "특정 업무"란 국·공립 보건의료기관의 업무와 국·공·사립 보건의학연구기관의 기초의학 분야에 속하는 업무를 말한다.

② 법 제11조제1항에 따라 특정 지역이나 특정 업무에 종사하는 의료인에게는 예산의 범위에서 수당을 지급한다.

③ 법 제11조제1항에 따른 면허 조건의 이행 방법과 종사명령의 절차 등에 관하여 필요한 사항은 보건복지부령으로 정한다.

**해설**

이 조는 제1항은 1973년 2월 16일 의료법 전면 개정 시에 신설된 규정으로서, 보건복지부장관이 보건의료시책 상 필요하다고 인정될 때 면허의 조건으로서 특정 지역 또는 특정 업무에 최고 3년까지 종사할 것을 명할 수 있게 하고 있다. 이는 도시에 편중되어 있는 우리나라 의료인 수급의 현실성을 감안하여 도시와 농·어촌 사이의 의료의 불균형을 해소하고, 젊은 의료인들에게 농어촌의 실정을 체험하게 하여 의료인으로서의 사명감을 고취시키고자 하는 점 및 그 지역특성에 맞는 의료의 예방과 관리라는 보건의료정책에 따른 것이다.

**제12조【의료기술 등에 대한 보호】** ① 의료인이 하는 의료·조산·간호 등 의료기술의 시행(이하 "의료행위"라 한다)에 대하여는 이 법이나 다른 법령에 따로 규정된 경우 외에는 누구든지 간섭하지 못한다.

② 누구든지 의료기관의 의료용 시설·기재·약품, 그 밖의 기물 등을 파괴·손상하거나 의료기관을 점거하여 진료를 방해하여서는 아니 되며, 이를 교사하거나 방조하여서는 아니 된다.

③ 누구든지 의료행위가 이루어지는 장소에서 의료행위를 행하는 의료인, 제80조에 따른 간호조무사 및 의료기사 등에 관한 법률 제2조에 따른 의료기사 또는 의료행위를 받는 사람을 폭행·협박하여서는 아니 된다.

[벌칙] ②, ③항 위반 : 87조의2(5년 이하의 징역이나 5천만원 이하의 벌금) 다만, 제3항의 죄는 피해자의 명시한 의사에 반하여 공소를 제시할 수 없다.

③항 위반 : 87(사람을 상해에 이르게 한 경우에는 7년 이하의 징역 또는 1천만원 이상 7천만원 이하의 벌금에 처하고, 중상해에 이르게 한 경우에는 3년 이상 10년 이하의 징역에 처하며, 사망에 이르게 한 경우에는 무기 또는 5년 이상의 징역에 처한다.)

**해설**

이 조는 의료인이 소신 있는 의료행위를 할 수 있도록 정당한 사유 없이(의료법 또는 다른 법령에 규정된 경우가 아니고서는) 누구든지 이에 간섭할 수 없도록 함은 물론 각종 난동행위(의료기관의 의료용 시설을 비롯한 각종 기물을 파괴·손상하거나 의료기관을 무단으로 점거하여 진료를 방해하는 행위)를 금지시키고 있다. 이에 위반한 자는 5년 이하의 징역이나 5천만원 이하의 벌금에 처하고 의료인 폭행의 경우 상해의 경중에 따라 처벌의 수위를 다르게 하고 있다.

**제13조 【의료기재 압류 금지】** 의료인의 의료 업무에 필요한 기구·약품, 그 밖의 재료는 압류하지 못한다.

### 해설

이 조는 의료인이 채무불이행·세금체납 등으로 재산을 강제집행을 당하는 경우가 발생하더라도 다른 재산과는 달리 의료 업무에 필수불가결한 기구·약품 기타의 재료에 대하여서는 압류하지 못하도록 함으로써 의료의 적정을 기하고자 하는 정책적 규정이다.

### 용어해설

㉦ 압류(押留) : 금전채권에 관한 강제집행의 제1단계로서 집행기관이 먼저 채무자의 재산의 사실상 또는 법률상의 처분을 금지하고 이를 확보하는 강제행위

**제14조 【기구 등 우선공급】** ① 의료인은 의료행위에 필요한 기구·약품, 그 밖의 시설 및 재료를 우선적으로 공급받을 권리가 있다.
② 의료인은 제1항의 권리에 부수되는 물품, 노력, 교통수단에 대하여서도 제1항과 같은 권리가 있다.

### 해설

이 조는 앞의 제12조. 제13조와 더불어 의료의 적정과 국민의 건강을 보호하고 증진하고자 하는 의료법의 목적에 따라 의료인에게 특별히 의료행위를 위하여 필요한 기재 및 이에 부수하는 물품, 수단 등에 대하여 우선공급을 받을 수 있는 권리를 인정한 정책적 배려규정이다.

**제15조 【진료거부 금지 등】** ① 의료인 또는 의료기관 개설자는 진료나 조산 요청을 받으면 정당한 사유 없이 거부하지 못한다.
② 의료인은 응급환자에게 응급의료에 관한 법률에서 정하는 바에 따라 최선의 처치를 하여야 한다.

[벌칙] ①항 위반 : 89(1년 이하의 징역이나 1천만원 이하의 벌금)

### 해설

의료인의 진료거부 금지 의무란 의료인이 질병 등의 불가피한 사유가 없는 한 환자의 진료나 조산의 요구를 받은 때에는 이를 거부하지 못하는 것을 말한다. 여기에서 '정당한 이유'란 의사가 부재중이거나 신병으로 인하여 진료가 불가능하다든가 하는 등의 진료를 할 수 없다고 일반적으로 인정될 수 있는 객관적 사정이 있음을 말하는 것이다(서울형사지법 80노 8696판결, 1981. 7. 2 선고). 따라서 정당한 이유 없이 이에 위반한 자는 1년 이하의 징역이나 1천만원 이하의 벌금에 처하게 된다. 그러나

이에 대하여서는 의료인 각자의 양식과 지성으로 얼마든지 자율적인 규제가 가능한 사항을 벌칙조항으로 두어 의무를 명문화한 것은 의료인을 불신하며 진료를 강요하는 듯한 인상을 준다는 의료계 일각의 비판이 있다. 그리고 ②항의 응급환자에 대한 최선의 처치 의무는 종래 일부 의료기관에 있었던 응급환자 진료거부 사건과 관련하여 [국민의료관리에 대한 명령](보건사회부 고시 제16호)라는 행정명령을 통하여 규제하였던 것을 의료법에 규정한 것이다.

**제16조【세탁물의 처리】** ① 의료기관에서 나오는 세탁물은 의료인 · 의료기관 또는 특별자치시장 · 특별자치도지사 · 시장 · 군수 · 구청장(자치구의 구청장을 말한다. 이하 같다)에게 신고한 자가 아니면 처리할 수 없다.

② 제1항에 따라 세탁물을 처리하는 자는 보건복지부령으로 정하는 바에 따라 위생적으로 보관 · 운반 · 처리하여야 한다.

③ 의료기관의 개설자와 제1항에 따라 의료기관세탁물처리업 신고를 한 자(이하 이 조에서 "세탁물처리업자"라 한다)는 제1항에 따른 세탁물의 처리업무에 종사하는 사람에게 보건복지부령으로 정하는 바에 따라 감염 예방에 관한 교육을 실시하고 그 결과를 기록하고 유지하여야 한다.

④ 세탁물처리업자가 보건복지부령으로 정하는 신고사항을 변경하거나 그 영업의 휴업(1개월 이상의 휴업을 말한다) · 폐업 또는 재개업을 하려는 경우에는 보건복지부령으로 정하는 바에 따라 특별자치시장 · 특별자치도지사 · 시장 · 군수 · 구청장에게 신고하여야 한다.

⑤ 제1항에 따른 세탁물을 처리하는 자의 시설 · 장비 기준, 신고 절차 및 지도 · 감독, 그 밖에 관리에 필요한 사항은 보건복지부령으로 정한다.

[벌칙] ①, ②항 위반 : 90(500만원 이하의 벌금)

### 해설

의료행위에 의하여 인체에서 적출 · 절단된 장기 등의 적출물이나 각종 세탁물이 일반 쓰레기와 구별없이 처리되어 환경오염을 가져오는 것을 방지하고, 적출된 장기가 매매의 대상이 되는 등의 비인격적 행위를 막기 위하여 이들의 보관 · 운반 · 처리를 반드시 법이 정하는 방법에 따라서 하도록 하려는 취지에서 1973년 2월 16일 의료법 전면 개정 시 신설되어 관리 · 운용되어온 규정이다. 그러나 적출물 관리업무가 2000년 8월 9일부터 시설기준 등이 강화됨에 따라 적출물의 위생적인 처리와 처리 과정의 투명성을 보장하기 위한 제도적인 개선을 기하기 위하여 환경부의 폐기물관리법 관리체계로 일원화됨에 따라 이 조에서는 세탁물 처리만을 따로 정하고 있다. 폐기물관리법 제2조에서 "의료폐기물이란 보건 · 의료기관, 동물병원, 시험 · 검사기관 등에서 배출되는 폐기물 중 인체에 감염 등 위해를 줄 우려가 있는 폐기물과 인체 조직 등 적출물(摘出物), 실험 동물의 사체 등 보건 · 환경보호상 특별한 관리가 필요하다고 인정되는 폐기물로서 대통령령 으로 정하는 폐기물을 말한다".라고 정의하고 같은 법 시행령에서 격리의료폐기물, 위해의료폐기물, 일반의료폐기물(혈액·체액·분비물·배설물이 함유되어 있는 탈지면, 붕대, 거즈, 일회용 기저귀, 생리대, 일회용 주사기, 수액세트)로 구분 관리하고 있다.

**제17조 【진단서 등】** ① 의료업에 종사하고 직접 진찰하거나 검안한 의사[이하 이 항에서는 검안서에 한하여 검시업무를 담당하는 국가기관에 종사하는 의사를 포함한다], 치과의사, 한의사가 아니면 진단서·검안서·증명서를 작성하여 환자(환자가 사망하거나 의식이 없는 경우에는 직계존속·비속, 배우자 또는 배우자의 직계존속을 말하며, 환자가 사망하거나 의식이 없는 경우로서 환자의 직계존속·비속, 배우자 및 배우자의 직계존속이 모두 없는 경우에는 형제자매를 말한다) 또는 형사소송법 제222조제1항에 따라 검시를 하는 지방검찰청검사(검안서에 한한다)에게 교부하지 못한다. 다만, 진료 중이던 환자가 최종 진료 시부터 48시간 이내에 사망한 경우에는 다시 진료하지 아니하더라도 진단서나 증명서를 내줄 수 있으며, 환자 또는 사망자를 직접 진찰하거나 검안한 의사·치과의사 또는 한의사가 부득이한 사유로 진단서·검안서 또는 증명서를 내줄 수 없으면 같은 의료기관에 종사하는 다른 의사·치과의사 또는 한의사가 환자의 진료기록부 등에 따라 내줄 수 있다.
② 의료업에 종사하고 직접 조산한 의사·한의사 또는 조산사가 아니면 출생·사망 또는 사산 증명서를 내주지 못한다. 다만, 직접 조산한 의사·한의사 또는 조산사가 부득이한 사유로 증명서를 내줄 수 없으면 같은 의료기관에 종사하는 다른 의사·한의사 또는 조산사가 진료기록부 등에 따라 증명서를 내줄 수 있다.
③ 의사·치과의사 또는 한의사는 자신이 진찰하거나 검안한 자에 대한 진단서·검안서 또는 증명서 교부를 요구받은 때에는 정당한 사유 없이 거부하지 못한다.
④ 의사·한의사 또는 조산사는 자신이 조산한 것에 대한 출생·사망 또는 사산 증명서 교부를 요구받은 때에는 정당한 사유 없이 거부하지 못한다.
⑤ 제1항부터 제4항까지의 규정에 따른 진단서, 증명서의 서식·기재사항, 그 밖에 필요한 사항은 보건복지부령으로 정한다.

[벌칙] ①, ②항 위반(제1항 단서 후단 및 제2항 단서 규정 제외) : 89(1년 이하의 징역이나 1천만원 이하의 벌금)
③, ④항 위반 : 90(500만원 이하의 벌금)

[규칙] 제9조 (진단서의 기재 사항) ① 법 제17조제1항에 따라 의사·치과의사 또는 한의사가 발급하는 진단서에는 별지 제5호의2서식에 따라 다음 각 호의 사항을 적고 서명날인하여야 한다.

1. 환자의 성명, 주민등록번호 및 주소
2. 병명 및 통계법 제22조제1항 전단에 따른 한국표준질병·사인 분류에 따른 질병분류기호(이하 "질병분류기호"라 한다)
3. 발병 연월일 및 진단 연월일
4. 치료 내용 및 향후 치료에 대한 소견

5. 입원 · 퇴원 연월일
6. 의료기관의 명칭 · 주소, 진찰한 의사 · 치과의사 또는 한의사(부득이한 사유로 다른 의사 등이 발급하는 경우에는 발급한 의사 등을 말한다)의 성명 · 면허자격 · 면허번호

② 질병의 원인이 상해로 인한 것인 경우에는 별지 제5호의3서식에 따라 제1항 각 호의 사항 외에 다음 각 호의 사항을 적어야 한다.

1. 상해의 원인 또는 추정되는 상해의 원인
2. 상해의 부위 및 정도
3. 입원의 필요 여부
4. 외과적 수술 여부
5. 합병증의 발생 가능 여부
6. 통상 활동의 가능 여부
7. 식사의 가능 여부
8. 상해에 대한 소견
9. 치료기간

③ 제1항의 병명 기재는 통계법 제22조제1항 전단에 따라 고시된 한국표준질병 · 사인분류에 따른다.

④ 진단서에는 연도별로 그 종류에 따라 일련번호를 붙이고 진단서를 발급한 경우에는 그 부본을 갖추어 두어야 한다.

[규칙] 제10조 (사망진단서 등) ① 법 제17조제1항에 따라 의사 · 치과의사 또는 한의사가 발급하는 사망진단서 또는 시체검안서는 별지 제6호서식에 따른다.

[규칙] 제11조 (출생증명서, 사산 또는 사태증명서) 의사 · 한의사 또는 조산사가 발급하는 출생증명서는 별지 제7호서식에 따르고, 사산 또는 사태증명서는 별지 제8호서식에 따른다.

**해설**

진단서 등에는 일반적으로 환자에 대해서는 병명 이외에, 치유될 때까지의 예상 기간 등이 기입되고, 장기간에 걸친 결석이나 결근, 또는 휴학이나 휴직을 필요로 할 때 등에 가장 많이 이용되고 있다. 보통의 진단서 외에 사망진단서 · 시체검안서 · 출생증명서 · 사산증명서 · 상해진단서 등이 있다. 사망진단서와 시체검안서를 구별의 의의는 크지 않다. 구별의 기준은 의사가 사망자의 사망을 진단할 수 있는지에 있다. 원칙적으로 사망진단서는 의사가 환자를 진료하였고 그 환자가 사망한 원인이 바로 의사가 알고 있는 질병 때문일 때에(즉 자연사일 때에) 작성하는 사망의 증명이어야 하고, 시체검안서는 의사가 사망의 원인을 알 수 없거나 또는 사망의 원인을 알더라도 특별하게 다루어야 할 죽음(예, 외인사)일 때에 작성하는 죽음이어야 한다. 현행법은 사망진단서와 시체검안서를 같은 서식에 작성하도록 하면서 그 차이를 의사가 진료하였거나 진료한지 48시간이 경과하지 않는 죽음으로만 구별하고 있다.

## 용어해설

- 진단서 : 의사 · 치과의사 또는 한의사가 사람의 건강상태나 상병 등의 실정을 진단한 결과를 증명하기 위하여 작성하는 문서
- 검안서 : 의사가 스스로 진찰하지 않은 사람의 시체에 대하여 그 사인, 사망일시 등에 관하여 의학적 판단을 증명하는 문서

## 법제처 2017. 12. 27. 17-0645, 민원인

**법령해석례**

- 질의요지

의료기관 개설자가 아닌 의사, 치과의사, 한의사로서 특정 의료기관에 소속되어 있는 사람이 소속 의료기관이 아닌 다른 의료기관에서 의료법 제41조에 따른 당직의료인으로서 일시적으로 근무를 하며 환자를 직접 진찰하는 경우 해당 의사, 치과의사, 한의사는 직접 진찰한 사항에 대하여 같은 법 제17조제1항에 따라 진단서를 작성 · 교부할 수 있는지?

- 회답

같은 법 제17조제1항에 따라 진단서를 작성 · 교부할 수 있다.

- 이유

의료법 제17조제1항 본문에 따르면 의료업에 종사하고 직접 진찰하거나 검안한 의사, 치과의사, 한의사(이하 "의사등"이라 함)가 아니면 진단서를 작성하여 환자에게 교부하지 못하고, 같은 법 제41조제1항에 따르면 각종 병원에는 응급환자와 입원환자의 진료 등에 필요한 당직의료인을 두어야 하는바, 이 사안은 의료기관 개설자가 아닌 의사등으로서 특정 의료기관에 소속되어 있는 사람이 소속 의료기관이 아닌 다른 의료기관에서 의료법 제41조에 따른 당직의료인으로서 일시적으로 근무를 하며 환자를 직접 진찰하는 경우, 해당 의사등은 직접 진찰한 사항에 대하여 같은 법 제17조제1항에 따라 진단서를 작성 · 교부할 수 있는지에 관한 것이라 하겠다. 먼저, 의료법 제17조제1항에 따르면 의료업에 종사하고 환자를 직접 진찰한 의사등이 아니면 진단서를 작성하여 환자에게 교부하지 못하는바, 진단서를 작성하여 환자에게 교부하기 위해서는 ① 의료업에 종사하는 의사등이 ② 환자를 직접 진찰하여야 한다는 두 가지 요건이 충족되어야 할 것이다. 그렇다면, 이 사안과 같이 의료기관 개설자가 아닌 의사등으로서 특정 의료기관에 소속되어 있는 자가 소속 의료기관이 아닌 다른 의료기관에서 의료법 제41조에 따른 당직의료인으로서 일시적으로 근무를 한 경우라고 하더라도, 해당 "의사등"이 당직 근무 중에 "환자를 직접 진찰"하고 그 진찰한 사항에 대하여 진단서를 작성 · 교부했다면 같은 법 제17조제1항에서 규정하고 있는 ① 의료업에 종사하는 의사등이 ② 환자를 직접 진찰한 경우에 해당한다고 할 것이다. 그리고 의료법 제89조제1호에 따라 같은 법 제17조제1항을 위반하여 진단서를 발급한 사람은 형사처벌의 대상이 되는바, 형벌법규의 적용대상이 행정법규가 규정한 사항을 내용으로 하고 있는 경우 그 행정법규의 규정을 해석할 때에도 그 명문규정의 의미를 지나치게 확장 해석하거나 유추 해석하는 것은 죄형법정주의의 원칙에 어긋나는 것으로서 허용되지 않는다고 할 것이므로(대법원 2011. 7. 14. 선고 2009도7777 판결례 참조), 의료법 제17조제1항의 위반 여부는 엄격하게 판단해야 한다는 점도 이 사안을 해석하는 데에 고려해야 할 것이다. 한편, 특정 의료기관에 소속되어 있는 의사등이 소속 의료기관이 아닌 다른 의료기관에서 일시적으로 당직 근무를 하는 경우에도 환자에게 진단서를 작성 · 발급할 수 있다고 해석한다면 환자를 계속적으로 진찰하지 않아 환자의 건강상태를 정확하게 알기 어려운 의사등에게 진단서의 작성 · 발급을 허용하여 양질의 의료서비스를 제공받을 환자의 권리를 침해할 수 있다는 의견이 있을 수 있다. 그러나 의료법령에서는 당직의료인의 배치 인원수에 관한 규정만을 두고 있을 뿐, 다른 의료기관 소속의 의사등이 일시적으로 당직의료인으로서 근무하는 것을 금지하고 있지 않고, 진단서의 작성 · 발급에 관한 의료법 제17조제1항에서도 의사등이 환자를 직접 진찰하였을 것을 그 요건으로 규정하고 있을 뿐, 일시 근무하는 당직의료인을 해당 규정의 "의사등"의 범위에서 제외하고 있지 않은바, 일시 근무하는 당직의료인이더라도 해당 의사등이 자신이 직접 진찰한 환자에게 진단서를 작성 · 발급한 경우라면 의료법 제17조제1항을 위반한 것이라고 할 수 없으므로 그러한 의견은 타당하지 않다고 할 것이다.

**제17조의2 【처방전】** ① 의료업에 종사하고 직접 진찰한 의사, 치과의사 또는 한의사가 아니면 처방전[의사나 치과의사가 전자서명법에 따른 전자서명이 기재된 전자문서 형태로 작성한 처방전(이하 "전자처방전"이라 한다)을 포함한다. 이하 같다]을 작성하여 환자에게 교부하거나 발송(전자처방전에 한정한다. 이하 이 조에서 같다)하지 못하며, 의사, 치과의사 또는 한의사에게 직접 진찰을 받은 환자가 아니면 누구든지 그 의사, 치과의사 또는 한의사가 작성한 처방전을 수령하지 못한다.

② 제1항에도 불구하고 의사, 치과의사 또는 한의사는 다음 각 호의 어느 하나에 해당하는 경우로서 해당 환자 및 의약품에 대한 안전성을 인정하는 경우에는 환자의 직계존속·비속, 배우자 및 배우자의 직계존속, 형제자매 또는 노인복지법 제34조에 따른 노인의료복지시설에서 근무하는 사람 등 대통령령으로 정하는 사람(이하 이 조에서 "대리수령자"라 한다)에게 처방전을 교부하거나 발송할 수 있으며 대리수령자는 환자를 대리하여 그 처방전을 수령할 수 있다.

1. 환자의 의식이 없는 경우
2. 환자의 거동이 현저히 곤란하고 동일한 상병에 대하여 장기간 동일한 처방이 이루어지는 경우

③ 처방전의 발급 방법·절차 등에 필요한 사항은 보건복지부령으로 정한다.

[영] 제10조2 (대리수령자의 범위) 법 제17조의2 제2항 각 호 외의 부분에서 "환자의 직계존속·비속, 배우자 및 배우자의 직계존속, 형제자매 또는 노인복지법 제34조에 따른 노인의료복지시설에서 근무하는 사람 등 대통령령으로 정하는 사람"이란 다음 각 호의 사람을 말한다.〈개정 2022. 8. 2〉

1. 환자의 직계존속·비속 및 직계비속의 배우자
2. 환자의 배우자 및 배우자의 직계존속
3. 환자의 형제자매
4. 노인복지법 제34조에 따른 노인의료복지시설에서 근무하는 사람

4의2. 장애인복지법 제58조 제1항 제1호의 장애인 거주시설에서 근무하는 사람

5. 그 밖에 환자의 계속적인 진료를 위해 필요한 경우로서 보건복지부장관이 인정하는 사람

[규칙] 제11조의2 (처방전의 대리수령 방법) ① 법 제17조의2제2항에 따른 대리수령자(이하 "대리수령자"라 한다)가 처방전을 수령하려는 때에는 의사, 치과의사 또는 한의사에게 별지 제8호의2서식의 처방전 대리수령 신청서를 제출해야 한다. 이 경우 다음 각 호의 서류를 함께 제시해야 한다.

1. 대리수령자의 신분증(주민등록증, 여권, 운전면허증, 그 밖에 공공기관에서 발행한

본인임을 확인할 수 있는 신분증을 말한다. 이하 같다) 또는 그 사본

2. 환자와의 관계를 증명할 수 있는 다음 각 목의 구분에 따른 서류

가. 영 제10조의2제1호부터 제3호까지의 규정에 해당하는 사람 : 가족관계증명서, 주민등록표 등본 등 친족관계임을 확인할 수 있는 서류

나. 영 제10조의2제4호에 해당하는 사람 : 노인복지법 제34조에 따른 노인의료복지 시설에서 발급한 재직증명서

다. 영 제10조의2제4호의2에 해당하는 사람 : 장애인복지법 제58조제1항제1호의 장애인 거주시설에서 발급한 재직증명서〈신설 2022. 9. 14〉

3. 환자의 신분증 또는 그 사본. 다만, 주민등록법 제24조제1항에 따른 주민등록증이 발급되지 않은 만 17세 미만의 환자는 제외한다.

② 의사, 치과의사 또는 한의사는 제1항에 따라 제출받은 처방전 대리수령 신청서를 제출받은 날부터 1년간 보관해야 한다.

**제18조【처방전 작성과 교부】** ① 의사나 치과의사는 환자에게 의약품을 투여할 필요가 있다고 인정하면 약사법에 따라 자신이 직접 의약품을 조제할 수 있는 경우가 아니면 보건복지부령으로 정하는 바에 따라 처방전을 작성하여 환자에게 내주거나 발송(전자처방전만 해당된다)하여야 한다.

② 제1항에 따른 처방전의 서식, 기재사항, 보존, 그 밖에 필요한 사항은 보건복지부령으로 정한다.

③ 누구든지 정당한 사유 없이 전자처방전에 저장된 개인정보를 탐지하거나 누출·변조 또는 훼손하여서는 아니 된다.

④ 제1항에 따라 처방전을 발행한 의사 또는 치과의사(처방전을 발행한 한의사를 포함한다)는 처방전에 따라 의약품을 조제하는 약사 또는 한약사가 약사법 제26조제2항에 따라 문의한 때 즉시 이에 응하여야 한다. 다만, 다음 각 호의 어느 하나에 해당하는 사유로 약사 또는 한약사의 문의에 응할 수 없는 경우 사유가 종료된 때 즉시 이에 응하여야 한다.

1. 응급의료에 관한 법률 제2조제1호에 따른 응급환자를 진료 중인 경우
2. 환자를 수술 또는 처치 중인 경우
3. 그 밖에 약사의 문의에 응할 수 없는 정당한 사유가 있는 경우

⑤ 의사, 치과의사 또는 한의사가 약사법에 따라 자신이 직접 의약품을 조제하여 환자에게 그 의약품을 내어주는 경우에는 그 약제의 용기 또는 포장에 환자의 이름, 용법 및 용량, 그 밖에 보건복지부령으로 정하는 사항을 적어야 한다. 다만, 급박한 응급의료상황 등 환자의 진료 상황이나 의약품의 성질상 그 약제의 용기 또는

> 포장에 적는 것이 어려운 경우로서 보건복지부령으로 정하는 경우에는 그러하지 아니하다.

[벌칙] ③항 위반 : 87(5년 이하의 징역이나 5천만원 이하의 벌금)
④항 위반 : 90(500만원 이하의 벌금)

[규칙] 제12조 (처방전의 기재 사항 등) ① 법 제18조에 따라 의사나 치과의사는 환자에게 처방전을 발급하는 경우에는 별지 제9호서식의 처방전에 다음 각 호의 사항을 적은 후 서명(전자서명법에 따른 전자서명을 포함한다)하거나 도장을 찍어야 한다. 다만, 제3호의 사항은 환자가 요구한 경우에는 적지 않는다.

1. 환자의 성명 및 주민등록번호
2. 의료기관의 명칭, 전화번호 및 팩스번호
3. 질병분류기호
4. 의료인의 성명 · 면허종류 및 번호
5. 처방 의약품의 명칭(일반명칭, 제품명이나 약사법 제51조에 따른 대한민국약전에서 정한 명칭을 말한다) · 분량 · 용법 및 용량
6. 처방전 발급 연월일 및 사용기간
7. 의약품 조제시 참고 사항
8. 국민건강보험법 시행령 별표 2에 따라 건강보험 가입자 또는 피부양자가 요양급여 비용의 일부를 부담하는 행위 · 약제 및 치료재료에 대하여 보건복지부장관이 정하여 고시하는 본인부담 구분기호
9. 의료급여법 시행령 별표 1 및 의료급여법 시행규칙 별표 1의2에 따라 수급자가 의료급여 비용의 전부 또는 일부를 부담하는 행위 · 약제 및 치료재료에 대하여 보건복지부장관이 정하여 고시하는 본인부담 구분기호

② 의사나 치과의사는 환자에게 처방전 2부를 발급하여야 한다. 다만, 환자가 그 처방전을 추가로 발급하여 줄 것을 요구하는 경우에는 환자가 원하는 약국으로 팩스 · 컴퓨터통신 등을 이용하여 송부할 수 있다.

③ 의사나 치과의사는 환자를 치료하기 위하여 필요하다고 인정되면 다음 내원일에 사용할 의약품에 대하여 미리 처방전을 발급할 수 있다.

④ 제1항부터 제3항까지의 규정은 약사법 제23조제4항에 따라 의사나 치과의사 자신이 직접 조제할 수 있음에도 불구하고 처방전을 발행하여 환자에게 발급하려는 경우에 준용한다.

[규칙] 제13조 (약제용기 등의 기재사항) ① 법 제18조제5항 본문에서 "보건복지부령으로 정하는 사항"이란 다음 각 호의 사항을 말한다.

1. 약제의 내용 · 외용의 구분에 관한 사항
2. 조제자의 면허 종류 및 성명
3. 조제 연월일
4. 조제자가 근무하는 의료기관의 명칭 · 소재지

② 법 제18조제5항 단서에서 "보건복지부령으로 정하는 경우"란 다음 각 호의 경우를 말한다.

1. 급박한 응급의료상황으로서 환자에 대한 신속한 약제 사용이 필요한 경우
2. 주사제의 주사 등 해당 약제의 성질상 환자에 대한 즉각적 사용이 이루어지는 경우

### 해설

이 조는 약제비 절감, 약물의 오 · 남용 방지 등을 위하여 의약분업을 실시함에 따라 신설된 조항이다. 지금까지의 처방전은 환자를 거치지 않고 조제실로 직접 전달되어 환자는 자신이 먹는 약에 대한 정보가 알 수 없었으나 의사 또는 치과의사가 의약품을 투여가 필요한 때에 처방전을 작성하여 환자에게 교부하도록 함으로서 환자의 알 권리가 보장하였다. 또한 환자의 사생활 보호를 위해 처방전에 질병명이 기재되지 않는 대신 복약지도를 고려한 질병분류기호가 기재되며 환자가 요구한 경우에는 분류기호도 적지 아니한다. 처방전에는 의사가 서명 또는 날인하는 것을 원칙으로 하되 전자서명도 인정토록 했다. 처방전 발부는 환자보관용, 약국제출용 등 2부이며 환자가 요구하는 경우 원하는 약국으로 전자처방전의 송부도 허용된다. 기재되는 주요 내용은 질병분류기호, 환자 성명과 주민등록번호, 의료기관명과 전화번호, 의료인의 면허종별 및 번호, 처방의약품 명칭 · 분량 · 용법 · 용량 · 처방전 교부일 및 사용기간, 조제 참고사항 등이다. 2007년 7월 27일(법률 제8559호) 법 개정을 통하여 약사 또는 한약사의 처방전 문의에 대한 의사 · 한의사 및 치과의사의 성실응대의무에 대한 규정이 미흡하므로 이를 명확히 규정하고, 성실응대의무를 위반하는 경우에는 500만원 이하의 벌금에 처하도록 함으로써 명확한 처방 및 조제를 유도하였다.

### [참고] 약사법 제23조[의약품의 조제] 제5항

⑤ 제1항의 규정에 불구하고 의사 또는 치과의사는 다음 각 호의 1에 해당하는 경우에 한하여 자신이 직접 조제할 수 있다.

1. 약국이 없는 지역에서 조제하는 경우
2. 재해가 발생하여 사실상 약국이 없게 되어 재해 구호를 위하여 조제하는 경우
3. 응급환자 및 조현병 또는 조울증 등으로 자신 또는 타인을 해칠 우려가 있는 정신질환자에 대하여 조제하는 경우
4. 입원환자, 감염병의 예방 및 관리에 관한 법률 제2조 제13호에 따른 감염병환자 중 콜레라 · 장티푸스 · 파라티푸스 · 세균성이질 · 장출혈성대장균감염증 · A형간염환자 및 사회복지사업법에 따른 사회복지시설에 입소한 자에 대하여 조제하는 경우(사회복지시설에서 숙식을 하지 아니하는 자인 경우에는 해당 시설을 이용하는 동안에 조제하는 경우만 해당한다)
5. 주사제를 주사하는 경우
6. 감염병예방접종약 · 진단용의약품 등 보건복지부령이 정하는 의약품을 투여하는 경우

7. 지역보건법에 의한 보건소 및 보건지소의 의사 · 치과의사가 그 업무(보건소와 보건복지부장관이 지정하는 보건지소의 지역주민에 대한 외래 진료 업무는 제외한다)로서 환자에 대하여 조제하는 경우
8. 국가유공자 등 예우 및 지원에 관한 법령에 의한 상이등급 1급 내지 3급까지에 해당하는 자, 5 · 18민주유공자예우 및 단체설립에 관한 법률에 따른 5 · 18민주화운동부상자 중 장해등급 1급부터 4급까지에 해당하는 자, 고엽제 후유의증 환자 지원 등에 관한 법령에 따른 고도장애인, 장애인복지 관련 법령에 따른 1급 · 2급 장애인 및 이에 준하는 장애인, 파킨슨병 환자 또는 한센병 환자에 대하여 조제하는 경우
9. 장기이식을 받은 자에 대하여 이에 관련된 치료를 하거나 후천성 면역결핍증 환자에 대하여 당해 질병을 치료하기 위하여 조제하는 경우
10. 병역의무를 수행 중인 군인 · 의무경찰과 형의 집행 및 수용자의 처우에 관한 법률 및 군에서의 형의 집행 및 군수용자의 처우에 관한 법률에 따른 교정시설, 보호소년 등의 처우에 관한 법률에 따른 보호소년 수용시설 및 출입국관리법에 따른 외국인 보호시설에 수용 중인 자에 대하여 조제하는 경우
11. 결핵예방법에 의하여 결핵치료제를 투여하는 경우(보건소 · 보건지소 및 대한결핵협회 부속의원만 해당한다)
12. 사회봉사활동을 위하여 조제하는 경우
13. 국가안전보장에 관련된 정보 및 보안을 위하여 처방전을 공개할 수 없는 경우
14. 기타 대통령령이 정하는 경우

**법령해석례**

**법제처 2019. 6. 27. 19-0034, 보건복지부**

◎ 질의요지

한의사가 환자에게 처방전을 발급하는 경우, 의료법 시행규칙 제12조제1항에 따라 별지 제9호서식의 처방전에 같은 규칙 제12조제1항 각 호의 사항(각주 : 현재 한약은 국민건강보험 비급여 대상인바(국민건강보험 요양급여의 기준에 관한 규칙 별표 2 제7호나목), 의료법 시행규칙 제12조제1항제8호의 사항 등 그 성격상 한약을 처방하는 경우 처방전에 기재가 불가능한 사항은 제외하는 것을 전제로 법령해석을 진행함.)을 기재하여 처방전을 발급해야 할 의무가 있는지?

◎ 회답

이 사안의 경우 의료법 시행규칙 별지 제9호서식의 처방전에 같은 규칙 제12조제1항 각 호의 사항을 기재하여 처방전을 발급해야 할 의무는 없다.

◎ 이유

의료법 제18조에서는 의약분업 제도를 시행하기 위해 "의사 또는 치과의사"의 의약품 처방전 작성 · 교부 의무를 규정하면서(제1항) "의사 또는 치과의사"가 환자에게 발급하는 처방전의 서식, 기재사항 등을 보건복지부령으로 정하도록 규정하고 있고(제2항) 그 위임에 따른 의료법 시행규칙 제12조제1항에서는 "의사나 치과의사"가 환자에게 처방전을 발급하는 경우에는 같은 규칙 별지 제9호서식의 처방전에 같은 규칙 제12조제1항 각 호의 사항을 기재하여 처방전을 발급하도록 규정하고 있다. 이처럼 의료법에서는 처방전 발급 의무의 주체를 "의사 또는 치과의사"로 규정하고 해당 "의사 또는 치과의사"가 발급하는 처방전의 서식 등에 관해 규정하고 있을 뿐 "한의사"의 처방전 발급 의무나 그 서식 등에 대해서는 별도의 규정을 두고 있지 않고, 의료법 외의 의료법령에서도 별도로 한의사에게 그러한 의무를 부과하는 취지의 규정을 두고 있지도 않으므로 한의사는 의료법 시행규칙

제12조제1항에 따른 처방전 발급 의무의 적용 대상이 된다고 볼 수 없다. 한편 의료법 제18조제4항에서는 처방전을 발급한 한의사 등은 처방전에 따라 의약품을 조제하는 한약사 등이 처방전에 관하여 문의한 때 즉시 응하도록 규정하고 있는바, 해당 규정이 명확한 처방 및 조제를 유도하려는 취지로 신설된 것임을 고려할 때 한의사가 처방전을 발급하는 경우 한약사가 한의사의 처방을 명확히 이해하고 한약을 조제하도록 하기 위해서는 한의사가 처방전을 발급하도록 해야 한다는 의견이 있다. 그러나 의료법 제18조제4항은 한약사의 문의에 한의사가 성실히 응하도록 협조할 의무를 규정한 것으로 해당 규정에 따라 한의사에게 의료법 시행규칙 제12조제1항 각 호의 사항을 기재하여 처방전을 발급할 의무가 발생하는 것은 아니라는 점에서 그러한 의견은 타당하지 않다.

**제18조의2 【의약품정보의 확인】** ① 의사 및 치과의사는 제18조에 따른 처방전을 작성하거나 약사법 제23조제4항에 따라 의약품을 자신이 직접 조제하는 경우에는 다음 각 호의 정보(이하 "의약품정보"라 한다)를 미리 확인하여야 한다.

1. 환자에게 처방 또는 투여되고 있는 의약품과 동일한 성분의 의약품인지 여부
2. 식품의약품안전처장이 병용금기, 특정연령대 금기 또는 임부금기 등으로 고시한 성분이 포함되는지 여부
3. 그 밖에 보건복지부령으로 정하는 정보

② 제1항에도 불구하고 의사 및 치과의사는 급박한 응급의료상황 등 의약품정보를 확인할 수 없는 정당한 사유가 있을 때에는 이를 확인하지 아니할 수 있다.

③ 제1항에 따른 의약품정보의 확인방법 · 절차, 제2항에 따른 의약품정보를 확인할 수 없는 정당한 사유 등은 보건복지부령으로 정한다.

[규칙] 제13조의2 (의약품정보의 확인) ① 법 제18조의2제1항제3호에서 "보건복지부령으로 정하는 정보"란 다음 각 호의 어느 하나에 해당하는 정보를 말한다.

1. 약사법 제39조 및 제71조에 따른 회수 또는 폐기 등의 대상이 되는 의약품인지 여부
2. 의약품 등의 안전에 관한 규칙 별표 제4의3 제14호에 따라 안전성 속보 또는 안전성 서한을 전파한 의약품인지 여부
3. 그 밖에 제1호 및 제2호에 준하는 의약품으로서 보건복지부장관 또는 식품의약품안전처장이 의약품의 안전한 사용을 위하여 그 확인이 필요하다고 공고한 의약품인지 여부

② 의사 및 치과의사는 법 제18조의2제1항에 따라 같은 항 각 호의 정보(이하 이 조에서 "의약품정보"라 한다)를 미리 확인하려는 경우에는 보건복지부장관이 정하는 바에 따라 약사법 제23조의3제1항에 따른 의약품안전사용정보시스템(이하 "정보시스템"이라 한다)을 통하여 확인할 수 있다. 다만, 정보시스템의 물리적 결함이나 손상, 그 밖의 불가피한 사유로 해당 정보시스템을 사용할 수 없는 경우에는 보건복지부장관이 정하는 방법으로 확인할 수 있다.

③ 의사 및 치과의사는 법 제18조의2제2항에 따라 다음 각 호의 어느 하나에 해당하

는 경우에는 의약품정보를 확인하지 아니할 수 있다.

1. 급박한 응급의료상황인 경우
2. 긴급한 재해구호상황인 경우
3. 그 밖에 제1호 및 제2호에 준하는 경우로서 보건복지부장관이 정하여 고시하는 경우

**제19조 【정보 누설 금지】** ① 의료인이나 의료기관 종사자는 이 법이나 다른 법령에 특별히 규정된 경우 외에는 의료 · 조산 또는 간호업무나 제17조에 따른 진단서 · 검안서 · 증명서 작성 · 교부 업무, 제18조에 따른 처방전 작성 · 교부 업무, 제21조에 따른 진료기록 열람 · 사본 교부 업무, 제22조제2항에 따른 진료기록부등 보존 업무 및 제23조에 따른 전자의무기록 작성 · 보관 · 관리 업무를 하면서 알게 된 다른 사람의 정보를 누설하거나 발표하지 못한다.

② 제58조제2항에 따라 의료기관 인증에 관한 업무에 종사하는 자 또는 종사하였던 자는 그 업무를 하면서 알게 된 정보를 다른 사람에게 누설하거나 부당한 목적으로 사용하여서는 아니 된다.

[벌칙] ①, ②항 위반 : 88(3년 이하의 징역이나 3천만원 이하의 벌금), 친고죄(공소는 고소가 있어야 한다)

**해설**

이 조는 의료인이 진료의 과정에서 환자에 대한 개인적 정보를 알게 되는 경우가 많음을 고려하여 환자의 사생활 보호 차원에서 의료인에게 부과된 의무규정이다. 따라서 의료인은 이 법 또는 다른 법령에서 특히 인정되는 경우(예, 감염병예방법 제4조 제2항, 후천성 면역결핍증예방법 제5조제1항 등)를 제외하고 진료 중 알게 된 환자의 비밀을 누설하거나 발표한 경우에는 3년 이하의 징역이나 3천만원 이하의 벌금에 처하게 된다(제88조). 다만, 의료법 제88조 단서는 비밀 누설 금지 의무를 위반한 자에 대한 공소는 고소가 있어야 한다고 규정하고 있으므로 이는 비밀 누설로 피해를 입었다고 주장하는 환자인 피해자가 고소함으로써 비로소 다루어지는 친고죄이다.

**용어해설**

- 업무상비밀누설죄 : 의사 · 치과의사 · 한의사 · 약제사 · 약종상 · 조산사 · 변호사 · 계리사 · 공증인 · 대서업자나 그 직무상 보조자의 직에 있던 자가 그 업무처리 중 지득한 타인의 비밀을 누설하거나, 종교의 직에 있는 자 또는 있던 자가 그 직무상 지득한 타인의 비밀을 누설한 자는 3년 이하의 징역이나 금고, 10년 이하의 자격정지 또는 700만원 이하의 벌금에 처한다(형법 317조). 이 죄는 고소가 있어야 논한다.

**대법원 2018. 5. 11. 선고 2018도2844 판결**

**판례**

- 판시사항

[1] 의료과오사건에서 의사의 과실을 인정하기 위한 요건 및 의사의 과실이 있는지 판단하는 기준 / 의사가 진찰 · 치료 등의 의료행위를 할 때 요구되는 주의의무의 내용 및 의사에게 진단상 과실이 있는지 판단하는 기준

[2] 의료인의 비밀누설 금지의무를 규정한 구 의료법 제19조에서 정한 '다른 사람'에 생존하는 개인 이외에 이미 사망한 사람도 포함되는지 여부(적극)

⊙ 판결요지

[1] 의료과오사건에서 의사의 과실을 인정하려면 결과 발생을 예견할 수 있고 또 회피할 수 있었는데도 예견하거나 회피하지 못한 점을 인정할 수 있어야 한다. 의사의 과실이 있는지는 같은 업무 또는 분야에 종사하는 평균적인 의사가 보통 갖추어야 할 통상의 주의의무를 기준으로 판단하여야 하고, 사고 당시의 일반적인 의학 수준, 의료환경과 조건, 의료행위의 특수성 등을 고려하여야 한다. 의사가 진찰 · 치료 등의 의료행위를 할 때는 사람의 생명 · 신체 · 건강을 관리하는 업무의 성질에 비추어 환자의 구체적 증상이나 상황에 따라 위험을 방지하기 위하여 요구되는 최선의 조치를 해야 한다. 의사에게 진단 상 과실이 있는지를 판단할 때는 의사가 비록 완전무결하게 임상진단을 할 수는 없을지라도 적어도 임상의학 분야에서 실천되고 있는 진단 수준의 범위에서 전문직업인으로서 요구되는 의료상의 윤리, 의학지식과 경험에 기초하여 신중히 환자를 진찰하고 정확히 진단함으로써 위험한 결과 발생을 예견하고 이를 회피하는 데에 필요한 최선의 주의의무를 다하였는지를 따져 보아야 한다. 나아가 의사는 환자에게 적절한 치료를 하거나 그러한 조치를 하기 어려운 사정이 있다면 신속히 전문적인 치료를 할 수 있는 다른 병원으로 전원시키는 등의 조치를 하여야 한다.

[2] 구 의료법(2016. 5. 29. 법률 제14220호로 개정되기 전의 것, 이하 '구 의료법'이라 한다) 제19조는 "의료인은 이 법이나 다른 법령에 특별히 규정된 경우 외에는 의료 · 조산 또는 간호를 하면서 알게 된 다른 사람의 비밀을 누설하거나 발표하지 못한다."라고 정하고, 제88조는 "제19조를 위반한 자"를 3년 이하의 징역이나 1천만 원 이하의 벌금에 처하도록 정하고 있다. 의료법은 '모든 국민이 수준 높은 의료 혜택을 받을 수 있도록 국민의료에 필요한 사항을 규정함으로써 국민의 건강을 보호하고 증진'(제1조)하는 것을 목적으로 한다. 이 법은 의료인(제2장)의 자격과 면허(제1절)에 관하여 정하면서 의료인의 의무 중 하나로 비밀누설 금지의무를 정하고 있다. 이는 의학적 전문지식을 기초로 사람의 생명, 신체나 공중위생에 위해를 발생시킬 우려가 있는 의료행위를 하는 의료인에 대하여 법이 정한 엄격한 자격요건과 함께 의료과정에서 알게 된 다른 사람의 비밀을 누설하거나 발표하지 못한다는 법적 의무를 부과한 것이다. 그 취지는 의료인과 환자 사이의 신뢰관계 형성과 함께 이에 대한 국민의 의료인에 대한 신뢰를 높임으로써 수준 높은 의료행위를 통하여 국민의 건강을 보호하고 증진하는 데 있다. 따라서 의료인의 비밀누설 금지의무는 개인의 비밀을 보호하는 것뿐만 아니라 비밀유지에 관한 공중의 신뢰라는 공공의 이익도 보호하고 있다고 보아야 한다. 이러한 관점에서 보면, 의료인과 환자 사이에 형성된 신뢰관계와 이에 기초한 의료인의 비밀누설 금지의무는 환자가 사망한 후에도 그 본질적인 내용이 변한다고 볼 수 없다. 구 의료법 제19조에서 누설을 금지하고 있는 '다른 사람의 비밀'은 당사자의 동의 없이는 원칙적으로 공개되어서는 안 되는 비밀영역으로 보호되어야 한다. 이러한 보호의 필요성은 환자가 나중에 사망하더라도 소멸하지 않는다. 구 의료법 제21조 제1항은 환자가 사망하였는지를 묻지 않고 환자가 아닌 다른 사람에게 환자에 관한 기록을 열람하게 하거나 사본을 내주는 등 내용을 확인할 수 있게 해서는 안 된다고 정하고 있는데, 이 점을 보더라도 환자가 사망했다고 해서 보호 범위에서 제외된다고 볼 수 없다. 헌법 제10조는 인간의 존엄과 가치를 선언하고 있고, 헌법 제17조는 사생활의 비밀과 자유를 보장하고 있다. 따라서 모든 국민은 자신에 관한 정보를 스스로 통제할 수 있는 자기결정권과 사생활이 함부로 공개되지 않고 사적 영역의 평온과 비밀을 요구할 수 있는 권리를 갖는다. 이와 같은 개인의 인격적 이익을 보호할 필요성은 그의 사망으로 없어지는 것이 아니다. 사람의 사망 후에 사적 영역이 무분별하게 폭로되고 그의 생활상이 왜곡된다면 살아있는 동안 인간의 존엄과 가치를 보장하는 것이 무의미해질 수 있다. 사람은 적어도 사망 후에 인격이 중대하게 훼손되거나 자신의 생활상이 심각하게 왜곡되지 않을 것이라고 신뢰하고 그러한 기대 속에서 살 수 있는 경우에만 인간으로서의 존엄과 가치가 실효성 있게 보장되고 있다고 말할 수 있다. 형벌법규 해석에 관한 일반적인 법리, 의료법의 입법 취지, 구 의료법 제19조의 문언 · 내용 · 체계 · 목적 등에 비추어 보면, 구 의료법 제19조에서 정한 '다른 사람'에는 생존하는 개인 이외에 이미 사망한 사람도 포함된다고 보아야 한다.'

### 서울동부지법 2004. 5. 13. 선고 2003단2941 판결

**판례**

◎ 판시사항

[1] 의료법 제19조가 규정한 '의료에 있어서 지득한 타인의 비밀'의 의미

[2] 의사가 법원에 제출한 사실조회서에 기재한 내용을 보충 설명하는 취지의 진술서를 작성하여 제3자에게 교부한 경우, 의료 상 비밀을 누설하는 행위에 해당한다고 한 사례

[3] 의사가 성폭행 피해자를 진찰한 결과 알게 된 '처녀막이 파열되지 않았고 정충이 발견되지 않았다'는 내용을 가해자 측에게 알려준 경우, 그 내용이 의료 상 비밀에 해당하지 않는다고 한 사례

◎ 판결요지

[1] 의료법 제19조는 의료인이 '의료에 있어서 지득한 타인의 비밀'을 누설하는 것을 금지하고 있는바, 의료법에 의하여 보호되는 비밀이란, 의사가 환자의 신뢰를 바탕으로 하여 진료과정에서 알게 된 사실로서, 객관적으로 보아 환자에게 이익이 되거나 또는 환자가 특별히 누설을 금하여 실질적으로 그것을 비밀로서 보호할 가치가 있다고 인정되는 사실을 말한다.

[2] 의사가 법원에 제출한 사실조회서에 기재한 내용을 보충 설명하는 취지의 진술서를 작성하여 제3자에게 교부한 경우, 그 진술서의 내용상 단순한 용어설명의 정도를 넘어서 환자의 신뢰를 토대로 직접 진료한 의사가 아니면 덧붙여 밝힐 수 없는 구체적이고도 상세한 내용과 그에 대한 의학적 소견 등 새로운 사항들을 담고 있다면, 이는 의료 상 비밀을 누설하는 행위에 해당한다고 한 사례

[3] 의사가 성폭행 피해자를 진찰한 결과 알게 된 '처녀막이 파열되지 않았고 정충이 발견되지 않았다'는 내용을 가해자 측에게 알려준 경우, 이는 피해자가 의학적 소견으로 보아 건강하며 별 이상이 없다는 취지여서 그 사실이 다른 사람에게 알려지더라도 피해자 측의 사회적 또는 인격적 이익이 침해된다고 볼 수 없어 의료 상 비밀에 해당하지 않는다고 한 사례

> **제20조【태아의 성 감별 행위 등 금지】** ① 의료인은 태아 성 감별을 목적으로 임부를 진찰하거나 검사하여서는 아니 되며, 같은 목적을 위한 다른 사람의 행위를 도와서도 아니 된다.
>
> ② 의료인은 임신 32주 이전에 태아나 임부를 진찰하거나 검사하면서 알게 된 태아의 성을 임부, 임부의 가족, 그 밖의 다른 사람이 알게 하여서는 아니 된다.

[벌칙] 88조의3(2년 이하의 징역이나 2천만원 이하의 벌금), 자격정지 사유

### 해설

태아의 진단은 선천적 유전성 질환이나 기형을 지니고 태어나는 것을 예방할 목적으로 하는 것이나, 이 기술적 조작이 본래의 목적대로 쓰이지 않고 태아 성감별의 목적으로 악용되어 남아선호의 인습에 따른 산아조절의 수단으로 사용되는 경우, 이는 인간의 존엄성에 대한 훼손이며 또한 이로부터 파급되는 사회적 문제가 심각하므로 1987년 11월 28일 이 조를 두어 의료인이 태아 성감별을 목적으로 진찰하거나 이를 위하여 다른 사람의 행위를 도와주는 것을 금지하고, 1994년 개정된 의료법은 이를 위반하는 경우에는 3년 이하의 징역이나 3천만원 이하의 벌금에 처하도록 하였다. 그러나 헌법재판소 전원재판부는 현행 의료법이 성별을 이유로 한 낙태를 방지함으로써 성비의 불균형을 해소하고 태아의 생명권을 보호하기 위하여 태아성별고지를 금지하고 있으나, 낙태가 의학적으로 어려운 임신 후반기까지 이를 전면적으로 금지하는 것은 의료인의 직업수행의 자유와 부모의 태아성별 정보에 대한 접근을 방해받지 아니할 권리를 침해한다는 헌법재판소의 헌법불합치결정(2008. 7. 31, 2005헌바90 등) 취지에 따라, 2009년 12월 31일[법률 제9906호]이 법을 개정하여 의료인이 태아나 임부를 진찰하거나 검사

하면서 알게 된 태아의 성별을 고지할 수 있도록 허용하되, 태아의 성별을 이유로 하는 낙태로부터 태아의 생명권을 보호하기 위하여 임신 후반기인 32주 후부터 태아성별고지가 가능하도록 하였다.

**제21조【기록열람 등】** ① 환자는 의료인, 의료기관의 장 및 의료기관 종사자에게 본인에 관한 기록(추가기재 · 수정된 경우 추가기재 · 수정된 기록 및 추가기재 · 수정 전의 원본을 모두 포함한다. 이하 같다)의 전부 또는 일부에 대하여 열람 또는 그 사본의 발급 등 내용의 확인을 요청할 수 있다. 이 경우 의료인, 의료기관의 장 및 의료기관 종사자는 정당한 사유가 없으면 이를 거부하여서는 아니 된다.

② 의료인, 의료기관의 장 및 의료기관 종사자는 환자가 아닌 다른 사람에게 환자에 관한 기록을 열람하게 하거나 그 사본을 내주는 등 내용을 확인할 수 있게 하여서는 아니 된다.

③ 제2항에도 불구하고 의료인, 의료기관의 장 및 의료기관 종사자는 다음 각 호의 어느 하나에 해당하면 그 기록을 열람하게 하거나 그 사본을 교부하는 등 그 내용을 확인할 수 있게 하여야 한다. 다만, 의사 · 치과의사 또는 한의사가 환자의 진료를 위하여 불가피하다고 인정한 경우에는 그러하지 아니하다.

1. 환자의 배우자, 직계 존속 · 비속, 형제 · 자매(환자의 배우자 및 직계 존속 · 비속, 배우자의 직계 존속이 모두 없는 경우에 한정한다) 또는 배우자의 직계 존속이 환자 본인의 동의서와 친족관계임을 나타내는 증명서 등을 첨부하는 등 보건복지부령으로 정하는 요건을 갖추어 요청한 경우
2. 환자가 지정하는 대리인이 환자 본인의 동의서와 대리권이 있음을 증명하는 서류를 첨부하는 등 보건복지부령으로 정하는 요건을 갖추어 요청한 경우
3. 환자가 사망하거나 의식이 없는 등 환자의 동의를 받을 수 없어 환자의 배우자, 직계 존속 · 비속, 형제 · 자매(환자의 배우자 및 직계 존속 · 비속, 배우자의 직계 존속이 모두 없는 경우에 한정한다) 또는 배우자의 직계 존속이 친족관계임을 나타내는 증명서 등을 첨부하는 등 보건복지부령으로 정하는 요건을 갖추어 요청한 경우
4. 국민건강보험법 제14조, 제47조, 제48조 및 제63조에 따라 급여비용 심사 · 지급 · 대상여부 확인 · 사후관리 및 요양급여의 적정성 평가 · 가감지급 등을 위하여 국민건강보험공단 또는 건강보험심사평가원에 제공하는 경우
5. 의료급여법 제5조, 제11조, 제11조의3 및 제33조에 따라 의료급여 수급권자 확인, 급여비용의 심사 · 지급, 사후관리 등 의료급여 업무를 위하여 보장기관(시 · 군 · 구), 국민건강보험공단, 건강보험심사평가원에 제공하는 경우
6. 형사소송법 제106조, 제215조 또는 제218조에 따른 경우

6의2. 군사법원법 제146조, 제254조 또는 제257조에 따른 경우〈신설 2020. 3. 4〉
7. 민사소송법 제347조에 따라 문서제출을 명한 경우
8. 산업재해보상보험법 제118조에 따라 근로복지공단이 보험급여를 받는 근로자를 진료한 산재보험 의료기관(의사를 포함한다)에 대하여 그 근로자의 진료에 관한 보고 또는 서류 등 제출을 요구하거나 조사하는 경우
9. 자동차손해배상 보장법 제12조제2항 및 제14조에 따라 의료기관으로부터 자동차보험진료수가를 청구받은 보험회사 등이 그 의료기관에 대하여 관계 진료기록의 열람을 청구한 경우
10. 병역법 제11조의2에 따라 지방병무청장이 병역판정검사와 관련하여 질병 또는 심신장애의 확인을 위하여 필요하다고 인정하여 의료기관의 장에게 병역판정검사대상자의 진료기록·치료 관련 기록의 제출을 요구한 경우
11. 학교안전사고 예방 및 보상에 관한 법률 제42조에 따라 공제회가 공제급여의 지급 여부를 결정하기 위하여 필요하다고 인정하여 국민건강보험법 제42조에 따른 요양기관에 대하여 관계 진료기록의 열람 또는 필요한 자료의 제출을 요청하는 경우
12. 고엽제후유의증 환자지원 등에 관한 법률 제7조제3항에 따라 의료기관의 장이 진료기록 및 임상소견서를 보훈병원장에게 보내는 경우
13. 의료사고 피해구제 및 의료분쟁 조정 등에 관한 법률 제28조제1항 또는 제3항에 따른 경우
14. 국민연금법 제123조에 따라 국민연금공단이 부양가족연금, 장애연금 및 유족연금 급여의 지급심사와 관련하여 가입자 또는 가입자였던 사람을 진료한 의료기관에 해당 진료에 관한 사항의 열람 또는 사본 교부를 요청하는 경우
14의2. 공무원연금법 제85조에 따라 공무원연금공단이 공무상요양비, 재해부조금, 장해급여 및 유족급여의 지급심사와 관련하여 공무원 또는 공무원이었던 자를 진료한 의료기관에 해당 진료에 관한 사항의 열람 또는 사본 교부를 요청하는 경우
14의3. 사립학교교직원 연금법 제19조제4항제4호의2에 따라 사립학교교직원연금공단이 요양급여, 장해급여 및 재해유족급여의 지급심사와 관련하여 교직원 또는 교직원이었던 자를 진료한 의료기관에 해당 진료에 관한 사항의 열람 또는 사본 교부를 요청하는 경우
14의4. 다음 각 목의 어느 하나에 따라 군인 또는 군인이었던 사람을 진료한 의료기관에 해당 진료에 관한 사항의 열람 또는 사본 교부를 요청하는 경우
가. 군인연금법 제54조제2항에 따라 국방부장관이 퇴직유족급여와 관련하여 요청하는 경우

나. 군인 재해보상법 제52조제2항에 따라 국방부장관(같은 법 제54조에 따라 권한을 위임받거나 업무를 위탁받은 자를 포함한다)이 공무상요양비, 장해급여 및 재해유족급여와 관련하여 요청하는 경우〈신설 2023. 10. 31〉

15. 장애인복지법 제32조제7항에 따라 대통령령으로 정하는 공공기관의 장이 장애 정도에 관한 심사와 관련하여 장애인 등록을 신청한 사람 및 장애인으로 등록한사람을 진료한 의료기관에 해당 진료에 관한 사항의 열람 또는 사본 교부를 요청하는 경우
16. 감염병의 예방 및 관리에 관한 법률 제18조의4 및 제29조에 따라 질병관리청장, 시·도지사 또는 시장·군수·구청장이 감염병의 역학조사 및 예방접종에 관한 역학조사를 위하여 필요하다고 인정하여 의료기관의 장에게 감염병환자등의 진료기록 및 예방접종을 받은 사람의 예방접종 후 이상반응에 관한 진료기록의 제출을 요청하는 경우
17. 국가유공자 등 예우 및 지원에 관한 법률 제74조의8제1항제7호에 따라 보훈심사위원회가 보훈심사와 관련하여 보훈심사대상자를 진료한 의료기관에 해당 진료에 관한 사항의 열람 또는 사본 교부를 요청하는 경우
18. 한국보훈복지의료공단법 제24조의2에 따라 한국보훈복지의료공단이 같은 법 제6조제1호에 따른 국가유공자등에 대한 진료기록등의 제공을 요청하는 경우
19. 군인사법 제54조의6에 따라 중앙전공사상심사위원회 또는 보통전공사상심사위원회가 전공사상 심사와 관련하여 전사자등을 진료한 의료기관에 대하여 해당 진료에 관한 사항의 열람 또는 사본 교부를 요청하는 경우〈신설 2023. 10. 31〉

④ 진료기록을 보관하고 있는 의료기관이나 진료기록이 이관된 보건소에 근무하는 의사·치과의사 또는 한의사는 자신이 직접 진료하지 아니한 환자의 과거 진료 내용의 확인 요청을 받은 경우에는 진료기록을 근거로 하여 사실을 확인하여 줄 수 있다.

⑤ 제1항, 제3항 또는 제4항의 경우 의료인, 의료기관의 장 및 의료기관 종사자는 전자서명법에 따른 전자서명이 기재된 전자문서를 제공하는 방법으로 환자 또는 환자가 아닌 다른 사람에게 기록의 내용을 확인하게 할 수 있다.

[벌칙] ①항 후단 위반 : 90(500만원 이하의 벌금)
②항 위반 : 88(3년 이하의 징역이나 3천만원 이하의 벌금), 친고죄(공소는 고소가 있어야 함)

**[영] 제10조의3 (본인진료기록열람지원시스템의 구축·운영 등)** ① 보건복지부장관은 법 제21조제1항에 따라 환자가 본인에 관한 기록의 전부 또는 일부에 대하여 열람 또는 그 사본의 발급 등 내용의 확인을 전자적 방법으로 요청하거나 제공받을 수 있는 시스템

(이하 "본인진료기록열람지원시스템"이라 한다)을 구축·운영할 수 있다.〈신설 2023. 2. 28〉

② 보건복지부장관은 기록의 열람 등을 위하여 필요한 경우 본인진료기록열람지원시스템을 다음 각 호의 시스템과 전자적으로 연계하여 활용할 수 있다.

1. 법 제21조의2제3항에 따른 진료기록전송지원시스템
2. 법 제40조의3제1항에 따른 진료기록보관시스템
3. 그 밖에 환자의 진료기록 열람 지원 등에 필요한 시스템으로서 보건복지부장관이 정하여 고시하는 시스템

③ 보건복지부장관은 본인진료기록열람지원시스템의 기록을 안전하게 보호하기 위하여 물리적·기술적 대책을 포함한 보호대책을 수립해야 한다.

④ 제1항부터 제3항까지에서 규정한 사항 외에 본인진료기록열람지원시스템의 구축·운영에 필요한 사항은 보건복지부장관이 정하여 고시한다.

[규칙] 제13조의3 (기록 열람 등의 요건) ① 법 제21조제3항제1호에 따라 환자의 배우자, 직계 존속·비속, 형제·자매(환자의 배우자 및 직계 존속·비속, 배우자의 직계존속이 모두 없는 경우에 한정한다. 이하 같다) 또는 배우자의 직계 존속(이하 이 조에서 "친족"이라 한다)이 환자에 관한 기록의 열람이나 그 사본의 발급을 요청할 경우에는 다음 각 호의 서류(전자문서를 포함한다. 이하 이 조에서 같다)를 갖추어 의료인, 의료기관의 장 및 의료기관 종사자에게 제출해야 한다.

1. 기록 열람이나 사본 발급을 요청하는 자의 신분증 사본
2. 가족관계증명서, 주민등록표 등본 등 친족관계임을 확인할 수 있는 서류. 다만, 환자의 형제·자매가 요청하는 경우에는 환자의 배우자 및 직계존속·비속, 배우자의 직계 존속이 모두 없음을 증명하는 자료를 함께 제출하여야 한다.
3. 환자가 자필서명한 별지 제9호의2서식의 동의서. 다만, 환자가 만 14세 미만의 미성년자인 경우에는 제외한다.
4. 삭제〈개정 2021. 6. 30〉

② 법 제21조제3항제2호에 따라 환자가 지정하는 대리인이 환자에 관한 기록의 열람이나 그 사본의 발급을 요청할 경우에는 다음 각 호의 서류를 갖추어 의료인, 의료기관의 장 및 의료기관 종사자에게 제출하여야 한다.

1. 기록열람이나 사본발급을 요청하는 자의 신분증 사본
2. 환자가 자필 서명한 별지 제9호의2서식의 동의서 및 별지 제9호의3서식의 위임장. 이 경우 환자가 만 14세 미만의 미성년자인 경우에는 환자의 법정대리인이 작성하여야 하며, 가족관계증명서 등 법정대리인임을 확인할 수 있는 서류를 첨부하여야 한다.

3. 환자의 신분증 사본. 다만, 주민등록법 제24조제1항에 따른 주민등록증이 발급되지 않은 만 17세 미만의 환자는 제외한다.

③ 법 제21조제3항제3호에 따라 환자의 동의를 받을 수 없는 상황에서 환자의 친족이 환자에 관한 기록의 열람이나 그 사본 발급을 요청할 경우에는 별표 2의2에서 정하는 바에 따라 서류를 갖추어 의료인, 의료기관의 장 및 의료기관 종사자에게 제출하여야 한다.

④ 의료인, 의료기관의 장 및 의료기관 종사자는 환자가 본인에 관한 기록의 열람이나 그 사본의 발급을 요청하는 경우 요청인이 환자 본인임을 확인해야 한다.

⑤ 제1항 및 제3항에 따라 친족이 환자에 관한 기록의 열람이나 그 사본의 발급을 요청하는 경우 그 요청자는 신분증 사본의 제출을 갈음하여 다음 각 호의 어느 하나에 해당하는 방법으로 본인확인 절차를 거칠 수 있다.

1. 휴대전화를 통한 본인인증 등 정보통신망 이용촉진 및 정보보호 등에 관한 법률 제23조의3에 따른 본인확인기관에서 제공하는 본인확인의 방법
2. 전자서명법 제2조제3호에 따른 공인전자서명 또는 같은 법 제2조제8호에 따른 공인인증서를 통한 본인확인의 방법
3. 정보통신망 이용촉진 및 정보보호 등에 관한 법률 시행령 제9조의2제1항제1호에 따른 바이오정보를 통한 본인확인의 방법

[영] 제10조의4 (환자에 관한 기록 열람 등) 법 제21조제3항제15호에서 “대통령령으로 정하는 공공기관”이란 국민연금법 제24조에 따른 국민연금공단을 말한다.

### 용어해설

◷ 국민연금공단 : 국민의 노령, 장애 또는 사망에 대하여 연금급여를 실시함으로써 국민의 생활안전과 복지증진에 이바지하는 것을 목적으로 설립된 비영리법인

### 해설

이 조는 정보 누설 금지 의무의 취지에서와 마찬가지로 환자의 사생활보호 차원에서 환자에 관한 기록을 열람시키거나 그 기록의 내용탐지에 응하지 않도록 하는 의무규정이다. 환자의 기록정보는 가장 엄밀하게 보호되어야 할 개인정보임에도 그동안 의료법은 환자진료기록의 열람 · 사본 교부 등 내용확인을 요구하는 자의 범위가 환자 본인 외에도 환자의 배우자, 직계 존속 · 비속으로 광범위하고 의료법 외의 다른 법령에 의한 경우에도 가능하여 엄격히 보호되어야 할 환자의 진료관련 정보가 환자 본인의 동의 없이 누출될 우려가 있었다. 따라서 2009년 1월 30일 이 법을 개정하여 환자 본인이 아닌 경우 환자진료기록 열람을 엄격히 제한하고, 환자가 사망하거나 의식이 없는 경우가 아니면 반드시 환자 본인의 동의가 있어야 진료기록을 열람 및 사본 교부가 가능하도록 더욱 구체적으로 제한하였다. 이 규정에 위반한 자는 3년 이하의 징역이나 3천만원 이하의 벌금에 처하게 되며(제88조), 이에 대한 공소는 고소가 있어야 하는 친고죄이다. 그러나 이와같은 의료인의 환자에 대한 기록열람탐지에 대한 불응의무는 어디까지나 환자의 보호를 위하여 부과되는 것이므로, 환자의 진료 상 필요에 의하여 다른 의료기관

에서 기록의 열람이나 사본교부를 요구할 경우에는 이에 응하여야 하며, 더욱이 응급환자를 다른 의료기관으로 이송할 때에는 환자이송과 더불어 초진기록을 송부하여야 한다. 따라서 이러한 의무에 위반한 자도 각각 500만원 이하의 벌금에 처하게 된다(제90조). 그리고 의료분쟁이 발생한 경우 진료기록부등에 수정이 이루어졌는지 여부가 중요한 쟁점이 될 수 있고, 의료행위의 변화 과정을 살펴보기 위해서는 원본과 추가기재 또는 수정이 이루어진 수정본 모두 중요한 자료로서 보존되어야 함에도 불구하고 현 행법상 그 내용이 명확하지 않다는 문제를 개선하기 위하여 의료인등이 진료기록부등(전자의무기록을 포함)에 추가기재 · 수정을 한 경우 진료기록부등 원본과 추가기재 · 수정을 한 수정본을 함께 보존하도록 명시하였다(2018. 3. 27). 또한 규칙 제13조의3제5항을 신설하여 환자 또는 그 친족이 본인 또는 환자에 관한 기록의 열람이나 사본의 발급을 정보통신망 이용촉진 및 정보보호 등에 관한 법률에 따른 정보통신망을 이용하여 요청하는 경우 신분증의 제시 또는 그 사본의 제출을 갈음하여 본인확인기관에서 제공하는 본인확인, 공인전자서명 또는 공인인증서 등을 통한 본인확인을 거치도록 하였다(보건복지부령 제596호, 2018. 9. 27).

**제21조의2【진료기록의 송부 등】** ① 의료인 또는 의료기관의 장은 다른 의료인 또는 의료기관의 장으로부터 제22조 또는 제23조에 따른 진료기록의 내용 확인이나 진료기록의 사본 및 환자의 진료경과에 대한 소견 등을 송부 또는 전송할 것을 요청받은 경우 해당 환자나 환자 보호자의 동의를 받아 그 요청에 응하여야 한다. 다만, 해당 환자의 의식이 없거나 응급환자인 경우 또는 환자의 보호자가 없어 동의를 받을 수 없는 경우에는 환자나 환자 보호자의 동의 없이 송부 또는 전송할 수 있다.

② 의료인 또는 의료기관의 장이 응급환자를 다른 의료기관에 이송하는 경우에는 지체 없이 내원 당시 작성된 진료기록의 사본 등을 이송하여야 한다.

③ 보건복지부장관은 제1항 및 제2항에 따른 진료기록의 사본 및 진료경과에 대한 소견 등의 전송 업무를 지원하기 위하여 전자정보시스템(이하 이 조에서 "진료기록전송지원시스템"이라 한다)을 구축 · 운영할 수 있다.

④ 보건복지부장관은 진료기록전송지원시스템의 구축 · 운영을 대통령령으로 정하는 바에 따라 관계 전문기관에 위탁할 수 있다. 이 경우 보건복지부장관은 그 소요 비용의 전부 또는 일부를 지원할 수 있다.

⑤ 제4항에 따라 업무를 위탁받은 전문기관은 다음 각 호의 사항을 준수하여야 한다.

1. 진료기록전송지원시스템이 보유한 정보의 누출, 변조, 훼손 등을 방지하기 위하여 접근 권한자의 지정, 방화벽의 설치, 암호화 소프트웨어의 활용, 접속기록 보관 등 대통령령으로 정하는 바에 따라 안전성 확보에 필요한 기술적 · 관리적 조치를 할 것
2. 진료기록전송지원시스템 운영 업무를 다른 기관에 재위탁하지 아니할 것
3. 진료기록전송지원시스템이 보유한 정보를 제3자에게 임의로 제공하거나 유출하지 아니할 것

⑥ 보건복지부장관은 의료인 또는 의료기관의 장에게 보건복지부령으로 정하는 바에 따라 제1항 본문에 따른 환자나 환자 보호자의 동의에 관한 자료 등 진료기록전송지원시스템의 구축·운영에 필요한 자료의 제출을 요구하고 제출받은 목적의 범위에서 보유·이용할 수 있다. 이 경우 자료 제출을 요구받은 자는 정당한 사유가 없으면 이에 따라야 한다.

⑦ 그 밖에 진료기록전송지원시스템의 구축·운영 등에 필요한 사항은 보건복지부령으로 정한다.

⑧ 누구든지 정당한 사유 없이 진료기록전송지원시스템에 저장된 정보를 누출·변조 또는 훼손하여서는 아니 된다.

⑨ 진료기록전송지원시스템의 구축·운영에 관하여 이 법에서 규정된 것을 제외하고는 개인정보 보호법에 따른다.

[벌칙] ①항, ②항 위반 : 90(500만원 이하의 벌금)
⑤항, ⑧항 위반 : 88(5년 이하의 징역이나 5천만원 이하의 벌금)

※ [제6항 후단을 위반하여 자료를 제출하지 아니하거나 거짓 자료를 제출한 자] : 92(200만원 이하의 과태료)

[규칙] 제13조의4 (진료기록전송지원시스템 구축·운영) ① 보건복지부장관은 법 제21조의2 제3항에 따른 진료기록전송지원시스템(이하 "진료기록전송지원시스템"이라 한다)의 효율적 운영을 위하여 필요하다고 인정하는 경우에는 다음 각 호의 조치를 할 수 있다.

1. 진료기록전송지원시스템과 연결되어 있는 다른 정보시스템과의 호환성 및 보안성에 대한 점검·관리
2. 진료기록전송지원시스템의 평가 및 개선에 관한 기준의 수립·시행
3. 진료기록전송지원시스템에 관한 이용매뉴얼의 작성·배포
4. 그 밖에 제1호부터 제3호까지의 조치에 준하는 것으로서 진료기록전송지원시스템의 효율적 운영에 특히 필요하다고 보건복지부장관이 인정하는 조치

② 보건복지부장관은 법 제21조의2제6항 전단에 따라 의료인 또는 의료기관의 장에게 자료제출을 요구하는 경우에는 제출자료의 범위, 이용목적, 이용범위 및 제출방법 등이 포함된 서면(전자문서를 포함한다)으로 하여야 한다.

[영] 제10조의5 (진료기록전송지원시스템 구축·운영 업무의 위탁) ① 보건복지부장관은 법 제21조의2제4항 전단에 따라 같은 조 제3항에 따른 진료기록전송지원시스템(이하 "진료기록전송지원시스템"이라 한다)의 구축·운영에 관한 업무를 다음 각 호의 전문기관에 위탁할 수 있다.

1. 공공기관의 운영에 관한 법률 제4조에 따른 공공기관 중 그 설립목적이 보건의료 또는 사회보장과 관련되는 공공기관

2. 위탁 업무 수행에 필요한 조직 · 인력 및 전문성 등을 고려하여 보건복지부장관이 정하여 고시하는 전문기관

② 보건복지부장관은 법 제21조의2제4항 전단에 따라 진료기록전송지원시스템의 구축 · 운영업무를 위탁하려는 경우에는 그 위탁 기준 · 절차 및 방법 등에 관한 사항을 미리 공고하여야 한다.

③ 보건복지부장관은 법 제21조의2제4항 전단에 따라 진료기록전송지원시스템의 구축 · 운영 업무를 위탁한 경우에는 그 위탁 내용 및 수탁자 등에 관한 사항을 관보에 고시하고, 보건복지부의 인터넷 홈페이지에 게재하여야 한다.

④ 법 제21조의2제4항 전단에 따라 진료기록전송지원시스템의 구축 · 운영 업무를 위탁받은 전문기관은 사업운영계획, 사업집행현황, 자금운용계획 및 자금집행내역 등에 관한 사항을 보건복지부장관에게 보고하여야 한다.

⑤ 제2항부터 제4항까지의 규정에 따른 위탁 기준 등의 공고, 위탁 내용 등의 고시 또는 위탁 업무의 보고 등에 필요한 세부 사항은 보건복지부장관이 정하여 고시한다.

[영] 제10조의6 (진료기록전송지원시스템 보유 정보의 안정성 확보 조치) ① 법 제21조의2제4항 전단에 따라 진료기록전송지원시스템의 구축 · 운영 업무를 위탁받은 전문기관은 법 제21조의2제5항제1호에 따라 진료기록전송지원시스템이 보유한 정보의 안전성 확보를 위하여 다음 각 호의 조치를 하여야 한다.

1. 진료기록전송지원시스템이 보유한 정보의 안전성 확보를 위한 관리계획의 수립 · 시행
2. 진료기록전송지원시스템이 보유한 정보에 대한 접근 통제 및 접근 권한의 제한
3. 진료기록전송지원시스템에의 불법 접근을 차단하기 위한 방화벽 · 침입차단시스템 및 침입탐지시스템의 설치 · 운영
4. 진료기록전송지원시스템이 보유한 정보를 안전하게 저장 · 전송할 수 있는 암호화 기술 등의 개발 · 관리
5. 진료기록전송지원시스템이 보유한 정보에 대한 보안프로그램의 설치 · 갱신
6. 진료기록전송지원시스템에 대한 접속기록의 보관 · 관리
7. 진료기록전송지원시스템이 보유한 정보에 대한 위 · 변조 방지 프로그램 등의 설치 · 갱신
8. 진료기록전송지원시스템과 연결되어 운영되는 다른 정보시스템에 대한 보안체제의 마련 · 실시
9. 그 밖에 제1호부터 제8호까지의 규정에 준하는 조치로서 진료기록전송지원시스템의 보유 정보에 대한 안전성 확보를 위하여 보건복지부장관이 특히 필요하다고 인정하는 조치

② 제1항에 따른 진료기록전송지원시스템 보유 정보의 안전성 확보 조치에 필요한 세부 사항은 보건복지부장관이 정하여 고시한다.

# 제 2 절 권리와 의무

**제22조 【진료기록부등】** ① 의료인은 각각 진료기록부, 조산기록부, 간호기록부, 그 밖의 진료에 관한 기록(이하 "진료기록부등"이라 한다)을 갖추어 두고 환자의 주된 증상, 진단 및 치료 내용 등 보건복지부령으로 정하는 의료행위에 관한 사항과 의견을 상세히 기록하고 서명하여야 한다.

② 의료인이나 의료기관 개설자는 진료기록부등[제23조제1항에 따른 전자의무기록을 포함하며, 추가기재·수정된 경우 추가기재·수정된 진료기록부등 및 추가기재·수정 전의 원본을 모두 포함한다. 이하 같다]을 보건복지부령으로 정하는 바에 따라 보존하여야 한다.

③ 의료인은 진료기록부등을 거짓으로 작성하거나 고의로 사실과 다르게 추가기재·수정하여서는 아니 된다.

④ 보건복지부장관은 의료인이 진료기록부등에 기록하는 질병명, 검사명, 약제명 등 의학용어와 진료기록부등의 서식 및 세부내용에 관한 표준을 마련하여 고시하고 의료인 또는 의료기관 개설자에게 그 준수를 권고할 수 있다.

[벌칙] ①, ②항 위반 : 90(500만원 이하의 벌금)
③항 위반 : 88(3년 이하의 징역이나 3천만원 이하의 벌금)

[규칙] 제14조 (진료기록부등의 기재사항) ① 법 제22조제1항에 따라 진료기록부·조산기록부와 간호기록부(이하 "진료기록부등"이라 한다)에 기록해야 할 의료행위에 관한 사항과 의견은 다음 각 호와 같다.

1. 진료기록부
 가. 진료를 받은 사람의 주소·성명·연락처·주민등록번호 등 인적사항
 나. 주된 증상. 이 경우 의사가 필요하다고 인정하면 주된 증상과 관련한 병력·가족력을 추가로 기록할 수 있다.
 다. 진단결과 또는 진단명
 라. 진료경과(외래환자는 재진환자로서 증상·상태, 치료내용이 변동되어 의사가 그 변동을 기록할 필요가 있다고 인정하는 환자만 해당한다)
 마. 치료 내용(주사·투약·처치 등)
 바. 진료 일시
2. 조산기록부
 가. 조산을 받은 자의 주소·성명·연락처·주민등록번호 등 인적사항
 나. 생·사산별 분만 횟수
 다. 임신 후의 경과와 그에 대한 소견

라. 임신 중 의사에 의한 건강진단의 유무(결핵 · 성병에 관한 검사를 포함한다)
마. 분만 장소 및 분만 연월일시분
바. 분만의 경과 및 그 처치
사. 산아 수와 그 성별 및 생 · 사의 구별
아. 산아와 태아부속물에 대한 소견
자. 삭제〈2013. 10. 4〉
차. 산후의 의사의 건강진단 유무

3. 간호기록부
가. 간호를 받는 사람의 성명
나. 체온 · 맥박 · 호흡 · 혈압에 관한 사항
다. 투약에 관한 사항
라. 섭취 및 배설물에 관한 사항
마. 처치와 간호에 관한 사항
바. 간호 일시

② 의료인은 진료기록부등을 한글로 기록하도록 노력하여야 한다.

③ 삭제〈2019. 10. 24〉

[규칙] 제15조 (진료기록부 등의 보존) ① 의료인이나 의료기관의 개설자는 법 제22조제2항에 따른 진료기록부 등을 다음 각 호에 정하는 기간 동안 보존하여야 한다. 다만, 계속적인 진료를 위하여 필요한 경우에는 1회에 한정하여 다음 각 호에 정하는 기간의 범위에서 그 기간을 연장하여 보존할 수 있다.

1. 환자 명부 : 5년
2. 진료기록부 : 10년
3. 처방전 : 2년
4. 수술기록 : 10년
5. 검사내용 및 검사소견기록 : 5년
6. 방사선 사진(영상물을 포함한다) 및 그 소견서 : 5년
7. 간호기록부 : 5년
8. 조산기록부 : 5년
9. 진단서 등의 부본(진단서 · 사망진단서 및 시체검안서 등을 따로 구분하여 보존할 것) : 3년

② 제1항의 진료에 관한 기록은 마이크로필름이나 광디스크 등(이하 이 조에서 "필름"이라 한다)에 원본대로 수록하여 보존할 수 있다.

③ 제2항에 따른 방법으로 진료에 관한 기록을 보존하는 경우에는 필름촬영책임자가 필름의 표지에 촬영 일시와 본인의 성명을 적고, 서명 또는 날인하여야 한다.

### 해설

이 조는 의료행위를 수행하는 데 있어서 이에 관한 사항과 소견을 적은 각종의 기록은 의료의 적정을 판단하는 데에 매우 중요하기 때문에 의료인으로 하여금 기록 · 서명한 후 기록부를 보건복지부령이 정하는 바에 따라 일정 기간 보존하도록 하고, 진료기록부 등을 거짓으로 작성하거나 고의로 사실과 다르게 추가기재 · 수정할 수 없도록 명문화하고 있다. 현행법상 의료인은 진료기록부 등에 의료행위에 관한 사항과 의견을 '상세히' 기록해야 하고, 이를 위반할 경우 형사처벌 및 행정처분을 부과하도록 하고 있는데, 기록의 상세정도에 대한 자의적인 해석 및 집행으로 인하여 형평성 문제가 발생할 수 있으며, 특히 이를 위반할 경우 형사처벌을 부과 받을 수 있다는 점에서 명확성의 원칙에 반한다고 볼 수 있는바, 2013년 4월 5일(법률 제11748호) 이 조를 개정하여 의료인과 환자 간의 불필요한 갈등을 해소하고 행위자가 형사처벌 및 행정처분 대상 행위를 명확하게 예상할 수 있도록 진료기록부 등에 기록하여야 하는 사항을 보건복지부령으로 명확하게 정하였다.

**제23조【전자의무기록】** ① 의료인이나 의료기관 개설자는 제22조의 규정에도 불구하고 진료기록부등을 전자서명법에 따른 전자서명이 기재된 전자문서(이하 "전자의무기록"이라 한다)로 작성 · 보관할 수 있다.

② 의료인이나 의료기관 개설자는 보건복지부령으로 정하는 바에 따라 전자의무기록을 안전하게 관리 · 보존하는 데에 필요한 시설과 장비를 갖추어야 한다.

③ 누구든지 정당한 사유 없이 전자의무기록에 저장된 개인정보를 탐지하거나 누출 · 변조 또는 훼손하여서는 아니 된다.

④ 의료인이나 의료기관 개설자는 전자의무기록에 추가기재 · 수정을 한 경우 보건복지부령으로 정하는 바에 따라 접속기록을 별도로 보관하여야 한다.

[벌칙] ③항 위반 : 87(5년 이하의 징역이나 5천만원 이하의 벌금)
④항 위반 : 90(500만원 이하의 벌금)

**[규칙] 제16조 (전자의무기록의 관리 · 보존에 필요한 시설과 장비 등)** ① 의료인이나 의료기관의 개설자는 법 제23조 제2항에 따라 전자의무기록을 안전하게 관리 · 보존하기 위하여 다음 각 호의 시설과 장비를 갖추어야 한다.

1. 전자의무기록의 생성 · 저장과 전자서명을 검증할 수 있는 장비
2. 전자서명이 있은 후 전자의무기록의 변경 여부 확인 등 전자의무기록의 이력관리를 위하여 필요한 장비
3. 전자의무기록의 백업저장장비
4. 네트워크 보안에 관한 시설과 장비(제1호부터 제3호까지에 따른 장비가 유무선 인터넷과 연결된 경우에 한정한다)
5. 법 제23조의2제1항에 따른 전자의무기록시스템(이하 "전자의무기록시스템"이라 한다) 보안에 관한 시설과 장비
6. 전자의무기록 보존장소에 대한 다음 각 목의 어느 하나에 해당하는 물리적 접근 방

지 시설과 장비

가. 출입통제구역 등 통제 시설

나. 잠금장치

7. 의료기관(법 제49조에 따라 부대사업을 하는 장소를 포함한다) 외의 장소에 제1호에 따른 전자의무기록의 저장장비 또는 제3호에 따른 백업저장장비를 설치하는 경우에는 다음 각 목의 시설과 장비

가. 전자의무기록 시스템의 동작 여부와 상태를 실시간으로 점검할 수 있는 시설과 장비

나. 전자의무기록 시스템에 장애가 발생한 경우 제1호 및 제2호에 따른 장비를 대체할 수 있는 예비 장비

다. 폐쇄회로 텔레비전 등의 감시 장비

라. 재해예방시설

② 의료인이나 의료기관 개설자는 법 제23조 제4항에 따라 전자의무기록에 추가기재·수정을 한 경우 제1항제2호에 따른 장비에 접속 기록을 별도로 보관하여야 한다.

③ 제1항 각 호에 따라 갖추어야 하는 시설과 장비 및 제2항에 따른 접속 기록 보관에 관한 구체적인 사항은 보건복지부장관이 정하여 고시한다.

**해설**

전자의무기록(electronic medical record, EMR)은 정보통신기술의 발달에 따라 병원진료지원 업무 중 기록업무를 전산처리하여 신속한 업무처리와 인력 및 비용절감의 효과를 도모하고 환자의 대기시간 단축 등 서비스 향상을 기하기 위한 것이다. 따라서 이 조는 의사·치과의사가 전자처방전을 교부할 수 있도록 하고(법 제18조), 의료인이나 의료기관 개설자는 진료기록을 전자문서로 작성·보관할 수 있도록 하고 있다.

**제23조의2【전자의무기록의 표준화 등】** ① 보건복지부장관은 전자의무기록이 효율적이고 통일적으로 관리·활용될 수 있도록 기록의 작성, 관리 및 보존에 필요한 전산정보처리시스템(이하 이 조에서 "전자의무기록시스템"이라 한다), 시설, 장비 및 기록 서식 등에 관한 표준을 정하여 고시하고 전자의무기록시스템을 제조·공급하는 자, 의료인 또는 의료기관 개설자에게 그 준수를 권고할 수 있다.

② 보건복지부장관은 전자의무기록시스템이 제1항에 따른 표준, 전자의무기록시스템 간 호환성, 정보 보안 등 대통령령으로 정하는 인증 기준에 적합한 경우에는 인증을 할 수 있다.

③ 제2항에 따라 인증을 받은 자는 대통령령으로 정하는 바에 따라 인증의 내용을 표시할 수 있다. 이 경우 인증을 받지 아니한 자는 인증의 표시 또는 이와 유사한

표시를 하여서는 아니 된다.
④ 보건복지부장관은 다음 각 호의 어느 하나에 해당하는 경우에는 제2항에 따른 인증을 취소할 수 있다. 다만, 제1호에 해당하는 경우에는 인증을 취소하여야 한다.
1. 거짓이나 그 밖의 부정한 방법으로 인증을 받은 경우
2. 제2항에 따른 인증 기준에 미달하게 된 경우
⑤ 보건복지부장관은 전자의무기록시스템의 기술 개발 및 활용을 촉진하기 위한 사업을 할 수 있다.
⑥ 제1항에 따른 표준의 대상, 제2항에 따른 인증의 방법 · 절차 등에 필요한 사항은 대통령령으로 정한다.

[벌칙] ③항 후단 위반 : 89(1년 이하의 징역이나 1천만원 이하의 벌금)

[영] **제10조의7 (전자의무기록의 표준화)** 법 제23조의2제1항에 따라 보건복지부장관이 정하여 고시하는 표준의 대상은 다음 각 호와 같다.
1. 법 제23조제1항에 따른 전자의무기록(이하 "전자의무기록"이라 한다)의 서식 · 용어 및 내용 등에 관한 사항
2. 법 제23조제2항에 따라 전자의무기록의 안전한 관리 · 보존에 필요한 시설 및 장비에 관한 사항
3. 법 제23조의2제1항에 따른 전자의무기록시스템(이하 "전자의무기록시스템"이라 한다)의 구조 · 형태 및 기능 등에 관한 사항
4. 그 밖에 제1호부터 제3호까지의 규정에 준하는 대상으로서 전자의무기록의 효율적 · 통일적 관리 · 활용을 위하여 보건복지부장관이 특히 필요하다고 인정하는 대상

[영] **제10조의8 (전자의무기록시스템의 인증)** ① 전자의무기록시스템의 인증 기준은 다음 각 호와 같다.
1. 법 제23조의2제1항에 따라 보건복지부장관이 정하여 고시하는 표준에 적합할 것
2. 전자의무기록시스템 간 전자적 전송에 필요한 호환성이 확보될 것
3. 전자의무기록시스템에 대한 관리적 · 기술적 · 물리적 정보 보안이 확보될 것
4. 그 밖에 제1호부터 제3호까지의 규정에 준하는 기준으로서 전자의무기록시스템의 기능 · 구조 및 형태 등을 고려하여 보건복지부장관이 특히 필요하다고 인정하는 기준

② 법 제23조의2제2항에 따라 전자의무기록시스템의 인증을 받으려는 자는 전자의무기록시스템 인증 신청서(전자문서로 된 신청서를 포함한다)에 다음 각 호의 서류(전자문서로 된 서류를 포함한다)를 첨부하여 보건복지부장관에게 제출하여야 한다.
1. 제1항에 따른 인증 기준에 적합함을 증명하는 서류
2. 전자의무기록시스템 설계서

3. 전자의무기록시스템 설명서 및 성능진단 결과서
4. 그 밖에 제1호부터 제3호까지의 규정에 준하는 서류로서 전자의무기록시스템의 인증을 위하여 보건복지부장관이 특히 필요하다고 인정하여 고시하는 서류

③ 보건복지부장관은 제2항에 따른 인증 신청의 전문적 검토를 위하여 필요하다고 인정하는 경우에는 보건의료 또는 정보통신 관련 기관·법인·단체 또는 전문가 등에게 자료 또는 의견의 제출을 요청할 수 있다.

④ 보건복지부장관은 제2항에 따른 인증 신청에 대하여 그 인증 여부를 결정한 경우에는 신청인에게 서면으로 그 결과를 알려야 한다.

⑤ 보건복지부장관은 법 제23조의2제2항에 따라 전자의무기록시스템의 인증을 한 경우에는 신청인에게 인증서를 발급하고, 그 인증 내용을 보건복지부의 인터넷 홈페이지 등에 게재하여야 한다.

⑥ 제1항부터 제5항까지에서 규정한 사항 외에 전자의무기록시스템의 인증 기준, 인증 절차, 인증 방법 및 변경 인증 등에 필요한 세부 사항은 보건복지부장관이 정하여 고시한다.

[영] 제10조의9 (전자의무기록시스템의 인증 표시) ① 법 제23조의2제2항에 따라 전자의무기록시스템의 인증을 받은 자는 같은 조 제3항 전단에 따라 인증의 내용을 표시하려는 경우에는 그 표시 내용, 표시 크기, 표시 색상 및 표시 도안 등에 관하여 보건복지부장관이 정하여 고시하는 기준에 따라 표시하여야 한다.

② 보건복지부장관은 법 제23조의2제3항 전단에 따른 인증 내용의 표시 사항에 대하여 그 보완이나 개선이 필요하다고 인정하는 경우에는 전자의무기록시스템의 인증을 받은 자에 대하여 그 보완이나 개선에 필요한 사항을 권고할 수 있다.

**제23조의3【진료정보 침해사고의 통지】** ① 의료인 또는 의료기관 개설자는 전자의무기록에 대한 전자적 침해행위로 진료정보가 유출되거나 의료기관의 업무가 교란·마비되는 등 대통령령으로 정하는 사고(이하 "진료정보 침해사고"라 한다)가 발생한 때에는 보건복지부장관에게 즉시 그 사실을 통지하여야 한다.

② 보건복지부장관은 제1항에 따라 진료정보 침해사고의 통지를 받거나 진료정보 침해사고가 발생한 사실을 알게 되면 이를 관계 행정기관에 통보하여야 한다.

[영] 제10조의10 (진료정보 침해사고의 유형) 법 제23조의3제1항에서 "진료정보가 유출되거나 의료기관의 업무가 교란·마비되는 등 대통령령으로 정하는 사고"란 다음 각 호의 어느 하나에 해당하는 사고를 말한다.

1. 진료정보의 도난·유출

2. 진료정보의 파기 · 손상 · 은닉 · 멸실
3. 전자의무기록시스템의 교란 · 마비

[규칙] 제16조의2 (진료정보 침해사고의 통지 방법) 의료인 또는 의료기관 개설자는 법 제23조의3제1항에 따른 진료정보 침해사고(이하 "진료정보 침해사고"라 한다)가 발생한 경우 다음 각 호의 사항을 서면, 전화, 팩스, 전자우편 또는 이와 유사한 방법으로 보건복지부장관에게 통지해야 한다.

1. 의료기관의 명칭
2. 진료정보 침해사고의 발생일시
3. 진료정보의 유출 범위 등 피해내역
4. 진료정보 침해사고의 대응을 위한 기술지원 요청사항

> **제23조의4 【진료정보 침해사고의 예방 및 대응 등】** ① 보건복지부장관은 진료정보 침해사고의 예방 및 대응을 위하여 다음 각 호의 업무를 수행한다.
> 1. 진료정보 침해사고에 관한 정보의 수집 · 전파
> 2. 진료정보 침해사고의 예보 · 경보
> 3. 진료정보 침해사고에 대한 긴급조치
> 4. 전자의무기록에 대한 전자적 침해행위의 탐지 · 분석
> 5. 그 밖에 진료정보 침해사고 예방 및 대응을 위하여 대통령령으로 정하는 사항
>
> ② 보건복지부장관은 제1항에 따른 업무의 전부 또는 일부를 전문기관에 위탁할 수 있다.
>
> ③ 제1항에 따른 업무를 수행하는 데 필요한 절차 및 방법, 제2항에 따른 업무의 위탁 절차 등에 필요한 사항은 보건복지부령으로 정한다.

[영] 제10조의11 (진료정보 침해사고의 예방 및 대응을 위한 조치) 법 제23조의4제1항제5호에서 "대통령령으로 정하는 사항"이란 다음 각 호의 사항을 말한다.

1. 의료기관의 전자의무기록시스템에 대한 취약점 점검
2. 의료인 또는 의료기관 개설자에 대한 교육 및 훈련
3. 그 밖에 전자의무기록의 안전성 및 신뢰성을 확보하기 위해 필요한 사항으로서 보건복지부장관이 정하여 고시하는 사항

[규칙] 제16조의3 (진료정보 침해사고에 대한 긴급조치) ① 보건복지부장관은 의료인, 의료기관 개설자 또는 관계 행정기관 등을 통해 진료정보 침해사고가 발생한 사실을 알게

된 경우 그 피해의 확산을 방지하기 위하여 법 제23조의4제1항제3호에 따라 다음 각 호의 조치를 할 수 있다.

1. 의료기관의 전자의무기록시스템에 대한 접속경로의 차단 요청
2. 진료정보 침해사고의 원인 · 경위 등에 관한 조사. 이 경우 현장조사에 관한 사항은 해당 의료기관의 장과 미리 협의해야 한다.

② 의료인 또는 의료기관의 개설자는 특별한 사유가 없으면 제1항에 따른 조치에 협조해야 한다.

[규칙] 제16조의4 (진료정보 침해사고의 예방 및 대응을 위한 업무의 위탁) 보건복지부장관은 법 제23조의4제2항에 따라 같은 조 제1항 각 호에 따른 진료정보 침해사고의 예방 및 대응을 위한 업무를 사회보장급여의 이용 · 제공 및 수급권자 발굴에 관한 법률 제29조에 따른 한국사회보장정보원에 위탁한다.

**제23조의5【부당한 경제적 이익등의 취득 금지】** ① 의료인, 의료기관 개설자(법인의 대표자, 이사, 그 밖에 이에 종사하는 자를 포함한다. 이하 이 조에서 같다) 및 의료기관 종사자는 약사법 제47조제2항에 따른 의약품공급자로부터 의약품 채택 · 처방유도 · 거래유지 등 판매촉진을 목적으로 제공되는 금전, 물품, 편익, 노무, 향응, 그 밖의 경제적 이익(이하 "경제적 이익등"이라 한다)을 받거나 의료기관으로 하여금 받게 하여서는 아니 된다. 다만, 견본품 제공, 학술대회 지원, 임상시험 지원, 제품설명회, 대금결제조건에 따른 비용할인, 시판 후 조사 등의 행위(이하 "견본품 제공등의 행위"라 한다)로서 보건복지부령으로 정하는 범위 안의 경제적 이익등인 경우에는 그러하지 아니하다.

② 의료인, 의료기관 개설자 및 의료기관 종사자는 의료기기법 제6조에 따른 제조업자, 같은 법 제15조에 따른 의료기기 수입업자, 같은 법 제17조에 따른 의료기기 판매업자 또는 임대업자로부터 의료기기 채택 · 사용유도 · 거래유지 등 판매촉진을 목적으로 제공되는 경제적 이익등을 받거나 의료기관으로 하여금 받게 하여서는 아니 된다. 다만, 견본품 제공등의 행위로서 보건복지부령으로 정하는 범위 안의 경제적 이익등인 경우에는 그러하지 아니하다.

③ 의료인, 의료기관 개설자(의료기관을 개설하려는 자를 포함한다) 및 의료기관 종사자는 약사법 제24조의2에 따른 약국개설자로부터 처방전의 알선 · 수수 · 제공 또는 환자 유인의 목적으로 경제적 이익등을 요구 · 취득하거나 의료기관으로 하여금 받게 하여서는 아니 된다.〈신설 2024. 1. 23〉

[벌칙] ①, ②항 위반 : 88조의2(3년 이하의 징역이나 3천만원 이하의 벌금, 이 경우 취득한 경제적 이익등은 몰수하고, 몰수할 수 없을 때에는 그 가액을 추징한다), 자격정지 사유

[규칙] 제16조의2 (경제적 이익등의 범위) ① 법 제23조의3제1항 단서 및 제2항 단서에서 "보건복지부령으로 정하는 경제적 이익등"이란 별표 2의3과 같다.

### 용어해설

◷ 리베이트 쌍벌제 : 의약품 및 의료기기의 거래에서 불법 리베이트를 제공한 자와 수수한 자 모두 처벌하는 제도이다. 리베이트에 의한 의약품 및 의료기기 거래는 국민건강보험의 재정을 악화시키고 국민 약제비 부담의 증가를 초래하기 때문에 이 같은 불공정 거래행위를 근절하기 위한 것이다.

### 해설

과거 의료인이 의약품 · 의료기기의 채택, 처방 등과 관련하여 부당한 경제적 이익을 제공받는 경우 형법이나 독점규제 및 공정거래에 관한 법률에 따라 처벌이 가능하나, 형법상 배임수재죄는 의료기관 개설자에게는 적용되지 않고, 수뢰죄는 공무원 신분이 아닌 민간의료기관 종사자는 적용되지 않으며, 독점규제 및 공정거래에 관한 법률상 불공정거래행위는 이익 제공 강요가 입증되어야 처벌이 가능하기 때문에 의약품 및 의료기기 채택 · 처방 등과 관련하여 부당한 경제적 이익을 제공받는 것을 처벌하는 데 한계가 있는 실정이었다. 따라서 이 조는 의료인이나 의료기관 개설자 등이 의약품 · 의료기기의 채택, 처방 · 사용유도 등 판매촉진을 목적으로 제공되는 금전, 물품, 편익 등을 제공받는 경우 3년 이하의 징역이나 3천만원 이하의 벌금에 처하도록 이 법에 벌칙규정을 마련함으로써 형법 등의 적용을 받지 아니하는 경우도 처벌이 가능하도록 하고, 부당하게 제공받은 경제적 이익 등을 몰수 또는 추징하도록 하고, 1년 이내의 범위에서 자격정지를 할 수 있도록 규정함으로써 의약품 및 의료기기 채택 · 처방 등과 관련하여 부당한 경제적 이익 등을 주고받는 것을 근절하기 위한 것이다. 리베이트 쌍벌제 시행 이후에 불법 리베이트의 근절을 위하여 법무부, 공정거래위원회, 경찰청, 국세청, 식품의약품안전처 등 유관기관과 범정부적 리베이트 단속 공조 체계를 구축하였다. 2011년 4월에는 서울중앙지검에 검찰, 경찰 및 보건복지부 등 관계 부처로 구성된 '정부합동 의약품 리베이트 전담수사반'을 설치하였고, 현재 서울서부지검 내 식품의약조사부로 이관하여 운영 중이다. 정부는 의약품 · 의료기기 불법 리베이트 근절을 위해 제공자 · 수수자에 대한 제재 수준을 높이는 등 관련 제도를 보강하였다.

**제24조 【요양방법 지도】** 의료인은 환자나 환자의 보호자에게 요양방법이나 그 밖에 건강관리에 필요한 사항을 지도하여야 한다.

### 해설

이 조는 의료인에게 환자에 대한 올바른 계몽과 조기 치유를 위하여 요양의 방법 그 밖의 건강관리에 필요한 사항을 지도하도록 하는 일종의 권장규정이다. 따라서 이에 위반하더라도 직접적인 처벌규정이 없으나, 이 의무에 위반하여 환자에게 손해를 입힌 경우에는 민 · 형사상의 책임이 문제될 수 있다.

**제24조의2 【의료행위에 관한 설명】** ① 의사 · 치과의사 또는 한의사는 사람의 생명 또는 신체에 중대한 위해를 발생하게 할 우려가 있는 수술, 수혈, 전신마취(이하 이 조에서 "수술등"이라 한다)를 하는 경우 제2항에 따른 사항을 환자(환자가 의사

결정능력이 없는 경우 환자의 법정대리인을 말한다. 이하 이 조에서 같다)에게 설명하고 서면(전자문서를 포함한다. 이하 이 조에서 같다)으로 그 동의를 받아야 한다. 다만, 설명 및 동의 절차로 인하여 수술등이 지체되면 환자의 생명이 위험하여지거나 심신상의 중대한 장애를 가져오는 경우에는 그러하지 아니하다.

② 제1항에 따라 환자에게 설명하고 동의를 받아야 하는 사항은 다음 각 호와 같다.

1. 환자에게 발생하거나 발생 가능한 증상의 진단명
2. 수술등의 필요성, 방법 및 내용
3. 환자에게 설명을 하는 의사, 치과의사 또는 한의사 및 수술등에 참여하는 주된 의사, 치과의사 또는 한의사의 성명
4. 수술등에 따라 전형적으로 발생이 예상되는 후유증 또는 부작용
5. 수술등 전후 환자가 준수하여야 할 사항

③ 환자는 의사, 치과의사 또는 한의사에게 제1항에 따른 동의서 사본의 발급을 요청할 수 있다. 이 경우 요청을 받은 의사, 치과의사 또는 한의사는 정당한 사유가 없으면 이를 거부하여서는 아니 된다.

④ 제1항에 따라 동의를 받은 사항 중 수술등의 방법 및 내용, 수술등에 참여한 주된 의사, 치과의사 또는 한의사가 변경된 경우에는 변경 사유와 내용을 환자에게 서면으로 알려야 한다.

⑤ 제1항 및 제4항에 따른 설명, 동의 및 고지의 방법·절차 등 필요한 사항은 대통령령으로 정한다.

[영] **제10조의11 (의료행위에 관한 설명)** ① 법 제24조의2제1항 본문에 따라 의사·치과의사 또는 한의사가 환자(환자가 의사결정능력이 없는 경우 환자의 법정대리인을 말한다. 이하 이 조에서 같다)로부터 받는 동의서에는 해당 환자의 서명 또는 기명날인이 있어야 한다.

② 법 제24조의2제4항에 따라 의사·치과의사 또는 한의사가 수술·수혈 또는 전신마취의 방법·내용 등의 변경 사유 및 변경 내용을 환자에게 서면으로 알리는 경우 환자의 보호를 위하여 필요하다고 인정하는 때에는 보건복지부장관이 정하는 바에 따라 구두의 방식을 병행하여 설명할 수 있다.

③ 의사·치과의사 또는 한의사는 법 제24조의2제1항 본문에 따른 서면의 경우에는 환자의 동의를 받은 날, 같은 조 제4항에 따른 서면은 환자에게 알린 날을 기준으로 각각 2년간 보존·관리하여야 한다.

### 대법원 2007. 5. 31, 선고 2005다5867 판결

**판례** ◎ 판시사항

[1] 수술 도중 환자에게 사망의 원인이 된 증상이 발생한 경우, 증상 발생에 관하여 의료상의 과실 이외의 다른 원인이 있다고 보기 어려운 간접사실들을 증명하는 방법으로 위 증상이 의료상의 과실에 기한 것으로 추정할 수 있는지 여부(적극) 및 위와 같은 경우에도 의사에게 무과실의 증명책임을 지울 수 있는지 여부(소극)

[2] 진료방법의 선택에 있어 의사가 가지는 재량의 범위 및 그에 관한 과실 유무의 판단 기준

[3] 의사의 설명의무의 구체적 내용 및 후유증 · 부작용 등의 위험 발생 가능성이 희소한 경우, 의사의 설명의무가 면제될 수 있는지 여부(소극)

[4] 의료행위에 있어서 설명의무의 이행에 대한 증명책임

[5] 의사의 설명의무 위반으로 인하여 위자료만을 청구하는 경우와 모든 손해를 청구하는 경우에 있어서 설명의무 위반과 결과 사이의 상당인과관계에 대한 증명의 차이점

◎ 판결요지

[1] 의료행위는 고도의 전문적 지식을 필요로 하는 분야로서 전문가가 아닌 일반인으로서는 의사의 의료행위의 과정에 주의의무 위반이 있는지의 여부나 그 주의의무 위반과 손해 발생 사이에 인과관계가 있는지 여부를 밝혀내기가 극히 어려운 특수성이 있으므로, 수술 도중 환자에게 사망의 원인이 된 증상이 발생한 경우 그 증상 발생에 관하여 의료상의 과실 이외의 다른 원인이 있다고 보기 어려운 간접사실들을 증명함으로써 그와 같은 증상이 의료상의 과실에 기한 것이라고 추정하는 것도 가능하다고 하겠으나, 그 경우에도 의사의 과실로 인한 결과 발생을 추정할 수 있을 정도의 개연성이 담보되지 않는 사정들을 가지고 막연하게 중한 결과에서 의사의 과실과 인과관계를 추정함으로써 결과적으로 의사에게 무과실의 증명책임을 지우는 것까지 허용되는 것은 아니다.

[2] 의사는 진료를 행함에 있어 환자의 상황과 당시의 의료수준 그리고 자기의 지식경험에 따라 적절하다고 판단되는 진료방법을 선택할 상당한 범위의 재량을 가진다고 할 것이고, 그것이 합리적인 범위를 벗어난 것이 아닌 한 진료의 결과를 놓고 그 중 어느 하나만이 정당하고 이와 다른 조치를 취한 것은 과실이 있다고 말할 수는 없다.

[3] 일반적으로 의사는 환자에게 수술 등 침습을 가하는 과정 및 그 후에 나쁜 결과 발생의 개연성이 있는 의료행위를 하는 경우 또는 사망 등의 중대한 결과 발생이 예측되는 의료행위를 하는 경우에 있어서 응급환자의 경우나 그 밖에 특단의 사정이 없는 한 진료계약상의 의무 내지 침습 등에 대한 승낙을 얻기 위한 전제로서 당해 환자나 그 법정대리인에게 질병의 증상, 치료방법의 내용 및 필요성, 발생이 예상되는 위험 등에 관하여 당시의 의료수준에 비추어 상당하다고 생각되는 사항을 설명하여 당해 환자가 그 필요성이나 위험성을 충분히 비교해 보고 그 의료행위를 받을 것인가의 여부를 선택할 수 있도록 할 의무가 있고, 의사의 설명의무는 그 의료행위에 따르는 후유증이나 부작용 등의 위험 발생 가능성이 희소하다는 사정만으로 면제될 수 없으며, 그 후유증이나 부작용이 당해 치료행위에 전형적으로 발생하는 위험이거나 회복할 수 없는 중대한 것인 경우에는 그 발생가능성의 희소성에도 불구하고 설명의 대상이 된다.

[4] 설명의무는 침습적인 의료행위로 나아가는 과정에서 의사에게 필수적으로 요구되는 절차상의 조치로서, 그 의무의 중대성에 비추어 의사로서는 적어도 환자에게 설명한 내용을 문서화하여 이를 보존할 직무수행상의 필요가 있다고 보일 뿐 아니라, 응급의료에 관한 법률 제9조, 같은 법 시행규칙 제3조 및 [서식] 1에 의하면, 통상적인 의료행위에 비해 오히려 긴급을 요하는 응급의료의 경우에도 의료행위의 필요성, 의료행위의 내용, 의료행위의 위험성 등을 설명하고 이를 문서화한 서면에 동의를 받을 법적 의무가 의료종사자에게 부과되어 있는 점, 의사가 그러한 문서에 의해 설명의무의 이행을 입증하기는 매우 용이한 반면 환자측에서 설명의무가 이행되지 않았음을 입증하기는 성질상 극히 어려운 점 등에 비추어, 특별한 사정이 없는 한 의사측에 설명의무를 이행한 데 대한 증명책임이 있다고 해석하는 것이 손해의 공평 · 타당한 부담을 그 지도원리로 하는 손해배상제도의 이상 및 법체계의 통일적 해석의 요구에 부합한다.

[5] 의사가 설명의무를 위반한 채 수술 등을 하여 환자에게 사망 등의 중대한 결과가 발생한 경우에, 환자 측에서 선택의 기회를 잃고 자기결정권을 행사할 수 없게 된 데 대한 위자료만을 청구하는 때에는 의사의 설명 결여 내지 부족으로 인하여 선택의 기회를 상실하였다는 점만 증명하면 족하고, 설명을 받았더라면 사망 등의 결과는 생기지 않았을 것이라는 관계까지 증명하여야 하는 것은 아니지만, 그 결과로 인한 모든 손해를 청구하는 때에는 그 중대한 결과와 의사의 설명의무 위반 내지 승낙 취득 과정에서의 잘못과의 사이에 상당인과관계가 존재하여야 하며, 그때의 의사의 설명의무 위반은 환자의 자기결정권 내지 치료행위에 대한 선택의 기회를 보호하기 위한 점에 비추어 환자의 생명, 신체에 대한 구체적 치료과정에서 요구되는 의사의 주의의무 위반과 동일시할 정도의 것이어야 한다.

**제25조 【신고】** ① 의료인은 대통령령으로 정하는 바에 따라 최초로 면허를 받은 후부터 3년마다 그 실태와 취업상황 등을 보건복지부장관에게 신고하여야 한다.
② 보건복지부장관은 제30조제3항의 보수교육을 이수하지 아니한 의료인에 대하여 제1항에 따른 신고를 반려할 수 있다.
③ 보건복지부장관은 제1항에 따른 신고 수리 업무를 대통령령으로 정하는 바에 따라 관련 단체 등에 위탁할 수 있다.

[영] 제11조 (신고) ① 법 제25조제1항에 따라 의료인은 그 실태와 취업상황 등을 제8조 또는 법 제65조에 따라 면허증을 발급 또는 재발급 받은 날부터 매 3년이 되는 해의 12월 31일까지 보건복지부장관에게 신고하여야 한다. 다만, 법률 제10609호 의료법 일부개정법률 부칙 제2조제1항에 따라 신고를 한 의료인의 경우에는 그 신고한 날부터 매 3년이 되는 해의 12월 31일까지 신고하여야 한다.
② 법 제25조제3항에 따라 보건복지부장관은 제1항에 따른 신고 수리 업무를 법 제28조에 따른 의사회 · 치과의사회 · 한의사회 · 조산사회 및 간호사회(이하 "중앙회"라 한다)에 위탁한다.
③ 제1항에 따른 신고의 방법 및 절차 등에 관하여 필요한 사항은 보건복지부령으로 정한다.

[규칙] 제17조 (의료인의 실태 등의 신고) ① 법 제25조제1항 및 영 제11조제1항에 따라 의료인의 실태와 취업상황 등을 신고하려는 사람은 별지 제10호서식의 의료인의 실태 등 신고서를 작성하여 법 제28조에 따른 중앙회(이하 "중앙회"라 한다)의 장(이하 "각 중앙회장"이라 한다)에게 제출하여야 한다.
② 제1항에 따른 신고를 받은 각 중앙회장은 신고인이 제20조에 따른 보수교육을 이수하였는지 여부를 확인하여야 한다.
③ 각 중앙회장은 제1항에 따른 신고 내용과 결과를 반기별로 보건복지부장관에게 보고하여야 한다. 다만, 법 제66조제4항에 따라 면허의 효력이 정지된 의료인이 제1항에

따른 신고를 한 경우에는 그 내용과 결과를 지체 없이 보건복지부장관에게 보고하여야 한다.

**해설**

이 조는 지역별 · 연령별로 의료 인력 현황을 파악하여 의료자원을 지속적 · 체계적으로 관리하기 위해 주기적으로 의료인의 실태와 취업상황 등을 보건복지부장관에게 신고하도록 한 규정이다. 의료인은 면허증을 발급받은 날부터 매 3년이 되는 해의 12월 31일까지 의료인의 실태와 취업상황 등을 보건복지부장관에게 신고하여야 하며, 위와 같은 신고 수리 업무를 보건복지부장관이 의사회 등 각 중앙회에 위탁할 수 있도록 하였다.

**제26조 【변사체 신고】** 의사 · 치과의사 · 한의사 및 조산사는 사체를 검안하여 변사한 것으로 의심되는 때에는 사체의 소재지를 관할하는 경찰서장에게 신고하여야 한다.

[벌칙] 90(500만원 이하의 벌금)

**해설**

이 조는 사체를 검안한 의료인이 자연사가 아닌 변사의 의심이 있는 경우에는 검안한 사체의 상처 · 사망원인 등으로 미루어 보아 범죄행위로 인한 것인지의 여부를 쉽게 판단할 수 있게 되므로, 범죄의 사장을 방지하기 위하여 의료인에게 신고의무를 부과한 정책적 규정이다. 따라서 사체를 검안한 의료인이 신고의무에 위반한 경우에는 500만원 이하의 벌금에 처하게 된다.

**판례**

**대법원 2001. 3. 23. 선고 2000도4464 판결[공2001. 5. 15.(130), 1057]**

- 판시사항

  의료법 제24조 소정의 '사체 검안'의 의미와 같은 조 소정의 '변사의 의심'의 의미 및 그 판단 방법

- 판결요지

  의료법 제24조 소정의 '사체 검안'이라 함은 이미 사망한 사체를 검안하는 경우는 물론 위 법조의 규정 취지로 보아 치료하던 환자가 사망하여 사망의 진단을 하는 경우도 포함되고, '변사의 의심'이란 사인에 관한 병리학적 관점에서 그러한 의심이 있는 것을 의미하는 것이 아니라 법의학적인 관점에서 의심이 있는 경우를 가리킨다고 해석되고 따라서 이를 판단함에 있어서는 사체 자체로부터 인식할 수 있는 이상뿐만 아니라 사체가 발견된 경위, 장소, 상황, 성별 등 제반 사정까지 고려하여야 한다.

## 제 3 절 의료행위의 제한

**제27조 【무면허 의료행위 등 금지】** ① 의료인이 아니면 누구든지 의료행위를 할 수 없으며 의료인도 면허된 것 이외의 의료행위를 할 수 없다. 다만, 다음 각 호의 어느 하나에 해당하는 자는 보건복지부령으로 정하는 범위에서 의료행위를 할 수 있다.

1. 외국의 의료인 면허를 가진 자로서 일정 기간 국내에 체류하는 자
2. 의과대학, 치과대학, 한의과대학, 의학전문대학원, 치의학전문대학원, 한의학전문대학원, 종합병원 또는 외국 의료원조기관의 의료봉사 또는 연구 및 시범사업을 위하여 의료행위를 하는 자
3. 의학 · 치과의학 · 한방의학 또는 간호학을 전공하는 학교의 학생

② 의료인이 아니면 의사 · 치과의사 · 한의사 · 조산사 또는 간호사 명칭이나 이와 비슷한 명칭을 사용하지 못한다.

③ 누구든지 국민건강보험법이나 의료급여법에 따른 본인부담금을 면제하거나 할인하는 행위, 금품 등을 제공하거나 불특정 다수인에게 교통편의를 제공하는 행위 등 영리를 목적으로 환자를 의료기관이나 의료인에게 소개 · 알선 · 유인하는 행위 및 이를 사주하는 행위를 하여서는 아니 된다. 다만, 다음 각 호의 어느 하나에 해당하는 행위는 할 수 있다.

1. 환자의 경제적 사정 등을 이유로 개별적으로 관할 시장 · 군수 · 구청장의 사전 승인을 받아 환자를 유치하는 행위
2. 국민건강보험법 제109조에 따른 가입자나 피부양자가 아닌 외국인(보건복 부령으로 정하는 바에 따라 국내에 거주하는 외국인은 제외한다)환자를 유치하기 위한 행위

④ 제3항제2호에도 불구하고 보험업법 제2조에 따른 보험회사, 상호회사, 보험설계사, 보험대리점 또는 보험중개사는 외국인환자를 유치하기 위한 행위를 하여서는 아니 된다.

⑤ 누구든지 의료인이 아닌 자에게 의료행위를 하게 하거나 의료인에게 면허 사항 외의 의료행위를 하게 하여서는 아니 된다.

[벌칙] ①항 위반 : 87(5년 이하의 징역이나 5천만원 이하의 벌금)
②항 위반 : 90(500만원 이하의 벌금)
③, ④항 위반 : 88(3년 이하의 징역이나 3천만원 이하의 벌금)
⑤항 위반 : 의료업 정지, 개설허가 취소 및 정지사유

[규칙] 제18조 (외국면허 소지자의 의료행위) 법 제27조제1항제1호에 따라 외국의 의료인의 면허를 가진 자로서 다음 각 호의 어느 하나에 해당하는 업무를 수행하기 위하여 국내에 체류하는 자는 그 업무를 수행하기 위하여 필요한 범위에서 보건복지부장관의 승인을 받아 의료행위를 할 수 있다.

1. 외국과의 교육 또는 기술협력에 따른 교환교수의 업무
2. 교육연구사업을 위한 업무
3. 국제의료봉사단의 의료봉사업무

[규칙] 제19조 (의과대학생 등의 의료행위) ① 법 제27조제1항제2호에 따른 의료행위의 범위는 다음 각 호와 같다.

1. 국민에 대한 의료봉사활동을 위한 의료행위
2. 전시·사변이나 그 밖에 이에 준하는 국가비상사태 시에 국가나 지방자치단체의 요청에 따라 행하는 의료행위
3. 일정한 기간의 연구 또는 시범 사업을 위한 의료행위

② 법 제27조제1항제3호에 따라 의학·치과의학·한방의학 또는 간호학을 전공하는 학교의 학생은 다음 각 호의 의료행위를 할 수 있다.

1. 전공분야와 관련되는 실습을 하기 위하여 지도교수의 지도·감독을 받아 행하는 의료행위
2. 국민에 대한 의료봉사활동으로서 의료인의 지도·감독을 받아 행하는 의료행위
3. 전시·사변이나 그 밖에 이에 준하는 국가비상사태 시에 국가나 지방자치단체의 요청에 따라 의료인의 지도·감독을 받아 행하는 의료행위

[규칙] 제19조의2 (유치행위를 할 수 없는 국내 거주 외국인의 범위) 법 제27조제3항제2호에 따라 외국인환자를 유치할 수 있는 대상에서 제외되는 국내에 거주하는 외국인은 국민건강보험법 제93조에 따른 가입자나 피부양자가 아닌 국내에 거주하는 외국인으로서 다음 각 호의 어느 하나에 해당하는 외국인을 말한다.

1. 출입국관리법 제31조에 따라 외국인등록을 한 사람[출입국관리법 시행령 제12조 및 별표 1에 따른 기타(G-1)의 체류자격을 가진 사람은 제외한다]
2. 재외동포의 출입국과 법적지위에 관한 법률 제6조에 따라 국내거소신고를 한 외국국적동포

### 해설

이 조의 제1항은 의료의 적정과 국민건강의 보호·증진을 위하여 무면허 의료행위를 금지하고 있으며, 제2항은 의료인 아닌 자가 의료인의 명칭사용을 금지하는 명칭사용 독점권을 규정하고 있고, 제3항은 의료인에게 영리를 목적으로 하는 유인·사주행위 등의 금지를 규정하고 있다. 따라서 의료인이 아니면서 의료행위를 하거나 의료인이더라도 면허된 이외의 의료행위를 한 경우 무면허 의료행위에 해당되며 보건복지부장관, 시·도지사 또는 시장·군수·구청장은 의료기관에 대하여 의료업을 정지하거나 개설허가를 취소할 수 있다. 또한 의료인 아닌 자가 의료인의 명칭사용 금지에 위반한 경우에는 500만원 이하의 벌금에 처하게 되며(제90조), 의료인이 영리목적의 유인행위 등을 한 때에는 3년 이하의 징역이나 3천만원 이하의 벌금에 처하게 된다(제88조).

### 대법원 2018. 6. 19. 선고 2017도19422 판결

**판례** ⊙ 판시사항

[1] 무면허 의료행위를 엄격히 금지하는 의료법 제27조 제1항에서 정한 '의료행위'의 의미와 범위
[2] 의료기사 등에 관한 법률 제1조, 제2조, 제3조 및 같은 법 시행령 제2조가 의료기사의 면허를

가진 사람에게 의사 또는 치과의사의 지도에 따라 의료행위 중 위 시행령 제2조 제1항에서 정한 일정한 분야의 업무를 할 수 있도록 허용하는 취지 / 의료기사가 의료기사 등에 관한 법률 및 같은 법 시행령에서 정한 업무의 범위와 한계를 벗어나는 의료행위를 한 경우, 무면허 의료행위에 해당하는지 여부(적극) 및 의사나 치과의사의 지시나 지도에 따라 이루어졌더라도 마찬가지인지 여부(적극)

[3] 치과의사 피고인 甲과 치과위생사 피고인 乙이 공모하여, 환자의 충치에 대한 복합레진 충전 치료 과정에서 의료인 아닌 피고인 乙이 의료행위인 에칭과 본딩 시술을 함으로써 의료법을 위반하였다는 내용으로 기소된 사안에서, 제반 사정을 종합하면, 충치치료 과정에서 이루어지는 에칭과 본딩 시술은 의료기사 등에 관한 법률 및 같은 법 시행령이 허용하는 치과위생사의 업무 범위와 한계를 벗어나는 의료행위로서 의료인인 치과의사만 할 수 있고, 비록 피고인 乙이 피고인 甲의 지도나 감독 아래 이러한 시술을 하였더라도 무면허 의료행위에 해당한다고 한 사례

⊘ 판결요지

[1] 의료법 제27조 제1항은 의료인에게만 의료행위를 허용하고, 의료인이라고 하더라도 면허된 의료행위만 할 수 있도록 하여, 무면허 의료행위를 엄격히 금지하고 있다. 여기서 '의료행위'란 의학적 전문지식을 기초로 하는 경험과 기능으로 진찰, 검안, 처방, 투약 또는 외과적 시술을 시행하여 하는 질병의 예방 또는 치료행위 및 그 밖에 의료인이 행하지 아니하면 보건위생상 위해가 생길 우려가 있는 행위를 의미한다. '의료인이 행하지 아니하면 보건위생상 위해가 생길 우려'는 추상적 위험으로도 충분하므로, 구체적으로 환자에게 위험이 발생하지 아니하였다고 해서 보건위생상의 위해가 없다고 할 수는 없다.

[2] 의료기사 등에 관한 법률(이하 '의료기사법'이라고 한다) 제1조, 제2조, 제3조 및 같은 법 시행령 제2조는 임상병리사, 방사선사, 물리치료사, 작업치료사, 치과기공사, 치과위생사를 의료기사로 분류하고, 의료기사의 면허를 가진 사람에게 의사 또는 치과의사의 지도에 따라 의료행위 중 위 시행령 제2조 제1항에서 정하는 일정한 분야의 업무를 할 수 있도록 허용하고 있다. 이는 의료인만이 의료행위를 할 수 있음을 원칙으로 하되, 의료행위 중에서 사람의 생명이나 신체 또는 공중위생에 위해를 발생시킬 우려가 적은 특정 분야에 관하여, 그 특정 분야의 의료행위가 인체에 가져올 수 있는 위험성 등에 대하여 지식과 경험을 획득하여, 그 의료행위로 인한 인체의 반응을 확인하고 이상 유무를 판단하며 상황에 대처할 수 있는 능력을 가졌다고 인정되는 사람에게 면허를 부여하고, 그들로 하여금 그 특정 분야의 의료행위를 의사의 지도에 따라서 제한적으로 행할 수 있도록 허용하는 취지라고 보아야 한다. 따라서 의료기사라 할지라도 의료기사법 및 같은 법 시행령이 정하고 있는 업무의 범위와 한계를 벗어나는 의료행위를 하였다면 무면허 의료행위에 해당하고, 이는 비록 의사나 치과의사의 지시나 지도에 따라 이루어졌더라도 마찬가지이다.

[3] 치과의사 피고인 甲과 치과위생사 피고인 乙이 공모하여, 환자의 충치에 대한 복합레진 충전 치료 과정에서 의료인 아닌 피고인 乙이 의료행위인 에칭과 본딩 시술을 함으로써 의료법을 위반하였다는 내용으로 기소된 사안에서, 제반 사정을 종합하면, 충치예방을 위해 시술되는 치면열구전색술(이른바 '실런트') 과정에서 이루어지는 에칭과 본딩 시술과 달리, 충치치료 과정에서 이루어지는 에칭과 본딩 시술은 의료기사 등에 관한 법률 및 같은 법 시행령이 허용하고 있는 치과위생사의 업무 범위와 한계를 벗어나는 의료행위로서 의료인인 치과의사만이 할 수 있고, 비록 피고인 乙이 피고인 甲의 지도나 감독 아래 이러한 시술을 하였더라도 무면허 의료행위에 해당한다고 한 사례.

### 판례 대법원 2002. 8. 23. 선고 2002도2014 판결

⊘ 판시사항

[1] 의료기사 제도의 취지

[2] 물리치료사의 업무 범위

[3] 환자의 좌측 옆구리에 길이 약 6cm 가량의 침 4개를 0.5cm 깊이로 꽂는 행위는 물리치료사의 업무 범위를 벗어난 의료행위라고 한 사례

⊙ 판결요지

[1] 의료행위는 의료인만이 할 수 있음을 원칙으로 하되, 의료기사등에 관한 법률에 의하여 임상병리사, 방사선사, 물리치료사, 작업치료사, 치과기공사, 치과위생사의 면허를 가진 자가 의사, 치과의사의 지도하에 진료 또는 의학적 검사에 종사하는 행위는 허용된다 할 것이나, 의료기사등에 관한 법률이 의료기사 제도를 두고 그들에게 한정된 범위 내에서 의료행위 중의 일부를 할 수 있도록 허용한 것은, 의료인만이 할 수 있도록 제한한 의료행위 중에서, 그 행위로 인하여 사람의 생명이나 신체 또는 공중위생에 위해를 발생시킬 우려가 적은 특정 부분에 관하여, 인체에 가해지는 그 특정 분야의 의료행위가 가져올 수 있는 위험성 등에 대하여 지식과 경험을 획득하여 그 분야의 의료행위로 인한 인체의 반응을 확인하고 이상 유무를 판단하며 상황에 대처할 수 있는 능력을 가졌다고 인정되는 자에게 면허를 부여하고, 그들로 하여금 그 특정 분야의 의료행위를 의사의 지도하에서 제한적으로 행할 수 있도록 허용한 것이라고 보아야 한다.

[2] 의료기사등에 관한 법률 시행령 제2조 제1항 제3호에서는 물리치료사의 업무의 범위와 한계로서, 온열치료, 전기치료, 광선치료, 수치료, 기계 및 기구치료, 마사지 · 기능훈련 · 신체교정운동 및 재활훈련과 이에 필요한 기기 · 약품의 사용 · 관리 기타 물리요법적 치료업무를 규정하고 있는바, 위에서 정하고 있는 업무범위 이외의 의료행위를 물리치료사가 행하였다면 이는 무면허 의료행위라고 보아야 할 것이고, 이 경우 물리치료사가 할 수 있는 업무범위는 위 시행령 조항의 규정에 비추어 볼 때 인체 외부에 물리적인 힘이나 자극을 가하는 물리요법적 치료방법에 한정된다 할 것이며, 약물을 인체에 투입하는 치료나 인체에 생물학적 또는 화학적 변화가 일어날 위험성이 있는 치료 또는 수술적인 치료방법은 이에 포함되지 아니한다.

[3] 환자의 좌측 옆구리에 길이 약 6cm 가량의 침 4개를 0.5cm 깊이로 꽂는 행위는 물리치료사의 업무 범위를 벗어난 의료행위라고 한 사례.

### 대법원 2007. 6. 28. 선고 2005도8317 판결

판례

⊙ 판시사항

[1] 의료행위의 의미 및 미용성형술이 의료행위에 포함되는지 여부(한정 적극)

[2] 속눈썹 또는 모발의 이식시술행위가 의료행위에 해당한다고 한 사례

[3] 무면허 의료행위가 정당행위로서 위법성이 조각되기 위한 요건

[4] 의사가 모발이식시술을 하면서 이에 관하여 어느 정도 지식을 가지고 있는 간호조무사로 하여금 모발이식시술행위 중 일정 부분을 직접 하도록 맡겨둔 채 별반 관여하지 않은 것이 정당행위에 해당하지 않는다고 한 사례

⊙ 판결요지

[1] 의료행위라 함은 질병의 예방과 치료행위뿐만 아니라 의학적 전문지식이 있는 의료인이 행하지 아니하면 사람의 생명, 신체나 공중위생에 위해를 발행시킬 우려가 있는 행위를 포함하므로, 질병의 치료와 관계가 없는 미용성형술도 사람의 생명, 신체나 공중위생에 위해를 발행시킬 우려가 있는 행위에 해당하는 때에는 의료행위에 포함된다.

[2] 의사가 속눈썹이식시술을 하면서 간호조무사로 하여금 피시술자의 후두부에서 채취한 모낭을 속눈썹 시술용 바늘에 일정한 각도로 끼우고 바늘을 뽑아낸 뒤 이식된 모발이 위쪽을 향하도록 모발의 방향을 수정하도록 한 행위나, 모발이식시술을 하면서 간호조무사로 하여금 식모기를 피시술자의 머리부위 진피층까지 찔러 넣는 방법으로 수여부에 모낭을 삽입하도록 한 행위가 진료보조행위의 범위를 벗어나 의료행위에 해당한다고 한 사례.

[3] 의료행위에 해당하는 어떠한 시술행위가 무면허로 행하여졌을 때, 그 시술행위의 위험성의 정도, 일반인들의 시각, 시술자의 시술의 동기, 목적, 방법, 횟수, 시술에 대한 지식수준, 시술경력, 피시술자의 나이, 체질, 건강상태, 시술행위로 인한 부작용 내지 위험 발생 가능성 등을 종합적으로 고려하여 법질서 전체의 정신이나 그 배후에 놓여 있는 사회윤리 내지 사회통념에 비추어 용인될 수 있는 행위에 해당한다고 인정되는 경우에만 사회상규에 위배되지 아니하는 행위로서 위법성이 조각된다.

[4] 의사가 모발이식시술을 하면서 이에 관하여 어느 정도 지식을 가지고 있는 간호조무사로 하여금 모발이식시술행위 중 일정 부분을 직접 하도록 맡겨둔 채 별반 관여하지 않은 것이 정당행위에 해당하지 않는다고 한 사례.

### 대법원 2014. 2. 13. 선고 2010도10352 판결

**판례**

◎ 판시사항

의사나 한의사의 의료행위가 '면허된 것 이외의 의료행위'에 해당하는지 판단하는 기준 및 한의사가 전통적으로 내려오는 의료기기나 의료기술 이외에 새로 개발·제작된 의료기기 등을 사용하는 것이 한의사의 '면허된 것 이외의 의료행위'에 해당하는지 판단하는 기준

◎ 판결요지

의료법령에는 의사, 한의사 등의 면허된 의료행위의 내용을 정의하거나 구분 기준을 제시한 규정이 없으므로, 의사나 한의사의 구체적인 의료행위가 '면허된 것 이외의 의료행위'에 해당하는지 여부는 구체적 사안에 따라 이원적 의료체계의 입법 목적, 당해 의료행위에 관련된 법령의 규정 및 취지, 당해 의료행위의 기초가 되는 학문적 원리, 당해 의료행위의 경위·목적·태양, 의과대학 및 한의과대학의 교육과정이나 국가시험 등을 통해 당해 의료행위의 전문성을 확보할 수 있는지 여부 등을 종합적으로 고려하여 사회통념에 비추어 합리적으로 판단하여야 한다. 한의사가 전통적으로 내려오는 의료기기나 의료기술 이외에 의료공학의 발전에 따라 새로 개발·제작된 의료기기 등을 사용하는 것이 한의사의 '면허된 것 이외의 의료행위'에 해당하는지 여부도 이러한 법리에 기초하여, 관련 법령에 한의사의 당해 의료기기 등 사용을 금지하는 취지의 규정이 있는지, 당해 의료기기 등의 개발·제작 원리가 한의학의 학문적 원리에 기초한 것인지, 당해 의료기기 등을 사용하는 의료행위가 한의학의 이론이나 원리의 응용 또는 적용을 위한 것으로 볼 수 있는지, 당해 의료기기 등의 사용에 서양의학에 관한 전문지식과 기술을 필요로 하지 않아 한의사가 이를 사용하더라도 보건위생상 위해가 생길 우려가 없는지 등을 종합적으로 고려하여 판단하여야 한다.

### 대법원 2017. 8. 18. 선고 2017도7134 판결

**판례**

◎ 판시사항

구 의료법 제27조 제3항 본문에서 정한 '영리의 목적'의 의미와 영리목적으로 환자를 유인하는 사람이 반드시 경제적인 이익의 귀속자나 경영의 주체와 일치하여야 하는지 여부(소극) 및 '불특정'의 의미

◎ 판결요지

구 의료법(2016. 12. 20. 법률 제14438호로 개정되기 전의 것) 제27조 제3항 본문은 '누구든지 국민건강보험법이나 의료급여법에 따른 본인부담금을 면제하거나 할인하는 행위, 금품 등을 제공하거나 불특정 다수인에게 교통편의를 제공하는 행위 등 영리를 목적으로 환자를 의료기관이나 의료인에게 소개·알선·유인하는 행위 및 이를 사주하는 행위를 하여서는 아니 된다'고 정하고 있다(현행법도 표현만 다를 뿐 동일하게 정하고 있다). 여기에서 '영리의 목적'은 널리 경제적인 이익을 취득할 목적을 말하는 것으로서 영리목적으로 환자를 유인하는 사람이 반드시 경제적인 이익의 귀속자나 경영의 주체와 일치하여야 할 필요는 없고, '불특정'은 행위 시에 상대방이 구체적으로 특정되어 있지 않다는 의미가 아니라 상대방이 특수한 관계로 한정된 범위에 속하는 사람이 아니라는 것을 의미한다.

**제27조의2** 삭제〈2015. 12. 22〉

[규칙] 제19조의3 내지 제19조의9 삭제〈2016. 6. 23〉

**해설**

이 법은 의료기관 및 의료인이 의료비 할인, 금품 및 교통편의 제공 등 환자를 유인하기 위한 일체의 소개 · 알선 · 유인행위를 원천적으로 금지하고 있으나, 의료서비스에 대한 국가 간 경쟁이 치열해지고 있는 상황에서 외국인환자의 유치를 위한 행위가 허용되지 않고 있어 의료서비스의 경쟁력이 뒤떨어지는 문제가 있다. 따라서 외국인환자에 대한 유치행위를 허용함으로써 의료기관의 자율성과 의료서비스의 경쟁력을 높일 수 있도록 2009년 1월 30일 이 법을 개정하여 보건복지부장관에게 등록한 의료기관 및 외국인환자 유치업자에게 국내에 거주하지 아니하는 외국인환자에 대한 유치활동을 허용하되, 보험업법에 따른 보험회사 등은 유치활동을 할 수 없도록 제한하는 것이 주요 내용이었으나 법률 제13599호(2015.12.22)로 의료 해외진출 및 외국인환자 유치 지원에 관한 법률이 제정됨에 따라 이 조는 삭제되었다.

## 제 4 절 의료인단체

**제28조【중앙회와 지부】** ① 의사 · 치과의사 · 한의사 · 조산사 및 간호사는 대통령령으로 정하는 바에 따라 각각 전국적 조직을 두는 의사회 · 치과의사회 · 한의사회 · 조산사회 및 간호사회(이하 "중앙회"라 한다)를 각각 설립하여야 한다.

② 중앙회는 법인으로 한다.

③ 제1항에 따라 중앙회가 설립된 경우에는 의료인은 당연히 해당하는 중앙회의 회원이 되며, 중앙회의 정관을 지켜야 한다.

④ 중앙회에 관하여 이 법에 규정되지 아니한 사항에 대하여는 민법 중 사단법인에 관한 규정을 준용한다.

⑤ 중앙회는 대통령령으로 정하는 바에 따라 특별시 · 광역시 · 도와 특별자치도(이하 "시 · 도"라 한다)에 지부를 설치하여야 하며, 시 · 군 · 구(자치구만을 말한다. 이하 같다)에 분회를 설치할 수 있다. 다만, 그 외의 지부나 외국에 의사회 지부를 설치하려면 보건복지부장관의 승인을 받아야 한다.

⑥ 중앙회가 지부나 분회를 설치한 때에는 그 지부나 분회의 책임자는 지체 없이 특별시장 · 광역시장 · 도지사 · 특별자치도지사(이하 "시 · 도지사"라 한다) 또는 시장 · 군수 · 구청장에게 신고하여야 한다.

⑦ 각 중앙회는 제66조의2에 따른 자격정지 처분 요구에 관한 사항 등을 심의 · 의결하기 위하여 윤리위원회를 둔다.

⑧ 윤리위원회의 구성, 운영 등에 관한 사항은 대통령령으로 정한다.

[영] 제11조의2 (윤리위원회의 구성) ① 법 제28조제7항에 따른 윤리위원회(이하 "윤리위원회"라 한다)는 위원장 1명을 포함한 11명의 위원으로 구성한다.

② 위원장은 위원 중에서 각 중앙회의 장이 위촉한다.

③ 위원은 다음 각 호의 사람 중에서 각 중앙회의 장이 성별을 고려하여 위촉하되, 제2호에 해당하는 사람이 4명 이상 포함되어야 한다.

1. 각 중앙회 소속 회원으로서 의료인 경력이 10년 이상인 사람
2. 의료인이 아닌 사람으로서 법률, 보건, 언론, 소비자 권익 등에 관하여 경험과 학식이 풍부한 사람

④ 위원의 임기는 3년으로 하며, 한 번만 연임할 수 있다.

[영] 제11조의3 (윤리위원회의 운영 등) ① 윤리위원회는 다음 각 호의 사항을 심의·의결한다.

1. 법 제66조의2에 따른 자격정지 처분 요구에 관한 사항
2. 각 중앙회 소속 회원에 대한 자격심사 및 징계에 관한 사항
3. 그 밖에 회원의 윤리 확립을 위해 필요한 사항으로서 각 중앙회의 정관으로 정하는 사항

② 윤리위원회의 회의는 위원장이 필요하다고 인정하는 경우나 각 중앙회의 장 또는 재적위원 3분의 1 이상이 요청하는 경우에 위원장이 소집한다. 이 경우 위원장은 회의 개최 7일 전까지 회의의 일시, 장소 및 안건을 각 위원에게 통보하여야 한다.

③ 윤리위원회의 회의는 재적위원 3분의 2 이상의 출석으로 개의하고, 출석위원 3분의 2 이상의 찬성으로 의결한다. 다만, 제1항제2호 및 제3호의 사항에 관한 정족수는 각 중앙회의 정관으로 달리 정할 수 있다.

④ 윤리위원회의 위원장은 제1항제1호 및 제2호의 사항에 관하여 심의·의결하려는 경우에는 해당 안건의 당사자에게 구술 또는 서면(전자문서를 포함한다)으로 의견을 진술할 기회를 주어야 한다.

⑤ 윤리위원회는 소관 심의·의결 사항을 전문적으로 검토하기 위하여 필요한 경우 보건복지부장관이 정하는 기준에 따라 분야별 전문자문단을 구성·운영할 수 있다.

⑥ 제1항부터 제5항까지에서 규정한 사항 외에 윤리위원회 또는 제5항에 따른 분야별 전문자문단의 운영에 필요한 사항은 각 중앙회의 정관으로 정한다.

[영] 제11조의4 (윤리위원회 위원의 제척 등) ① 윤리위원회의 위원은 다음 각 호의 어느 하나에 해당하는 경우 윤리위원회의 심의·의결에서 제척된다.

1. 위원이 윤리위원회의 심의·의결 안건(이하 이 조에서 "해당 안건"이라 한다)의 당사자인 경우

2. 위원이 해당 안건의 당사자와 친족이거나 친족이었던 경우
3. 위원이 해당 안건의 당사자가 최근 3년 이내에 소속되어 있었던 기관에 종사하거나 종사하였던 경우

② 해당 안건의 당사자는 위원에게 제1항의 제척사유가 있거나 그 밖에 심의·의결의 공정을 기대하기 어려운 사정이 있는 경우에는 그 사유를 서면으로 밝혀 윤리위원회에 기피신청을 할 수 있다.

③ 윤리위원회는 제2항에 따른 기피신청을 받은 경우 재적위원 과반수의 출석과 출석위원 과반수의 찬성으로 기피 여부를 의결한다. 이 경우 기피신청을 당한 위원은 그 의결에 참여하지 못한다.

④ 윤리위원회의 위원은 제1항 또는 제2항의 사유에 해당하는 경우 스스로 심의·의결에서 회피할 수 있다.

### 해설

이 조는 각 의료인들의 전국적 조직을 가진 단체(중앙회)의 설립을 의무화하고 중앙회는 특별시, 광역시, 도에 지부를 설치하도록 하는 동시에 시·군·구에 분회를 설치할 수 있도록 하는 의료인단체의 설립에 관한 규정이다. 여기서, 의료인단체는 사람의 집단이므로 그 법적 성격은 사단법인이다. 따라서 이 법에 규정되지 않은 사항에 관하여서는 '민법 중 사단법인에 관한 규정'을 적용(준용)하게 된다. 또한 각 의료인 단체는 강제주의에 의하여 설립되므로 중앙회의 설립에 의하여 의료인은 당연히 해당하는 중앙회의 회원이 되며, 중앙회의 정관(해당 법인의 근본규칙인 회칙)을 준수하여야 할 의무를 부담하게 된다. 제7항에서는 의료인이 품위를 손상하는 행위를 하는 경우 의료인 중앙회가 해당 의료인의 자격정지 처분을 보건복지부장관에게 요구할 수 있도록 하고, 그 자격정지 처분 요구에 관한 사항을 심의·의결하기 위하여 각 중앙회에 윤리위원회를 둘 수 있도록 하였다. 윤리위원회는 위원장 1명을 포함한 11명의 위원으로 구성하되, 의료인이 아닌 사람이 4명 이상 포함되도록 하며, 재적위원 3분의 2 이상의 출석 및 출석위원 3분의 2 이상의 찬성으로 자격정지 처분 요구에 관한 사항을 의결하도록 함으로써 공정한 심의·의결이 이루어질 수 있도록 하였다.

### 용어해설

- 법인(法人) : 자연인 이외에, 법률상 권리의무의 주체가 되는 자. 법인은 사회적 활동을 하는 단체를 거래의 필요상 독립의 법적주체로 다루는 법률적 기술이라 할 수 있다. 법인은 공법인과 사법인, 비영리법인과 영리법인, 사단법인과 재단법인, 내국법인과 외국법인등으로 분류된다.
- 사단법인(社團法人) : 사단, 즉 사람의 집합체인 단체이며, 법인으로서 법률상 권리의무의 주체임을 인정받은 것. 민법의 규정에 의한 비영리법인인 사단법인과 상법의 규정에 의한 영리법인인 사단법인이 있다. 보통 사단법인이라 할 때는 비영리사단법인을 가리킨다.
- 제척(除斥) : 재판의 공정을 보장하기 위해 구체적인 사건에서 법관이 사건 자체 또는 사건의 당사자와 특수한 관계를 가진 경우 그를 집무집행으로부터 배제하는 것이다.

**제29조【설립 허가 등】** ① 중앙회를 설립하려면 대표자는 대통령령으로 정하는 바에 따라 정관과 그 밖에 필요한 서류를 보건복지부장관에게 제출하여 설립 허가를 받

아야 한다.
② 중앙회의 정관에 적을 사항은 대통령령으로 정한다.
③ 중앙회가 정관을 변경하려면 보건복지부장관의 허가를 받아야 한다.

[영] 제12조 (중앙회의 설립 허가신청) 법 제29조제1항의 규정에 따라 중앙회의 설립 허가를 받으려면 다음 각 호의 서류를 갖추어 보건복지부장관에게 제출하여야 한다.

1. 정관
2. 사업계획서
3. 자산명세서
4. 설립결의서
5. 설립대표자의 선출경위에 관한 서류
6. 임원의 취임승낙서와 이력서

[영] 제13조 (정관의 기재 사항 등) 법 제29조제2항에 따라 중앙회의 정관에 적어야 할 사항은 다음과 같다.

1. 목적
2. 명칭
3. 중앙회 · 지부 · 분회의 소재지
4. 재산 또는 회계와 그 밖에 관리 · 운영에 관한 사항
5. 임원의 선임에 관한 사항
6. 회원의 자격 및 징계에 관한 사항
7. 정관 변경에 관한 사항
8. 공고 방법에 관한 사항
9. 윤리위원회의 운영 등에 관한 사항

[영] 제14조 (정관 변경의 허가신청) 법 제29조제3항에 따라 중앙회가 정관 변경의 허가를 받으려면 다음 각 호의 서류를 갖추어 보건복지부장관에게 제출하여야 한다.

1. 정관 변경의 내용과 그 이유를 적은 서류
2. 정관 변경에 관한 회의록
3. 신구 정관대조표와 그 밖의 참고서류

[영] 제15조 (중앙회의 지부) 법 제28조제5항에 따라 중앙회는 그 설립등기를 끝낸 날부터 3주일 이내에 특별시 · 광역시 · 도와 특별자치도에 각각 지부를 설치하여야 한다. 다만, 외국에 두는 의사회 지부는 이에 관한 정관 변경허가를 받은 날부터 10주일 이내

에 설치하여야 한다.

**해설**

이 조는 각 의료인단체가 중앙회의 설립과 정관을 변경함에 있어서 해당 주무관청인 보건복지부장관의 설립과 정관변경에 관한 허가를 받도록 규정하고 있다. 여기서 중앙회를 설립할 때 대표자는 정관 기타 필요한 서류를 제출하도록 하고 있으며 그 밖에 같은 조 제3항에 의한 정관변경의 허가신청에 있어서 구비하여야 할 서류를 정하고 있다.

**제30조【협조 의무】** ① 중앙회는 보건복지부장관으로부터 의료와 국민보건 향상에 관한 협조 요청을 받으면 협조하여야 한다.

② 중앙회는 보건복지부령으로 정하는 바에 따라 회원의 자질 향상을 위하여 필요한 보수교육을 실시하여야 한다.

③ 의료인은 제2항에 따른 보수교육을 받아야 한다.

※ [보수교육을 받지 아니한 자] : 92(100만원 이하의 과태료), 행정처분 위반사항

[규칙] 제20조 (보수교육) ① 중앙회는 법 제30조제2항에 따라 다음 각 호의 사항이 포함된 보수교육을 매년 실시하여야 한다.

1. 직업윤리에 관한 사항
2. 업무 전문성 향상 및 업무 개선에 관한 사항
3. 의료 관계 법령의 준수에 관한 사항
4. 선진 의료기술 등의 동향 및 추세 등에 관한 사항
5. 그 밖에 보건복지부장관이 의료인의 자질 향상을 위하여 필요하다고 인정하는 사항

② 의료인은 제1항에 따른 보수교육을 연간 8시간 이상 이수하여야 한다.

③ 보건복지부장관은 제1항에 따른 보수교육의 내용을 평가할 수 있다.

④ 각 중앙회장은 제1항에 따른 보수교육을 다음 각 호의 기관으로 하여금 실시하게 할 수 있다.

1. 법 제28조제5항에 따라 설치된 지부(이하 "지부"라 한다) 또는 중앙회의 정관에 따라 설치된 의학·치의학·한의학·간호학 분야별 전문학회 및 전문단체
2. 의과대학·치과대학·한의과대학·의학전문대학원·치의학전문대학원·한의학전문대학원·간호대학 및 그 부속병원
3. 수련병원
4. 한국보건복지인력개발원법에 따른 한국보건복지인력개발원
5. 다른 법률에 따른 보수교육 실시기관

⑤ 각 중앙회장은 의료인이 제4항제5호의 기관에서 보수교육을 받은 경우 그 교육이수시간의 전부 또는 일부를 보수교육 이수시간으로 인정할 수 있다.

⑥ 다음 각 호의 어느 하나에 해당하는 사람에 대하여는 해당 연도의 보수교육을 면제한다.

1. 전공의
2. 의과대학 · 치과대학 · 한의과대학 · 간호대학의 대학원 재학생
3. 영 제8조에 따라 면허증을 발급받은 신규 면허취득자
4. 보건복지부장관이 보수교육을 받을 필요가 없다고 인정하는 사람

⑦ 다음 각 호의 어느 하나에 해당하는 사람에 대하여는 해당 연도의 보수교육을 유예할 수 있다.

1. 해당 연도에 6개월 이상 환자진료 업무에 종사하지 아니한 사람
2. 보건복지부장관이 보수교육을 받기가 곤란하다고 인정하는 사람

⑧ 제6항 또는 제7항에 따라 보수교육이 면제 또는 유예되는 사람은 해당 연도의 보수교육 실시 전에 별지 제10호의2서식의 보수교육 면제 · 유예 신청서에 보수교육 면제 또는 유예 대상자임을 증명할 수 있는 서류를 첨부하여 각 중앙회장에게 제출하여야 한다.

⑨ 제8항에 따른 신청을 받은 각 중앙회장은 보수교육 면제 또는 유예 대상자 여부를 확인하고, 보수교육 면제 또는 유예 대상자에게 별지 제10호의3서식의 보수교육 면제 · 유예 확인서를 교부하여야 한다.

**[규칙] 제21조 (보수교육계획 및 실적보고 등)** ① 각 중앙회장은 보건복지부장관에게 매년 12월 말일까지 다음 연도의 별지 제11호서식의 보수교육계획서를 제출하고, 매년 4월 말일까지 전년도의 별지 제12호서식의 보수교육실적보고서를 제출하여야 한다.

② 각 중앙회장은 보수교육을 받은 자에게 별지 제13호서식의 보수교육이수증을 발급하여야 한다.

**[규칙] 제22조 (보수교육 실시 방법 등)** 보수교육의 교과과정, 실시 방법과 그 밖에 보수교육을 실시하는 데에 필요한 사항은 각 중앙회장이 정한다.

**[규칙] 제23조 (보수교육 관계 서류의 보존)** 제20조에 따라 보수교육을 실시하는 중앙회 등은 다음 각 호의 서류를 3년간 보존하여야 한다.

1. 보수교육 대상자명단(대상자의 교육 이수 여부가 명시되어야 한다)
2. 보수교육 면제자명단
3. 그 밖에 이수자의 교육 이수를 확인할 수 있는 서류

### 해설

해당 업무의 전문적인 능력을 유지 · 향상시키고 급격한 의료환경의 변화에 신속히 대응하기 위해서는 새롭게 진보되는 의료기술에 대한 정보를 빠르고 정확하게 그리고 지속적으로 습득할 필요가 있다. 따라서 이 조는 제1항에서 의료 및 국민보건의 향상을 위하여 보건복지부장관의 협조요청을 받은 때에는 중앙회가 이에 응하여야 할 협조의무를 규정하고 있고, 제2항에서 회원의 자질향상을 위하여 중앙회는 필요한 보수교육을 실시하여야 할 보수교육 실시 의무를 규정하고 있다. 또한 이 조 제3항에서 해당 의료인에게 보수교육 의무를 정하고 교육시수를 연간 8시간 이상으로 하고, 보수교육기관, 면제자 등을 시행규칙에 따로 정하고 있다. 이들 전문직종의 지속적인 전문능력의 함양은 환자를 진료함에 있어 직접적으로 질적 향상을 꾀할 수 있을 뿐만 아니라 나아가 보건의료분야의 전반적인 발전에 기여할 수 있다.

**제31조** 삭제〈2011. 4. 7〉

### 해설

의료사고로 인한 피해를 신속 · 공정하게 구제하고 의료분쟁을 원활하게 조정하기 위하여 의료사고 피해구제 및 의료분쟁 조정 등에 관한 법률이 제정되고 이 법에 의료배상공제조합의 설립 근거가 마련됨에 따라 이 법의 공제사업 해당 조문 제31조가 삭제되었다.

**제32조 【감독】** 보건복지부장관은 중앙회나 그 지부가 정관으로 정한 사업 외의 사업을 하거나 국민보건 향상에 장애가 되는 행위를 한 때 또는 제30조제1항에 따른 요청을 받고 협조하지 아니한 경우에는 정관을 변경하거나 임원을 새로 뽑을 것을 명할 수 있다.

### 해설

이 조는 의료인단체인 중앙회 또는 그 지부가 국민보건 향상에 합당한 사업 · 행위를 할 수 있도록 주무관청인 보건복지부장관의 지도감독권을 정하고 있다. 이러한 지도감독권에 따라 보건복지부장관은 중앙회 또는 그 지부가 정관에서 정한 목적 이외의 사업을 하거나 국민보건 향상에 장애가 되는 행위를 한 때 또는 협조요청에 불응한 때에는 단체의 근본규칙인 정관의 변경 또는 임원의 개선과 같은 강력한 지도감독의 권한을 행사할 수 있다.

### 용어해설

㉦ 정관 : 법인의 조직 · 활동을 정한 근본규칙 또는 그것을 기재한 서면. 설립자 · 발기인 등 법인의 설립을 담당하는 자가 서면에 기재하고 서명 · 날인한다.

# 제 3 장 의료기관

## 제 1 절 의료기관의 개설

**제33조【개설 등】** ① 의료인은 이 법에 따른 의료기관을 개설하지 아니하고는 의료업을 할 수 없으며, 다음 각 호의 어느 하나에 해당하는 경우 외에는 그 의료기관 내에서 의료업을 하여야 한다.

1. 응급의료에 관한 법률 제2조제1호에 따른 응급환자를 진료하는 경우
2. 환자나 환자 보호자의 요청에 따라 진료하는 경우
3. 국가나 지방자치단체의 장이 공익상 필요하다고 인정하여 요청하는 경우
4. 보건복지부령으로 정하는 바에 따라 가정간호를 하는 경우
5. 그 밖에 이 법 또는 다른 법령으로 특별히 정한 경우나 환자가 있는 현장에서 진료를 하여야 하는 부득이한 사유가 있는 경우

② 다음 각 호의 어느 하나에 해당하는 자가 아니면 의료기관을 개설할 수 없다. 이 경우 의사는 종합병원·병원·요양병원·정신병원 또는 의원을, 치과의사는 치과병원 또는 치과의원을, 한의사는 한방병원·요양병원 또는 한의원을, 조산사는 조산원만을 개설할 수 있다.〈개정 2020. 3. 4〉

1. 의사, 치과의사, 한의사 또는 조산사
2. 국가나 지방자치단체
3. 의료업을 목적으로 설립된 법인(이하 "의료법인"이라 한다)
4. 민법이나 특별법에 따라 설립된 비영리법인
5. 공공기관의 운영에 관한 법률에 따른 준정부기관, 지방의료원의 설립 및 운영에 관한 법률에 따른 지방의료원, 한국보훈복지의료공단법에 따른 한국보훈복지의료공단

③ 제2항에 따라 의원·치과의원·한의원 또는 조산원을 개설하려는 자는 보건복지부령으로 정하는 바에 따라 시장·군수·구청장에게 신고하여야 한다.

④ 제2항에 따라 종합병원·병원·치과병원·한방병원·요양병원 또는 정신병원을 개설하려면 제33조의2에 따른 시·도 의료기관개설위원회의 심의를 거쳐 보건복지부령으로 정하는 바에 따라 시·도지사의 허가를 받아야 한다. 이 경우 시·도지사는 개설하려는 의료기관이 다음 각 호의 어느 하나에 해당하는 경우에는 개설허가를 할 수 없다.〈개정 2020. 3. 4〉

1. 제36조에 따른 시설기준에 맞지 아니하는 경우

2. 제60조제1항에 따른 기본시책과 같은 조 제2항에 따른 수급 및 관리계획에 적합하지 아니한 경우

⑤ 제3항과 제4항에 따라 개설된 의료기관이 개설 장소를 이전하거나 개설에 관한 신고 또는 허가사항 중 보건복지부령으로 정하는 중요사항을 변경하려는 때에도 제3항 또는 제4항과 같다.

⑥ 조산원을 개설하는 자는 반드시 지도의사를 정하여야 한다.

⑦ 다음 각 호의 어느 하나에 해당하는 경우에는 의료기관을 개설할 수 없다.

1. 약국 시설 안이나 구내인 경우
2. 약국의 시설이나 부지 일부를 분할·변경 또는 개수하여 의료기관을 개설하는 경우
3. 약국과 전용 복도·계단·승강기 또는 구름다리 등의 통로가 설치되어 있거나 이런 것들을 설치하여 의료기관을 개설하는 경우
4. 건축법 등 관계 법령에 따라 허가를 받지 아니하거나 신고를 하지 아니하고 건축 또는 증축·개축한 건축물에 의료기관을 개설하는 경우

⑧ 제2항제1호의 의료인은 어떠한 명목으로도 둘 이상의 의료기관을 개설·운영할 수 없다. 다만, 2 이상의 의료인 면허를 소지한 자가 의원급 의료기관을 개설하려는 경우에는 하나의 장소에 한하여 면허 종별에 따른 의료기관을 함께 개설할 수 있다.

⑨ 의료법인 및 제2항제4호에 따른 비영리법인(이하 이 조에서 "의료법인등"이라 한다)이 의료기관을 개설하려면 그 법인의 정관에 개설하고자 하는 의료기관의 소재지를 기재하여 대통령령으로 정하는 바에 따라 정관의 변경허가를 얻어야 한다(의료법인등을 설립할 때에는 설립 허가를 말한다. 이하 이 항에서 같다). 이 경우 그 법인의 주무관청은 정관의 변경허가를 하기 전에 그 법인이 개설하고자 하는 의료기관이 소재하는 시·도지사 또는 시장·군수·구청장과 협의하여야 한다.

⑩ 의료기관을 개설·운영하는 의료법인등은 다른 자에게 그 법인의 명의를 빌려주어서는 아니 된다.

[벌칙] ①항 위반 : 90(500만원 이하의 벌금)
②항 위반 : 87(10년 이하의 징역이나 1억원 이하의 벌금)
③항 위반 : 90(500만원 이하의 벌금)
④항 위반 : 88(3년 이하의 징역이나 3천만원 이하의 벌금)
⑤항 위반(허가의 경우에 한함) : 90(500만원 이하의 벌금)
⑤항 위반(신고의 경우에 한함) : 92(100만원 이하의 과태료)
⑧항 위반 : 87(5년 이하의 징역이나 5천만원 이하의 벌금)
⑨항 위반 : 89(1년 이하의 징역이나 5백만원 이하의 벌금)
⑩항 위반 : 87(5년 이하의 징역이나 5천만원 이하의 벌금)

[벌칙] 의료기관의 개설자가 될 수 없는 자에게 고용되어 의료행위를 한 자 : 90(500만원 이하의 벌금)

[과태료] ⑤항 위반(변경신고를 하지 아니한 자) : 92③(100만원 이하의 과태료)

[규칙] 제24조 (가정간호) ① 법 제33조제1항제4호에 따라 의료기관이 실시하는 가정간호의 범위는 다음 각 호와 같다.

1. 간호
2. 검체의 채취(보건복지부장관이 정하는 현장검사를 포함한다. 이하 같다) 및 운반
3. 투약
4. 주사
5. 응급처치 등에 대한 교육 및 훈련
6. 상담
7. 다른 보건의료기관 등에 대한 건강관리에 관한 의뢰

② 가정간호를 실시하는 간호사는 전문간호사 자격인정 등에 관한 규칙에 따른 가정전문간호사이어야 한다.

③ 가정간호는 의사나 한의사가 의료기관 외의 장소에서 계속적인 치료와 관리가 필요하다고 판단하여 가정전문간호사에게 치료나 관리를 의뢰한 자에 대하여만 실시하여야 한다.

④ 가정전문간호사는 가정간호 중 검체의 채취 및 운반, 투약, 주사 또는 치료적 의료행위인 간호를 하는 경우에는 의사나 한의사의 진단과 처방에 따라야 한다. 이 경우 의사 및 한의사 처방의 유효기간은 처방일부터 90일까지로 한다.

⑤ 가정간호를 실시하는 의료기관의 장은 가정전문간호사를 2명 이상 두어야 한다.

⑥ 가정간호를 실시하는 의료기관의 장은 가정간호에 관한 기록을 5년간 보존하여야 한다.

⑦ 이 규칙에서 정한 것 외에 가정간호의 질 관리 등 가정간호의 실시에 필요한 사항은 보건복지부장관이 따로 정한다.

[영] 제16조 (의료법인 등의 의료기관 개설을 위한 정관변경 허가 등) ① 법 제33조제2항제3호에 따른 의료법인(이하 "의료법인"이라 한다) 및 같은 항 제4호에 따른 비영리법인이 같은 조 제9항 전단에 따라 법인 설립허가 또는 정관 변경허가를 받으려는 경우에는 다음 각 호의 구분에 따른 서류를 주무관청에 제출하여야 한다.

1. 법인 설립허가를 받으려는 경우 : 다음 각 목의 서류
  가. 의료기관의 개설·운영이 목적사업에 해당한다는 사실과 의료기관의 소재지가 반영된 정관안
  나. 의료기관 개설·운영을 위한 사업계획서 및 자금조달계획서
  다. 의료기관의 시설·장비 및 인력 등의 확보 계획서
  라. 법 제33조제2항제4호에 따른 비영리법인이 법인 설립허가 시 관계 법령에 따라 필요한 서류(비영리법인만 해당한다)
  마. 법 제48조제1항에 따른 의료법인 설립허가에 필요한 서류(의료법인만 해당한다)

바. 그 밖에 의료기관의 개설 · 운영과 관련하여 보건복지부장관이 필요하다고 인정하여 고시하는 서류

2. 정관 변경허가를 받으려는 경우 : 다음 각 목의 서류

가. 의료기관의 개설 · 운영이 목적사업에 해당한다는 사실과 의료기관의 소재지가 반영된 정관변경안

나. 제1호나목 및 다목의 서류

다. 법 제33조제2항제4호에 따른 비영리법인이 정관 변경허가 시 관계 법령에 따라 필요한 서류(비영리법인만 해당한다)

라. 법 제48조제3항에 따른 정관 변경허가에 필요한 서류(의료법인만 해당한다)

마. 그 밖에 의료기관의 개설 · 운영과 관련하여 보건복지부장관이 필요하다고 인정하여 고시하는 서류

② 제1항 각 호의 서류(제1호라목 · 마목 및 제2호다목 · 라목은 제외한다)에 대한 작성기준, 작성방법 및 세부내용 등에 관한 사항은 보건복지부장관이 정하여 고시한다.

[규칙] 제25조 (의료기관 개설신고) ① 법 제33조제3항에 따라 의원 · 치과의원 · 한의원 또는 조산원을 개설하려는 자는 별지 제14호서식의 의료기관 개설신고서(전자문서로 된 신고서를 포함한다)에 다음 각 호의 서류(전자문서를 포함한다)를 첨부하여 시장 · 군수 · 구청장(자치구의 구청장을 말한다. 이하 같다)에게 신고해야 한다.〈개정 2022. 9. 14〉

1. 개설하려는 자가 법인인 경우 : 법인 설립 허가증 사본(공공기관의 운영에 관한 법률에 따른 준정부기관은 제외한다), 정관 사본 및 사업계획서 사본
2. 삭제〈2021. 6. 30〉
3. 건물평면도 사본 및 그 구조설명서 사본
4. 의료인 등 근무인원에 대한 확인이 필요한 경우: 면허(자격)증 사본 1부
5. 법 제36조 제1호 · 제2호 · 제4호 및 제5호의 준수사항에 적합함을 증명하는 서류

② 제1항에 따라 신고서를 제출받은 시장 · 군수 · 구청장은 전자정부법 제36조제1항에 따른 행정정보의 공동이용을 통하여 다음 각 호의 서류를 확인해야 하며, 신고인(해당 의료기관에서 근무하는 사람을 포함한다)이 제2호 및 제3호의 서류 확인에 동의하지 않는 경우에는 그 사본을 첨부하도록 해야 한다.〈신설 2022. 9. 14〉

1. 개설하려는 자가 법인인 경우 : 법인 등기사항증명서
2. 개설하려는 자가 의료인인 경우 : 의료인 면허증
3. 의료인 등 근무인원에 대한 확인이 필요한 경우 : 면허(자격)증

③ 시장 · 군수 · 구청장은 시장 · 군수 · 구청장은 제1항에 따른 의료기관 개설신고를 받은 경우에는 다음 각 호의 사항을 확인해야 한다. 이 경우 제3호에 대해서는 소방시설 설치 및 관리에 관한 법률 제6조 제8항 전단에 따라 그 확인을 요청해야 한다.〈개정 2023. 9. 22〉

1. 법 제4조제2항, 제33조제2항, 같은 조 제6항부터 제8항까지 및 제64조제2항에 따른 의료기관의 개설기준에 위배되는지 여부
2. 법 제36조 제1호 · 제2호 · 제4호 및 제5호의 준수사항에 적합한지 여부
3. 소방시설 설치 및 관리에 관한 법률 시행령 별표 4에 따라 의료기관이 갖추어야 하는 소방시설에 적합한지 여부
4. 그 밖에 다른 법령에 따라 의료기관의 개설이 제한되거나 금지되는지 여부

④ 시장 · 군수 · 구청장은 제1항에 따른 의료기관 개설신고가 적법하다고 인정하는 경우에는 해당 신고를 수리하고, 별지 제15호서식의 의료기관 개설신고증명서를 발급하여야 한다.

⑤ 시장 · 군수 · 구청장은 분기별 의료기관의 개설신고 수리 상황을 매 분기가 끝난 후 15일까지 시 · 도지사를 거쳐 보건복지부장관에게 통보해야 한다.

⑥ 시장 · 군수 · 구청장은 제3항에 따라 의료기관 개설신고증명서를 발급한 경우에는 의료기관별로 관리카드를 작성 · 비치하여 신고 사항의 변경신고 및 행정처분 내용 등을 기록 · 관리하여야 한다.

[규칙] 제26조 (의료기관 개설신고사항의 변경신고) ① 법 제33조제5항에 따라 의원 · 치과의원 · 한의원 또는 조산원 개설자가 그 개설 장소를 이전하거나 다음 각 호의 어느 하나에 해당하는 개설신고사항의 변경신고를 하려면 변경 사항을 확인할 수 있는 서류의 사본을 첨부하여 별지 제14호서식의 신고사항 변경신고서(전자문서로 된 신고서를 포함한다)를 시장 · 군수 · 구청장에게 제출하여야 한다. 이 경우 신고서를 제출받은 시장 · 군수 · 구청장은 전자정부법 제36조제1항에 따른 행정정보의 공동이용을 통해 의료기관 개설신고증명서를 확인해야 하며, 신고인이 의료기관 개설신고증명서 확인에 동의하지 않는 경우에는 그 사본을 첨부하도록 해야 한다.〈개정 2022. 9. 14〉
1. 의료기관 개설자의 변경 사항
2. 의료기관 개설자가 입원, 해외 출장 등으로 다른 의사 · 치과의사 · 한의사 또는 조산사에게 진료하게 할 경우 그 기간 및 해당 의사 등의 인적 사항
3. 의료기관의 진료과목의 변동 사항
4. 진료과목 증감이나 입원실 등 주요 시설의 변경에 따른 시설 변동 내용
5. 의료기관의 명칭 변경 사항
6. 의료기관의 의료인 수

② 제1항에 따른 변경신고와 관련하여 그 변경사항에 대한 확인 방법 및 기준에 관하여는 제25조제2항을 준용한다. 다만, 같은 항 제3호의 경우에는 의료기관 개설장소의 이전이나 제1항제4호에 따른 시설 변동만 해당한다.

③ 시장 · 군수 · 구청장은 제1항에 따른 변경신고를 수리한 경우에 의료기관개설신고증명서의 기재사항을 고쳐쓸 필요가 있으면 이를 개서하여 주거나 재발급하여야 한다.

[규칙] 제27조 (의료기관 개설허가) ① 법 제33조제4항에 따라 종합병원 · 병원 · 치과병원 · 한방병원 · 요양병원 또는 정신병원의 개설허가를 받으려는 자는 별지 제16호서식의 의료기관 개설허가신청서(전자문서로 된 신청서를 포함한다)에 다음 각 호의 서류(전자문서를 포함한다)를 첨부하여 시 · 도지사에게 제출해야 한다.

1. 개설하려는 자가 법인인 경우 : 법인설립허가증 사본(공공기관의 운영에 관한 법률에 따른 준정부기관은 제외한다), 정관 사본 및 사업계획서 사본
2. 개설하려는 자가 의료인인 경우 : 면허증 사본과 사업계획서 사본
3. 건물평면도 사본 및 그 구조설명서 사본
4. 의료인 등 근무인원에 대한 확인이 필요한 경우: 면허(자격)증 사본. 다만, 제2항에 따라 행정정보의 공동이용으로 확인할 수 있는 경우는 제외한다.
5. 삭제〈신설 2021. 6. 30〉
6. 법 제36조제1호 · 제2호 · 제4호 및 제5호의 준수사항에 적합함을 증명하는 서류

② 제1항에 따라 신청서를 제출받은 시 · 도지사는 전자정부법 제36조제1항에 따른 행정정보의 공동이용을 통하여 다음 각 호의 서류를 확인해야 한다. 다만, 신청인(해당 의료기관에서 근무하는 사람을 포함한다)이 제2호부터 제4호까지의 서류 확인에 동의하지 않는 경우에는 그 사본을 첨부하도록 해야 한다.〈개정 2022. 9. 14〉

1. 개설하려는 자가 법인인 경우 : 법인 등기사항증명서
2. 개설하려는 자가 의료인인 경우 : 의료인 면허증
3. 전기안전관리법 시행규칙 제18조제3항 본문에 따른 전기안전점검 확인서(종합병원만 해당한다)
4. 의료인 등 근무인원에 대한 확인이 필요한 경우 : 면허(자격)증

③ 제1항에 따른 개설허가 신청과 관련하여 그 신청사항에 대한 확인 방법 및 기준에 관하여는 제25조제2항을 준용한다.

④ 시 · 도지사는 제1항에 따라 의료기관의 개설허가를 한 때에는 지체 없이 별지 제17호서식의 의료기관 개설허가증을 발급하여야 한다.

⑤ 시 · 도지사는 분기별 의료기관의 개설허가 상황을 매 분기가 끝난 후 15일까지 보건복지부장관에게 통보해야 한다.

⑥ 시 · 도지사는 제4항에 따라 의료기관의 개설허가증을 발급한 때에는 의료기관별로 관리카드를 작성 · 비치하여 허가 사항의 변경허가 및 행정처분 내용 등을 기록 · 관리해야 한다.

[규칙] 제28조 (의료기관 개설허가 사항의 변경허가) ① 법 제33조제5항에 따라 의료기관의 개설허가를 받은 자가 그 개설 장소를 이전하거나 다음 각 호의 어느 하나에 해당하는 개설허가 사항의 변경허가를 받으려면 의료기관 개설허가증과 변경 사항을 확인할 수

있는 서류의 사본을 첨부하여 별지 제16호서식의 허가사항 변경신청서(전자문서로 된 신청서를 포함한다)를 시 · 도지사에게 제출해야 한다.

1. 의료기관 개설자의 변경 사항
2. 법 제3조제2항에 따른 의료기관의 종류 변경 또는 진료과목의 변동 사항
3. 진료과목 증감이나 입원실 등 주요시설 변경에 따른 시설 변동 내용
4. 의료기관의 명칭 변경 사항
5. 의료기관의 의료인 수

② 제1항에 따라 신청서를 제출받은 시 · 도지사는 종합병원의 개설 장소가 이전되는 경우, 같은 항 제2호에 따라 종합병원으로 변경되는 경우 또는 같은 항 제3호에 따라 종합병원의 주요시설 변경이 있는 경우 전자정부법 제36조제1항에 따른 행정정보의 공동이용을 통하여 전기안전관리법 시행규칙 제18조제3항 본문에 따른 전기안전점검 확인서를 확인해야 한다. 다만, 신청인이 확인에 동의하지 않는 경우에는 그 사본을 첨부하도록 해야 한다.

③ 제1항에 따른 개설허가 변경신청과 관련하여 그 변경사항에 대한 확인 방법 및 기준에 관하여는 제25조제3항을 준용한다. 다만, 같은 항 제3호의 경우에는 의료기관 개설장소의 이전, 제1항제2호 및 제3호에 따른 의료기관의 종류 변경 및 시설 변동만 해당한다.

④ 시 · 도지사는 제1항에 따라 변경허가를 한 때에 의료기관 개설허가증을 고쳐쓸 필요가 있으면 이를 개서하여 주거나 재발급하여야 한다.

[규칙] 제28조의2 (실태조사의 시기 · 방법) ① 보건복지부장관은 법 제33조의3제1항 전단에 따른 의료기관을 개설할 수 없는 자가 개설 · 운영하는 의료기관에 대한 실태조사(이하 이 조에서 "실태조사"라 한다)를 매년 실시해야 한다.

② 실태조사는 현장조사, 문서열람 등의 방법으로 실시하며, 필요한 경우에는 조사 대상자에게 법 제61조에 따라 보고를 명하거나 법 제61조의2에 따라 자료의 제출 또는 의견의 진술 등을 요청할 수 있다.

③ 보건복지부장관은 실태조사 실시 결과 위법이 확정되면 법 제33조의3제1항 전단에 따라 다음 각 호의 사항을 관보 또는 보건복지부의 인터넷 홈페이지에 공표해야 한다.

1. 의료기관의 명칭 및 주소
2. 의료기관 개설자의 성명(개설자가 법인인 경우에는 법인명 및 대표자의 성명을 말한다)
3. 위반사항

④ 제1항부터 제3항까지에서 규정한 사항 외에 실태조사에 필요한 사항은 보건복지부장관이 정한다.

[규칙] 제31조 (조산원의 지도의사) 조산원의 개설자는 법 제33조제6항에 따라 지도의사를 정하거나 변경한 경우에는 지도의사신고서에 그 지도의사의 승낙서 및 면허증 사본을 첨부하여 관할 시장 · 군수 · 구청장에게 제출하여야 한다.

## 해설

이 조는 의료기관의 개설과 관련한 의료 질서의 확립을 위하여 7개 항에 걸쳐서 일정한 신고 · 허가의무와 일정한 행위의 금지업무 등을 규정하고 있다. 국민의 건강욕구 증대 및 다양화, 그리고 인구의 고령화로 인한 질병양상의 변화 등 의료환경의 변화에 부응하기 위하여 2000년 이 조 제1항을 개정하여 원칙적으로 개설한 당해 의료기관내에서 의료업을 행하여야 하나 응급환자를 진료하는 경우, 환자 또는 그 보호자의 요청에 따라 진료하는 경우, 국가 또는 지방자치단체의 장이 공익상 필요하다고 인정하여 요청하는 경우, 가정간호를 실시하는 경우, 기타 이 법 또는 다른 법령에서 특별히 정한 경우나 환자가 있는 현장에서 진료를 행하여야 하는 부득이한 사유가 있는 경우에는 예외로 두는 조항을 신설하였으며, 2001년 1월 16일 법률 제6372호로 한국보훈복지공단의 주된 기능인 국가유공자 등에 대한 의료사업의 역량을 강화하기 위하여 공단의 명칭을 한국보훈복지의료공단으로 변경하고, 이에 따라 법의 제명을 변경하였다. 또한 이 조 제6항에서 조산원을 개설하는 경우 개설자에게 반드시 지도의사를 정하도록 하는 것은, 의사의 지도 · 기술협조가 필요한 경우에 야기될지도 모를 의료사고를 사전에 방지함에 그 취지가 있다고 할 것이다. 그리고 그동안 의사 · 한의사 의사 · 치과의사 등 복수면허를 소지한 의료인이라 할지라도 의원, 치과의원, 한의원 중 하나의 의료기관만을 개설할 수 있도록 규정하고 있어 많은 복수면허자들이 자신의 능력을 최대화할 수 있는 기회가 마련되지 못하였다. 2007년 12월 27일 하나의 의료기관만을 개설할 수 있다고 규정한 현행 제33조제2항 단서에 대하여 헌법재판소가 헌법불합치 결정(2004 헌마1021)을 내림에 따라 2009년 1월 30일 이 법을 개정하여 복수면허자의 의료기관 개설조항을 신설하여 복수의 의료인 면허를 소지한 자가 의원급 의료기관을 개설하려는 경우에는 하나의 장소에 한하여 면허 종별에 따른 의료기관을 함께 개설할 수 있도록 하였다.

## 용어해설

- 가정간호 : 각 진료과 의사들이 처방한 내용을 가정간호사가 가정을 방문, 개인에 맞는 간호서비스를 제공하여 국민 의료비를 절감하고 의료이용의 편의를 도모하며 의료자원을 효율적으로 활용을 위한 입원대체서비스이다. 만성질환자, 말기암, 뇌질환, 척수손상등, 수술 후 조기 퇴원환자, 산모 및 신생아 간호, 기타 특수기구 부착, 욕창, 각종 주사가 필요한 환자, 노인환자, 기타 주치의가 필요로 하는 환자를 대상으로 하며 간호내용으로는 환자 평가, 기본간호, 치료적 간호, 검사, 투약 및 주사, 교육, 훈련, 상담 및 의뢰이다.

## 대법원 2016. 10. 13. 선고 2016도11407 판결

**판례**

- 판시사항

의료법 제33조 제8항에서 의사가 개설 · 운영할 수 있는 의료기관의 수를 1개소로 제한하고 있는 취지/이미 자신의 명의로 의료기관을 개설 · 운영하면서 의료행위를 하고 있는 의사가 중복하여 의료기관을 개설하거나 운영한 것으로 볼 수 있는 경우

- 판결요지

의료법 제33조 제8항에서 의사가 개설 · 운영할 수 있는 의료기관의 수를 1개소로 제한하고 있는 취지는 의료기관을 개설하는 의사가 자신의 면허를 바탕으로 개설된 의료기관에서 이루어지는 의료행위에 전념하도록 하기 위하여 장소적 한계를 설정함으로써 의료의 적정을 기하여 국민의 건강을 보호 · 증진하고자 하는 데 있다. 따라서 이미 자신 명의로 의료기관을 개설 · 운영하면서 의료행위를 하고 있는 의사가 다른 의사를 고용하여 그 의사 명의로 새로운 의료기관을 개설하고 그 운영에

직접 관여하는 데서 더 나아가 그 의료기관에서 자신이 직접 의료행위를 하거나 비의료인을 고용하여 자신의 주관 하에 의료행위를 하게 한 경우에는 이미 자신의 명의로 의료기관을 개설 · 운영하고 있는 의사로서는 중복하여 의료기관을 개설한 경우에 해당한다. 또한 이미 자신의 명의로 의료기관을 개설 · 운영하면서 의료행위를 하고 있는 의사가 다른 의사가 개설 · 운영하고 있는 기존 의료기관을 인수하여 의료법 제33조 제5항 등에 따른 개설자 명의변경 신고 또는 허가를 받지 아니한 채 또는 다른 의사의 면허증을 대여 받아 그 의사 명의로 개설자 명의변경 신고 또는 허가를 받아 종전 개설자를 배제하고 그 의료기관의 시설과 인력의 관리, 의료업의 시행, 필요한 자금의 조달, 운영성과의 귀속 등 의료기관의 운영을 실질적으로 지배 · 관리하는 등 종전 개설자의 의료기관 운영행위와 단절되는 새로운 운영행위를 한 것으로 볼 수 있는 경우에는 이미 자신의 명의로 의료기관을 개설 · 운영하고 있는 의사로서는 중복하여 의료기관을 운영한 경우에 해당한다.

### 대법원 2017. 4. 7. 선고 2017도378 판결

**판례**

◎ 판시사항

[1] 비의료인과 의료인이 동업 등의 약정을 하여 의료기관을 개설한 행위가 구 의료법에 의하여 금지되는 '비의료인의 의료기관 개설행위'에 해당하는지 판단하는 기준

[2] 의료인이 비의료인의 의료기관 개설행위에 공모하여 가공한 경우, 구 의료법 제87조 제1항 제2호, 제33조 제2항 위반죄의 공동정범에 해당하는지 여부(적극)

◎ 판결요지

[1] 의료인의 자격이 없는 일반인(이하 '비의료인'이라 한다)과 의료인이 동업 등의 약정을 하여 의료기관을 개설한 행위가 구 의료법(2011. 4. 7. 법률 제10565호로 개정되기 전의 것, 이하 '의료법'이라 한다)에 의하여 금지되는 비의료인의 의료기관 개설행위에 해당하는지는 동업관계의 내용과 태양, 실제 의료기관의 개설에 관여한 정도, 의료기관의 운영 형태 등을 종합적으로 고려하여 누가 주도적인 입장에서 의료기관의 개설 · 운영 업무를 처리해 왔는지를 판단하여야 한다. 이에 따라 형식적으로만 적법한 의료기관의 개설로 가장한 것일 뿐 실질적으로는 비의료인이 주도적으로 의료기관을 개설 · 운영한 것으로 평가될 수 있는 경우에는 의료법에 위반된다.

[2] 의료인이 의료인의 자격이 없는 일반인의 의료기관 개설행위에 공모하여 가공하면 구 의료법(2011. 4. 7. 법률 제10565호로 개정되기 전의 것) 제87조 제1항 제2호, 제33조 제2항 위반죄의 공동정범에 해당한다.

**제33조의2【의료기관개설위원회 설치 등】** ① 제33조제4항에 따른 의료기관 개설 허가에 관한 사항을 심의하기 위하여 시 · 도지사 소속으로 의료기관개설위원회를 둔다.

② 제1항의 의료기관개설위원회의 위원은 제28조에 따른 의사회 · 치과의사회 · 한의사회 · 조산사회 및 간호사회의 의료인으로서 경험이 풍부한 사람과 제52조에 따른 의료기관단체의 회원으로서 해당 지역 내 의료기관의 개설 · 운영 등에 관한 경험이 풍부한 사람으로 한다.

[규칙] 제27조의2 (의료기관개설위원회의 구성 · 운영 등) ① 법 제33조의2에 따른 의료기관개설위원회(이하 이 조에서 "위원회"라 한다)는 법 제33조제4항에 따른 개설허가(이하 이 조에서 "개설허가"라 한다)를 신청한 의료기관에 대하여 다음 각 호의 사항을 심의

한다.

1. 제25조제2항 각 호의 사항
2. 법 제60조제1항에 따른 기본시책 및 같은 조 제2항에 따른 수급 및 관리계획에 적합한지 여부
3. 그 밖에 시 · 도지사가 위원회의 심의가 필요하다고 인정하는 사항

② 시 · 도지사는 제1항에도 불구하고 다음 각 호의 어느 하나에 해당하여 개설허가를 할 수 없음이 명확한 경우에는 위원회의 심의를 생략할 수 있다.

1. 제27조제1항에 따른 개설허가 신청서류의 전부 또는 일부를 제출하지 않은 경
2. 국가나 지방자치단체가 의료기관을 개설하는 경우 등 시 · 도지사가 위원회의 심의가 필요하지 않다고 인정하는 경우

③ 위원회는 위원장 1명을 포함하여 15명 이내의 위원으로 성별을 고려하여 구성한다.

④ 위원장은 위원 중에서 호선한다.

⑤ 위원회의 위원의 임기는 2년으로 하되, 연임할 수 있다.

⑥ 제1항부터 제5항까지에서 규정한 사항 외에 위원회의 구성 · 운영 등에 필요한 사항은 특별시 · 광역시 · 특별자치시 · 도 · 특별자치도(이하 "시 · 도"라 한다)의 규칙으로 정한다.

**제33조의3 【실태조사】** ① 보건복지부장관은 제33조제2항을 위반하여 의료기관을 개설할 수 없는 자가 개설 · 운영하는 의료기관의 실태를 파악하기 위하여 보건복지부령으로 정하는 바에 따라 조사(이하 이 조에서 "실태조사"라 한다)를 실시하고, 위법이 확정된 경우 그 결과를 공표하여야 한다. 이 경우 수사기관의 수사로 제33조제2항을 위반한 의료기관의 위법이 확정된 경우도 공표 대상에 포함한다.

② 보건복지부장관은 실태조사를 위하여 관계 중앙행정기관의 장, 지방자치단체의 장, 관련 기관 · 법인 또는 단체 등에 협조를 요청할 수 있다. 이 경우 요청을 받은 자는 특별한 사정이 없으면 이에 협조하여야 한다.

③ 실태조사의 시기 · 방법 및 결과 공표의 방법 등에 관하여 필요한 사항은 보건복지부령으로 정한다.

### 해설

이 조는 의료인 아닌 자가 의료인의 면허를 대여 받아 의료기관을 개설 · 운영하는 이른바 '사무장병원'의 적발 건수는 해마다 증가하는 추세로 지난 8년간 사무장병원이 챙긴 부당이익의 규모가 약 1조 5,000억 원에 달하는 정도로 의료시장의 건전성뿐만 아니라 건강보험의 재정에도 악영향을 미치고 있는 실정임을 감안하여 불법의료기관의 난립을 방지하고 건전한 의료질서를 확립하기 위하여 보건복지부장관이 사무장병원의 실태를 조사하고 위법사실이 확정된 경우 그 결과를 공표하도록 하려는 것이다.

**제34조 【원격의료】** ① 의료인(의료업에 종사하는 의사·치과의사·한의사만 해당한다)은 제33조제1항에도 불구하고 컴퓨터·화상통신 등 정보통신기술을 활용하여 먼 곳에 있는 의료인에게 의료지식이나 기술을 지원하는 원격의료(이하 "원격의료"라 한다)를 할 수 있다.
② 원격의료를 행하거나 받으려는 자는 보건복지부령으로 정하는 시설과 장비를 갖추어야 한다.
③ 원격의료를 하는 자(이하 "원격지의사"라 한다)는 환자를 직접 대면하여 진료하는 경우와 같은 책임을 진다.
④ 원격지의사의 원격의료에 따라 의료행위를 한 의료인이 의사·치과의사 또는 한의사(이하 "현지의사"라 한다)인 경우에는 그 의료행위에 대하여 원격지의사의 과실을 인정할 만한 명백한 근거가 없으면 환자에 대한 책임은 제3항에도 불구하고 현지의사에게 있는 것으로 본다.

[규칙] 제29조 (원격의료의 시설 및 장비) 법 제34조제2항에 따라 원격의료를 행하거나 받으려는 자가 갖추어야 할 시설과 장비는 다음 각 호와 같다.
1. 원격진료실
2. 데이터 및 화상을 전송·수신할 수 있는 단말기, 서버, 정보통신망 등의 장비

**[참고] 시범사업 추진 경과**

| 구 분 | 내 용 | 대상 |
|---|---|---|
| 2005년 9월 | · 교정시설 수용자 대상, 의사-의료인 간 원격의료 도입 | 법무부 |
| 2007년 10월 | · 격오지부대 장병 대상 원격의료 시범사업 추진 | 국방부 |
| 2008년 9월 | · 산간·도서 지역(서산, 보령, 영양, 강릉) 만성질환 원격의료시스템 구축 | 보건복지부<br>안전행정부 |
| 2009년 2월 | · 독도경비대 ↔ 경찰병원 간 원격의료 도입<br>*독도경비대원, 거주자 및 관광객 대상 | 경찰청 |
| 2010년 4월<br>~2013년 3월 | · 만성질환(고혈압, 당뇨) 대상, 원격건강관리서비스 효과성·타당성 검증 등 스마트케어서비스 시범사업 추진 | 산업통상자원부 |
| 2013년 8월 | · 농어촌 원격의료 시범사업 강원도 전역으로 확대 | 보건복지부 |
| 2014년 9월<br>~2015년 3월 | · 고혈압·당뇨환자 재진환자를 대상으로 동네의원 중심 원격의료 시범사업 추진 | 보건복지부 |
| 2015년 4월<br>~2016년 3월 | · 도서 벽지, 요양시설 등 원격의료 시범사업 서비스 모형 다양화 | 보건복지부<br>법무처 |
| 2016년<br>3월~12월 | · 도서 벽지, 격오지부대, 원양선박 및 거동 불편 노인·장애인 등 시범사업 확대 | 보건복지부<br>법무처 |
| 2017년<br>1월~12월 | · 도서 벽지, 격오지부대, 원양선박 및 거동 불편 노인·장애인 등 대상 시범사업 계속 | 보건복지부<br>법무처 |

[주] 정부부처 시범사업 외에도 지자체, 민간 등에서 다양한 시범사업 추진

### 해설

이 조는 의사 · 치과의사 또는 한의사가 컴퓨터 · 화상통신 등 정보통신기술을 활용하여 원격지의 의료인에 대하여 의료지식 또는 기술을 지원하는 원격의료제도를 도입하고 있다. 원격의료는 통신기기를 이용하여 원격지의 환자를 진단하고 치료하는 의료시스템이다. 산간 지대나 낙도, 적설지대 등 교통이 불편한 벽지 주민과 의료기관 사이에 통신망을 설치하고 각종 ME(medical- engineering)기기를 이용하여 진료하는 것을 말한다. 기기를 이용하여 주민의 신체 정보(심전도, X선 사진, 음성 등)를 병원에 전송하여 의사의 진찰이나 문진 등을 받는다. 반대로 그 진단에 기초한 의사의 치료 지시를 병원에서 환자에게 전송하여 진료를 실시한다. 원격의료는 유형에 따라 원격자문(의사-의료인 간 의료기술 지원), 원격모니터링(의사-환자 간 지속적 관찰, 상담 및 교육) 및 원격진료(의사-환자 간 진단 및 처방)로 구분되며, 현재법은 의사-의료인간 원격의료는 허용하고 있으나 의사-환자간의 원격의료는 허용되고 있지 않으나 의료인과 환자 간에 IT기술을 활용한 원격의료의 필요성이 사회적 수요로 등장하고 있다. 따라서 향후 의료인과 환자간의 원격의료 인정 여부, 이를 인정할 경우 어떠한 질병을 대상으로 어느 정도까지 인정할 것인가 즉 원격의료 범위에 관한 사항, 원격의료에 관한 수가체계 개발 및 진료비 지불방법에 관한 사항, 원격진료과정에서 발생한 의료사고의 책임소재 문제 등에 대한 충분한 검토가 필요하다.

**제35조【의료기관 개설 특례】** ① 제33조제1항 · 제2항 및 제8항에 따른 자 외의 자가 그 소속직원, 종업원, 그 밖의 구성원(수용자를 포함한다)이나 그 가족의 건강관리를 위하여 부속 의료기관을 개설하려면 그 개설 장소를 관할하는 시장 · 군수 · 구청장에게 신고하여야 한다. 다만, 부속 의료기관으로 병원급 의료기관을 개설하려면 그 개설 장소를 관할하는 시 · 도지사의 허가를 받아야 한다.

② 제1항에 따른 개설 신고 및 허가에 관한 절차 · 조건, 그 밖에 필요한 사항과 그 의료기관의 운영에 필요한 사항은 보건복지부령으로 정한다.

[벌칙] ①항 본문 위반 : 90(500만원 이하의 벌금)
단서 위반 : 88(3년 이하의 징역이나 3천만원 이하의 벌금)

[규칙] 제32조 (부속 의료기관의 개설 특례) ① 법 제35조제1항에 따라 의료인 · 의료법인 · 국가 · 지방자치단체 · 비영리법인 또는 공공기관의 운영에 관한 법률에 따른 준정부기관 외의 자가 그 종업원 및 가족의 건강관리를 위하여 부속 의료기관을 개설하려면 별지 제20호서식의 부속 의료기관 개설신고서 또는 개설허가신청서에 다음 각 호의 서류를 첨부하여 시 · 도지사나 시장 · 군수 · 구청장에게 제출하여야 한다.

1. 건물평면도 사본 및 그 구조설명서 사본
2. 의료인 등 근무인원에 대한 확인이 필요한 경우 : 면허(자격)증 사본 1부
3. 법 제36조제1호 · 제2호 · 제4호 및 제5호의 준수사항에 적합함을 증명하는 서류

② 부속 의료기관의 개설신고 및 개설허가에 따른 신고 수리 등에 관하여는 제25조제3항부터 제6항까지, 제26조, 제27조제3항부터 제6항까지 및 제28조의 규정을 각각 준용한다. 이 경우 "별지 15호서식"은 "별지 제15호의2서식"으로, "별지 제17호서식"은 "별지 제17호의2서식"으로 본다.〈개정 2022. 9. 14〉

### 해설

이 조는 일정한 자만이 의료기관을 개설할 수 있도록 한 원칙규정(제33조 제1항 · 제2항)에 대한 특례로서 소속 직원과 그의 가족 등의 건강관리를 위하여 자체 내에서 부속 의료기관을 개설할수 있도록 한 규정이다. 이에 따라 개설자는 개설장소를 관할하는 시장 · 군수 · 구청장에게 신고하여야 하고, 다만 종합병원 · 병원 · 치과병원 · 한방병원 · 요양병원인 의료기관을 개설하고자 할 때에는 개설장소를 관할하는 시 · 도지사의 허가를 받아야 한다. 여기서 앞의 신고의무에 위반한 경우에는 500만원 이하의 벌금에 처하게 되며(제90조), 뒤의 허가의무에 위반한 자는 3년 이하의 징역이나 3천만원 이하의 벌금에 처하게 된다(제89조). 또한, 개설신고 및 허가에 관한 절차 · 조건 기타 필요한 사항과 그 의료기관의 운영에 관하여 필요한 사항은 보건복지부령이 정하는 바, 이에 위반한 경우 보건복지부장관 또는 시장 · 군수 · 구청장은 의료기관에 대하여 시정을 명할 수 있다(제63조).

### 법령해석례

**법제처 2018. 10. 25. 18-0440, 보건복지부**

◎ 질의요지

의료법 제35조에 따라 부속 의료기관을 개설한 자가 개설된 해당 의료기관의 운영을 다른 의료법인에 위탁할 수 있는지?

◎ 회답

이 사안의 경우 개설된 의료기관의 운영을 다른 의료법인에 위탁할 수 없다.

◎ 이유

의료법 제33조제2항에서는 의료기관을 개설할 수 있는 자를 의사, 치과의사, 한의사 또는 조산사(제1호), 국가나 지방자치단체(제2호), 의료업을 목적으로 설립된 법인(제3호, 이하 "의료법인"이라 함) 등(이하 "의료인등"이라 함)으로 엄격히 제한하되 같은 법 제35조에서는 소속 직원, 종업원, 그 밖의 구성원이나 그 가족의 건강관리를 위해 필요한 경우에 한해 예외적으로 의료인등이 아닌 자도 부속 의료기관을 개설할 수 있도록 규정하고 있는바, 이러한 예외규정은 합리적인 이유 없이 문언의 의미를 확대하여 해석해서는 안 된다는 점을 고려할 때 의료인등이 아닌 자에게 예외적으로 개설이 허용되는 부속 의료기관의 운영에 관한 사항은 엄격하게 해석할 필요가 있고 특히 의료기관이 다른 의료법인에 운영을 위탁하는 것은 의료기관에 관한 주체가 실질적으로 변경되는 것으로 볼 수 있으므로 이러한 위탁을 위해서는 법령상 명확한 근거가 필요하다고 보아야 한다. 그런데 의료법 제35조와 그 위임에 따른 같은 법 시행규칙 제32조에서는 부속 의료기관의 개설요건, 신고, 허가 및 이에 따른 수리 등에 관한 제한만을 두고 있을 뿐 부속 의료기관을 개설한 자가 개설된 해당 의료기관의 운영을 다른 의료법인에 위탁할 수 있는 경우에 대하여 규정하고 있지 않다. 그리고 의료법에서는 의료인은 다른 의료인의 명의로 의료기관을 개설 · 운영할 수 없도록 규정하고(제4조제2항) 있고 의료법인 등은 다른 자에게 그 법인의 명의를 빌려줄 수 없도록 규정하고(제33조제10항) 있는바, 이는 의료의 공익적 측면을 고려하여 의료기관을 개설하는 주체로 하여금 의료기관을 직접 운영하도록 하면서 그 운영으로 발생하는 의료행위에 대한 책임을 명확히 지도록 하려는 취지로 보아야 하고 나아가 의료법령상 의료기관은 그 개설 및 운영 자격이 엄격히 제한된 기관으로서 그 의료기관에 속하는 시설도 원칙적으로 의료기관 개설자가 직접 운영해야 한다고 보는 것이 관련 규정의 내용 및 취지에 부합하는 해석이다.

**제36조 【준수사항】** 제33조제2항 및 제8항에 따라 의료기관을 개설하는 자는 보건복지부령으로 정하는 바에 따라 다음 각 호의 사항을 지켜야 한다.

1. 의료기관의 종류에 따른 시설기준 및 규격에 관한 사항
2. 의료기관의 안전관리시설 기준에 관한 사항
3. 의료기관 및 요양병원의 운영 기준에 관한 사항

4. 고가의료장비의 설치·운영 기준에 관한 사항
5. 의료기관의 종류에 따른 의료인 등의 정원 기준에 관한 사항
6. 급식관리 기준에 관한 사항
7. 의료기관의 위생 관리에 관한 사항
8. 의료기관의 의약품 및 일회용 의료기기의 사용에 관한 사항
9. 의료기관의 감염병의 예방 및 관리에 관한 법률 제41조제4항에 따른 감염병환자등의 진료 기준에 관한 사항
10. 의료기관 내 수술실, 분만실, 중환자실 등 감염관리가 필요한 시설의 출입 기준에 관한 사항
11. 의료인 및 환자 안전을 위한 보안장비 설치 및 보안인력 배치 등에 관한 사항
12. 의료기관의 신체보호대 사용에 관한 사항
13. 의료기관의 의료관련감염 예방에 관한 사항
14. 종합병원과 요양병원의 임종실 설치에 관한 사항〈신설 2023. 10. 31〉[시행일 : 2024. 8. 1]

[규칙] 제34조 (의료기관의 시설기준 및 규격) 법 제36조제1호에 따른 의료기관의 종류별 시설기준은 별표 3과 같고, 그 시설규격은 별표 4와 같다.

[규칙] 제35조 (의료기관의 안전관리시설) 의료기관을 개설하는 자는 법 제36조제2호에 따라 환자, 의료관계인, 그 밖의 의료기관 종사자의 안전을 위하여 다음 각 호의 시설을 갖추어야 한다.

1. 화재나 그 밖의 긴급한 상황에 대처하기 위하여 필요한 시설
2. 방충, 쥐막기, 세균오염 방지에 관한 시설
3. 채광·환기에 관한 시설
4. 전기·가스 등의 위해 방지에 관한 시설
5. 방사선 위해 방지에 관한 시설
6. 그 밖에 진료과목별로 안전관리를 위하여 필수적으로 갖추어야 할 시설

[규칙] 제35조의2 (의료기관의 운영 기준) 의료기관을 개설하는 자는 법 제36조제3호에 따라 다음 각 호의 운영 기준을 지켜야 한다.

1. 입원실의 정원을 초과하여 환자를 입원시키지 말 것
2. 입원실은 남·여별로 구별하여 운영할 것
3. 입원실이 아닌 장소에 환자를 입원시키지 말 것
4. 외래진료실에는 진료 중인 환자 외에 다른 환자를 대기시키지 말 것

[규칙] 제36조 (요양병원의 운영) ① 법 제36조제3호에 따른 요양병원의 입원 대상은 다음 각 호의 어느 하나에 해당하는 자로서 주로 요양이 필요한 자로 한다.

1. 노인성 질환자
2. 만성질환자
3. 외과적 수술 후 또는 상해 후 회복기간에 있는 자

② 제1항에도 불구하고 감염병의 예방 및 관리에 관한 법률 제41조제1항에 따라 질병관리청장이 고시한 감염병에 걸린 같은 법 제2조제13호부터 제15호까지에 따른 감염병환자, 감염병의사환자 또는 병원체보유자(이하 "감염병환자등"이라 한다) 및 같은 법 제42조제1항 각 호의 어느 하나에 해당하는 감염병환자등은 요양병원의 입원 대상으로 하지 아니한다.

③ 제1항에도 불구하고 정신건강증진 및 정신질환자 복지서비스 지원에 관한 법률 제3조제1호에 따른 정신질환자(노인성 치매환자는 제외한다)는 같은 법 제3조제5호에 따른 정신의료기관 외의 요양병원의 입원 대상으로 하지 아니한다.

④ 각급 의료기관은 제1항에 따른 환자를 요양병원으로 옮긴 경우에는 환자 이송과 동시에 진료기록 사본 등을 그 요양병원에 송부하여야 한다.

⑤ 요양병원 개설자는 요양환자의 상태가 악화되는 경우에 적절한 조치를 할 수 있도록 환자 후송 등에 관하여 다른 의료기관과 협약을 맺거나 자체 시설 및 인력 등을 확보하여야 한다.

⑥ 삭제〈2020. 2. 28〉

⑦ 요양병원 개설자는 휴일이나 야간에 입원환자의 안전 및 적절한 진료 등을 위하여 소속 의료인 및 직원에 대한 비상연락체계를 구축·유지하여야 한다.

[규칙] 제38조 (의료인등의 정원) ① 법 제36조제5호에 따른 의료기관의 종류에 따른 의료인의 정원 기준에 관한 사항은 별표 5와 같다.

② 의료기관은 제1항의 의료인 외에 다음의 기준에 따라 필요한 인원을 두어야 한다.

1. 병원급 의료기관에는 별표 5의2에 따른 약사 또는 한약사(법률 제8365호 약사법 전부개정법률 부칙 제9조에 따라 한약을 조제할 수 있는 약사를 포함한다. 이하 같다)를 두어야 한다.
2. 입원시설을 갖춘 종합병원·병원·치과병원·한방병원 또는 요양병원에는 1명 이상의 영양사를 둔다.
3. 의료기관에는 보건복지부장관이 정하는 바에 따라 각 진료과목별로 필요한 수의 의료기사를 둔다.
4. 종합병원에는 보건복지부장관이 정하는 바에 따라 필요한 수의 보건의료정보관리사를 둔다.
5. 의료기관에는 보건복지부장관이 정하는 바에 따라 필요한 수의 간호조무사를 둔다.

6. 종합병원에는 사회복지사업법에 따른 사회복지사 자격을 가진 자 중에서 환자의 갱생 · 재활과 사회복귀를 위한 상담 및 지도 업무를 담당하는 요원을 1명 이상 둔다.
7. 요양병원에는 시설 안전관리를 담당하는 당직근무자를 1명 이상 둔다.

③ 보건복지부장관은 간호사나 치과위생사의 인력 수급상 필요하다고 인정할 때에는 제1항에 따른 간호사 또는 치과위생사 정원의 일부를 간호조무사로 충당하게 할 수 있다.

[규칙] 제39조 (급식관리) 입원시설을 갖춘 종합병원 · 병원 · 치과병원 · 한방병원 · 요양병원 또는 정신병원을 개설하는 자는 법 제36조6호에 따라 별표 6에서 정하는 바에 따라 환자의 식사를 위생적으로 관리 · 제공해야 한다.

[규칙] 제39조의2 (의료기관의 위생관리 기준) 의료기관을 개설하는 자는 법 제36조제7호에 따라 다음 각 호의 위생관리 기준을 지켜야 한다.

1. 환자의 처치에 사용되는 기구 및 물품(1회용 기구 및 물품은 제외한다)은 보건복지부장관이 정하여 고시하는 방법에 따라 소독하여 사용할 것
2. 감염의 우려가 있는 환자가 입원하였던 입원실 및 그 옷 · 침구 · 식기 등은 완전히 소독하여 사용할 것
3. 의료기관에서 업무를 수행하는 보건의료인에 대하여 손 위생에 대한 교육을 실시할 것

[규칙] 제39조의3 (의약품 및 일회용 주사 의료용품의 사용 기준) 의료기관을 개설하는 자는 법 제36조제8호에 따라 의약품 및 일회용 의료기기의 사용에 관한 다음 각 호의 기준을 지켜야 한다.

1. 변질 · 오염 · 손상되었거나 유효기한 · 사용기한이 지난 의약품을 진열하거나 사용하지 말 것
2. 의약품 등의 안전에 관한 규칙 제62조제5호에 따라 규격품으로 판매하도록 지정 · 고시된 한약을 조제하는 경우에는 같은 조 제8호에 따른 품질관리에 관한 사항을 준수할 것(한의원 또는 한방병원만 해당한다)
3. 포장이 개봉되거나 손상된 일회용 주사 의료용품은 사용하지 말고 폐기할 것
4. 일회용 주사기에 주입된 주사제는 지체 없이 환자에게 사용할 것
5. 제3조의2에 따른 일회용 의료기기는 한번 사용한 경우 다시 사용하지 말고 폐기할 것

[규칙] 제39조의4 (감염병환자등의 진료 기준) 의료기관을 개설하는 자는 법 제36조제9호에 따라 감염병의 예방 및 관리에 관한 법률 시행령 별표 2 제1호에 따른 입원 치료의 방법 및 절차를 지켜야 한다.

[규칙] 제39조의5 (감염관리가 필요한 시설의 출입 기준) ① 의료기관을 개설하는 자는 법 제36조제10호에 따라 수술실, 분만실, 중환자실(이하 이 조에서 "수술실등"이라 한다)에서 의료행위가 이루어지는 동안 다음 각 호에 해당하는 사람 외에는 수술실등에 출입하는 사람이 없도록 관리해야 한다.

1. 환자
2. 의료행위를 하는 의료인 · 간호조무사 · 의료기사
3. 환자의 보호자 등 의료기관의 장이 출입이 필요하다고 인정하여 승인한 사람으로서 감염관리 등 출입에 필요한 안내를 받은 사람

② 의료기관을 개설하는 자는 수술실등에 출입하는 사람의 이름, 출입 목적, 입실 · 퇴실 일시, 연락처 및 출입 승인 사실(제1항제3호의 사람만 해당한다) 등을 기록(전자기록을 포함한다)하여 관리하고 1년 동안 보존해야 한다. 다만, 환자의 경우 진료기록부, 조산기록부 및 간호기록부 등으로 해당 사실을 확인할 수 있으면 기록, 관리 및 보존을 생략할 수 있다.

③ 의료기관을 개설하는 자는 수술실등의 입구 등 눈에 띄기 쉬운 곳에 출입에 관한 구체적인 사항을 게시해야 한다.

[규칙] 제39조의6 (보안장비 설치 및 보안인력 배치 기준 등) 100개 이상의 병상을 갖춘 병원 · 정신병원 또는 종합병원을 개설하는 자는 법 제36조 제11호에 따라 보안장비 설치 및 보안인력 배치 등에 관한 다음 각 호의 기준을 지켜야 한다.

1. 의료인 및 환자에 대한 폭력행위를 관할 경찰관서에 신고할 수 있는 비상경보장치를 설치할 것
2. 보안 전담인력을 1명 이상 배치할 것
3. 의료인 및 환자에 대한 폭력행위 예방 · 대응 매뉴얼을 마련하여 의료인 및 의료기관 종사자 등을 대상으로 교육을 실시할 것
4. 의료인 및 환자에 대한 폭력행위 예방을 위한 게시물을 제작하여 의료기관의 입구 등 눈에 띄기 쉬운 곳에 게시할 것

[규칙] 제39조의7 (의료기관의 신체보호대 사용 기준) 의료기관을 개설하는 자는 법 제36조 제12호에 따라 의료기관에 입원한 환자의 안전을 위하여 별표 7에 따른 의료기관의 신체보호대 사용 기준을 지켜야 한다.

[규칙] 제39조의8 (의료기관의 의료관련감염 예방을 위한 운영 기준) 의료기관을 개설하는 자는 법 제36조제13호에 따라 의료관련감염 예방을 위하여 다음 각 호의 기준을 지켜야 한다.

1. 의료관련감염 예방을 위한 자체 규정을 마련하고, 해당 규정의 이행 여부를 관리

할 것

2. 의료기관내 의료관련감염의 전파를 차단하기 위하여 환자격리 등 적절한 조치를 취할 것
3. 의료기관 이용자에게 의료관련감염에 대한 예방방법 및 주의사항을 안내할 것
4. 약물투여, 혈액채취 등 침습적 시술은 무균 상태에서 할 것

**해설**

이 조는 의료의 적정을 기하기 위한 필수적인 전제로서 의료기관의 시설기준 등(의료기관의 종별에 따른 시설기준 및 규격, 의료기관의 안전관리시설 기준, 의료기관 및 요양병원의 운영 기준, 고가의료장비의 설치·운영 기준, 의료기관의 종별에 따른 의료인 등의 정원 기준, 급식관리 기준)에 관하여 이 법 및 이 법 시행규칙이 정하는 바에 따라 그 요건을 갖추도록 명시하고 있는 바, 이 규정에 위반할 경우 보건복지부장관 또는 시장·군수·구청장은 의료기관에 대하여 시정명령을 할 수 있으며(제63조), 이에 위반한 자는 500만원 이하의 벌금에 처하게 된다(제90조). 그간 연평균 1일 조제 수가 80건 이상인 의료기관에는 약사를 두도록 하고 있으나, 한방병원 등 의료기관의 한약사 인력 배치에 관해서는 규정이 없는 문제점이 있었다. 따라서 규칙 제38조를 개정하여 연평균 1일 조제 수가 80건 이상인 한방병원 등에는 한약사를 두도록 하되, 조제 수 160건까지는 1인을 두고 160건을 초과하는 경우에는 그 초과하는 80건마다 1인씩을 추가하도록 하여, 한방병원 등에 한약사를 두고 입원환자에게 보다 안전한 한약을 투여할 수 있게 하였다.

**제36조의2【공중보건의사 등의 고용금지】** ① 의료기관 개설자는 농어촌 등 보건의료를 위한 특별조치법 제5조의2에 따른 배치기관 및 배치시설이나 같은 법 제6조의2에 따른 파견근무기관 및 시설이 아니면 같은 법 제2조제1호의 공중보건의사에게 의료행위를 하게 하거나, 제41조제1항에 따른 당직의료인으로 두어서는 아니 된다.

② 의료기관 개설자는 병역법 제34조의2제2항에 따라 군병원 또는 병무청장이 지정하는 병원에서 직무와 관련된 수련을 실시하는 경우가 아니면 같은 법 제2조제14호의 병역판정검사전담의사에게 의료행위를 하게 하거나 제41조제1항에 따른 당직의료인으로 두어서는 아니 된다.

**[참고] 농어촌 등 보건의료를 위한 특별조치법 제5조의2 · 제6조의2**

**제5조의2(공중보건의사의 배치기관 및 배치시설)** ① 제5조 제1항 및 제2항에 따라 보건복지부장관 또는 시·도지사가 공중보건의사를 배치할 수 있는 기관 또는 시설은 다음 각 호와 같다.

1. 보건소 또는 보건지소
2. 국가·지방자치단체 또는 공공단체가 설립·운영하는 병원으로서 보건복지부장관이 정하는 병원(이하 이 조에서 "공공병원"이라 한다)

3. 공공보건의료연구기관
4. 공중보건사업의 위탁사업을 수행하는 기관 또는 단체
5. 보건의료정책을 수행할 때에 공중보건의사의 배치가 필요한 기관 또는 시설로 대통령령으로 정하는 기관 또는 시설

② 제1항에 따른 보건소 및 공공병원은 특별시 · 광역시(광역시의 관할구역에 있는 군 지역은 제외한다) 외의 지역에 있는 기관 및 시설로 한정한다.

**제6조의2(파견근무)** ① 보건복지부장관은 감염병 또는 재해 발생 등의 사유로 의료 인력이 긴급히 필요하다고 인정할 때에는 공중보건의사를 다른 지역 · 기관 또는 시설에 파견하여 근무하게 할 수 있다. 다만, 같은 시 · 도 내 또는 같은 시 · 군 · 구 내의 파견은 해당 시 · 도지사 또는 시장 · 군수 · 구청장이 한다.

② 제1항 단서에 따라 공중보건의사의 파견을 명령한 시 · 도지사 또는 시장 · 군수 · 구청장은 그 결과를 지체 없이 보건복지부장관에게 보고하여야 한다.

③ 제1항에 따른 파견근무는 제5조의2에 따른 배치기관 또는 배치시설이 아닌 경우에도 할 수 있다. 이 경우 시 · 도지사 또는 시장 · 군수 · 구청장은 보건복지부장관의 승인을 받아야 한다.

### 해설

공중보건의사는 의무복무기간 동안 공중보건업무에 성실히 종사하여야 하며 공중보건업무 외에 종사할 수 없다. 또한, 응급환자진료, 관할 구역 안에 의료기관이 없어 야간 또는 공휴일에 진료를 하는 의료기관이 없는 도서 · 벽지의 주민 건강 보호, 감염병 및 재해 등에 따른 대량 환자 발생 등에 준하는 사유가 발생하여 근무지역 이탈금지명령을 받은 경우 근무지역을 무단이탈할 수 없으며, 해당 근무기관장의 허가 없이 근무시간 중에 그 직장을 이탈하여서는 안 된다. 시장 · 군수 · 구청장 또는 배치 기관의 장이 관할 지역 또는 당해 기관에 근무하는 공중보건의사의 복무에 관하여 지도 · 감독하고 있으며, 복무 관리에 관한 구체적인 사항을 공중보건의사제도 운영지침에서 정하고 있다. 의료기관 개설자는 공중보건의가 근무할 수 있는 기관이 아니면 공중보건의사에게 의료행위를 하게 하여서는 아니 된다고 정하고 있다. 최근(2018. 3. 27) 공중보건의사와 유사하게 의사나 치과의사 자격을 가지고 보충역으로 편입되어 병역판정에 필요한 신체검사 업무를 이행하는 병역판정검사 전담의사에 대하여 의료기관 고용금지를 명시하여 공중보건의사 등 고용금지 제도의 미비점을 보완하였다.

**제37조【진단용 방사선 발생장치】** ① 진단용 방사선 발생장치를 설치 · 운영하려는 의료기관은 보건복지부령으로 정하는 바에 따라 시장 · 군수 · 구청장에게 신고하여야 하며, 보건복지부령으로 정하는 안전관리기준에 맞도록 설치 · 운영하여야 한다.

② 의료기관 개설자나 관리자는 진단용 방사선 발생장치를 설치한 경우에는 보건복지부령으로 정하는 바에 따라 안전관리책임자를 선임하고, 정기적으로 검사와 측정을 받아야 하며, 방사선 관계 종사자에 대한 피폭관리를 하여야 한다.

③ 제2항에 따라 안전관리책임자로 선임된 사람은 선임된 날부터 1년 이내에 질병관리청장이 지정하는 방사선 분야 관련 단체(이하 이 조에서 "안전관리책임자 교육기관"이라 한다)가 실시하는 안전관리책임자 교육을 받아야 하며, 주기적으로 보수교육을 받아야 한다.

④ 제1항과 제2항에 따른 진단용 방사선 발생장치의 범위 · 신고 · 검사 · 설치 및 측정기준 등에 필요한 사항은 보건복지부령으로 정하고, 제3항에 따른 안전관리책임자 교육 및 안전관리책임자 교육기관의 지정에 필요한 사항은 질병관리청장이 정하여 고시한다.

※ ①, ②항 위반 : 90①(300만원 이하의 과태료), 행정처분 위반사항

### 해설

이 조는 방사선을 이용하여 병원의 진료에 사용하는 기계 · 기구류인 진단용 방사선 발생장치에 관한 근거규정이다. 의료기관에서 설치 · 운영하는 진단용 방사선 발생장치를 안전하게 관리함으로써 환자 및 방사선 관계 종사자에 대하여 방사선으로 인한 위해를 방지하고 병원의 진료에 적정을 기하기 위한 것이다. 최근 법률 제17787호로 일부 개정하여 진단용 방사선 발생장치 안전관리책임자로 하여금 안전관리책임자 교육을 이수하도록 의무화하였다(제37조제3항 신설).

**제38조 【특수의료장비의 설치 · 운영】** ① 의료기관은 보건의료 시책상 적정한 설치와 활용이 필요하여 보건복지부장관이 정하여 고시하는 의료장비(이하 "특수의료장비"라 한다)를 설치 · 운영하려면 보건복지부령으로 정하는 바에 따라 시장 · 군수 · 구청장에게 등록하여야 하며, 보건복지부령으로 정하는 설치인정기준에 맞게 설치 · 운영하여야 한다.

② 의료기관의 개설자나 관리자는 제1항에 따라 특수의료장비를 설치하면 보건복지부령으로 정하는 바에 따라 보건복지부장관에게 정기적인 품질관리검사를 받아야 한다.

③ 의료기관의 개설자나 관리자는 제2항에 따른 품질관리검사에서 부적합하다고 판정받은 특수의료장비를 사용하여서는 아니 된다.

④ 보건복지부장관은 제2항에 따른 품질관리검사업무의 전부 또는 일부를 보건복지부령으로 정하는 바에 따라 관계 전문기관에 위탁할 수 있다.

[벌칙] ③항 위반 : 90(3년 이하의 징역이나 3천만원 이하의 벌금)

### 해설

이 조는 국민건강보험의 재정건전화를 달성하기 위하여 제정된 국민건강보험 재정건전화특별법의 유효기간이 2006년 12월 31일로 만료됨에 따라 특수의료장비(medical equipment)의 설치 · 운영, 병상

수급계획의 수립 등 국민건강보험 재정건전화특별법에서 규정하고 있는 주요 사항을 의료법에 통합하여 규정한 것이다.

**제38조의2 【수술실 내 폐쇄회로 텔레비전의 설치·운영】** ① 전신마취 등 환자의 의식이 없는 상태에서 수술을 시행하는 의료기관의 개설자는 수술실 내부에 개인정보 보호법 및 관련 법령에 따른 폐쇄회로 텔레비전을 설치하여야 한다. 이 경우 국가 및 지방자치단체는 폐쇄회로 텔레비전의 설치 등에 필요한 비용을 지원할 수 있다.〈신설 2021. 9. 24〉

② 환자 또는 환자의 보호자가 요청하는 경우(의료기관의 장이나 의료인이 요청하여 환자 또는 환자의 보호자가 동의하는 경우를 포함한다) 의료기관의 장이나 의료인은 전신마취 등 환자의 의식이 없는 상태에서 수술을 하는 장면을 제1항에 따라 설치한 폐쇄회로 텔레비전으로 촬영하여야 한다. 이 경우 의료기관의 장이나 의료인은 다음 각 호의 어느 하나에 해당하는 정당한 사유가 없으면 이를 거부할 수 없다.

1. 수술이 지체되면 환자의 생명이 위험하여지거나 심신상의 중대한 장애를 가져오는 응급 수술을 시행하는 경우
2. 환자의 생명을 구하기 위하여 적극적 조치가 필요한 위험도 높은 수술을 시행하는 경우
3. 전공의의 수련환경 개선 및 지위 향상을 위한 법률 제2조제2호에 따른 수련병원등의 전공의 수련 등 그 목적 달성을 현저히 저해할 우려가 있는 경우
4. 그 밖에 제1호부터 제3호까지의 규정에 준하는 경우로서 보건복지부령으로 정하는 사유가 있는 경우

③ 의료기관의 장이나 의료인이 제2항에 따라 수술을 하는 장면을 촬영하는 경우 녹음 기능은 사용할 수 없다. 다만, 환자 및 해당 수술에 참여한 의료인 등 정보주체 모두의 동의를 받은 경우에는 그러하지 아니하다.

④ 제1항에 따라 폐쇄회로 텔레비전이 설치된 의료기관의 장은 제2항에 따라 촬영한 영상정보가 분실·도난·유출·변조 또는 훼손되지 아니하도록 보건복지부령으로 정하는 바에 따라 내부 관리계획의 수립, 저장장치와 네트워크의 분리, 접속기록 보관 및 관련 시설의 출입자 관리 방안 마련 등 안전성 확보에 필요한 기술적·관리적 및 물리적 조치를 하여야 한다.

⑤ 의료기관의 장은 다음 각 호의 어느 하나에 해당하는 경우를 제외하고는 제2항에 따라 촬영한 영상정보를 열람(의료기관의 장 스스로 열람하는 경우를 포함한다. 이하 이 조에서 같다)하게 하거나 제공(사본의 발급을 포함한다. 이하 이 조에서 같다)하여서는 아니 된다.

1. 범죄의 수사와 공소의 제기 및 유지, 법원의 재판업무 수행을 위하여 관계 기관이 요청하는 경우
2. 의료사고 피해구제 및 의료분쟁 조정 등에 관한 법률 제6조에 따른 한국의료분쟁조정중재원이 의료분쟁의 조정 또는 중재 절차 개시 이후 환자 또는 환자 보호자의 동의를 받아 해당 업무의 수행을 위하여 요청하는 경우
3. 환자 및 해당 수술에 참여한 의료인 등 정보주체 모두의 동의를 받은 경우

⑥ 누구든지 이 법의 규정에 따르지 아니하고 제2항에 따라 촬영한 영상정보를 탐지하거나 누출 · 변조 또는 훼손하여서는 아니 된다.

⑦ 누구든지 제2항에 따라 촬영한 영상정보를 이 법에서 정하는 목적 외의 용도로 사용하여서는 아니 된다.

⑧ 의료기관의 개설자는 보건복지부장관이 정하는 범위에서 제2항에 따라 촬영한 영상정보의 열람 등에 소요되는 비용을 열람 등을 요청한 자에게 청구할 수 있다.

⑨ 의료기관의 장은 제2항에 따라 촬영한 영상정보를 30일 이상 보관하여야 한다.

⑩ 제1항에 따른 폐쇄회로 텔레비전의 설치 기준, 제2항에 따른 촬영의 범위 및 촬영 요청의 절차, 제2항제1호부터 제3호까지의 규정에 따른 사유의 구체적인 기준, 제5항에 따른 열람 · 제공의 절차, 제9항에 따른 보관기준 및 보관기간의 연장 사유 등에 필요한 사항은 보건복지부령으로 정한다.

⑪ 이 법에서 정한 것 외에 폐쇄회로 텔레비전의 설치 · 운영 등에 관한 사항은 개인정보 보호법에 따른다.〈신설 2021. 9. 24〉

[규칙] 제39조의9 (수술실 내 폐쇄회로 텔레비전의 설치기준) 법 제38조의2제1항에 따른 폐쇄회로 텔레비전의 설치 기준은 별표 7의2와 같다.

[규칙] 제39조의9 (촬영의 범위) 법 제38조의2제2항에 따른 촬영의 범위는 환자가 마취되는 시작 시점부터 환자가 수술실에서 퇴실하는 시점까지로 한다.

[규칙] 제39조의11 (촬영의 요청 절차 등) ① 법 제38조의2제2항에 따라 환자의 보호자가 촬영을 요청하는 경우 환자가 의식이 있고 의사결정능력이 있는 상태에서는 환자의 의사에 반하여 촬영을 요청할 수 없다.

② 법 제38조의2제2항에 따라 촬영을 요청하려는 환자 또는 환자의 보호자는 별지 제20호의2서식의 수술 장면 촬영 요청서를 작성하여 의료기관의 장이나 의료인에게 제출해야 한다. 이 경우 다음 각 호의 서류(전자문서를 포함한다. 이하 이 조에서 같다)를 함께 제시해야 한다.

1. 촬영을 요청하는 자의 신분증 또는 그 사본

2. 환자 본인의 동의서. 다만, 환자가 동의할 수 없는 상태임을 의료기관의 장이나 의료인이 확인한 경우에는 제시하지 않을 수 있다.
3. 환자의 보호자임을 증명할 수 있는 서류

③ 의료기관의 장이나 의료인은 법 제38조의2제2항에 따라 전신마취 등 환자의 의식이 없는 상태에서 수술을 하는 장면을 촬영할 수 있음을 환자가 미리 알 수 있도록 의료기관 내부에 안내문을 게시하는 등의 방법으로 알려야 하며, 제2항에 따라 촬영을 요청하는 사람에게 별지 제20호의2서식의 수술 장면 촬영 요청서를 제공해야 한다.

④ 제2항에 따른 촬영을 요청받은 의료기관의 장이나 의료인은 법 제38조의2제2항 각 호의 어느 하나에 해당하는 사유가 없으면 수술 장면을 촬영해야 하며, 법 제38조의2제2항 각 호의 어느 하나에 해당하는 사유로 촬영을 거부하려는 경우에는 수술을 하기 전에 촬영을 요청한 자에게 촬영 거부 사유를 설명해야 한다.

⑤ 제2항에 따른 촬영을 요청받은 의료기관의 장이나 의료인은 제4항에 따라 촬영을 하거나 거부한 경우에는 다음 각 호의 사항이 포함된 촬영 요청 처리대장을 작성해야 한다.

1. 촬영 요청자의 성명 및 연락처
2. 촬영 요청의 내용
3. 촬영 실시 여부
4. 촬영 요청을 거부한 경우 그 거부의 구체적 사유
5. 녹음 요청의 내용 및 녹음 실시 여부(제39조의13에 따른 녹음 요청을 받은 경우에만 해당한다)

⑥ 의료기관의 장은 제5항에 따라 작성된 촬영 요청 처리대장을 3년 동안 보관해야 한다.

[규칙] 제39조의12 (촬영 거부의 사유) ① 법 제38조의2제2항제1호부터 제3호까지의 규정에 따른 촬영 거부 사유의 구체적인 기준은 다음 각 호와 같다.

1. 법 제38조의2제2항제1호의 경우 : 응급의료에 관한 법률 제2조제1호에 따른 응급환자를 수술하는 경우
2. 법 제38조의2제2항제2호의 경우
   가. 상급종합병원의 지정 및 평가에 관한 규칙 별표 제4호가목에 따른 전문진료 질병군에 해당하는 수술을 하는 경우
   나. 생명에 위협이 되거나 신체기능의 장애를 초래하는 질환을 가진 환자로서 보건복지부장관이 정하는 경우에 해당하는 환자를 수술하는 경우
3. 법 제38조의2제2항제3호의 경우 : 전공의의 수련환경 개선 및 지위 향상을 위한 법률 제2조제3호에 따른 지도전문의가 전공의의 수련을 현저히 저해할 우려가 있

다고 판단하는 경우. 이 경우 지도전문의는 판단의 이유를 제39조의11제5항제4호에 따라 촬영 요청 처리대장에 기록으로 남겨두어야 한다.

② 법 제38조의2제2항제4호에 따른 촬영 거부 사유는 다음 각 호와 같다.

1. 촬영을 하기 위해서는 수술을 예정대로 시행하기 불가능한 시점에 환자 또는 환자의 보호자가 촬영을 요청하는 경우
2. 천재지변, 통신장애, 전자적 침해행위 또는 그 밖의 불가항력적인 사유로 촬영이 불가능한 경우

[규칙] 제39조의13 (녹음의 요청) ① 법 제38조의2제2항에 따라 환자 또는 환자의 보호자가 촬영을 요청하면서 녹음 기능을 사용하도록 함께 요청하는 경우에는 별지 제20호의2서식의 수술 장면 촬영 요청서와 함께 별지 제20호의3서식의 수술 장면 촬영 중 녹음 요청서를 의료기관의 장이나 의료인에게 제출해야 하며, 이를 제출받은 의료기관의 장이나 의료인은 수술에 참여하는 의료인 등 정보주체로부터 별지 제20호의4서식의 수술 장면 촬영 중 녹음 동의서를 제출받아 녹음 동의 여부를 확인해야 한다.

② 제1항에 따라 정보 주체 모두의 동의를 확인한 후 녹음을 하는 경우에는 폐쇄회로 텔레비전에 부가된 녹음 기능을 사용하거나 별도의 녹음기기를 사용할 수 있다. 다만, 수술 중 응급으로 의료인 등이 교체되거나 추가 투입되는 등의 사유로 녹음 동의를 하지 않은 의료인 등이 수술에 참여하게 되는 경우에는 녹음을 중단해야 한다.

[규칙] 제39조의14 (영상정보의 안전성 확보 조치) 의료기관의 장은 법 제38조의2제4항에 따라 영상정보의 안전성 확보에 필요한 다음 각 호의 조치를 해야 한다.

1. 영상정보의 안전한 저장을 위한 조치로서 법정 보관 기한을 준수할 수 있도록 충분한 저장 용량을 확보하고 저장장치와 네트워크를 분리하는 조치
2. 영상정보 침해사고 발생에 대응하고 영상정보의 위조 및 변조를 방지하기 위한 조치로서 영상정보를 관리하는 컴퓨터 사용에 대한 암호를 설정하고 해당 컴퓨터 사용에 관한 기록이 남도록 설정하며, 그 기록을 보관 및 관리하는 조치
3. 영상정보에 대한 접근 통제 및 접근 권한의 제한 조치로서 접근 권한을 관리 책임자, 운영 담당자 등 최소한의 인원에만 부여하고 영상정보가 재생되거나 열람이 이루어지는 장소로의 접근은 접근 권한이 부여된 자에 대해서만 허용하는 조치
4. 영상정보의 안전한 처리를 위한 조치로서 영상정보 처리에 대한 의료기관 내부 관리계획을 수립하고 시행하며 그 이행 상황을 점검하는 조치
5. 영상정보의 안전한 보관을 위한 조치로서 저장장치를 접근이 제한된 구획된 장소에 보관하거나 보관시설에 대한 잠금장치 또는 훼손 방지 장치를 구비하는 조치

[규칙] 제39조의15 (영상정보의 열람 · 제공 절차 등) ① 법 제38조의2제5항제1호에 따라 열람 또는 제공을 요청할 수 있는 관계기관은 다음 각 호와 같다.

1. 수사기관(사법경찰관리의 직무를 수행할 자와 그 직무범위에 관한 법률에 따라 지명을 받은 특별사법경찰관리를 포함한다)
2. 법원

② 법 제38조의2제5항 각 호에 따라 의료기관의 장에게 영상정보의 열람 · 제공을 요청하는 자는 별지 제20호의5서식의 영상정보 열람 · 제공 요청서에 다음 각 호의 구분에 따른 서류를 첨부하여 의료기관의 장에게 제출해야 한다.

1. 법 제38조의2제5항제1호 또는 제2호에 따라 열람 · 제공을 요청하는 경우: 요청 권한이 있는 기관에 해당함을 증명하는 서류
2. 법 제38조의2제5항제3호에 따라 열람 · 제공을 요청하는 경우: 각 정보주체의 별지 제20호의6서식의 영상정보 열람 · 제공 동의서

③ 제2항에 따른 열람 · 제공 요청을 받은 의료기관의 장은 제4항에 따라 요청을 거부할 수 있는 경우가 아니면 열람 · 제공 요청을 받은 날부터 10일 이내에 서면, 전자우편, 문자메시지 등의 방법으로 열람 · 제공의 방법을 통지하고 열람하게 하거나 제공해야 한다.

④ 제2항에 따른 열람 · 제공 요청을 받은 의료기관의 장은 다음 각 호의 어느 하나에 해당하는 경우에는 열람 · 제공 요청을 거부할 수 있다. 이 경우 요청을 한 자에게 요청을 받은 날부터 10일 이내에 서면, 전자우편, 문자메시지 등의 방법으로 그 사유를 통지해야 한다.

1. 제2항제1호 또는 제2호의 서류를 제출하지 않은 경우
2. 법 제38조의2제9항에 따른 보관기간이 지나 영상정보를 파기한 경우
3. 천재지변 또는 그 밖의 불가항력적인 사유로 영상정보가 멸실되는 경우

⑤ 의료기관의 장은 제3항에 따라 열람하게 하거나 제공할 때 열람 · 제공을 요청한 자임을 관계 서류나 증표로 확인해야 한다.

[규칙] 제39조의16 (영상정보 열람 · 제공대장의 작성 및 보관) ① 의료기관의 장은 제39조의15제2항에 따라 영상정보의 열람 · 제공 요청을 받은 경우 또는 같은 조 제3항에 따라 열람하게 하거나 제공한 경우에는 다음 각 호의 사항이 포함된 영상정보 열람 · 제공대장을 작성해야 한다.

1. 영상정보 열람 · 제공 요청자의 성명 및 연락처
2. 열람 · 제공 요청 영상정보 파일의 명칭 및 내용
3. 영상정보 열람 · 제공의 목적
4. 영상정보 열람 · 제공을 거부한 경우 그 거부의 구체적 사유

② 의료기관의 장은 제1항에 따라 작성된 영상정보 열람·제공대장을 3년 동안 보관해야 한다.

[규칙] 제39조의17 (영상정보의 보관기준 등) ① 의료기관의 장은 법 제38조의2제9항에 따라 30일 이상 보관하고 있는 영상정보를 제39조의14제4호에 따른 내부 관리계획에서 정한 주기에 따라 삭제해야 한다.

② 제1항에도 불구하고 의료기관의 장은 영상정보를 보관하고 있는 기간 동안 다음 각 호의 어느 하나에 해당하는 경우에는 영상정보 촬영일부터 30일이 지나더라도 해당 영상을 삭제해서는 안 된다.

1. 법 제38조의2제5항 각 호에 따라 영상정보의 열람·제공 요청을 받은 경우
2. 법 제38조의2제5항 각 호에 따라 영상정보의 열람·제공을 요청할 예정임을 이유로 별지 제20호의5서식의 영상정보 보관연장 요청서와 법 제38조의2제5항 각 호에 따른 업무 절차 준비 및 진행 예정을 증명할 수 있는 서류를 제출받은 경우

③ 제2항제2호에 따라 보관기간 연장을 요청하는 경우 연장기간은 요청일부터 30일 이내로 하며, 그 기간을 다시 연장하려는 경우에는 연장기간의 종료일까지 별지 제20호의5서식의 영상정보 보관연장 요청서를 제출해야 한다.

④ 제2항 각 호의 어느 하나에 해당하는 경우에는 해당 사유가 종료될 때까지 영상정보를 보관해야 한다.

**해설**

이 조는 의료기관에서 수술을 하는 과정에서 의료사고가 발생하거나 비자격자에 의한 대리수술이나 마취된 환자에 대한 성범죄 등 불법행위가 발생하고 있으나, 수술실은 외부와 엄격히 차단되어 있어 의료과실이나 범죄행위의 유무를 규명하기 위한 객관적 증거를 확보하기 어려운 실정이다. 이에 의료기관의 수술실 내부에 폐쇄회로 텔레비전을 설치하도록 하고 환자 또는 환자의 보호자가 요청하는 경우 수술 장면을 촬영하도록 의무화함으로써, 수술실 안에서 발생할 수 있는 불법행위를 효과적으로 예방하고 의료분쟁 발생 시 적정한 해결을 도모하려는 것이다.

**제39조【시설 등의 공동이용】** ① 의료인은 다른 의료기관의 장의 동의를 받아 그 의료기관의 시설·장비 및 인력 등을 이용하여 진료할 수 있다.

② 의료기관의 장은 그 의료기관의 환자를 진료하는 데에 필요하면 해당 의료기관에 소속되지 아니한 의료인에게 진료하도록 할 수 있다.

③ 의료인이 다른 의료기관의 시설·장비 및 인력 등을 이용하여 진료하는 과정에서 발생한 의료사고에 대하여는 진료를 한 의료인의 과실 때문이면 그 의료인에게, 의료기관의 시설·장비 및 인력 등의 결함 때문이면 그것을 제공한 의료기관 개설자에게 각각 책임이 있는 것으로 본다.

### 해설

이 조는 개방병원의 법적 근거가 된다. 그 취지는 새로운 의료제도의 변화에 대비하고 의료기관의 경쟁력 강화 방안으로 개방형 병원제도 및 진료의뢰센터를 조기에 도입하여 개업의에게 시설과 인력을 제공하여 고가장비 활용도와 양질의 진료서비스 제공 기회를 주고 시설과 인력을 활용하여 병상가동률을 높이는데 있다. 개방형 병원은 ① 지금까지 개원하고 있는 전문의들이 고도의 기술을 요하거나 인력이나 장비가 없어서 못하던 수술 및 처치를 이러한 장비와 인력을 갖춘 개방병원에 환자를 입원시켜 진료(Follow Up)할 수 있으므로 양질의 진료서비스를 할 수 있게 된다. ② 약가의 실거래가 도입, 의약분업의 시행 등으로 재료에 대한 마진이 없어지고, 진료행위에 대한 수가 인상, 수가 차별화 정책 등으로 개원의는 개방병원을 이용하여 환자진료를 할 경우 원가에 대한 투자의 위험을 줄일 수 있다. ③ 환자의 관리를 개방병원에서 하므로 진료의 질을 높이고 응급발생에 대처할 수 있다. ④ 환자와 의사 사이에 주치의의 개념이 정립되어 나의 환자'라는 개인적인 친밀한 관계가 형성되는 등의 장점이 있다.

**제40조 【폐업 · 휴업의 신고】** ① 의료기관 개설자는 의료업을 폐업하거나 1개월 이상 휴업(입원환자가 있는 경우에는 1개월 미만의 휴업도 포함한다. 이하 이 조에서 이와 같다)하려면 보건복지부령으로 정하는 바에 따라 관할 시장 · 군수 · 구청장에게 신고하여야 한다.

② 삭제〈2020. 3. 4〉

③ 시장 · 군수 · 구청장은 제1항에 따른 신고에도 불구하고 감염병의 예방 및 관리에 관한 법률 제18조 및 제29조에 따라 질병관리청장, 시 · 도지사 또는 시장 · 군수 · 구청장이 감염병의 역학조사 및 예방접종에 관한 역학조사를 실시하거나 같은 법 제18조의2에 따라 의료인 또는 의료기관의 장이 질병관리청장, 시 · 도지사 또는 시장 · 군수 · 구청장에게 역학조사 실시를 요청한 경우로서 그 역학조사를 위하여 필요하다고 판단하는 때에는 의료기관 폐업 신고를 수리하지 아니할 수 있다. 〈신설 2024. 1. 30〉[시행일 2025. 7. 31]

④ 의료기관 개설자는 의료업을 폐업 또는 휴업하는 경우 보건복지부령으로 정하는 바에 따라 해당 의료기관에 입원 중인 환자를 다른 의료기관으로 옮길 수 있도록 하는 등 환자의 권익을 보호하기 위한 조치를 하여야 한다.

⑤ 시장 · 군수 · 구청장은 제1항에 따른 폐업 또는 휴업 신고를 받은 경우 의료기관 개설자가 제4항에 따른 환자의 권익을 보호하기 위한 조치를 취하였는지 여부를 확인하는 등 대통령령으로 정하는 조치를 하여야 한다.

[벌칙] ④항 위반 : 89(1년 이하의 징역이나 1천만원 이하의 벌금)

[영] 제17조의2 (폐업 · 휴업 시 조치사항) 시장 · 군수 · 구청장(자치구의 구청장을 말한다. 이하 같다)은 법 제40조제1항에 따라 의료업의 폐업 또는 휴업 신고를 받은 경우에는 같은 조 제5항에 따라 다음 각 호의 사항에 대한 확인 조치를 해야 한다.

1. 법 제16조제1항에 따라 의료기관에서 나온 세탁물의 적정한 처리를 완료하였는지

여부
2. 법 제40조의2제1항에 따라 법 제22조제1항에 따른 진료기록부등(전자의무기록을 포함한다. 이하 "진료기록부등"이라 한다)을 적정하게 넘겼거나 직접 보관하고 있는지 여부
3. 법 제40조제4항에 따라 환자의 권익 보호를 위한 조치를 하였는지 여부
4. 그 밖에 제1호부터 제3호까지의 규정에 준하는 사항으로서 의료업의 폐업 또는 휴업의 적정한 관리를 위하여 보건복지부장관이 특히 필요하다고 인정하는 사항

[규칙] 제30조 (폐업 · 휴업의 신고) ① 법 제40조에 따라 의료기관의 개설자가 의료업을 폐업하거나 휴업하려면 별지 제18호서식의 의료기관 휴업(폐업) 신고서에 다음 각 호의 서류를 첨부하여 관할 시장 · 군수 · 구청장에게 제출하여야 한다.
1. 의료업의 폐업 또는 휴업에 대한 결의서(법인만 해당한다) 1부
2. 영 제17조의2 각 호의 조치에 관한 서류

② 시장 · 군수 · 구청장은 매월의 의료기관 폐업신고의 수리 상황을 그 다음달 15일까지 보건복지부장관에게 보고하여야 한다.

③ 법 제33조제2항 및 제8항에 따라 의원 · 치과의원 · 한의원 또는 조산원을 개설한 의료인이 부득이한 사유로 6개월을 초과하여 그 의료기관을 관리할 수 없는 경우 그 개설자는 폐업 또는 휴업 신고를 하여야 한다.

④ 법 제40조제2항 단서에 따라 폐업 또는 휴업의 신고를 하는 의료기관 개설자가 진료기록부등을 직접 보관하려면 별지 제19호서식의 진료기록 보관계획서에 다음 각 호의 서류를 첨부하여 폐업 또는 휴업 예정일 전까지 관할 보건소장의 허가를 받아야 한다.
1. 진료기록부등의 종류별 수량 및 목록
2. 진료기록부등에 대한 체계적이고 안전한 보관계획에 관한 서류

[규칙] 제30조의2 (보건의료자원 통합신고포털을 통한 신고 등) ① 시 · 도지사 및 시장 · 군수 · 구청장은 국민건강보험법 시행규칙 제12조의2제1항에 따른 전자민원창구(이하 "보건의료자원 통합신고포털"이라 한다)를 통하여 제25조부터 제28조까지의 규정, 제30조 및 제32조에 따른 의료기관 개설(변경)신고 · 개설(변경)허가 및 폐업 · 휴업의 신고 등에 관한 사무를 처리할 수 있다.

② 시 · 도지사 및 시장 · 군수 · 구청장은 제1항에 따라 처리한 사항(서면으로 신고 받거나 허가 신청 받아 처리한 사항을 포함한다)을 국민건강보험법 제62조에 따른 건강보험심사평가원(이하 "심사평가원"이라 한다)에 국민건강보험법 시행규칙 제12조의2제3항에 따른 방법으로 통보해야 한다. 이 경우 시 · 도지사 또는 시장 · 군수 · 구청장은 제25조제5항, 제27조제5항, 제30조제2항 및 제32조제2항에 따라 보건복지부장관에게 통보한 것으로 본다.〈개정 2023. 11. 17〉

③ 시·도지사 및 시장·군수·구청장은 심사평가원으로부터 국민건강보험법 시행규칙 제12조제4항제1호 또는 제2호에 따른 통보를 받은 경우에는 해당 의료기관의 개설자가 제26조제1항에 따른 의료기관 개설신고사항의 변경신고한 것으로 본다.

④ 시·도지사 및 시장·군수·구청장은 심사평가원으로부터 국민건강보험법 시행규칙 제12조제4항제3호에 따른 통보를 받은 경우에는 해당 의료기관의 개설허가를 받은 자가 제28조제1항에 따른 개설허가사항 변경신청서를 제출한 것으로 본다.

⑤ 의료기관의 개설자 또는 개설허가를 받은 자가 보건의료자원 통합신고포털을 통하여 변경신고를 하거나 변경허가를 신청하는 경우에는 제26조제1항 및 제28조제1항에도 불구하고 다음 각 호의 구분에 따라 서류의 제출을 생략할 수 있다.

1. 제26조제1항에 따른 개설신고사항의 변경신고(제32조제2항 전단에 따라 준용하는 경우를 포함한다)를 하는 경우 : 의료기관 개설신고증명서
2. 제28조제1항에 따른 허가사항 변경신청(제32조제2항 전단에 따라 준용하는 경우를 포함한다)을 하는 경우 : 의료기관 개설허가증

⑥ 시·도지사, 시장·군수·구청장 및 심사평가원은 제1항부터 제5항까지의 규정에 따른 업무를 위하여 불가피한 경우 개인정보 보호법 시행령 제19조제1호 또는 제4호에 따른 주민등록번호 또는 외국인등록번호가 포함된 자료를 처리할 수 있다.

**[규칙] 제30조의3 (폐업·휴업 시 조치사항)** 법 제40조제4항에 따라 의료기관 개설자는 의료업을 폐업 또는 휴업하려는 때에는 폐업 또는 휴업 신고예정일 14일 전까지 환자 및 환자 보호자가 쉽게 볼 수 있는 장소 및 인터넷 홈페이지(인터넷 홈페이지를 운영하고 있는 자만 해당한다)에 다음 각 호의 사항을 기재한 안내문을 각각 게시하여야 한다. 다만, 입원환자에 대해서는 폐업 또는 휴업 신고예정일 30일 전까지 환자 또는 그 보호자에게 직접 안내문의 내용을 알려야 한다.

1. 폐업 또는 휴업 개시 예정일자
2. 법 제22조제1항에 따른 진료기록부등(전자의무기록을 포함한다)의 이관·보관 또는 사본 발급 등에 관한 사항
3. 진료비 등의 정산 및 반환 등에 관한 사항
4. 입원 중인 환자의 다른 의료기관으로의 전원에 관한 사항
5. 그 밖에 제1호부터 제4호까지에 준하는 사항으로서 환자의 권익 보호를 위하여 보건복지부장관이 특히 필요하다고 인정하여 고시하는 사항

**해설**

이 조는 의료기관을 개설한 후에 휴업 또는 폐업과 같은 변동사항이 생긴 경우에는 해당 지방행정기관으로 하여금 의료기관의 실태를 신속·정확하게 파악할 수 있도록 하기 위하여 의료기관의 개설자에게 부담시킨 신고업무에 관한 규정이다. 따라서 이에 의하여 신고를 이행하지 아니한 자는 100만원 이하

의 과태료에 처하게 되며(제92조), 보건복지부장관 또는 시장 · 군수 · 구청장은 당해 의료기관에 대하여 의료업을 정지하거나 개설허가를 취소할 수 있다(제64조). 또한, 이에 의하여 의료업의 정지처분을 받은 자는 당해 기간 중에 의료기관을 개설 · 운영하지 못하며, 이에 위반한 자는 500만원 이하의 벌금에 처하게 된다.

**제40조2 【진료기록부 등의 이관】** ① 의료기관 개설자는 제40조제1항에 따라 폐업 또는 휴업 신고를 할 때 제22조나 제23조에 따라 기록 · 보존하고 있는 진료기록부의 수량 및 목록을 확인하고 진료기록부등을 관할 보건소장에게 넘겨야 한다. 다만, 의료기관 개설자가 보건복지부령으로 정하는 바에 따라 진료기록부등의 보관계획서를 제출하여 관할 보건소장의 허가를 받은 경우에는 직접 보관할 수 있다.
② 제1항에 따라 관할 보건소장의 허가를 받아 진료기록부등을 직접 보관하는 의료기관 개설자는 보관계획서에 기재된 사항 중 보건복지부령으로 정하는 사항이 변경된 경우 관할 보건소장에게 이를 신고하여야 하며, 직접 보관 중 질병, 국외 이주 등 보건복지부령으로 정하는 사유로 보존 및 관리가 어려운 경우 이를 대행할 책임자를 지정하여 보관하게 하거나 진료기록부등을 관할 보건소장에게 넘겨야 한다.
③ 제1항에 따라 관할 보건소장의 허가를 받아 진료기록부등을 직접 보관하는 의료기관 개설자는 보관 기간, 방법 등 보건복지부령으로 정하는 사항을 준수하여야 한다.
④ 제1항에 따라 관할 보건소장의 허가를 받아 진료기록부등을 직접 보관하는 의료기관 개설자(제2항에 따라 지정된 책임자를 포함한다)의 기록 열람 및 보존에 관하여는 제21조 및 제22조제2항을 준용한다.
⑤ 그 밖에 진료기록부등의 이관 방법, 절차 등에 필요한 사항은 보건복지부령으로 정한다.

**제40조3 【진료기록보관시스템의 구축 · 운영】** ① 보건복지부장관은 제40조의2에 따라 폐업 또는 휴업한 의료기관의 진료기록부등을 보관하는 관할 보건소장 및 의료기관 개설자가 안전하고 효과적으로 진료기록부등을 보존 · 관리할 수 있도록 지원하기 위한 시스템(이하 "진료기록보관시스템"이라 한다)을 구축 · 운영할 수 있다.
② 제40조의2에 따라 폐업 또는 휴업한 의료기관의 진료기록부등을 보관하는 관할 보건소장 및 의료기관 개설자는 진료기록보관시스템에 진료기록부등을 보관할 수 있다.
③ 제2항에 따라 진료기록부등을 진료기록보관시스템에 보관한 관할 보건소장 및 의료기관 개설자(해당 보건소 및 의료기관 소속 의료인 및 그 종사자를 포함한다)는 직접 보관한 진료기록부등 외에는 진료기록보관시스템에 보관된 정보를 열람하는 등 그 내용을 확인하여서는 아니 된다.

④ 보건복지부장관은 제1항에 따른 진료기록보관시스템의 구축·운영 업무를 관계 전문기관 또는 단체에 위탁할 수 있다. 이 경우 보건복지부장관은 진료기록보관시스템의 구축·운영 업무에 소요되는 비용의 전부 또는 일부를 지원할 수 있다.
⑤ 제4항 전단에 따라 진료기록보관시스템의 구축·운영 업무를 위탁받은 전문기관 또는 단체는 보건복지부령으로 정하는 바에 따라 진료기록부등을 안전하게 관리·보존하는 데에 필요한 시설과 장비를 갖추어야 한다.
⑥ 보건복지부장관은 진료기록보관시스템의 효율적 운영을 위하여 원본에 기재된 정보가 변경되지 않는 범위에서 진료기록부등의 형태를 변경하여 보존·관리할 수 있으며, 변경된 형태로 진료기록부등의 사본을 발급할 수 있다.
⑦ 누구든지 정당한 접근 권한 없이 또는 허용된 접근 권한을 넘어 진료기록보관시스템에 보관된 정보를 훼손·멸실·변경·위조·유출하거나 검색·복제하여서는 아니 된다.
⑧ 진료기록보관시스템의 구축 범위 및 운영 절차 등에 필요한 사항은 보건복지부령으로 정한다.

[벌칙] ③항 위반 : 87조의2(5년 이하의 징역이나 5천만원 이하의 벌금)
⑦항 위반 : 87조의2(5년 이하의 징역이나 5천만원 이하의 벌금)

**해설**

이 조는 환자의 민감한 개인정보가 포함된 진료기록을 안전하고 효과적으로 보호하기 위하여 보건복지부장관은 폐업 또는 휴업한 의료기관의 진료기록부 등을 보관하는 관할 보건소장 및 의료기관 개설자가 안전하고 효과적으로 진료기록부 등을 보존·관리할 수 있도록 진료기록보관시스템을 구축·운영할 수 있도록 지원하도록 하기 위한 것이다.

**제41조【당직의료인】** ① 각종 병원에는 응급환자와 입원환자의 진료 등에 필요한 당직의료인을 두어야 한다.
② 제1항에 따른 당직의료인의 수와 배치 기준은 병원의 종류, 입원환자의 수 등을 고려하여 보건복지부령으로 정한다.

[벌칙] 90(500만원 이하의 벌금)

[규칙] 제39조의18 (당직의료인) ① 법 제41조제2항에 따라 각종 병원에 두어야 하는 당직의료인의 수는 입원환자 200명까지는 의사·치과의사 또는 한의사의 경우에는 1명, 간호사의 경우에는 2명을 두되, 입원환자 200명을 초과하는 200명마다 의사·치과의사 또는 한의사의 경우에는 1명, 간호사의 경우에는 2명을 추가한 인원수로 한다.
② 제1항에도 불구하고 법 제3조제2항제3호라목에 따른 요양병원에 두어야 하는 당직

의료인의 수는 다음 각 호의 기준에 따른다.

1. 의사·치과의사 또는 한의사의 경우에는 입원환자 300명까지는 1명, 입원환자 300명을 초과하는 300명마다 1명을 추가한 인원 수
2. 간호사의 경우에는 입원환자 80명까지는 1명, 입원환자 80명을 초과하는 80명마다 1명을 추가한 인원 수

③ 제1항 및 제2항에도 불구하고 다음 각 호의 어느 하나에 해당하는 의료기관은 입원환자를 진료하는 데에 지장이 없도록 해당 병원의 자체 기준에 따라 당직의료인을 배치할 수 있다.

1. 정신건강증진 및 정신질환자 복지서비스 지원에 관한 법률 제3조제5호가목에 따른 정신병원
2. 장애인복지법 제58조제1항제4호에 따른 의료재활시설로서 법 제3조의2에 따른 요건을 갖춘 의료기관
3. 국립정신건강센터, 국립정신병원, 국립소록도병원, 국립결핵병원 및 국립재활원
4. 그 밖에 제1호부터 제3호까지에 준하는 의료기관으로서 보건복지부장관이 당직의료인의 배치 기준을 자체적으로 정할 필요가 있다고 인정하여 고시하는 의료기관

**해설**

이 조는 의료기관을 수시로 이용하는 응급환자와 입원환자에게 적시에 적절한 처치를 하기 위하여 특히 공휴일과 야간진료를 위하여 각종 병원에 당직의료인을 두도록 한 공익성에 따른 의무규정이다. 각종 병원에 두어야 하는 당직의료인의 수는 입원환자 200명까지는 의사·치과의사 또는 한의사의 경우에는 1명, 간호사의 경우에는 2명을 두되, 입원환자 200명을 초과하는 200명마다 의사·치과의사 또는 한의사의 경우에는 1명, 간호사의 경우에는 2명을 추가한 인원수로 한다(요양병원은 별도). 따라서 이에 위반한 때에는 보건복지부장관 또는 시장·군수·구청장은 의료기관에 대하여 시정을 명할 수 있으며(제63조), 이 시정명령에 위반한 자는 500만원 이하의 벌금에 처하게 된다(제90조).

**의정부지법, 2005.7.14, 2005노704**

**판례**

⊘ 판시사항

의료기관 중 '의원'이 의료법상 당직의료인을 두어야 하는 의료기관에 해당하는지 여부

⊘ 판결요지

의료법상 당직의료인이 필요적으로 요구되는 것은 의료법 제3조 소정의 '각종 병원'인 의료기관에 국한되고, '의원'인 의료기관은 비록 입원환자 30인 미만을 수용하는 시설을 갖추고 입원환자에 대한 진료를 하는 경우라도 제외된다고 봄이 상당하다.

**제41조2【교육전담간호사】** ① 병원급 의료기관에는 신규 채용되거나 보임된 간호사, 간호대학생(이하 "신규간호사등"이라 한다)에게 직무수행에 필요한 지식, 기술 및 역량 등을 전수하고 적응을 지원하기 위하여 교육전담간호사 양성교육을 이수하는

등 보건복지부령으로 정하는 자격을 갖춘 교육전담간호사를 두어야 한다.
② 제1항에 따른 교육전담간호사는 다음 각 호의 직무를 수행한다.
1. 신규간호사등의 교육과정 기획 · 운영 · 평가
2. 신규간호사등의 교육 총괄 및 관리
3. 신규간호사등의 교육을 담당하는 인력의 관리 및 지도
4. 신규간호사등의 교육에 필요한 자원 확보 · 개발
③ 국가는 제1항에 따른 교육전담간호사 운영에 필요한 비용의 전부 또는 일부를 지원할 수 있다.
④ 제1항에 따른 교육전담간호사의 배치 대상과 기준은 의료기관의 종류 및 규모, 신규간호사등의 수 등을 고려하여 보건복지부령으로 정한다.〈신설 2023. 5. 19〉
[시행일 : 2024. 5. 20]

**제42조 【의료기관의 명칭】** ① 의료기관은 제3조제2항에 따른 의료기관의 종류에 따르는 명칭 외의 명칭을 사용하지 못한다. 다만, 다음 각 호의 어느 하나에 해당하는 경우에는 그러하지 아니하다.
1. 종합병원 또는 정신병원이 그 명칭을 병원으로 표시하는 경우
2. 제3조의4제1항에 따라 상급종합병원으로 지정받거나 제3조의5제1항에 따라 전문병원으로 지정받은 의료기관이 지정받은 기간 동안 그 명칭을 사용하는 경우
3. 제33조제8항 단서에 따라 개설한 의원급 의료기관이 면허 종별에 따른 종별명칭을 함께 사용하는 경우
4. 국가나 지방자치단체에서 개설하는 의료기관이 보건복지부장관이나 시 · 도지사와 협의하여 정한 명칭을 사용하는 경우
5. 다른 법령으로 따로 정한 명칭을 사용하는 경우
② 의료기관의 명칭 표시에 관한 사항은 보건복지부령으로 정한다.
③ 의료기관이 아니면 의료기관의 명칭이나 이와 비슷한 명칭을 사용하지 못한다.

[벌칙] ①항 위반 : 90(500만원 이하의 벌금)
[과태료] ③항 위반 : 92③(100만원 이하의 과태료), 행정처분 위반사항

[규칙] 제40조 (의료기관의 명칭 표시) 법 제42조제2항에 따라 의료기관의 명칭 표시는 다음 각 호에 정하는 바에 따른다.
1. 의료기관이 명칭을 표시하는 경우에는 법 제3조제2항에 따른 의료기관의 종류에 따르는 명칭(종합병원 · 정신병원의 경우에는 병원을 포함한다) 앞에 고유명칭을 붙인다. 이 경우 의료기관의 종류 명칭의 글자 크기는 고유명칭의 2분의 1 범위에서

크거나 작게 하되, 고유 명칭은 의료기관의 종류 명칭과 혼동할 우려가 있거나 특정 진료과목 또는 질환명과 비슷한 명칭을 사용하지 못한다.

2. 제1호에도 불구하고 법 제3조의4제1항에 따라 상급종합병원으로 지정받은 종합병원은 의료기관의 종류에 따른 명칭 대신 상급종합병원의 명칭을 표시할 수 있다.
3. 제1호에도 불구하고 법 제3조의5제1항에 따라 전문병원으로 지정받은 병원은 지정받은 특정 진료과목 또는 질환명을 표시할 수 있으며, 의료기관의 종류에 따른 명칭 대신 전문병원의 명칭을 표시할 수 있다.
4. 병원 · 한방병원 · 치과병원 · 의원 · 한의원 또는 치과의원의 개설자가 전문의인 경우에는 그 의료기관의 고유명칭 앞에 전문과목 및 전문의를 함께 표시하거나 의료기관의 고유명칭과 의료기관의 종류 명칭 사이에 인정받은 전문과목을 삽입하여 표시할 수 있다. 이 경우 전문과목에 "치과"가 포함된 치과병원 · 치과의원의 경우에는 제1호 전단에도 불구하고 의료기관의 종류 명칭에서 "치과"를 생략할 수 있다.
5. 제32조에 따른 부속 의료기관이 명칭을 표시하는 경우에는 의료기관의 종류에 따르는 명칭 앞에 그 개설기관의 명칭과 "부속"이라는 문자를 붙여야 한다.
6. 의료기관의 명칭표시판에는 다음 각 목의 사항만을 표시할 수 있다. 다만, 장소가 좁거나 그 밖에 부득이한 사유가 있는 경우에는 제41조제4항에도 불구하고 같은 조 제1항에 따른 진료과목을 명칭표시판에 함께 표시할 수 있다.

가. 의료기관의 명칭

나. 전화번호 및 주소(인터넷 홈페이지 주소를 포함한다)

다. 진료에 종사하는 의료인의 면허 종류 및 성명

라. 상급종합병원으로 지정받은 사실(법 제3조의4제1항에 따라 상급종합병원으로 지정받은 종합병원만 해당한다)

마. 전문병원으로 지정받은 사실(법 제3조의5제1항에 따라 전문병원으로 지정받은 병원만 해당한다)

바. 병원 · 한방병원 · 치과병원 · 의원 · 한의원 또는 치과의원의 개설자가 전문의인 경우에는 해당 개설자의 전문의 자격 및 전문과목

사. 법 제58조제1항에 따라 의료기관 인증을 받은 사실

아. 진료시간 및 진료일

7. 제6호가목에 따른 의료기관의 명칭은 한글로 표시하되, 외국어를 함께 표시할 수 있다.

**[규칙] 제42조 (의료기관의 명칭과 진료과목의 병행 표시 방법)** 제40조제6호 각 목 외의 부분 단서에 따라 의료기관의 명칭 표시판에 진료과목을 함께 표시하는 경우에는 진료과목을 표시하는 글자의 크기를 의료기관의 명칭을 표시하는 글자 크기의 2분의 1 이내로 하여야 한다.

### 해설

이 조는 종래 난맥상을 보이던 의료기관의 명칭표시에 있어서 법 제3조 제2항의 규정에 의한 의료기관의 종별에 따라 획일적으로 정리함과 아울러 의료기관의 품위유지를 도모하고, 의료기관이 아니면 그 명칭을 사용하지 못하게 함으로써 명칭사용 독점권을 인정하고 있는 규정이다. 다만, 종합병원이 그 명칭을 병원으로 표시하는 경우와 국가 또는 지방자치단체가 개설하는 의료기관이 보건복지부장관 또는 시·도지사와 협의하여 정한 명칭을 사용하는 경우는 예외적인 조치를 취하고 있으며(제1항 단서), 의료기관의 종별명칭에 있어 종합병원의 명칭을 병원으로만 표시하도록 한 기존 법률을 2000년 1월 개정하여 종합병원으로도 표시할 수 있도록 하였다(제42조 제1항). 제3항의 명칭사용 독점권을 위반한 자는 100만원 이하의 과태료에 처하게 된다. 한편, 외국인환자의 편의를 도모하기 위해 2012년 4월 27일 시행규칙을 개정 의료기관의 명칭에 외국어 병행표기를 허용하였다.

### 대법원 1992. 5. 12. 선고 92도686 판결[공1992. 7. 1.(923), 1922]

**판례**

- 판시사항 : 의료기관의 고유명칭인 "강남"과 종별표시인 "의원" 사이에 "크리닉"이라는 명칭을 사용한 경우 의료법 제35조 제1항에 위배되는지 여부(적극)
- 판결요지
  의료법이 의료기관의 종류를 규정하고 그 명칭 사용을 규제하는 것은 일반인으로 하여금 의료기관의 종류를 구분할 수 있게 하고 의료기관의 명칭 표기에 따르는 혼동이나 혼란을 방지하고자 함에 있는 것으로서, 법이 정한 의료기관의 명칭 이외의 명칭은 그 의료기관의 종별에 따르는 명칭으로서 뿐만 아니라 고유명사의 일부로서도 사용하는 것을 허용하지 아니하는 취지이므로 의료기관의 고유명칭인 "강남"과 의료기관의 종별표시인 "의원"사이에 "크리닉"이라는 명칭을 사용하였다면 이를 고유명사의 일부로서 사용하였건, 의료기관의 종류나 성질의 표시로서 사용하였건 의료법 제35조 제1항에 위배된다고 보아야 한다.

**제43조 【진료과목 등】** ① 병원·치과병원 또는 종합병원은 한의사를 두어 한의과 진료과목을 추가로 설치·운영할 수 있다.
② 한방병원 또는 치과병원은 의사를 두어 의과 진료과목을 추가로 설치·운영할 수 있다.
③ 병원·한방병원·요양병원 또는 정신병원은 치과의사를 두어 치과 진료과목을 추가로 설치·운영할 수 있다.
④ 제1항부터 제3항까지의 규정에 따라 추가로 진료과목을 설치·운영하는 경우에는 보건복지부령으로 정하는 바에 따라 진료에 필요한 시설·장비를 갖추어야 한다.
⑤ 제1항부터 제3항까지의 규정에 따라 추가로 설치한 진료과목을 포함한 의료기관의 진료과목은 보건복지부령으로 정하는 바에 따라 표시하여야 한다. 다만, 치과의 진료과목은 종합병원과 제77조제2항에 따라 보건복지부령으로 정하는 치과병원에 한하여 표시할 수 있다.

※ [의료기관의 진료과목 표시를 위반한 경우] : 92③(100만원 이하의 과태료)

[규칙] 제41조 (진료과목의 표시) ① 법 제43조에 따라 의료기관이 표시할 수 있는 진료과

목은 다음 각 호와 같다.

1. 종합병원 : 제2호 및 제3호의 진료과목
2. 병원·정신병원이나 의원 : 내과, 신경과, 정신건강의학과, 외과, 정형외과, 신경외과, 심장혈관흉부외과, 성형외과, 마취통증의학과, 산부인과, 소아청소년과, 안과, 이비인후과, 피부과, 비뇨기과, 영상의학과, 방사선종양학과, 병리과, 진단검사의학과, 재활의학과, 결핵과, 예방의학과, 가정의학과, 핵의학과, 직업환경의학과 및 응급의학과
3. 치과병원이나 치과의원 : 구강악안면외과, 치과보철과, 치과교정과, 소아치과, 치주과, 치과보존과, 구강내과, 영상치의학과, 구강병리과, 예방치과 및 통합치의학과
4. 한방병원이나 한의원 : 한방내과, 한방부인과, 한방소아과, 한방안·이비인후·피부과, 한방신경정신과, 한방재활의학과, 사상체질과 및 침구과
5. 요양병원 : 제2호 및 제4호의 진료과목

② 법 제43조제1항부터 제3항까지의 규정에 따라 추가로 진료과목을 설치한 의료기관이 표시할 수 있는 진료과목과 법 제43조제4항에 따라 추가로 설치한 진료과목의 진료에 필요한 시설·장비는 별표 8과 같다.

③ 의료기관이 진료과목을 표시하는 경우에는 제1항 및 제2항의 진료과목 중 그 의료기관이 확보하고 있는 시설·장비 및 의료관계인에 해당하는 과목만을 표시할 수 있다.

④ 의료기관의 진료과목 표시판에는 "진료과목"이라는 글자와 진료과목의 명칭을 표시하여야 한다.

### 해설

우리나라는 양방과 한방이라는 두 가지 진료체계를 갖추고 있으나 양방과 한방은 각각 별도의 병원을 운영하도록 의료법에 규정하고 있어 양방과 한방을 동시에 받을 경우 2개의 의료기관을 각각 찾아야 했다. 따라서 2009년 1월 30일 이 법을 개정하여 같은 의료기관 내에서 양한방 등 다른 직종 간 의료인의 협진체계를 허용하여 환자가 양질의 의료서비스를 받도록 할 필요가 있도록 하기 위하여 한방병원 또는 치과병원은 의사를 두어 의과 진료과목을 추가로 설치·운영할 수 있고, 병원·한방병원·요양병원 또는 정신병원은 치과의사를 두어 치과 진료과목을 추가로 설치·운영할 수 있으며, 병원은 한의사, 치과의사를, 한방병원은 의사, 치과의사를, 치과병원은 의사, 한의사를 각각 고용하여 진료과목을 개설할 수 있도록 함으로써 의료기관 내에서 다른 종류의 의료인 사이에 협진이 가능하도록 하였다. 이 경우 추가로 진료과목을 설치한 의료기관이 표시할 수 있는 진료과목과 법 제43조제4항에 따라 추가로 설치한 진료과목의 진료에 필요한 시설·장비는 별표 8과 같다. 그리고 진료과목 표시는 의료기관의 획일성·전문성 제고를 위하여 이를 보건복지부령이 정하는 바에 따라 표시하여야 한다. 따라서 이에 위반한 때에는 보건복지부장관, 시·도지사 또는 시장·군수·구청장은 의료기관에 대하여 시정을 명할 수 있으며, 이 시정명령을 위반한 자는 500만원 이하의 벌금에 처하게 된다(제90조). 또한 진료과목의 표시를 위반한 자는 100만원 이하의 과태료에 처하게 된다(제92조).

**제44조** 삭제〈2009. 1. 30〉

**제45조 【비급여 진료비용 등의 고지】** ① 의료기관 개설자는 국민건강보험법 제41제3항에 따라 요양급여의 대상에서 제외되는 사항 또는 의료급여법 제7조제3항에 따라 의료급여의 대상에서 제외되는 사항의 비용(이하 "비급여 진료비용"이라 한다)을 환자 또는 환자의 보호자가 쉽게 알 수 있도록 보건복지부령으로 정하는 바에 따라 고지하여야 한다.

② 의료기관 개설자는 보건복지부령으로 정하는 바에 따라 의료기관이 환자로부터 징수하는 제증명수수료의 비용을 게시하여야 한다.

③ 의료기관 개설자는 제1항 및 제2항에서 고지·게시한 금액을 초과하여 징수할 수 없다.

[규칙] 제42조의2 (비급여 진료비용 등의 고지) ① 법 제45조제1항에 따라 의료기관 개설자는 국민건강보험법 제41조제4항에 따라 요양급여의 대상에서 제외되는 사항 또는 의료급여법 제7조제3항에 따라 의료급여의 대상에서 제외되는 사항(이하 이 조에서 "비급여 대상"이라 한다)의 항목과 그 가격을 적은 책자 등을 접수창구 등 환자 또는 환자의 보호자가 쉽게 볼 수 있는 장소에 갖추어 두어야 한다. 이 경우 비급여 대상의 항목을 묶어 1회 비용으로 정하여 총액을 표기할 수 있다.

② 법 제45조제1항에 따라 의료기관 개설자는 비급여 대상 중 보건복지부장관이 정하여 고시하는 비급여 대상을 제공하려는 경우 환자 또는 환자의 보호자에게 진료 전 해당 비급여 대상의 항목과 그 가격을 직접 설명해야 한다. 다만, 수술, 수혈, 전신마취 등이 지체되면 환자의 생명이 위험해지거나 심신상의 중대한 장애를 가져오는 경우에는 그렇지 않다.

③ 법 제45조제2항에 따라 의료기관 개설자는 진료기록부 사본·진단서 등 제증명수수료의 비용을 접수창구 등 환자 및 환자의 보호자가 쉽게 볼 수 있는 장소에 게시하여야 한다.

④ 인터넷 홈페이지를 운영하는 의료기관은 제1항 및 제3항의 사항을 제1항 및 제3항의 방법 외에 이용자가 알아보기 쉽도록 인터넷 홈페이지에 따로 표시해야 한다.

⑤ 제1항부터 제4항까지에서 규정한 사항 외에 비급여 진료비용 등의 고지방법의 세부적인 사항은 보건복지부장관이 정하여 고시한다.

[규칙] 제42조의3 (비급여 진료비용 등의 보고 및 현황 조사 등) ① 의료기관의 장은 법 제45조의2제1항에 따른 비급여진료비용등(이하 이 조에서 "비급여진료비용등"이라 한다)에 관한 다음 각 호의 구분에 따른 사항을 보건복지부장관에게 반기마다 보고해야 한다. 다만, 의료기관의 행정부담, 보고 내용의 활용 목적 등을 고려하여 보건복지부장관이 정하여 고시하는 바에 따라 의료기관별 또는 항목별로 보고 횟수를 달리 정할 수

있다.

1. 법 제45조제1항에 따른 비급여 진료비용 : 국민건강보험 요양급여의 기준에 관한 규칙 별표 2에 따라 비급여 대상이 되는 행위·약제 및 치료재료 중 다음 각 목의 사항을 고려하여 보건복지부장관이 정하여 고시하는 사항
   가. 의료기관에서 실시·사용·조제하는 빈도
   나. 의료기관의 징수비용
   다. 환자의 수요
   라. 환자가 국민건강보험법 시행령 별표 2 제3호라목에 따른 희귀난치성질환자등이거나 같은 영 제21조제3항에 해당하는 경우, 법 제38조에 따른 특수의료장비를 사용하는 경우 등 구체적인 진료 상황
2. 법 제45조제2항에 따른 제증명수수료 : 의료기관에서 발급하는 진단서·증명서 또는 검안서 등의 제증명서류 중 발급 빈도, 발급 비용 및 환자의 수요 등을 고려하여 보건복지부장관이 정하여 고시하는 사항

② 법 제45조의2제2항에 따라 보건복지부장관이 비급여진료비용등에 대한 현황을 조사·분석하고 그 결과를 공개하는 의료기관은 보건복지부장관이 정하여 고시하는 의료기관으로 한다.

③ 삭제〈2021. 6. 30〉

④ 보건복지부장관은 비급여진료비용등에 대한 심층적 조사·분석을 위하여 필요하다고 인정하는 경우에는 관계 전문기관이나 전문가 등에게 필요한 자료 또는 의견의 제출을 요청할 수 있다.

⑤ 보건복지부장관은 법 제45조의2제2항에 따라 비급여진료비용등의 현황에 대한 조사·분석 결과를 공개하는 경우에는 보건복지부장관이 지정하는 정보시스템에 게시하는 방법으로 한다.

⑥ 제1항부터 제5항까지의 규정에 따른 비급여진료비용등의 보고와 비급여진료비용등의 현황에 대한 조사·분석 및 공개의 범위, 방법 및 절차 등에 관하여 필요한 세부 사항은 보건복지부장관이 정하여 고시한다.

### 해설

그동안 의료정보에 대한 소비자의 무지로 인하여 환자는 진료과정에서 자기 결정권을 행사하기 어려웠고 비급여 고가 진료비용 또한 알 수가 없어 비용을 고려한 의료 및 의료기관의 선택에 어려움이 있었다. 따라서 이 조는 의료기관 개설자는 비급여 진료비용을 환자나 보호자가 쉽게 알 수 있도록 고지하도록 하고, 아울러 의료법 시행규칙 제42조의2제2항을 신설하여('20.9) 의료기관에서 환자에게 제공하는 비급여 항목·비용 설명을 의무화('21.1) 하고, 비급여 고지양식 및 작성원칙 준수 대상이 기존 병원급에서 의원급으로 확대하였다. 또한 의료기관의 장으로 하여금 비급여 진료비용 등의 항목, 기준 및 진료내역 등에 관한 사항을 보건복지부장관에게 정기적으로 보고하도록 하는 의무를 추가로 신설하였으며(의료법 개정 '20.12. 시행 '21.6.) 원활한 제도 도입을 위해 보고를 위한 자료 제출 시스템을 구

축하고 비급여 분류체계 개선 및 표준화를 추진할 예정이다. 한편, 비급여 관리제도 내실화와 함께 체계적인 비급여 관리를 해야 할 필요성이 대두되었다. 소비자의 합리적 비급여 선택을 유도할 뿐 아니라, 전체적인 비급여 현황을 파악하고, 의료기관마다 제각기 사용하고 있는 비급여 항목 용어 및 코드를 표준화, 비급여 유관 부처 등과의 거버넌스 등 다양한 측면의 비급여 관리가 요구되었다. 이에 2020년 12월에 '건강보험 비급여 관리강화종합대책'을 발표하였다. 주요 과제로는 위에 서술한 비급여 가격 공개 및 사전설명제도를 포함해, 모든 의료기관의 비급여 진료내역 보고, 비급여 표준화 등이 있다. 향후 종합대책을 기반으로 비급여 진료에 대한 국민의 알권리 및 선택권을 보장하고, 최신 비급여 진료비용의 정확한 파악 및 과도한 비급여 부담으로부터 의료기관 관리 · 감독, 환자보호 강화를 위해 지속적으로 노력할 것이다.

**제45조의2 【비급여 진료비용 등의 보고 및 현황조사 등】** ① 의료기관의 장은 보건복지부령으로 정하는 바에 따라 비급여 진료비용 및 제45조제2항에 따른 제증명수수료(이하 이 조에서 "비급여진료비용등"이라 한다)의 항목, 기준, 금액 및 진료내역 등에 관한 사항을 보건복지부장관에게 보고하여야 한다.

② 보건복지부장관은 제1항에 따라 보고받은 내용을 바탕으로 모든 의료기관에 대한 비급여진료비용등의 항목, 기준, 금액 및 진료내역 등에 관한 현황을 조사 · 분석하여 그 결과를 공개할 수 있다. 다만, 병원급 의료기관에 대하여는 그 결과를 공개하여야 한다.

③ 보건복지부장관은 제2항에 따른 비급여진료비용등의 현황에 대한 조사 · 분석을 위하여 필요하다고 인정하는 경우에는 의료기관의 장에게 관련 자료의 제출을 명할 수 있다. 이 경우 해당 의료기관의 장은 특별한 사유가 없으면 그 명령에 따라야 한다.

④ 제2항에 따른 현황조사 · 분석 및 결과 공개의 범위 · 방법 · 절차 등에 필요한 사항은 보건복지부령으로 정한다.

※ [제2항을 위반하여 자료를 제출하지 아니하거나 거짓으로 제출한 자] : 92(200만원 이하의 과태료)

**제45조의3 【제증명수수료의 기준 고시】** 보건복지부장관은 제45조의2제2항에 따른 현황조사 · 분석의 결과를 고려하여 제증명수수료의 항목 및 금액에 관한 기준을 정하여 고시하여야 한다.

**제46조 【환자의 진료의사 선택 등】** ① 환자나 환자의 보호자는 종합병원 · 병원 · 치과병원 · 한방병원 · 요양병원 또는 정신병원의 특정한 의사 · 치과의사 또는 한의사를 선택하여 진료를 요청할 수 있다. 이 경우 의료기관의 장은 특별한 사유가 없으면 환자나 환자의 보호자가 요청한 의사 · 치과의사 또는 한의사가 진료하도록 하여야 한다.

② 제1항에 따라 진료의사를 선택하여 진료를 받는 환자나 환자의 보호자는 진료의사의 변경을 요청할 수 있다. 이 경우 의료기관의 장은 정당한 사유가 없으면 이에 응하여야 한다.
③ 의료기관의 장은 환자 또는 환자의 보호자에게 진료의사 선택을 위한 정보를 제공하여야 한다.
④ 의료기관의 장은 제1항에 따라 진료하게 한 경우에도 환자나 환자의 보호자로부터 추가비용을 받을 수 없다.
⑤ 삭제〈2018. 3. 27〉
⑥ 삭제〈2018. 3. 27〉

**[참고] 특진, 지정진료, 선택진료 비교**

| 구 분 | 특 진 | 지정진료제도 | 선택진료제도 |
|---|---|---|---|
| 법적근거 | -<br>('63. 1 ~ '91. 3) | 보건사회부령<br>('91. 3 ~'00.) | 의료법(제46조)<br>('00. ~ ) |
| 대상의료기관 | · 국립의료기관(국립의료원, 국립대 의대 부속병원 등) | · 레지던트 수련병원으로 허가병상수 400병상 이상 병원, 치과대학병원 | · 병원급 이상 의료기관 |
| 의사선택범위 | | · 지정진료 의사로 임명받은 의사 | · 의사 · 치과의사 · 한의사<br>· 일정 자격요건 갖춘 의사선택 시 추가비용 징수 |
| 추가비용 징수의사의 자격 | · 특진교수 : 국립대 의대 부속병원(교수, 부교수, 조교수, 전임 강사)<br>· 국립의료원 등 | · 의사 : 전문의로서 의사면허 후 10년 이상<br>· 치과의사 : 면허취득 후 10년 이상<br>· 한의사 : 면허취득 후 15년 이상<br>· 대학병원 전임강사 이상 | · 의사 : 전문의자격 취득후 10년 이상<br>· 치과의사 및 한의사 : 면허 취득 후 15년 이상<br>· 전문의 자격인정을 받은 후 5년이 경과한 대학병원 · 대학부속 한방병원 조교수 이상<br>· 치과의사(추가) : 면허 취득 후 10년이 경과한 조교수 이상 |
| 추가비용 징수기준 | | · 환자가 지정한 지정 진료 의사의 의료행위<br>· 당해연도 총진료 건수의 70% 초과진료 불가 | · 환자가 선택한 의사 중 추가 비용징수 자격 의사가 직접 행한 의료행위<br>· 자격요건 갖춘 재직 의사 등의 80% 범위안에서 지정 |
| 진료항목 | · 일반진료비의 50~100% 이내에서 의료기관의 장이 정함 | · 9개 항목<br>· 진찰, 의학관리, 검사, 방사선진단 및 치료, 마취, 정신요법, 처치 및 수술 | · 9개항목<br>· 진찰, 검사, 마취, 방사선혈관촬영, 영상진단, 방사선치료, 마취, 정신요법, 처치 및 수술, 침 · 구 및 부항 |
| 선택진료 의료기관의 의무 | | | · 선택진료 신청 시 필요한 정보를 쉽게 볼 수 있는 장소에 게시 또는 비치 |

## 해설

선택진료란 환자 또는 그 보호자가 특정한 의사를 선택하여 진료를 받거나 그 선택진료 의사로부터 의뢰를 받은 진료지원과의 선택진료 의사가 행하는 의료행위를 말한다. 1963년 국립병원 의료진의 저임금을 보전하기 위해 '특진규정' 도입 후 이것이 민간병원으로 확대되었고, 1991년 의료법을 개정하여 지정진료제도로 법제화하였다. 그러나 과거 지정진료 제도가 일반진료의 상대적 부실화를 가져오는 원인으로 작용하고 있을 뿐만 아니라 의료기관의 수입증대 방편으로 악용되는 측면이 있어 이를 개선하고 중소병원의 전문화 유도를 위해 법 개정을 통하여 기존의 지정진료 제도를 선택진료 제도로 전환하였다. 선택진료 제도는 지금까지 대형병원 위주로 운영되던 것을 병원급 이상의 의료기관에 확대 적용할 수 있도록 하였다. 또한 지정진료 의사로 지정된 의사만으로 제한하는 지정진료 제도와는 달리 모든 의사를 환자가 선택할 수 있도록 하고 선택진료를 사유로 추가비용을 징수할 경우에는 의사의 자격 등에 있어서의 요건을 강화하였으며, 다수의 민원제기로 소비자의 권익보호 필요성이 제기되었던 선택진료 제도를 개선하고자 2006년 10월 27일 법을 개정하여 의료기관의 장으로 하여금 환자 또는 그 보호자에게 선택진료의 절차 · 방법 등에 관한 정보를 제공하도록 하였다. 그러나 현행제도를 운영함에 있어 선택하지 않은 진료지원과 의사의 선택진료비 부과, 해당 진료과 의사전원이 선택진료의사로 배정되어 사실상 환자의 선택권이 제한되는 등 제도운영상의 미비점 등으로 인해 불만이 야기되어 있는 실정이다. 이에 의료수가 및 병원의 경영실태 등을 종합적으로 검토하여 환자의 편의를 도모하고 선택진료로 인한 추가비용을 최소화하고자 선택진료제를 2018년부터는 완전 폐지하기로 함에 따라 최근(2018. 3. 27) 선택진료 비용을 징수할 수 있는 근거를 삭제하는 등 동 법을 정비하였다.

**제47조【의료관련감염 예방】** ① 보건복지부령으로 정하는 일정 규모 이상의 병원급 의료기관의 장은 의료관련감염 예방을 위하여 감염관리위원회와 감염관리실을 설치 · 운영하고 보건복지부령으로 정하는 바에 따라 감염관리 업무를 수행하는 전담 인력을 두는 등 필요한 조치를 하여야 한다.

② 의료기관의 장은 감염병의 예방 및 관리에 관한 법률 제2조제1호에 따른 감염병의 예방을 위하여 해당 의료기관에 소속된 의료인, 의료기관 종사자 및 보건의료인력지원법 제2조제3호의 보건의료인력을 양성하는 학교 및 기관의 학생으로서 해당 의료기관에서 실습하는 자에게 보건복지부령으로 정하는 바에 따라 정기적으로 교육을 실시하여야 한다.

③ 의료기관의 장은 감염병의 예방 및 관리에 관한 법률 제2조제1호에 따른 감염병이 유행하는 경우 환자, 환자의 보호자, 의료인, 의료기관 종사자 및 경비업법 제2조제3호에 따른 경비원 등 해당 의료기관 내에서 업무를 수행하는 사람에게 감염병의 확산 방지를 위하여 필요한 정보를 제공하여야 한다.

④ 질병관리청장은 의료관련감염의 발생 · 원인 등에 대한 의과학적인 감시를 위하여 의료관련감염 감시 시스템을 구축 · 운영할 수 있다.

⑤ 의료기관은 제4항에 따른 시스템을 통하여 매월 의료관련감염 발생 사실을 등록할 수 있다.

⑥ 질병관리청장은 제4항에 따른 시스템의 구축 · 운영 업무를 대통령령으로 정하는 바에 따라 관계 전문기관에 위탁할 수 있다.

⑦ 질병관리청장은 제6항에 따라 업무를 위탁한 전문기관에 대하여 그 업무에 관한 보고 또는 자료의 제출을 명할 수 있다.
⑧ 의료관련감염이 발생한 사실을 알게 된 의료기관의 장, 의료인, 의료기관 종사자 또는 환자 등은 보건복지부령으로 정하는 바에 따라 질병관리청장에게 그 사실을 보고(이하 이 조에서 "자율보고"라 한다)할 수 있다. 이 경우 질병관리청장은 자율보고한 사람의 의사에 반하여 그 신분을 공개하여서는 아니 된다.
⑨ 자율보고한 사람이 해당 의료관련감염과 관련하여 관계 법령을 위반한 사실이 있는 경우에는 그에 따른 행정처분을 감경하거나 면제할 수 있다.
⑩ 자율보고가 된 의료관련감염에 관한 정보는 보건복지부령으로 정하는 검증을 한 후에는 개인식별이 가능한 부분을 삭제하여야 한다.
⑪ 자율보고의 접수 및 분석 등의 업무에 종사하거나 종사하였던 사람은 직무상 알게 된 비밀을 다른 사람에게 누설하거나 직무 외의 목적으로 사용하여서는 아니 된다.
⑫ 의료기관의 장은 해당 의료기관에 속한 자율보고를 한 보고자에게 그 보고를 이유로 해고 또는 전보나 그 밖에 신분 또는 처우와 관련하여 불리한 조치를 할 수 없다.
⑬ 질병관리청장은 제4항 또는 제8항에 따라 수집한 의료관련감염 관련 정보를 감염 예방·관리에 필요한 조치, 계획 수립, 조사·연구, 교육 등에 활용할 수 있다.
⑭ 제1항에 따른 감염관리위원회의 구성과 운영, 감염관리실 운영, 제2항에 따른 교육, 제3항에 따른 정보 제공, 제5항에 따라 등록하는 의료관련감염의 종류와 그 등록의 절차·방법 등에 필요한 사항은 보건복지부령으로 정한다.

[벌칙] ⑫를 위반하여 자율보고를 한 사람에게 불리한 조치를 한 자 : 88조의2(2년 이하의 징역 또는 2천만원 이하의 벌금)

[규칙] 제43조 (감염관리위원회 및 감염관리실의 설치 등) ① 법 제47조제1항에서 "보건복지부령으로 정하는 일정 규모 이상의 병원급 의료기관"이란 100개 이상의 병상을 갖춘 병원급 의료기관을 말한다.〈개정 2021. 6. 30〉
② 법 제47조제1항에 따른 감염관리위원회(이하 "위원회"라 한다)는 다음 각 호의 업무를 심의한다.
1. 의료관련감염에 대한 대책, 연간 감염예방계획의 수립 및 시행에 관한 사항
2. 감염관리요원의 선정 및 배치에 관한 사항
3. 감염병환자등의 처리에 관한 사항
4. 병원의 전반적인 위생관리에 관한 사항
5. 의료관련감염 관리에 관한 자체 규정의 제정 및 개정에 관한 사항

6. 삭제〈2012. 8. 2〉
7. 삭제〈2012. 8. 2〉
8. 삭제〈2012. 8 .2〉
9. 그 밖에 의료관련감염 관리에 관한 중요한 사항

③ 법 제47조제1항에 따른 감염관리실(이하 "감염관리실"이라 한다)은 다음 각 호의 업무를 수행한다.

1. 병원감염의 발생 감시
2. 병원감염관리 실적의 분석 및 평가
3. 직원의 감염관리교육 및 감염과 관련된 직원의 건강관리에 관한 사항
4. 그 밖에 감염 관리에 필요한 사항

**[규칙] 제44조 (위원회의 구성)** ① 위원회는 위원장 1명을 포함한 7명 이상 15명 이하의 위원으로 구성한다.

② 위원장은 해당 의료기관의 장으로 하고, 부위원장은 위원 중에서 위원장이 지명한다.

③ 위원은 다음 각 호의 어느 하나에 해당하는 사람과 해당 의료기관의 장이 위촉하는 외부 전문가로 한다.

1. 감염관리실장
2. 진료부서의 장
3. 간호부서의 장
4. 진단검사부서의 장
5. 감염 관련 의사 및 해당 의료기관의 장이 필요하다고 인정하는 사람

④ 제3항 각 호에 해당하는 자는 당연직 위원으로 하되 그 임기는 해당 부서의 재직기간으로 하고, 위촉하는 위원의 임기는 2년으로 한다.

**[규칙] 제45조 (위원회의 운영)** ① 위원회는 정기회의와 임시회의로 운영한다.

② 정기회의는 연 2회 개최하고, 임시회의는 위원장이 필요하다고 인정하는 때 또는 위원 과반수가 소집을 요구할 때에 개최할 수 있다.

③ 회의는 재적위원 과반수의 출석과 출석위원 과반수의 찬성으로 의결한다.

④ 위원장은 위원회를 대표하며 업무를 총괄한다.

⑤ 위원회는 회의록을 작성하여 참석자의 확인을 받은 후 비치하여야 한다.

⑥ 그 밖에 위원회의 운영에 필요한 사항은 위원장이 정한다.

**[규칙] 제46조 (감염관리실의 운영 등)** ① 법 제47조제1항에 따라 감염관리실에서 감염관리 업무를 수행하는 사람의 인력기준 및 배치기준은 별표 8의2와 같다.

② 제1항에 따라 감염관리실(종합병원, 150개 이상의 병상을 갖춘 병원, 치과병원 또

는 한방병원만 해당한다)에 두는 인력 중 1명 이상은 감염관리실에서 전담 근무해야 한다.〈개정 2022. 9. 14〉

③ 제1항에 따라 감염관리실에서 근무하는 사람은 별표 8의3에서 정한 교육기준에 따라 교육을 받아야 한다.

[규칙] 제46조의2 (감염병 예방을 위한 정보 제공 등) ① 의료기관의 장은 법 제47조제2항에 따라 감염병의 예방 및 관리에 관한 법률 제2조제1호에 따른 감염병(이하 이 조에서 "감염병"이라 한다) 예방을 위하여 다음 각 호의 사항에 관한 교육을 실시해야 한다.

1. 감염병의 감염 원인, 감염 경로 및 감염 증상 등 감염병의 내용 및 성격에 관한 사항
2. 감염병에 대한 대응조치, 진료방법 및 예방방법 등 감염병의 예방 및 진료에 관한 사항
3. 감염병 환자의 관리, 감염 물건의 처리, 감염 장소의 소독 및 감염병 보호장비 사용 등 감염병의 관리에 관한 사항
4. 감염병의 예방 및 관리에 관한 법률에 따른 의료기관, 보건의료인 또는 의료기관 종사자의 보고·신고 및 협조 등에 관한 사항
5. 그 밖에 감염병 예방 및 관리 등을 위하여 질병관리청장이 특히 필요하다고 인정하는 사항

② 의료기관의 장은 법 제47조제3항에 따라 감염병이 유행하는 경우 해당 의료기관 내에서 업무를 수행하는 사람에게 제1항의 교육을 2회 이상 실시해야 한다.

③ 의료기관의 장은 법 제47조제3항에 따라 감염병의 확산 및 방지에 필요한 정보를 다음 각 호의 방법으로 제공해야 한다.

1. 의료기관의 인터넷 홈페이지 게시
2. 매뉴얼·게시물 또는 안내문 등의 작성·비치
3. 그 밖에 질병관리청장이 신속하고 정확한 정보 제공을 위하여 적합하다고 인정하여 고시하는 방법

④ 의료기관의 장은 법 제47조제2항 및 제3항에 따라 교육 및 정보 제공을 위하여 필요하다고 인정하는 경우에는 질병관리청 또는 관할 보건소에 필요한 협조를 요청할 수 있다.

⑤ 제1항부터 제4항까지의 규정에 따른 감염병 예방 정보 교육 및 정보 제공의 내용·방법 및 절차 등에 필요한 세부 사항은 질병관리청장이 정하여 고시한다.

[규칙] 제46조의3 (의료관련감염 감시 시스템의 등록 절차·방법) ① 법 제47조제5항에 따라 의료기관이 같은 조 제4항에 따른 의료관련감염 감시 시스템(이하 "의료관련감염 감시 시스템"이라 한다)을 통하여 등록할 수 있는 의료관련감염의 종류는 다음 각 호와 같다.

1. 중환자실에서 발생한 감염
2. 수술한 부위의 감염
3. 그 밖에 질병관리청장이 정하여 고시하는 감염

② 제1항에서 규정한 사항 외에 의료관련감염 감시 시스템의 등록 절차·방법 등에 관한 세부적인 사항은 질병관리청장이 정하여 고시한다.

**[규칙] 제46조의4 (의료관련감염 자율보고의 절차 등)** ① 법 제47조제8항에 따른 자율보고(이하 "자율보고"라 한다)를 하려는 사람은 다음 각 호의 구분에 따른 보고서를 질병관리청장에게 제출해야 한다.

1. 의료기관의 장, 의료인 또는 의료기관 종사자 : 별지 제21호서식의 의료관련감염 발생 보고서
2. 환자 또는 환자의 보호자 : 별지 제21호의2서식의 의료관련감염 발생 보고서

② 법 제47조제10항에서 "보건복지부령으로 정하는 검증"이란 의료관련감염의 사실관계에 대한 확인을 말한다.

③ 제1항 및 제2항에서 규정한 사항 외에 자율보고의 접수·분석 등에 필요한 세부적인 사항은 질병관리청장이 정하여 고시한다.

**[영] 제18조 (의료관련감염 감시 시스템 구축·운영 업무의 위탁)** ① 질병관리청장은 법 제47조 제6항에 따라 같은 조 제4항에 따른 의료관련감염 감시 시스템(이하 "의료관련감염 감시 시스템"이라 한다)의 구축·운영 업무를 다음 각 호의 어느 하나에 해당하는 기관에 위탁할 수 있다.

1. 정부출연연구기관 등의 설립·운영 및 육성에 관한 법률에 따른 정부출연연구기관
2. 고등교육법 제2조에 따른 학교
3. 의료관련감염의 예방·관리 업무를 수행하는 민법 제32조 또는 다른 법률에 따라 설립된 비영리법인
4. 그 밖에 의료관련감염의 예방·관리 업무에 전문성이 있다고 질병관리청장이 인정하는 기관

② 질병관리청장은 법 제47조 제6항에 따라 의료관련감염 감시 시스템의 구축·운영 업무를 위탁하려는 경우 그 위탁 기준·절차 및 방법 등에 관한 사항을 미리 공고해야 한다.

③ 질병관리청장은 법 제47조 제6항에 따라 의료관련감염 감시 시스템의 구축·운영 업무를 위탁한 경우 그 위탁 내용 및 수탁자 등에 관한 사항을 관보에 고시하고, 질병관리청의 인터넷 홈페이지에 게시해야 한다.

④ 제2항 및 제3항에 따른 위탁 기준 등의 공고 및 위탁 내용 등의 고시 등에 필요한 세부사항은 질병관리청장이 정하여 고시한다.

## 해설

우리나라는 전 국민건강보험 실시 이후 의료이용량의 증가하였으며, 의료기술의 발달로 침습적 조작 및 인공의료기구의 사용 증가, 항생제 내성균 증가 등으로 인하여 병원감염 예방관리의 중요성이 날로 커지고 있다. 우리나라의 경우 병원감염 문제는 1980년대 초 대형병원에서 레지오넬라 등 병원세균이 집단발병하면서 사회적 문제로 대두되었다. 이후 1992년 제정한 병원감염관리준칙에 의해 병원감염관리위원회 설치하고 감염관리 전담요원을 자율적으로 배치·운영하도록 권장해 왔으나 1996년 5월~1997년 7월 종합실태조사 결과 국내병원 감염 발생률이 3.74%임을 확인한 바 있다. 따라서 2002년 3월 30일 이 법에 병원감염 예방에 관한 규정을 신설함으로써 법적근거를 마련하고 2003년 10월 1일 시행규칙을 개정하여 300병상 이상 종합병원에 감염대책위원회의 설치를 의무화하고 효율적인 감염관리를 위하여 필요한 전담인력을 두어 감염관리실을 운영토록 하였다. 향후 병원감염 및 내성발생 추이를 지속적으로 파악, 분석, 모니터링 하는 감시체계를 유지하여야 할 것이며 감염대책위원회 설치 대상 의료기관을 지속적으로 확대하고 모든 의료기관이 이용할 수 있는 '의료관련 감염 예방관리지침' 마련, 감염관리 전문가 양성을 위해 '감염관리 의사/간호사 인증제' 도입방안을 검토하여야 할 것이다. 그리고 2011년 8월 4일 병원감염관리위원회를 설치하여야 하는 의료기관을 종전 종합병원에서 병원급으로 확대하고 감염관리실을 설치·운영하며 감염관리 업무를 수행하는 전담 인력을 두는 등 필요한 조치를 하도록 하였으며, 2019년 4월 23일 의료기관의 장은 감염병의 예방을 위하여 해당 의료기관에 소속된 의료인 및 의료기관 종사자에게 정기적으로 교육을 실시하도록 하였다(제47조제2항 신설). 최근 (2020년 3월 4일) 의료기관 내에서 환자, 환자의 보호자, 의료인 또는 의료기관 종사자 등에게 발생하는 감염사고로부터 국민의 안전과 생명을 보호하기 위하여 의료관련감염 감시 시스템 구축 및 자율보고 제도 도입 등을 통해 의료관련감염 감시체계를 강화하기 위하여 의료관련감염이 발생한 사실을 알게 된 의료기관의 장, 의료인 등이 보건복지부장관에게 그 사실을 자율보고할 수 있도록 하고, 자율보고한 사람이 해당 의료관련감염과 관련하여 관계 법령을 위반한 사실이 있는 경우 그에 따른 행정처분을 감경·면제할 수 있도록 하며, 의료기관의 장은 자율보고를 한 보고자에 대하여 불리한 조치를 할 수 없도록 하였다(제47조제8항, 제9항 및 제12항 신설).

## 용어해설

- 병원감염 : 입원 당시에는 증상이나 감염증의 잠복상태가 아니었던 감염증이 입원 후 또는 퇴원 후에 발생하는 감염증을 말하는데 이는 입원기간의 장기화, 사망률의 증가 등 인적, 경제적 손실을 초래하여 국민건강을 위협하는 중대한 요인이 된다. 병원에서는 고단위의 광범위 항균제가 흔히 사용되기 때문에 항균제에 내성을 갖는 병원체들이 많이 존재하고, 환자들의 면역기능 저하뿐 아니라 진단과 치료를 위한 각종 삽입기구들이 수시로 사용됨에 따라 감염이 생기기 쉽기 때문에 항균제 내성균에 의한 전파 또한 일어날 수 있다. 따라서 효과적인 병원감염 관리를 위해서는 병원감염 감시와 함께 항균제 내성균의 실태파악 및 확산방지를 위한 감시체계 구축 및 조기진단, 내성 발생을 제어할 수 있는 기반연구, 내성기전 연구 등이 동반되어야 한다.
- 의료관련감염병 : 환자나 임산부 등이 의료행위를 적용받는 과정에서 발생한 감염병으로써 감시활동이 필요하여 질병관리청장이 고시하는 감염병이다. 노령인구의 증가, 만성질환자의 증가, 면역부전환자의 증가, 항생제 사용증가가 병원감염의 증가와 밀접한 관계를 갖고 있으며 각종 침습적 의료 이용 확대로 인해 감염에 노출될 위험이 증가하는 것도 원인이 되고 있다. 병원감염의 증가는 입원기간을 장기화하고 사망률을 증가시키며 인적, 경제적 손실을 초래하고 다약제 내성균등 항생제 내성균의 확산을 야기함으로써 국민 건강에 큰 위협이 되고 있다.우리나라는 보건복지부 고시 제2010-125호로 ① 반코마이신내성황색포도알균(VRSA) 감염증, ② 반코마이신내성장알균(VRE) 감염증, ③ 메티실린내성황색포도알균(MRSA) 감염증, ④ 다제내성녹농균(MRPA) 감염증, ⑤ 다제내성아시네토박터바우마니균(MRAB) 감염증, ⑥ 카바페넴내성장내세균속균종(CRE) 감염증 등 6종이 지정되어 있다.

**제47조의2【입원환자의 전원】** 의료기관의 장은 천재지변, 감염병 의심 상황, 집단 사망사고의 발생 등 입원환자를 긴급히 전원시키지 않으면 입원환자의 생명·건강에 중대한 위험이 발생할 수 있음에도 환자나 보호자의 동의를 받을 수 없는 등 보건복지부령으로 정하는 불가피한 사유가 있는 경우에는 보건복지부령으로 정하는 바에 따라 시장·군수·구청장의 승인을 받아 입원환자를 다른 의료기관으로 전원시킬 수 있다.

[규칙] 제47조 (입원환자의 전원) ① 법 제47조의2에서 "환자나 보호자의 동의를 받을 수 없는 등 보건복지부령으로 정하는 불가피한 사유"란 환자가 의사표시를 할 수 없는 상태에 있거나 보호자와 연락이 되지 않아 환자나 보호자의 동의를 받을 수 없는 경우를 말한다.

② 의료기관의 장은 법 제47조의2에 따라 환자를 다른 의료기관으로 전원시키려면 시장·군수·구청장에게 다음 각 호의 사항을 알리고 승인을 요청해야 한다.

1. 환자가 현재 입원 중인 의료기관과 전원시키려는 의료기관의 명칭·주소·전화번호
2. 환자 또는 보호자의 성명·주민등록번호·주소·전화번호
3. 전원일자
4. 전원사유

③ 제2항에 따라 승인을 요청받은 시장·군수·구청장은 지체 없이 승인 여부를 의료기관의 장에게 통보해야 한다.

④ 제3항에 따라 통보를 받은 의료기관의 장은 환자를 전원시키고 구두, 유선 또는 서면 등으로 제2항 각 호의 사항을 환자의 보호자에게 지체 없이 알려야 한다.

### 해설

최근 대형종합병원에서 4명의 신생아가 연쇄적으로 사망하는 사고가 발생했을 당시 같은 신생아 중환자실에 있던 신생아 중 2명의 신생아가 전원에 대한 보호자의 동의를 받지 못하여 사고가 발생한 신생아실에서 16시간 동안 방치되는 일이 있었다. 이는 현행법상 입원환자의 전원에 관한 규정이 없기 때문에 위 사고의 경우에도 일반적인 의료행위 시 보호자의 동의를 받는 절차를 따른 것으로 보이는데, 유사한 사례의 재발을 방지하기 위해서는 집단 사망사고의 발생 등과 같은 응급상황에서는 신속하게 전원 조치를 할 수 있도록 하는 법적 근거를 마련해야 할 필요가 있다. 따라서 2019년 1월 15일 동조를 신설하여 의료기관의 장이 천재지변, 감염병 의심 상황, 집단 사망사고의 발생 등 입원환자를 긴급히 전원시키지 않으면 입원환자의 생명·건강에 중대한 위험이 발생할 수 있음에도 환자나 보호자의 동의를 받을 수 없는 등의 불가피한 사유가 있는 경우에는 시장·군수·구청장의 승인을 받아 입원환자를 다른 의료기관으로 전원시킬 수 있도록 하고 의료기관의 장은 환자가 의사표시를 할 수 없는 상태에 있거나 보호자와 연락이 되지 않아 환자나 보호자의 동의를 받을 수 없는 경우 시장·군수·구청장에게 의료기관의 명칭·주소, 환자의 성명·주소 등을 알리고 전원에 대한 승인을 받도록 하였다.

## 제 2 절 의료법인

**제48조 【설립허가 등】** ① 제33조제2항에 따른 의료법인을 설립하려는 자는 대통령령으로 정하는 바에 따라 정관과 그 밖의 서류를 갖추어 그 법인의 주된 사무소의 소재지를 관할하는 시·도지사의 허가를 받아야 한다.

② 의료법인은 그 법인이 개설하는 의료기관에 필요한 시설이나 시설을 갖추는 데에 필요한 자금을 보유하여야 한다.

③ 의료법인이 재산을 처분하거나 정관을 변경하려면 시·도지사의 허가를 받아야 한다.

④ 이 법에 따른 의료법인이 아니면 의료법인이나 이와 비슷한 명칭을 사용할 수 없다.

[벌칙] ③, ④항 위반 : 90(500만원 이하의 벌금)

[영] 제19조 (의료법인의 설립허가신청) 법 제48조제1항에 따라 의료법인을 설립하려는 자는 보건복지부령으로 정하는 의료법인설립허가신청서 및 관계 서류를 그 법인의 주된 사무소의 소재지를 관할하는 특별시장·광역시장·도지사 또는 특별자치도지사(이하 "시·도지사"라 한다)에게 제출하여야 한다.

[규칙] 제48조 (설립허가신청서의 첨부서류) 영 제19조에서 "보건복지부령으로 정하는 의료법인설립허가신청서 및 관계 서류"란 별지 제29호서식의 의료법인 설립허가신청서 및 다음 각 호의 서류를 말한다. 이 경우 시·도지사는 전자정부법 제36조 제1항에 따른 행정정보의 공동이용을 통하여 건물 등기사항증명서와 토지 등기사항증명서를 확인하여야 한다.

1. 의료법인을 설립하려는 자(이하 "설립발기인"이라 한다)의 성명·주소·약력(설립발기인이 법인 또는 조합인 경우에는 그 명칭·소재지, 대표자의 성명·주소와 정관 또는 조합 규약 및 최근의 사업활동)을 적은 서류
2. 설립취지서
3. 정관
4. 재산의 종류·수량·금액 및 권리관계를 적은 재산목록(기본재산과 보통재산으로 구분하여 기재한다) 및 기부신청서(기부자의 재산을 확인할 수 있는 서류를 첨부하되, 시·도지사가 전자정부법 제36조제1항에 따른 행정정보의 공동이용을 통하여 첨부서류에 대한 정보를 확인할 수 있는 경우에는 그 확인으로 이를 갈음한다)
5. 부동산·예금·유가증권 등 주된 재산에 관한 등기소·금융기관 등의 증명서

6. 사업 시작 예정 연월일과 해당 사업연도 분의 사업계획서 및 수지예산서
7. 임원 취임 예정자의 이력서(가로 3.5센티미터, 세로 4.5센티미터의 사진을 첨부한다) · 취임승낙서(인감증명서 또는 본인서명사실확인서를 첨부한다) 및 가족관계의 등록 등에 관한 법률 제15조 제1항 제2호에 따른 기본증명서
8. 설립 발기인이 둘 이상인 경우 그 대표자가 신청하는 경우에는 나머지 설립 발기인의 위임장

[규칙] 제49조 (신청 서류의 보정 등) ① 시 · 도지사는 별지 제29호서식의 의료법인 설립허가신청서에 첨부된 서류를 심사하면서 필요하다고 인정될 때에는 신청인에게 기간을 정하여 필요한 자료를 제출하게 하거나 설명을 요구할 수 있다.

② 시 · 도지사는 법 제48조 제1항에 따른 의료법인 설립허가를 한 때에는 별지 제30호서식의 의료법인 설립허가증을 발급하여야 한다.

[규칙] 제50조 (설립등기 등의 보고) 의료법인은 민법 제49조부터 제52조까지의 규정에 따라 법인 설립 등기 등의 등기를 한 때에는 각 등기를 한 날부터 7일 이내에 해당 등기 보고서를 시 · 도지사에게 제출하여야 한다. 이 경우 담당 공무원은 전자정부법 제21조 제1항에 따른 행정정보의 공동이용을 통하여 법인등기부등본을 확인하여야 한다.

[영] 제21조 (재산처분 또는 정관 변경의 허가신청) 법 제48조제3항에 따라 의료법인이 재산 처분이나 정관 변경에 대한 허가를 받으려면 보건복지부령으로 정하는 허가신청서 및 관계서류를 첨부하여 그 법인의 주된 사무소의 소재지를 관할하는 시 · 도지사에게 제출하여야 한다. 다만, 법률 제4732호 의료법중개정법률 부칙 제11조에 해당하는 국가로부터 공공차관을 지원받은 의료법인의 경우에는 이를 시 · 도지사를 거쳐 보건복지부장관에게 제출하여야 한다.

[규칙] 제51조 (정관변경허가신청) 영 제21조에서 "보건복지부령으로 정하는 허가신청서 및 관계 서류"란 별지 제31호서식의 의료법인 정관변경 허가신청서 및 다음 각 호의 서류를 말한다.

1. 정관 변경 이유서
2. 정관개정안(신 · 구 정관의 조문대비표를 첨부하여야 한다.)
3. 정관 변경에 관한 이사회의 회의록
4. 정관 변경에 따라 사업계획 및 수지예산에 변동이 있는 경우에는 그 변동된 사업계획서 및 수지예산서(신 · 구 대비표를 첨부하여야 한다)

[규칙] 제52조 (임원 선임의 보고 등) ① 의료법인은 임원을 선임한 경우에는 선임한 날로부터 7일 이내에 임원선임보고서(전자문서로 된 보고서를 포함한다)에 선임된 자에 관한 다음 각 호의 서류(전자문서를 포함한다)를 첨부하여 시·도지사에게 제출하여야 한다. 다만, 재임된 경우에는 제1호와 제3호의 서류만을 첨부하여 제출할 수 있다.

1. 임원 선임을 의결한 이사회의 회의록
2. 이력서(가로 3.5센티미터, 세로 4.5센티미터의 사진을 첨부한다)
3. 취임승낙서

② 삭제〈2008. 9. 5〉

[규칙] 제53조 (재산의 증가 보고) 의료법인은 매수·기부수령이나 그 밖의 방법으로 재산을 취득한 경우에는 재산을 취득한 날부터 7일 이내에 그 법인의 재산에 편입시키고 재산증가보고서에 다음 각 호의 서류를 첨부하여 시·도지사에게 제출하여야 한다. 이 경우 시·도지사는 전자정부법 제36조 제1항에 따른 행정정보의 공동이용을 통하여 건물 등기사항증명서와 토지 등기사항증명서를 확인(부동산 재산 증가의 경우에만 해당한다)하여야 한다.

1. 취득사유서
2. 취득한 재산의 종류·수량 및 금액을 적은 서류
3. 재산 취득을 확인할 수 있는 서류(건물 등기사항증명서와 토지 등기사항증명서로 확인할 수 있는 경우에는 그 확인으로 첨부서류를 갈음한다) 또는 금융기관의 증명서

[규칙] 제54조 (기본재산의 처분허가신청) ① 영 제21조에 따라 의료법인이 기본재산을 매도·증여·임대 또는 교환하거나 담보로 제공(이하 "처분"이라 한다)하려는 경우에는 별지 제32호서식의 기본재산 처분허가신청서에 다음 각 호의 서류를 첨부하여 처분 1개월 전에 보건복지부장관 또는 시·도지사에게 제출하여야 한다. 이 경우 보건복지부장관 또는 시·도지사는 전자정부법 제36조 제1항에 따른 행정정보의 공동이용을 통하여 건물 등기사항증명서와 토지 등기사항증명서를 확인하여야 한다.

② 제1항에도 불구하고 의료법인이 기본재산을 담보로 제공하려는 경우에는 제1항 각 호의 서류 외에 다음 각 호의 서류를 추가로 첨부하여 보건복지부장관 또는 시·도지사에게 제출하여야 한다.

1. 상환방법 및 상환계획
2. 피담보채권액 및 담보권자
3. 법인 부채현황 및 부채잔액증명원

③ 보건복지부장관 또는 시·도지사는 제1항의 신청에 따라 허가를 할 때에는 필요한 조건을 붙일 수 있다.

[규칙] 제55조 (서류 및 장부의 비치) ① 의료법인은 민법 제55조에 규정된 것 외에 다음 각 호의 서류와 장부를 갖추어 두어야 한다.

1. 정관
2. 임직원의 명부와 이력서
3. 이사회 회의록
4. 재산대장 및 부채대장
5. 보조금을 받은 경우에는 보조금관리대장
6. 수입 · 지출에 관한 장부 및 증명서류
7. 업무일지
8. 주무관청 및 관계 기관과 주고받은 서류

② 재산목록과 제1항제1호부터 제5호까지의 서류는 영구 보존하고, 제6호의 서류는 10년 보존하며, 그 밖의 서류는 3년 이상 보존하여야 한다.

[규칙] 제56조 (법인사무의 검사 · 감독) ① 시 · 도지사는 의료법인을 감독하는 데에 필요하다고 인정될 때에는 의료법인에 관계되는 서류, 장부, 참고자료를 제출할 것을 명하거나, 소속 공무원에게 의료법인의 사무 및 재산 상황을 검사하게 할 수 있다.

② 제1항에 따라 의료법인의 사무 및 재산 상황을 검사하는 공무원은 그 권한을 증명하는 증표를 지니고 관계인에게 제시하여야 한다.

### 해설

이 조는 의료기관 자체에 대하여 그에 필요한 시설 또는 자금의 보유를 전제로 자연인과 마찬가지로 법률관계의 당사자(권리주의)로서의 지위를 부여할 필요성에서 대통령령이 정하는 바에 의하여 정관 기타의 서류를 갖추어 시 · 도지사의 허가(단서조항 "그 범위가 2 이상의 시 · 도에 걸치는 의료법인을 설립하고자 하는 경우에는 보건복지부장관의 허가를 받아야 한다." 삭제)를 받아서 설립을 인정하는 의료법인의 설립에 관한 근거규정이다. 또한 설립에서와 마찬가지로 일단 설립된 의료법인은 그 기초가 되는 재산을 처분하거나 법인의 근본규칙인 정관을 변경함에 있어서도 시 · 도지사의 허가를 받아야 한다. 이는 의료법인이 갖는 공익성에 기인하는 것이다. 그리고 이 조에 의하여 설립된 의료법인은 그 명칭사용의 독점권을 가지므로 의료법인이 아니면 그(또는 그와 유사한) 명칭을 사용할 수 없다. 이에 위반한 자는 500만원 이하의 벌금에 처하게 된다(제90조).

**제48조의2【임원】** ① 의료법인에는 5명 이상 15명 이하의 이사와 2명의 감사를 두되, 보건복지부장관의 승인을 받아 그 수를 증감할 수 있다.

② 이사와 감사의 임기는 정관으로 정하되, 이사는 4년, 감사는 2년을 초과할 수 없다. 다만, 이사와 감사는 각각 연임할 수 있다.

③ 이사회의 구성에 있어서 각 이사 상호 간에 민법 제777조에 규정된 친족관계에

있는 사람이 그 정수의 4분의 1을 초과해서는 아니 된다.
④ 다음 각 호의 어느 하나에 해당하는 사람은 의료법인의 임원이 될 수 없다.
1. 미성년자
2. 피성년후견인 또는 피한정후견인
3. 파산선고를 받은 사람으로서 복권되지 아니한 사람
4. 금고 이상의 형을 받고 집행이 종료되거나 집행을 받지 아니하기로 확정된 후 3년이 지나지 아니한 사람
⑤ 감사는 이사와 제3항에 따른 특별한 관계에 있는 사람이 아니어야 한다.

**제49조 【부대사업】** ① 의료법인은 그 법인이 개설하는 의료기관에서 의료업무 외에 다음의 부대사업을 할 수 있다. 이 경우 부대사업으로 얻은 수익에 관한 회계는 의료법인의 다른 회계와 구분하여 계산하여야 한다.
1. 의료인과 의료관계자 양성이나 보수교육
2. 의료나 의학에 관한 조사 연구
3. 노인복지법 제31조제2호에 따른 노인의료복지시설의 설치 · 운영
4. 장사 등에 관한 법률 제29조제1항에 따른 장례식장의 설치 · 운영
5. 주차장법 제19조제1항에 따른 부설주차장의 설치 · 운영
6. 의료업 수행에 수반되는 의료정보시스템 개발 · 운영사업 중 대통령령으로 정하는 사업
7. 그 밖에 휴게음식점영업, 일반음식점영업, 이용업, 미용업 등 환자 또는 의료법인이 개설한 의료기관 종사자 등의 편의를 위하여 보건복지부령으로 정하는 사업

② 제1항제4호 · 제5호 및 제7호의 부대사업을 하려는 의료법인은 타인에게 임대 또는 위탁하여 운영할 수 있다.
③ 제1항 및 제2항에 따라 부대사업을 하려는 의료법인은 보건복지부령으로 정하는 바에 따라 미리 의료기관의 소재지를 관할하는 시 · 도지사에게 신고하여야 한다. 신고사항을 변경하려는 경우에도 또한 같다.

[영] 제20조 (의료법인 등의 사명) 의료법인과 법 제33조제2항제4호에 따라 의료기관을 개설한 비영리법인은 의료업(법 제49조에 따라 의료법인이 하는 부대사업을 포함한다)을 할 때 공중위생에 이바지하여야 하며, 영리를 추구하여서는 아니 된다.

[영] 제22조 (의료정보시스템 사업) 법 제49조제1항제6호에서 “대통령령으로 정하는 사업”이란 다음 각 호의 사업을 말한다.

1. 전자의무기록을 작성 · 관리하기 위한 시스템의 개발 · 운영사업
2. 전자처방전을 작성 · 관리하기 위한 시스템의 개발 · 운영사업
3. 영상기록을 저장 · 전송하기 위한 시스템의 개발 · 운영사업

[규칙] 제60조 (부대사업) 법 제49조제1항제7호에서 "휴게음식점영업, 일반음식점영업, 이용업, 미용업 등 환자 또는 의료법인이 개설한 의료기관 종사자 등의 편의를 위하여 보건복지부령으로 정하는 사업"이란 다음 각 호의 사업을 말한다.

1. 휴게음식점영업, 일반음식점영업, 제과점영업, 위탁급식영업
2. 소매업 중 편의점, 슈퍼마켓, 자동판매기영업 및 서점

2의2. 의류 등 생활용품 판매업 및 식품판매업(건강기능식품 판매업은 제외한다). 다만, 의료법인이 직접 영위하는 경우는 제외한다.

3. 산후조리업
4. 목욕장업
5. 의료기기 임대 · 판매업. 다만, 의료법인이 직접 영위하는 경우는 제외한다.
6. 숙박업, 여행업 및 외국인환자 유치업
7. 수영장업, 체력단련장업 및 종합체육시설업
8. 장애인보조기구의 제조 · 개조 · 수리업
9. 다음 각 목의 어느 하나에 해당하는 업무를 하려는 자에게 의료법인이 개설하는 의료기관의 건물을 임대하는 사업
   가. 이용업 및 미용업
   나. 안경 조제 · 판매업
   다. 은행업
   라. 의원급 의료기관 개설 · 운영(의료관광호텔에 부대시설로 설치하는 경우로서 진료과목이 의료법인이 개설하는 의료기관과 동일하지 아니한 경우로 한정한다)

[규칙] 제61조 (부대사업의 신고 등) ① 법 제49조제3항 전단에 따라 부대사업을 신고하려는 의료법인은 별지 제22호서식의 신고서에 다음 각 호의 서류를 첨부하여 관할 시 · 도지사에게 제출해야 한다.

1. 삭제〈2021. 6. 30〉
2. 부대사업의 내용을 적은 서류
3. 부대사업을 하려는 건물의 평면도 및 구조설명서

② 제1항에 따른 신고를 받은 시 · 도지사는 별지 제23호서식의 신고증명서를 발급하여야 한다.

③ 제1항에 따라 신고한 내용을 변경하려는 자는 별지 제22호서식의 변경신고서에 다

음 각 호의 서류를 첨부하여 관할 시·도지사에게 제출하여야 한다.

1. 제2항에 따라 발급받은 신고증명서
2. 변경 사항을 증명하는 서류

④ 제3항에 따라 변경신고를 받은 시·도지사는 부대사업 신고증명서에 제3항에 따라 변경한 사항을 적은 후 해당 의료법인에 발급하여야 한다.

### 해설

이 조는 의료법인이 갖는 공익적 성격에 기초하여 의료업무 외에 행할 수 있는 부대사업의 범위를 구체적으로 정한 규정이다. 2006년 10월 27일 의료기관의 경영 효율화를 통한 의료서비스의 산업적 발전에 이바지하기 위하여 의료법인이 부대사업으로 종전의 이 법 제1항제1호, 제2호의 범위 이외에 노인의료복지시설·장례식장 및 부설주차장 등을 합법적으로 부대사업을 행할 수 있도록 하였다. 또한 2007년 4월 27일, 의료기관의 경영 효율화를 위하여 의료법인이 부대사업으로 의료업 수행에 수반되는 의료정보시스템 개발·운영사업을 할 수 있도록 하는 내용으로 의료법이 개정(법률 제8067호, 2006. 10. 27. 공포, 2007. 4. 28. 시행)됨에 따라 시행령을 개정하여 전자의무기록의 작성·관리를 위한 시스템의 개발·운영사업 등 의료법인이 수행할 수 있는 의료정보시스템 개발·운영사업의 범위를 구체적으로 정하였으며(영 제19조의2), 2009년 3월 27일 국가정책조정회의에서 경제위기 조기극복을 위해 경기활성화에 부담이 되는 규제를 일정기간 유예하거나 완화하는 한시적 규제유예 제도를 도입·추진하기로 함에 따라 2009년 7월 1일(보건복지부령 제123호) 의료법인의 부대사업에 숙박업, 서점 등 시·도지사가 의료기관 이용의 편의를 위하여 필요하다고 공고하는 사업을 신설하였다. 그리고 2014년 9월 19일(보건복지부령 제262호) 의료기관을 장기간 이용하는 환자와 그 보호자 및 국내에 체류기반이 없는 외국인환자 등이 필요로 하는 생활용품 등을 구입하는데 편의를 제공하기 위하여 의료법인의 부대사업으로 생활용품 판매업 및 식품판매업을 추가하고 국내 의료기관 이용을 희망하는 외국인환자와 그 보호자 등에게 국내 의료기관 선택과 이용에 필요한 의료서비스 이용정보의 제공과 의료기관 소개·알선 및 교통, 숙박 알선 등의 편의를 제공하기 위하여 의료법인의 부대사업으로 외국인환자 유치업 및 여행업을 추가하였으며, 의료기관을 장기간 또는 정기적으로 이용하는 환자와 그 보호자 및 의료기관 종사자 등에게 개인 위생관리, 건강증진 및 운동·여가생활을 보다 용이하게 하기 위하여 의료법인의 부대사업으로 목욕장업과 수영장업, 체력단련장업 및 종합체육시설업을 추가하였다. 또한 관광진흥법령에서 의료관광호텔업을 도입함에 따라, 의료관광호텔에 숙박하는 외국인환자 등에게 다양한 의료서비스를 제공하기 위하여 의료관광호텔의 부대시설로 의원급 의료기관을 개설·운영하려는 자에게 의료기관의 건물을 임대할 수 있도록 하는 한편, 이·미용업, 안경 조제·판매업 및 은행업은 의료법인이 의료기관의 건물을 임대하는 형식으로 부대사업을 수행하고 있는 현실에 맞게 건물을 임대하는 사업으로 명확히 규정하였다.

**제50조【민법의 준용】** 의료법인에 대하여 이 법에 규정된 것 외에는 민법 중 재단법인에 관한 규정을 준용한다.

[규칙] 제57조 (해산신고) ① 의료법인이 해산(파산의 경우는 제외한다)한 경우 그 청산인은 법 제50조 및 민법 제86조에 따라 다음 각 호의 사항을 적은 의료법인 해산신고서를 시·도지사에게 제출하여야 한다.

1. 해산 연월일

2. 해산 사유
3. 청산인의 성명 및 주소
4. 청산인의 대표권을 제한한 경우에는 그 제한 사항

② 청산인이 제1항의 신고를 할 때에는 그 신고서에 다음 각 호의 서류를 첨부하여야 한다. 이 경우 시 · 도지사는 전자정부법 제36조 제1항에 따른 행정정보의 공동이용을 통하여 법인 등기사항증명서를 확인하여야 한다.

1. 해산 당시의 재산목록
2. 잔여재산의 처분 방법의 개요를 적은 서류
3. 해산 당시의 정관
4. 삭제〈2009. 4. 29〉
5. 해산을 의결한 이사회의 회의록

③ 의료법인은 정관에서 정하는 바에 따라 그 해산에 관하여 시 · 도지사의 허가를 받아야 하는 경우에는 해산 예정 기일, 해산의 원인 및 청산인이 될 자의 성명 및 주소를 적은 의료법인 해산허가신청서에 다음 각 호의 서류를 첨부하여 시 · 도지사에게 제출하여야 한다.

1. 신청 당시의 재산목록 및 감정평가서
2. 잔여재산의 처분 방법의 개요를 적은 서류
3. 신청당시의 정관
4. 해산을 의결한 이사회의 회의록

**[규칙] 제58조 (잔여재산 처분의 허가)** 의료법인의 대표자 또는 청산인이 민법 제80조 제2항에 따라 잔여재산의 처분에 대한 허가를 받으려면 다음 각 호의 사항을 적은 잔여재산 처분허가신청서에 해산 당시의 정관을 첨부하여 시 · 도지사에게 제출하여야 한다.

1. 처분 사유
2. 처분하려는 재산의 종류 · 수량 및 금액
3. 재산의 처분 방법 및 처분계획서

**[규칙] 제59조** 삭제〈2015. 1. 2〉

**해설**

이 조는 의료법인이 특히 그 출연재산(설립재산)을 중심으로 이루어진 재단법인으로서의 성질을 가지므로, 의료법에서 의료법인에 관하여 규정한 것을 제외하고는 비영리재단법인에 관한 근거규정인 민법중 재단법인에 관한 규정을 준용하도록 한 당연한 입법조치이다.

**용어해설**

- 재단법인(財團法人) : 일정한 목적에 바친 재산을 개인의 권리에 귀속시키지 않고, 그것을 독립의 것으로 운영하기 위하여 그 재산을 구성요소로 하여 법률상 구성된 법인. 종교, 학술, 자선 등 비영리사업을 목적으로 하는 것만이 인정된다.

**제51조【설립 허가 취소】** 보건복지부장관 또는 시·도지사는 의료법인이 다음 각 호의 어느 하나에 해당하면 그 설립 허가를 취소할 수 있다.

1. 정관으로 정하지 아니한 사업을 한 때
2. 설립된 날부터 2년 안에 의료기관을 개설하지 아니한 때
3. 의료법인이 개설한 의료기관이 제64조에 따라 개설허가를 취소당한 때
4. 보건복지부장관 또는 시·도지사가 감독을 위하여 내린 명령을 위반한 때
5. 제49조제1항에 따른 부대사업 외의 사업을 한 때

**제51조의2【임원 선임 관련 금품 등 수수의 금지】** 누구든지 의료법인의 임원 선임과 관련하여 금품, 향응 또는 그 밖의 재산상 이익을 주고받거나 주고받을 것을 약속해서는 아니 된다.

## 제 3 절 의료기관단체

**제52조【의료기관단체 설립】** ① 병원급 의료기관의 장은 의료기관의 건전한 발전과 국민보건 향상에 기여하기 위하여 전국 조직을 두는 단체를 설립할 수 있다.

② 제1항에 따른 단체는 법인으로 한다.

**해설**

이 조는 약업단체 설립근거 등과의 형평성을 고려하고 향후 의료시장개방에 대비한 경쟁력 등을 강화하기 위하여 의료기관단체를 설립할 수 있도록 한 근거규정이다.

**제52조의2【대한민국의학한림원】** ① 의료인에 관련되는 의학 및 관계 전문분야(이하 이 조에서 "의학등"이라 한다)의 연구·진흥기반을 조성하고 우수한 보건의료인을 발굴·활용하기 위하여 대한민국의학한림원(이하 이 조에서 "한림원"이라 한다)을 둔다.

② 한림원은 법인으로 한다.
③ 한림원은 다음 각 호의 사업을 한다.
1. 의학등의 연구진흥에 필요한 조사 · 연구 및 정책자문
2. 의학등의 분야별 중장기 연구 기획 및 건의
3. 의학등의 국내외 교류협력사업
4. 의학등 및 국민건강과 관련된 사회문제에 관한 정책자문 및 홍보
5. 보건의료인의 명예를 기리고 보전하는 사업
6. 보건복지부장관이 의학등의 발전을 위하여 지정 또는 위탁하는 사업
④ 보건복지부장관은 한림원의 사업수행에 필요한 경비의 전부 또는 일부를 예산의 범위에서 지원할 수 있다.
⑤ 한림원에 대하여 이 법에서 정하지 아니한 사항에 관하여는 민법 중 사단법인에 관한 규정을 준용한다.
⑥ 한림원이 아닌 자는 대한민국의학한림원 또는 이와 유사한 명칭을 사용하지 못한다.
⑦ 한림원의 운영 및 업무수행에 필요한 사항은 대통령령으로 정한다.

[영] 제22조의2 (대한민국의학한림원 운영 등) ① 법 제52조의2제1항에 따른 대한민국의학한림원(이하 "한림원"이라 한다)의 사업연도는 정부의 회계연도에 따른다.
② 한림원은 보건복지부장관이 정하는 바에 따라 사업추진계획, 사업추진현황, 자금운용계획 및 자금집행내역 등에 관한 사항을 보건복지부장관에게 보고하여야 한다.
③ 한림원은 다양한 분야의 의료인과 관계 전문가 등이 그 조직 운영 및 업무수행 등에 균형있게 참여할 수 있도록 필요한 조치를 강구 · 시행하여야 한다.

**해설**

대한민국의학한림원은 기초 및 임상분야를 포함한 의학 분야의 지속적인 진흥 창달과 선진화를 효과적으로 유도하는 사업을 행함으로써 의학 발전과 국민 건강증진에 이바지함을 목적으로 2004년 4월 30일 창립되었으며, 2016년 의료법 상의 법정단체로 인정되었다..

# 제 4 장 신의료기술평가

**제53조 【신의료기술평가】** ① 보건복지부장관은 국민건강을 보호하고 의료기술의 발전을 촉진하기 위하여 대통령령으로 정하는 바에 따라 제54조에 따른 신의료기술

평가위원회의 심의를 거쳐 신의료기술의 안전성·유효성 등에 관한 평가(이하"신의료기술평가"라 한다)를 하여야 한다.
② 제1항에 따른 신의료기술은 새로 개발된 의료기술로서 보건복지부장관이 안전성·유효성을 평가할 필요성이 있다고 인정하는 것을 말한다.
③ 보건복지부장관은 신의료기술평가의 결과를 국민건강보험법 제64조에 따른 건강보험심사평가원의 장에게 알려야 한다. 이 경우 신의료기술평가의 결과를 보건복지부령으로 정하는 바에 따라 공표할 수 있다.
④ 그 밖에 신의료기술평가의 대상 및 절차 등에 필요한 사항은 보건복지부령으로 정한다.

### 해설

신의료기술 평가제도는 새로운 의료기술이 개발, 도입되는 시점에서 국가가 과학적, 객관적으로 해당 기술의 안정성과 유효성을 평가하여 의과학적으로 입증된 의료기술이 국민에게 사용될 수 있는 여건을 마련함으로써 국민의 건강권을 보호하고 아울러 신의료기술의 발전을 촉진하는 목적으로 2007년 4월 28일 시작되었다. 신의료기술 평가를 통해 국가는 국내 도입 또는 개발되어 사용되는 기술을 합리적으로 관리할 수 있는 기전을 갖게 되었고, 국민은 안심하고 효과적인 의료기술을 이용할 수 있게 되었다. 또한 의료기관은 양질의 의료를 수행할 과학적 근거를 갖게 되었고 의료기술 개발자 입장에서도 개발된 의료기술이 공식적으로 활용될 수 있는 통로가 마련되었다. 그리고 신의료기술 평가결과를 보건복지부장관이 공표하게 되면 누구나 쉽게 필요한 정보를 획득할 수 있으며, 이를 통해 불필요한 의료기술은 사용이 자제되고 효과적인 의료기술은 그 사용이 장려되므로 양질의 의료서비스와 의료자원이 확보되는 효과가 있다.

### [참고] 신의료기술평가 및 요양급여 결정 절차

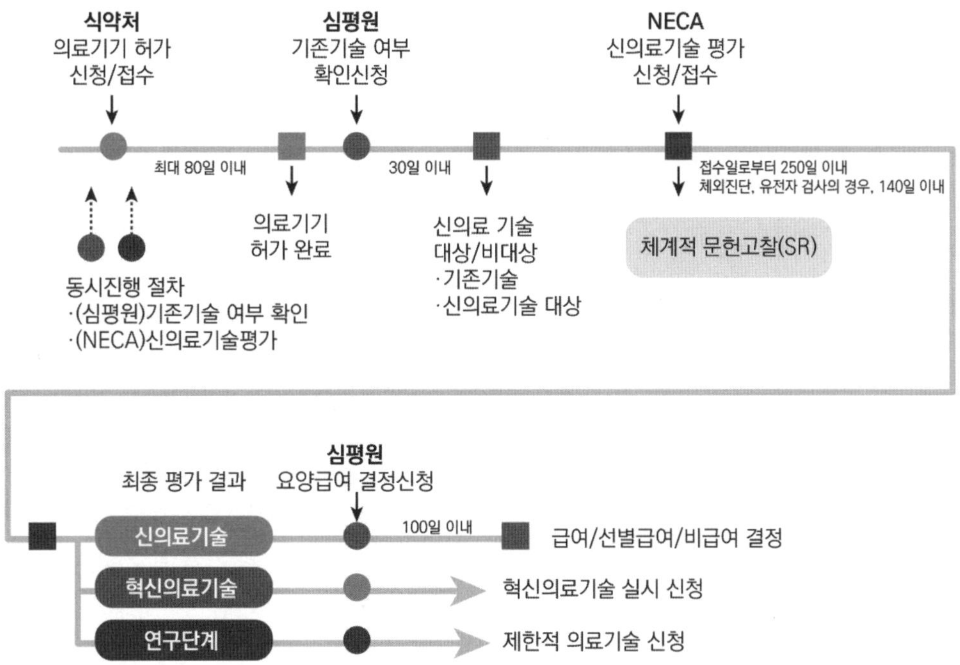

**제54조 【신의료기술평가위원회의 설치 등】** ① 보건복지부장관은 신의료기술평가에 관한 사항을 심의하기 위하여 보건복지부에 신의료기술평가위원회(이하 "위원회"라 한다)를 둔다.

② 위원회는 위원장 1명을 포함하여 20명 이내의 위원으로 구성한다.

③ 위원은 다음 각 호의 자 중에서 보건복지부장관이 위촉하거나 임명한다. 다만, 위원장은 제1호 또는 제2호의 자 중에서 임명한다.

1. 제28조제1항에 따른 의사회 · 치과의사회 · 한의사회에서 각각 추천하는 자
2. 보건의료에 관한 학식이 풍부한 자
3. 소비자단체에서 추천하는 자
4. 변호사의 자격을 가진 자로서 보건의료와 관련된 업무에 5년 이상 종사한 경력이 있는 자
5. 보건의료정책 관련 업무를 담당하고 있는 보건복지부 소속 5급 이상의 공무원

④ 위원장과 위원의 임기는 3년으로 하되, 연임할 수 있다. 다만, 제3항제5호에 따른 공무원의 경우에는 재임기간으로 한다.

⑤ 위원의 자리가 빈 때에는 새로 위원을 임명하고, 새로 임명된 위원의 임기는 임명된 날부터 기산한다.

⑥ 위원회의 심의사항을 전문적으로 검토하기 위하여 위원회에 분야별 전문평가위원회를 둔다.

⑦ 그 밖에 위원회 · 전문평가위원회의 구성 및 운영 등에 필요한 사항은 보건복지부령으로 정한다.

### 해설

이 조는 신의료기술의 안전성 · 유효성에 대한 최종심의의결기구인 신의료기술평가위원회를 보건복지부에 설치하여, 과학적이고 체계적인 방법으로 해당 의료기술에 대한 현존하는 근거를 평가해 보건의료분야의 정책결정자 및 의료인들에게 제공함으로써 합리적인 결정을 내리는데 도움을 주는데 의의가 있다. 이 조와 신의료기술평가에 관한 규칙 제7조의 규정에 의거 신의료기술을 평가할 위원회가 2007년 6월 11일 설치되어 3년의 임기로 활동 중이다. 신의료기술의 평가 절차는 크게 세 단계로 구분된다. 첫 번째 단계는 평가 대상 여부의 결정이다. 새로운 기술을 개발 또는 도입하려는 신청인이 신의료기술평가 신청서를 보건복지부에 제출하면, 신의료기술평가위원회는 신청된 의료기술이 의료시장에 도입될 조건을 갖춘 신의료기술인지 여부와 평가할 필요성이 있는지를 90일 이내에 우선적으로 심의한다. 두 번째는 신의료기술의 안전성·유효성 평가이다. 신의료기술평가위원회에서 평가할 대상기술로 결정되면 정해진 평가 방법에 따라 10인 이내로 구성된 소위원회에서 해당 기술의 안전성 및 유효성을 검토한다. 마지막은 소위원회에서 보고된 검토 결과를 신의료기술평가위원회에서 최종 심의한 후 심의결과를 보건복지부장관에게 보고하는 단계이다. 보건복지부장관은 신의료기술평가위원회의 최종 심의 결과에 대하여 신의료기술의 사용 목적, 사용 대상 및 시술 방법 등을 공표하고 해당 신청자에게도 평가 결과를 통보한다. 신의료기술의 안전성, 유효성 평가는 신청부터 최종 평가 결과 공표까지 280일의 기간 내에서 수행된다. 단, 체외진단검사 또는 유전자검사인 경우에는 140일 이내에 수행되며, 추가적 검토를 필요로 하는 경우 1회에 한하여 140일 범위에서 연장할 수 있다.

**제55조 【자료의 수집 업무 등의 위탁】** 보건복지부장관은 신의료기술평가에 관한 업무를 수행하기 위하여 필요한 경우 보건복지부령으로 정하는 바에 따라 자료 수집·조사 등 평가에 수반되는 업무를 관계 전문기관 또는 단체에 위탁할 수 있다.

# 제 5 장 의료광고

**제56조 【의료광고의 금지 등】** ① 의료기관 개설자, 의료기관의 장 또는 의료인(이하 "의료인등"이라 한다)이 아닌 자는 의료에 관한 광고(의료인등이 신문·잡지·음성·음향·영상·인터넷·인쇄물·간판, 그 밖의 방법에 의하여 의료행위, 의료기관 및 의료인등에 대한 정보를 소비자에게 나타내거나 알리는 행위를 말한다. 이하 "의료광고"라 한다)를 하지 못한다.

② 의료인등은 다음 각 호의 어느 하나에 해당하는 의료광고를 하지 못한다.

1. 제53조에 따른 평가를 받지 아니한 신의료기술에 관한 광고
2. 환자에 관한 치료경험담 등 소비자로 하여금 치료 효과를 오인하게 할 우려가 있는 내용의 광고
3. 거짓된 내용을 표시하는 광고
4. 다른 의료인등의 기능 또는 진료 방법과 비교하는 내용의 광고
5. 다른 의료인등을 비방하는 내용의 광고
6. 수술 장면 등 직접적인 시술행위를 노출하는 내용의 광고
7. 의료인등의 기능, 진료 방법과 관련하여 심각한 부작용 등 중요한 정보를 누락하는 광고
8. 객관적인 사실을 과장하는 내용의 광고
9. 법적 근거가 없는 자격이나 명칭을 표방하는 내용의 광고
10. 신문, 방송, 잡지 등을 이용하여 기사 또는 전문가의 의견 형태로 표현되는 광고
11. 제57조에 따른 심의를 받지 아니하거나 심의받은 내용과 다른 내용의 광고
12. 제27조제3항에 따라 외국인환자를 유치하기 위한 국내광고
13. 소비자를 속이거나 소비자로 하여금 잘못 알게 할 우려가 있는 방법으로 제45조에 따른 비급여 진료비용을 할인하거나 면제하는 내용의 광고
14. 각종 상장·감사장 등을 이용하는 광고 또는 인증·보증·추천을 받았다는 내용을 사용하거나 이와 유사한 내용을 표현하는 광고. 다만, 다음 각 목의 어느 하나에 해당하는 경우는 제외한다.

가. 제58조에 따른 의료기관 인증을 표시한 광고

나. 정부조직법 제2조부터 제4조까지의 규정에 따른 중앙행정기관·특별지방행정기관 및 그 부속기관, 지방자치법 제2조에 따른 지방자치단체 또는 공공기관의 운영에 관한 법률 제4조에 따른 공공기관으로부터 받은 인증·보증을 표시한 광고

다. 다른 법령에 따라 받은 인증·보증을 표시한 광고

라. 세계보건기구와 협력을 맺은 국제평가기구로부터 받은 인증을 표시한 광고 등 대통령령으로 정하는 광고

15. 그 밖에 의료광고의 방법 또는 내용이 국민의 보건과 건전한 의료경쟁의 질서를 해치거나 소비자에게 피해를 줄 우려가 있는 것으로서 대통령령으로 정하는 내용의 광고

③ 의료광고는 다음 각 호의 방법으로는 하지 못한다.

1. 방송법 제2조제1호의 방송
2. 그 밖에 국민의 보건과 건전한 의료경쟁의 질서를 유지하기 위하여 제한할 필요가 있는 경우로서 대통령령으로 정하는 방법

④ 제2항에 따라 금지되는 의료광고의 구체적인 내용 등 의료광고에 관하여 필요한 사항은 대통령령으로 정한다.

⑤ 보건복지부장관, 시장·군수·구청장은 제2항제2호부터 제5호까지 및 제7호부터 제9호까지를 위반한 의료인등에 대하여 제63조, 제64조 및 제67조에 따른 처분을 하려는 경우에는 지체 없이 그 내용을 공정거래위원회에 통보하여야 한다.

[벌칙] ①, ②, ③항 위반 : 89(1년 이하의 징역이나 1천만원 이하의 벌금)

### [참고] 방송법 제2조제1호

**제2조(용어의 정의)** 이 법에서 사용하는 용어의 정의는 다음과 같다.

1. "방송"이라 함은 방송프로그램을 기획·편성 또는 제작하여 이를 공중(개별계약에 의한 수신자를 포함하며, 이하 "시청자"라 한다)에게 전기통신설비에 의하여 송신하는 것으로서 다음 각 목의 것을 말한다.

가. 텔레비전방송 : 정지 또는 이동하는 사물의 순간적 영상과 이에 따르는 음성·음향 등으로 이루어진 방송프로그램을 송신하는 방송

나. 라디오방송 : 음성·음향 등으로 이루어진 방송프로그램을 송신하는 방송

다. 데이터방송 : 방송사업자의 채널을 이용하여 데이터(문자·숫자·도형·도표·이미지 그 밖의 정보체계를 말한다)를 위주로 하여 이에 따르는 영상·음성·음향 및 이들의 조합으로 이루어진 방송프로그램을 송신하는 방송(인터넷 등 통신망을 통하여 제공하거나 매개하는 경우를 제외한다. 이하 같다)

라. 이동멀티미디어방송 : 이동 중 수신을 주목적으로 다채널을 이용하여 텔레비전방송·라디오방송 및 데이터방송을 복합적으로 송신하는 방송

[영] 제23조 (의료광고의 금지 기준) ① 법 제56조 제2항에 따라 금지되는 의료광고의 구체적인 기준은 다음 각 호와 같다.

1. 법 제53조에 따른 신의료기술평가를 받지 아니한 신의료기술에 관하여 광고하는 것
2. 특정 의료기관·의료인의 기능 또는 진료 방법이 질병 치료에 반드시 효과가 있다고 표현하거나 환자의 치료경험담이나 6개월 이하의 임상경력을 광고하는 것
3. 의료인, 의료기관, 의료서비스 및 의료 관련 각종 사항에 대하여 객관적인 사실과 다른 내용 등 거짓된 내용을 광고하는 것
4. 특정 의료기관 개설자, 의료기관의 장 또는 의료인(이하 "의료인등"이라 한다)이 수행하거나 광고하는 기능 또는 진료 방법이 다른 의료인등의 것과 비교하여 우수하거나 효과가 있다는 내용으로 광고하는 것
5. 다른 의료인등을 비방할 목적으로 해당 의료인등이 수행하거나 광고하는 기능 또는 진료 방법에 관하여 불리한 사실을 광고하는 것
6. 의료인이 환자를 수술하는 장면이나 환자의 환부 등을 촬영한 동영상·사진으로서 일반인에게 혐오감을 일으키는 것을 게재하여 광고하는 것
7. 의료인등의 의료행위나 진료 방법 등을 광고하면서 예견할 수 있는 환자의 안전에 심각한 위해를 끼칠 우려가 있는 부작용 등 중요 정보를 빠뜨리거나 글씨 크기를 작게 하는 등의 방법으로 눈에 잘 띄지 않게 광고하는 것
8. 의료인, 의료기관, 의료서비스 및 의료 관련 각종 사항에 대하여 객관적인 사실을 과장하는 내용으로 광고하는 것
9. 법적 근거가 없는 자격이나 명칭을 표방하는 내용을 광고하는 것
10. 특정 의료기관·의료인의 기능 또는 진료 방법에 관한 기사나 전문가의 의견을 신문 등의 진흥에 관한 법률 제2조에 따른 신문·인터넷신문 또는 잡지 등 정기간행물의 진흥에 관한 법률에 따른 정기간행물이나 방송법 제2조제1호에 따른 방송에 싣거나 방송하면서 특정 의료기관·의료인의 연락처나 약도 등의 정보도 함께 싣거나 방송하여 광고하는 것
11. 법 제57조제1항에 따라 심의 대상이 되는 의료광고를 심의를 받지 아니하고 광고하거나 심의 받은 내용과 다르게 광고하는 것
12. 외국인환자를 유치할 목적으로 법 제27조 제3항에 따른 행위를 하기 위하여 국내광고 하는 것
13. 법 제45조에 따른 비급여 진료비용의 할인·면제 금액, 대상, 기간이나 범위 또는 할인·면제 이전의 비급여 진료비용에 대하여 허위 또는 불명확한 내용이나 정보

등을 게재하여 광고하는 것

14. 각종 상장 · 감사장 등을 이용하여 광고하는 것 또는 인증 · 보증 · 추천을 받았다는 내용을 사용하거나 이와 유사한 내용을 표현하여 광고하는 것. 다만, 법 제56조 제2항 제14호 각 목의 어느 하나에 해당하는 경우는 제외한다.

② 법 제56조 제2항 제14호 라목에서 "세계보건기구와 협력을 맺은 국제평가기구로부터 받은 인증을 표시한 광고 등 대통령령으로 정하는 광고"란 다음 각 호의 어느 하나에 해당하는 광고를 말한다.

1. 세계보건기구와 협력을 맺은 국제평가기구로부터 받은 인증을 표시한 광고
2. 국제의료질관리학회(The International Society for Quality in Health Care)로부터 인증을 받은 각국의 인증기구의 인증을 표시한 광고

③ 보건복지부장관은 의료인등 자신이 운영하는 인터넷 홈페이지에 의료광고를 하는 경우에 제1항에 따라 금지되는 의료광고의 세부적인 기준을 정하여 고시할 수 있다.

### 해설

이 조는 영리를 목적으로 하는 상행위와는 달리 공익성을 그 주된 성질로 하는 의료업무에 관하여는 그 광고에 있어서 일정한 제한을 가하는 데에 그 근본취지가 있다. 따라서 국민을 현혹케 하거나 의료인 스스로 지나친 경쟁의식을 유발시켜 품위를 실추시키는 의료광고는 적절하지 않은 바, 이에 따라 이 조는 의료관계자(의료법인 · 의료기관 · 의료인)들에게 허위 · 과대광고를 금지하는 동시에 의료광고의 구체적인 기준 등 의료광고에 관하여 필요한 사항은 대통령령으로 정하고 보건복지부령이 정하는 범위 안에서만 할 수 있도록 규정하고 있다. 최근 의료광고금지에 관한 규정에 대한 위헌결정(2003헌가3 2005. 10. 27.)에 따라 해당 조항의 효력이 상실하게 되어 의료광고를 제한하는 규정을 헌법재판소의 판결취지에 부합하도록 보완하기 위하여 의료법인 · 의료기관 또는 의료인은 제45조의3에 따라 평가되지 아니한 신의료기술에 관한 광고, 치료 효과를 보장하거나 암시하여 소비자를 현혹할 우려가 있는 내용의 광고, 다른 의료기관 · 의료인의 기능 또는 진료방법과 비교하는 내용의 광고, 다른 의료법인 · 의료기관 또는 의료인을 비방하는 내용의 광고, 수술장면 등 직접적인 시술행위를 노출하는 내용의 광고 등을 하지 못하도록 하였다(제46조), 또한 의료법인 · 의료기관 · 의료인이 의료광고를 하려는 때에는 미리 광고내용 및 방법 등에 대하여 보건복지부장관의 심의를 받도록 하고, 보건복지부장관은 의료광고의 심의에 관한 업무를 의사회 등에 위탁할 수 있도록 하였다(법 제46조의2). 따라서 이 조의 ①, ②, ③, ④항 위반하면 1년 이하의 징역이나 1천만원 이하의 벌금에 처하게 되며(제89조), 또한 보건복지부장관 또는 시장 · 군수 · 구청장은 이 조에 위반한 의료기관에 대하여 의료업무를 정지하거나 개설허가를 취소할 수 있다(제64조). 이에 따라 의료업정지처분을 받은 자는 당해 업무 정지기간 중에는 의료기관을 개설 · 운영하지 못한다.

### 대법원 2009. 2. 26. 선고, 2006도9311, 판결

**판례** ⊘ 판시사항

[1] 구 의료법 제46조 제1항에 정한 '허위 · 과대 광고'의 의미

[2] 한의원의 인터넷 홈페이지에 국내 최초, 국내 최상품, 대표적 등의 문구를 사용한 광고를 게재한 사안에서, 과대광고에 해당한다고 한 사례

[3] 의료기관이 명칭을 사용할 때 그 고유명칭에 종별 명칭과 혼동할 우려가 있는 명칭을 사용함으로써 구 의료법 제35조 제2항을 위반한 행위를 처벌할 수 있는지 여부(소극)

◎ 판결요지

[1] 구 의료법은 "의료법인・의료기관 또는 의료인은 의료업무 또는 의료인의 경력에 관하여 허위 또는 과대한 광고를 하지 못한다"고 규정하고 있다. 여기서 '허위 또는 과대한 광고'라 함은 진실이 아니거나 실제보다 지나치게 부풀려진 내용을 담고 있어 의료지식이 부족한 일반인으로 하여금 오인・혼동하게 할 염려가 있는 광고를 의미한다.

[2] 한의원의 인터넷 홈페이지에 국내 최초, 국내 최상품, 대표적 등의 문구를 사용한 광고를 게재한 사안에서, 구 의료법(2007. 1. 3. 개정되기 전의 것) 제46조제1항에서 금지하는 과대광고에 해당한다고 한 사례

[3] 구 의료법 제35조제1항에서 "의료기관은 의료기관의 종별에 따르는 명칭 외의 명칭을 사용하지 못한다."고 한 다음, 제69조에서 이를 위반한 행위를 처벌하도록 규정하고 있다. 그런데 제35조제2항에서는 "의료기관의 명칭표시에 관하여 필요한 사항은 보건복지부령으로 정한다."고 하고, 구 의료법 시행규칙 제29조제1항에서 "의료기관의 명칭표시에 있어서는 의료기관의 종별에 따르는 명칭 위에 고유명칭을 붙인다. 이 경우 그 고유명칭은 의료기관의 종별 명칭과 혼동할 우려가 있거나 특정 진료과목 또는 질병명과 유사한 명칭을 사용하지 못한다."고 규정하면서, 이를 위반한 행위에 대하여는 구 의료법 제50조 제51조 제1항 제6호에서 그에 대한 시정명령 및 불응시의 행정처분에 대하여만 규정하고 있을 뿐, 별도의 처벌규정을 두고 있지 않다. 이와 같은 규정내용 및 조문체계를 종합하면, 의료기관의 명칭에 있어서는 종별 명칭 이외의 명칭을 사용함으로써 구 의료법 제35조 제1항을 위반한 행위만이 처벌 가능하고, 그 고유명칭에 종별 명칭과 혼동할 우려가 있는 명칭을 사용함으로써 같은 조 제2항을 위반한 행위는 처벌할 수 없다.

**제57조 【의료광고의 심의】** ① 의료인등이 다음 각 호의 어느 하나에 해당하는 매체를 이용하여 의료광고를 하려는 경우 미리 의료광고가 제56조제1항부터 제3항까지의 규정에 위반되는지 여부에 관하여 제2항에 따른 기관 또는 단체의 심의를 받아야 한다.

1. 신문 등의 진흥에 관한 법률 제2조에 따른 신문・인터넷신문 또는 잡지 등 정기간행물의 진흥에 관한 법률 제2조에 따른 정기간행물
2. 옥외광고물 등의 관리와 옥외광고산업 진흥에 관한 법률 제2조제1호에 따른 옥외광고물 중 현수막, 벽보, 전단 및 교통시설・교통수단에 표시(교통수단 내부에 표시되거나 영상・음성・음향 및 이들의 조합으로 이루어지는 광고를 포함한다)되는 것
3. 전광판
4. 대통령령으로 정하는 인터넷 매체[이동통신단말장치에서 사용되는 애플리케이션(Application)을 포함한다]
5. 그 밖에 매체의 성질, 영향력 등을 고려하여 대통령령으로 정하는 광고매체

② 다음 각 호의 기관 또는 단체는 대통령령으로 정하는 바에 따라 자율심의를 위한 조직 등을 갖추어 보건복지부장관에게 신고한 후 의료광고 심의 업무를 수행할 수 있다.

1. 제28조제1항에 따른 의사회・치과의사회・한의사회

2. 소비자기본법 제29조에 따라 등록한 소비자단체로서 대통령령으로 정하는 기준을 충족하는 단체

③ 의료인등은 제1항에도 불구하고 다음 각 호의 사항으로만 구성된 의료광고에 대해서는 제2항에 따라 보건복지부장관에게 신고한 기관 또는 단체(이하 "자율심의기구"라 한다)의 심의를 받지 아니할 수 있다.

1. 의료기관의 명칭 · 소재지 · 전화번호
2. 의료기관이 설치 · 운영하는 진료과목(제43조제5항에 따른 진료과목을 말한다)
3. 의료기관에 소속된 의료인의 성명 · 성별 및 면허의 종류
4. 그 밖에 대통령령으로 정하는 사항

④ 자율심의기구는 제1항에 따른 심의를 할 때 적용하는 심의 기준을 상호 협의하여 마련하여야 한다.

⑤ 의료광고 심의를 받으려는 자는 자율심의기구가 정하는 수수료를 내야 한다.

⑥ 제2항제1호에 따른 자율심의기구가 수행하는 의료광고 심의 업무 및 이와 관련된 업무의 수행에 관하여는 제29조제3항, 제30조제1항, 제32조, 제83조제1항 및 민법 제37조를 적용하지 아니하며, 제2항제2호에 따른 자율심의기구가 수행하는 의료광고 심의 업무 및 이와 관련된 업무의 수행에 관하여는 민법 제37조를 적용하지 아니한다.

⑦ 자율심의기구는 의료광고 제도 및 법령의 개선에 관하여 보건복지부장관에게 의견을 제시할 수 있다.

⑧ 제1항에 따른 심의의 유효기간은 심의를 신청하여 승인을 받은 날부터 3년으로 한다.

⑨ 의료인등이 제8항에 따른 유효기간의 만료 후 계속하여 의료광고를 하려는 경우에는 유효기간 만료 6개월 전에 자율심의기구에 의료광고 심의를 신청하여야 한다.

⑩ 제1항부터 제9항까지의 규정에서 정한 것 외에 자율심의기구의 구성 · 운영 및 심의에 필요한 사항은 자율심의기구가 정한다.

⑪ 자율심의기구는 제1항 및 제4항에 따른 심의 관련 업무를 수행할 때에는 제56조제1항부터 제3항까지의 규정에 따라 공정하고 투명하게 하여야 한다.

**[영] 제24조 (의료광고의 심의)** ① 법 제57조제1항제4호에서 "대통령령으로 정하는 인터넷 매체"란 다음 각 호의 매체를 말한다.

1. 신문 등의 진흥에 관한 법률 제2조제5호에 따른 인터넷뉴스서비스
2. 방송법 제2조제3호에 따른 방송사업자가 운영하는 인터넷 홈페이지
3. 방송법 제2조제3호에 따른 방송사업자의 방송프로그램을 주된 서비스로 하여 '방송', 'TV' 또는 '라디오' 등의 명칭을 사용하면서 인터넷을 통하여 제공하는 인터

넷 매체

4. 정보통신망 이용촉진 및 정보보호 등에 관한 법률 제2조제1항제3호에 따른 정보통신서비스 제공자 중 전년도 말 기준 직전 3개월 간 일일 평균 이용자 수가 10만명 이상인 자가 운영하는 인터넷 매체

② 법 제57조 제1항 제5호에서 "대통령령으로 정하는 광고매체"란 전년도 말 기준 직전 3개월 간 일일 평균 이용자 수가 10만명 이상인 사회 관계망 서비스(Social Network Service)를 제공하는 광고매체를 말한다.

③ 법 제57조 제2항 각 호에 따른 기관 또는 단체는 자율심의를 위하여 다음 각 호의 조직 등을 모두 갖추어야 한다.

1. 법 제57조 및 제57조의3에 따른 의료광고의 심의 및 모니터링에 관한 업무를 처리할 수 있는 1개 이상의 전담부서와 3명 이상의 상근인력(의료 또는 광고 관련 학식과 경험이 풍부한 사람이 포함되어야 한다)
2. 법 제57조 및 제57조의3에 따른 의료광고의 심의 및 모니터링에 관한 업무를 처리할 수 있는 전산장비와 사무실

④ 법 제57조 제2항 제2호에서 "대통령령으로 정하는 기준을 충족하는 단체"란 다음 각 호의 기준을 모두 갖춘 소비자단체를 말한다.

1. 소비자기본법 제29조에 따라 공정거래위원회에 등록할 것
2. 단체의 설립 목적 및 업무범위에 의료 또는 광고 관련 내용을 포함할 것

⑤ 법 제57조 제2항에 따라 신고하려는 기관 또는 단체는 보건복지부령으로 정하는 신고서 및 관계 서류를 보건복지부장관에게 제출하여야 한다.

⑥ 보건복지부장관은 제5항에 따라 제출받은 신고 현황을 보건복지부 인터넷 홈페이지에 공개하여야 한다.

⑦ 법 제57조 제3항 제4호에서 "대통령령으로 정하는 사항"이란 다음 각 호의 사항을 말한다.

1. 의료기관 개설자 및 개설연도
2. 의료기관의 인터넷 홈페이지 주소
3. 의료기관의 진료일 및 진료시간
4. 의료기관이 법 제3조의5 제1항에 따라 전문병원으로 지정받은 사실
5. 의료기관이 법 제58조 제1항에 따라 의료기관 인증을 받은 사실
6. 의료기관 개설자 또는 소속 의료인이 법 제77조 제1항에 따라 전문의 자격을 인정받은 사실 및 그 전문과목

### 해설

이 조는 공익성을 그 주된 성질로 하는 의료업무의 특성상 의료인등이 신문 · 정기간행물, 옥외광고물 등의 관리와 옥외광고산업 진흥에 관한 법률 제2조제1호에 따른 옥외광고물 중 현수막, 벽보, 전단 및

교통시설 · 교통수단에 표시되는 것, 전광판, 대통령령으로 정하는 인터넷 매체 ,그 밖에 매체의 성질, 영향력 등을 고려하여 대통령령으로 정하는 광고매체를 이용하여 의료광고를 하려는 때에는 미리 광고 내용 및 방법 등에 대하여 보건복지부장관의 심의를 받도록 하고 심의대상 및 기준 그 밖에 심의에 관하여 필요한 사항은 대통령령으로 정하도록 하였다. 그간 보건복지부장관은 의료광고의 심의에 관한 업무를 의사회 등에 위탁할 수 있도록 하였으나 보건복지부장관의 위탁을 받은 의사회 등이 수행하는 의료광고의 사전 심의제도에 관한 의료법 규정은 사전검열금지원칙에 위배되어 위헌이라는 헌법재판소 결정에 따라, 행정기관이 아닌 독립된 민간자율심의기구에서 의료광고에 대한 사전 심의가 이루어 질 수 있도록 제도를 개선하고, 불법 의료광고에 대해서는 보건복지부장관 등이 위반사실의 공표, 정정광고 명령 등 필요한 조치를 취할 수 있도록 하는 등의 내용으로 의료법이 개정(법률 제15540호, 2018. 3. 27. 공포, 9. 28. 시행)됨에 따라, 전년도 말 기준 직전 3개월 간 일일 평균 이용자 수가 10만 명 이상인 사회 관계망 서비스(Social Network Service)를 제공하는 광고매체를 새로이 의료광고 자율심의 대상으로 추가하고(제24조 제2항). 의사회 등의 기관 또는 소비자단체는 의료광고 자율심의를 위하여 의료광고의 심의 등에 관한 업무를 처리할 수 있는 1개 이상의 전담부서와 의료 또는 광고 관련 학식과 경험이 풍부한 사람을 포함한 3명 이상의 상근인력 및 전산장비와 사무실을 모두 갖추도록 하였다(제24조제3항). 의료광고 자율심의의 업무를 수행할 수 있는 소비자단체는 공정거래위원회에 등록하고, 그 설립 목적 및 업무범위에 의료 또는 광고 관련 내용을 포함한 단체로 신설하고(제24조제4항), 보건복지부장관 또는 시장 · 군수 · 구청장은 의료인 등에 대하여 위반사실의 공표 또는 정정광고를 명할 때에는 위반행위의 내용 및 정도, 위반행위의 기간 및 횟수 등을 고려하여 공표 또는 정정광고의 내용, 횟수, 크기 및 매체 등을 정하여 명하되, 의료광고 민간 자율심의기구가 운영하는 심의위원회와 협의하여 정할 수 있도록 하였다(제31조의7).

**제57조의2【의료광고에 관한 심의위원회】** ① 자율심의기구는 의료광고를 심의하기 위하여 제2항 각 호의 구분에 따른 심의위원회(이하 이 조에서 "심의위원회"라 한다)를 설치 · 운영하여야 한다.

② 심의위원회의 종류와 심의 대상은 다음 각 호와 같다.〈개정 2020. 3. 4〉

1. 의료광고심의위원회 : 의사, 의원, 의원의 개설자, 병원, 병원의 개설자, 요양병원(한의사가 개설한 경우는 제외한다), 요양병원의 개설자, 정신병원, 정신병원의 개설자, 종합병원(치과는 제외한다. 이하 이 호에서 같다), 종합병원의 개설자, 조산사, 조산원, 조산원의 개설자가 하는 의료광고의 심의
2. 치과의료광고심의위원회 : 치과의사, 치과의원, 치과의원의 개설자, 치과병원, 치과병원의 개설자, 종합병원(치과만 해당한다. 이하 이 호에서 같다), 종합병원의 개설자가 하는 의료광고의 심의
3. 한방의료광고심의위원회 : 한의사, 한의원, 한의원의 개설자, 한방병원, 한방병원의 개설자, 요양병원(한의사가 개설한 경우만 해당한다. 이하 이 호에서 같다), 요양병원의 개설자가 하는 의료광고의 심의

③ 제57조제2항제1호에 따른 자율심의기구 중 의사회는 제2항제1호에 따른 심의위원회만, 치과의사회는 같은 항 제2호에 따른 심의위원회만, 한의사회는 같은 항 제3호에 따른 심의위원회만 설치 · 운영하고, 제57조제2항제2호에 따른 자율심의기구는 제2항 각 호의 어느 하나에 해당하는 심의위원회만 설치 · 운영할 수 있다.

④ 심의위원회는 위원장 1명과 부위원장 1명을 포함하여 15명 이상 25명 이하의 위원으로 구성한다. 이 경우 제2항 각 호의 심의위원회 종류별로 다음 각 호의 구분에 따라 구성하여야 한다.

1. 의료광고심의위원회 : 제5항제2호부터 제9호까지의 사람을 각각 1명 이상 포함하되, 같은 항 제4호부터 제9호까지의 사람이 전체 위원의 3분의 1 이상이 되도록 구성하여야 한다.
2. 치과의료광고심의위원회 : 제5항제1호 및 제3호부터 제9호까지의 사람을 각각 1명 이상 포함하되, 같은 항 제4호부터 제9호까지의 사람이 전체 위원의 3분의 1 이상이 되도록 구성하여야 한다.
3. 한방의료광고심의위원회 : 제5항제1호 · 제2호 및 제4호부터 제9호까지의 사람을 각각 1명 이상 포함하되, 같은 항 제4호부터 제9호까지의 사람이 전체 위원의 3분의 1 이상이 되도록 구성하여야 한다.

⑤ 심의위원회 위원은 다음 각 호의 어느 하나에 해당하는 사람 중에서 자율심의기구의 장이 위촉한다.

1. 의사
2. 치과의사
3. 한의사
4. 약사법 제2조제2호에 따른 약사
5. 소비자기본법 제2조제3호에 따른 소비자단체의 장이 추천하는 사람
6. 변호사법 제7조제1항에 따라 같은 법 제78조에 따른 대한변호사협회에 등록한 변호사로서 대한변호사협회의 장이 추천하는 사람
7. 민법 제32조에 따라 설립된 법인 중 여성의 사회참여 확대 및 복지 증진을 주된 목적으로 설립된 법인의 장이 추천하는 사람
8. 비영리민간단체 지원법 제4조에 따라 등록된 단체로서 환자의 권익 보호를 주된 목적으로 하는 단체의 장이 추천하는 사람
9. 그 밖에 보건의료 또는 의료광고에 관한 학식과 경험이 풍부한 사람

⑥ 제1항부터 제5항까지의 규정에서 정한 것 외에 심의위원회의 구성 및 운영에 필요한 사항은 자율심의기구가 정한다.

[규칙] 제61조의2 (자율심의기구 신고) ① 법 제57조제2항제1호에 따른 의사회 · 치과의사회 · 한의사회가 법 제57조제2항 및 영 제24조제5항에 따라 신고하려는 경우에는 별지 제23호의2서식의 의료광고 자율심의기구 신고서에 다음 각 호의 서류를 첨부하여 보건복지부장관에게 제출하여야 한다.

1. 영 제24조제3항제1호에 따른 전담부서와 상근인력 현황

2. 영 제24조제3항제2호에 따른 전산장비와 사무실 현황

② 법 제57조제2항제2호의 단체가 법 제57조제2항 및 영 제24조제5항에 따라 신고하려는 경우에는 별지 제23호의2서식의 의료광고 자율심의기구 신고서에 다음 각 호의 서류를 첨부하여 보건복지부장관에게 제출하여야 한다.

1. 제1항 각 호의 서류
2. 소비자기본법 제29조에 따라 공정거래위원회에 등록한 소비자단체의 등록증 사본
3. 소비자단체의 정관 사본

[규칙] 제61조의3 (의료광고 모니터링) 자율심의기구(법 제57조제2항에 따라 보건복지부장관에게 신고한 기관 또는 단체를 말한다)는 법 제57조의3에 따라 의료광고가 법 제56조제1항부터 제3항까지의 규정을 준수하는지 여부에 관한 모니터링 결과를 매 분기별로 분기가 끝난 후 30일 이내에 보건복지부장관에게 제출하여야 한다.

**제57조의3【의료광고 모니터링】** 자율심의기구는 의료광고가 제56조제1항부터 제3항까지의 규정을 준수하는지 여부에 관하여 모니터링하고, 보건복지부령으로 정하는 바에 따라 모니터링 결과를 보건복지부장관에게 제출하여야 한다.

# 제 6 장 감 독

**제58조【의료기관 인증】** ① 보건복지부장관은 의료의 질과 환자 안전의 수준을 높이기 위하여 병원급 의료기관 및 대통령령으로 정하는 의료기관에 대한 인증(이하 "의료기관 인증"이라 한다)을 할 수 있다.

② 보건복지부장관은 대통령령으로 정하는 바에 따라 의료기관 인증에 관한 업무를 제58조의11에 따른 의료기관평가인증원에 위탁할 수 있다.

③ 보건복지부장관은 다른 법률에 따라 의료기관을 대상으로 실시하는 평가를 통합하여 제58조의11에 따른 의료기관평가인증원으로 하여금 시행하도록 할 수 있다.

[영] 제28조 (의료기관 인증의 대상) ① 법 제58조제1항에서 "대통령령으로 정하는 의료기관"이란 다음 각 호의 어느 하나에 해당하는 의료기관을 말한다.

1. 의료 해외진출 및 외국인환자 유치 지원에 관한 법률 제6조제1항에 따라 등록한

의료기관

2. 호스피스·완화의료 및 임종과정에 있는 환자의 연명의료결정에 관한 법률 제25조 제1항에 따른 호스피스전문기관

**[영] 제29조 (의료기관 인증업무의 위탁)** ① 법 제58조 제2항에 따라 보건복지부장관은 법 제58조의11에 따른 의료기관평가인증원(이하 이 조에서 "인증원"이라 한다)에 다음 각 호의 업무를 위탁한다.

1. 법 제58조의3 제1항에 따른 인증기준 개발
2. 법 제58조의3제4항에 따른 조건부인증을 받은 의료기관에 대한 재인증
3. 법 제58조의4제1항부터 제3항까지의 규정에 따른 인증신청의 접수
4. 법 제58조의4제4항 전단에 따른 인증기준의 적합 여부 평가
5. 법 제58조의4제5항에 따른 평가 결과와 인증등급의 통보
6. 법 제58조의5에 따른 이의신청의 접수 및 처리 결과의 통보
7. 법 제58조의6제1항에 따른 인증서 교부
8. 법 제58조의7제1항에 따른 인증을 받은 의료기관의 인증기준, 인증 유효기간 및 법 제58조의3제2항에 따라 평가한 결과 등의 인터넷 홈페이지 등에의 공표
9. 법 제58조의7제2항제3호에 따른 교육 및 컨설팅 지원
10. 법 제58조의9에 따른 의료기관 인증의 사후관리

② 인증원의 장은 위탁받은 업무의 처리 내용을 보건복지부령으로 정하는 바에 따라 보건복지부장관에게 보고하여야 한다.

**[규칙] 제62조 (수탁사업 실적 보고)** ① 법 제58조제2항 및 영 제29조제1항에 따라 업무를 위탁받은 인증전담기관(이하 "인증전담기관"이라 한다)의 장은 영 제29조제2항에 따라 인증신청 접수·평가결과 등 인증업무의 처리 내용을 별지 제23호의3서식에 따라, 이의신청 처리결과에 관한 내용을 별지 제23호의4서식에 따라 매 분기마다 보건복지부장관에게 보고하여야 한다.

② 영 제29조제2항에 따라 인증전담기관의 장은 법 제58조의3제2항 및 제4항에 따른 의료기관별 인증기준의 충족 여부에 대한 평가결과와 인증등급을 지체 없이 보건복지부장관에게 보고하여야 한다.

### 해설

국내 의료기관 평가제도는 우리나라 보건의료 전반의 문제점을 검토하고 개혁과제를 도출하기 위해 운영된 의료보장개혁위원회의 제안으로 2004년부터 본격 도입되었었다. 주로 종합병원 이상을 대상으로 강제평가방식으로 운영된 동 제도는 의료서비스에 대한 의료기관의 관심 제고, 서비스 수준 향상, 임상 질 지표 도입 등 일부 긍정적인 성과를 달성하였다. 그러나 언론, 소비자단체, 의료기관 등을 통해 평

가서열화에 따른 병원 간 과잉경쟁 유발, 전담조직이나 전담 전문인력 부재에 따른 평가의 전문성 및 객관성 미흡, 구조적 측면 평가로 인한 불필요한 비용 부담 발생, 강제평가로 인한 의료기관의 자발적 질 향상 동기 부재 등 문제점이 지속적으로 제기되었다. 따라서 정부는 의료기관평가의 문제점을 개선하고 의료기관의 자발적이고 지속적인 질 향상을 유도하기 위해 2008년 '의료기관인증제'를 국정과제로 선정하였으며, 운영 실태 점검, 정부업무평가위원회의 심의를 거쳐 개선방안을 마련하고 다양한 이해관계자가 참여하는 '의료기관평가 인증추진위원회'를 운영하여 의료기관 인증제로 전환을 추진하였다. 또한, 2010년 7월, 의료법 개정(2010. 07. 23, 법률 제10387호)을 통하여 의료기관 인증제 시행의 법적 근거를 마련하고, 2010년 10월에 인증전담기관인 의료기관평가인증원을 설립하였으며, 2011년 1월 24일부터 의료기관의 자율 신청에 의한 의료기관인증제도가 시행되었다. 의료기관인증제를 통해 의료기관의 자발적 질 향상 노력을 유도하여 환자 안전 수준 제고와 의료서비스의 질 향상을 도모할 수 있게 되며, 인터넷을 통해 인증 결과를 공표하여 소비자의알 권리를 충족시킬 수 있다. 이를 통해 국민들(소비자)은 의료기관 이용 시 인증 받은 의료기관을 선택할 수 있고, 환자의 안전이 보장되는 양질의 의료서비스를 제공받을 수 있게 되어 의료기관 이용 만족도가 향상될 것으로 기대된다. 또한, 인증을 받은 의료기관은 매년 자체적인 질 관리를 수행하여 보고함으로써 전반적인 의료서비스의 질 향상 뿐만 아니라, 인증마크를 활용한 홍보 등을 통해 경쟁력을 확보할 수 있게 된다.

**제58조의2 【의료기관인증위원회】** ① 보건복지부장관은 의료기관 인증에 관한 주요 정책을 심의하기 위하여 보건복지부장관 소속으로 의료기관인증위원회(이하 이 조에서 "위원회"라 한다)를 둔다.

② 위원회는 위원장 1명을 포함한 15인 이내의 위원으로 구성한다.

③ 위원회의 위원장은 보건복지부차관으로 하고, 위원회의 위원은 다음 각 호의 사람 중에서 보건복지부장관이 임명 또는 위촉한다.

1. 제28조에 따른 의료인 단체 및 제52조에 따른 의료기관단체에서 추천하는 자
2. 노동계, 시민단체(비영리민간단체지원법 제2조에 따른 비영리민간단체를 말한다), 소비자단체(소비자기본법 제29조에 따른 소비자단체를 말한다)에서 추천하는 자
3. 보건의료에 관한 학식과 경험이 풍부한 자
4. 시설물 안전진단에 관한 학식과 경험이 풍부한 자
5. 보건복지부 소속 3급 이상 공무원 또는 고위공무원단에 속하는 공무원

④ 위원회는 다음 각 호의 사항을 심의한다.

1. 인증기준 및 인증의 공표를 포함한 의료기관 인증과 관련된 주요 정책에 관한 사항
2. 제58조제3항에 따른 의료기관 대상 평가제도 통합에 관한 사항
3. 제58조의7제2항에 따른 의료기관 인증 활용에 관한 사항
4. 그 밖에 위원장이 심의에 부치는 사항

⑤ 위원회의 구성 및 운영, 그 밖에 필요한 사항은 대통령령으로 정한다.

[영] 제30조 (의료기관인증위원회의 구성) 법 제58조의2제1항에 따른 의료기관인증위원회(이하 "인증위원회"라 한다)의 위원은 다음 각 호의 구분에 따라 보건복지부장관이 임명하거나 위촉한다.

1. 법 제28조에 따른 의료인 단체 및 법 제52조에 따른 의료기관단체에서 추천하는 사람 5명
2. 노동계, 시민단체(비영리민간단체지원법 제2조에 따른 비영리민간단체를 말한다), 소비자단체(소비자기본법 제29조에 따른 소비자단체를 말한다)에서 추천하는 사람 5명
3. 보건의료 또는 의료기관 시설물 안전진단에 관한 학식과 경험이 풍부한 사람 3명
4. 보건복지부 소속 3급 이상 공무원 또는 고위공무원단에 속하는 공무원 1명

[영] 제31조 (위원의 임기) ① 제30조제1호부터 제3호까지의 위원의 임기는 2년으로 한다.
② 위원의 사임 등으로 새로 위촉된 위원의 임기는 전임 위원 임기의 남은 기간으로 한다.

[영] 제31조의2 (인증위원회 위원의 해임 및 해촉) 보건복지부장관은 인증위원회 위원이 다음 각 호의 어느 하나에 해당하는 경우에는 해당 위원을 해임하거나 해촉할 수 있다.

1. 심신장애로 인하여 직무를 수행할 수 없게 된 경우
2. 직무와 관련된 비위사실이 있는 경우
3. 직무태만, 품위손상, 그 밖의 사유로 인하여 위원으로 적합하지 아니하다고 인정되는 경우
4. 위원 스스로 직무를 수행하는 것이 곤란하다고 의사를 밝히는 경우

[영] 제31조의3 (인증위원회의 운영) ① 위원장은 인증위원회를 대표하고 인증위원회의 업무를 총괄한다.
② 인증위원회의 회의는 재적위원 3분의 1 이상의 요구가 있는 때 또는 위원장이 필요하다고 인정하는 때에 소집하고, 위원장이 그 의장이 된다.
③ 인증위원회의 회의는 재적위원 과반수의 출석으로 개의하고 출석위원 과반수의 찬성으로 의결한다.
④ 위원장이 부득이한 사유로 직무를 수행할 수 없을 때에는 위원장이 미리 지명한 위원이 그 직무를 대행한다.
⑤ 제1항부터 제4항까지에서 규정한 사항 외에 인증위원회의 운영 등에 필요한 사항은 인증위원회의 의결을 거쳐 위원장이 정한다.

[영] 제31조의4 (간사) ① 인증위원회에 인증위원회의 사무를 처리하기 위하여 간사 1명을 둔다.
② 간사는 보건복지부 소속 공무원 중에서 보건복지부장관이 지명한다.

[영] 제31조의5 (수당 등) 인증위원회의 회의에 출석한 공무원이 아닌 위원에게는 예산의 범위에서 수당 및 여비를 지급할 수 있다.

**해설**

의료기관 인증제는 보건복지부가 주관하고 있다. 보건복지부장관은 의료기관 인증에 관한 주요 정책을 심의하기 위하여 의료기관단체, 노동계 · 시민단체 · 소비자단체, 보건의료 전문가, 정부등의 참여하에 보건복지부장관 소속으로 의료기관인증위원회를 두고 있다. 또한, 의료기관 인증을 목적으로 보건복지부장관의 허가를 받아 설립된 비영리법인 인증전담기관(의료기관평가인증원)에 인증제 개발 및 시행, 조사위원 교육, 결과 분석 · 종합 및 평가결과 공표 등의 업무를 위탁함으로써 의료기관 인증제의 전문성과 공정성을 기하고 있다.

**제58조의3【의료기관 인증기준 및 방법 등】** ① 의료기관 인증기준은 다음 각 호의 사항을 포함하여야 한다.
1. 환자의 권리와 안전
2. 의료기관의 의료서비스 질 향상 활동
3. 의료서비스의 제공과정 및 성과
4. 의료기관의 조직 · 인력관리 및 운영
5. 환자 만족도

② 인증등급은 인증, 조건부인증 및 불인증으로 구분한다.
③ 인증의 유효기간은 4년으로 한다. 다만, 조건부인증의 경우에는 유효기간을 1년으로 한다.
④ 조건부인증을 받은 의료기관의 장은 유효기간 내에 보건복지부령으로 정하는 바에 따라 재인증을 받아야 한다.
⑤ 제1항에 따른 인증기준의 세부 내용은 보건복지부장관이 정한다.

[규칙] 제63조 (의료기관의 재인증) ① 법 제58조의3제4항에 따라 재인증을 받으려는 의료기관의 장은 별지 제23호의5서식의 인증신청서와 별지 제23호의6서식의 의료기관 운영현황을 인증원의 장에게 제출해야 한다.
② 의료기관의 재인증 절차는 다음 각 호와 같으며, 재인증 절차의 세부적인 사항은 보건복지부장관의 승인을 받아 인증원의 장이 정한다.
1. 인증신청

2. 조사계획 수립
3. 서면 및 현지조사 실시
4. 평가결과 분석 및 인증등급 결정
5. 이의신청 심의 및 처리결과 통보
6. 평가결과 및 인증등급 확정 및 공표

### [참고] 의료기관 인증기준

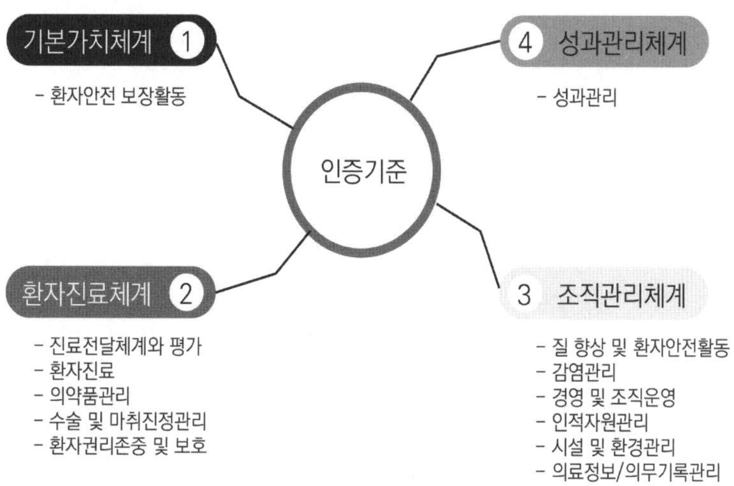
인증기준
기본가치체계 1
- 환자안전 보장활동
4 성과관리체계
- 성과관리
환자진료체계 2
- 진료전달체계와 평가
- 환자진료
- 의약품관리
- 수술 및 마취진정관리
- 환자권리존중 및 보호
3 조직관리체계
- 질 향상 및 환자안전활동
- 감염관리
- 경영 및 조직운영
- 인적자원관리
- 시설 및 환경관리
- 의료정보/의무기록관리

### [참고] 인정등급 및 인증기간(3주기 급성기병원)

<table>
<tr><th rowspan="2">등급</th><th rowspan="2">인증<br>기간</th><th rowspan="2">종별</th><th rowspan="2">1. 필수<br>항목</th><th colspan="3">조사 항목 평균 점수</th><th rowspan="2">비고</th></tr>
<tr><th>2. 전체</th><th>3. 기준별</th><th>4. 장별</th></tr>
<tr><td rowspan="3">인증</td><td rowspan="3">4년</td><td>병원</td><td rowspan="3">'하' 없음</td><td rowspan="2">8점 이상</td><td rowspan="3">모든 기준<br>5점 이상</td><td rowspan="2">모든 장<br>7점 이상</td><td rowspan="3">1~4<br>모든 조건<br>충족해야<br>함</td></tr>
<tr><td>종합병원</td></tr>
<tr><td>상급종합병원</td><td>9점 이상</td><td>모든 장<br>8점 이상</td></tr>
<tr><td rowspan="3">불인증</td><td rowspan="3">-</td><td>병원</td><td rowspan="3">'하' 1개<br>이상</td><td rowspan="2">7점 미만</td><td>5점 미만<br>3개 이상</td><td rowspan="2">7점 미만<br>1개 이상</td><td rowspan="3">1~4<br>중에서 한<br>개라도<br>해당되면<br>불인증</td></tr>
<tr><td>종합병원</td><td>5점 미만<br>2개 이상</td></tr>
<tr><td>상급종합병원</td><td>8점 미만</td><td>5점 미만<br>1개 이상</td><td>8점 미만<br>1개 이상</td></tr>
<tr><td>조건부<br>인증</td><td>1년</td><td colspan="6">필수 항목에서 '하'가 없으면서, 조사항목 평균점수<br>(전체, 기준별, 장별)가 인증과 불인증에 해당되지 않는 모든 경우</td></tr>
</table>

### 해설

2018년 개정되어 공표된 의료기관 인증조사기준(Ver.3.0)은 의료기관 인증기준은 국제 수준에 부합하는 의료의 질 향상 및 환자 안전의 수준 제고를 목표로 개발하였고, 국제인증을 획득(IEEA, 2018년 개정 공표된 3주기 급성기병원 인증기준)하였다. 그리고 메르스 이후 의료기관 내 감염 예방 및 관리 활동 내용을 강화하여, 4개 영역, 13개 장, 5개 범주, 91개 기준, 520개 조사 항목(일반병원 · 종합병원 · 상급종합병원)으로 구성되어 있다. 의료기관의 인증 등급은 인증, 조건부 인증, 불인증의 3개 등급으로 구분되며, 정부는 인증을 받은 의료기관의 인증 등급과 평가 결과 등을 인터넷 홈페이지를 통해 상시 제공하여 국민의 알 권리와 의료기관 선택권을 보장하고 있다. 또한, 인증 결과를 상급 종합병원 · 연구 중심병원 · 전문병원, 수련병원 지정 요건으로 활용하여 우수한 의료기관이 진입할 수 있도록 정책적 연계를 강화하고 있다. 2019년부터 시작한 3주기 급성기병원 인증을 위한 기준은 IEEA* Accredited Standards 분야의 인증을 획득('19. 6월~'23. 6월)함으로써 국제적 수준의 인증 기준으로 신뢰성을 확보함과 동시에 효율적 인증기준 관리를 위한 통합관리체계를 구축하게 되었다. 의료기관의 코로나19 대응에 있어 인증이 매우 효과적으로, 인증 참여 활성화 필요성이 확산됨에 따라 2022년 8월 의료계, 학계, 시민사회단체 등 여러 이해관계자가 참여하는 인증혁신 TF를 재가동하였다. TF는 중소병원의 인증 참여 문턱을 낮춰 의료기관이 감염관리 역량 강화, 의료 질 향상 및 환자안전시스템 구축 등 인증의 혜택을 누릴 수 있도록 하고, 국민이 보다 안전한 의료서비스를 경험할 수 있도록 다양한 제도 개선방안을 논의하였다. 또한 2022년 12월 팬데믹 이후 감염관리에서 의료기관 인증제도의 역할과 발전 방안을 주제로 국회 토론회를 개최하여 의료기관 감염관리에 인증의 역할과 성과를 공유하고, 인증 활성화 필요성에 대한 사회적 공감대를 형성하였다. 한편 2022년 9월부터 2023년 2월까지 의료기관 인증제도 성과 분석 및 결과 활용 방안 마련 연구용역을 실시하여 지난 13년간 의료기관 인증제도의 성과를 분석하고 인증 참여 활성화를 위한 객관적 근거를 마련하였는데, 코로나19 전·후와 인증-미인증 병원 간의 성과를 비교한 결과 인증이 ① 의료 질 향상 프로세스, ② 고객서비스, 학습 성장 및 운영, ③ 코로나19 대응 감염관리 체계 구축에 긍정적임을 확인하였다. 향후 인증혁신 TF를 통해 '중소병원 인증 활성화 방안'을 도출, 연내 공표하여 현재 11% 수준의 중소병원 인증 참여율을 높일 예정이며 그 밖에 의료기관, 조사위원, 환자 등 인증제도와 관련된 여러 이해관계자의 개선의견을 수렴하고 정책에 반영하여 보다 실효성 있는 인증제도 운영을 위해 노력하고 또한, 의료기관 인증에 대한 대국민 홍보로 제도 인지도를 높여 국민들이 안전한 인증 의료기관을 믿고 찾을 수 있도록 하고, 인증의 다양한 성과를 지속적으로 확산하여 보다 많은 의료기관이 인증에 참여할 수 있도록 유도하여 국내 의료서비스 전반의 질 향상을 도모할 예정이다.

**제58조의4 【의료기관 인증의 신청 및 평가】** ① 의료기관 인증을 받고자 하는 의료기관의 장은 보건복지부령으로 정하는 바에 따라 보건복지부장관에게 신청할 수 있다.

② 제1항에도 불구하고 제3조제2항제3호에 따른 요양병원(장애인복지법 제58조제1항제4호에 따른 의료재활시설로서 제3조의2에 따른 요건을 갖춘 의료기관은 제외한다)의 장은 보건복지부령으로 정하는 바에 따라 보건복지부장관에게 인증을 신청하여야 한다.

③ 제2항에 따라 인증을 신청하여야 하는 요양병원이 조건부인증 또는 불인증을 받거나 제58조의10제1항제4호 및 제5호에 따라 인증 또는 조건부인증이 취소된 경우 해당 요양병원의 장은 보건복지부령으로 정하는 기간 내에 다시 인증을 신청하여야 한다.

> ④ 보건복지부장관은 인증을 신청한 의료기관에 대하여 제58조의3제1항에 따른 인증기준 적합 여부를 평가하여야 한다. 이 경우 보건복지부장관은 보건복지부령으로 정하는 바에 따라 필요한 조사를 할 수 있고, 인증을 신청한 의료기관은 정당한 사유가 없으면 조사에 협조하여야 한다.
> ⑤ 보건복지부장관은 제4항에 따른 평가 결과와 인증등급을 지체 없이 해당 의료기관의 장에게 통보하여야 한다.

**[규칙] 제64조 (의료기관 인증의 신청 등)** ① 법 제58조의4제1항에 따라 인증을 받으려는 의료기관의 장은 별지 제23호의5서식의 인증신청서와 별지 제23호의6서식의 의료기관 운영현황을 인증원의 장에게 제출해야 한다.

② 제1항에 따른 인증 절차는 제63조제2항을 준용한다.

③ 보건복지부장관은 법 제58조의4제2항에 따른 요양병원의 장에게 인증신청기간 1개월 전에 인증신청 대상 및 기간 등 조사계획을 수립·통보하여야 한다.

④ 제3항에 따라 조사계획을 통보받은 요양병원의 장은 신청기간 내에 별지 제23호의5서식의 인증신청서와 별지 제23호의6서식의 의료기관 운영현황을 인증원의 장에게 제출해야 한다.

⑤ 법 제58조의4제3항에 따라 다시 인증을 신청하려는 요양병원의 장은 조건부인증·불인증을 받은 날 또는 인증·조건부인증이 취소된 날부터 90일 이내에 별지 제23호의5서식의 인증신청서와 별지 제23호의6서식의 의료기관 운영현황을 인증원의 장에게 제출해야 한다.

⑥ 보건복지부장관은 법 제58조의4제4항 후단에 따라 인증을 신청한 의료기관에 대하여 인증등급을 결정하기 전에 현지조사를 실시할 수 있다.

⑦ 인증원의 장은 별지 제23호의7서식의 인증신청 접수대장과 별지 제23호의8서식의 인증서 발급대장을 작성하여 최종 기재일로부터 5년간 보관해야 한다. 이 경우 해당 기록은 전자문서로 작성·보관할 수 있다.

**[규칙] 제64조의2 (조사일정 통보)** 인증원의 장은 제64조제1항에 따른 의료기관 인증 신청을 접수한 날부터 30일 내에 해당 의료기관의 장과 협의하여 조사일정을 정하고 이를 통보해야 한다.

**해설**

인증제는 자율신청에 의해 조사일정을 수립하여 서면 및 현지조사를 실시한 후, 조사결과 및 등급에 관한 이의신청 절차를 거쳐 최종적으로 등급을 공표하고 인증서를 교부한다. 현지조사는 개별 환자 추적조사와 시스템 추적조사를 통해 환자의 진료과정 중심으로 조사하게 되며, 조사위원은 규정에 따른 수행정도를 조사함으로써 의료기관이 업무의 표준화를 통해 환지안전을 강화할 수 있도록 지원하고 있다.

**용어해설**

㉦ 의료기관평가인증원 : 의료기관 인증제도 및 의료기관을 대상으로 실시하는 각종 평가 업무를 통합 · 수행하여 의료의 질과 환자안전 수준을 제고함으로써 국민 건강의 유지 · 증진에 기여하기 위하여 설립된 인증전담기관

### [참고] 의료기관 인증절차

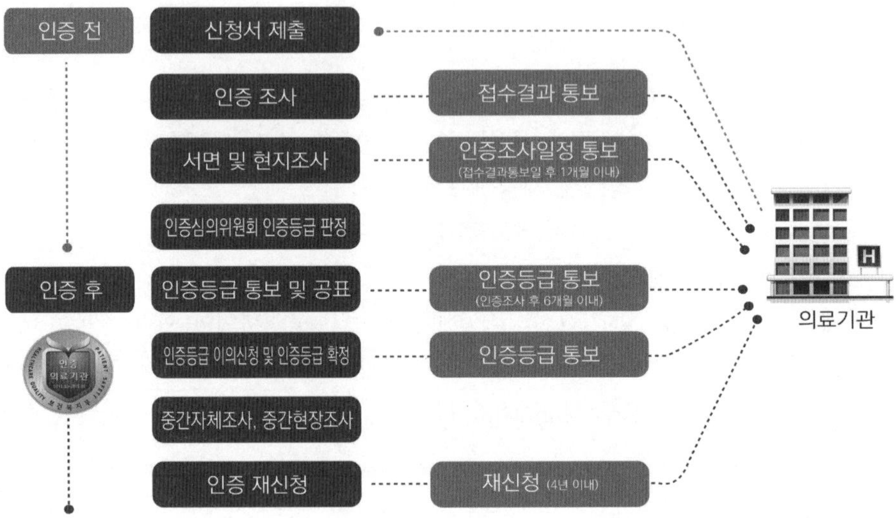
인증 전
신청서 제출
인증 조사
접수결과 통보
서면 및 현지조사
인증조사일정 통보
(접수결과통보일 후 1개월 이내)
인증심의위원회 인증등급 판정
인증 후
인증등급 통보 및 공표
인증등급 통보
(인증조사 후 6개월 이내)
인증등급 이의신청 및 인증등급 확정
인증등급 통보
중간자체조사, 중간현장조사
인증 재신청
재신청 (4년 이내)
의료기관

> **제58조의5【이의신청】** ① 의료기관 인증을 신청한 의료기관의 장은 평가결과 또는 인증등급에 관하여 보건복지부장관에게 이의신청을 할 수 있다.
> ② 제1항에 따른 이의신청은 평가결과 또는 인증등급을 통보받은 날부터 30일 이내에 하여야 한다. 다만, 책임질 수 없는 사유로 그 기간을 지킬 수 없었던 경우에는 그 사유가 없어진 날부터 기산한다.
> ③ 제1항에 따른 이의신청의 방법 및 처리 결과의 통보 등에 필요한 사항은 보건복지부령으로 정한다.

[규칙] 제64조의4 (이의신청의 방법 및 처리 결과 통보) ① 의료기관의 장은 법 제58조의4 제5항에 따라 통보받은 평가 결과 및 인증등급에 대하여 이의가 있는 경우에는 그 통보받은 날부터 30일 내에 이의신청의 내용 및 사유가 포함된 별지 제23호의9서식의 이의신청서에 주장하는 사실을 증명할 수 있는 서류를 첨부하여 인증원의 장에게 제출해야 한다.

② 인증원의 장은 제1항에 따른 이의신청을 받은 경우 그 이의신청 내용을 조사한 후 처리 결과를 이의신청을 받은 날부터 30일 내에 해당 의료기관의 장에게 통보해야 한다.

**제58조의6【인증서와 인증마크】** ① 보건복지부장관은 인증을 받은 의료기관에 인증서를 교부하고 인증을 나타내는 표시(이하 "인증마크"라 한다)를 제작하여 인증을 받은 의료기관이 사용하도록 할 수 있다.

② 누구든지 제58조제1항에 따른 인증을 받지 아니하고 인증서나 인증마크를 제작·사용하거나 그 밖의 방법으로 인증을 사칭하여서는 아니 된다.

③ 인증마크의 도안 및 표시방법 등에 필요한 사항은 보건복지부령으로 정한다.

[벌칙] ②항 위반 : 89(1년 이하의 징역이나 1천만원 이하의 벌금)

[규칙] 제64조의5 (인증서 발급 및 재발급) ① 인증원의 장은 법 제58조의6제1항에 따라 의료기관 인증을 받은 의료기관에 별지 제23호의10서식의 의료기관 인증서를 발급해야 한다.

② 제1항에 따른 의료기관 인증서를 발급받은 자가 다음 각 호의 어느 하나에 해당하여 의료기관 인증서를 재발급받으려는 경우에는 별지 제23호의11서식의 의료기관 인증서 재발급 신청서에 의료기관 인증서(의료기관 인증서를 잃어버린 경우는 제외한다)와 증명서류(제2호의 경우만 해당한다)를 첨부하여 인증원의 장에게 제출해야 한다.

1. 인증서를 잃어버리거나 인증서가 헐어 사용하지 못하게 된 경우
2. 의료기관의 개설자가 변경된 경우

③ 제2항에 따른 의료기관 인증서 재발급 신청을 받은 인증원의 장이 의료기관 인증서를 재발급한 때에는 별지 제23호의8서식의 인증서 발급대장에 그 내용을 적어야 한다.

[규칙] 제64조의6 (인증마크의 도안 및 표시방법) ① 제58조의6제3항에 따른 인증을 나타내는 표시(이하 "인증마크"라 한다)의 도안 및 표시방법은 별표 9와 같다.

② 인증마크의 사용기간은 법 제58조의3제3항에 따른 의료기관 인증의 유효기간으로 한다.

**제58조의7【인증의 공표 및 활용】** ① 보건복지부장관은 인증을 받은 의료기관에 관하여 인증기준, 인증 유효기간 및 제58조의4제4항에 따라 평가한 결과 등 보건복지부령으로 정하는 사항을 인터넷 홈페이지 등에 공표하여야 한다.

② 보건복지부장관은 제58조의4제4항에 따른 평가 결과와 인증등급을 활용하여 의료기관에 대하여 다음 각 호에 해당하는 행정적·재정적 지원 등 필요한 조치를 할 수 있다.

1. 제3조의4에 따른 상급종합병원 지정
2. 제3조의5에 따른 전문병원 지정

3. 의료의 질 및 환자 안전 수준 향상을 위한 교육, 컨설팅 지원
4. 그 밖에 다른 법률에서 정하거나 보건복지부장관이 필요하다고 인정한 사항
③ 제1항에 따른 공표 등에 필요한 사항은 보건복지부령으로 정한다.

[규칙] 제64조의7 (의료기관 인증의 공표) 인증원의 장은 법 제58조의7제1항에 따라 다음 각 호의 사항을 인터넷 홈페이지 등에 공표해야 한다.
1. 해당 의료기관의 명칭, 종별, 진료과목 등 일반현황
2. 인증등급 및 인증의 유효기간
3. 인증기준에 따른 평가 결과
4. 그 밖에 의료의 질과 환자 안전의 수준을 높이기 위하여 보건복지부장관이 정하는 사항

**해설**

보건복지부장관은 인증을 받은 의료기관에 관하여 인증결과를 인터넷 홈페이지 등에 공표하고, 의료기관에 대하여 행정적 · 재정적 지원 등 필요한 조치를 할 수 있다. 이 같은 인증제를 통해 의료기관의 자발적 질 향상 노력을 유도하고, 인터넷을 통해 인증결과를 공표함으로써 소비자의 알권리가 강화된다. 또한, 인증을 받은 의료기관은 매년 자체적인 질 관리를 수행하여 보고하게 함으로써 전반적인 의료 질 향상을 도모할 수 있으며, 인증마크를 활용한 홍보 등을 통해 경쟁력을 확보할 수 있게 되며, 궁극적으로는 우리나라 의료서비스의 질적 수준 향상에 기여함으로써 국민의 건강증진을 도모할 수 있게 된다.

**제58조의8【자료의 제공요청】** ① 보건복지부장관은 인증과 관련하여 필요한 경우에는 관계 행정기관, 의료기관, 그 밖의 공공단체 등에 대하여 자료의 제공 및 협조를 요청할 수 있다.
② 제1항에 따른 자료의 제공과 협조를 요청받은 자는 정당한 사유가 없는 한 요청에 따라야 한다.

**제58조의9【의료기관 인증의 사후관리】** 보건복지부장관은 인증의 실효성을 유지하기 위하여 보건복지부령으로 정하는 바에 따라 인증을 받은 의료기관에 대하여 제58조의3제1항에 따른 인증기준의 충족 여부를 조사할 수 있다.

[규칙] 제64조의8 (의료기관 인증의 사후관리 방법) ① 보건복지부장관은 법 제58조의9에 따라 인증을 받은 의료기관에 대하여 법 제58조의3제3항에 따른 의료기관 인증의 유효기간 내에 1회 이상 인증기준의 충족 여부를 조사할 수 있다.

② 제1항에 따른 조사는 서면조사 또는 현지조사의 방법으로 실시할 수 있다.
③ 제1항 및 제2항에서 규정한 사항 외에 의료기관 인증의 사후관리에 관한 세부적인 사항은 보건복지부장관의 승인을 받아 인증원의 장이 정한다.

**제58조의10 【의료기관 인증의 취소 등】** ① 보건복지부장관은 인증을 받은 의료기관이 인증 유효기간 중 다음 각 호의 어느 하나에 해당하는 경우에는 의료기관 인증 또는 조건부인증을 취소하거나 인증마크의 사용정지 또는 시정을 명할 수 있다. 다만, 제1호 및 제2호에 해당하는 경우에는 인증 또는 조건부인증을 취소하여야 한다.
1. 거짓이나 그 밖의 부정한 방법으로 인증 또는 조건부인증을 받은 경우
2. 제64조제1항에 따라 의료기관 개설 허가가 취소되거나 폐쇄명령을 받은 경우
3. 의료기관의 종별 변경 등 인증 또는 조건부인증의 전제나 근거가 되는 중대한 사실이 변경된 경우
4. 제58조의3제1항에 따른 인증기준을 충족하지 못하게 된 경우
5. 인증마크의 사용정지 또는 시정명령을 위반한 경우

② 제1항제1호에 따라 인증이 취소된 의료기관은 인증 또는 조건부인증이 취소된 날부터 1년 이내에 인증 신청을 할 수 없다.
③ 제1항에 따른 의료기관 인증 또는 조건부인증의 취소 및 인증마크의 사용정지 등에 필요한 절차와 처분의 기준 등은 보건복지부령으로 정한다.〈신설 2020. 3. 4〉

[규칙] 제64조의9 (의료기관 인증의 취소 등) ① 법 제58조의10제1항에 따라 의료기관 인증 또는 조건부인증이 취소된 의료기관의 장은 지체 없이 인증서를 인증원의 장에게 반납하고, 인증마크의 사용을 정지해야 한다.
② 법 제58조의10제1항에 따른 의료기관의 인증 또는 조건부인증의 취소 및 인증마크의 사용정지 등에 관한 세부기준은 별표 10과 같다.

**제58조의11 【의료기관평가인증원 설립 등】** ① 의료기관 인증에 관한 업무와 의료기관을 대상으로 실시하는 각종 평가 업무를 효율적으로 수행하기 위하여 의료기관평가인증원(이하 "인증원"이라 한다)을 설립한다.
② 인증원은 다음 각 호의 업무를 수행한다.
1. 의료기관 인증에 관한 업무로서 제58조제2항에 따라 위탁받은 업무
2. 다른 법률에 따라 의료기관을 대상으로 실시하는 평가 업무로서 보건복지부장관으로부터 위탁받은 업무

3. 그 밖에 이 법 또는 다른 법률에 따라 보건복지부장관으로부터 위탁받은 업무
③ 인증원은 법인으로 하고, 주된 사무소의 소재지에 설립등기를 함으로써 성립한다.
④ 인증원에는 정관으로 정하는 바에 따라 임원과 필요한 직원을 둔다.
⑤ 보건복지부장관은 인증원의 운영 및 사업에 필요한 경비를 예산의 범위에서 지원할 수 있다.
⑥ 인증원은 보건복지부장관의 승인을 받아 의료기관 인증을 신청한 의료기관의 장으로부터 인증에 소요되는 비용을 징수할 수 있다.
⑦ 인증원은 제2항에 따른 업무 수행에 지장이 없는 범위에서 보건복지부령으로 정하는 바에 따라 교육, 컨설팅 등 수익사업을 할 수 있다.
⑧ 인증원에 관하여 이 법 및 공공기관의 운영에 관한 법률에서 정하는 사항 외에는 민법 중 재단법인에 관한 규정을 준용한다.

[규칙] 제62조 (수탁사업 실적 보고) ① 법 제58조제2항 및 영 제29조제1항에 따라 업무를 위탁받은 법 제58조의11에 따른 의료기관평가인증원(이하 "인증원"이라 한다)의 장은 영 제29조제2항에 따라 인증신청 접수 · 평가결과 등 인증업무의 처리 내용을 별지 제23호의3서식에 따라, 이의신청 처리결과에 관한 내용을 별지 제23호의4서식에 따라 매 분기마다 보건복지부장관에게 보고해야 한다.
② 영 제29조제2항에 따라 인증원의 장은 법 제58조의4제4항에 따른 의료기관별 인증기준의 적합 여부에 대한 평가 결과와 법 제58조의3제2항에 따른 인증등급을 지체 없이 보건복지부장관에게 보고해야 한다.

[규칙] 제64조의10 (인증비용의 승인) 법 제58조의11제6항에 따라 인증원의 장은 의료기관의 종류 및 규모별로 인증에 소요되는 비용을 다음 각 호에 따라 산정하여 보건복지부장관의 승인을 받아야 한다.
1. 조사수당, 여비 등 현지조사에 드는 직접비용
2. 인건비, 기관운영비 등 인증전담기관 운영에 드는 간접비용
3. 그 밖에 의료기관 인증기준을 충족하도록 지원하는 전문가의 진단 및 기술 지원 등에 드는 컨설팅 비용

**제59조 【지도와 명령】** ① 보건복지부장관 또는 시 · 도지사는 보건의료정책을 위하여 필요하거나 국민보건에 중대한 위해가 발생하거나 발생할 우려가 있으면 의료기관이나 의료인에게 필요한 지도와 명령을 할 수 있다.
② 보건복지부장관, 시 · 도지사 또는 시장 · 군수 · 구청장은 의료인이 정당한 사유

없이 진료를 중단하거나 의료기관 개설자가 집단으로 휴업하거나 폐업하여 환자 진료에 막대한 지장을 초래하거나 초래할 우려가 있다고 인정할 만한 상당한 이유가 있으면 그 의료인이나 의료기관 개설자에게 업무개시 명령을 할 수 있다.
③ 의료인과 의료기관 개설자는 정당한 사유 없이 제2항의 명령을 거부할 수 없다.

[벌칙] ③항 위반 : 88(3년 이하의 징역이나 3천만원 이하의 벌금)

### 용어해설

㉠ 업무개시명령 : 특정 직군 종사자들의 휴업, 파업 등이 국가 경제 또는 국민 생활에 심각한 위기를 초래하거나 초래할 것으로 판단될 때 정부에서 강제적으로 업무에 복귀하도록 내리는 명령

### 해설

이 조는 보건복지부장관 또는 시 · 도지사가 보건의료시책을 위하여 필요하다고 인정하거나 국민보건에 중대한 위해가 발생할 우려가 인정될 때 의료관계자에 대하여 행정적인 지도와 명령을 할 수 있도록 함과 동시에 종전에는 의료기관의 집단휴업이 있는 경우에 한하여 시 · 도지사 또는 시장 · 군수 · 구청장이 업무개시 명령을 할 수 있었으나 이에 더하여 앞으로는 집단휴업 외에 정당한 이유 없이 진료를 중단하거나 집단폐업으로 진료에 막대한 지장을 초래할 우려가 있는 경우에도 업무개시 명령을 할 수 있도록 하고, 업무개시 명령권자에 보건복지부장관을 추가했다. 또한 위 지도와 명령에 위반한 의료기관에 대하여 보건복지부장관 또는 시장 · 군수 · 구청장은 의료업무를 정지하거나 개설허가를 취소할 수 있으며(제64조), 의료업정지처분을 위반한 자는 3년 이하의 징역이나 3천만원 이하의 벌금에 처하게 된다.

**제60조【병상수급계획의 수립 등】** ① 보건복지부장관은 병상의 합리적인 공급과 배치에 관한 기본시책을 5년마다 수립하여야 한다.
② 시 · 도지사는 제1항에 따른 기본시책에 따라 지역 실정을 고려하여 특별시 · 광역시 또는 도 단위의 지역별 · 기능별 · 종별 의료기관 병상 수급 및 관리계획을 수립한 후 보건복지부장관에게 제출하여야 한다.
③ 보건복지부장관은 제2항에 따라 제출된 병상 수급 및 관리계획이 제1항에 따른 기본시책에 맞지 아니하는 등 보건복지부령으로 정하는 사유가 있으면 시 · 도지사와 협의하여 보건복지부령으로 정하는 바에 따라 이를 조정하여야 한다.

**제60조의2【의료인 수급계획 등】** ① 보건복지부장관은 우수한 의료인의 확보와 적절한 공급을 위한 기본시책을 수립하여야 한다.
② 제1항에 따른 기본시책은 보건의료기본법 제15조에 따른 보건의료발전계획과 연계하여 수립한다.

**제60조의3 【간호인력 취업교육센터 설치 및 운영】** ① 보건복지부장관은 간호·간병통합서비스 제공·확대 및 간호인력의 역량강화와 원활한 수급을 위하여 다음 각 호의 업무를 수행하는 간호인력 취업교육센터를 지역별로 설치·운영할 수 있다. 〈신설 2023. 5. 19〉[시행일 : 2024. 5. 20]

1. 지역별, 의료기관별 간호인력 확보에 관한 현황 조사
2. 제7조제1항제1호에 따른 간호학을 전공하는 대학이나 전문대학[구제 전문학교와 간호학교를 포함한다] 졸업예정자와 신규 간호인력에 대한 취업교육 지원
3. 간호인력의 지속적인 근무를 위한 경력개발 지원
4. 교육전담간호사와 교육
5. 유휴 및 이직 간호인력의 취업교육 지원
6. 그 밖에 간호인력의 취업교육 지원을 위하여 보건복지부령으로 정하는 사항

② 보건복지부장관은 간호인력 취업교육센터를 효율적으로 운영하기 위하여 그 운영에 관한 업무를 대통령령으로 정하는 절차·방식에 따라 관계 전문기관 또는 단체에 위탁할 수 있다.

③ 국가 및 지방자치단체는 제2항에 따라 간호인력 취업교육센터의 운영에 관한 업무를 위탁한 경우에는 그 운영에 드는 비용을 지원할 수 있다.

④ 그 밖에 간호인력 취업교육센터의 운영 등에 필요한 사항은 보건복지부령으로 정한다.

[영] 제31조의6 (간호인력 취업교육센터 운영의 위탁) ① 보건복지부장관은 법 제60조의3제2항에 따라 같은 조 제1항에 따른 간호인력 취업교육센터(이하 “간호인력 취업교육센터”라 한다)의 운영을 다음 각 호의 전문기관 또는 단체에 위탁할 수 있다.

1. 법 제28조제1항 또는 제5항에 따른 간호사회 또는 간호사회의 지부
2. 공공기관의 운영에 관한 법률 제4조에 따른 공공기관 중 그 설립 목적이 보건의료와 관련되는 공공기관
3. 그 밖에 위탁 업무 수행에 필요한 조직·인력 및 전문성 등을 고려하여 보건복지부장관이 고시하는 전문기관 또는 단체

② 보건복지부장관은 법 제60조의3제2항에 따라 간호인력 취업교육센터의 운영을 위탁하려는 경우에는 그 위탁 기준·절차 및 방법 등에 관한 사항을 미리 공고하여야 한다.

③ 보건복지부장관은 법 제60조의3제2항에 따라 간호인력 취업교육센터의 운영을 위탁한 경우에는 그 위탁 내용 및 수탁자 등에 관한 사항을 관보에 고시하고, 보건복지부 인터넷 홈페이지에 게시하여야 한다.

④ 법 제60조의3제2항에 따라 간호인력 취업교육센터의 운영을 위탁받은 전문기관 또는 단체는 보건복지부장관이 정하는 바에 따라 사업운영계획, 사업집행현황, 자금운용

계획 및 자금집행내역 등에 관한 사항을 보건복지부장관에게 보고하여야 한다.

⑤ 제2항부터 제4항까지의 규정에 따른 위탁 기준 등의 공고, 위탁 내용 등의 고시 또는 위탁 업무의 보고 등에 필요한 세부사항은 보건복지부장관이 정하여 고시한다.

[규칙] 제64조의9 (간호인력 취업교육센터 운영 등) ① 법 제60조의3제1항제5호에서 "보건복지부령으로 정하는 사항"이란 다음 각 호의 사항을 말한다.

1. 간호인력에 대한 취업 상담 및 관련 정보 제공
2. 간호인력의 고용 및 처우에 관한 조사·분석 및 연구
3. 간호인력 취업교육 프로그램의 개발·운영 및 홍보
4. 의료기관 및 간호대학 등 관련 기관 간 협력체계 구축·운영
5. 그 밖에 간호인력의 취업교육 지원을 위하여 보건복지부장관이 특히 필요하다고 인정하는 사항

② 법 제60조의3제4항에 따른 간호인력 취업교육센터의 사업연도는 정부의 회계연도에 따른다.

**제61조【보고와 업무 검사 등】** ① 보건복지부장관, 시·도지사 또는 시장·군수·구청장은 의료기관 개설자 또는 의료인에게 필요한 사항을 보고하도록 명할 수 있고, 관계 공무원을 시켜 그 업무 상황, 시설 또는 진료기록부·조산기록부·간호기록부 등 관계 서류를 검사하게 하거나 관계인에게서 진술을 들어 사실을 확인받게 할 수 있다. 이 경우 의료기관 개설자 또는 의료인은 정당한 사유 없이 이를 거부하지 못한다.

② 제1항의 경우에 관계 공무원은 권한을 증명하는 증표 및 조사기간, 조사범위, 조사담당자, 관계 법령 등이 기재된 조사명령서를 지니고 이를 관계인에게 내보여야 한다.

③ 제1항의 보고 및 제2항의 조사명령서에 관한 사항은 보건복지부령으로 정한다.

※ 92②(200만원 이하의 과태료), 행정처분 위반사항

**해설**

이 조는 의료기관 또는 의료인에게 필요한 보고를 명하거나 관계 공무원으로 하여금 그 업무상황·시설 또는 진료기록부 등의 관계서류를 검사하게 하거나 이들과 관련된 사실을 확인받게 하기 위한 진술청취를 할 수 있도록 한 근거규정이다. 이 규정에 의한 공무원의 직무수행을 기피 또는 방해하였을 때에는 의료기관에 대하여 의료업무를 정지하거나 개설허가를 취소할 수 있다. 여기서, 의료업 업무정지처분을 받은 자는 당해 업무정지기간 중에 의료기관을 개설·운영하지 못하며(제64조), 이 조에 근거한 보고를 하지 않거나 검사를 거부·방해 또는 기피한 자는 200만원 이하의 과태료에 처하게 된다(제92조).

**제61조의2 【자료제공의 요청】** ① 보건복지부장관은 이 법의 위반 사실을 확인하기 위한 경우 등 소관 업무를 수행하기 위하여 필요한 경우에는 의료인, 의료기관의 장, 국민건강보험법에 따른 국민건강보험공단 및 건강보험심사평가원, 그 밖의 관계 행정기관 및 단체 등에 대하여 필요한 자료의 제출이나 의견의 진술 등을 요청할 수 있다.
② 제1항에 따른 자료의 제공 또는 협조를 요청받은 자는 특별한 사유가 없으면 이에 따라야 한다.

**제62조 【의료기관 회계기준】** ① 의료기관 개설자는 의료기관 회계를 투명하게 하도록 노력하여야 한다.
② 100병상 이상의 병원급 의료기관으로서 보건복지부령으로 정하는 일정 규모 이상의 병원급 의료기관 개설자는 회계를 투명하게 하기 위하여 의료기관 회계기준을 지켜야 한다.
③ 제2항에 따른 의료기관 회계기준은 보건복지부령으로 정한다.

**제62조의2 【의료인수급계획 등】** ① 보건복지부장관은 우수한 의료인의 확보와 적절한 공급을 위한 기본시책을 수립하여야 한다.
② 제1항에 따른 기본시책은 보건의료기본법 제15조에 따른 보건의료발전계획과 연계하여 수립한다.

**제63조 【시정 명령 등】** ① 보건복지부장관 또는 시장 · 군수 · 구청장은 의료기관이 제15조제1항, 제16조제2항, 제21조제1항 후단 및 같은 조 제2항 · 제3항, 제23조제2항, 제34조제2항, 제35조제2항, 제36조, 제36조의2, 제37조제1항 · 제2항, 제38조제1항 · 제2항, 제38조의2, 제41조, 제41조의2제1항 · 제4항, 제42조, 제43조, 제45조, 제46조, 제47조제1항, 제58조의4제2항 및 제3항, 제62조제2항을 위반한 때, 종합병원 · 상급종합병원 · 전문병원이 각각 제3조의3제1항 · 제3조의4제1항 · 제3조의5제2항에 따른 요건에 해당하지 아니하게 된 때, 의료기관의 장이 제4조제5항을 위반한 때 또는 자율심의기구가 제57조제11항을 위반한 때에는 일정한 기간을 정하여 그 시설 · 장비 등의 전부 또는 일부의 사용을 제한 또는 금지하거나 위반한 사항을 시정하도록 명할 수 있다.〈개정 2023. 5. 19〉
② 보건복지부장관 또는 시장 · 군수 · 구청장은 의료인등이 제56조제2항 · 제3항을

위반한 때에는 다음 각 호의 조치를 명할 수 있다.
1. 위반행위의 중지
2. 위반사실의 공표
3. 정정광고
③ 제2항제2호 · 제3호에 따른 조치에 필요한 사항은 대통령령으로 정한다.

[벌칙] 명령에 위반한 자 : 90(500만원 이하의 벌금)

[영] 제31조의7 (위반사실의 공표 및 정정광고) ① 보건복지부장관 또는 시장 · 군수 · 구청장은 법 제63조 제2항 제2호 또는 제3호에 따라 의료인등에 대하여 위반사실의 공표 또는 정정광고를 명할 때에는 다음 각 호의 사항을 고려하여 공표 또는 정정광고의 내용과 횟수 · 크기 · 매체 등을 정하여 명하여야 한다.
1. 위반행위의 내용 및 정도
2. 위반행위의 기간 및 횟수
② 보건복지부장관 또는 시장 · 군수 · 구청장은 제1항에 따라 위반사실의 공표 또는 정정광고를 명할 때에는 법 제57조의2 제2항 각 호에 따른 심의위원회와 협의하여 공표 또는 정정광고의 내용과 횟수 · 크기 · 매체 등을 정할 수 있다.

**해설**

이 조는 의료기관이 의료법에서 정한 세탁물의 위생적 보관 · 운반 · 처리, 의료기관의 시설기준, 진단용 방사선 발생장치, 의료기관의 명칭 · 진료과목의 표시 및 의료보수, 의료광고, 의료기관 평가 등의 제한 · 금지하거나 위반된 사항의 시정명령을 할 수 있도록 한 근거규정이다. 따라서 이 규정에 위반한 경우 보건복지부장관 또는 시장 · 군수 · 구청장은 의료기관에 대하여 의료업무를 정지하거나 개설허가를 취소할 수 있으며, 이에 따라 의료업정지처분을 받은 자는 당해 업무정지기간 중에 의료기관을 개설 · 운영하지 못하며 이를 위반한 경우에는 3년 이하의 징역이나 3천만원 이하의 벌금에 처하게 된다.

**제64조【개설 허가 취소 등】** ① 보건복지부장관 또는 시장 · 군수 · 구청장은 의료기관이 다음 각 호의 어느 하나에 해당하면 그 의료업을 1년의 범위에서 정지시키거나 개설 허가의 취소 또는 의료기관 폐쇄를 명할 수 있다. 다만, 제8호에 해당하는 경우에는 의료기관 개설 허가의 취소 또는 의료기관 폐쇄를 명하여야 하며, 의료기관 폐쇄는 제33조제3항과 제35조제1항 본문에 따라 신고한 의료기관에만 명할 수 있다.
1. 개설 신고나 개설 허가를 한 날부터 3개월 이내에 정당한 사유 없이 업무를 시작하지 아니한 때
1의2. 제4조제2항을 위반하여 의료인이 다른 의료인 또는 의료법인 등의 명의로

의료기관을 개설하거나 운영한 때

2. 제27조제5항을 위반하여 무자격자에게 의료행위를 하게 하거나 의료인에게 면허 사항 외의 의료행위를 하게 한 때
3. 제61조에 따른 관계 공무원의 직무 수행을 기피 또는 방해하거나 제59조 또는 제63조에 따른 명령을 위반한 때
4. 제33조제2항제3호부터 제5호까지의 규정에 따른 의료법인 · 비영리법인, 준정부기관 · 지방의료원 또는 한국보훈복지의료공단의 설립허가가 취소되거나 해산된 때

4의2. 제33조제2항을 위반하여 의료기관을 개설한 때

4의3. 제33조제8항을 위반하여 둘 이상의 의료기관을 개설 · 운영한 때

5. 제33조제5항 · 제7항 · 제9항 · 제10항, 제40조, 제40조의2 또는 제56조를 위반한 때. 다만, 의료기관 개설자 본인에게 책임이 없는 사유로 제33조제7항제4호를 위반한 때에는 그러하지 아니하다.

5의2. 정당한 사유 없이 제40조제1항에 따른 폐업 · 휴업 신고를 하지 아니하고 6개월 이상 의료업을 하지 아니한 때

6. 제63조에 따른 시정명령(제4조제5항 위반에 따른 시정명령을 제외한다)을 이행하지 아니한 때
7. 약사법 제24조제2항을 위반하여 담합행위를 한 때
8. 의료기관 개설자가 거짓으로 진료비를 청구하여 금고 이상의 형을 선고받고 그 형이 확정된 때
9. 제36조에 따른 준수사항을 위반하여 사람의 생명 또는 신체에 중대한 위해를 발생하게 한 때

② 제1항에 따라 개설 허가를 취소당하거나 폐쇄 명령을 받은 자는 그 취소된 날이나 폐쇄 명령을 받은 날부터 6개월 이내에, 의료업 정지처분을 받은 자는 그 업무 정지기간 중에 각각 의료기관을 개설 · 운영하지 못한다. 다만, 제1항제8호에 따라 의료기관 개설 허가를 취소당하거나 폐쇄 명령을 받은 자는 취소당한 날이나 폐쇄 명령을 받은 날부터 3년 안에는 의료기관을 개설 · 운영하지 못한다.

③ 보건복지부장관 또는 시장 · 군수 · 구청장은 의료기관이 제1항에 따라 그 의료업이 정지되거나 개설 허가의 취소 또는 폐쇄 명령을 받은 경우 해당 의료기관에 입원 중인 환자를 다른 의료기관으로 옮기도록 하는 등 환자의 권익을 보호하기 위하여 필요한 조치를 하여야 한다.

[벌칙] ②항 위반 : 88(3년 이하의 징역이나 3천만원 이하의 벌금)

### 해설

이 조는 이미 개설된 의료기관의 사후관리를 강화하여 효과적인 감독을 수행하기 위한 근거규정이다. 따라서 보건복지부장관 또는 시장 · 군수 · 구청장은 같은 조 제1항의 제1호 내지 제8호에서 규정하고 있는 8가지 사유가 있는 경우, 그 의료업을 1년의 범위에서 정지시키거나 개설 허가의 취소 또는 의료기관 폐쇄를 명할 수 있다(단 의료기관 개설자가 거짓으로 진료비를 청구하여 금고 이상의 형을 선고받고 그 형이 확정된 때에는 의료기관 개설 허가의 취소 또는 의료기관 폐쇄를 명하여야 한다). 다만, 제8호에 해당하는 경우에는 의료기관 개설 허가의 취소 또는 의원 · 한의원 · 치과의원 · 조산원 · 개설 특례에 의하여 신고한 의료기관에 대하여서는 의료기관의 폐쇄도 명할 수 있다. 특히 제7호는 의료기관 개설자와 약국개설자 간의 담합행위금지규정을 약사법에 구체적으로 신설함에 따라 담합행위를 한 경우에는 의료업의 정지, 그 개설허가의 취소 또는 의료기관의 폐쇄를 명할 수 있도록 하였다. 그리고 이에 의하여 폐쇄 명령을 받은 자는 명령을 받은 날로부터 6월 이내에, 의료업 업무정지처분을 받은 자는 당해 업무정지기간 중에 각각 의료기관을 개설 · 운영하지 못하며, 이에 위반한 자는 3년 이하의 징역이나 3천만원 이하의 벌금에 처하게 된다.

**제65조 【면허 취소와 재교부】** ① 보건복지부장관은 의료인이 다음 각 호의 어느 하나에 해당할 경우에는 그 면허를 취소할 수 있다. 다만, 제1호 · 제8호의 경우에는 면허를 취소하여야 한다.

1. 제8조 각 호의 어느 하나에 해당하게 된 경우. 다만, 의료행위 중 형법 제268조의 죄를 범하여 제8조제4호부터 제6호까지의 어느 하나에 해당하게 된 경우에는 그러하지 아니하다.
2. 제66조에 따른 자격정지 처분 기간 중에 의료행위를 하거나 3회 이상 자격정지 처분을 받은 경우

2의2. 제2항에 따라 면허를 재교부받은 사람이 제66조제1항 각 호의 어느 하나에 해당하는 경우〈신설 2023. 5. 19〉[시행일 : 2024. 5. 20]

3. 제11조제1항에 따른 면허 조건을 이행하지 아니한 경우
4. 제4조의3제1항을 위반하여 면허증을 대여한 경우
5. 삭제〈2016. 12. 20〉
6. 제4조제6항을 위반하여 사람의 생명 또는 신체에 중대한 위해를 발생하게 한 경우
7. 제27조제5항을 위반하여 사람의 생명 또는 신체에 중대한 위해를 발생하게 할 우려가 있는 수술, 수혈, 전신마취를 의료인 아닌 자에게 하게 하거나 의료인에게 면허 사항 외로 하게 한 경우
8. 거짓이나 그 밖의 부정한 방법으로 제5조부터 제7조까지에 따른 의료인 면허 발급 요건을 취득하거나 제9조에 따른 국가시험에 합격한 경우〈신설 2023. 5. 19〉[시행일 : 2024. 5. 20]

② 보건복지부장관은 제1항에 따라 면허가 취소된 자라도 취소의 원인이 된 사유가 없어지거나 개전의 정이 뚜렷하다고 인정되고 대통령령으로 정하는 교육프로그

램을 이수한 경우에는 면허를 재교부할 수 있다. 다만, 제1항제3호에 따라 면허가 취소된 경우에는 취소된 날부터 1년 이내, 제1항제2호·제2호의2에 따라 면허가 취소된 경우에는 취소된 날부터 2년 이내, 제1항제4호·제6호·제7호 또는 제8조제4호부터 제6호까지에 따른 사유로 면허가 취소된 경우에는 취소된 날부터 3년 이내, 제8조제4호에 따른 사유로 면허가 취소된 사람이 다시 제8조제4호에 따른 사유로 면허가 취소된 경우에는 취소된 날부터 10년 이내에는 재교부하지 못하고, 제1항제8호에 따라 면허가 취소된 경우에는 재교부할 수 없다.〈개정 2023. 5. 19〉[시행일 : 2024. 5. 20]

[영] 제31조의8 (면허재교부 교육프로그램) ① 보건복지부장관은 법 제65조제2항에 따라 면허를 재교부하려는 때에는 면허재교부 대상자가 제2항의 교육프로그램을 이수하도록 해야 한다.

② 법 제65조제2항에 따른 교육프로그램(이하 이 조에서 "교육프로그램"이라 한다)의 교육 내용 및 시간은 다음 각 호의 구분에 따른다.

1. 교육 내용
  가. 환자 권리의 이해
  나. 의료인의 역할과 윤리
  다. 의료 관련 법령의 이해
  라. 그 밖에 보건·의료 질서의 유지를 위하여 필요한 내용으로서 보건복지부장관이 고시하는 내용
2. 교육 시간 : 40시간 이상

③ 제2항에 따른 교육프로그램은 다음 각 호의 어느 하나에 해당하는 기관 또는 단체 중 보건복지부장관이 지정하여 고시하는 기관 또는 단체(이하 이 조에서 "교육프로그램 실시기관"이라 한다)가 실시한다.

1. 한국보건복지인재원법에 따른 한국보건복지인재원
2. 법 제28조에 따른 의사회·치과의사회·한의사회·조산사회 및 간호사회
3. 그 밖에 보건 윤리 또는 의료 윤리와 관련된 교육기관으로서 보건복지부장관이 지정하여 고시하는 기관 또는 단체

④ 교육프로그램의 실시에 드는 비용은 교육프로그램을 이수하는 사람이 부담한다.

⑤ 교육프로그램 실시기관의 장은 교육프로그램을 이수한 사람에게 이수증을 발급하고, 교육프로그램 종료일부터 1개월 이내에 교육프로그램의 실시 결과를 보건복지부장관에게 제출해야 한다.

⑥ 교육프로그램 실시기관의 장은 교육프로그램을 실시하기 전에 교육프로그램의 내용 및 비용 등에 관한 세부 사항을 정하여 보건복지부장관의 승인을 받아야 한다. 승인받

은 사항을 변경하려는 경우에도 또한 같다.〈신설 2023. 11. 17〉

[규칙] 제6조 (면허증 재발급) ① 의료인이 면허증을 잃어버렸거나 면허증이 헐어 못쓰게 되어 재발급받으려는 경우에는 별지 제5호서식의 신청서(전자문서로 된 신청서를 포함한다)에 다음 각 호의 서류를 첨부하여 보건복지부장관에게 제출하여야 한다.

1. 면허증이 헐어 못쓰게 된 경우에는 그 면허증
2. 사진(신청 전 6개월 이내에 모자 등을 쓰지 않고 촬영한 천연색 상반신 정면사진으로 가로 3.5센티미터, 세로 4.5센티미터의 사진을 말한다) 2장

② 법 제65조제2항에 따라 취소된 면허를 재발급받으려는 자는 별지 제5호서식의 신청서에 면허취소의 원인이 된 사유가 소멸하거나 개전의 정이 현저하다고 인정될 수 있는 서류와 사진(신청 전 6개월 이내에 모자 등을 쓰지 않고 촬영한 천연색 상반신 정면사진으로 가로 3.5센티미터, 세로 4.5센티미터의 사진을 말한다) 2장을 첨부하여 특별시장 · 광역시장 · 특별자치시장 · 도지사 또는 특별자치도지사(이하 "시 · 도지사"라 한다)를 거쳐 보건복지부장관에게 제출해야 한다.

### 해설

이 조는 의료인에게 이 법이 정한 해당하는 사유가 있을 때에 그 면허를 취소할 수 있도록 한 근거규정이다. 다만, 일단 면허가 취소된 자라 할지라도 원인된 사유가 소멸하거나 개전의 정이 현저하다고 인정될 때에는 재교부 금지기간(1년~3년)이 경과한 이후 그 면허를 재교부할 수 있다. 이는 의료의 적정과 국민보건향상을 위하여 의료인으로서의 여건을 감안하여 면허취소가 되었다 하더라도 주무관청인 보건복지부장관의 자유재량에 의하여 의료인으로서의 지위를 다시 부여할 수 있도록 기회를 주고자 하는데 그 입법취지가 있다. 2000년 1월 12일 법 개정으로 이 법 또는 형법 중 허위진단서 등의 작성(제233조) · 위조 등의 사문서행사(제234조) · 낙태(제269조) 의사 등의 낙태(제270조) · 업무상비밀누설(제317조) · 농어촌 등 보건의료를 위한 특별조치법 · 시체해부보존법 등 보건의료관계법령에 위반하여 금고 이상의 형의 선고를 받은 때를 면허취소의 사유에서 삭제하였으며, 2009년 12월 31일 의료인이 태아 성 감별 목적의 진찰 · 검사를 하거나 임신32주 이전에 태아의 성별을 고지한 경우 1년의 범위에서 면허자격을 정지와 2년 이하의 징역이나 1천만원 이하의 벌금에 처하도록 하고 면허취소의 사유에서 삭제하였다. 또한 2016년 5월 30일 이 조를 개정하여 의료인에 대하여 일회용 주사 관련 의료용품을 다시 사용할 수 없도록 하고, 이를 위반하여 사람의 생명 또는 신체에 중대한 위해를 발생하게 한 경우 면허를 취소할 수 있도록 하며 위해 정도가 중대한 경우 5년 이하의 징역이나 5천만원 이하의 벌금에 처하도록 하였다. 2023년 5월 19일에는 의료인이 결격사유에 해당하면 그 면허를 취소하도록 하되, 의료행위 중 업무상과실치사상죄를 범하여 금고 이상의 실형을 선고받는 등의 경우에는 그 면허를 취소하지 아니하도록 하며, 면허 취소 후 재교부받은 의료인이 자격정지 사유에 해당하는 행위를 한 경우에는 면허를 취소할 수 있도록 하는 한편, 거짓이나 그 밖의 부정한 방법으로 의료인 면허 발급 요건을 취득하거나 국가시험에 합격한 경우 면허를 취소할 수 있도록 하면서 면허를 재교부할 수 없도록 하였다. 최근(2023. 11. 20)에는 면허가 취소된 의료인에 대한 면허 재교부 요건으로 대통령령으로 정하는 교육프로그램의 이수를 추가하는 내용으로 의료법이 개정(법률 제19421호, 2023. 5. 19. 공포, 11. 20. 시행)됨에 따라, 교육프로그램의 내용을 환자 권리의 이해와 의료인의 역할과 윤리 등으로 정하여 40시간 이상 이수하도록 하고, 한국보건복지인재원 · 의사회 · 한의사회 및 간호사회 등의 기관 중 보건복지부장관이 지정하여 고시하는 기관이 교육프로그램을 실시하도록 하며, 교육프로그램의 실시에 드는 비용은 교육프로그램을 이수하는 사람이 부담하도록 하는 등 법률에서 위임된 사항과 그 시행에 필요한 사항을 정하였다.

### 대법원 2007.11.30. 선고 2007두10051 판결

**판례**

⊙ 판시사항

의료법 제66조 제1호에서 금하는 '면허증의 대여'의 의미 및 그 대여의 상대방이 자격 있는 의료인인 경우, 위 규정에서 금하는 '면허증의 대여'에 포함되는지 여부(적극)

⊙ 판결요지

의료법의 입법 취지와 의료인의 자격과 면허에 관한 규정 내용을 종합하여 보면, 의료법 제66조 제1호에서 금하고 있는 '면허증의 대여'는 다른 사람이 그 면허증을 이용하여 그 면허증의 명의자인 의사인 것처럼 행세하면서 의료행위를 하려는 것을 알면서도 면허증을 빌려 주는 것을 의미한다고 해석함이 상당하고, 따라서 면허증 대여의 상대방이 무자격자인 경우뿐만 아니라 자격 있는 의료인인 경우도 포함한다(대법원 1994. 12. 23. 선고 94도1937 판결, 2003. 6. 24. 선고 2002도6829 판결. 2005. 1. 13. 선고 2004도7282판결. 등 참조)

### 대법원 2007.11.30. 선고 2007두10051 판결

**판례**

⊙ 판시사항

의료법 위반으로 형사처벌을 받은 사람에게 의사면허취소처분을 하는 것이 이중처벌에 해당하는지 여부(소극)

⊙ 판결요지

의료법 위반행위에 대한 형사처벌과 의사면허의 취소는 그 보호법익과 목적을 달리하는 것이어서 의료법 위반으로 형사처벌을 받은 사람에 대하여 다시 의사면허취소처분을 하더라도 이를 이중처벌이라고 할 수 없고, 원고들에 대한 형사판결이 다른 사람들과의 형평성을 상실한 것으로서 부당하다는 등의 사유는 의사면허취소처분의 당부를 다투는 이 사건에서 적법한 상고이유가 될 수 없다.

**제66조 【자격정지 등】** ① 보건복지부장관은 의료인이 다음 각 호의 어느 하나에 해당하면(제65조제1항제2호의2에 해당하는 경우는 제외한다) 1년의 범위에서 면허자격을 정지시킬 수 있다. 이 경우 의료기술과 관련한 판단이 필요한 사항에 관하여는 관계 전문가의 의견을 들어 결정할 수 있다.

1. 의료인의 품위를 심하게 손상시키는 행위를 한 때
2. 의료기관 개설자가 될 수 없는 자에게 고용되어 의료행위를 한 때

2의2. 제4조제6항을 위반한 때

3. 제17조제1항 및 제2항에 따른 진단서·검안서 또는 증명서를 거짓으로 작성하여 내주거나 제22조제1항에 따른 진료기록부등을 거짓으로 작성하거나 고의로 사실과 다르게 추가기재·수정한 때
4. 제20조를 위반한 때
5. 삭제〈2020. 12. 29〉
6. 의료기사가 아닌 자에게 의료기사의 업무를 하게 하거나 의료기사에게 그 업무 범위를 벗어나게 한 때
7. 관련 서류를 위조·변조하거나 속임수 등 부정한 방법으로 진료비를 거짓 청구

한 때
8. 삭제〈2011. 8. 4〉
9. 제23조의5를 위반하여 경제적 이익 등을 제공받은 때
10. 그 밖에 이 법 또는 이 법에 따른 명령을 위반한 때
② 제1항제1호에 따른 행위의 범위는 대통령령으로 정한다.
③ 의료기관은 그 의료기관 개설자가 제1항제7호에 따라 자격정지 처분을 받은 경우에는 그 자격정지 기간 중 의료업을 할 수 없다.
④ 보건복지부장관은 의료인이 제25조에 따른 신고를 하지 아니한 때에는 신고할 때까지 면허의 효력을 정지할 수 있다.
⑤ 제1항제2호를 위반한 의료인이 자진하여 그 사실을 신고한 경우에는 제1항에도 불구하고 보건복지부령으로 정하는 바에 따라 그 처분을 감경하거나 면제할 수 있다.
⑥ 제1항에 따른 자격정지처분은 그 사유가 발생한 날부터 5년(제1항제5호·제7호에 따른 자격정지처분의 경우에는 7년으로 한다)이 지나면 하지 못한다. 다만, 그 사유에 대하여 형사소송법 제246조에 따른 공소가 제기된 경우에는 공소가 제기된 날부터 해당 사건의 재판이 확정된 날까지의 기간은 시효 기간에 산입하지 아니 한다.

[벌칙] 의료기관의 개설자가 될 수 없는 자에게 고용되어 의료행위를 한 자 : 90(500만원 이하의 벌금)

[영] 제32조 (의료인의 품위 손상 행위의 범위) ① 법 제66조제2항에 따른 의료인의 품위 손상행위의 범위는 다음 각 호와 같다.
1. 학문적으로 인정되지 아니하는 진료행위(조산 업무와 간호 업무를 포함한다. 이하 같다)
2. 비도덕적 진료행위
3. 거짓 또는 과대 광고행위
3의2. 방송법 제2조제1호에 따른 방송, 신문 등의 진흥에 관한 법률 제2조제1호·제2호에 따른 신문·인터넷신문, 잡지 등 정기간행물의 진흥에 관한 법률 제2조 제1호에 따른 정기간행물 또는 제24조 제1항 각 호의 인터넷 매체[이동통신단말장치에서 사용되는 애플리케이션(Application)을 포함한다]에서 다음 각 목의 건강·의학정보(의학, 치의학, 한의학, 조산학 및 간호학의 정보를 말한다. 이하 같다)에 대하여 거짓 또는 과장하여 제공하는 행위〈개정 2021. 6. 15〉
가. 식품위생법 제2조제1호에 따른 식품에 대한 건강·의학정보
나. 건강기능식품에 관한 법률 제3조제1호에 따른 건강기능식품에 대한 건강·의학정보

다. 약사법 제2조제4호부터 제7호까지의 규정에 따른 의약품, 한약, 한약제제 또는 의약외품에 대한 건강 · 의학정보

라. 의료기기법 제2조제1항에 따른 의료기기에 대한 건강 · 의학정보

마. 화장품법 제2조제1호부터 제3호까지의 규정에 따른 화장품, 기능성화장품 또는 유기농화장품에 대한 건강 · 의학정보

4. 불필요한 검사 · 투약 · 수술 등 지나친 진료행위를 하거나 부당하게 많은 진료비를 요구하는 행위
5. 전공의의 선발 등 직무와 관련하여 부당하게 금품을 수수하는 행위
6. 다른 의료기관을 이용하려는 환자를 영리를 목적으로 자신이 종사하거나 개설한 의료기관으로 유인하거나 유인하게 하는 행위
7. 자신이 처방전을 발급하여 준 환자를 영리를 목적으로 특정 약국에 유치하기 위하여 약국개설자나 약국에 종사하는 자와 담합하는 행위

② 삭제〈2012. 4. 27〉

### 해설

이 조는 의료인에게 보건복지부장관이 1년 이하의 기간을 정하여 면허의 자격을 정지시킬 수 있도록 한 근거규정이다. 또한 이에 따라 보건복지부장관으로부터 자격정지처분을 받은 때에는 그 기간 중 당해 의료기관은 의료업을 할 수 없다. 또한 의료인이 부정한 방법으로 진료비를 허위청구한 때에는 1년의 범위 안에서 면허자격을 정지할 수 있도록 하고, 의료기관의 개설자가 진료비 허위청구로 인하여 면허자격이 정지된 경우 당해 의료기관은 그 면허자격 정지기간 중에는 의료업을 영위할 수 없도록 하였다. 또한 보건복지부장관은 의료인이 실태 및 취업상황 등의 신고를 하지 아니한 때에는 신고할 때까지 면허의 효력을 정지할 수 있도록 하고, 의료기관 개설자가 될 수 없는 자에게 고용되어 의료행위를 한 의료인이 자진하여 그 사실을 신고한 경우 행정처분을 감경할 수 있도록 함으로써 불법 의료기관 개설에 대한 단속을 강화를 유도하고 있다.

### 용어해설

◷ 자격정지(資格停止) : 법률에 의하여 일정기간 동안 일정한 자격의 전부 또는 일부를 정지시키는 명예형의 하나이다. 당연정지와 선고정지가 있는데, 당연정지란 일정한 형의 판결을 받은 자에 대하여 일정한 자격을 당연히 정지시키는 것이다. 현행 형법에서는 유기징역 또는 유기금고의 판결을 받은 자는 그 형의 집행이 종료하거나 면제될 때까지 공무원이 될 자격, 공법상의 선거권과 피선거권, 법률로 요건을 정한 공법상의 업무에 관한 자격을 정지한다(법 제43조제2항). 선고정지란 특별한 판결 선고로써 일정한 자격의 전부 또는 일부를 일정기간 동안 정지시키는 것이다.

**제66조의2 【중앙회의 자격정지 처분 요구 등】** 각 중앙회의 장은 의료인이 제66조제1항제1호에 해당하는 경우에는 각 중앙회의 윤리위원회의 심의 · 의결을 거쳐 보건복지부장관에게 자격정지 처분을 요구할 수 있다.

[영] 제33조 (중앙회의 자격정지 처분 요구) 법 제66조의2에 따른 의료인의 자격정지 처분 요구는 윤리위원회의 회의 개최 일시 및 장소와 자격정지 처분 요구의 이유 및 근거 등을 기재한 서류를 보건복지부장관에게 제출하는 방식으로 한다.

**제67조 【과징금 처분】** ① 보건복지부장관이나 시장·군수·구청장은 의료기관이 제64조제1항 각 호의 어느 하나에 해당할 때에는 대통령령으로 정하는 바에 따라 의료업 정지 처분을 갈음하여 10억원 이하의 과징금을 부과할 수 있으며, 이 경우 과징금은 3회까지만 부과할 수 있다. 다만, 동일한 위반행위에 대하여 표시·광고의 공정화에 관한 법률 제9조에 따른 과징금 부과처분이 이루어진 경우에는 과징금(의료업 정지 처분을 포함한다)을 감경하여 부과하거나 부과하지 아니할 수 있다.
② 제1항에 따른 과징금을 부과하는 위반 행위의 종류와 정도 등에 따른 과징금의 액수와 그 밖에 필요한 사항은 대통령령으로 정한다.
③ 보건복지부장관이나 시장·군수·구청장은 제1항에 따른 과징금을 기한 안에 내지 아니한 때에는 지방세 체납처분의 예에 따라 징수한다.

[영] 제43조 (과징금의 산정 기준) 법 제67조에 따른 과징금의 금액은 위반행위의 종류와 위반 정도 등을 고려하여 보건복지부령으로 정하는 의료업 정지처분 기준에 따라 별표 1의 과징금 산정 기준을 적용하여 산정한다.

[영] 제44조 (과징금의 부과·징수 절차) ① 보건복지부장관, 시·도지사 또는 시장·군수·구청장은 법 제67조에 따라 과징금을 부과하려면 그 위반행위의 종류와 과징금의 금액을 서면으로 명시하여 이를 낼 것을 통지하여야 한다.
② 과징금의 징수 절차는 보건복지부령으로 정한다.

[영] 제44조의2 (규제의 재검토) ① 보건복지부장관은 다음 각 호의 사항에 대하여 다음 각 호의 기준일을 기준으로 3년마다(매 3년이 되는 해의 기준일과 같은 날 전까지를 말한다) 그 타당성을 검토하여 개선 등의 조치를 하여야 한다.
1. 제43조 및 별표 1에 따른 과징금 산정 기준 : 2014년 1월 1일
2. 제45조 및 별표 2에 따른 과태료의 부과기준 : 2014년 1월 1일
② 보건복지부장관은 제23조에 따른 의료광고 금지기준에 대하여 2015년 1월 1일을 기준으로 2년마다(매 2년이 되는 해의 1월 1일 전까지를 말한다) 그 타당성을 검토하여 개선 등의 조치를 하여야 한다.

[규칙] 제79조 (과징금의 징수절차) 영 제44조제2항에 따른 과징금의 징수 절차에 관하여는

국고금관리법 시행규칙을 준용한다. 이 경우 납입고지서에는 이의 제기 방법 및 이의 제기 기간을 함께 적어 넣어야 한다.

[규칙] 제79조의2 (규제의 재검토) ① 보건복지부장관은 다음 각 호의 사항에 대하여 다음 각 호의 기준일을 기준으로 3년마다(매 3년이 되는 해의 기준일과 같은 날 전까지를 말한다) 그 타당성을 검토하여 개선 등의 조치를 해야 한다.

1. 삭제〈2021. 12. 31〉

1의2. 제16조의3 및 별표 2의3에 따른 허용되는 경제적 이익등의 범위 : 2014년 1월 1일

2. 삭제〈2017. 6. 21〉
3. 삭제〈2017. 6. 21〉
4. 제29조에 따른 원격의료의 시설 및 장비 : 2014년 1월 1일
5. 제32조에 따른 부속 의료기관의 개설 특례 : 2014년 1월 1일
6. 제39조의6에 따른 보안장비 설치 및 보안인력 배치 기준 등 : 2022년 1월 1일

6의2. 제39조의12에 따른 촬영 거부의 사유: 2024년 1월 1일

7. 제60조에 따른 부대사업 : 2014년 1월 1일
8. 제75조에 따른 한지 의료인의 허가지역 변경 : 2014년 1월 1일

② 보건복지부장관은 다음 각 호의 사항에 대하여 다음 각 호의 기준일을 기준으로 2년마다(매 2년이 되는 해의 기준일과 같은 날 전까지를 말한다) 그 타당성을 검토하여 개선 등의 조치를 하여야 한다.

1. 제13조의3에 따른 기록 열람 등의 요건 : 2015년 1월 1일
2. 제17조에 따른 의료인의 실태 등의 신고 및 보고 : 2015년 1월 1일
3. 제18조에 따라 외국면허 소지자에게 허용되는 의료행위 : 2015년 1월 1일
4. 제34조, 별표 3 및 별표 4에 따른 의료기관의 시설기준 및 규격 : 2015년 1월 1일
5. 제38조, 별표 5 및 별표 5의2에 따른 의료인 등의 정원 : 2015년 1월 1일
6. 삭제〈2022. 9. 14〉

### 해설

이 조는 '개설허가의 취소'에 해당하는 사유가 있을 때에 의료업 정지처분에 갈음하여 과징금을 부과할 수 있도록 한 근거규정이다. 과징금의 부과는 제한적으로 인정되며, 해당 의료기관이 과징금을 기한 내에 납부하지 아니한 때에는 지방세에 대한 체납처분의 예에 따라 행정기관이 우선변제권을 행사하여 이를 징수한다.

### 용어해설

㉠ 과징금(課徵金) : 행정법상 의무위반에 대한 제재로서 행정권이 부과하는 금전적 부담 중 세법에 근거한 것을 제외한 것. 부과금(賦課金)이라고도 한다. 그것은 처벌은 아니며, 의무위반 · 불이행으로 인한 부당 이익의 환수 또는 업무정지처분에 갈음하는 금전급부이다.

**제68조【행정처분의 기준】** 제63조, 제64조제1항, 제65조제1항, 제66조제1항에 따른 행정처분의 세부적인 기준은 보건복지부령으로 정한다.

**해설**

이 조는 앞에서 본 업무명령 및 개설허가의 취소 · 면허의 취소 · 자격정지에 관한 세부적인 기준을 보건복지부령으로 정하기 위한 규정이다.

**제69조【의료지도원】** ① 제61조에 따른 관계 공무원의 직무를 행하게 하기 위하여 보건복지부, 시 · 도 및 시 · 군 · 구에 의료지도원을 둔다.

② 의료지도원은 보건복지부장관, 시 · 도지사 또는 시장 · 군수 · 구청장이 그 소속 공무원 중에서 임명하되, 자격과 임명 등에 필요한 사항은 보건복지부령으로 정한다.

③ 의료지도원 및 그 밖의 공무원은 직무를 통하여 알게 된 의료기관, 의료인, 환자의 비밀을 누설하지 못한다.

[벌칙] ③항 위반 : 88(3년 이하의 징역이나 3천만원 이하의 벌금), 친고죄(공소는 고소가 있어야 함)

**[규칙] 제65조 (의료지도원의 자격)** 법 제69조제2항에 따라 보건복지부장관, 시 · 도지사 또는 시장 · 군수 · 구청장이 의료지도원을 임명하려는 경우에는 다음 각 호의 어느 하나에 해당하는 자 중에서 하여야 한다.

1. 의료인 면허를 가진 자
2. 의료 관계 업무에 관한 지식과 경험이 풍부한 자

**[규칙] 제66조 (의료지도원의 담당 구역)** ① 보건복지부 소속 의료지도원의 담당 구역은 전국으로 한다.

② 시 · 도 또는 시 · 군 · 구(자치구를 말한다) 소속 의료지도원의 담당 구역은 해당 행정구역으로 한다.

**[규칙] 제67조 (의료지도기록부의 비치)** 의료지도원은 의료지도기록부를 갖추어 두고 그 직무집행 상황을 기록하여야 한다.

**[규칙] 제68조 (의료지도에 관한 보고)** 의료지도원이 의료지도를 한 결과 법령에 위반된 사실을 발견한 경우에는 지체 없이 이를 그 소속 기관의 장에게 보고하여야 한다.

**[규칙] 제69조 (의료지도원의 증표)** 의료지도원임을 증명하는 증표는 별지 제24호서식에 따른다.

**해설**

이 조는 보고와 업무검사(제61조)에 따른 의료인의 실태파악과 진료기록부 등의 검사의견청취 등을 위하여 임명되는 공무원인 의료지도원에 관한 근거규정이다. 이러한 의료지도원은 보건복지부장관 · 시 · 도지사 또는 시장 · 군수 · 구청장이 소속공무원 중에서 임명하되 자격 · 임명에 관하여 필요한 사항은 보건복지부령(의료법 시행규칙)으로 정하도록 하고 있으며, 또한 의료지도원 및 기타 공무원은 직무상 알게 된 의료기관 · 의료인 · 환자의 비밀을 누설하지 못하는 비밀엄수의무를 부담한다. 따라서 비밀유지의무를 위반한 자는 3년 이하의 징역이나 3천만원 이하의 벌금에 처하게 되며(제88조), 공소는 고소가 있어야 하는 친고죄이다.

# 제 7 장 분쟁의 조정

**제70조 내지 제76조** 삭제〈2011. 4. 7〉

**해설**

경제수준의 향상과 전 국민 건강보험 실현으로 의료이용이 많아지고, 의료서비스의 다양화 등으로 환자와 의료인 사이에 의료사고로 인한 분쟁은 증가 추세에 있다. 이러한 의료분쟁에 대해 환자 측에서는 의료에 관한 지식과 정보가 부족한 관계로 의료사고 시 신속한 피해구제를 받지 못하고 있고, 억울함을 호소하는 수단으로 무단점거 등 물리적 방법에 의하여 분쟁을 해결하려고 하며, 의료인 측에서는 책임을 인정하지 않고 의료사고 자체를 무마하려는 경향으로 이어져 사회적 문제가 되어 왔다. 또한 의료분쟁이 정식 소송으로 가게 되면 많은 시간 · 비용이 소요되고 당사자 사이의 분쟁에 따른 앙금이 남는 등의 폐해가 있기 때문에 그동안 의료법에서 미봉책으로 제7장에서 의료분쟁 조정에 관한 규정을 담고 있었다. 그러나 보건복지부에 설치된 중앙의료심사조정위원회와 시 · 도에 설치된 지방의료심사조정위원회의 분쟁조정 실적이 보건당국의 직무유기라고 지적할 만큼 미미해 유명무실한 실정이었으며, 의료법 체계로는 분쟁을 조정할 만한 법적 구속력이나 책임소재를 규명할 전문 인력조차 없는 실정이었다. 이에 의료사고로 인한 피해를 신속 · 공정하게 구제하고 의료분쟁을 원활하게 조정하기 위하여 2011년 4월 7일 의료사고 피해구제 및 의료분쟁 조정 등에 관한 법률이 제정됨에 따라 현행 의료법에 규정된 의료심사조정위원회 관련 조문이 삭제되었다.

# 제 8 장 보 칙

**제77조 【전문의】** ① 의사 · 치과의사 또는 한의사로서 전문의가 되려는 자는 대통령령으로 정하는 수련을 거쳐 보건복지부장관에게 자격 인정을 받아야 한다.

② 제1항에 따라 전문의 자격을 인정받은 자가 아니면 전문과목을 표시하지 못한다. 다만, 보건복지부장관은 의료체계를 효율적으로 운영하기 위하여 전문의 자격을 인정받은 치과의사와 한의사에 대하여 종합병원 · 치과병원 · 한방병원 중 보건

복지부령으로 정하는 의료기관에 한하여 전문과목을 표시하도록 할 수 있다.
③ 삭제〈2016. 12. 20〉
④ 전문의 자격 인정과 전문과목에 관한 사항은 대통령령으로 정한다.

[벌칙] ②항 위반 : 90(500만원 이하의 벌금)

[규칙] 제74조 (치과의사 및 한의사 전문과목 표시) 법 제77조제2항 단서에 따라 치과의사전문의 또는 한의사전문의 자격을 인정받은 자에 대하여 전문과목을 표시할 수 있는 의료기관은 다음 각 호와 같다.

1. 병상이 300개 이상인 종합병원
2. 치과의사전문의의 수련 및 자격인정 등에 관한 규정에 따른 수련치과병원
3. 한의사전문의의 수련 및 자격인정 등에 관한 규정에 따른 수련한방병원

해설

이 조는 의료인으로서 전문의가 되고자 하는 자에게 대통령령이 정하는 수련의 과정을 거쳐 보건복지부장관의 자격인정을 받도록 한 근거규정이다. 이에 따라 전문의의 자격인정 및 전문과목에 관하여 필요한 사항은 대통령령으로 정하고 있는 바, 이에 따른 대통령령은 전문의의 수련 및 자격인정 등에 관한 규정으로서 이에 따른 전문의의 자격인정을 받은 자가 아니면 전문과목을 표시하지 못하며, 이에 위반한 자는 500만원 이하의 벌금에 처하게 된다(제90조). 현재 전문의 수련과목은 26개과이며, 의료기술의 발달과 의료수요자의 전문과목 선호도가 높아짐에 따라 전문의가 전체의사에서 차지하는 비율(70.1%)이 점차 높아지고 전문의 개업이 보편화됨에 따라 의료자원의 낭비와 국민의료비 급증 등 의료자원의 효율적 활용이라는 측면에서 많은 문제점을 낳고 있다.

**제78조 【전문간호사】** ① 보건복지부장관은 간호사에게 간호사 면허 외에 전문간호사 자격을 인정할 수 있다.
② 전문간호사가 되려는 사람은 다음 각 호의 어느 하나에 해당하는 사람으로서 보건복지부장관이 실시하는 전문간호사 자격시험에 합격한 후 보건복지부장관의 자격인정을 받아야 한다.
1. 보건복지부령으로 정하는 전문간호사 교육과정을 이수한 자
2. 보건복지부장관이 인정하는 외국의 해당 분야 전문간호사 자격이 있는 자
③ 전문간호사는 제2항에 따라 자격을 인정받은 해당 분야에서 간호 업무를 수행하여야 한다.
④ 전문간호사의 자격 구분, 자격 기준, 자격 시험, 자격증, 업무 범위, 그 밖에 필요한 사항은 보건복지부령으로 정한다.

[참고] 전문간호사의 자격구분
보건・마취・정신・가정・감염관리・산업・응급・노인・중환자・호스피스・종양・임상 및 아동분야(전문간호사 자격인정 등에 관한 규칙 제2조)

### 해설

2000년 1월 의료법 개정으로 '분야별간호사'가 '전문간호사'로 그 명칭이 변경됨에 따라 간호사는 간호사의 면허 이외에 '전문간호사의 자격'을 인정받을 수 있게 되어 전문간호사 제도화를 위한 초석이 마련되었다. 전문간호사는 일반 간호사와는 별개로 간호분야의 각각의 교육과정을 통하여 특수한 지식과 기술을 습득한 후 별도의 자격을 인정받음으로써 특정한 간호업무분야에 관하여 보다 나은 진료효과를 가져오고 의료인으로서의 사명감을 고취케 하려는 취지에서 인정된 간호 전문인력이다. 이에 의하여 보건복지부령은 보건, 마취, 정신, 가정, 감염관리, 산업, 응급, 노인, 중환자, 호스피스, 종양, 임상 및 아동분야의 전문간호사의 자격구분 및 기준 등에 관하여 구체적으로 규정하여 실시하고 있다. 그러나 전문간호사 제도에 관한 내용이 의료법 시행규칙과 보건복지부 고시에 나누어 규정되어 있어 이를 알기 어렵게 되어 있고 또한 그 내용도 미흡한 부분이 많으므로 의료법 시행규칙[2006. 7. 7 보건복지부령 제364호]을 개정하여 '전문간호사 자격인정 등에 관한 규칙'에서 이를 통일하여 체계적으로 규정하고 미흡한 부분을 보완함으로써 동 제도의 효과적 운영을 기하였다.

**제79조【한지 의료인】** ① 이 법이 시행되기 전의 규정에 따라 면허를 받은 한지 의사, 한지 치과의사 및 한지 한의사는 허가받은 지역에서 의료업무에 종사하는 경우 의료인으로 본다.
② 보건복지부장관은 제1항에 따른 의료인이 허가받은 지역 밖에서 의료행위를 하는 경우에는 그 면허를 취소할 수 있다.
③ 제1항에 따른 의료인의 허가지역 변경, 그 밖에 필요한 사항은 보건복지부령으로 정한다.
④ 한지 의사, 한지 치과의사, 한지 한의사로서 허가받은 지역에서 10년 이상 의료업무에 종사한 경력이 있는 자 또는 이 법 시행 당시 의료업무에 종사하고 있는 자중 경력이 5년 이상인 자에게는 제5조에도 불구하고 보건복지부령으로 정하는 바에 따라 의사, 치과의사 또는 한의사의 면허를 줄 수 있다.

[규칙] 제75조 (한지 의료인의 허가지역 변경) ① 법 제79조제3항에 따라 한지 의료인이 그 허가지역을 변경하려는 경우에는 그 소재지를 관할하는 시·도지사의 허가를 받아야 한다. 다만, 다른 시·도로 변경하거나 2개 시·도 이상에 걸쳐있는 지역으로 변경하려는 경우에는 보건복지부장관의 허가를 받아야 한다.
② 제1항에 따른 한지 의료인의 허가지역 변경에 관한 허가를 할 때에는 다음 각 호에서 정하는 바에 따라야 한다.
1. 의료취약지인 읍·면으로 한정하여 허가하되, 인구·교통, 그 밖의 지리적 여건에 따라 그 진료구역을 제한할 수 있다.
2. 허가 대상은 변경 전의 허가지역에서 3년 이상 계속하여 의료기관을 개설하고 의료행위를 한 자로 한정한다. 다만, 허가지역에 같은 업종에 해당하는 다른 의료인이 있거나 벽지, 오지 또는 섬 등 보건복지부장관이 정하는 지역으로 변경하려는 경우에는 그 기간의 제한을 받지 아니한다.

③ 제1항에 따라 허가지역 변경허가를 받으려는 자는 변경 희망지와 그 사유를 적은 신청서에 면허증을 첨부하여 허가관청에 제출하여야 한다.

[규칙] 제76조 (한지 의료인의 허가지역 변경 통보 등) ① 시 · 도지사가 한지의료인에 대하여 그 허가지역의 변경허가를 한 경우에는 그 사실을 해당 면허증에 적어 신청인에게 발급하고, 허가한 날부터 5일 이내에 변경허가사항을 보건복지부장관에게 통보해야 한다.

② 시 · 도지사는 한지 의료인별 허가지역 일람표를 작성하여 갖추어 두어야 한다.

[규칙] 제77조 (한지 의료인의 의사면허 등의 신청) ① 법 제79조제4항에 따라 한지 의료인이 의사, 치과의사 또는 한의사 면허를 받으려는 경우에는 별지 제28호서식의 신청서(전자문서로 된 신청서를 포함한다)에 다음 각 호의 서류(전자문서를 포함한다)를 첨부하여 현재의 근무지 또는 최종 근무지의 관할 시 · 도지사를 거쳐 보건복지부장관에게 제출하여야 한다.

1. 한지 의료인 면허증
2. 법 제79조제4항에 따른 경력을 증명하는 서류 각 1부
3. 법 제8조제1호 본문에 해당하는 자가 아님을 증명하는 의사의 진단서 또는 법 제8조제1호 단서에 해당하는 자임을 증명하는 전문의의 진단서
4. 법 제8조제2호에 해당하는 자가 아님을 증명하는 의사의 진단서
5. 사진(신청 전 6개월 이내에 모자 등을 쓰지 않고 촬영한 천연색 상반신 정면사진으로 가로 3.5센티미터, 세로 4.5센티미터의 사진을 말한다) 5장

② 삭제〈2008. 9. 5〉

③ 제1항의 신청서를 받은 시 · 도지사는 신청인에게 별지 제28호서식의 접수증을 발급하여야 한다.

④ 제1항에 따라 면허증 발급신청을 한 자는 그 신청일부터 면허증을 받는 날까지 제3항의 접수증을 한지 의료인 면허증을 갈음하여 사용할 수 있다.

[규칙] 제78조 (면허증 등의 갱신신청) ① 법률 제2533호 의료법중개정법률 부칙 제2조 단서 및 같은 법률 부칙 제7조에 따른 갱신기간이 지난 후에 의사, 치과의사, 한의사, 조산사, 간호사, 전문의 또는 한지 의료인의 면허증 또는 자격증을 갱신하려는 자는 별지 제28호서식의 신청서(전자문서로 된 신청서를 포함한다)에 다음 각 호의 서류를 첨부하여 소속 중앙회의 확인을 받아 해당 면허증 또는 자격증을 발급한 기관(보건복지부장관 또는 시 · 도지사)에 제출하여야 한다. 이 경우, 보건복지부장관에게 제출하는 신청서는 관할 시 · 도지사를 거쳐야 한다.

1. 구 면허증 또는 자격증(분실 시 분실사유서)
2. 건강진단서
3. 사진(신청 전 6개월 이내에 모자 등을 쓰지 않고 촬영한 천연색 상반신 정면사진으로 가로 3.5센티미터, 세로 4.5센티미터의 사진을 말한다) 2장
4. 갱신 지연사유서
5. 시민확인서 및 여권사본(외국인만 첨부한다)

② 제1항의 신청서를 받은 시·도지사는 신청인에게 별지 제28호서식의 접수증을 발급하여야 한다.

**해설**

이 조는 허가받은 일정 지역 안에서만 의료업무에 종사할 수 있는 조건부의사면허의 소지자인 한지 의료인(한지 의사·한지 치과의사·한지 한의사)에 관한 근거규정으로서, 이에 따라 한지 의료인이 그 허가받은 지역을 일탈하여 의료행위를 할 경우 보건복지부장관은 그 면허를 취소할 수 있다. 그러나 한지 의료인이라 하더라도 보건복지부령이 정하는 바에 따라 면허지역을 변경할 수 있으며, 제4항이 정하는 바에 따라 의사·치과의사·한의사의 면허를 받을 수 있다.

**제80조【간호조무사】** ① 간호조무사가 되려는 사람은 다음 각 호의 어느 하나에 해당하는 사람으로서 보건복지부령으로 정하는 교육과정을 이수하고 간호조무사 국가시험에 합격한 후 보건복지부장관의 자격인정을 받아야 한다. 이 경우 자격시험의 제한에 관하여는 제10조를 준용한다.

1. 초·중등교육법령에 따른 특성화고등학교의 간호 관련 학과를 졸업한 사람(간호조무사 국가시험 응시일로부터 6개월 이내에 졸업이 예정된 사람을 포함한다)
2. 초·중등교육법 제2조에 따른 고등학교 졸업자(간호조무사 국가시험 응시일로부터 6개월 이내에 졸업이 예정된 사람을 포함한다) 또는 초·중등교육법령에 따라 같은 수준의 학력이 있다고 인정되는 사람(이하 이 조에서 "고등학교 졸업학력 인정자"라 한다)으로서 보건복지부령으로 정하는 국·공립 간호조무사 양성소의 교육을 이수한 사람
3. 고등학교 졸업학력 인정자로서 평생교육법령에 따른 평생교육시설에서 고등학교 교과 과정에 상응하는 교육과정 중 간호 관련 학과를 졸업한 사람(간호조무사 국가시험 응시일로부터 6개월 이내에 졸업이 예정된 사람을 포함한다)
4. 고등학교 졸업학력 인정자로서 학원의 설립·운영 및 과외교습에 관한 법률 제2조의2제2항에 따른 학원의 간호조무사 교습과정을 이수한 사람
5. 고등학교 졸업학력 인정자로서 외국의 간호조무사 교육과정(보건복지부장관이 정하여 고시하는 인정기준에 해당하는 교육과정을 말한다)을 이수하고 해당 국

가의 간호조무사 자격을 취득한 사람
6. 제7조제1항제1호 또는 제2호에 해당하는 사람
② 제1항제1호부터 제4호까지에 따른 간호조무사 교육훈련기관은 보건복지부장관의 지정·평가를 받아야 한다. 이 경우 보건복지부장관은 간호조무사 교육훈련기관의 지정을 위한 평가업무를 대통령령으로 정하는 절차·방식에 따라 관계 전문기관에 위탁할 수 있다.
③ 보건복지부장관은 제2항에 따른 간호조무사 교육훈련기관이 거짓이나 그 밖의 부정한 방법으로 지정받는 등 대통령령으로 정하는 사유에 해당하는 경우에는 그 지정을 취소할 수 있다.
④ 간호조무사는 최초로 자격을 받은 후부터 3년마다 그 실태와 취업상황 등을 보건복지부장관에게 신고하여야 한다.
⑤ 제1항에 따른 간호조무사의 국가시험·자격인정, 제2항에 따른 간호조무사 교육훈련기관의 지정·평가, 제4항에 따른 자격신고 및 간호조무사의 보수교육등에 관하여 필요한 사항은 보건복지부령으로 정한다.

※ [참고] 간호조무사 및 의료유사업자에 관한 규칙

[영] 제40조 (간호조무사 교육훈련기관 지정을 위한 평가업무 위탁) ① 보건복지부장관은 법 제80조제2항 후단에 따라 간호조무사 교육훈련기관의 지정을 위한 평가업무를 다음 각 호의 기관에 위탁할 수 있다.
1. 공공기관의 운영에 관한 법률 제4조에 따른 공공기관 중 그 설립 목적이 보건의료 또는 인력개발과 관련되는 공공기관
2. 위탁업무 수행에 필요한 조직·인력 및 전문성 등을 갖춘 전문기관으로서 보건복지부장관이 정하여 고시하는 기관

② 보건복지부장관은 법 제80조제2항 후단에 따라 간호조무사 교육훈련기관 지정을 위한 평가업무를 위탁하는 경우 위탁 기준 등의 공고, 위탁 내용 등의 고시 또는 위탁 업무의 보고 등에 관하여는 제31조의6제2항부터 제5항까지의 규정을 준용한다.

[영] 제41조 (간호조무사 교육훈련기관 지정 취소사유) 법 제80조제3항에서 "거짓이나 그 밖의 부정한 방법으로 지정받는 등 대통령령으로 정하는 사유"란 다음 각 호의 사유를 말한다.
1. 거짓이나 그 밖의 부정한 방법으로 지정받는 경우
2. 간호조무사 교육훈련기관의 지정 기준에 미달하는 경우
3. 정당한 사유 없이 교육훈련 업무를 거부하거나 3개월 이상 교육훈련을 실시하지 아니한 경우

4. 거짓이나 그 밖의 부정한 방법으로 교육훈련 졸업증명서 또는 이수증명서를 발급한 경우
5. 교육과정 및 교육내용이 법령에 위반되거나 교육훈련기관의 지정 목적을 달성하기 어렵다고 인정되는 경우

### 해설

이 조는 간호사 인력수급이 어려운 의료계의 현실을 고려하여 간호사의 간호업무를 보조하는 지위에 있는 자인 간호조무사의 자격인정에 관한 근거규정이다. 이에 따라 간호조무사의 자격인정 및 업무한계에 관한 필요한 사항은 보건복지부령으로 정하도록 하는 동시에 보건복지부장관의 인정에 따라 자격을 취득할 수 있도록 하고 있다. 이 경우 자격시험의 제한에 관하여는 제10조를 준용한다. 또한, '의료인 등의 정원'에 관하여 의료법 시행규칙 제28조의6에서는 '간호사 또는 치과위생사의 인력수급상 필요하다고 인정할 때에는 간호사 등의 정원을 간호조무사로 충당할 수 있다'고 규정하고 있다. 그리고 간호조무사는 최초로 자격을 받은 후부터 3년마다 그 실태와 취업상황 등을 보건복지부장관에게 신고하여야 한다.

**제80조의2 【간호조무사의 업무】** ① 간호조무사는 제27조에도 불구하고 간호사를 보조하여 제2조제2항제5호가목부터 다목까지의 업무를 수행할 수 있다.
② 제1항에도 불구하고 간호조무사는 제3조제2항에 따른 의원급 의료기관에 한하여 의사, 치과의사, 한의사의 지도하에 환자의 요양을 위한 간호 및 진료의 보조를 수행할 수 있다.
③ 제1항 및 제2항에 따른 구체적인 업무의 범위와 한계에 대하여 필요한 사항은 보건복지부령으로 정한다.

**제80조의3 【준용규정】** 간호조무사에 대하여는 제8조, 제9조, 제12조, 제16조, 제19조, 제20조, 제22조, 제23조, 제59조제1항, 제61조, 제65조, 제66조, 제68조, 제83조제1항, 제84조, 제85조, 제87조, 제88조, 제88조의2 및 제91조를 준용하며, 이 경우 "면허"는 "자격"으로, "면허증"은 "자격증"으로 본다.

**제81조 【의료유사업자】** ① 이 법이 시행되기 전의 규정에 따라 자격을 받은 접골사, 침사, 구사(이하 "의료유사업자"라 한다)는 제27조에도 불구하고 각 해당 시술소에서 시술을 업으로 할 수 있다.
② 의료유사업자에 대하여는 이 법 중 의료인과 의료기관에 관한 규정을 준용한다. 이 경우 "의료인"은 "의료유사업자"로, "면허"는 "자격"으로, "면허증"은 "자격증"

> 으로, "의료기관"은 "시술소"로 한다.
> ③ 의료유사업자의 시술행위, 시술업무의 한계 및 시술소의 기준 등에 관한 사항은 보건복지부령으로 정한다.

※ [참고] 간호조무사 및 의료유사업자에 관한 규칙

### 해설

이 조는 접골사·침사·구사(의료유사업자)는 의료법 제27조(무면허 의료행위 금지) 규정에도 불구하고 일정한 유사 진료행위를 그 업으로 할 수 있도록 한 근거규정이다. 다만, 이들 유사의료업자는 그 시술행위·시술업무의 한계와 기준 등을 엄격히 할 필요가 있으므로, 이와 관련된 사항에 관하여서는 보건복지부령(간호조무사 및 의료유사업자에 관한 규칙)에서 정하는 바에 의하도록 하고 있다.

### 판례

**대법원 1999. 3. 26. 선고 98도2481 판결[공1999. 5. 1.(81), 818]**

◎ 판시사항

침술행위가 의료법 제25조 제1항 소정의 의료행위에 해당하는지 여부(적극)

◎ 판결요지

의료행위라 함은 의학적 전문지식을 기초로 하는 경험과 기능으로 진찰, 검안, 처방, 투약 또는 외과적 시술을 시행하여 하는 질병의 예방 또는 치료행위 및 그 밖에 의료인이 행하지 아니하면 보건위생상 위해가 생길 우려가 있는 행위를 의미하는 것인데, 침술행위는 경우에 따라서 생리상 또는 보건위생상 위험이 있을 수 있는 행위임이 분명하므로 현행 의료법상 한의사의 의료행위(한방의료행위)에 포함된다.

> **제82조【안마사】** ① 안마사는 장애인복지법에 따른 시각장애인 중 다음 각 호의 어느 하나에 해당하는 자로서 시·도지사에게 자격인정을 받아야 한다.
> 1. 초·중등교육법 제2조제5호에 따른 특수학교 중 고등학교에 준한 교육을 하는 학교에서 제4항에 따른 안마사의 업무한계에 따라 물리적 시술에 관한 교육과정을 마친 자
> 2. 중학교 과정 이상의 교육을 받고 보건복지부장관이 지정하는 안마수련기관에서 2년 이상의 안마수련과정을 마친 자
>
> ② 제1항의 안마사는 제27조에도 불구하고 안마업무를 할 수 있다.
> ③ 안마사에 대하여는 이 법 중 제8조, 제25조, 제28조부터 제32조까지, 제33조 제2항제1호·제3항·제5항·제8항 본문, 제36조, 제40조, 제59조제1항, 제61조, 제63조(제36조를 위반한 경우만을 말한다), 제64조부터 제66조까지, 제68조, 제83조, 제84조를 준용한다. 이 경우 "의료인"은 "안마사"로, "면허"는 "자격"으로,
> 83조, 제84조를 준용한다. 이 경우 "의료인"은 "안마사"로, "면허"는 "자격"으로,
> "면허증"은 "자격증"으로, "의료기관"은 "안마시술소 또는 안마원"으로, "해당 의료관계단체의 장"은 "안마사회장"으로 한다.

> ④ 제3항에도 불구하고 국가나 지방자치단체가 관계 법령에 따라 시행하는 장애인 일자리 사업 등을 수행하는 자로서 보건복지부령으로 정하는 자가 그 사업 수행과정에서 안마사를 고용하는 경우에는 제66조제1항제2호를 준용하지 아니한다.〈신설 2023. 10. 31〉
> ⑤ 안마사의 업무한계, 안마시술소나 안마원의 시설 기준 등에 관한 사항은 보건복지부령으로 정한다.

[벌칙] 안마사의 자격인정을 받지 아니하고 영리를 목적으로 안마행위를 한 자 : 88(3년 이하의 징역이나 3천만원 이하의 벌금)

[벌칙] 안마시술소 또는 안마원을 개설할 수 없는 자가 안마시술소등을 개설한 때 : 87(5년 이하의 징역이나 5천만원 이하의 벌금)

[참고] 안마사에 관한 규칙
《안마사의 업무한계》 안마사는 안마, 마사지 또는 지압 등 각종 수기요법에 의하거나 전기기구의 사용 그 밖의 자극요법에 의하여 인체에 대한 물리적 시술행위를 하는 것을 업무로 한다.

### 해설

이 조는 안마 · 마사지 또는 지압에 의하거나 전기 · 기구의 사용 기타의 자극방법에 의하여 인체에 대한 물리적 시술행위를 하는 것을 그 업으로 하는 자인 안마사에 관한 근거규정으로서, 이에따라 안마사는 시 · 도지사의 자격인정을 받으면 무면허의료행위 금지에 관한 규정(제27조)의 적용을 배제케 하고 있다. 다만, 이들 안마사에 관하여서도 그 자격인정 · 업무한계 및 안마시술소의 시술기준에 관하여는 엄격히 할 필요가 있으므로, 앞에서 살펴본 의료유사업자에서와 마찬가지로 이들과 관련된 사항은 보건복지부령에서 정하는 바에 의하도록 하고 있다. 2002년 12월 2일 개정안은 의의는 기존 안마시술소는 안마시술과 시각장애인인 안마사의 복리증진을 추구하기에는 과다한 시설 투자비가 요구되므로, 기존의 안마시술소를 안마시술소와 안마원으로 구분하여, 소규모 · 소자본의 안마원을 개설하여 국민보건 증진을 위한 안마시술의 편의를 도모하고 안마사의 창업지원의 제도적 지원을 마련하고자 하였다. 또한 헌법재판소는 2006년 5월 25일 안마사의 자격에 대하여 규정하고 있던 안마사에 관한 규칙 제3조제1항제1호 및 제2호 중 각각 '앞을 보지 못하는'이라는 부분이 헌법에 위반된다고 결정하였으나, 비시각장애인의 직업선택권보다는 신체장애자 등에 대한 국가의 보호 의무를 규정하고 있는 헌법 제34조제5항의 정신을 좀 더 고려하여 안마사의 자격을 장애인복지법에 따른 시각장애인 중에서 일정한 교육과정 등을 마친 자로 하여 이를 법률에 직접 규정하였다.

### 대법원 2018. 2. 8, 선고, 2014도10051, 판결

**판례**

⊙ 판시사항

[1] 피고인이 외국에서 안마시술업소를 운영하면서 안마사 자격이 없는 종업원들을 고용한 다음 그곳을 찾아오는 손님들로부터 서비스 대금을 받고 마사지와 유사성교행위를 하도록 하였다는 취지의 의료법 위반 및 성매매알선 등 행위의 처벌에 관한 법률 위반 공소사실이 각 유죄로 인정된 사안에서, 의료법 위반죄와 성매매알선 등 행위의 처벌에 관한 법률 위반죄가 실체적 경합관계에 있다고 보면서도 유사성교행위가 포함된 서비스 대금 전액의 추징을 명한 원심판단의 결론을 수긍한 사례

[2] 대한민국 영역 외에서 안마업을 하려는 사람에게 의료법 제82조 제1항에 따라 시 · 도지사의 자격인정을 받아야 할 의무가 있는지 여부(소극) / 내국인이 대한민국 영역 외에서 안마업을 하는 경우, 위와 같은 의무위반을 처벌하는 의료법 제88조 제3호의 구성요건에 해당하는지 여부(소극)

⊙ 판결요지

[1] 피고인이 일본에서 안마시술업소를 운영하면서 안마사 자격이 없는 종업원들을 고용한 다음 그 곳을 찾아오는 손님들로부터 서비스 대금을 받고 마사지와 유사성교행위를 하도록 하였다는 취지의 의료법 위반 및 성매매알선 등 행위의 처벌에 관한 법률 위반 공소사실이 각 유죄로 인정된 사안에서, 피고인이 마사지를 제외한 유사성교행위의 요금을 따로 정하지 아니하고 마사지가 포함된 전체 요금만을 정해 두고 영업을 한 점 등에 비추어, 피고인 운영의 안마시술업소에서 행한 마사지와 유사성교행위가 의료법 위반죄와 성매매알선 등 행위의 처벌에 관한 법률 위반죄의 실체적 경합관계에 있더라도 손님으로부터 지급받는 서비스 대금은 그 전부가 마사지 대가이면서 동시에 유사성교행위의 대가라고 보아 유사성교행위가 포함된 서비스 대금 전액의 추징을 명한 원심판단의 결론을 수긍한 사례

[2] 의료법 제82조 제1항은 "안마사는 장애인복지법에 따른 시각장애인 중 다음 각호의 어느 하나에 해당하는 자로서 시 · 도지사에게 자격인정을 받아야 한다."라고 규정하고, 의료법제88조 제3호는 위 제82조 제1항에 따른 안마사 자격인정을 받지 아니하고 영리를 목적으로 안마를 한 사람을 처벌하도록 규정하고 있다. 그런데 의료법 제82조 제1항에 따른 안마사의 자격은 우리나라 시 · 도지사의 자격인정에 의하여 부여되는 것으로서 안마사를 시 · 도지사의 자격인정을 받은 시각장애인으로 제한하는 위 규정의 목적이 시각장애인에게 안마업을 독점시킴으로써 그들의 생계를 지원하고 직업활동에 참여할 수 있는 기회를 제공하려는 데 있음을 고려하면, 대한민국 영역 외에서 안마업을 하려는 사람에게까지 시 · 도지사의 자격인정을 받아야 할 의무가 있다고 보기는 어렵다. 따라서 내국인이 대한민국 영역 외에서 안마업을 하는 경우에는 위와 같은 의무위반을 처벌하는 의료법 제88조 제3호의 구성요건 해당성이 없다.

### 대법원 2010. 3. 25, 선고, 2010도1824, 판결

**판례**

⊙ 판시사항

[1] 시각장애인에게 안마업을 독점시키고 있는 구 의료법 제82조 제1항이 비시각장애인의 직업선택의 자유의 본질적 내용을 침해하여 헌법에 위반되는지 여부(소극)

[2] 구 의료법 제82조 제1항의 내용은 입법목적이 정당하고, 목적을 달성하는 데 적절한 수단이며, 최소침해성 원칙에 반하지 아니하고, 시각장애인의 생존권 등 공익과 일반국민의 직업선택의 자유 등 사익 사이에 법익 불균형이 발생한다고 단정할 수 없다는 이유로, 헌법에 위반되지 않는다고 한 사례

⊙ 판결요지

[1] 이 사건 법률조항은 시각장애인에게 삶의 보람을 얻게 하고 인간다운 생활을 할 권리를 실현시키려는 데에 그 목적이 있으므로 입법목적이 정당하고, 다른 직종에 비해 공간이동과 기동성을 거의 요구하지 않을 뿐더러 촉각이 발달한 시각장애인이 영위하기에 용이한 안마업의 특성 등에 비추어 시각장애인에게 안마업을 독점시킴으로써 그들의 생계를 지원하고 직업활동에 참여할 수 있는 기회를 제공하는 이 사건 법률조항의 경우 이러한 입법목적을 달성하는 데 적절한 수단임을 인정할 수 있다.

[2] 나아가 시각장애인에 대한 복지정책이 미흡한 현실에서 안마사가 시각장애인이 선택할 수 있는 거의 유일한 직업이라는 점, 안마사 직역을 비시각장애인에게 허용할 경우 시각장애인의 생계를 보장하기 위한 다른 대안이 충분하지 않다는 점, 시각장애인은 역사적으로 교육, 고용 등 일상생활에서 차별을 받아온 소수자로서 실질적인 평등을 구현하기 위해서 이들을 우대하는 조치를 취할 필요가 있는 점 등에 비추어 최소침해성 원칙에 반하지 아니하고, 이 사건 법률조항으로 인해 얻게 되는 시각장애인의 생존권 등 공익과 그로 인해 잃게 되는 일반국민의 직업선택의 자유 등 사익을 비교해 보더라도, 공익과 사익 사이에 법익 불균형이 발생한다고 단정할 수도 없다.

**제83조 【경비 보조 등】** ① 보건복지부장관 또는 시·도지사는 국민보건 향상을 위하여 필요하다고 인정될 때에는 의료인·의료기관·중앙회 또는 의료 관련 단체에 대하여 시설, 운영 경비, 조사·연구 비용의 전부 또는 일부를 보조할 수 있다.
② 보건복지부장관은 다음 각 호의 의료기관이 인증을 신청할 때 예산의 범위에서 인증에 소요되는 비용의 전부 또는 일부를 보조할 수 있다.
1. 제58조의4제2항 및 제3항에 따라 인증을 신청하여야 하는 의료기관
2. 300병상 미만인 의료기관(종합병원은 제외한다) 중 보건복지부장관이 정하는 기준에 해당하는 의료기관

### 해설

이 조는 정부와 의료인이 함께 국민보건의 향상을 위하여 협조하는 취지를 살리고 그 효율성을 확보하기 위한 규정이다. 따라서 보건복지부장관·시, 도지사는 필요하다고 인정될 경우 의료인·의료기관·중앙회 또는 의료관계 단체에 대하여 시설·운영 경비 또는 조사·연구비용의 전부 또는 일부를 그 협조에 따른 필요경비로 지원할 수 있다. 그리고 소비자의 알권리와 선택권을 강화하기 위하여 인증을 받은 의료기관에 대한 행정적·재정적 지원 등 유인체계를 규정하고 의료기관 스스로의 의료서비스 품질 개선 노력을 촉진하기 위하여 요양병원과 300병상 미만인 의료기관 중 보건복지부장관이 정하는 기준에 해당하는 의료기관에 대하여 인증에 소요되는 비용의 전부 또는 일부를 보조할 수 있도록 하였다.

**제84조 【청문】** 보건복지부장관, 시·도지사 또는 시장·군수·구청장은 다음 각 호의 어느 하나에 해당하는 처분을 하려면 청문을 실시하여야 한다.
1. 제23조의2제4항에 따른 인증의 취소
2. 제51조에 따른 설립 허가의 취소
3. 제58조의10에 따른 의료기관 인증 또는 조건부인증의 취소
4. 제63조에 따른 시설·장비 등의 사용금지 명령
5. 제64조제1항에 따른 개설허가 취소나 의료기관 폐쇄 명령
6. 제65조제1항에 따른 면허의 취소

### 해설

이 조는 보건복지부장관, 시·도지사 또는 시장·군수·구청장이 의료법의 규정에 따라 설립허가의 취소(제51조) 등의 처분을 하고자 할 때 대통령령이 정하는 바에 따라 그 처분의 상대방 또는 대리인에게 의견을 진술한 기회를 줌으로써 적정한 처분을 할 수 있도록 하기 위한 청문에 관한 근거규정이다.

### 용어해설

- 청문(聽聞) : 행정기관이 규칙이 제정, 행정처분 또는 결정을 함에 있어서 처분의 상대방 기타 이해관계인 및 제3자의 의견을 듣기 위하여 취하는 절차. 공청이라고도 한다.

**第85条【수수료】** ① 이 법에 따른 의료인의 면허나 면허증을 재교부 받으려는 자, 국가시험등에 응시하려는 자, 진단용 방사선 발생 장치의 검사를 받으려는 자, 진단용 방사선 발생장치 안전관리책임자 교육을 받으려는 자는 보건복지부령으로 정하는 바에 따라 수수료를 내야 한다.

② 제9조제2항에 따른 한국보건의료인국가시험원은 제1항에 따라 납부 받은 국가시험등의 응시수수료를 보건복지부장관의 승인을 받아 시험 관리에 필요한 경비에 직접 충당할 수 있다.

**해설**

이 조는 의료법이 정한 바에 따라 의료인의 면허 또는 면허증의 재교부를 받고자 하는 자 · 국가시험응시자 · 진단용 방사선 발생장치의 검사를 받고자 하는 자에게 보건복지부령이 정하는 바에 의하여 실비의 수수료를 납부하도록 한 근거규정이다.

**第86条【권한의 위임 및 위탁】** ① 이 법에 따른 보건복지부장관 또는 시 · 도지사의 권한은 그 일부를 대통령령으로 정하는 바에 따라 질병관리청장, 시 · 도지사 또는 시장 · 군수 · 구청장이나 보건소장에게 위임할 수 있다.

② 보건복지부장관은 이 법에 따른 업무의 일부를 대통령령으로 정하는 바에 따라 관계 전문기관에 위탁할 수 있다.

[영] 제42조 (업무의 위탁) ① 보건복지부장관은 법 제86조 제2항에 따라 법 제4조의2 제7항에 따른 간호 · 간병통합서비스의 제공 · 확대 등을 위한 지원에 관한 업무의 일부를 다음 각 호의 기관에 위탁할 수 있다.

1. 공공기관의 운영에 관한 법률 제4조에 따른 공공기관 중 그 설립 목적이 보건의료와 관련되는 공공기관
2. 위탁업무 수행에 필요한 조직 · 인력 및 전문성 등을 갖춘 전문기관으로서 보건복지부장관이 정하여 고시하는 기관

② 보건복지부장관은 법 제86조 제2항에 따라 법 제21조 제1항 및 이 영 제10조의3 제1항부터 제3항까지의 규정에 따른 본인진료기록열람지원시스템의 구축 · 운영 및 보호대책 수립에 관한 업무를 다음 각 호의 기관에 위탁할 수 있다.〈신설 2023. 2. 28〉

1. 공공기관의 운영에 관한 법률 제4조에 따른 공공기관 중 그 설립 목적이 보건의료와 관련되는 공공기관
2. 위탁 업무 수행에 필요한 조직 · 인력 및 전문성 등을 고려하여 보건복지부장관이 정하여 고시하는 기관

③ 보건복지부장관은 법 제86조 제2항에 따라 법 제22조 제4항에 따른 의학용어와 진료기록부등의 서식 및 세부내용에 관한 표준 마련에 관한 업무를 다음 각 호의 기관에 위탁할 수 있다.〈신설 2023. 2. 28〉

1. 공공기관의 운영에 관한 법률 제4조에 따른 공공기관 중 그 설립 목적이 보건의료 또는 보건산업과 관련되는 공공기관
2. 위탁업무 수행에 필요한 조직·인력 및 전문성 등을 갖춘 전문기관으로서 보건복지부장관이 정하여 고시하는 기관

④ 보건복지부장관은 법 제86조 제2항에 따라 법 제23조의2 제2항에 따른 전자의무기록시스템의 인증 신청 접수, 인증 기준 적합 여부에 관한 검토·확인, 인증 결과 통보 및 인증서 발급에 관한 업무와 같은 조 제5항에 따른 전자의무기록시스템의 기술개발 및 활용 촉진에 관한 업무를 다음 각 호의 기관에 위탁할 수 있다.

1. 공공기관의 운영에 관한 법률 제4조에 따른 공공기관 중 그 설립목적이 보건의료 또는 사회보장과 관련되는 공공기관
2. 위탁 업무 수행에 필요한 조직·인력 및 전문성 등을 고려하여 보건복지부장관이 정하여 고시하는 기관

⑤ 보건복지부장관은 법 제86조 제2항에 따라 법 제40조의3에 따른 진료기록보관시스템의 구축·운영 업무를 다음 각 호의 기관에 위탁할 수 있다.〈신설 2023. 2. 28〉

1. 공공기관의 운영에 관한 법률 제4조에 따른 공공기관 중 그 설립목적이 보건의료 또는 사회보장과 관련되는 공공기관으로서 법 제40조의3 제5항에 따른 시설과 장비를 갖춘 기관
2. 위탁 업무 수행에 필요한 조직·인력 및 전문성 등을 고려하여 보건복지부장관이 정하여 고시하는 기관으로서 법 제40조의3 제5항에 따른 시설과 장비를 갖춘 기관

⑥ 보건복지부장관은 법 제86조 제2항에 따라 법 제45조의2 제1항에 따른 비급여진료비용등과 관련된 보고의 접수와 같은 조 제2항에 따른 비급여진료비용등의 현황에 대한 조사·분석 및 그 결과 공개에 관한 업무를 다음 각 호의 전문기관에 위탁할 수 있다.〈개정 2023. 2. 28〉

1. 법 제28조에 따른 의사회, 치과의사회 또는 한의사회
2. 공공기관의 운영에 관한 법률 제4조에 따른 공공기관 중 그 설립 목적이 보건의료와 관련되는 공공기관
3. 그 밖에 위탁 업무 수행에 필요한 조직·인력 및 전문성 등을 고려하여 보건복지부장관이 고시하는 기관

⑦ 보건복지부장관은 법 제86조 제2항에 따라 법 제62조 제2항에 따른 의료기관 회계기준의 운영에 관한 업무를 다음 각 호의 기관에 위탁할 수 있다.

1. 공공기관의 운영에 관한 법률 제4조에 따른 공공기관 중 그 설립 목적이 보건의료

또는 보건산업과 관련되는 공공기관

2. 위탁업무 수행에 필요한 조직 · 인력 및 전문성 등을 갖춘 전문기관으로서 보건복지부장관이 정하여 고시하는 기관

⑧ 보건복지부장관은 법 제86조 제2항에 따라 법 제80조 제2항에 따른 간호조무사 교육훈련기관의 지정 신청 접수 및 지정서 발급에 관한 업무를 다음 각 호의 기관에 위탁할 수 있다.〈신설 2023. 2. 28〉

1. 공공기관의 운영에 관한 법률 제4조에 따른 공공기관 중 그 설립 목적이 보건의료 또는 인력개발과 관련되는 공공기관
2. 위탁업무 수행에 필요한 조직 · 인력 및 전문성 등을 갖춘 전문기관으로서 보건복지부장관이 정하여 고시하는 기관

⑨ 보건복지부장관은 법 제86조 제2항에 따라 법 제80조 제4항에 따른 간호조무사 실태 · 취업상황 등에 관한 신고 및 법 제80조 제5항에 따른 간호조무사 보수교육에 관한 업무를 다음 각 호의 기관에 위탁할 수 있다.〈신설 2023. 2. 28〉

1. 공공기관의 운영에 관한 법률 제4조에 따른 공공기관 중 그 설립 목적이 보건의료 또는 인력개발과 관련되는 공공기관
2. 간호조무사를 구성원으로 하여 설립된 기관으로서 전국적 조직을 갖추고 있는 기관
3. 위탁 업무 수행에 필요한 조직 · 인력 및 전문성 등을 갖춘 전문기관으로서 보건복지부장관이 정하여 고시하는 기관(법 제80조 제5항에 따른 간호조무사 보수교육만 해당한다)

⑩ 보건복지부장관이 법 제86조 제2항에 따라 제1항부터 제9항까지의 규정에 따른 업무를 위탁하는 경우에 그 위탁 기준 등의 공고, 위탁 내용 등의 고시 또는 위탁 업무의 보고 등에 관하여는 제31조의6 제2항부터 제5항까지의 규정을 준용한다.

**[영] 제42조의2 (민감정보 및 고유식별정보의 처리)** 보건복지부장관(제10조의5 제1항, 제11조 제2항, 제31조의6 제1항 및 제42조 제1항 · 제2항 · 제4항 · 제5항에 따라 보건복지부장관의 업무를 위탁받은 자를 포함한다), 질병관리청장, 시 · 도지사 및 시장 · 군수 · 구청장(해당 권한이 위임 · 위탁된 경우에는 그 권한을 위임 · 위탁받은 자를 포함한다), 의료인, 의료기관의 장, 의료기관 종사자, 법 제37조에 따른 의료기관 개설자 · 관리자 또는 국가시험등관리기관은 다음 각 호의 사무를 수행하기 위하여 불가피한 경우 개인정보 보호법 제23조에 따른 건강에 관한 정보(이하 이 조에서 "건강정보"라 한다), 같은 법 시행령 제18조 제2호에 따른 범죄경력자료에 해당하는 정보(이하 이 조에서 "범죄경력정보"라 한다), 같은 영 제19조 제1호 또는 제4호에 따른 주민등록번호 또는 외국인등록번호가 포함된 자료를 처리할 수 있다. 다만, 제1호, 제3호의3 및 제5호의2의 사무의 경우에는 범죄경력정보는 제외하고, 제4호의2의 사무의 경우에는 건강정보와 범죄경력정보는 제외한다.〈개정 2023. 2. 28〉

1. 법 제4조의2 제7항에 따른 간호·간병통합서비스의 제공·확대 등을 위한 지원에 관한 사무
2. 법 제9조(법 제80조의3에서 준용하는 경우를 포함한다)에 따른 국가시험등의 관리에 관한 사무

2의2. 법 제10조(법 제80조의3에서 준용하는 경우를 포함한다)에 따른 국가시험등의 응시자격의 확인에 관한 사무

3. 법 제11조에 따른 면허증 발급에 관한 사무

3의2. 법 제17조 및 제18조에 따른 진단서·검안서·증명서 또는 처방전의 작성, 교부 또는 발송(전자처방전만 해당한다)에 관한 사무

3의3. 법 제21조에 따른 환자에 관한 기록의 내용 확인 및 이 영 제10조의3에 따른 본인진료기록열람지원시스템의 구축·운영에 관한 사무

3의4. 법 제21조의2 제1항에 따른 진료기록의 내용 확인이나 진료기록의 사본 및 환자의 진료경과에 대한 소견 등의 송부 또는 전송에 관한 사무

3의5. 법 제21조의2 제2항에 따른 진료기록의 사본 등의 이송에 관한 사무

3의6. 법 제22조에 따른 진료기록부등의 기록에 관한 사무

3의7. 법 제23조의2 제2항에 따른 전자의무기록시스템의 인증에 관한 사무

4. 삭제〈2023. 2. 28〉

4의2. 법 제33조 및 제35조에 따른 의료기관의 개설 등에 관한 사무

5. 법 제37조에 따른 진단용 방사선 발생장치의 방사선 관계 종사자에 대한 피폭관리에 관한 사무

5의2. 법 제40조의3에 따른 진료기록보관시스템의 구축·운영에 관한 사무

5의3. 삭제〈2023. 2. 28〉

6. 법 제63조부터 제66조까지의 규정에 따른 행정처분에 관한 사무
7. 법 제67조에 따른 과징금의 부과·징수에 관한 사무
8. 법 제77조에 따른 전문의의 자격 인정에 관한 사무
9. 법 제78조에 따른 전문간호사의 자격 인정에 관한 사무
10. 법 제80조 제1항에 따른 간호조무사의 자격 인정에 관한 사무
11. 삭제〈2022. 8. 2〉

**해설**

이 조는 보건복지부장관·시, 도지사가 행사하여야 할 권한·업무에 관하여 보건의료행정의 원활한 수행을 위해서 권한의 위임·위탁에 관한 근거규정이다. 또한 보건복지부장관에게 등록한 의료기관 및 외국인 환자 유치업자에게 국내에 거주하지 아니하는 외국인 환자에 대한 유치활동을 허용하는 내용으로 의료법이 개정(법률 제9386호, 2009. 1. 30)됨에 따라 시행령을 개정하여 그와 관련된 등록업무 일부 및 사업실적 보고업무를 한국보건산업진흥원에 위탁하도록 하였다. 그리고 개인정보의 보호를 강화하는 내용으로 개인정보보호법이 제정되어 공공기관 등 개인정보처리자가 소관업무를 수행하기 위하여 개인

의 건강에 관한 정보 등 민감정보나 주민등록번호 등 고유식별정보를 처리하려면 법령에 그 근거를 마련하거나 정보주체의 동의를 받도록 함에 따라, 그 후속조치로서 시행령 제42조의2를 신설하였다.

### 용어해설

- 위임 : 행정관청이 자기에게 주어진 권한의 일부를 다른 관청(보통은 하급관청)에게 이양하고 그것을 이양 받은 관청의 권한으로써 그의 명의와 책임 하에서 행사하는 것
- 위탁 : 행정기관이 자기의 지휘계통에 있지 않은 타 행정기관에 권한을 위임하는 것

**제86조의2 【벌칙 적용에서 공무원 의제】** 제57조의2제4항에 따른 심의위원회 위원은 형법 제129조부터 제132조까지의 규정을 적용할 때에는 공무원으로 본다.

**제86조의3 【기록의 보존 · 보관 의무에 대한 면책】** 제22조제2항, 제23조제1항, 제38조의2 또는 제40조의2제1항에 따라 보존 · 보관하여야 하는 기록이 천재지변이나 그 밖의 불가항력으로 멸실된 경우에는 해당 기록의 보존 · 보관의무자는 제64조, 제66조 또는 제90조에 따른 책임을 면한다.

# 제 9 장 벌 칙

**제87조 【벌칙】** 제33조제2항을 위반하여 의료기관을 개설하거나 운영하는 자는 10년 이하의 징역이나 1억원 이하의 벌금에 처한다.

### 해설

이 조는 의료법의 실효성을 확보하기 위하여 이 법 각 규정에서 다루고 있는 의무규정 · 금지규정에 위반한 자에 대하여 제87조 내지 제90조에 걸쳐서 일정한 벌칙(형벌)에 처하도록 하거나 제92조 · 제93조에 의하여 과태료(행정상의 질서벌)에 처하도록 함으로써 벌칙과 과태료를 중심내용으로 하고 있다.

**제87조의2 【벌칙】** ① 제12조제3항을 위반한 죄를 범하여 사람을 상해에 이르게 한 경우에는 7년 이하의 징역 또는 1천만원 이상 7천만원 이하의 벌금에 처하고, 중상해에 이르게 한 경우에는 3년 이상 10년 이하의 징역에 처하며, 사망에 이르게 한 경우에는 무기 또는 5년 이상의 징역에 처한다.

② 다음 각 호의 어느 하나에 해당하는 자는 5년 이하의 징역이나 5천만원 이하의 벌금에 처한다.

1. 제4조의3제1항을 위반하여 면허증을 대여한 사람

1의2. 제4조의3제2항을 위반하여 면허를 대여받거나 면허 대여를 알선한 사람

2. 제12조제2항 및 제3항, 제18조제3항, 제21조의2제5항 · 제8항, 제23조제3항, 제27조제1항, 제33조제2항(제82조제3항에서 준용하는 경우만을 말한다 · 제8항(제82조제3항에서 준용하는 경우를 포함한다) · 제10항을 위반한 자, 다만, 제12조제3항의 죄는 피해자의 명시한 의사에 반하여 공소를 제기할 수 없다.

3. 제27조제5항을 위반하여 의료인이 아닌 자에게 의료행위를 하게 하거나 의료인에게 면허 사항 외의 의료행위를 하게 한 자

3의2. 제38조의2제5항을 위반하여 촬영한 영상정보를 열람하게 하거나 제공한 자

3의3. 제38조의2제6항을 위반하여 촬영한 영상정보를 탐지하거나 누출 · 변조 또는 훼손한 자

3의4. 제38조의2제7항을 위반하여 촬영한 영상정보를 이 법에서 정한 목적 외의 용도로 사용한 자

4. 제40조의3제3항을 위반하여 직접 보관한 진료기록부등 외 진료기록보관시스템에 보관된 정보를 열람하는 등 그 내용을 확인한 사람

5. 제40조의3제7항을 위반하여 정당한 접근 권한 없이 또는 허용된 접근 권한을 넘어 진료기록보관시스템에 보관된 정보를 훼손 · 멸실 · 변경 · 위조 · 유출하거나검색 · 복제한 사람

**제88조 【벌칙】** 다음 각 호의 어느 하나에 해당하는 자는 3년 이하의 징역이나 3천만원 이하의 벌금에 처한다.

1. 제19조, 제21조제2항, 제22조제3항, 제27조제3항 · 제4항, 제33조제4항, 제35조제1항 단서, 제38조제3항, 제47조제11항, 제59조제3항, 제64조제2항(제82조제3항에서 준용하는 경우를 포함한다), 제69조제3항을 위반한 자. 다만, 제19조, 제21조제2항 또는 제69조제3항을 위반한 자에 대한 공소는 고소가 있어야 한다.
2. 제23조의3을 위반한 자. 이 경우 취득한 경제적 이익 등은 몰수하고, 몰수할 수 없을 때에는 그 가액을 추징한다.
3. 제38조의2제2항에 따른 절차에 따르지 아니하고 같은 조 제1항에 따른 폐쇄회로 텔레비전으로 의료행위를 하는 장면을 임의로 촬영한 자

4. 제82조제1항에 따른 안마사의 자격인정을 받지 아니하고 영리를 목적으로 안마를 한 자

**제88조의2 【벌칙】** 다음 각 호의 어느 하나에 해당하는 자는 2년 이하의 징역이나 2천만원 이하의 벌금에 처한다.

1. 제20조를 위반한 자
2. 제38조의2제4항을 위반하여 안전성 확보에 필요한 조치를 하지 아니하여 폐쇄회로 텔레비전으로 촬영한 영상정보를 분실·도난·유출·변조 또는 훼손당한 자
3. 제47조제12항을 위반하여 자율보고를 한 사람에게 불리한 조치를 한 자

**제89조 【벌칙】** 다음 각 호의 어느 하나에 해당하는 자는 1년 이하의 징역이나 1천만원 이하의 벌금에 처한다.

1. 제15조제1항, 제17조제1항·제2항(제1항 단서 후단과 제2항 단서는 제외한다), 제17조의2제1항·제2항(처방전을 교부하거나 발송한 경우만을 말한다), 제23조의2제3항 후단, 제33조제9항, 제56조제1항부터 제3항까지 또는 제58조의6제2항을 위반한 자
2. 정당한 사유 없이 제40조제4항에 따른 권익보호조치를 하지 아니한 자
3. 제51조의2를 위반하여 의료법인의 임원 선임과 관련하여 금품 등을 주고받거나 주고받을 것을 약속한 자
4. 제61조제1항에 따른 검사를 거부·방해 또는 기피한 자(제33조제2항·제10항 위반 여부에 관한 조사임을 명시한 경우에 한정한다)

**제90조 【벌칙】** 제16조제1항·제2항, 제17조제3항·제4항, 제17조의2제1항·제2항(처방전을 수령한 경우만을 말한다), 제18조제4항, 제21조제1항 후단(제40조의2제4항에서 준용하는 경우를 포함한다), 제21조의2제1항·제2항, 제22조제1항·제2항(제40조의2제4항에서 준용하는 경우를 포함한다), 제23조제4항, 제26조, 제27조제2항, 제33조제1항·제3항(제82조제3항에서 준용하는 경우를 포함한다)·제5항(허가의 경우만을 말한다), 제35조제1항 본문, 제38조의2제1항부터 제4항까지·제9항, 제41조, 제42조제1항, 제48조제3항·제4항, 제77조제2항을 위반한 자나 제63조에 따른 시정명령을 위반한 자와 의료기관 개설자가 될 수 없는 자에게 고용되어 의료행위를 한 자는 500만원 이하의 벌금에 처한다.

**제90조의2 【형법상 감경 규정에 관한 특례】** 음주로 인한 심신장애 상태에서 제12조제3항을 위반하는 죄를 범한 때에는 형법 제10조제1항을 적용하지 아니할 수 있다.

**해설**

이 조는 의료인의 진료권 및 환자의 기본권을 실질적으로 보호하기 위하여 의료현장에서 의료인을 폭행하는 경우 심신장애로 인하여 사물을 변별할 능력이 없거나 의사를 결정할 능력이 없는 자의 행위는 벌하지 않는 형법 규정을 적용하지 않을 수 있도록 하여 법의 실효성을 유지하고 형벌로서의 기능을 회복시켜 범죄억지력을 확보하고자 한 것이다.

**[참고] 형법 제10조**

형법 제10조(심신장애인) ① 심신장애로 인하여 사물을 변별할 능력이 없거나 의사를 결정할 능력이 없는 자의 행위는 벌하지 아니한다.
② 심신장애로 인하여 전항의 능력이 미약한 자의 행위는 형을 감경할 수 있다.
③ 위험의 발생을 예견하고 자의로 심신장애를 야기한 자의 행위에는 전2항의 규정을 적용하지 아니한다.

**제91조 【양벌규정】** 법인의 대표자나 법인 또는 개인의 대리인, 사용인, 그 밖의 종업원이 그 법인 또는 개인의 업무에 관하여 제87조, 제87조의2, 제88조, 제88조의2, 제89조 또는 제90조의 위반행위를 하면 그 행위자를 벌하는 외에 그 법인 또는 개인에게도 해당 조문의 벌금형을 과한다. 다만, 법인 또는 개인이 그 위반행위를 방지하기 위하여 해당 업무에 관하여 상당한 주의와 감독을 게을리하지 아니한 경우에는 그러하지 아니하다.

**제92조 【과태료】** ① 다음 각 호의 어느 하나에 해당하는 자에게는 300만원 이하의 과태료를 부과한다.
1. 제16조제3항에 따른 교육을 실시하지 아니한 자
1의2. 제23조의3제1항을 위반하여 진료정보 침해사고를 통지하지 아니한 자
1의3. 제24조의2제1항을 위반하여 환자에게 설명을 하지 아니하거나 서면 동의를 받지 아니한 자
1의4. 제24조의2제4항을 위반하여 환자에게 변경 사유와 내용을 서면으로 알리지 아니한 자
2. 제37조제1항에 따른 신고를 하지 아니하고 진단용 방사선 발생장치를 설치·

운영한 자

3. 제37조제2항에 따른 안전관리책임자를 선임하지 아니하거나 정기검사와 측정 또는 방사선 관계 종사자에 대한 피폭관리를 실시하지 아니한 자
4. 삭제〈2018. 3. 27〉
5. 제49조제3항을 위반하여 신고하지 아니한 자

② 다음 각 호의 어느 하나에 해당하는 자에게는 200만원 이하의 과태료를 부과한다.

1. 제21조의제6항 후단을 위반하여 자료를 제출하지 아니하거나 거짓 자료를 제출한 자
2. 제45조의2제1항을 위반하여 보고를 하지 아니하거나 거짓으로 보고한 자
3. 제45조의2제3항을 위반하여 자료를 제출하지 아니하거나 거짓으로 제출한 자
4. 제61조제1항에 따른 보고를 하지 아니하거나 검사를 거부·방해 또는 기피한 자

③ 다음 각 호의 어느 하나에 해당하는 자에게는 100만원 이하의 과태료를 부과한다.

1. 제16조제3항에 따른 기록 및 유지를 하지 아니한 자

1의2. 제16조제4항에 따른 변경이나 휴업·폐업 또는 재개업을 신고하지 아니한 자

2. 제33조제5항(제82조제3항에서 준용하는 경우를 포함한다)에 따른 변경신고를 하지 아니한 자

2의2. 제37조제3항에 따른 안전관리책임자 교육을 받지 아니한 사람

3. 제40조제1항(제82조제3항에서 준용하는 경우를 포함한다)에 따른 휴업 또는 폐업 신고를 하지 아니한 자

3의2. 제40조의2제1항을 위반하여 진료기록부등을 관할 보건소장에게 넘기지 아니하거나 수량 및 목록 등을 거짓으로 보고한 자

3의3. 제40조의2제2항을 위반하여 변경신고를 하지 아니하거나 거짓으로 변경신고를 한 자

3의4. 제40조의2제2항을 위반하여 진료기록부등의 보존 및 열람을 대행할 책임자를 지정하지 아니하거나 진료기록부등을 관할 보건소장에게 넘기지 아니한 자

3의5. 제40조의2제3항에 따른 준수사항을 위반한 자

4. 제42조제3항을 위반하여 의료기관의 명칭 또는 이와 비슷한 명칭을 사용한 자
5. 제43조제5항에 따른 진료과목 표시를 위반한 자
6. 제4조제3항에 따라 환자의 권리 등을 게시하지 아니한 자
7. 제52조의2제6항을 위반하여 대한민국의학한림원 또는 이와 유사한 명칭을 사용한 자

> 8. 제4조제5항을 위반하여 그 위반행위에 대하여 내려진 제63조에 따른 시정명령을 따르지 아니한 사람
>
> ④ 제1항부터 제3항까지의 과태료는 대통령령으로 정하는 바에 따라 보건복지부장관 또는 시장 · 군수 · 구청장이 부과 · 징수한다.

[영] 제45조 (과태료의 부과 · 징수) 법 제92조제1항부터 제3항까지의 규정에 따른 과태료의 부과기준은 별표 2와 같다.

[규칙] 제80조 (과태료 부과기준) 영 별표 2 제2호가목에서 "보건복지부령으로 정하는 사항"이란 제26조제1항제1호 · 제2호 또는 제4호에 해당하는 변경사항을 말한다.

### 해설

제92조 · 제93조는 앞의 제87조 내지 제90조에서의 벌칙과는 달리 일종의 형벌이 아니라 정한 행위의 이행을 강제하기 위하여 부과하는 행정상의 강제처분의 일종인 과태료에 관하여 규정하고 있다.
이러한 과태료에 관하여 제92조에서는 300만원 · 200만원 · 100만원의 세 부분에 걸쳐서 규정하고 있으며, 제93조는 과태료의 부과 · 징수에 관하여 대통령령(시행령)이 정하는 바에 따라 의하도록 하는 근거규정이다.

### 용어해설

㉠ 과태료 : 벌금이나 과료(科料)와 달리 형벌의 성질을 가지지 않는 법령위반에 대하여 과해지는 금전벌의 일종

① 질서벌로서의 과태료 : 법률상의 질서를 유지하기 위하여 법령 위반자에 대한 제재로서 과하는 것

② 징계벌로서의 과태료 : 일정한 직업을 가진 사람이 직무상의 의무에 위반하였을 경우에 과해지는 것. 징계벌로서의 과태료는 그 직업을 감독하는 관청이 과하는 것이 통례이다.

③ 집행벌로서의 과태료 : 행정상의 의무이행을 게을리 하는 사람에게 그 의무의 이행을 강제하기 위하여 과하는 것이나 현행법상 그 예가 거의 없다. 과태료는 형벌이 아니므로 그 과벌절차도 형사소송법에 의하지 않으며, 각 법률에 특별한 규정이 없는 한, 비송사건절차법의 규정에 따른다(247~249조). 조례에 의한 과태료는 당해 지방자치단체의 장이 과하고, 체납처분의 예에 따라서 징수한다.

## 부칙 <제20171호, 2024. 1. 30>

**제1조(시행일)** 이 법은 공포 후 1년 6개월이 경과한 날부터 시행한다.

**제2조(다른 법률의 개정)** 의료법 일부를 다음과 같이 개정한다.

제40조제3항 중 "질병관리청장 또는 시·도지사"를 "질병관리청장, 시·도지사 또는 시장·군수·구청장"으로 한다.

## [영] 부칙 <제33875호, 2023. 11. 17>

이 영은 2023년 11월 20일부터 시행한다.

## [규칙] 부칙 <제976호, 2023. 11. 17>

이 규칙은 2023년 11월 17일부터 시행한다.

## 시행령

**[별표 1]**

### 국가시험등 응시제한 기준(제9조의2 관련)

| 위반행위 | 응시제한 횟수 |
|---|---|
| 1. 시험 중에 대화 · 손동작 또는 소리 등으로 서로 의사소통을 하는 행위<br>2. 시험 중에 허용되지 않는 자료를 가지고 있거나 해당 자료를 이용하는 행위<br>3. 제7조제1항에 따른 응시원서를 허위로 작성하여 제출하는 행위 | 1회 |
| 4. 시험 중에 다른 사람의 답안지 또는 문제지를 엿보고 본인의 답안지를 작성하는 행위<br>5. 시험 중에 다른 사람을 위해 시험 답안 등을 알려주거나 엿보게 하는 행위<br>6. 다른 사람의 도움을 받아 답안지를 작성하거나 다른 사람의 답안지 작성에 도움을 주는 행위<br>7. 본인이 작성한 답안지를 다른 사람과 교환하는 행위<br>8. 시험 중에 허용되지 아니한 전자장비 · 통신기기 또는 전자계산기기 등을 사용하여 시험 답안을 전송하거나 작성하는 행위<br>9. 시험 중에 시험문제 내용과 관련된 물건(시험 관련 교재 및 요약자료를 포함한다)을 다른 사람과 주고 받는 행위<br>10. 법 제8조 각 호의 어느 하나에 해당하는 사람이 시험에 응시하는 행위<br>11. 제8조제1항에 따른 서류를 허위로 작성하여 제출하는 행위 | 2회 |
| 12. 본인이 직접 대리시험을 치르거나 다른 사람으로 하여금 시험을 치르게 하는 행위<br>13. 사전에 시험문제 또는 시험답안을 다른 사람에게 알려주는 행위<br>14. 사전에 시험문제 또는 시험답안을 알고 시험을 치르는 행위 | 3회 |

비고 : 위 표의 위반행위에 대한 세부 기준 및 유형 등에 대해서는 보건복지부장관이 정하여 고시할 수 있다.

**[별표 1의2]**

# 과징금산정기준(제43조관련)

1. 일반기준

가. 의료업 정지 1개월은 30일을 기준으로 한다.

나. 위반행위 종별에 따른 과징금의 금액은 의료업 정지기간에 라목에 따라 산정한 1일당 과징금 금액을 곱한 금액으로 한다.

다. 나목의 의료업 정지기간은 법 제68조에 따라 산정된 기간(가중 또는 감경을 한 경우에는 그에 따라 가중 또는 감경된 기간을 말한다)을 말한다.

라. 1일당 과징금의 금액은 위반행위를 한 의료기관의 연간 총수입액을 기준으로 제2호의 표에 따라 산정한다.

마. 과징금 부과의 기준이 되는 총수입액은 의료기관 개설자에 따라 다음과 같이 구분하여 산정한 금액을 기준으로 한다. 다만, 신규 개설, 휴업 또는 재개업 등으로 1년간의 총수입액을 산출할 수 없거나 1년간의 총수입액을 기준으로 하는 것이 불합리하다고 인정되는 경우에는 분기별, 월별 또는 일별 수입금액을 기준으로 산출 또는 조정한다.

1) 의료인인 경우에는 소득세법 제24조에 따른 처분일이 속하는 연도의 전년도의 의료업에서 생기는 총수입금액

2) 의료법인, 민법이나 다른 법률에 따라 설립된 비영리법인인 경우에는 법인세법 시행령 제11조제1호에 따른 처분일이 속하는 연도의 전년도의 의료업에서 생기는 총수입금액

3) 법 제35조에 따른 부속 의료기관인 경우에는 처분일이 속하는 연도의 전년도의 의료기관 개설자의 의료업에서 생기는 총수입금액

바. 나목에도 불구하고 과징금 산정금액이 10억원을 넘는 경우에는 10억원으로 한다.

2. 과징금 부과 기준

| 등급 | 연간 총수입금액 (단위 : 100만원) | 1일 과징금액 (단위 : 원) | 등급 | 연간 총수입금액 (단위 : 100만원) | 1일 과징금액 (단위 : 원) |
|---|---|---|---|---|---|
| 1 | 50 이하 | 18,000 | 13 | 2,000 초과 ~ 3,000 이하 | 3,404,000 |
| 2 | 50 초과 ~ 100 이하 | 55,000 | 14 | 3,000 초과 ~ 4,000 이하 | 4,765,000 |
| 3 | 100 초과 ~ 200 이하 | 164,000 | 15 | 4,000 초과 ~ 5,000 이하 | 6,127,000 |
| 4 | 200 초과 ~ 300 이하 | 273,000 | 16 | 5,000 초과 ~ 6,000 이하 | 6,151,000 |
| 5 | 300 초과 ~ 400 이하 | 383,000 | 17 | 6,000 초과 ~ 7,000 이하 | 7,141,000 |
| 6 | 400 초과 ~ 500 이하 | 493,000 | 18 | 7,000 초과 ~ 8,000 이하 | 8,239,000 |
| 7 | 500 초과 ~ 600 이하 | 892,000 | 19 | 8,000 초과 ~ 9,000 이하 | 9,338,000 |
| 8 | 600 초과 ~ 700 이하 | 1,054,000 | 20 | 9,000 초과 ~ 10,000 이하 | 9,887,000 |
| 9 | 700 초과 ~ 800 이하 | 1,216,000 | 21 | 10,000 초과 ~ 20,000 이하 | 10,027,000 |
| 10 | 800 초과 ~ 900 이하 | 1,378,000 | 22 | 20,000 초과 ~ 30,000 이하 | 19,068,000 |
| 11 | 900 초과 ~ 1,000 이하 | 1,540,000 | 23 | 30,000 초과 | 23,836,000 |
| 12 | 1,000 초과 ~ 2,000 이하 | 2,042,000 | | | |

**[별표 2]** 〈개정 2022. 8. 2〉

## 과태료의 부과기준(제45조 관련)

### 1. 일반기준

가. 위반행위의 횟수에 따른 과태료의 가중된 부과기준은 최근 1년간 같은 위반행위로 과태료 부과처분을 받은 경우에 적용한다. 이 경우 기간의 계산은 위반행위에 대하여 과태료 부과처분을 받은 날과 그 처분 후 다시 같은 위반행위를 하여 적발된 날을 기준으로 한다.

나. 부과권자는 다음의 어느 하나에 해당하는 경우에는 제2호의 개별기준에 따른 과태료 금액의 2분의 1 범위에서 그 금액을 줄여 부과할 수 있다. 다만, 과태료를 체납하고 있는 위반행위자에 대해서는 그렇지 않다.

1) 위반행위자가 질서위반행위규제법 시행령 제2조의2제1항 각 호의 어느 하나에 해당하는 경우

2) 위반행위가 사소한 부주의나 오류로 인한 것으로 인정되는 경우

3) 위반의 내용·정도가 경미하다고 인정되는 경우

4) 위반행위자가 법 위반상태를 시정하거나 해소하기 위하여 노력한 것이 인정되는 경우

5) 그 밖에 위반행위의 정도, 위반행위의 동기와 그 결과 등을 고려하여 감경할 필요가 있다고 인정되는 경우

다. 부과권자는 위반행위의 정도, 위반행위의 동기와 그 결과 등을 고려하여 제2호의 개별기준에 따른 과태료 금액의 2분의 1 범위에서 그 금액을 늘려 부과할 수 있다. 다만, 늘려 부과하는 경우에도 법 제92조제1항부터 제3항까지에 따른 과태료 금액의 상한을 넘을 수 없다.

### 2. 개별기준

| 위반행위 | 근거 법조문 | 과태료 금액 (단위: 만원) | | |
|---|---|---|---|---|
| | | 1차 위반 | 2차 위반 | 3차 이상 위반 |
| 가. 법 제4조제3항에 따라 환자의 권리 등을 게시하지 않은 경우 | 법 제92조제3항제6호 | 30 | 45 | 70 |
| 나. 법 제16조제3항에 따른 교육을 실시하지 않은 경우 | 법 제92조제1항제1호 | 100 | 150 | 300 |
| 다. 법 제16조제3항에 따른 기록 및 유지를 하지 않은 경우 | 법 제92조제3항제1호 | 15 | 30 | 60 |
| 라. 법 제16조제4항에 따른 변경이나 휴업·폐업 또는 재개업을 신고하지 않은 경우 | 법 제92조제3항제1호의2 | | | |

| | | | | |
|---|---|---|---|---|
| 1) 변경 · 휴업 또는 재개업 신고를 하지 않은 경우 | | 30 | 40 | 50 |
| 2) 폐업 신고를 하지 않은 경우 | | 50 | 75 | 100 |
| 마. 법 제21조의2제6항 후단을 위반하여 자료를 제출하지 않거나 거짓 자료를 제출한 경우 | 법 제92조제2항제1호 | | | |
| 1) 자료를 제출하지 않은 경우 | | 100 | 150 | 200 |
| 2) 거짓 자료를 제출한 경우 | | 200 | 200 | 200 |
| 바. 법 제24조의2제1항을 위반하여 환자에게 설명을 하지 않거나 서면 동의를 받지 않은 경우 | 법 제92조제1항제1호의2 | 300 | 300 | 300 |
| 사. 법 제24조의2제4항을 위반하여 환자에게 변경 사유와 내용을 서면으로 알리지 않은 경우 | 법 제92조제1항제1호의3 | 300 | 300 | 300 |
| 아. 법 제33조제5항(법 제82조제3항에서 준용하는 경우를 포함한다)에 따른 변경신고를 하지 않은 경우 | 법 제92조제3항제2호 | 50 | 75 | 100 |
| 자. 법 제37조제1항에 따른 신고를 하지 않고 진단용 방사선 발생장치를 설치 · 운영한 경우 | 법 제92조제1항제2호 | | | |
| 1) 진단용 방사선 발생장치의 안전관리기준에 적합하지 않게 설치 · 운영한 경우 | | 300 | 300 | 300 |
| 2) 진단용 방사선 발생장치의 안전관리기준에 적합하게 설치 · 운영한 경우 | | 50 | 75 | 100 |
| 차. 법 제37조제2항에 따른 안전관리책임자를 선임하지 않거나 정기검사와 측정 또는 방사선 관계 종사자에 대한 피폭관리를 실시하지 않은 경우 | 법 제92조제1항제3호 | | | |
| 1) 안전관리책임자를 선임하지 않은 경우 | | 50 | 75 | 100 |
| 2) 진단용 방사선 발생장치에 대한 검사를 검사기간 이내에 실시하지 않은 경우 | | 100 | 150 | 200 |
| 3) 방사선 방어시설에 대한 검사를 하지 않은 경우 | | 100 | 150 | 200 |
| 4) 방사선 관계 종사자에 대한 피폭선량을 측정하지 않은 경우 | | 100 | 150 | 200 |
| 5) 방사선 관계 종사자에 대한 피폭선량 측정에 있어 선량한도를 넘은 사람에 대한 안전조치를 하지 않은 경우 | | 100 | 150 | 200 |
| 6) 방사선 관계 종사자의 피폭선량 측정에 영향을 미치는 피폭선량계의 파손 · 분실 등 피폭선량계를 2회 이상 적정하게 관리하지 않은 경우 | | 50 | 75 | 100 |

| | | | | |
|---|---|---|---|---|
| 카. 법 제37조제3항에 따른 안전관리책임자 교육을 받지 않은 경우 | 법 제92조제3항제2호의2 | 50 | 75 | 100 |
| 타. 법 제40조제1항(법 제82조제3항에서 준용하는 경우를 포함한다)에 따른 휴업 또는 폐업 신고를 하지 않거나, 법 제40조제2항을 위반하여 진료기록부등을 이관하지 않은 경우 | 법 제92조제3항제3호 | | | |
| 1) 휴업 신고를 하지 않은 경우 | | 50 | 75 | 100 |
| 2) 폐업 신고를 하지 않은 경우 | | 80 | 90 | 100 |
| 3) 진료기록부등을 이관하지 않은 경우 | | 80 | 90 | 100 |
| 파. 법 제42조제3항을 위반하여 의료기관의 명칭 또는 이와 비슷한 명칭을 사용한 경우 | 법 제92조제3항제4호 | 80 | 90 | 100 |
| 하. 법 제43조제5항에 따른 진료과목 표시를 위반한 경우 | 법 제92조제3항제5호 | 80 | 90 | 100 |
| 거. 법 제45조의2제1항을 위반하여 보고를 하지 않거나 거짓으로 보고한 경우 | 법 제92조제2항제2호 | | | |
| 1) 보고를 하지 않은 경우 | | 100 | 150 | 200 |
| 2) 거짓으로 보고한 경우 | | 200 | 200 | 200 |
| 너. 법 제45조의2제3항을 위반하여 자료를 제출하지 않거나 거짓으로 제출한 경우 | 법 제92조제2항제3호 | | | |
| 1) 자료를 제출하지 않은 경우 | | 100 | 150 | 200 |
| 2) 거짓으로 제출한 경우 | | 200 | 200 | 200 |
| 더. 법 제49조제3항을 위반하여 신고하지 않은 경우 | 법 제92조제1항제5호 | 100 | 150 | 300 |
| 러. 법 제52조의2제6항을 위반하여 대한민국의학한림원 또는 이와 유사한 명칭을 사용한 경우 | 법 제92조제3항제7호 | 80 | 90 | 100 |
| 머. 법 제61조제1항에 따른 보고를 하지 않거나 검사를 거부·방해 또는 기피한 경우(법 제89조제4호에 해당하는 경우는 제외한다) | 법 제92조제2항제4호 | | | |
| 1) 보고를 하지 않은 경우 | | 100 | 150 | 200 |
| 2) 검사를 거부·방해 또는 기피한 경우 | | 200 | 200 | 200 |
| 버. 법 제63조에 따른 시정명령(법 제4조제5항의 위반행위에 대한 시정명령만 해당한다)을 따르지 않은 경우 | 법 제92조제3항제8호 | 30 | 45 | 70 |

## 시행규칙

**[별표 1]**

### 환자의 권리와 의무(제1조의3제1항 관련)

1. 환자의 권리

가. 진료받을 권리

환자는 자신의 건강보호와 증진을 위하여 적절한 보건의료서비스를 받을 권리를 갖고, 성별·나이·종교·신분 및 경제적 사정 등을 이유로 건강에 관한 권리를 침해받지 아니하며, 의료인은 정당한 사유 없이 진료를 거부하지 못한다.

나. 알권리 및 자기결정권

환자는 담당 의사·간호사 등으로부터 질병 상태, 치료 방법, 의학적 연구 대상 여부, 장기이식 여부, 부작용 등 예상 결과 및 진료 비용에 관하여 충분한 설명을 듣고 자세히 물어볼 수 있으며, 이에 관한 동의 여부를 결정할 권리를 가진다.

다. 비밀을 보호받을 권리

환자는 진료와 관련된 신체상·건강상의 비밀과 사생활의 비밀을 침해받지 아니하며, 의료인과 의료기관은 환자의 동의를 받거나 범죄 수사 등 법률에서 정한 경우 외에는 비밀을 누설·발표하지 못한다.

라. 상담·조정을 신청할 권리

환자는 의료서비스 관련 분쟁이 발생한 경우, 한국의료분쟁조정중재원 등에 상담 및 조정 신청을 할 수 있다.

2. 환자의 의무

가. 의료인에 대한 신뢰·존중 의무

환자는 자신의 건강 관련 정보를 의료인에게 정확히 알리고, 의료인의 치료계획을 신뢰하고 존중하여야 한다.

나. 부정한 방법으로 진료를 받지 않을 의무

환자는 진료 전에 본인의 신분을 밝혀야 하고, 다른 사람의 명의로 진료를 받는 등 거짓이나 부정한 방법으로 진료를 받지 아니한다.

**[별표 1의2]** 〈개정 2022. 9. 14〉

## 간호 · 간병통합서비스 제공기관의 인력, 시설, 운영 등 기준 (제1조의4제3항 관련)

1. 인력기준 : 간호 · 간병통합서비스 제공 병동에 다음 각 목의 구분에 따른 인력을 배치한다.
 가. 간호사 : 다음의 구분에 따라 배치할 것
  1) 상급종합병원 : 간호 · 간병통합서비스 제공 병동의 입원환자 7명당 간호사 1명 이상. 다만, 입원환자 7명당 간호사 수를 계산한 후 남은 입원환자가 7명 미만인 경우에는 1명을 배치한다.
  2) 종합병원 : 간호 · 간병통합서비스 제공 병동의 입원환자 12명당 간호사 1명 이상. 다만 입원환자 12명당 간호사 수를 계산한 후 남은 입원환자가 12명 미만인 경우에는 1명을 배치한다.
  3) 병원 : 간호 · 간병통합서비스 제공 병동의 입원환자 16명당 간호사 1명 이상. 다만 입원환자 16명당 간호사 수를 계산한 후 남은 입원환자가 16명 미만인 경우에는 1명을 배치한다.
 나. 간호조무사 : 간호 · 간병통합서비스 제공 병동의 입원환자 40명당 1명 이상. 다만 입원환자 40명당 간호조무사 수를 계산한 후 남은 입원환자가 40명 미만인 경우에는 1명을 배치한다.
 다. 간병지원인력 : 1명 이상. 다만, 2명 이상인 경우에는 진료과목 또는 업무 성격 등에 따라 병동지원인력, 재활지원인력으로 구분하여 배치할 수 있다.

2. 시설기준 : 다음 각 목의 기준에 따라 설치한다.
 가. 간호 · 간병통합서비스를 제공하는 병동은 다른 병동과 구별되도록 설치할 것
 나. 간호 · 간병통합서비스 병동 내 시설 및 장비는 다음의 기준에 따를 것

| 구분 | 설치 기준 |
|---|---|
| 간호사실 | • 병동의 각 층마다 1개 이상 설치할 것 |
| 입원실 및 복도 | • 입원실 및 복도에는 문턱이 없을 것. 다만, 불가피한 사유로 문턱을 두는 경우에는 환자가 쉽게이동할 수 있도록 경사로를 설치한다. |
| 목욕실 | • 목욕실에는 문턱이 없을 것. 다만, 불가피한 사유로 문턱을 두는 경우에는 환자가 쉽게 이동할 수 있도록 경사로를 설치한다.<br>• 목욕실 바닥은 미끄럼 방지 처리를 할 것. |

| | |
|---|---|
| 화장실 | • 입원실 내에 설치할 것. 다만, 부득이한 사유로 입원실 내 설치가 곤란한 경우에는 해당 병동의 각 층에 별도로 설치한다.<br>• 화장실 바닥은 미끄럼 방지 처리를 할 것.<br>• 화장실에는 문턱이 없을 것. 다만, 불가피한 사유로 문턱을 두는 경우에는 환자가 쉽게 이동할 수 있도록 경사로를 설치한다. |
| 비상연락장치 | • 병상, 목욕실, 화장실 및 휴게실 등에 각각 설치할 것 |
| 안전손잡이 | • 복도, 계단, 화장실, 목욕실 및 휴게실 등에 각각 설치할 것 |
| 욕창방지용품 | • 운영 병상의 100분의5 이상(소수점 이하의 수는 올려 계산한다) 구비할 것 |

3. **운영기준** : 다음 각 목의 기준에 따라 운영한다.

가. 간호 · 간병통합서비스 병동에 배치된 인력은 해당 서비스를 제공하는 업무에만 종사할 것

나. 간호 · 간병통합서비스 제공 병동의 운영기준을 작성 · 비치할 것

다. 안전사고 관리지침을 작성 · 비치할 것

라. 제2호나목에 따른 비상연락장치는 매일 정상 가동 여부를 점검할 것

비 고

위 표 제1호부터 제3호까지의 규정에 따른 인력기준, 시설기준 또는 운영기준에 필요한 세부 사항은 보건복지부장관이 정하여 고시한다.

**[별표 1의3]** 〈개정 2019. 7. 16〉

## 국가시험의 시험과목, 시험방법 및 합격자 결정방법(제2조 관련)

1. 시험과목

| | 시험과목 | |
|---|---|---|
| | 필기시험 | 실기시험 |
| 의 사 국가시험 | 가. 의학총론(몸의 정상구조와 기능, 정상발생 · 성장 및 노화, 질병의 발생과 죽음, 주요 증상과 병태생리, 진찰 및 진단, 검사, 치료와 합병증, 건강증진 · 질병예방 및 보건의료관리를 말한다)<br>나. 의학각론(영양, 소화기 질환, 손상 · 중독, 신생물, 혈액 · 조혈기관 질환, 심혈관 질환, 근골격계 · 결합조직 질환, 신경계 질환, 알레르기 및 면역질환, 호흡기 질환, 감염 및 기생충 질환, 내분비 · 대사성 질환, 신장 · 요로 및 남성생식기 질환, 유전 질환과 선천성기형, 주산기 및 신생아 질환, 눈 및 눈부속기 질환, 귀 및 유양돌기 질환, 피부질환, 여성생식기 질환, 임신 · 출산 및 산욕기 질환, 정신 질환을 말한다)<br>다. 보건의약관계 법규(감염병의 예방 및 관리에 관한 법률 · 검역법 · 국민건강보험법 · 국민건강증진법 · 마약류 관리에 관한 법률 · 보건의료기본법 · 응급의료에 관한 법률 · 의료법 · 지역보건법 · 혈액관리법 · 호스피스 · 완화의료 및 임종과정에 있는 환자의 연명의료결정에 관한 법률 · 후천성 면역결핍증 예방법과 그 시행령 및 시행규칙을 말한다. 이하 같다) | 병력청취, 신체진찰, 환자와의 의사소통, 진료태도, 기본 기술적 수기 |
| 치과의사 국가시험 | 구강악안면외과학, 치과보존학, 치과보철학, 소아치과학, 영상치의학, 치주과학, 구강내과학, 치과재료학, 치과교정학, 구강병리학, 구강보건학, 구강생물학(구강해부학, 구강생리학, 구강생화학, 치과약리학, 구강미생물학, 구강조직학을 포함한다) 및 보건의약관계 법규 | 병력청취, 구강내 · 외부진찰, 환자와의 의사소통, 진료태도, 기본 기술적 수기 |
| 한 의 사 국가시험 | 내과학, 침구학, 부인과학, 소아과학, 외과학, 신경정신과학, 안이비인후과학, 본초학, 한방생리학, 예방의학 및 보건의약관계 법규 | |
| 조 산 사 국가시험 | 조산학(마취학을 포함한다), 신생아간호학, 모자보건학(가족계획을 포함한다) 및 모자보건법 | |
| 간 호 사 국가시험 | 기본간호학, 성인간호학, 모성간호학, 아동간호학, 지역사회간호학, 정신간호학, 간호관리학 및 보건의약관계 법규 | |

2. 시험방법

가. 의사 또는 치과의사 국가시험의 시험방법은 필기시험과 실기시험으로 구분하여 실시하고, 필기시험 또는 실기시험 중 어느 한 시험에 합격한 자에 대하여는 다음 회의 시험에 한하여 그 시험을 면제한다.

나. 한의사 · 조산사 · 간호사 국가시험의 시험방법은 필기시험으로 한다.

3. 합격자 결정방법

가. 의사 또는 치과의사 국가시험의 필기시험 합격자 결정은 전과목 총점의 60퍼센트 이상,

매 과목 40퍼센트 이상을 득점한 자로 하고, 실기시험의 합격자 결정은 의과대학(의사 국가시험만 해당한다) 또는 치과대학(치과의사 국가시험만 해당한다) 교수로 구성된 합격선 심의 위원회에서 결정된 합격점수 이상을 득점한 자로 하되, 합격점수의 산출방법에 관한 세부 사항은 보건복지부장관이 정하여 고시하며, 필기시험과 실기시험에 모두 합격한 자를 최종 합격자로 한다. 이 경우 치과의사 국가시험의 필기시험에서 매 과목 40퍼센트 이상 득점 여부는 소아치과학 및 치과교정학을 1개 과목으로, 영상치의학 · 구강내과학 및 구강병리학을 1개 과목으로, 치주과학 및 구강보건학을 1개 과목으로, 치과재료학 및 구강생물학을 1개 과목으로, 나머지 시험과목을 각각 1개 과목으로 하여 결정한다.

나. 한의사 · 조산사 · 간호사 국가시험의 합격자 결정은 전과목 총점의 60퍼센트 이상, 매 과목 40퍼센트 이상을 득점한 자를 합격자로 한다. 이 경우 한의사 국가시험에서 매 과목 40퍼센트 이상 득점 여부는 부인과학 및 소아과학을 1개 과목으로, 외과학 · 안이비인후과학 및 신경정신과학을 1개 과목으로, 본초학 · 한방생리학 및 예방의학을 1개 과목으로, 나머지 시험과목을 각각 1개 과목으로 하여 결정한다.

[별표 2]

## 예비시험의 시험과목, 시험방법 및 합격자 결정방법(제2조 관련)

1. 시험과목

| 시험 절차 및 형태 | 1차 시험(필기시험) | 2차 시험(실기시험) |
|---|---|---|
| 내용 / 직종 | 시험과목 | 평가내용 |
| 의사 | 가. 의학의 기초(몸의 정상구조와 기능, 정상발생·성장 및 노화, 병리, 주요 증상 및 소견, 진찰과 검사, 건강증진·질병예방, 보건의료관리)<br>나. 한국어 | 병력청취, 신체질환, 환자와의 의사소통, 진료태도, 기본 기술적 수기(basic technical skill) |
| 치과 의사 | 가. 치의학의 기초(구강악안면의 구조와 발생, 성장, 기능 및 대사, 병력청취 및 진찰, 구강악안면 부위의 영상, 기능, 병리검사, 구강악안면 질환, 형태이상의 진단과 치료, 치과 생체재료의 이해, 공중구강보건과 구강질환의 예방과 교육, 한국치과의료의 이해)<br>나. 한국어 | 병력청취, 신체질환, 환자와의 의사소통, 진료태도, 기본 기술적 수기(basic technical skill) |
| 한의사 | 가. 한의학의 기초(인체의 구조, 기능 및 대사, 질병의 발생과 변화, 진찰, 검사 및 변증, 치료기법 및 재료, 한국한의학의 이해)<br>나. 한국어 | 병력청취, 신체질환, 환자와의 의사소통, 진료태도, 학약재관리, 기본 기술적 수기(basic technical skill) |

2. 시험방법 등

가. 예비시험의 시험방법은 1차 시험은 필기시험, 2차 시험은 실기시험으로 하되, 2차 시험은 1차 시험 합격자에 대하여만 실시한다. 이 경우 1차 시험에 합격한 자에 대하여는 다음 회의 시험에서만 1차 시험을 면제한다.

나. 1차 시험 중 한국어 과목의 시험은 국가시험등관리기관의 장이 지정하는 한국어능력평가 전문기관(이하 "한국어시험기관"이라 한다)이 시행한다. 다만, 국내에서 한국어로 수업하는 초·중등교육법에 따른 중학교와 고등학교 과정을 모두 마친 자는 한국어 과목의 시험을 면제한다.

다. 예비시험에 응시하는 자는 한국어시험기관이 발행한 한국어 과목 인증서를 제출하여야 하고, 한국어 과목의 면제 대상이 되는 자는 출신 학교의 장이 발행한 졸업증명서를 제출하여야 한다.

3. 합격자 결정방법

가. 예비시험의 1차 시험 합격자는 한국어 과목에서 국가시험등관리기관의 장이 정하는 기준 이상의 성적을 취득하거나 한국어 과목 시험을 면제받은 자로서 한국어 과목을 제외한 과목 총점의 60퍼센트 이상을 득점한 자로 한다.

나. 예비시험의 2차 시험 합격자는 국가시험등관리기관의 장이 정하는 실기시험 합격 기준에 따라 적격 판정을 받은 자로 한다.

[별표 2의2]

## 환자의 동의를 받을 수 없는 경우 기록 열람 · 사본 발급 요청 시 구비서류(제13조의3제3항 관련)

| 구분 | 구비서류 |
|---|---|
| 환자가 사망한 경우 | 1. 기록 열람이나 사본 발급을 요청하는 자의 신분증 사본<br>2. 가족관계증명서, 주민등록표 등본 등 친족관계를 확인할 수 있는 서류<br>3. 가족관계증명서, 제적등본, 사망진단서 등 사망사실을 확인할 수 있는 서류 |
| 환자가 의식불명 또는 의식불명은 아니지만 중증의 질환 · 부상으로 자필서명을 할 수 없는 경우 | 1. 기록 열람이나 사본 발급을 요청하는 자의 신분증 사본<br>2. 가족관계증명서, 주민등록표 등본 등 친족관계를 확인할 수 있는 서류<br>3. 환자가 의식불명 또는 중증의 질환 · 부상으로 자필서명을 할 수 없음을 확인할 수 있는 진단서 |
| 환자가 행방불명인 경우 | 1. 기록 열람이나 사본 발급을 요청하는 자의 신분증 사본<br>2. 가족관계증명서, 주민등록표 등본 등 친족관계를 확인할 수 있는 서류<br>3. 주민등록표 등본, 법원의 실종선고 결정문 사본 등 행방불명 사실을 확인할 수 있는 서류 |
| 환자가 의사무능력자인 경우 | 1. 기록 열람이나 사본 발급을 요청하는 자의 신분증 사본<br>2. 가족관계증명서, 주민등록표 등본 등 친족관계를 확인할 수 있는 서류<br>3. 법원의 금치산 선고 결정문 사본 또는 의사무능력자임을 증명하는 정신건강의학과 전문의의 진단서 |

**[별표 2의3]** 〈개정 2022. 9. 14〉

## 허용되는 경제적 이익등의 범위(제16조의5 관련)

| 허용 행위 | 허용 범위 |
|---|---|
| 1. 견본품 제공 | • 최소 포장단위로 "견본품" 또는 "sample"이라는 문자를 표기하여 의료기관에 해당 의약품 및 의료기기의 제형·형태 등을 확인하는데 필요한 최소 수량의 견본품을 제공하는 경우. 이 경우 제공받은 견본품은 환자에게 판매할 수 없다. |
| 2. 학술대회 지원 | • 다음 각 호의 어느 하나에 해당하는 자가 주최하는 의학·약학, 의료기기 관련 학술연구 목적의 학술대회(학술대회 중에 개최되는 제품설명회를 포함한다)에 참가하는 발표자·좌장·토론자가 학술대회 주최자로부터 교통비·식비·숙박비·등록비 용도의 실비로 지원받는 비용.<br>1. 의학·약학, 의료기기 관련 학술연구를 목적으로 설립된 비영리법인<br>2. 의료법 제28조제1항에 따른 의사회·치과의사회·한의사회, 같은 법 제52조제1항에 따른 의료기관단체 또는 약사법 제11조 및 제12조에 따른 대한약사회·대한한약사회(이하 "보건의료단체"라 한다)<br>3. 고등교육법 제2조제1호에 따른 대학 또는 산업교육진흥 및 산학협력촉진에 관한 법률 제25조제1항에 따른 산학협력단<br>4. 보건의료단체 또는 사업자(의약품의 품목허가를 받은 자, 의약품의 품목신고를 한 자, 의약품 수입자, 의료기기 제조업자 및 수입업자를 말한다. 이하 이 표에서 같다)들로 구성된 단체가 승인 또는 인정한 학회(해외 학회를 포함한다), 학술기관·학술단체 또는 연구기관·연구단체 |
| 3. 임상시험 등의 지원 | • 다음 각 호의 어느 하나에 해당하는 임상시험 또는 임상연구를 실시하는데 필요한 수량의 의약품(제1호 및 제3호만 해당하며, 제3호의 경우 첨단재생의료 및 첨단바이오의약품 안전 및 지원에 관한 법률에 따른 인체세포등을 포함한다) 및 의료기기(제2호만 해당한다)와 적절한 연구비. 이 경우 해당 요양기관에 설치된 관련 위원회의 사전 승인을 받은 비임상시험(非臨床試驗 : 동물실험 또는 실험실 실험 등을 말한다)을 포함한다.<br>1. 약사법 제34조제1항 및 제7항에 따라 식품의약품안전처장의 임상시험계획 승인을 받은 임상시험(의약품 등의 안전에 관한 규칙 제24조제8항에 해당하는 경우에는 임상시험심사위원회의 임상시험계획 승인을 받은 임상시험을 말한다)<br>2. 의료기기법 제10조제1항 및 제7항에 따라 식품의약품안전처장의 임상시험계획 승인을 받은 임상시험(의료기기법 시행규칙 제20조제3항에 해당하는 경우에는 임상시험심사위원회의 임상시험계획 승인을 받은 임상시험을 말한다)<br>3. 첨단재생의료 및 첨단바이오의약품 안전 및 지원에 관한 법률 제12조제2항 또는 제3항에 따라 첨단재생의료 연구계획의 적합 통보 또는 첨단재생의료 임상연구 승인을 받은 첨단재생의료 임상연구 |
| 4. 제품 설명회 | 1. 다음 각 목의 어느 하나의 방식으로 주최하는 제품설명회에서 참석자에게 제공하는 실제 비용의 교통비, 5만원 이하의 기념품, 숙박, 식음료(세금 및 봉사료를 제외한 금액으로 1회당 10만원 이하인 경우로 한정한다)<br>가. 사업자가 국내에서 복수의 의료기관을 대상으로 해당 의료기관에 소속한 의사·치과의사·한의사에게 사업자의 의약품에 대한 정보제공을 목적으로 주최하는 제품설명회<br>나. 사업자가 국내에서 복수의 의료기관을 대상으로 주최하는 다음 어느 하나의 행사<br>1) 해당 의료기관에 소속한 보건의료기본법 제3조제3호에 따른 보건의료인(이하 이 표에서 "보건의료인"이라 한다)에게 사업자의 의료기기에 대한 정보제공을 목적으로 주최하는 제품설명회<br>2) 해당 의료기관에 소속한 보건의료인 및 시술·진단관련 종사자에게 사업자의 의료기기와 관련한 시술 및 진단기술의 습득·향상을 위하여 실시하는 교육·훈련<br>다. 의료기기 수입업자가 의료기관에 소속한 보건의료인을 대상으로 국내에 수입되지 않 |

| | |
|---|---|
| | 은 수입업자의 의료기기와 관련한 기술 습득 및 기술 향상을 위하여 실시하는 국외 교육과 국외 훈련(해당 의료기기에 대한 식품의약품안전처장의 변경허가 또는 사용방법의 변경 등의 경우가 아니면 반복된 교육·훈련은 제외한다)<br>라. 의료기기 제조업자가 외국에서 복수의 외국 의료기관에 소속된 보건의료인을 대상으로 자사 의료기기에 대한 정보제공을 목적으로 주최하는 제품설명회와 시술 및 진단기술의 습득 · 향상을 위하여 실시하는 교육 · 훈련. 다만, 강연자로 참석하는 경우만 해당한다.<br>2. 다음 각 목의 어느 하나의 방식으로 주최하는 제품설명회로서, 참석자에게 제공하는 식음료(세금 및 봉사료를 제외한 금액으로 1일 10만원 이하로 한정하며, 월 4회 이내만 허용한다) 및 사업자의 회사명 또는 제품명을 기입한 1만원 이하의 판촉물<br>가. 사업자가 개별 의료기관을 방문하여 해당 의료기관에 소속한 의사·치과의사·한의사에게 사업자의 의약품에 대한 정보를 제공할 목적으로 주최하는 제품설명회<br>나. 사업자가 개별 의료기관을 방문하여 해당 의료기관에 소속한 보건의료인 및 시술·진단관련 종사자에게 사업자의 의료기기와 관련한 시술 및 진단기술의 습득·향상을 위하여 실시하는 교육·훈련<br>※ 제품설명회는 의약품 및 의료기기에 대한 정보제공을 목적으로 개최하는 것만을 말하며, 보건의료인의 모임 등에 필요한 식음료를 지원하기 위하여 개최하는 것은 포함하지 않는다. |
| 5. 대금결제 조건에 따른 비용할인 | • 의약품 및 의료기기 거래금액을 결제하는 경우로서 다음 각 호의 어느 하나에 해당하는 경우<br>1. 거래가 있은 날로부터 3개월 이내에 결제하는 경우: 거래금액의 0.6퍼센트 이하의 비용할인<br>2. 거래가 있은 날로부터 2개월 이내에 결제하는 경우: 거래금액의 1.2퍼센트 이하의 비용할인<br>3. 거래가 있은 날로부터 1개월 이내에 결제하는 경우(계속적 거래에서 1개월을 단위로 의약품 거래금액을 결제하는 경우에는 그 기간의 중간인 날로부터 1개월 이내에 결제하는 것을 포함한다): 거래금액의 1.8퍼센트 이하의 비용할인<br><br>※ "거래가 있은 날"이란 의약품 및 의료기기가 요양기관에 도착한 날을 말한다.<br>※ 거래금액의 일부를 결제하는 경우에는 전체 거래금액에 대한 그 일부의 비율에 따라 비용할인을 한다. |
| 6. 시판 후 조사 | • 약사법 제32조, 같은 법 제42조제4항 및 의료기기법 제8조에 따른 재심사 대상 의약품이나 의료기기의 시판 후 조사에 참여하는 의사, 치과의사, 한의사에게 제공하는 증례보고서에 대한 건당 5만원 이하(희귀질환, 장기적인 추적조사 등 추가 작업량이 필요한 경우에는 30만원 이하를 말한다)의 사례비. 이 경우 사례비를 줄 수 있는 증례보고서의 개수는 의약품 등의 안전에 관한 규칙 제22조 · 제23조 또는 의료기기법 시행규칙 제10조에 따라 제출하여야 하는 증례보고서의 최소 개수로 하되, 연구목적, 해외허가 또는 해외등록 등을 위하여 특정품목에 대한 사례보고서가 필요한 경우에는 식품의약품안전처장이 정하여 고시하는 바에 따라 그 수를 추가할 수 있다. |
| 7. 기타 | 1. 금융회사가 신용카드 또는 직불카드(이하 "신용카드"라 한다) 사용을 유도하기 위하여 지급하는 의약품 및 의료기기 결제금액의 1퍼센트 이하의 적립점수(항공마일리지 및 이용적립금을 포함하되, 의약품 및 의료기기 대금결제 전용이 아닌 신용카드 또는 의약품 및 의료기기 대금결제를 주목적으로 하지 아니하는 신용카드를 사용하여 그 신용카드의 기본 적립률에 따라 적립한 적립점수는 제외한다).<br>2. 구매 전 의료기기의 성능을 확인하는 데 필요한 최소기한의 사용. 다만, 그 기한은 1개월을 넘을 수 없다. |

**[별표 3]**

## 의료기관의 종류별 시설기준(제34조 관련)

| 시설 | 종합병원<br>병원<br>요양병원 | 치과병원 | 한방병원 | 의원 | 치과<br>의원 | 한의원 | 조산원 |
|---|---|---|---|---|---|---|---|
| 1. 입원실 | 입원환자 100명 이상(병원 · 요양병원의 경우는 30명 이상)을 수용할 수 있는 입원실 | | 입원환자 30명 이상을 수용할 수 있는 입원실 | 입원실을 두는 경우 입원환자 29명 이하를 수용할 수 있는 입원실 | 의원과 같음 | 의원과 같음 | 1<br>(분만실 겸용) |
| 2. 중환자실 | 1<br>(병상이 300개 이상인 종합병원만 해당한다) | | | | | | |
| 3. 수술실 | 1<br>(외과계 진료과목이 있는 종합병원이나 병원인 경우에만 갖춘다) | 1<br>(외과계 진료과목이 있는 경우에만 갖춘다) | 1<br>(외과계 진료과목이 있는 경우에만 갖춘다) | 1<br>(외과계 진료과목이 있고, 전시마취하에 수술을 하는 경우에만 갖춘다) | 1<br>(외과계 진료과목이 있고, 전신마취하에 수술을 하는 경우에만 갖춘다) | | |
| 4. 응급실 | 1<br>(병원 · 요양병원의 경우는 응급의료에 관한 법률에 따라 지정받은 경우에만 갖춘다) | | | | | | |
| 5. 임상 검사실 | 1<br>(요양병원의 경우 관련 치과 진료과목이 있는 경우에만 갖춘다) | 1 | 1<br>(관련 의과 또는 치과 진료과목이 있는 경우에만 갖춘다) | | | | |

| | | | | | | | |
|---|---|---|---|---|---|---|---|
| 6. 방사선 장치 | 1 (요양병원의 경우 관련 치과 진료과목이 있는 경우에만 갖춘다) | 1 | 1 (관련 의과 또는 치과 진료 과목이 있는 경우에만 갖춘다) | | | | |
| 7. 회복실 | 1 (수술실이 설치되어 있는 경우에만 갖춘다) | 1 (수술실이 설치되어 있는 경우에만 갖춘다) | 1 (수술실이 설치되어 있는 경우에만 갖춘다) | 1 (수술실이 설치되어 있는 경우에만 갖춘다) | 1 (수술실이 설치되어 있는 경우에만 갖춘다) | | |
| 8. 물리 치료실 | 1 (종합병원에만 갖춘다) | | | | | | |
| 9. 한방 요법실 | 1 (관련 한의과 진료과목이 있는 경우에만 갖춘다) | 1 (관련 한의과 진료과목이 있는 경우에만 갖춘다) | 1 | | | | |
| 10. 병리 해부실 | 1 (종합병원에만 갖춘다) | | | | | | |
| 11. 조제실 | 1 (조제실을 두는 경우에만 갖춘다) | 1 (조제실을 두는 경우에만 갖춘다) | 1 (조제실을 두는 경우에만 갖춘다) | 1 (조제실을 두는 경우에만 갖춘다) | 1 (조제실을 두는 경우에만 갖춘다) | 1 (조제실을 두는 경우에만 갖춘다) | 1 (조제실을 두는 경우에만 갖춘다) |
| 11의2. 탕전실 | 1 (관련 한의과 진료과목을 두고 탕전을 하는 경우에만 갖춘다) | 1 (관련 한의과 진료과목을 두고 탕전을 하는 경우에만 갖춘다) | 1 (탕전을 하는 경우에만 갖춘다) | | | 1 (탕전을 하는 경우에만 갖춘다) | |
| 12. 의무 기록실 | 1 | 1 | 1 | | | | |

| | | | | | | | |
|---|---|---|---|---|---|---|---|
| 13. 소독 시설 | 1 | 1 | 1 | 1 (외래환자를 진료하지 아니하는 의원은 제외한다) | 1 | 1 | 1 |
| 14. 급식 시설 | 1 (외부 용역업체에 급식을 맡기는 경우에는 적용되지 아니한다) | 1 (외부 용역업체에 급식을 맡기는 경우에는 적용되지 아니한다) | 1 (외부 용역업체에 급식을 맡기는 경우에는 적용되지 아니한다) | | | | |
| 15. 세탁물 처리시설 | 1 (세탁물전량을 위탁처리하는 경우에는 갖추지 아니하여도 된다) | 1 (세탁물전량을 위탁처리하는 경우에는 갖추지 아니하여도 된다) | 1 (세탁물전량을 위탁처리하는 경우에는 갖추지 아니하여도 된다) | | | | |
| 16. 시체실 | 1 (종합병원만 갖춘다. 다만, 장사 등에 관한 법률 제29조에 따른 장례식장을 설치 · 운영하는 경우로서 장례식장에 시신을 안치하기 위한 시설을 둔 경우에는 갖추지 않아도 된다) | | | | | | |
| 17. 적출물 처리시설 | 1 (적출물 전량을 위탁처리하는 경우에는 해당하지 아니한다) | 1 (적출물전량을 위탁처리하는 경우에는 해당하지 아니한다) | 1 (적출물전량을 위탁처리하는 경우에는 해당하지 아니한다) | | | | |
| 18. 자가발전시설 | 1 | 1 | 1 | | | | |

| 19. 구급 자동차 | 1<br>(요양병원은 제외하며, 응급의료에 관한 법률 제44조제2항에 따라 구급자동차의 운용을 위탁한 경우에는 갖추지 않아도 된다) | | | | | | |
|---|---|---|---|---|---|---|---|
| 20. 그 밖의 시설 | 가. 탕전실, 의무기록실, 급식시설, 세탁처리시설 및 적출물소각시설은 의료기관이 공동으로 사용할 수 있다.<br>나. 요양병원은 거동이 불편한 환자가 장기간 입원하는 데에 불편함이 없도록 식당, 휴게실, 욕실, 화장실, 복도 및 계단과 엘리베이터(계단과 엘리베이터는 2층 이상인 건물만 해당하고, 층간 경사로를 갖춘 경우에는 엘리베이터를 갖추지 아니할 수 있다)를 갖추어야 한다.<br>다. 탕전실은 의료기관에서 분리하여 따로 설치할 수 있다.<br>라. 종합병원, 병원, 한방병원, 요양병원은 해당 병원에서 사망하는 사람 등의 장사 관련 편의를 위하여 장사 등에 관한 법률 제29조에 따른 장례식장을 설치할 수 있다.이 경우 장례식장의 운영은 법인, 단체 또는 개인 등에게 위탁할 수 있다. | | | | | | |

**[별표 4]** 〈개정 2019. 9. 27〉

## 의료기관의 시설규격(제34조 관련)

1. 입원실

가. 입원실은 3층 이상 또는 건축법 제2조제1항제5호에 따른 지하층에는 설치할 수 없다. 다만, 건축법 시행령 제56조에 따른 내화구조인 경우에는 3층 이상에 설치할 수 있다.

나. 입원실의 면적(벽·기둥 및 화장실의 면적을 제외한다)은 환자 1명을 수용하는 곳인 경우에는 10제곱미터 이상이어야 하고(면적의 측정 방법은 건축법 시행령 제119조의 산정 방법에 따른다. 이하 같다) 환자 2명 이상을 수용하는 곳인 경우에는 환자 1명에 대하여 6.3제곱미터 이상으로 하여야 한다.

다. 삭제〈2017. 2. 3.〉

라. 입원실에 설치하는 병상 수는 최대 4병상(요양병원의 경우에는 6병상)으로 한다. 이 경우 각 병상 간 이격거리는 최소 1.5미터 이상으로 한다.

마. 입원실에는 손씻기 시설 및 환기시설을 설치하여야 한다.

바. 병상이 300개 이상인 종합병원에는 보건복지부장관이 정하는 기준에 따라 전실(前室) 및 음압시설(陰壓施設 : 방 안의 기압을 낮춰 내부 공기가 방 밖으로 나가지 못하게 만드는 설비) 등을 갖춘 1인 병실(이하 "음압격리병실"이라 한다)을 1개 이상 설치하되, 300병상을 기준으로 100병상 초과할 때 마다 1개의 음압격리병실을 추가로 설치하여야 한다. 다만, 제2호카목에 따라 중환자실에 음압격리병실을 설치한 경우에는 입원실에 설치한 것으로 본다.

사. 병상이 300개 이상인 요양병원에는 보건복지부장관이 정하는 기준에 따라 화장실 및 세면시설을 갖춘 격리병실을 1개 이상 설치하여야 한다.

아. 산모가 있는 입원실에는 입원 중인 산모가 신생아에게 모유를 먹일 수 있도록 산모와 신생아가 함께 있을 수 있는 시설을 설치하도록 노력하여야 한다.

자. 감염병환자등의 입원실은 다른 사람이나 외부에 대하여 감염예방을 위한 차단 등 필요한 조치를 하여야 한다.

2. 중환자실

가. 병상이 300개 이상인 종합병원은 입원실 병상 수의 100분의 5 이상을 중환자실 병상으로 만들어야 한다.

나. 중환자실은 출입을 통제할 수 있는 별도의 단위로 독립되어야 하며, 무정전 시스템을 갖추어야 한다.

다. 중환자실의 의사당직실은 중환자실 내 또는 중환자실과 가까운 곳에 있어야 한다.

라. 병상 1개당 면적은 15제곱미터 이상으로 하되, 신생아만을 전담하는 중환자실(이하 "신생아중환자실"이라 한다)의 병상 1개당 면적은 5제곱미터 이상으로 한다. 이 경우 "병상 1개당 면적"은 중환자실 내 간호사실, 당직실, 청소실, 기기창고, 청결실, 오물실, 린

넨보관실을 제외한 환자 점유 공간[중환자실 내에 있는 간호사 스테이션(station)과 복도는 병상 면적에 포함한다]을 병상 수로 나눈 면적을 말한다.

마. 병상마다 중앙공급식 의료가스시설, 심전도모니터, 맥박산소계측기, 지속적수액주입기를 갖추고, 병상 수의 10퍼센트 이상 개수의 침습적 동맥혈압모니터, 병상 수의 30퍼센트 이상 개수의 인공호흡기, 병상 수의 70퍼센트 이상 개수의 보육기(신생아중환자실에만 해당한다)를 갖추어야 한다.

바. 중환자실 1개 단위(Unit)당 후두경, 앰부백(마스크 포함), 심전도기록기, 제세동기를 갖추어야 한다. 다만, 신생아중환자실의 경우에는 제세동기 대신 광선기와 집중치료기를 갖추어야 한다.

사. 중환자실에는 전담의사를 둘 수 있다. 다만, 신생아중환자실에는 전담전문의를 두어야 한다.

아. 전담간호사를 두되, 간호사 1명당 연평균 1일 입원환자수는 1.2명(신생아 중환자실의 경우에는 1.5명)을 초과하여서는 아니 된다.

자. 중환자실에 설치하는 병상은 벽으로부터 최소 1.2미터 이상, 다른 병상으로부터 최소 2미터 이상 이격하여 설치하여야 한다.

차. 중환자실에는 병상 3개당 1개 이상의 손씻기 시설을 설치하여야 한다.

카. 중환자실에는 보건복지부장관이 정하는 기준에 따라 병상 10개당 1개 이상의 격리병실 또는 음압격리병실을 설치하여야 한다. 이 경우 음압격리병실은 최소 1개 이상 설치하여야 한다.

3. 수술실

가. 수술실은 수술실 상호 간에 격벽으로 구획되어야 하고, 각 수술실에는 하나의 수술대만 두어야 하며, 환자의 감염을 방지하기 위하여 먼지와 세균 등이 제거된 청정한 공기를 공급할 수 있는 공기정화설비를 갖추고, 내부 벽면은 불침투질로 하여야 하며, 적당한 난방, 조명, 멸균수세, 수술용 피복, 붕대재료, 기계기구, 의료가스, 소독 및 배수 등 필요한 시설을 갖추어야 하고, 바닥은 접지가 되도록 하여야 하며, 콘센트의 높이는 1미터 이상을 유지하게 하고, 호흡장치의 안전관리시설을 갖추어야 한다.

나. 수술실에는 기도 내 삽관유지장치, 인공호흡기, 마취환자의 호흡감시장치, 심전도 모니터 장치를 갖추어야 한다.

다. 수술실 내 또는 수술실에 인접한 장소에 상용전원이 정전된 경우 나목에 따른 장치를 작동할 수 있는 축전지 또는 발전기 등의 예비전원설비를 갖추어야 한다. 다만, 나목에 따른 장치에 축전지가 내장되어 있는 경우에는 예비전원설비를 갖춘 것으로 본다.

4. 응급실

외부로부터 교통이 편리한 곳에 위치하고 산실이나 수술실로부터 격리되어야 하며, 구급용 시설을 갖추어야 한다.

5. 임상검사실

임상검사실은 자체적으로 검사에 필요한 시설 · 장비를 갖추어야 한다.

6. 방사선 장치

가. 방사선 촬영투시 및 치료를 하는 데에 지장이 없는 면적이어야 하며, 방사선 위해 방호 시설을 갖추어야 한다.

나. 방사선 사진필름을 현상 · 건조하는 데에 지장이 없는 면적과 이에 필요한 시설을 갖춘 건조실을 갖추어야 한다.

다. 방사선 사진필름을 판독하는 데에 지장이 없는 면적과 이에 필요한 설비가 있는 판독실을 갖추어야 한다.

7. 회복실

수술 후 환자의 회복과 사후 처리를 하는 데에 지장이 없는 면적이어야 하며, 이에 필요한 시설을 갖추어야 한다.

8. 물리치료실

물리요법을 시술하는 데에 지장이 없는 면적과 기능회복, 재활훈련, 환자의 안전관리 등에 필요한 시설을 갖추어야 한다.

9. 한방요법실

경락자극요법시설 등 한방요법시설과 특수생약을 증기, 탕요법에 의하여 치료하는 시설을 갖추어야 한다.

10. 병리해부실

병리 · 병원에 관한 세포학검사 · 생검 및 해부를 할 수 있는 시설과 기구를 갖추어 두어야 한다.

11. 조제실

약품의 소분 · 혼합조제 및 생약의 보관, 혼합약제에 필요한 조제대 등 필요한 시설을 갖추어야 한다.

11의2. 탕전실

가. 탕전실에는 조제실, 한약재 보관시설, 작업실, 그 밖에 탕전에 필요한 시설을 갖추어야 한다. 다만, 의료기관 내에 조제실 및 한약재 보관시설을 구비하고 있는 경우에는 이를 충족한 것으로 본다.

나. 조제실에는 개봉된 한약재를 보관할 수 있는 한약장 또는 기계 · 장치와 한약을 조제할

수 있는 시설을 두어야 한다.

다. 한약재 보관시설에는 쥐·해충·먼지 등을 막을 수 있는 시설과 한약재의 변질을 예방할 수 있는 시설을 갖추어야 한다.

라. 작업실에는 수돗물이나 먹는물관리법 제5조에 따른 먹는 물의 수질기준에 적합한 지하수 등을 공급할 수 있는 시설, 한약의 탕전 등에 필요한 안전하고 위생적인 장비 및 기구, 환기 및 배수에 필요한 시설, 탈의실 및 세척시설 등을 갖추어야 한다.

마. 작업실의 시설 및 기구는 항상 청결을 유지하여야 하며 종사자는 위생복을 착용하여야 한다.

바. 의료기관에서 분리하여 따로 설치한 탕전실에는 한의사 또는 한약사를 배치하여야 한다.

사. 의료기관에서 분리하여 따로 설치한 탕전실에서 한약을 조제하는 경우 조제를 의뢰한 한의사의 처방전, 조제 작업일지, 한약재의 입출고 내역, 조제한 한약의 배송일지 등 관련 서류를 작성·보관하여야 한다.

12. 의무기록실

의무기록(외래·입원·응급 환자 등의 기록)을 보존기간에 따라 비치하여 기록·관리 및 보관할 수 있는 서가 등 필요한 시설을 설치하여야 한다.

13. 소독시설

증기·가스장치 및 소독약품 등의 자재와 소독용 기계기구를 갖추어 두고, 위생재료·붕대 등을 집중 공급하는 데에 적합한 시설을 갖추어야 한다.

14. 급식시설

가. 조리실은 식품의 운반과 배식이 편리한 곳에 위치하고, 조리, 보관, 식기 세정, 소독 등 식품을 위생적으로 처리할 수 있는 설비와 공간을 갖추어야 한다.

나. 식품저장실은 환기와 통풍이 잘 되는 곳에 두되, 식품과 식품재료를 위생적으로 보관할 수 있는 시설을 갖추어야 한다.

다. 급식 관련 종사자가 이용하기 편리한 준비실·탈의실 및 옷장을 갖추어야 한다.

15. 세탁물 처리시설

의료기관세탁물 관리 규칙에서 정하는 적합한 시설과 규모를 갖추어야 한다.

16. 시체실

시체의 부패 방지를 위한 냉장시설과 소독시설을 갖추어야 한다.

17. 적출물 처리시설

폐기물관리법 시행규칙 제14조에 따른 시설과 규모를 갖추어야 한다.

18. 자가발전시설

공공전기시설을 사용하지 아니하더라도 해당 의료기관의 필요한 곳에 전기를 공급할 수 있는 자가발전시설을 갖추어야 한다.

19. 구급자동차

보건복지부장관이 정하는 산소통·산소호흡기와 그 밖에 필요한 장비를 갖추고 환자를 실어 나를 수 있어야 한다.

20. 그 밖의 시설

가. 장례식장의 바닥면적은 해당 의료기관의 연면적의 5분의 1을 초과하지 못한다.

나. 요양병원의 식당 등 모든 시설에는 휠체어가 이동할 수 있는 공간이 확보되어야 하며, 복도에는 병상이 이동할 수 있는 공간이 확보되어야 한다.

다. 별표 3 제20호나목에 따라 엘리베이터를 설치하여야 하는 경우에는 승강기시설 안전관리법 시행규칙 별표 1에 따른 침대용 엘리베이터를 설치하여야 하며, 층간 경사로를 설치하는 경우에는 장애인·노인·임산부 등의 편의증진에 관한 법률 시행규칙 별표 1에 따른 경사로 규격에 맞아야 한다.

라. 요양병원의 복도 등 모든 시설의 바닥은 문턱이나 높이차이가 없어야 하고, 불가피하게 문턱이나 높이차이가 있는 경우 환자가 이동하기 쉽도록 경사로를 설치하여야 하며, 복도, 계단, 화장실 대·소변기, 욕실에는 안전을 위한 손잡이를 설치하여야 한다. 다만, 장애인·노인·임산부 등의 편의증진에 관한 법률 제9조에 따라 요양병원에 출입구·문, 복도, 계단을 설치하는 경우에 그 시설은 같은 법에 따른 기준에도 맞아야 한다.

마. 요양병원의 입원실, 화장실, 욕실에는 환자가 의료인을 신속하게 호출할 수 있도록 병상, 변기, 욕조 주변에 비상연락장치를 설치하여야 한다.

바. 요양병원의 욕실

1) 병상이 이동할 수 있는 공간 및 보조인력이 들어가 목욕을 시킬 수 있는 공간을 확보하여야 한다.

2) 적정한 온도의 온수가 지속적으로 공급되어야 하고, 욕조를 설치할 경우 욕조에 환자의 전신이 잠기지 않는 깊이로 하여야 한다.

사. 요양병원의 외부로 통하는 출입구에 잠금장치를 갖추되, 화재 등 비상시에 자동으로 열릴 수 있도록 하여야 한다.

[별표 5]

## 의료기관에 두는 의료인의 정원(제38조 관련)

| 구분 | 종합병원 | 병원 | 치과병원 | 한방병원 | 요양병원 | 의원 | 치과의원 | 한의원 |
|---|---|---|---|---|---|---|---|---|
| 의사 | 연평균 1일 입원한 자를 20명으로 나눈 수(이 경우 소수점은 올림). 외래환자 3명은 입원환자 1명으로 환산함 | 종합병원과 같음 | 추가하는 진료과목당 1명(법 제43조 제2항에 따라 의과 진료과목을 설치하는 경우) | 추가하는 진료과목당 1명(법 제43조 제2항에 따라 의과 진료과목을 설치하는 경우) | 연평균 1일 입원환자 80명까지는 2명으로 하되, 80명을 초과하는 입원환자는 매 40명마다 1명을 기준으로 함(한의사를 포함하여 환산함). 외래환자 3명은 입원환자 1명으로 환산함 | 종합병원과 같음 | | |
| 치과의사 | 의사의 경우와 같음 | 추가하는 진료과목당 1명(법 제43조제3항에 따라 치과 진료과목을 설치하는 경우) | 종합병원과 같음 | 추가하는 진료과목당 1명(법 제43조제3항에 따라 치과 진료과목을 설치하는 경우) | 추가하는 진료과목당 1명(법 제43조제3항에 따라 치과 진료과목을 설치하는 경우) | | 종합병원과 같음 | |
| 한의사 | 추가하는 진료과목당 1명(법 제43조제1항에 따라 한의과 진료과목을 설치하는 경우) | 추가하는 진료과목당 1명(법 제43조제1항에 따라 한의과 진료과목을 설치하는 경우) | 추가하는 진료과목당 1명(법 제43조제1항에 따라 한의과 진료과목을 설치하는 경우) | 연평균 1일 입원환자를 20명으로 나눈 수(이 경우 소수점은 올림). 외래환자 3명은 입원환자 1명으로 환산함 | 연평균 1일 입원환자 40명마다 1명을 기준으로 함(의사를 포함하여 환산함). 외래환자 3명은 입원환자 1명으로 환산함 | | | 한방병원과 같음 |
| 조산사 | 산부인과에 배정된 간호사 정원의 3분의 1 이상 | 종합병원과 같음(산부인과가 있는 경우에만 둠) | | 종합병원과 같음(법 제43조제2항에 따라 산부인과를 설치하는 경우) | | 병원과 같음 | | |

| | | | | | | | | |
|---|---|---|---|---|---|---|---|---|
| 간호사(치과의료기관의 경우에는 치과위생사 또는 간호사) | 연평균 1일 입원환자를 2.5명으로 나눈 수(이 경우 소수점은 올림). 외래환자 12명은 입원환자 1명으로 환산함 | 종합병원과 같음 | 종합병원과 같음 | 연평균 1일 입원환자를 5명으로 나눈 수(이 경우 소수점은 올림). 외래환자 12명은 입원환자 1명으로 환산함 | 연평균 1일 입원환자 6명마다 1명을 기준으로 함(다만, 간호조무사는 간호사 정원의 3분의 2 범위내에서 둘 수 있음). 외래환자 12명은 입원환자 1명으로 환산함 | 종합병원과 같음 | 종합병원과 같음 | 종합병원과 같음 |

**[별표 5의2]**

## 의료기관에 두는 약사 및 한약사의 정원(제38조 관련)

| 의료기관 종류 | | 약사 정원 |
|---|---|---|
| 상급종합병원 | | 연평균 1일 입원환자를 30명으로 나눈 수와 외래환자 원내조제 처방전을 75매로 나눈 수를 합한 수 이상의 약사 |
| 종합병원 | 500병상 이상 | 연평균 1일 입원환자를 50명으로 나눈 수와 외래환자 원내조제 처방전을 75매로 나눈 수를 합한 수 이상의 약사 |
| | 300병상 이상 500병상 미만 | 연평균 1일 입원환자를 80명으로 나눈 수와 외래환자 원내조제 처방전을 75매로 나눈 수를 합한 수 이상의 약사 |
| | 300병상 미만 | 1인 이상의 약사 |
| 병 원 | | 1인 이상의 약사. 다만, 100병상 이하의 경우에는 주당 16시간 이상의 시간제 근무 약사를 둘 수 있다. |
| 치과병원(30병상 이상에 한정한다) | | 1인 이상의 약사. 다만, 100병상 이하의 경우에는 주당 16시간 이상의 시간제 근무 약사를 둘 수 있다. |
| 한방병원 | | 1인 이상의 한약사. 다만, 100병상 이하의 경우에는 주당 16시간 이상의 시간제 근무 한약사를 둘 수 있다. |
| 요양병원 | | 1인 이상의 약사 또는 한약사. 다만, 200병상 이하의 경우에는 주당 16시간 이상의 시간제 근무 약사 또는 한약사를 둘 수 있다. |

비고 : 약사 수의 산정 시 그 수가 1 미만인 경우에는 1로 하고, 1 이상인 경우 소수점은 반올림한다.

**[별표 6]**

## 의료기관의 급식관리 기준(제39조 관련)

1. 환자의 영양관리에 관한 사항을 심의하기 위하여 병원장이나 부원장을 위원장으로 하는 영양관리위원회를 둔다.
2. 환자의 식사는 일반식과 치료식으로 구분하여 제공한다.
3. 환자급식을 위한 식단은 영양사가 작성하고 환자의 필요 영양량을 충족시킬 수 있어야 한다.
4. 환자음식은 뚜껑이 있는 식기나 밀폐된 배식차에 넣어 적당한 온도를 유지한 상태에서 공급하여야 한다.
5. 영양사는 완성된 식사를 평가하기 위하여 매 끼 검식을 실시하며, 이에 대한 평가 결과를 검식부에 기록하여야 한다.
6. 영양사는 의사가 영양지도를 의뢰한 환자에 대하여 영양 상태를 평가하고, 영양 상담 및 지도를 하며, 그 내용을 기록하여야 한다.
7. 식기와 급식용구는 매 식사 후 깨끗이 세척·소독하여야 하며, 전염성 환자의 식기는 일반 환자의 식기와 구분하여 취급하고, 매 식사 후 완전 멸균소독하여야 한다.
8. 수인성 전염병환자가 남긴 음식은 소독 후 폐기하여야 한다.
9. 병원장은 급식 관련 종사자에 대하여 연 1회 이상 정기건강진단을 실시하여야 하며, 종사자가 전염성 질병에 감염되었을 경우에는 필요한 조치를 취하여야 한다.
10. 병원장은 급식 관련 종사자에게 위생교육을 실시하여야 한다.

**[별표 7]**

## 의료기관의 신체보호대 사용 기준(제39조의7 관련)

1. "신체보호대"란 전신 혹은 신체 일부분의 움직임을 제한할 때 사용되는 물리적 장치 및 기구를 말한다.
2. 신체보호대는 입원환자가 생명유지 장치를 스스로 제거하는 등 환자 안전에 위해가 발생할 수 있어 그 환자의 움직임을 제한하거나 신체를 묶을 필요가 있는 경우에 제3호에서 정하는 바에 따라 최소한의 시간 동안 사용한다.
3. 신체보호대 사용 사유 및 절차는 다음 각 목과 같다.

가. 주된 증상, 과거력(過去歷), 투약력(投藥歷), 신체 및 인지 기능, 심리 상태, 환경적 요

인 등 환자의 상태를 충분히 파악한 후 신체보호대를 대신할 다른 방법이 없는 경우에만 신체보호대를 사용한다.

나. 의사는 신체보호대 사용 사유 · 방법 · 신체 부위, 종류 등을 적어 환자에 대한 신체보호대 사용을 처방해야 한다.

다. 의료인은 의사의 처방에 따라 환자에게 신체보호대 사용에 대하여 충분히 설명하고 환자의 동의를 얻어야 한다. 다만, 환자가 의식이 없는 등 환자의 동의를 얻을 수 없는 경우에는 환자 보호자의 동의를 얻을 수 있다.

라. 다목에 따른 동의를 얻으려는 경우에는 신체보호대 사용 사유 · 방법 · 신체 부위 및 종류, 신체보호대를 처방한 의사와 설명한 의료인의 이름 및 처방 · 설명 날짜를 적은 문서로 해야 한다. 이 경우 다목 단서에 따라 환자의 보호자가 동의하는 경우에는 그 사유를 함께 적어야 한다.

4. 신체보호대를 사용하는 경우에는 다음 각 목의 내용을 준수해야 한다.

가. 신체보호대는 응급상황에서 쉽게 풀 수 있거나 즉시 자를 수 있어야 한다.

나. 의료인은 신체보호대를 사용하고 있는 환자의 상태를 주기적으로 관찰 · 기록하여 부작용 발생을 예방하고 환자의 기본 욕구를 확인하여 충족시켜야 한다.

다. 의료인은 신체보호대의 제거 또는 사용 신체 부위를 줄이기 위하여 환자의 상태를 주기적으로 평가해야 한다.

5. 의사는 다음 각 목의 어느 하나에 해당하는 사유가 발생한 경우에는 신체보호대 사용을 중단해야 한다.

가. 신체보호대의 사용 사유가 없어진 경우

나. 신체보호대를 대신하여 사용할 수 있는 다른 효과적인 방법이 있는 경우

다. 신체보호대의 사용으로 인하여 환자에게 부작용이 발생한 경우

6. 요양병원 개설자는 신체보호대 사용을 줄이기 위하여 연 1회 이상 의료인을 포함한 요양병원 종사자에게 다음 각 목의 내용을 포함하여 신체보호대 사용에 관한 교육을 실시해야 한다.

가. 신체보호대의 정의, 사용 방법 및 준수 사항

나. 신체보호대를 사용할 경우 발생할 수 있는 부작용

다. 신체보호대 외의 대체수단 및 환자의 권리

**[별표 7의2]** 〈신설 2023. 9. 22〉

## 수술실 내 폐쇄회로 텔레비전의 설치 기준(제39조의9 관련)

가. 폐쇄회로 텔레비전은 개인정보 보호법 시행령 제3조제1항제1호에 따른 장치로서 수술실 내부를 촬영하고 모니터를 통해 그 영상을 구현할 수 있으며, 그 영상정보를 녹화·저장할 수 있는 기능을 갖춰야 한다.

나. 폐쇄회로 텔레비전은 환자 및 수술에 참여한 의료인 등을 확인할 수 있도록 사각지대를 최소화할 수 있는 곳에 설치해야 한다.

다. 폐쇄회로 텔레비전은 수술실에 일정한 방향을 지속적으로 촬영할 수 있도록 설치해야 한다.

라. 폐쇄회로 텔레비전은 임의로 조작이 가능하도록 설치해서는 안 된다.

마. 폐쇄회로 텔레비전은 고해상도[HD(High Definition)]급 이상의 성능을 보유해야 한다.

바. 폐쇄회로 텔레비전의 설치와 관련하여 이 규칙에 규정하고 있지 않은 사항은 개인정보 보호법 및 정보통신공사업법의 관련 규정을 준용한다.

[별표 8]

## 추가로 진료과목을 설치한 의료기관이 표시할 수 있는 진료과목 및 진료에 필요한 시설 · 장비 기준 (제41조제2항 관련)

1. 표시할 수 있는 진료과목

| 의료기관 종류 | 표시할 수 있는 진료과목 |
|---|---|
| 종합병원 | 한의과 진료과목을 추가로 설치하는 경우 : 한방내과, 한방부인과, 한방소아과, 한방안 · 이비인후 · 피부과, 한방신경정신과, 한방재활의학과, 사상체질과 및 침구과 |
| 병 원 | 가. 한의과 진료과목을 추가로 설치하는 경우<br>1) 모든 병원 : 한방내과, 사상체질과 및 침구과<br>2) 신경과, 정신건강의학과, 신경외과 또는 재활의학과를 설치 · 운영하고 있는 병원 : 한방신경정신과 및 한방재활의학과<br>3) 내과, 산부인과, 성형외과, 소아청소년과, 안과, 이비인후과 또는 피부과를 설치 · 운영하고 있는 병원 : 한방부인과, 한방소아과 및 한방안 · 이비인후 · 피부과<br>나. 치과 진료과목을 추가로 설치하는 경우<br>1) 모든 병원 : 구강내과 및 통합치의학과<br>2) 외과, 성형외과 또는 응급의학과를 설치 · 운영하고 있는 병원 : 구강악안면외과, 치과보철과, 치과교정과, 치주과 및 치과보존과<br>3) 소아청소년과를 설치 · 운영하고 있는 병원 : 소아치과 |
| 한방병원 | 가. 의과 진료과목을 추가로 설치하는 경우<br>1) 모든 한방병원 : 내과, 가정의학과, 마취통증의학과<br>2) 한방내과, 한방신경정신과, 한방재활의학과 또는 침구과를 설치 · 운영하고 있는 한방병원 : 신경과, 정신건강의학과, 신경외과, 정형외과, 비뇨기과 및 재활의학과<br>3) 한방부인과, 한방소아과 또는 한방안 · 이비인후 · 피부과를 설치 · 운영하고 있는 한방병원 : 산부인과, 소아청소년과, 안과, 이비인후과 및 피부과<br>4) 1)에서 3)까지의 의과과목을 1개 이상 설치 · 운영하고 있는 한방병원 : 영상의학과 및 진단검사의학과<br>나. 치과 진료과목을 추가로 설치하는 경우<br>1) 모든 한방병원 : 구강내과 및 통합치의학과<br>2) 한방소아과를 설치 · 운영하고 있는 한방병원 : 소아치과 |
| 치과병원 | 가. 의과 진료과목을 추가로 설치하는 경우<br>1) 모든 치과병원 : 내과, 가정의학과, 마취통증의학과<br>2) 구강악안면외과, 치과보철과, 치과교정과, 치주과 또는 치과보존과를 설치 · 운영하고 있는 치과병원 : 성형외과 및 정신건강의학과<br>3) 구강내과 또는 소아치과를 설치 · 운영하고 있는 치과병원 : 이비인후과, 정신건강의학과, 신경과 및 소아청소년과<br>나. 한의과 진료과목을 추가로 설치하는 경우<br>1) 모든 치과병원 : 한방내과, 침구과<br>2) 소아치과를 설치 · 운영하고 있는 치과병원 : 한방소아과 |

| 요양병원 | 치과 진료과목을 추가로 설치하는 경우 : 구강악안면외과, 치과보철과, 치주과, 치과보존과, 구강내과 및 통합치의학과 |
|---|---|

비고 : 치과 진목을 추가로 설치하는 의료기관은 2013년 12월 31일까지 진료과목을 "치과"로 표시한다.

2. 진료에 필요한 시설 · 장비 등

가. 종합병원 · 병원 · 치과병원에 추가로 한의과 진료과목을 설치하는 경우

1) 관련된 시설 · 장비 및 의료관계인을 확보하고 있는 경우에는 한방요법실을 갖출 수 있다.

2) 탕전을 하는 경우에는 관련된 시설 · 장비 및 의료관계인을 확보하고 탕전실을 갖추어야 한다.

나. 한방병원 · 치과병원에 추가로 의과 진료과목을 설치하는 경우

1) 외과계 진료과목을 설치하는 경우에는 관련된 시설 · 장비 및 의료관계인을 확보하고 수술실을 갖추어야 한다.

2) 관련된 시설 · 장비 및 의료관계인을 확보하고 있는 경우에는 임상검사실을 갖출 수 있다.

3) 관련된 시설 · 장비 및 의료관계인을 확보하고 있는 경우에는 방사선장치를 갖출 수 있다.

4) 수술실이 설치되어 있는 경우에는 회복실을 갖추어야 한다.

다. 요양병원에 추가로 치과 진료과목을 설치하는 경우

1) 관련된 시설 · 장비 및 의료관계인을 확보하고 있는 경우에는 임상검사실을 갖출 수 있다.

2) 관련된 시설 · 장비 및 의료관계인을 확보하고 있는 경우에는 방사선장치를 갖출 수 있다.

라. 가목부터 다목까지의 규정에 따라 추가로 진료과목을 설치한 의료기관은 진료절차, 의료인 간 업무분장, 응급환자 대응방법, 관련 시설 · 장비의 활용방안, 환자의 선택권 등이 포함된 진료지침을 비치하여야 한다.

[별표 8의2]

## 감염관리 업무를 수행하는 사람의 인력기준 및 배치기준(제46조제1항 관련)

1. **인력기준** : 감염관리실에서 감염관리 업무를 수행하는 사람은 감염관리에 관한 경험 및 지식이 있는 사람으로서 다음 각목의 어느 하나에 해당하는 사람으로 한다.
   가. 의사
   나. 간호사
   다. 해당 의료기관의 장이 인정하는 사람
2. **배치기준** : 다음 각 목의 구분에 따라 배치한다.

가. 상급종합병원

1) 의사

| 구분 | 100~ 300 병상 | 301~ 600 병상 | 601~ 900 병상 | 901~ 1,200 병상 | 1,201~ 1,500 병상 | 1,501~ 1,800 병상 | 1,801~ 2,100 병상 | 2,101~ 2,400 병상 | 2,401 병상 이상 |
|---|---|---|---|---|---|---|---|---|---|
| 의사 | 1명 이상 | 2명 이상 | 3명 이상 | 4명 이상 | 5명 이상 | 6명 이상 | 7명 이상 | 8명 이상 | 9명 이상 |

2) 간호사 및 해당 의료기관의 장이 인정하는 사람

| 구분 | 100 ~ 200 병상 | 201 ~ 400 병상 | 401 ~ 600 병상 | 601 ~ 800 병상 | 801 ~ 1,000 병상 | 1,000 ~ 1,200 병상 | 1,201 ~ 1,400 병상 | 1,401 ~ 1,600 병상 | 1,601 ~ 1,800 병상 | 1,801 ~ 2,000 병상 | 2,001 ~ 2,200 병상 | 2,201 ~ 2,400 병상 | 2,401 병상 이상 |
|---|---|---|---|---|---|---|---|---|---|---|---|---|---|
| 간호사 | 1명 이상 | 2명 이상 | 2명 이상 | 3명 이상 | 3명 이상 | 4명 이상 | 4명 이상 | 5명 이상 | 5명 이상 | 6명 이상 | 6명 이상 | 7명 이상 | 7명 이상 |
| 의료기관의 장이 인정하는 사람 | 1명 이상 | 1명 이상 | 2명 이상 | 2명 이상 | 3명 이상 | 3명 이상 | 4명 이상 | 4명 이상 | 5명 이상 | 5명 이상 | 6명 이상 | 6명 이상 | 7명 이상 |

나. 종합병원

| 구분 | 100~ 300 병상 | 301~ 600 병상 | 601~ 900 병상 | 901~ 1,200 병상 | 1,201~ 1,500 병상 | 1,501~ 1,800 병상 | 1,801~ 2,100 병상 | 2,101 병상 이상 |
|---|---|---|---|---|---|---|---|---|
| 의사 | 1명 이상 | 2명 이상 | 3명 이상 | 4명 이상 | 5명 이상 | 6명 이상 | 7명 이상 | 8명 이상 |
| 간호사 | 1명 이상 | 2명 이상 | 2명 이상 | 3명 이상 | 3명 이상 | 4명 이상 | 4명 이상 | 5명 이상 |
| 의료기관의 장이 | 1명 | 1명 | 2명 | 2명 | 3명 | 3명 | 4명 | 4명 |

| 인정하는 사람 | 이상 | 이상 | 이상 | 이상 | 이상 | 이상 | 이상 | 이상 |
|---|---|---|---|---|---|---|---|---|

다. 병원

| 인력 | 100~300 병상 | 301~600 병상 | 601~900 병상 | 901~1,200 병상 | 1,201 병상 이상 |
|---|---|---|---|---|---|
| 의사 | 1명 이상 | 2명 이상 | 3명 이상 | 4명 이상 | 5명 이상 |
| 간호사 | 1명 이상 | 1명 이상 | 1명 이상 | 1명 이상 | 1명 이상 |
| 의료기관의 장이 인정하는 사람 | 1명 이상 | 1명 이상 | 1명 이상 | 1명 이상 | 1명 이상 |

비 고

1. 위 표 제2호가목2)의 기준에도 불구하고 401병상 이상인 경우에는 해당 배치기준상의 최소인력을 기준으로 간호사를 1명씩 늘려 배치하면서 의료기관의 장이 인정하는 사람은 1명씩 줄여 배치할 수 있다. 다만, 의료기관의 장이 인정하는 사람이 최소 1명 이상 배치되어야 한다.
2. 위 표 제2호나목의 기준에도 불구하고 601병상 이상인 경우에는 해당 배치기준상의 최소인력을 기준으로 간호사를 1명씩 늘려 배치하면서 의료기관의 장이 인정하는 사람을 1명씩 줄여 배치할 수 있다. 다만, 의료기관의 장이 인정하는 사람은 최소 1명 이상 배치되어야 한다.

**[별표 8의3]**

## 감염관리실 근무 인력의 교육기준(제46조제3항 관련)

1. **교육 내용** : 감염관리업무 개요 및 담당 인력의 역할, 감염관리 지침, 감시자료 수집 및 분석, 의료관련감염진단, 미생물학, 소독 및 멸균, 환경관리, 병원체별 감염관리, 분야별 감염관리, 역학통계, 임상미생물학, 유행조사, 감염감소 중재전략, 격리, 감염관리사업 기획·평가 등 감염관리와 관련된 내용

2. **교육 이수 시간** : 매년 16시간 이상

3. **교육 기관** : 다음 각 목의 어느 하나에 해당하는 기관
   가. 국가나 지방자치단체
   나. 의료법 제28조에 따른 의사회 또는 간호사회
   다. 한국보건복지인력개발원법에 따른 한국보건복지인력개발원
   라. 그 밖에 감염관리 관련 전문 학회 또는 단체

※ 비고 : 감염관리실 근무 인력(감염관리 경력 3년 이상인 사람으로 한정한다)이 감염관리 관련 전문 학회에서 주관하는 학술대회 또는 워크숍에 매년 16시간 이상 참석한 경우에는 제1호부터 제3호까지의 규정에 따라 교육을 받은 것으로 본다.

**[별표 9]** 〈신설 2020. 9. 4〉

## 의료기관 인증마크의 도안 및 표시방법(제64조의6제1항 관련)

1. 의료기관 인증마크의 도안 및 표시 예

〈도안〉

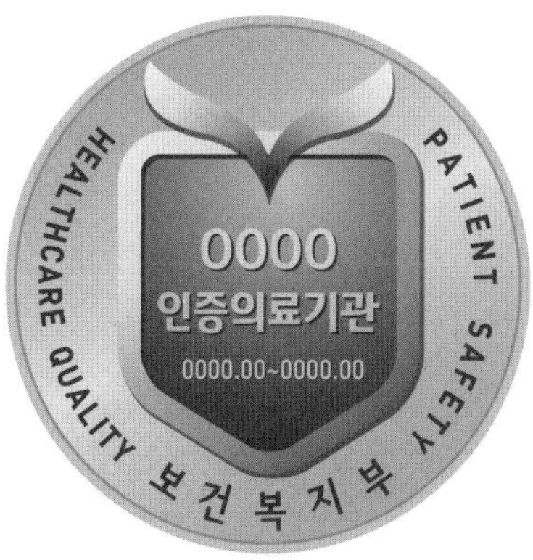


〈표시 예〉

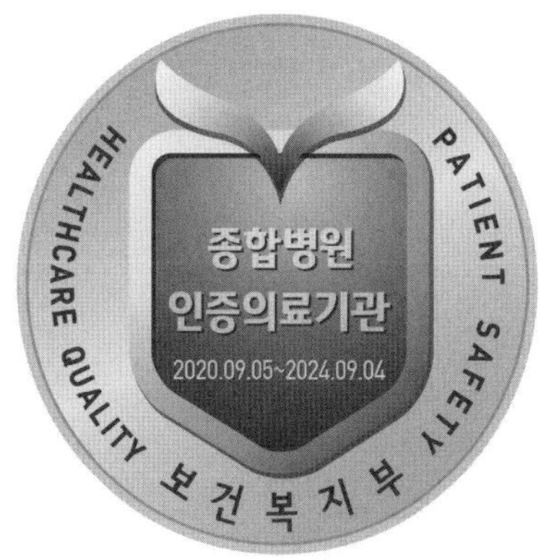


2. 의료기관 인증마크의 표시방법

가. 인증마크에는 인증받은 인증의 종류와 유효기간을 명시해야 한다.

나. 인증마크의 가로 및 세로 비율은 아래의 격자눈금에 따르고, 특별히 크게 확대할 경우에는 가로·세로를 같은 비율로 하여 크기를 조정해야 한다.

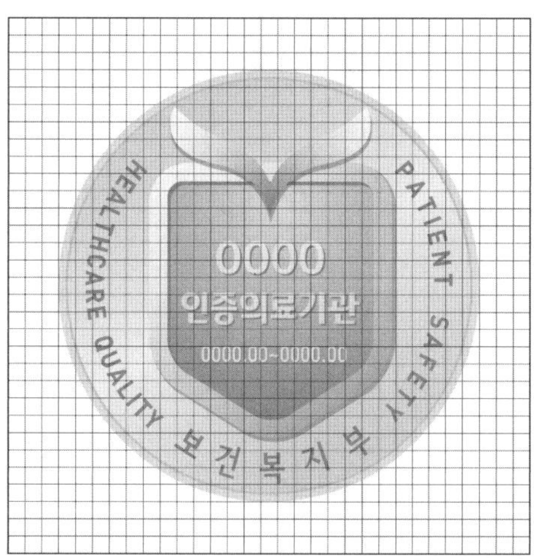


다. 인증마크는 황금색을 기본 색상으로 하여 무광 금박으로 처리하고, 신문·잡지 등 적용매체의 특성에 따라 다른 색상으로 표현할 수 있다.

라. 인증마크는 원칙적으로 사진제판 방식 또는 슬라이드 필름에 의한 투사 방식으로 복제

되어야 하고, 벡터 방식(Vector Type)의 컴퓨터 그래픽 파일을 사용하여 재생하도록 한다.

### 3. 의료기관 인증마크의 사용방법

가. 인증마크의 사용방법

1) 인증마크는 사용될 곳의 특성에 따라 기본형 및 단색도 적용형 등이 있으며, 필요에 따라 적절한 크기의 마크 형태를 선택하여 사용한다.

2) 인증마크는 Vector Type(*.ai)의 컴퓨터 그래픽파일을 사용하여 재생하도록 한다.

나. 인증마크의 표시 예

의료기관 인증표시는 다음 중 어느 하나의 표시 예에 따라 사용한다.

〈표시 예 1〉 〈표시 예 2〉 〈표시 예 3〉

**[별표 10]** 〈신설 2020. 9. 4〉

## 의료기관의 인증 또는 조건부인증의 취소 및 인증마크의 사용정지 등에 관한 세부기준(제64조의9제2항 관련)

1. 일반기준

가. 위반행위의 횟수에 따른 행정처분의 가중된 처분기준은 최근 1년간 같은 위반행위로 행정처분을 받은 경우에 적용한다. 이 경우 기간의 계산은 위반행위에 대하여 행정처분을 받은 날과 그 처분 후 다시 같은 위반행위를 하여 적발된 날을 기준으로 한다.

나. 가목에 따라 가중된 행정처분을 하는 경우 가중처분의 적용 차수는 그 위반행위 전 부과차수(가목에 따른 기간 내에 행정처분이 둘 이상 있었던 경우에는 높은 차수를 말한다)의 다음 차수로 한다.

다. 위반행위가 둘 이상인 경우로서 그에 해당하는 각각의 처분기준이 다른 경우에는 그 중 무거운 처분기준에 따른다.

2. 개별기준

| 위반내용 | 근거 법령 | 처분기준 | | |
|---|---|---|---|---|
| | | 1차 위반 | 2차 위반 | 3차 위반 |
| 가. 거짓이나 그 밖의 부정한 방법으로 인증 또는 조건부인증을 받은 경우 | 법 제58조의10 제1항제1호 | 인증 또는 조건부인증 취소 | | |
| 나. 법 제64조제1항에 따라 의료기관 개설 허가가 취소되거나 폐쇄명령을 받은 경우 | 법 제58조의10 제1항제2호 | 인증 또는 조건부인증 취소 | | |
| 다. 의료기관의 종별 변경 등 인증 또는 조건부인증의 전제나 근거가 되는 중대한 사실이 변경된 경우 | 법 제58조의10 제1항제3호 | 시정명령 | 시정명령 및 인증마크 사용정지 | 인증 또는 조건부인증 취소 |
| 라. 법 제58조의3제1항에 따른 인증기준을 충족하지 못하게 된 경우 | 법 제58조의10 제1항제4호 | 시정명령 | 시정명령 및 인증마크 사용정지 | 인증 또는 조건부인증 취소 |
| 마. 인증마크의 사용정지 또는 시정명령을 위반한 경우 | 법 제58조의10 제1항제5호 | | | |
| 1) 인증마크의 사용정지명령을 위반한 경우 | | 인증 또는 조건부인증 취소 | | |
| 2) 시정명령을 위반한 경우 | | 시정명령 및 인증마크 사용정지 | 인증 또는 조건부인증 취소 | |

비고: 시정명령에 따른 시정기간 및 인증마크 사용정지의 기간은 3개월로 한다.

[별지 제1호서식]

<table>
<tr><td colspan="2" rowspan="2">조산 수습의료기관 인정신청서</td><td>처리기간</td></tr>
<tr><td>5일</td></tr>
<tr><td>의료기관의 명칭</td><td colspan="2"></td></tr>
<tr><td>소 재 지</td><td colspan="2"></td></tr>
<tr><td>수습생 정원 신청 인원</td><td colspan="2"></td></tr>
<tr><td>수습 시작 예정일</td><td colspan="2"></td></tr>
<tr><td colspan="3">위와 같이 조산에 관한 수습의료기관으로 인정받기 위하여 신청합니다.<br><br>년 월 일<br><br>의료기관장<br>성명 (인)<br><br>보건복지부장관 귀하</td></tr>
<tr><td colspan="3">※ 구비서류<br>1. 수습생 모집계획서 및 수습계획서와 수습과정의 개요를 적은 서류<br>2. 신청일이 속하는 달의 전달부터 소급하여 1년간의 월별 분만 실적을 적은 서류</td></tr>
</table>

210㎜×297㎜[신문용지 60g/㎡(재활용품)]

**[별지 제2호서식]**

제　　호

# ○ ○ 면허증

사진
(3.5㎝×4.5㎝)

1. 성　　　명 :
2. 생 년 월 일 :
3. 근　　　거 :

의료법 시행령 제8조에 따라 위와 같이 면허합니다.

년　　월　　일

보건복지부장관　　인

비고: 1. 면허증 발급명의 날인은 관인(전자이미지 관인을 포함)으로 한다.
2. 전자이미지 관인 사용 시 위조·변조 방지를 위하여 전자서명값 및 원본대조란을 추가하는 전자적 처리를 하여야 한다.

210㎜×297㎜[보존용지(1종) 120g/㎡]

**[별지 제3호서식]**

(앞 쪽)

<table>
<tr><td colspan="4">면 허 등 록 대 장</td><td>작성</td><td></td><td>작성</td><td></td></tr>
<tr><td>면 허 번 호</td><td colspan="2"></td><td>면허연월일</td><td colspan="2"></td><td colspan="2" rowspan="3">사 진<br>(3.5㎝×4.5㎝)</td></tr>
<tr><td>성 명</td><td colspan="5"></td></tr>
<tr><td>주민등록번호</td><td colspan="5"></td></tr>
<tr><td>면 허 근 거</td><td colspan="7">. . 졸업<br>. . 제 회 국가시험합격 제 호</td></tr>
<tr><td rowspan="6">관 련 면 허<br>(자 격)</td><td>종별</td><td>번 호</td><td>취득연월일</td><td>시험합격일</td><td colspan="3">합격번호</td></tr>
<tr><td></td><td></td><td></td><td></td><td colspan="3"></td></tr>
<tr><td></td><td></td><td></td><td></td><td colspan="3"></td></tr>
<tr><td></td><td></td><td></td><td></td><td colspan="3"></td></tr>
<tr><td></td><td></td><td></td><td></td><td colspan="3"></td></tr>
<tr><td></td><td></td><td></td><td></td><td colspan="3"></td></tr>
</table>

190㎜×134㎜[신문용지 54g/㎡ (재활용품)]

(뒤 쪽)

| 행 정 처 분 사 항 등 |
|---|
| |

[별지 제4호서식]

<table>
<tr><td colspan="4">면허등록대장 □ 정 정<br>□ 면허증 갱신 신청서</td><td>처리기간<br>7일</td></tr>
<tr><td rowspan="2">신청인</td><td>성 명</td><td></td><td>생년월일</td><td rowspan="3">사진<br>(3.5㎝×4.5㎝)</td></tr>
<tr><td>주 소</td><td colspan="2">(전화: )</td></tr>
<tr><td colspan="2">면허종류</td><td colspan="2"></td></tr>
<tr><td colspan="2">면허번호</td><td colspan="3">제 호</td></tr>
<tr><td colspan="2">변경사항</td><td colspan="3"></td></tr>
<tr><td colspan="5">위와 같이 등록 사항(□ 정정 □ 면허증 갱신)을 신청합니다.<br><br>년 월 일<br><br>신청인: (서명 또는 인)<br><br>보건복지부장관 귀하</td></tr>
<tr><td colspan="4">※ 구비서류<br>1. 면허증<br>2. 신청 전 6개월 이내에 촬영한 탈모 정면 상반신 반명함판 사진(가로 3㎝ 세로 4㎝) 2장(면허증 갱신을 신청하는 경우에만 첨부한다)<br>3. 변경 사실을 증명할 수 있는 서류</td><td>수 수 료<br>없음</td></tr>
</table>

210㎜×297㎜[일반용지 60g/㎡(재활용품)]

**[별지 제5호서식]**

(앞 쪽)

<table>
<tr><td colspan="6" rowspan="2">(　　) 면허 재발급신청서</td><td>처리기간</td></tr>
<tr><td>5일</td></tr>
<tr><td rowspan="3">신<br>청<br>인</td><td>성　　명</td><td colspan="4"></td><td rowspan="3">사 진<br><br>(3.5㎝×4.5㎝)</td></tr>
<tr><td>주민등록번호</td><td colspan="4"></td></tr>
<tr><td>우 송 주 소</td><td colspan="4">□□□□□</td></tr>
<tr><td>면허증</td><td rowspan="2">종 별</td><td></td><td rowspan="2">번 호</td><td></td><td rowspan="2">연월일</td><td></td></tr>
<tr><td>자격증</td><td></td><td></td><td></td></tr>
<tr><td colspan="2">신 청 사 유<br>(해당사유에 ○표시)</td><td colspan="2">잃어버림, 주민등록번호 변경, 이름 바뀜, 헐어못씀, 그 밖의(　　　)</td><td colspan="2">발송방법<br>(○표시)</td><td>우　송( ) 직접인수( )</td></tr>
<tr><td colspan="7">의료법 시행규칙 제6조의 규정에 따라 위와 같이 면허증의 재발급을 신청합니다.<br><br>년　　월　　일<br><br>신청인 :　　　　(서명 또는 인)<br><br>(전화번호 :　　　　)<br><br>보건복지부장관 귀하</td></tr>
<tr><td colspan="5">※ 구비서류<br>1. 면허증이나 자격증이 헐어 못쓰게 된 경우에는 그 면허증이나 자격증<br>2. 사진(신청전 6월 이내에 촬영한 탈모 정면 상반신, 가로 3센티미터 세로 4센티미터) 2장</td><td colspan="2">수 수 료<br>면허자격별<br>수입인지 : 2,000원</td></tr>
</table>

210㎜×297㎜[신문용지 54g/㎡(재활용품)]

**[별지 제5호의2서식]** 〈개정 2019. 9. 27〉

# 진 단 서

| 등록번호 | |
|---|---|
| 연 번 호 | |

| 환자의 성명 | | 환자의<br>주민등록번호 | |
|---|---|---|---|
| 환자의 주소 | (전화번호 : ) | | |
| 병 명<br>[ ] 임상적 추정<br>[ ] 최 종 진 단 | (주 질병 · 부상)<br><br>(부 질병 · 부상) | 질병분류기호 | |
| 발병 연월일 | 년 월 일 | 진단<br>연월일 | 년 월 일 |
| 치료 내용 및 향후<br>치료에 대한 소견 | | | |
| | 입원일 : 년 월 일부터 | 퇴원일 : 년 월 일 | |
| 용 도 | | | |
| 비 고 | | | |

의료법 제17조 및 같은 법 시행규칙 제9조제1항에 따라 위와 같이 진단합니다.

년 월 일

의료기관 명칭 :

주소 :

[ ]의사 [ ]치과의사 [ ]한의사 면허번호 제 호

성 명 : (서명 또는 인)

## 작 성 방 법

1. 환자의 인적사항은 진찰한 의사, 치과의사 또는 한의사가 주민등록증, 기간 만료 전 여권, 운전면허증, 공무원증, 국립 · 공립대학 학생증, 군무원증, 건강보험증, 외국인등록증 등 국가공인 신분증(환자가 미성년자인 경우에는 주민등록등본 · 초본, 학생증 등으로 대체 가능합니다)과 대조하여 확인하고 서명 또는 날인합니다.
2. "병명"란에는 "임상적 추정"과 "최종진단" 중 택일하여 [ ]에 체크(√) 표시를 하고, 질병명은 한글로 적되, 영어로 적을 경우에는 한글을 함께 적으며, 질병분류기호도 함께 적습니다.

210mm×297mm[백상지 80g/㎡]

**[별지 제5호의3서식]** 〈개정 2019. 9. 27〉

# 상 해 진 단 서

| 등록번호 |
|---|
| 연 번 호 |

| 환자의 성명 | | 환자의<br>주민등록번호 | |
|---|---|---|---|
| 환자의 주소 | (전화번호 : ) | | |
| 병 명<br>[ ] 임상적 추정<br>[ ] 최 종 진 단 | (주 질병 · 부상)<br><br>(부 질병 · 부상) | 질병분류기호 | |
| 발병 또는 상해 연월일 | 년 월 일 | 진단 연월일 | 년 월 일 |
| 상해의 원인 또는<br>추정되는 상해의 원인 | | | |
| 상해 부위와 정도 | | | |
| 입원의 필요 여부 | | | |
| 외과적 수술 여부 | | | |
| 합병증의 발생 가능 여부 | | | |
| 통상활동의 가능 여부 | | | |
| 식사의 가능 여부 | | | |
| 상해에 대한 소견 | | | |
| 치 료 기 간 | 년 월 일부터 년 월 일까지<br>(진단일부터 일간) | | |
| 치료 내용 및 향후 치료에 대한 소견 | | | |
| 입원 · 퇴원 연월일 | 입원일 : 년 월 일부터 | 퇴원일 : 년 월 일까지 | |
| 비 고 | | | |

의료법 제17조 및 같은 법 시행규칙 제9조제2항에 따라 위와 같이 진단합니다.

년 월 일

의료기관 명칭:

주소:

[ ]의사 [ ]치과의사 [ ]한의사 면허번호 제 호

성 명 : (서명 또는 인)

## 작 성 방 법

1. 환자의 인적사항은 진찰한 의사, 치과의사 또는 한의사가 주민등록증, 기간 만료 전 여권, 운전면허증, 공무원증, 국립 · 공립대학 학생증, 군무원증, 건강보험증, 외국인등록증 등 국가공인 신분증(환자가 미성년자인 경우에는 주민등록등본 · 초본, 학생증 등으로 대체 가능합니다)과 대조하여 확인하고 서명 또는 날인합니다.
2. "병명"란에는 "임상적 추정"과 "최종진단" 중 택일하여 [ ]에 ∨ 표시를 하고, 질병명은 한글로 적되, 영어로 적을 경우에는 한글을 함께 적으며, 질병분류기호도 함께 적습니다.

210mm×297mm[백상지 80g/㎡]

**[별지 제6호서식]** 〈개정 2018. 9. 27〉

# 사망진단서(시체검안서)

※ [ ]에는 해당되는 곳에 "✔"표시를 합니다.

| 등록번호 | 연번호 | 원본 대조필인 |
|---|---|---|

| | | | | |
|---|---|---|---|---|
| ① 성 명 | | | ② 성 별 | [ ]남[ ]여 |
| ③ 주민등록번호 | - ④ 실제생년월일 | 년 월 일 | ⑤ 직 업 | |
| ⑥ 주 소 | | | | |
| ⑦ 발 병 일 시 | 년 월 일 시 분(24시간제에 따름) | | | |
| ⑧ 사 망 일 시 | 년 월 일 시 분(24시간제에 따름) | | | |
| ⑨ 사 망 장 소 | 주소 | | | |
| | 장소 | [ ] 주택 [ ]의료기관 [ ] 사회복지시설(양로원, 고아원 등)<br>[ ] 공공시설(학교, 운동장 등) [ ] 도로<br>[ ] 상업·서비스시설(상점, 호텔 등) [ ] 산업장<br>[ ] 농장(논밭, 축사, 양식장 등) [ ] 병원 이송 중 사망 [ ] 기타( ) | | |

| | | | | |
|---|---|---|---|---|
| ⑩ 사망의 원인<br>※(나)(다)(라)에는 (가)와 직접 의학적 인과관계가 명확한 것 만을 적습니다. | (가) 직접 사인 | | 발병부터 사망까지의 기간 | |
| | (나) (가)의 원인 | | | |
| | (다) (나)의 원인 | | | |
| | (라) (다)의 원인 | | | |
| | (가)부터 (라)까지와 관계없는 그 밖의 신체상황 | | | |
| | 수술의사의 주요소견 | | 수술 연월일 | 년 월 일 |
| | 해부의사의 주요소견 | | | |
| ⑪ 사망의 종류 | [ ] 병사 [ ] 외인사 [ ] 기타 및 불상 | | | |

| | | | | |
|---|---|---|---|---|
| ⑫ 외인사 사항 | 사고 종류 | [ ] 운수(교통) [ ] 중독 [ ] 추락<br>[ ] 익사 [ ] 화재 [ ] 기타( ) | 의도성 여부 | [ ] 비의도적 사고 [ ] 자살<br>[ ] 타살 [ ] 미상 |
| | 사고발생 일시 | 년 월 일 시 분(24시간제에 따름) | | |
| | 사고발생 장소 | 주소 | | |
| | | 장소: [ ] 주택 [ ]의료기관 [ ] 사회복지시설(양로원, 고아원 등)<br>[ ] 공공시설(학교, 운동장 등) [ ] 도로<br>[ ] 상업·서비스시설(상점, 호텔 등) [ ] 산업장<br>[ ] 농장(논밭, 축사, 양식장 등) [ ] 기타( ) | | |

의료법 제17조 및 같은 법 시행규칙 제10조에 따라 위와 같이 진단(검안)합니다.

년 월 일

의료기관 명칭 :

주소 :

의사, 치과의사, 한의사 면허번호 제 호

성 명 : (서명 또는 인)

**유 의 사 항**

사망신고는 1개월 이내에 관할 구청·시청 또는 읍·면·동사무소에 신고하여야 하며, 지연 신고 및 미신고 시 과태료가 부과됩니다.

210㎜×297㎜[백상지 80g/㎡(재활용품)]

**[별지 제7호서식]** 〈개정 2018. 9. 27〉

<table>
<tr><th colspan="8">출생증명서</th></tr>
<tr><td rowspan="2">출생아의 부모</td><td>부</td><td>성명</td><td></td><td>연령</td><td>만 세( 년 월 일생)<br>※ 주민등록상 생년월일을 기재</td><td>직업</td><td></td></tr>
<tr><td>모</td><td>성명</td><td></td><td>연령</td><td>만 세( 년 월 일생)<br>※ 주민등록상 생년월일을 기재</td><td>직업</td><td></td></tr>
<tr><td>산모의 주소</td><td colspan="7"></td></tr>
<tr><td rowspan="2">출생 장소</td><td colspan="7"></td></tr>
<tr><td colspan="7">① 자가 ② 병원 ③ 의원 ④ 모자보건센터 ⑤ 조산원 ⑥ 기타</td></tr>
<tr><td>출생일시</td><td colspan="3">년 월 일 시 분<br>(24시간제에 따름)</td><td rowspan="2">출생아</td><td colspan="2">성별</td><td>남 · 여 · 불상</td></tr>
<tr><td>임신기간</td><td colspan="3">주</td><td colspan="2">성명</td><td></td></tr>
<tr><td rowspan="2">다태(多胎)</td><td rowspan="2">① 2태<br>② 3태<br>③ 태</td><td colspan="2">다태아(多胎兒) 출산 중의 해당 출생아의 출산 순위</td><td colspan="4">① 제1아 ② 제2아<br>③ 제3아 ④ 제4아</td></tr>
<tr><td colspan="2">다태아 출산 중의 태아의 상태</td><td colspan="4">출생 명(남 명,여 명)<br>사산 태(남태, 여태, 불상)</td></tr>
<tr><td>산모의 산아 수</td><td colspan="7">명 중 생존자 명, 사망자 명, 사산자 태</td></tr>
<tr><td rowspan="2" colspan="2">출생아의 신체 상황</td><td rowspan="2" colspan="2"></td><td colspan="3">몸무게</td><td>□.□□kg</td></tr>
<tr><td colspan="3">신 장</td><td>□□.□□㎝</td></tr>
<tr><td colspan="2">출생아의 건강 상황</td><td colspan="6"></td></tr>
<tr><td colspan="8">의료법 제17조 및 같은 법 시행규칙 제11조에 따라 위와 같이 증명합니다.<br><br>년 월 일<br><br>의료기관 주소:<br>명칭:<br>면허번호 제 호 조산(의사, 한의사, 조산사) 성명 (서명 또는 인)<br>면허번호 제 호 조산(의사, 한의사, 조산사) 성명 (서명 또는 인)<br><br>※ 유의사항: 출생신고는 1개월 이내에 주소지의 구청 · 시청 또는 읍 · 면 · 동사무소에 하며, 지연 신고 및 미신고 시 과태료가 부과됩니다.</td></tr>
</table>

210mm×297mm[백상지 80g/㎡]

[별지 제8호서식]

## 사산(사태)증명서

연번호 :

<table>
<tr><td rowspan="2">사산아의 부모</td><td>부</td><td>성명</td><td></td><td>연령</td><td>만 세( 년 월 일생)<br>※ 주민등록상 생년월일을 기재</td><td>직업</td><td></td></tr>
<tr><td>모</td><td>성명</td><td></td><td>연령</td><td>만 세( 년 월 일생)<br>※ 주민등록상 생년월일을 기재</td><td>직업</td><td></td></tr>
<tr><td>사산아 산모의 주소</td><td colspan="7"></td></tr>
<tr><td rowspan="2">사산 장소</td><td colspan="7"></td></tr>
<tr><td colspan="7">① 자가 ② 병원 ③ 의원 ④ 모자보건센터 ⑤ 조산원 ⑥ 기타</td></tr>
<tr><td>사산연월일</td><td colspan="4">년 월 일 시 분<br>(24시간제에 따름)</td><td>성별</td><td colspan="2">남 · 여 · 불상</td></tr>
<tr><td>임신기간</td><td colspan="4">주</td><td>혈액 검사</td><td colspan="2">1. 수<br>2. 불수</td></tr>
<tr><td rowspan="2">다태(多胎)</td><td rowspan="2" colspan="2">① 2태<br>② 3태<br>③ 태</td><td colspan="2">다태아(多胎兒) 출산 중의 해당 출생아의 출산순 위</td><td colspan="3">① 제1아 ② 제2아<br>③ 제3아 ④ 제4아</td></tr>
<tr><td colspan="2">다태아 출산 중의 태아의 상태</td><td colspan="3">출생 명(남 명, 여 명)<br>사산 태(남태, 여태, 불상)</td></tr>
<tr><td>사산의 종류</td><td colspan="7">① 자연사산 ② 인공임신중절 ③ 기계적 ④ 약제적 ⑤ 기타</td></tr>
<tr><td>자연사산의 원인</td><td colspan="7"></td></tr>
<tr><td colspan="3">인공임신중절을 위한 이유</td><td colspan="5">① 의학적 이유에 따른 것(병명)<br>② 의학적 이유에 따르지 아니한 것</td></tr>
<tr><td colspan="8">의료법 제17조 및 같은 법 시행규칙 제11조에 따라 위와 같이 증명합니다.<br><br>년 월 일<br><br>의료기관 주소 :<br>명칭 :<br>면허번호 제 호 조산(의사, 한의사, 조산사) 성명 (서명 또는 인)<br>면허번호 제 호 조산(의사, 한의사, 조산사) 성명 (서명 또는 인)</td></tr>
</table>

210mm×297mm[백상지 80g/㎡]

[별지 제8호의2서식]

# 처방전 대리수령 신청서

<table>
<tr><td rowspan="3">대<br>리<br>수<br>령<br>자</td><td>성명</td><td>연락처</td></tr>
<tr><td>생년월일</td><td>환자와의 관계</td></tr>
<tr><td colspan="2">주소</td></tr>
</table>

<table>
<tr><td rowspan="3">환<br>자</td><td>성명</td><td>연락처</td></tr>
<tr><td colspan="2">생년월일</td></tr>
<tr><td colspan="2">주소</td></tr>
</table>

<table>
<tr><td>대<br>리<br>수<br>령<br>사<br>유</td><td></td></tr>
</table>

의료법 제17조의2제2항 및 같은 법 시행규칙 제11조의2제1항에 따라 위와 같이 처방전 대리수령을 신청합니다.

년 월 일

환자 또는 대리수령자 (서명 또는 인)

유 의 사 항

1. 환자 또는 대리수령자가 아닌 사람이 처방전을 수령하는 등 의료법 제17조의2제2항을 위반하여 처방전을 수령하는 경우 같은 법 제90조에 따라 500만원 이하의 벌금에 처해질 수 있습니다.
2. 신청인은 다음 각 목의 서류를 함께 제시해야 합니다.
   가. 대리수령자의 신분증 또는 그 사본
   나. 환자와의 관계를 증명할 수 있는 다음의 구분에 따른 서류
      1) 환자의 직계존속·비속, 직계비속의 배우자, 배우자, 배우자의 직계존속, 형제자매: 가족관계증명서, 주민등록표 등본 등 친족관계임을 확인할 수 있는 서류
      2) 「노인복지법」 제34조에 따른 노인의료복지시설에서 근무하는 사람: 노인의료복지시설에서 발급한 재직증명서
      3) 「장애인복지법」 제58조제1항제1호의 장애인 거주시설에서 근무하는 사람: 장애인 거주시설에서 발급한 재직증명서
   다. 환자의 신분증 또는 그 사본. 다만, 「주민등록법」 제24조제1항에 따른 주민등록증이 발급되지 않은 만 17세 미만의 환자는 제외합니다.

210mm×297mm[백상지(80g/㎡) 또는 중질지(80g/㎡)]

**[별지 제9호서식]** 〈개정 2018. 9. 27〉

# 처 방 전

[ ]건강보험 [ ]의료급여 [ ]산업재해보험 [ ]자동차보험 [ ]기타( )

※ [ ]에는 해당되는 곳에 "✔"표시를 합니다.

요양기관기호:

| 발급 연월일 및 번호 | | 년 월 일 - 제 호 | 의료기관 | 명 칭 | |
|---|---|---|---|---|---|
| 환자 | 성 명 | | | 전화번호 | ( ) - |
| | 주민등록번호 | - | | 팩스번호 | |

| 질병분류기호 | | 처방 의료인의 성명 | ( 서명 또는 날인) | 면허종류 | |
|---|---|---|---|---|---|
| | | | | 면허번호 | 제 호 |

※ 환자가 요구하면 질병분류기호를 적지 않습니다.

| 처방 의약품의 명칭 및 코드 | 1회 투약량 | 1일 투여횟수 | 총 투약일수 | 본인 부담률 구분코드 | 용 법 |
|---|---|---|---|---|---|
| | | | | | 매 식(전, 간, 후)<br>시 분 복용 |
| | | | | | |
| | | | | | |
| | | | | | |
| | | | | | |
| | | | | | |

| 주사제 처방명세([ ]원 내 조제, [ ]원 외 처방 ) | | | | | 조제 시 참고 사항 | 본인부담 구분기호 |
|---|---|---|---|---|---|---|
| | | | | | | |
| | | | | | | |
| | | | | | | |

| 사용기간 | 발급일부터 ( )일간 | 사용기간 내에 약국에 제출하여야 합니다. |
|---|---|---|

**의약품 조제 명세**

| 조제 명세 | 조제기관의 명칭 | | 처방의 변경·수정·확인·대체 시 그 내용 등 |
|---|---|---|---|
| | 조제약사 | 성명 (서명 또는 인) | |
| | 조제량 (조제일수) | | |
| | 조제연월일 | | |

| 항목설명 | |
|---|---|
| | 1. 본인부담률 구분코드 : 국민건강보험법 시행령 별표2 제4호 및 제6호에 따른 약제를 처방한 경우 본인이 부담할 비용의 부담률에 부여된 해당 구분코드를 적습니다.<br>(구분코드)<br>■ A : 100분의 50 본인부담, B: 100분의 80 본인부담, D : 100분의 30 본인부담<br>■ U : 건강보험(의료급여) 100분의100 본인부담, V : 보훈 등 100분의100 본인부담, W : 비급여(보훈만 해당)<br>2. 본인부담 구분기호: 본인일부부담금 산정특례에 관한 기준 등 보건복지부장관이 정하여 고시하는 본인부담 산정특례 대상 특정기호 등을 적습니다. |

210㎜×297㎜[일반용지 70g/㎡(재활용품)]

**[별지 제9호의2서식]** 〈개정 2018. 9. 27〉

# 진료기록 열람 및 사본발급 동의서

| 환자 본인 | 성 명 | 연락처 |
|---|---|---|
| | 생년월일 | |
| | 주 소 | |

| 신청인 | 성 명 | 환자와의 관계 |
|---|---|---|
| | 생년월일 | 연락처 |
| | 주 소 | |

| 열람 및 사본발급 범위 | |
|---|---|
| | **의료기관 명칭** |
| | **진료기간** |
| | **발급 사유** |
| | **발급 범위 (환자 본인이 직접 작성합니다)** |
| | 예시) 진료기록부 사본, 처방전 사본, 수술기록 사본, 검사내용 및 검사 소견기록의 사본, 방사선 사진(영상물 포함), 간호기록부 사본, 조산기록부 사본, 진단서 사본, 사망진단서 또는 시체검안서 사본 등 |

본인(또는 법정대리인)은 위에 적은 신청인(　　　　)이 의료법 제21조제3항 및 같은 법 시행규칙 제13조의3에 따라 본인의 진료기록 등을 열람하거나 사본을 발급받는 것에 대하여 동의합니다.

년　　월　　일

본인(또는 법정대리인)　　　　(자필서명)

210mm×297mm[백상지 80g/㎡(재활용품)]

[별지 제9호의3서식]

<table>
<tr><td colspan="5">진료기록 열람 및 사본발급 위임장</td></tr>
<tr><td rowspan="3">① 수임인</td><td>성 명</td><td></td><td>전 화 번 호</td><td></td></tr>
<tr><td>생년월일<br>(외국인등록번호)</td><td></td><td>위임인과의 관계</td><td></td></tr>
<tr><td>주 소</td><td colspan="3"></td></tr>
<tr><td rowspan="3">② 위임인</td><td>성 명</td><td></td><td>전 화 번 호</td><td></td></tr>
<tr><td>생년월일<br>(외국인등록번호)</td><td colspan="3"></td></tr>
<tr><td>주 소</td><td colspan="3"></td></tr>
<tr><td colspan="5">위임인은 의료법 제21조제3항 및 같은 법 시행규칙 제13조의3에 따라 진료기록 등 열람 및 사본발급 동의서에 기재된 사항에 대하여 일체 권한을 상기 수임인에게 위임합니다.<br><br>년 월 일<br><br>위임인 (자필서명)</td></tr>
</table>

210㎜×297㎜[백상지 80g/㎡(재활용품)]

[별지 제10호서식]

# 의료인의 실태 등 신고서

※ 뒤쪽의 작성방법을 읽고 작성하시기 바라며, [ ]에는 해당되는 곳에 V표를 합니다. (앞쪽)

|  |  | | |
|---|---|---|---|
| 기본 인적사항 | 성명 | | 면허번호 |
| | 직종<br>[ ] 의사 [ ] 치과의사 [ ] 한의사 [ ] 조산사 [ ] 간호사 | | |
| | 면허발급 연월일 | | E-mail |
| | 주소 | | |
| | 연락처 | 일반전화 | 휴대전화 |

|  |  | |
|---|---|---|
| 취업 상황 | 활동 여부<br>([ ]전속, [ ]비전속) 의료기관 근무 [ ] 비의료기관 근무 [ ] 미활동 | |
| | 의료기관 근무자 | 근무 의료기관 구분<br>[ ] 종합병원 [ ] 병원 [ ] 요양병원 [ ] 의원<br>[ ] 치과병원 [ ] 치과의원 [ ] 조산원 [ ] 보건의료원<br>[ ] 보건소 [ ] 보건지소 [ ] 한방병원 [ ] 한의원 |
| | | 근무 의료기관 명칭 |
| | | 근무 의료기관 주소 |
| | 비의료기관 근무자 | 근무 기관 구분<br>[ ] 연구소 [ ] 기업체 [ ] (준)정부기관 [ ] 학교<br>[ ] 자영업 [ ] 기타( ) |
| | | 근무지 주소 |

|  |  |
|---|---|
| 보수교육 및 신고 관련 | 최근 신고 연도 |
| | 보수교육 이수상황<br>총 ( )시간 이수의무 중 ( )시간 이수 |

의료법 제25조제1항, 같은 법 시행령 제11조 및 같은 법 시행규칙 제17조제1항에 따라 위와 같이 신고합니다.

년 월 일

신고인 (서명 또는 인)

중앙회장 귀하

| | |
|---|---|
| 첨부서류 | 1. 보수교육 이수증(이수자만 첨부합니다)<br>2. 보수교육 면제·유예 확인서(해당자만 첨부합니다) |

210㎜×297㎜(백상지 80g/㎡)

[별지 제10호의2서식]

# 보수교육 [ ] 면제 [ ] 유예 신청서

| 접수번호 | 접수일 | 발급일 | 처리기간 5일 |
|---|---|---|---|

| 신청자 | 성명 | 면허번호 |
|---|---|---|
| | 직종<br>[ ] 의사 [ ] 치과의사 [ ] 한의사 [ ] 조산사 [ ] 간호사 | |

| 신청사유 | |
|---|---|
| | 면제·유예 신청 대상 연도 |
| | 구체적 면제사유(의료법 시행규칙 제20조제6항)<br>[ ] 1. 전공의<br>[ ] 2. 의과대학·치과대학·한의과대학·간호대학 대학원 재학생<br>[ ] 3. 영 제8조에 따라 면허증을 발급받은 신규 면허취득자<br>[ ] 4. 보건복지부장관이 보수교육을 받을 필요가 없다고 인정하는 사람 |
| | 구체적 유예사유(의료법 시행규칙 제20조제7항)<br>[ ] 1. 해당 연도에 6개월 이상 환자진료 업무에 종사하지 아니한 사람<br>[ ] 2. 보건복지부장관이 보수교육을 받기가 곤란하다고 인정하는 사람 |

의료법 시행규칙 제20조제8항에 따라 위와 같이 보수교육의 면제 또는 유예를 신청합니다.

년 월 일

신청인 (서명 또는 인)

중앙회장 귀하

| 첨부서류 | 보수교육 면제 또는 유예 대상자임을 증명할 수 있는 서류 |
|---|---|

처리절차

신청서 작성 ➔ 접 수 ➔ 검 토 ➔ 사실 확인 등 ➔ 기안 결재 ➔ 통 보

신청인 / 처리기관: 각 중앙회의 보수교육 담당 부서

210㎜×297㎜(백상지 80g/㎡)

**[별지 제10호의3서식]**

**보수교육** [ ] 면제 / [ ] 유예 **확인서**

성　　명 :

면허번호:

직　　종 :

보수교육 면제 · 유예 내역 :

의료법 시행규칙 제20조제9항에 따라 귀하는 보수교육 면제 · 유예 대상자에 해당함을 확인합니다.

년　　　월　　　일

중 앙 회 장　　직인

210㎜×297㎜(백상지 120g/㎡)

**[별지 제11호서식]**

문서번호 (전화번호)

시행일자

수신 발신 (인)

제목 년도 보수교육계획서 제출

| 중앙회(단체)명 | | | 대표자 성명 | | | |
|---|---|---|---|---|---|---|
| 소재지 | | | 전화번호 | | | |
| 보수교육 실시기관명 | 교육예정 인원 | 교육과목 | 교육예정 시간 | 교육예정 일자 | 소요 예산 | 교육받는 사람의 경비부담액 |
| | | | | | | |

210㎜×297㎜

신문용지(2급) 54g/㎡

**[별지 제12호서식]**

문서번호 (전화번호)

시행일자 발 신 [인]

수 신

제 목 년도 교육실적보고서 제출

<table>
<tr><td>중앙회(단체)명</td><td colspan="2"></td><td colspan="2">대표자성명</td><td></td></tr>
<tr><td>소 재 지</td><td colspan="2"></td><td colspan="2">전 화 번호</td><td></td></tr>
<tr><td>면 허 자 수</td><td>보수교육대상자수</td><td colspan="2">보 수 교 육<br>이 수 자 수</td><td>보 수 교 육<br>면 제 자 수</td><td>보 수 교 육<br>미 이 수 자 수</td></tr>
<tr><td></td><td></td><td colspan="2"></td><td></td><td></td></tr>
<tr><td colspan="6">당초보수계획의 주요내용이 변경된 경우에는 그 변경내용과 변경사유</td></tr>
<tr><td colspan="6">1. 변경내용</td></tr>
<tr><td colspan="3">당 초</td><td colspan="3">변 경</td></tr>
<tr><td colspan="3"></td><td colspan="3"></td></tr>
<tr><td colspan="6">2. 변경사유</td></tr>
</table>

210㎜×297㎜
(신문용지(2급) 54g/㎡)

[별지 제13호서식]

# 보수교육이수증

성 명 :

면허번호:

직 종 :

보수교육 이수내역:

귀하는 년도 의료인 보수교육의 모든 과정을 수료하였으므로, 의료법 시행규칙 제21조제2항에 따라 보수교육이수증을 발급합니다.

년 월 일

중 앙 회 장 직인

210㎜×297㎜(백상지 120g/㎡)

**[별지 제14호서식]** 〈개정 2022. 11. 22〉

# 의료기관 개설 [ ]신고서 [ ]신고사항 변경신고서

※ [ ]에는 해당되는 곳에 V표를 합니다. (앞쪽)

| 접수번호 | 접수일 | 처리기간 10일 |
|---|---|---|

|  |  | | |
|---|---|---|---|
| 의료기관 | 명 칭 | 종류 | |
| | 소재지 | | |
| | 진료과목 | | |
| | 입원실 실 | 의료인 명 | 개설예정일 년 월 일 |
| 신고인 (개설자) | 성명(법인명) | 주민등록번호(외국인등록번호) | |
| | 주소(소재지) | | |
| | 면허종류 | 면허번호 제 호 | |
| 변경 사항 | 변경 전 | | |
| | 변경 후 | | |

의료법 시행규칙 제25조제1항 및 제26조제1항에 따라 위와 같이 신고합니다.

년 월 일

신고인 (서명 또는 인)

**시장 · 군수 · 구청장** 귀하

| 구분 | 신청인(대표자) 제출서류 | 담당 공무원 확인사항 | 수수료 |
|---|---|---|---|
| 개설신고의 경우 | 1. 개설하는 자가 법인인 경우(공공기관의 운영에 관한 법률에 따른 준정부기관 및 의료법인은 제외합니다): 법인설립허가증 사본, 정관 및 사업계획서 각 1부<br>2. 개설하는 자가 조산사인 경우: 면허증 사본 1부<br>3. 건물평면도 및 그 구조설명서 1부<br>4. 진료과목 및 진료과목별 시설 · 정원 등의 개요설명서 1부 | 1. 법인 등기사항증명서<br>2. 면허증(개설하는 자가 의사, 치과의사, 한의사인 경우에만 해당합니다) | 지방자치단체 조례로 결정합니다. |
| 신고사항의 변경신고의 경우 | 1. 의료기관 개설신고증명서<br>2. 변경 사항을 확인할 수 있는 서류 | 없음 | 없음<br>(개설장소 이전 신고의 경우에는 지방자치단체 조례로 결정합니다) |

## 행정정보 공동이용 동의서

본인은 이 건 업무처리와 관련하여 담당 공무원이 전자정부법 제36조제1항에 따른 행정정보의 공동이용을 통하여 위의 담당 공무원 확인 사항 제2호를 확인하는 것에 동의합니다.

*동의하지 아니하는 경우에는 신고인이 직접 관련 서류를 제출하여야 합니다.

신고인 (서명 또는 인)

210mm×297mm[백상지(80g/㎡) 또는 중질지(80g/㎡)]

[별지 제15호서식]

제　　호

## 의료기관 개설신고증명서

| | | | | |
|---|---|---|---|---|
| 의료기관 | 명칭 | | 종별 | |
| | 소재지 | | | |
| | 진료과목 | | 개설신고일자 | |
| 개설자 | 성명(법인명) | | 생년월일 | |
| | 주소(소재지) | | | |
| | 면허종별 | | 면허번호 | 제　　호 |

의료법 제33조 및 같은 법 시행규칙 제25조에 따라 의료기관 개설신고를 하였음을 증명합니다.

년　　월　　일

시장 · 군수 · 구청장　인

190mm×268mm(인쇄용지(특급) 80g/㎡)

[별지 제15호의2서식]

제 호

## 부속 의료기관 개설신고증명서

<table>
<tr><td rowspan="3">의료기관</td><td>명칭</td><td></td><td>종류</td><td></td></tr>
<tr><td>소재지</td><td colspan="3"></td></tr>
<tr><td>진료과목</td><td></td><td>개설신고일자</td><td></td></tr>
<tr><td rowspan="2">개설자</td><td>성명(법인명)</td><td></td><td>생년월일</td><td></td></tr>
<tr><td>주소(소재지)</td><td colspan="3"></td></tr>
</table>

의료법 제35조 및 같은 법 시행규칙 제32조에 따라 부속의료기관 개설신고를 하였음을 증명합니다.

년 월 일

시장 · 군수 · 구청장 인

190㎜×268㎜인쇄용지(특급) 80g/㎡

**[별지 제16호서식]** 〈개정 2022. 11. 22〉

## 의료기관 개설 [ ]허가신청서 [ ]허가사항 변경신청서

※ [ ]에는 해당되는 곳에 V표를 합니다.

(앞쪽)

| 접수번호 | | 접수일 | | 처리기간 10일 |
|---|---|---|---|---|
| 의료기관 | 명 칭 | | 종류 | |
| | 소재지 | | | |
| | 진료과목 | | | |
| | 종사자 수<br>의료인 명, 의료기사 명, 종업원 명 | | 입원실<br>실 | |
| 신청인<br>(개설자) | 성명(법인명) | | 주민등록번호(외국인등록번호) | |
| | 주소(소재지) | | | |
| | 면허종류 | 면허번호<br>제 호 | 개설예정일 | |
| 변경<br>사항 | 변경 전 | | | |
| | 변경 후 | | | |

의료법 시행규칙 제27조제1항 및 제28조제1항에 따라 위와 같이 신청합니다.

년 월 일

신청인 (서명 또는 인)

시 · 도지사 귀하

| 구분 | 신고인(대표자) 제출서류 | 담당공무원<br>확인사항 | 수수료 |
|---|---|---|---|
| 허가신청의 경우 | 1. 개설하는 자가 법인인 경우 : 법인설립허가증 사본(공공기관의 운영에 관한 법률에 따른 준정부기관은 제외합니다), 정관 및 사업계획서 각 1부<br>2. 개설하는 자가 의료인인 경우 : 사업계획서 1부<br>3. 건물평면도 및 그 구조설명서 1부<br>4. 진료과목 및 진료과목별 시설 · 정원 등의 개요설명서 1부<br>5. 전기사업법 시행규칙 제38조제3항 본문에 따른 전기안전점검확인서(종합병원만 해당합니다) | 1. 법인 등기사항증명서<br>2. 면허증(개설하는 자가 의료인인 경우에만 해당합니다) | 지방자치단체 조례로 결정합니다. |
| 허가사항의 변경신청의 경우 | 1. 의료기관 개설허가증<br>2. 변경 사항을 확인할 수 있는 서류<br>3. 전기사업법 시행규칙 제38조제3항 본문에 따른 전기안전점검확인서(의료법 시행규칙제28조제1항 단서의 경우만 해당합니다.) | 없음 | 없음<br>(개설 장소 이전 신고의 경우에는 지방자치단체 조례로 결정합니다) |

### 행정정보 공동이용 동의서

본인은 이 건 업무처리와 관련하여 담당 공무원이 전자정부법 제36조제1항에 따른 행정정보의 공동이용을 통하여 위의 담당 공무원 확인 사항 제2호를 확인하는 것에 동의합니다.

*동의하지 아니하는 경우에는 신청인이 직접 관련 서류를 제출하여야 합니다.

신청인 (서명 또는 인)

210mm × 297mm[백상지(80g/㎡) 또는 중질지(80g/㎡)]

[별지 제17호서식]

제　　　　호

## 의료기관 개설허가증

| | | | | |
|---|---|---|---|---|
| 의료기관 | 명칭 | | 종류 | |
| | 소재지 | | | |
| | 진료과목 | | | |
| 개설자 | 성명(법인명) | | 생년월일 | |
| | 주소(소재지) | | | |
| | 면허종류 | | 면허번호 | 제　　호 |
| 규모 | 입원실 | 실 | 병상 | 병상 |

의료법 제33조제4항 및 같은 법 시행규칙 제27조제3항에 따라 의료기관의 개설을 허가합니다.

년　　월　　일

시 · 도지사 직인

210㎜×297㎜[백상지 150g/㎡]

**[별지 제17호의2서식]** 〈신설 2010. 1. 29〉

제 호

## 부속 의료기관 개설허가증

<table>
<tr><td rowspan="3">의료기관</td><td>명 칭</td><td></td><td>종 류</td><td></td></tr>
<tr><td>소 재 지</td><td colspan="3"></td></tr>
<tr><td>진료과목</td><td colspan="3"></td></tr>
<tr><td rowspan="2">개설자</td><td>성명(법인명)</td><td></td><td>생년월일</td><td></td></tr>
<tr><td>주소(소재지)</td><td colspan="3"></td></tr>
<tr><td>규 모</td><td>입원실</td><td>실</td><td>병 상</td><td>병상</td></tr>
</table>

의료법 제35조 및 같은 법 시행규칙 제32조에 따라 의료기관의 개설을 허가합니다.

년 월 일

시 · 도지사 (인)

190㎜×268㎜[보존용지(1급) 120g/㎡]

[별지 제18호서식]

# 의료기관 휴업(폐업) 신고서

※ [ ]에는 해당되는 곳에 √표를 합니다.

| 접수번호 | 접수일 | 처리기간 | 3일 |
|---|---|---|---|

<table>
<tr><td rowspan="3">개설자</td><td colspan="2">성 명(법인명)</td><td>생년월일(사업자등록번호)</td></tr>
<tr><td colspan="2">의료기관 명칭</td><td>① 종류</td></tr>
<tr><td colspan="2">의료기관 소재지</td><td>② 요양기관기호</td></tr>
<tr><td rowspan="4">휴업기간 또는 폐업일</td><td colspan="2">휴업 또는 폐업 해당여부<br>휴업 [ ] 폐업 [ ]</td><td>폐업일(최종진료일 익일로 작성)<br>년 월 일</td></tr>
<tr><td colspan="2">휴업기간<br>년 월 일 부터 년 월 일까지</td><td>재개업일(휴업종료일 익일로 작성)<br>년 월 일</td></tr>
<tr><td>휴업 또는 폐업 후 연락처</td><td colspan="2">(주소)<br>(전화번호)</td></tr>
<tr><td>휴업 또는 폐업 사유<br>(※ 신청대상 번호란 [ ]에 "√" 표시)</td><td colspan="2">01. 대표자 사망[ ] 02. 고령(건강상)[ ] 03. 학업목적[ ]<br>04. 경영상[ ] 05. 취업[ ] 06. 종류변경(의원↔병원)[ ]<br>07. 면허취소[ ] 08. 업무정지[ ] 09. 그 밖의 사유[ ]</td></tr>
</table>

의료법 제40조제1항 및 같은 법 시행규칙 제30조제1항에 따라 위와 같이 신고합니다.

년 월 일

신고인 (서명 또는 날인)

시장 · 군수 · 구청장 귀하

| 첨부서류 | 1. 의료업의 폐업 또는 휴업에 대한 결의서(법인만 제출합니다)<br>2. 「의료법 시행령」 제17조의2 각 호의 조치에 관한 서류 |
|---|---|

## 작 성 방 법

① 종류란에는 해당 종류기호를 적습니다.
[종류기호] 01종합병원 02병원 03치과병원 04한방병원 05요양병원([ ]일반 [ ]정신병원 [ ]장애인 의료재활시설)
06의원 07치과의원 08한의원 09조산원

② 요양기관기호란에는 건강보험심사평가원으로부터 부여받은 요양기관기호(8자리)를 적습니다.

## 유 의 사 항

1. 종합병원 · 병원 · 치과병원 · 한방병원 또는 요양병원의 개설자가 그 개설 장소를 이전하거나 허가사항을 변경하려는 때에는 변경 사항의 허가를 받아야 하며 폐업 또는 1개월 이상 휴업(입원환자가 있는 경우에는 1개월 미만의 휴업도 포함합니다)하려는 경우에는 신고하여야 합니다(의료법제33조 및 제40조).
2. 허가를 받지 아니하고 종합병원 · 병원 · 치과병원 · 한방병원 또는 요양병원을 개설한 경우에는 3년 이하의 징역 또는 3천만원 이하의 벌금에 처하게 됩니다(의료법 제88조).
3. 의원 · 치과의원 · 한의원 또는 조산원의 개설자가 그 개설 장소를 이전하거나 신고 사항을 변경하려는 때에는 변경 사항을 신고하여야 하며, 폐업 또는 1개월 이상 휴업(입원환자가 있는 경우에는 1개월 미만의 휴업도 포함합니다)하려는 경우에도 신고를 하여야 합니다(의료법 제33조 및 제40조).
4. 의료기관을 개설하지 아니하고 의료업을 하거나 신고를 하지 아니하고 의원 · 치과의원 · 한의원 또는 조산원을 개설한 경우에는 500만원 이하의 벌금에 처하게 됩니다(의료법 제90조).
5. 휴업 또는 폐업 신고를 하지 아니하거나 개설 장소의 이전 또는 신고 사항의 변경신고를 아니한 경우에는 100만원 이하의 과태료를 내야 합니다(의료법 제92조).
6. 의료기관 휴업 또는 폐업을 시장 · 군수 · 구청장에게 신고한 경우에는 건강보험심사평가원에도 신고서를 제출한 것으로 간주됩니다(국민건강보험법 제43조 및 같은 법 시행규칙 제12조).

## 처 리 절 차

신고서 작성 → 접 수 → 검 토 → 결 재 → 확인서 발급

신고인 / 처 리 기 관 (시장 · 군수 · 구청장)

210mm×297mm[백상지 80g/㎡(재활용품)]

[별지 제19의서식]

<table>
<tr><td colspan="5">진료기록 보관계획서</td></tr>
<tr><td>의료기관<br>개 설 자</td><td>성명(법인명)</td><td></td><td>생년월일</td><td></td></tr>
<tr><td rowspan="2">의료기관</td><td>명 칭</td><td></td><td>종 류</td><td></td></tr>
<tr><td>소 재 지</td><td colspan="3"></td></tr>
<tr><td>보관기간</td><td colspan="4">년 월 일부터 년 월 일까지</td></tr>
<tr><td>보관장소</td><td colspan="4"></td></tr>
<tr><td>보관책임자</td><td colspan="4"></td></tr>
<tr><td colspan="5">의료법 시행규칙 제30조제4항에 따라 위와 같이 제출합니다.<br><br>년 월 일<br><br>제출인 (서명 또는 인)<br><br>관할 보건소장 귀하</td></tr>
<tr><td colspan="5">※ 구비서류<br>1. 진료기록부 등의 종류별 수량 및 목록<br>2. 진료기록부 등에 대한 체계적이고 안전한 보관계획에 관한 서류</td></tr>
</table>

210㎜×297㎜(신문용지 54g/㎡(재활용품))

**[별지 제20호서식]**

## 부속 의료기관 개설 [ ]신고(변경신고)서 [ ]허가(변경허가)신청서

※ [ ]에는 해당되는 곳에 V표를 합니다. (앞쪽)

| 접수번호 | 접수일 | 처리기간 10일 |
|---|---|---|

|  |  |  |
|---|---|---|
| 신고(청)인 (개설자) | 명칭 | |
| | 소재지 | 종업원 수 명 |
| | 성명(법인명) | 주민등록번호(외국인등록번호) |
| | 주소 | |
| 의료기관 | 명 칭 | 종류 |
| | 소재지 | 개설예정연월일 년 월 일 |
| | 진료과목 | |
| | 진료대상자 범위 | |
| 규모 | 종업원 수 의료인 명, 의료기사 명, 종업원 명 | |
| | 입원실 실 | 병상 병상 |
| 변경 사항 | 변경 전 | |
| | 변경 후 | |

의료법 시행규칙 제32조에 따라 위와 같이 신고(신청)합니다.

년 월 일

신고인(신청인) (서명 또는 인)

시 · 도지사, 시장 · 군수 · 구청장 귀하

| 구분 | 신고인(대표자) 제출서류 | 수수료 |
|---|---|---|
| 개설신고(개설허가 신청)의 경우 | 1. 건물평면도 및 그 구조설명서 1부<br>2. 진료과목 및 진료과목별 시설 · 정원 등의 개요설명서 1부 | 지방자치단체 조례로 결정합니다. |
| 신고(허가) 사항의 변경신고(변경허가 신청)의 경우 | 1. 의료기관 개설신고증명서(의료기관 개설허가증)<br>2. 변경 사항을 확인할 수 있는 서류 | 없음<br>(개설 장소 이전 신고의 경우에는 지방자치단체 조례로 결정합니다) |

210mm×297mm[백상지(80g/㎡) 또는 중질지(80g/㎡)]

**[별지 제20호의2서식]** 〈신설 2023. 9. 22.〉

# 수술 장면 촬영 요청서

| 요청인 | 성명 | 연락처 |
|---|---|---|
| | 생년월일 | 환자와의 관계 |
| | 주소 | |

| 내용 | 환자성명 | 생년월일 또는 환자등록번호 |
|---|---|---|
| | 수술일시 | 수술명 |

「의료법」 제38조의2제2항 및 같은 법 시행규칙 제39조의11제2항에 따라 위와 같이 수술 장면의 촬영을 요청합니다.

년 월 일

요청인 (서명 또는 인)

## 유 의 사 항

1. 수술실 폐쇄회로 텔레비전은 환자 또는 환자의 보호자가 요청하지 않을 때에는 촬영하지 않으며, 녹음은 환자 및 해당 수술에 참여하는 의료인 등 정보주체 모두의 동의를 받은 경우에만 가능합니다.
2. 촬영한 영상정보의 열람·제공은 아래의 경우에만 가능합니다.
   가. 범죄의 수사와 공소의 제기 및 유지, 법원의 재판업무 수행을 위하여 관계 기관이 요청하는 경우
   나. 「의료사고 피해구제 및 의료분쟁 조정 등에 관한 법률」 제6조에 따른 한국의료분쟁조정중재원이 의료분쟁의 조정 또는 중재 절차 개시 이후 환자 또는 환자 보호자의 동의를 받아 해당 업무의 수행을 위하여 요청하는 경우
   다. 환자 및 해당 수술에 참여한 의료인 등 정보주체 모두의 동의를 받은 경우
3. 요청인은 다음 각 목의 서류를 함께 제시해야 합니다.
   가. 촬영을 요청하는 자의 신분증 또는 그 사본
   나. 환자 본인의 동의서. 다만, 환자가 동의할 수 없는 상태임을 의료기관의 장이나 의료인이 확인한 경우에는 제시하지 않을 수 있습니다.
   다. 환자의 보호자임을 증명할 수 있는 서류

210mm×297mm[백상지(80g/㎡) 또는 중질지(80g/㎡)]

**[별지 제20호의3서식]** 〈신설 2023. 9. 22.〉

# 수술 장면 촬영 중 녹음 요청서

<table>
<tr><td rowspan="3">요청인</td><td>성명</td><td>연락처</td></tr>
<tr><td>생년월일</td><td>환자와의 관계</td></tr>
<tr><td colspan="2">주소</td></tr>
</table>

「의료법」 제38조의2제3항 및 같은 법 시행규칙 제39조의13제1항에 따라 위와 같이 수술 장면 촬영 중 녹음 기능의 사용을 요청합니다.

년 월 일

요청인 (서명 또는 인)

## 유 의 사 항

1. 의료기관의 장이나 의료인이 법 제38조의2제2항에 따라 수술을 하는 장면을 촬영하는 경우 녹음은 환자 및 해당 수술에 참여하는 의료인 등 정보주체 모두의 동의를 받은 경우에만 가능합니다. 의료인 등 정보주체가 모두 동의하지 않을 경우 녹음 없이 수술이 진행될 수 있으며, 수술 진행 중 응급으로 의료인이 교체되거나 추가 투입되는 등의 사유로 녹음 동의를 하지 않은 의료인이 수술에 참여하게 되는 경우에는 녹음이 중단될 수 있습니다.
2. 촬영한 영상정보와 녹음파일의 열람·제공은 아래의 경우에만 가능합니다.
   가. 범죄의 수사와 공소의 제기 및 유지, 법원의 재판업무 수행을 위하여 관계 기관이 요청하는 경우
   나. 「의료사고 피해구제 및 의료분쟁 조정 등에 관한 법률」 제6조에 따른 한국의료분쟁조정중재원이 의료분쟁의 조정 또는 중재 절차 개시 이후 환자 또는 환자 보호자의 동의를 받아 해당 업무의 수행을 위하여 요청하는 경우
   다. 환자 및 해당 수술에 참여한 의료인 등 정보주체 모두의 동의를 받은 경우

210mm×297mm[백상지(80g/㎡) 또는 중질지(80g/㎡)]

**[별지 제20호의4서식]** 〈신설 2023. 9. 22.〉

# 수술 장면 촬영 중 녹음 동의서

| 정보 주체 | 성 명 | 연락처 |
|---|---|---|
| | 생년월일 | 소속기관 및 부서 |
| | 주 소 | 직책 |

| 수집하려는 개인정보의 항목, 목적 및 보유·이용 기간 | 항목 | [해당 수술 장면 촬영 중 음성정보<br>(해당 수술의 정보도 함께 기재)] |
|---|---|---|
| | 목적 | (수술환자의 권리보호 등) |
| | 보유·이용기간 | [영상정보 보관 기간 (30일 이상)] |

☐ 동의함　　　　☐ 동의하지 않음

본인은 「개인정보 보호법」 제15조에 따라 동의를 거부할 권리가 있음을 알고 있습니다.

☐ 예　　　　☐ 아니오

년　　월　　일

성명　　　(서명 또는 인)

210mm×297mm[백상지 80g/㎡(재활용품)]

**[별지 제20호의5서식]** 〈신설 2023. 9. 22.〉

# 영상정보 (□열람 □제공 □보관연장) 요청서

| 요청인 | 성명 | 연락처 |
|---|---|---|
| | 생년월일 | 환자와의 관계 |
| | 주소 | |

| 내용 | | |
|---|---|---|
| | 열람·제공 또는 보관연장 요청하는 영상정보의 내용 | (환자 성명, 수술명, 수술일시 등) |
| | 열람·제공 또는 보관연장 요청의 목적 및 사유 | |
| | 열람·제공 방법 및 열람 일시 | (영상을 열람 및 제공받는 방법과 원하는 시일을 기재) |
| | 보관연장 요청기간 | (보관연장을 요청하는 기간을 30일의 범위 내에서 기재) |

「의료법 시행규칙」 제39조의15제2항 및 제39조의17제2항·제3항에 따라 위와 같이 영상정보(□열람 □제공 □보관연장)을 신청합니다.

년 월 일

요청인 (서명 또는 인)

## 유 의 사 항

요청인은 다음의 서류를 함께 제시해야 합니다.

1. 「의료법」 제38조의2제5항제1호 또는 제2호에 따라 요청하는 기관은 해당 기관임을 증명하는 서류
2. 「의료법」 제38조의2제5항제3호에 따라 요청하는 자는 정보주체 모두가 작성한 별지 제20호의6서식의 영상정보 열람 · 제공 동의서
3. 「의료법 시행규칙」 제39조의17제2항·제3항에 따라 보관 연장을 요청하는 자는 법 제38조의2제5항 각 호에 해당하는 업무 절차 준비 및 진행 예정을 증명할 수 있는 서류

210mm×297mm[백상지(80g/㎡) 또는 중질지(80g/㎡)]

**[별지 제20호의6서식]** 〈신설 2023. 9. 22.〉

# 영상정보 (□열람 □제공) 동의서

<table>
<tr><td rowspan="3">정보<br>주체</td><td>성 명</td><td>연락처</td></tr>
<tr><td>생년월일</td><td>소속기관 및 부서</td></tr>
<tr><td>주 소</td><td>직책</td></tr>
</table>

<table>
<tr><td rowspan="4">영상<br>정보<br>열람<br>·제<br>공<br>내용</td><td>영상정보를<br>열람·제공받는 자</td><td></td></tr>
<tr><td>열람·제공하려는<br>영상정보의 내용</td><td>(환자 성명, 수술명, 수술일시 등)</td></tr>
<tr><td>열람·제공의 목적<br>및 사유</td><td></td></tr>
<tr><td>열람·제공받는<br>자의 영상정보<br>보유 및 이용 기간</td><td></td></tr>
</table>

□ 동의함 □ 동의하지 않음

본인은 「개인정보 보호법」 제17조에 따라 동의를 거부할 권리가 있음을 알고 있습니다.

□ 예 □ 아니오

년 월 일

성명 (서명 또는 인)

210mm×297mm[백상지 80g/㎡(재활용품)]

**[별지 제21호서식]** 〈신설 2020. 9. 4〉

# 의료관련감염 발생 보고서

(의료기관의 장 · 의료인 · 의료기관 종사자 제출용)

(1쪽)

※ 해당되는 [ ]에 √표시하며, 작성란이 부족한 경우에는 별지를 이용합니다.

|  |  |  | | |
|---|---|---|---|---|
| 환자정보 | 생년월일 | 년 월 일 | 연령대 | [ ]1개월 미만 [ ]30~39세<br>[ ]1개월 이상 12개월 미만 [ ]40~49세<br>[ ]1~4세 [ ]50~59세<br>[ ]5~9세 [ ]60~69세<br>[ ]10~19세 [ ]70~79세<br>[ ]20~29세 [ ]80세 이상 |
| | 성별 | [ ]남자 [ ]여자 | | |
| | 환자 진료과목 | | | |
| | 감염 발생 진료과목 (중복선택 가능합니다) | | | |
| | 내원 시 진단명 [한국표준질병 사인분류(KCD)에 따라 적습니다] 또는 증상 | | | |
| | 감염 전 환자상태 [한국표준질병 사인분류(KCD)에 따라 적습니다] | | | |
| 보고자 정보 | 보고자 구분 | [ ]의료기관의 장 [ ]의료인([ ]감염관리 전담인력)<br>[ ]의료기관 종사자([ ]감염관리 전담인력) | | |
| | 연락처 | | 전자우편 | |
| 감염정보 | 감염 발생일시 | 년 월 일 시 | 감염 발견일시 | 년 월 일 시 |
| | 기관명 | | | |
| | 의료기관 소재지 | [ ]서울 [ ]부산 [ ]대구 [ ]인천 [ ]광주 [ ]대전 [ ]울산 [ ]세종 [ ]경기<br>[ ]강원 [ ]충북 [ ]충남 [ ]전북 [ ]전남 [ ]경북 [ ]경남 [ ]제주 | | |
| | 의료기관 구분 | [ ]상급종합병원 [ ]종합병원 [ ]병원 [ ]치과병원<br>[ ]한방병원 [ ]요양병원 [ ]정신병원 [ ]의원<br>[ ]치과의원 [ ]한의원 [ ]조산원 [ ]약국<br>[ ]보건소 [ ]보건지소 [ ]그 밖의 기관( ) | | |
| | 병상 수 | [ ]없음 [ ]200병상 미만 [ ]200병상 이상 500병상 미만 [ ]500병상 이상 | | |
| | 감염 발생장소 | [ ]외래진료실 [ ]입원실 [ ]중환자실 [ ]응급실<br>[ ]검사실 [ ]주사실 [ ]처치/시술실 [ ]수술실<br>[ ]회복실 [ ]약제실<br>[ ]약국 [ ]그 밖의 장소( ) | | |
| | 관련 직원 (중복선택 가능합니다) | [ ]의사 ([ ]인턴 [ ]일반의 [ ]전공의 [ ]전문의)<br>[ ]치과의사 ([ ]인턴 [ ]일반의 [ ]전공의 [ ]전문의)<br>[ ]한의사 ([ ]인턴 [ ]일반의 [ ]전공의 [ ]전문의)<br>[ ]약사 [ ]한약사 [ ]간호사 [ ]간호조무사 | | |

| | | |
|---|---|---|
| | | [ ]의료기사([ ]방사선사 [ ]임상병리사 [ ]물리치료사 [ ]작업치료사 [ ]치과기공사 [ ]치과위생사)<br>[ ]보건의료정보관리사 [ ]간병인·요양보호사 [ ]그 밖의 직원 ( ) [ ]관련 직원 없음 |
| | 위해 정도 | [ ]치료 후 후유증 없이 회복 [ ]일시적인 손상이나 부작용<br>[ ]장기적인 손상이나 부작용 [ ]영구적인 손상이나 부작용<br>[ ]사망 |
| | 감염 발생 후 환자에 대한 조치사항<br>(중복선택 가능합니다) | [ ]조치<br>[ ]기관 내 전과나 전동, 전원, 외래환자의 경우 응급실 방문/입원 등<br>[ ]보존적 치료 [ ]추가 검사 [ ]투약치료<br>[ ]처방변경 [ ]전문심장소생술(ACLS) [ ]수혈<br>[ ]수술, 시술 [ ]산소투여, 인공호흡기 치료 등 [ ]심리치료<br>[ ]교육 [ ]재불출 [ ]단순처치<br>[ ]재조제 [ ]협진 [ ]기록<br>[ ]그 밖의 조치( )<br>※ 감염 발생부터 조치까지의 기간: [ ]30분 이내 [ ]30분 이상 ~ 1시간 이내 [ ]1시간 이상 ~ 6시간 이내 [ ]6시간 이상 ~ 12시간 이내 [ ]12시간 이상 ~ 24시간 이내 [ ]24시간 이상 [ ]알 수 없음<br>[ ]미조치 |
| | 내부보고 여부 | [ ]보고 수행 [ ]보고 미수행 |

감염내용

※ 감염 발생 당시의 상황, 내용 및 조치사항 등을 육하원칙에 따라 구체적으로 적습니다.

감염원인

※ 감염 발생 이전 단계에서 선행 기여요인이 무엇인지를 포함하여 감염원인을 구체적으로 적습니다.

「의료법」제47조제8항 및 같은 법 시행규칙 제46조의4제1항에 따라 위와 같이 의료관련감염 발생을 보고합니다.

년 월 일

보고자 (서명 또는 인)

**질병관리청장** 귀하

## 작성방법 및 유의사항

1. 환자정보 중 연령대란은 환자의 정확한 출생년도를 모르는 경우에만 작성합니다.
2. 내원 시 진단명 또는 증상란에는 검사 후 최종적으로 확인된 진단명으로서 내원하게 된 주요원인이 되는 질병에 해당하는 진단명을 적고, 진단명이 불확실한 경우에는 주된 증상을 적습니다.
3. 감염 발생일시란에는 의료관련감염이 발생한 날짜와 시간을 적습니다(발생시간에 대한 정확한 정보가 없거나 모르는 경우에는 감염 발생 연·월·일까지만 적습니다).
4. 감염 발견일시란에는 의료관련감염을 발견하거나 의료관련감염이 발생한 사실을 처음으로 알게 된 날짜와 시간을 적습니다(발견시간에 대한 정확한 정보가 없거나 모르는 경우에는 감염 발견 연·월·일까지만 적습니다).
5. 감염 발생 후 환자에 대한 조치사항란 중 "재불출"은 이미 조제·포장된 약제를 약국에서 다시 내보내는 과정을 의미하고, "재조제"는 처방에 따라 다시 두 가지 이상의 의약품을 배합하거나 한 가지 의약품을 일정한 분량으로 나누는 것을 의미합니다.
6. 보고서에 포함된 정보는 엄격하게 보호되며, 「의료법」 제47조제11항에 따라 비밀을 누설하거나 직무 외의 목적으로 사용한 사람은 3년 이하의 징역 또는 3천만원 이하의 벌금에 처해집니다.
7. 「의료법」 제47조제10항에 따라 보건복지부장관의 검증 후 개인을 식별할 수 있는 정보는 모두 삭제되며, 보고서의 내용은 「의료법」에 명시된 목적으로만 사용됩니다.

210mm×297mm[(백상지(80g/㎡) 또는 중질지(80g/㎡)]

**[별지 제21호의2서식]** 〈신설 2020. 9. 4〉

# 의료관련감염 발생 보고서

## (환자 · 환자의 보호자 제출용)

(1쪽)

※ 해당되는 [ ]에 √표시하며, 작성란이 부족한 경우에는 별지를 이용합니다.

<table>
<tr><td rowspan="5">환자정보</td><td>생년월일</td><td>년 월 일</td><td>연령대</td><td>[ ]1개월 미만<br>[ ]1개월 이상 12개월 미만<br>[ ]1~4세<br>[ ]5~9세<br>[ ]10~19세<br>[ ]20~29세<br>[ ]30~39세<br>[ ]40~49세<br>[ ]50~59세<br>[ ]60~69세<br>[ ]70~79세<br>[ ]80세 이상</td></tr>
<tr><td>성별</td><td colspan="3">[ ]남자 [ ]여자</td></tr>
<tr><td>환자 진료과목</td><td colspan="3"></td></tr>
<tr><td>감염발생 진료과목 (중복선택 가능합니다)</td><td colspan="3"></td></tr>
<tr><td>진단명</td><td colspan="3"></td></tr>
<tr><td rowspan="2">보고자 정보</td><td>보고자 구분</td><td colspan="3">[ ]환자 [ ]환자 보호자</td></tr>
<tr><td>연락처</td><td></td><td>전자우편</td><td></td></tr>
<tr><td rowspan="6">감염정보</td><td>감염 발생일시</td><td>년 월 일 시</td><td>감염 발견일시</td><td>년 월 일 시</td></tr>
<tr><td>기관명</td><td colspan="3"></td></tr>
<tr><td>의료기관 소재지</td><td colspan="3">[ ]서울 [ ]부산 [ ]대구 [ ]인천 [ ]광주 [ ]대전 [ ]울산 [ ]세종 [ ]경기<br>[ ]강원 [ ]충북 [ ]충남 [ ]전북 [ ]전남 [ ]경북 [ ]경남 [ ]제주</td></tr>
<tr><td>의료기관 구분</td><td colspan="3">[ ]상급종합병원 [ ]종합병원 [ ]병원 [ ]치과병원<br>[ ]한방병원 [ ]요양병원 [ ]정신병원 [ ]의원<br>[ ]치과의원 [ ]한의원 [ ]조산원 [ ]약국<br>[ ]보건소 [ ]보건지소 [ ]그 밖의 기관( )</td></tr>
<tr><td>병상 수</td><td colspan="3">[ ]없음 [ ]200병상 미만 [ ]200병상 이상 500병상 미만<br>[ ]500병상 이상</td></tr>
<tr><td>감염 발생장소</td><td colspan="3">[ ]외래진료실 [ ]입원실 [ ]중환자실 [ ]응급실<br>[ ]검사실 [ ]주사실 [ ]처치/시술실 [ ]수술실<br>[ ]회복실 [ ]약제실<br>[ ]약국 [ ]그 밖의 장소( )</td></tr>
</table>

| 위해 정도 | [ ]치료 후 후유증 없이 회복 [ ]일시적인 손상이나 부작용<br>[ ]장기적인 손상이나 부작용 [ ]영구적인 손상이나 부작용<br>[ ]사망 |
|---|---|

감염내용

※ 감염 발생 당시의 상황, 내용 및 조치사항 등을 육하원칙에 따라 구체적으로 적습니다.

의료법 제47조제8항 및 같은 법 시행규칙 제46조의4제1항에 따라 위와 같이 의료관련감염 발생을 보고합니다.

년 월 일

보고자 (서명 또는 인)

**질병관리청장** 귀하

### 작성방법 및 유의사항

1. 환자정보 중 연령대란은 환자의 정확한 출생년도를 모르는 경우에만 작성합니다.
2. 진단명란에는 검사 후 최종적으로 확인된 진단명으로서 내원하게 된 주요원인이 되는 질병에 해당하는 진단명을 적고, 진단명이 불확실한 경우에는 주된 증상을 적습니다.
3. 감염 발생일시란에는 의료관련감염이 발생한 날짜와 시간을 적습니다(발생시간에 대한 정확한 정보가 없거나 모르는 경우에는 감염 발생 연·월·일까지만 적습니다).
4. 감염 발견일시란에는 의료관련감염을 발견하거나 의료관련감염이 발생한 사실을 처음으로 알게 된 날짜와 시간을 적습니다(발견시간에 대한 정확한 정보가 없거나 모르는 경우에는 감염 발견 연·월·일까지만 적습니다).
5. 보고서에 포함된 정보는 엄격하게 보호되며, 「의료법」 제47조제11항에 따라 비밀을 누설하거나 직무 외의 목적으로 사용한 사람은 3년 이하의 징역 또는 3천만원 이하의 벌금에 처해집니다.
6. 「의료법」 제47조제10항에 따라 보건복지부장관의 검증 후 개인을 식별할 수 있는 정보는 모두 삭제되며, 보고서의 내용은 「의료법」에 명시된 목적으로만 사용됩니다.

210mm×297mm[(백상지(80g/㎡) 또는 중질지(80g/㎡)]

[별지 제22호서식]

(앞쪽)

<table>
<tr><td colspan="3" rowspan="2">부대사업 개설 □ 신고서<br>□ 변경신고서</td><td>처리기간</td></tr>
<tr><td>5일</td></tr>
<tr><td colspan="4">※ 뒤쪽의 신고 안내를 참고하시기 바라며, □에는 V표를 합니다.</td></tr>
</table>

<table>
<tr><td rowspan="4">부대사업</td><td>업 종</td><td></td><td>사업의 형태<br>(직영, 임대·위탁 여부)</td><td></td></tr>
<tr><td>명 칭</td><td colspan="3"></td></tr>
<tr><td>의료법인명</td><td colspan="3"></td></tr>
<tr><td>주소(소재지)</td><td colspan="3"></td></tr>
<tr><td rowspan="2">신 고 인<br>(개설자)</td><td>법인명</td><td></td><td>사업자등록번호</td><td></td></tr>
<tr><td>주 소</td><td colspan="3"></td></tr>
</table>

의료법 제49조제3항 및 같은 법 시행규칙 제61조제1항·제3항에 따라 위와 같이 신고합니다.

년 월 일

신고인 (서명 또는 인)

시·도지사 귀하

<table>
<tr><td rowspan="3">구<br>비<br>서<br>류</td><td>구 분</td><td>신고인(대표자) 제출서류</td><td>수수료</td></tr>
<tr><td>신고의 경우</td><td>1. 의료기관개설허가증 사본 1부<br>2. 부대사업의 내용을 적은 서류<br>3. 부대사업을 하려는 건물의 평면도 및 구조설명서 1부</td><td>지방자치단체 조례로 결정</td></tr>
<tr><td>변경신고의 경우</td><td>1. 의료법 시행규칙 제61조제2항에 따른 부대사업개설 신고증명서<br>2. 변경 사항을 증명하는 서류</td><td>지방자치단체 조례로 결정</td></tr>
</table>

210㎜×297㎜[일반용지 60g/㎡(재활용품)]

[별지 제23호서식]

제　　호

## 부대사업장개설 신고증명서

| | | | | |
|---|---|---|---|---|
| 부대사업장 | 명 칭 | | 업 종 | |
| | 소재지 | | | |
| | 의료법인명 | | 개설신고일자 | |
| 신고인 (개설자) | 법인명 | | | |
| | 사업자등록번호 | | | |
| | 주 소 | | | |

의료법 제49조제3항과 같은 법 시행규칙 제61조제1항에 따라 부대사업의 신고를 하였음을 증명합니다.

년　　월　　일

시 · 도지사　　[인]

190㎜×268㎜(인쇄용지(특급) 80g/㎡)

[별지 제23호의2서식] 〈개정 2015. 5. 29〉

# (○○년도 ○○분기) 의료기관 인증업무 처리결과

(단위 : 건, 일)

| 연번 | 인증신청 의료기관 | | | 인증 신청일 | 조사 계획 통보일 | 현지조사 | | 인증등급 결정 | | 이의신청 | | 최종 인증 등급 | 인증서 교부일 | 비고 |
|---|---|---|---|---|---|---|---|---|---|---|---|---|---|---|
| | 의료기관명 (소재지) | 종별 | 개설자 | | | 조사 기간 | 조사결과 | 위원회 개최일 | 인증 등급 | 제기 여부 | 처리 결과 | | | |
| | | | | | | | | | | | | | | |
| | | | | | | | | | | | | | | |
| | | | | | | | | | | | | | | |
| | | | | | | | | | | | | | | |
| | | | | | | | | | | | | | | |
| | | | | | | | | | | | | | | |
| | | | | | | | | | | | | | | |
| | | | | | | | | | | | | | | |
| | | | | | | | | | | | | | | |
| | | | | | | | | | | | | | | |
| | | | | | | | | | | | | | | |

297mm × 210mm[백상지 80g/㎡(재활용품)]

**[별지 제23호의3서식]** 〈개정 2015. 5. 29〉

# (○○년도 ○○분기) 이의신청 처리결과

(단위 : 건, 일)

| 접수번호 | 접수일 | 처리기한 | 이의신청인 | | | 이의신청 내용 | 처리현황 | | | 이의신청위원회 심의현황 | | 처리결과 통보일 | 비고 |
|---|---|---|---|---|---|---|---|---|---|---|---|---|---|
| | | | 의료기관명 (소재지) | 개설자 | 종별 | | 조사기간 | 조사내용 | 조사결과 | 심의일 | 심의결과 | | |
| | | | | | | | | | | | | | |
| | | | | | | | | | | | | | |
| | | | | | | | | | | | | | |
| | | | | | | | | | | | | | |
| | | | | | | | | | | | | | |
| | | | | | | | | | | | | | |
| | | | | | | | | | | | | | |
| | | | | | | | | | | | | | |
| | | | | | | | | | | | | | |
| | | | | | | | | | | | | | |
| | | | | | | | | | | | | | |

297mm×210mm[백상지 80g/㎡(재활용품)]

**[별지 제23호의5서식]**

# 의료기관 [ ] 인증 [ ] 재인증 신청서

※ [ ]에는 해당되는 곳에 "V" 표시를 합니다. (앞쪽)

<table>
<tr><td colspan="2">접수번호</td><td colspan="2">접수일</td><td>처리기간 6개월</td></tr>
<tr><td rowspan="6">신청<br>의료기관</td><td colspan="2">의료기관명</td><td>의료기관 종별</td><td>요양기관 번호</td></tr>
<tr><td colspan="4">개설자 성명(법인명)</td></tr>
<tr><td colspan="4">소재지 (㊐ - )</td></tr>
<tr><td rowspan="3">담당자</td><td>성명</td><td>부서명</td><td>직책</td></tr>
<tr><td colspan="2">전화번호</td><td>팩스</td></tr>
<tr><td colspan="3">전자우편주소 (기관 인터넷 홈페이지 주소)</td></tr>
<tr><td>희망<br>조사기간</td><td colspan="4">년 월 일부터 년 월 일까지</td></tr>
<tr><td rowspan="2">서비스 품질<br>및 인증현황</td><td colspan="3">서비스 품질 및 인증현황</td><td>인증일자</td></tr>
<tr><td colspan="3"></td><td></td></tr>
<tr><td>그 밖의<br>의견</td><td colspan="4"></td></tr>
</table>

의료법 제58조의3제4항, 제58조의4제1항부터 제3항까지, 같은 법 시행규칙 제63조제1항, 제64조제1항 및 제4항에 따라 의료기관 인증(재인증)을 신청합니다.

년 월 일

신청인 (서명 또는 인)

의료기관평가인증원장 귀하

| 첨부서류 | 의료기관 운영현황 | 수수료<br>없 음 |
|---|---|---|

### 작성방법

1. 조건부인증을 받은 기관이 다시 인증을 신청하는 경우에는 재인증에 "√"표시를 하십시오.
2. 희망 조사기간은 신청일부터 6개월 이내의 기간으로 적습니다.
3. "그 밖의 의견"란에는 조사를 받을 수 없는 기간이나 사유 등 인증 조사기간 결정에 참고할 필요가 있는 내용을 적습니다.

210mm×297mm[백상지 80g/㎡(재활용품)]

[별지 제23호의6서식]

# 의료기관 운영현황

※ [ ]에는 해당되는 곳에 "∨" 표시를 합니다. (제1쪽)

## 1. 의료기관 유형

|  |  |
|---|---|
| ①병원구분 | [ ] 상급종합병원 [ ] 종합병원 [ ] 병원 [ ] 요양병원<br>[ ] 치과병원 [ ] 한방병원 [ ] 기타( ) |
| ②응급의료기관유형 | [ ] 권역응급의료센터 [ ] 전문응급의료센터 [ ] 지역응급의료센터<br>[ ] 지역응급의료기관 [ ] 비지정 [ ] 응급실 미운영 |
| ③전공의 수련 | [ ] 인턴 · 레지던트 [ ] 인턴 [ ] 비수련 |
| ④설립유형 | [ ] 국립 [ ] 공립 [ ] 지방공사 [ ] 학교법인<br>[ ] 특수법인 [ ] 사단법인 [ ] 재단법인 [ ] 사회복지법인<br>[ ] 의료법인 [ ] 개인 [ ] 기타( ) |
| ⑤간호관리료 등급 | [ ] 1등급 [ ] 2등급 [ ] 3등급 [ ] 4등급<br>[ ] 5등급 [ ] 6등급 [ ] 미신청 |
| ⑥가정간호사업 | [ ] 시행 [ ] 미시행 |

## 2. 병상운영현황 (인증신청일 전월 말일 기준)

| 허가병상수 | | | 병상 | | 응 급 실 | 병상 |
|---|---|---|---|---|---|---|
| 가동 병상수 | 총 합 | | 병상 | 기타진료시설 | 수 술 실 | 실 |
| | 일 반 병 상 | | 병상 | | 회 복 실 | 병상 |
| | 중환자실 | 성 인 | 병상 | | 분 만 실 | 실 |
| | | 소 아 | 병상 | | 인공신장실 | 실 |
| | 신생아실 | 베지넷 | 개 | | 낮 병 동 | 병상 |
| | | 인큐베이터 | 개 | | 외래진료실 | 실 |
| 기타 | [ ] 무균치료실 [ ] 격리실 [ ] 조혈모세포처치실 [ ] 정신병상<br>[ ] 결핵병상 [ ] 재활병상 [ ] 나병동 [ ] 장기입원병상<br>[ ] 한방병상 [ ] 기타 ( ) | | | | | |

## 3. 개설과목 (인증신청일 전월 말일 기준)

|  |  |
|---|---|
| 개설진료과목 | 총 과목(개설허가서를 토대로 기재합니다.) |
| 진료과목 개설현황 | [ ] 내과 [ ] 소아청소년과 [ ] 신경과 [ ] 정신건강의학과<br>[ ] 피부과 [ ] 외과 [ ] 심장혈관흉부외과 [ ] 정형외과<br>[ ] 신경외과 [ ] 성형외과 [ ] 산부인과 [ ] 안과<br>[ ] 이비인후과 [ ] 비뇨기과 [ ] 재활의학과 [ ] 가정의학과<br>[ ] 치과 [ ] 응급의학과 [ ] 마취통증의학과 [ ] 방사선종양학과<br>[ ] 영상의학과 [ ] 진단검사의학과 [ ] 병리과 [ ] 결핵과<br>[ ] 핵의학과 [ ] 한방과 [ ] 건강관리과 [ ] 기타 |

210㎜×297㎜[일반용지 60g/㎡(재활용품)]

(제2쪽)

**4. 주요 진료현황** (인증신청일 전월 말일 기준 최근 1년간)

| 구 분 | 실인원 | 연인원 | 원내조제처방건수 | 비고 |
|---|---|---|---|---|
| 입원환자 | | | - | |
| 외래환자 | | | | |
| 응급환자 | | | | |
| 중환자실 | | | - | |

<table>
<tr><td rowspan="2">월평균 분만실적</td><td>총 건 수</td><td>건</td><td rowspan="2">일평균 수술 실적</td><td>총 수술 건수</td><td>건</td></tr>
<tr><td>제왕절개</td><td>건</td><td>전신마취 수술 건수</td><td>건</td></tr>
</table>

| 최근 1년간 다빈도 입원환자 진단명 우선순위 (10가지) | 질병코드 (KCD)3자리 |
|---|---|
| 1. | |
| 2. | |
| 3. | |
| 4. | |
| 5. | |
| 6. | |
| 7. | |
| 8. | |
| 9. | |
| 10. | |

| 최근 1년간 다빈도 수술명 우선순위(10가지) | 수술코드 (ICD9CM) |
|---|---|
| 1. | |
| 2. | |
| 3. | |
| 4. | |
| 5. | |
| 6. | |
| 7. | |
| 8. | |
| 9. | |
| 10. | |

210㎜×297㎜[일반용지 60g/㎡(재활용품)]

(제3쪽)

| 5. **인력현황** (인증신청일 전월 말일 기준 최근 1년간 합계) | | | | | | | |
|---|---|---|---|---|---|---|---|
| 분 류 | | 인원수(전일근무자 수 환산기준, full time equivalent) | | | | | |
| | | 계 | 정규직 | 계약직 | 임시직 | 용역직 | 파견직 |
| 전 문 의 | | | | | | | |
| 레지던트 | | | | | | | |
| 인 턴 | | | | | | | |
| 일 반 의 | | | | | | | |
| 일반 | 조 산 사 | | | | | | |
| | 간 호 사 | | | | | | |
| | 간호조무사 | | | | | | |
| | 기 타 | | | | | | |
| 중환자실 | 간 호 사 | | | | | | |
| | 간호조무사 | | | | | | |
| | 기 타 | | | | | | |
| 신생아중환자실 | 간호사 | | | | | | |
| | 간호조무사 | | | | | | |
| | 기타 | | | | | | |
| 응급실 | 간호사 | | | | | | |
| | 간호조무사 | | | | | | |
| | 기타 | | | | | | |
| 약 사 | | | | | | | |
| 한 약 사 | | | | | | | |
| 임상병리사 | | | | | | | |
| 방사선사 | | | | | | | |
| 물리치료사 | | | | | | | |
| 작업치료사 | | | | | | | |
| 치과기공사 | | | | | | | |
| 치과위생사 | | | | | | | |
| 보건의료정보관리사 | | | | | | | |
| 영 양 사 | | | | | | | |
| 사 회 복 지 사 | | | | | | | |
| 행 정 · 사 무 직 | | | | | | | |
| 기능 고용 및 기타 | | | | | | | |
| **총 계** | | | | | | | |

210㎜×297㎜[일반용지 60g/㎡(재활용품)]

(제4쪽)

| 6. **응급의료 인력현황** (인증신청일 전월 말일 기준 최근 1년간 합계) | | |
|---|---|---|
| 전문의 | 응급의학 전문의 | 명 |
| | 타과 전문의 | 명 |
| 레지던트 | 응급의학 레지던트 | 명 |
| | 타과 레지던트 | 명 |
| 인턴 및 일반의 | | 명 |
| 24시간 근무 여부 | | [ ] 예 [ ] 아니오 |

| 구분 | 의사명 | 전문과목 | 연차 | 응급실 근무기간 | 근무일수 |
|---|---|---|---|---|---|
| 전문의 | | | | 년 월 일 ~ 년 월 일 | 일 |
| | | | | 년 월 일 ~ 년 월 일 | 일 |
| | | | | 년 월 일 ~ 년 월 일 | 일 |
| | | | | 년 월 일 ~ 년 월 일 | 일 |
| | | | | 년 월 일 ~ 년 월 일 | 일 |
| | | | | 년 월 일 ~ 년 월 일 | 일 |
| 레지던트 | | | | 년 월 일 ~ 년 월 일 | 일 |
| | | | | 년 월 일 ~ 년 월 일 | 일 |
| | | | | 년 월 일 ~ 년 월 일 | 일 |
| | | | | 년 월 일 ~ 년 월 일 | 일 |
| | | | | 년 월 일 ~ 년 월 일 | 일 |
| | | | | 년 월 일 ~ 년 월 일 | 일 |

210㎜×297㎜[일반용지 60g/㎡(재활용품)]

(제5쪽)

**7. 시설 현황** (인증신청일 전월 말일 기준)

| 구 분 | 건물구분 | 층수 | 위치 | 비고 |
|---|---|---|---|---|
| 응 급 실 | | | | |
| 수 술 실 | | | | |
| 회 복 실 | | | | |
| 중환자실 1 | | | | |
| 중환자실 2 | | | | |
| 중환자실 3 | | | | |
| 신생아실 | | | | |
| 분 만 실 | | | | |
| 격 리 실 | | | | |
| 무균치료실 | | | | |
| 인공신장실 | | | | |
| 중앙공급실 | | | | |
| 의무기록실 | | | | |
| 약 제 실 | | | | |
| 영 양 과 | | | | |
| 내시경실 | | | | |
| 영상의학과 | | | | |
| 진단검사의학과 | | | | |
| 폐기물처리장 | | | | |

| 병동명 | 건물구분 | 층수 | 위치 | 주요 진료과목 |
|---|---|---|---|---|
| | | | | |
| | | | | |
| | | | | |
| | | | | |
| | | | | |
| | | | | |
| | | | | |
| | | | | |
| | | | | |
| | | | | |
| | | | | |
| | | | | |
| | | | | |

210㎜×297㎜[일반용지 60g/㎡(재활용품)]

(제6쪽)

## 작성방법

□ **병상운영현황**

1. "허가병상수"는 의료기관 개설허가 신고상의 병상수를 적습니다.
2. "가동병상수"는 허가와 관계없이 실제 환자를 입원시켜 치료할 수 있는 보유 병상수를 적습니다.
3. 신생아실 "베지넷" 및 "인큐베이터"는 신생아 중환자실을 포함하여 적습니다.
4. "기타"에는 해당 병상을 구비하여 운영하고 있는 경우 "V"표를 합니다. 다만, "정신병상"의 경우 정신건강증진 및 정신질환자 복지서비스 지원에 관한 법률 제3조제3호에 따른 정신의료기관(정신병원과 의원 및 병원급 이상의 의료기관에 설치된 정신건강의학과)의 병상을 말하며, 병동으로 구분되는 경우만 적습니다.

□ **주요 진료현황**

1. "입원환자 실인원"은 실제 입원수속 또는 퇴원수속을 한 환자수를 적습니다.
2. "입원환자 연인원"은 매일의 재원환자수의 합을, 퇴원환자기준은 재원일수의 합을 적습니다.
3. "외래환자 실인원"은 실제 외래를 방문한 환자수를 적습니다.
4. "외래환자 연인원"은 응급환자수를 포함한 총 환자수로서, 환자 1명이 1일에 2개과 진료를 받는 경우는 2명으로 산정합니다(건강관리과 및 비입상과는 제외합니다).
5. "응급환자 실인원"은 일일 응급실 방문 내원환자수의 합을 적고, 병원 도착 전 사망환자(DOA)를 포함합니다.
6. "응급환자 연인원"은 응급실 입원환자(6시간이상 재원)의 재원일수의 합 또는 24시간 동안의 내원환자수(실인원)와 매일의 재원환자수의 합을 적습니다.
7. 중환자 실적이 산출되지 않을 경우 최근 1개월간의 실적을 적습니다.
8. "중환자 실인원"은 중환자실에 입원(입실) 또는 퇴원(퇴실)한 환자수로 환자 1명이 입원기간 중에 중환자실에 2회 입실(퇴실)을 반복했다면 중환자 실인원은 2명으로 산정합니다.
9. "중환자 연인원"은 입원(입실)환자 기준은 일일시점 재원환자수의 합을, 퇴원(퇴실) 환자 기준은 재원일수의 합을 적습니다.
10. "원내조제처방건수"는 외래환자와 응급환자(입원하지 않은 경우)만 적습니다.

□ **인력현황**

1. 모든 인력현황은 인증신청일 전월 말일부터 1년간을 기준으로 전일근무자 수(full time equivalent)로 환산하여 적습니다.
   (※ 응급의료인력현황도 동일한 방법으로 적습니다)
2. "인원수 계"는 정규 및 계약직, 임시직, 용역직원을 포함하여 적습니다. 다만, 파견직원은 포함하지 않습니다.
3. "계약직"은 일정기간(1년 단위)이상 의료기관과 신분계약을 체결하고 정규직에 준하는 처우를 보장받는 직원입니다.
4. "임시직"은 단기간(6개월 미만)동안 고용한 직원입니다. 계약직 및 임시직의 구분이 해당 의료기관의 고용형태와 상이한 경우 별도로 정의를 기술한 후 직원수를 적습니다.
5. "용역직"은 소속된 용역업체에서 임금(급여)을 받고, 병원에서 근무하는 인력수를 적습니다.
6. "파견직"은 파견 온 직원은 '○○명'으로 적고, 타원으로 파견 간 직원은 '-(마이너스)○○명'으로 적되, 총 직원수에는 포함하지 않습니다.
7. "간호사"의 경우 "일반"에는 중환자실, 신생아중환자실 및 응급실(센터) 근무인력을 제외한 병원 전체 간호인력을 적고, "중환자실", "신생아중환자실", "응급실"에는 각각 해당 간호인력을 적습니다.
8. "간호사"는 간호사 면허를 가진 자, "간호조무사"는 간호조무사 자격을 가진 자이며, "기타"는 간호사와 간호조무사 이외의 간호보조인력을 적습니다. 간호사이면서 조산사인 경우는 주 업무 위주로 1인으로 적습니다.
9. "행정·사무직"은 총무과(기획, 홍보), 관리과, 원무과 직원 등을 포함하고, "기능고용 및 기타"는 일반기술[영선(의공), 전기, 시설 등] 및 일반업무[통신(교환), 청소, 경비안내, 운전, 주차, 세탁 등] 등을 적습니다.
10. "응급의료인력"은 응급의료기관 지정병원 이외의 경우에만 적습니다. 응급의료기관으로 지정된 경우에는 국가응급정보망(NEDIS) 자료를 이용합니다.

□ **시설현황**

1. 인증신청일 전월 말일을 기준으로 해당 시설별로 병원 건물이 다수인 경우 해당 건물명을 적고, 층수와 위치를 간략히 적습니다.
2. 중환자실이 다수인 경우 비고란에 해당 중환자실 명칭을 적습니다.
3. 입원환자가 있는 병동을 모두 기재하고 해당 건물명, 층수, 위치 및 주요 진료과목을 적습니다.
4. 필요 시 용지를 추가하여 사용할 수 있으며, 병원에서 알기 쉽게 위치를 설명하는 자료가 있을 경우 이를 대체하거나 첨부할 수 있습니다.

210㎜×297㎜[일반용지 60g/㎡(재활용품)]

[별지 제23호의7서식]

# 의료기관 인증신청 접수대장

| 접수번호 | 접수일자 | 의료기관 현황 | | | 인증 조사기간 | 이의신청 처리현황 | | 최종 인증 등급 | 인증서 교부일 | 비고 |
|---|---|---|---|---|---|---|---|---|---|---|
| | | 의료기관명(소재지) | 종별 | 개설자 | | 제기여부 | 처리결과 | | | |
| | | | | | | | | | | |
| | | | | | | | | | | |
| | | | | | | | | | | |
| | | | | | | | | | | |
| | | | | | | | | | | |
| | | | | | | | | | | |
| | | | | | | | | | | |
| | | | | | | | | | | |
| | | | | | | | | | | |
| | | | | | | | | | | |
| | | | | | | | | | | |
| | | | | | | | | | | |
| | | | | | | | | | | |
| | | | | | | | | | | |
| | | | | | | | | | | |
| | | | | | | | | | | |
| | | | | | | | | | | |
| | | | | | | | | | | |

210㎜×297㎜[백상지 80g/㎡]

[별지 제23호의8서식]

# 의료기관 인증서 발급대장

| 번호 | 인증 신청일 | 의료기관 현황 | | | | 최종 인증 등급 | 인증서발급 | | 비고 |
|---|---|---|---|---|---|---|---|---|---|
| | | 의료기관명 | 소재지 | 종별 | 개설자 | | 일자 | 발급방법 | |
| | | | | | | | | | |
| | | | | | | | | | |
| | | | | | | | | | |
| | | | | | | | | | |
| | | | | | | | | | |
| | | | | | | | | | |
| | | | | | | | | | |
| | | | | | | | | | |
| | | | | | | | | | |
| | | | | | | | | | |
| | | | | | | | | | |
| | | | | | | | | | |
| | | | | | | | | | |
| | | | | | | | | | |
| | | | | | | | | | |
| | | | | | | | | | |
| | | | | | | | | | |
| | | | | | | | | | |

210mm×297mm[백상지 120g/㎡]

**[별지 제23호의9서식]**

# 이 의 신 청 서

| 접수번호 | 접수일 | 처리기간 30일 |
|---|---|---|
| ① 신청자 | 기관명(종별) 및 개설자 | |
| | 주소 | |

② 평가결과 또는 인증등급의 내용 (공간 부족 시 별지 사용)

③ 평가결과 또는 인증등급을 통보받은(도달한) 날

년 월 일

④ 이의신청의 취지와 사유 (공간 부족 시 별지 사용)

의료법 제58조의5제1항 및 같은 법 시행규칙 제64조의4제1항에 따라 위와 같이 의료기관평가인증원의 평가결과 또는 인증등급 결정에 대하여 이의신청합니다.

년 월 일

신청인 : (서명 또는 인) 전화번호

주 소 :

통보를 받은 자와의 관계:

의료기관인증평가원장 귀하

| 첨부서류 | 주장하는 사실을 증명할 수 있는 서류 | 수수료<br>없 음 |
|---|---|---|

**작성방법**

① 인증을 신청한 의료기관명과 대표자 성명, 소재지 주소를 적습니다.

② 인증신청에 대한 인증전담기관의 평가결과 또는 인증등급 등 이의신청의 대상이 되는 인증전담기관의 구체적인 결정 통보내용을 적습니다.

③ 인증전담기관의 결정 통보를 받은 연·월·일을 적습니다.

④ 인증전담기관에 대하여 이의신청을 하는 사유와 그 사유를 증명할 수 있는 법률상 및 사실상의 근거가 되는 내용을 적습니다.

210mm×297mm[백상지 80g/㎡(재활용품)]

**[별지 제23호의10서식(1)]**

제 호

(인 증 마 크)

## 의료기관 인증서

(인증등급 : )

1. 의료기관명 :
2. 의료기관 종류 :
3. 개 설 자 :
4. 소 재 지 :
5. 유효기간 :

위 기관은 의료법 제58조제1항 및 제58조의3에 따라 의료서비스 수준 및 의료기관 운영실태를 평가한 결과, 인증기준을 충족하였기에 의료서비스 질과 환자안전의 수준을 신뢰할 수 있는 의료기관으로 인증합니다.

년 월 일

보건복지부장관 직인

210mm×297mm[백상지 150g/㎡]

[별지 제23호의11서식]

# 의료기관 인증서 재발급 신청서

| 접수번호 | 접수일 | 처리기간 3일 |
|---|---|---|

| | | |
|---|---|---|
| 신청 의료기관 | 의료기관명 | 요양기관기호 |
| | 개설자 성명(법인명) | 홈페이지 |
| | 소재지 (㉾ ) | |

| | | |
|---|---|---|
| 연락처 | 담당자 성명 | 부서/직위 |
| | 전화번호 | 팩스번호 |

재발급 신청 사유

의료법 시행규칙 제64조의5제2항에 따라 위와 같이 인증서 재교부를 신청합니다.

년 월 일

신청인 (서명 또는 인)

의료기관평가인증원장 귀하

| | | |
|---|---|---|
| 첨부서류 | 1. 의료기관 인증서(의료기관 인증서를 잃어버린 경우는 제외합니다)<br>2. 증명서류(개설자 변경의 경우만 해당합니다) | 수수료<br>없 음 |

210mm×297mm[백상지 80g/㎡(재활용품)]

[별지 제24호서식]

사 진

## 의 료 지 도 원 증

번 호 제 호

소 속

직 위

성 명 성 별 남 여

주민등록번호

생 년 월 일 년 월 일생

위 사람은 의료지도원임을 증명함

유효기간 년 월 일부터
년 월 일까지

보건복지부장관
○○특별시장
○○광역시장 [인]
○○도지사
○○특별자치도지사
○○시장・군수・구청장

**[별지 제28호서식]**

| 접수번호 제 호 | | | | 처리기간 |
|---|---|---|---|---|
| ☐ 한지의료인 면허증 발급<br>☐ 면허증 · 자격증 갱신 신청서 | | | | 7일 |
| 성 명 | | 생년월일 | | |
| 주 소 | | | | |
| 면허(자격)종류 | | | | |
| 면허(자격)번호 | 제 호 | 면허(자격)일자 | 년 월 일 | |
| 갱 신 사 유 | | | | |

| 구비서류 | 구 분 | 신청인(대표자) 제출서류 | 수수료 |
|---|---|---|---|
| | 제77조 제1항에 해당하는 경우 | 1. 한지 의료인면허증<br>2. 법 제79조제4항에 따른 경력을 증명하는 서류<br>3. 법 제8조제1호 본문에 해당하는 자가 아님을 증명하는 의사의 진단서 또는 법 제8조제1호 단서에 해당하는 자임을 증명하는 전문의의 진단서<br>4. 법 제8조제2호에 해당하는 자가 아님을 증명하는 의사의 진단서<br>5. 사진(신청 전 6개월 이내에 촬영한 탈모 정면 상반신 명함판) 5장 | 수입인지 2,000원 |
| | 제78조 제1항에 해당하는 경우 | 1. 구 면허증 또는 자격증(분실 시 분실사유서)<br>2. 건강진단서<br>3. 사진(신청 전 6개월 이내에 촬영한 탈모 정면 상반신 반명함판) 2장<br>4. 갱신 지연사유서<br>5. 외국인이나 영주권소지자는 시민확인서(영사관 발행) 및 여권 사본<br>6. 소속 중앙회의 회원 확인서 | |

의료법 시행규칙 제77조제1항 및 제78조제1항에 따라 위와 같이 신청합니다.

년 월 일

신청인 (서명 또는 인)

보건복지부장관 귀하

---------계인-----------절-----------취-----------선----------

| 접수번호 | 제 호 | 면허증(자격증) 갱신접수증 ☐ 발급 · ☐ 갱신 접수증 | | |
|---|---|---|---|---|
| 성 명 | | | 주민등록번호 | |
| 주 소 | | | | |
| 면허(자격)종별 | | | 면허(자격)번호 | 제 호 |

의료법 시행규칙 제77조제1항 및 제78조제1항에 따라 위와 같이 신청서를 접수하였음을 확인합니다.

년 월 일

(시 · 도지사) [인]

210㎜×297㎜[신문용지 54g/㎡(재활용품)]

**[별지 제29호서식]** 〈개정 2018. 9. 27〉

# 의료법인 설립허가신청서

※ 색상이 어두운 란은 신청인이 작성하지 않습니다.

| 접수번호 | 접수일 | 처리기간 | 30일 |
|---|---|---|---|

| | | |
|---|---|---|
| 신청인 | 성명 | 생년월일 |
| | 주소 | 전화번호 |
| 설립될 의료법인 | 명칭 | |
| | 소재지 | 전화번호 |
| | 대표자 성명 | 대표자 생년월일 |
| | 주소 | |

의료법 시행령 제19조 및 같은 법 시행규칙 제48조에 따라 위와 같이 법인 설립 허가를 신청합니다.

년 월 일

신청인 (서명 또는 날인)

## 시 · 도지사 귀하

| | | |
|---|---|---|
| 신청인 제출서류 | 1. 의료법인을 설립하려는 자(이하 "설립발기인"이라 한다)의 성명 · 주소 · 약력(설립발기인이 법인 또는 조합인 경우에는 그 명칭 · 소재지, 대표자의 성명 · 주소와 정관 또는 조합 규약 및 최근의 사업활동)을 적은 서류<br>2. 설립취지서<br>3. 정관<br>4. 재산의 종류 · 수량 · 금액 및 권리관계를 적은 재산목록(기본재산과 보통재산으로 구분하여 적습니다) 및 기부신청서(기부자의 인감증명서 및 재산을 확인할 수 있는 서류를 첨부하되, 시 · 도지사가 「전자정부법」 제36조제1항에 따른 행정정보의 공동이용을 통하여 첨부서류에 대한 정보를 확인할 수 있는 경우에는 그 확인으로 갈음합니다) 1부<br>5. 부동산 · 예금 · 유가증권 등 주된 재산에 관한 등기소 · 금융기관 등의 증명서<br>6. 사업 시작 예정 연월일과 해당 사업연도 분(分)의 사업계획서 및 수지예산서<br>7. 임원 취임 예정자의 이력서(가로 3.5센티미터, 세로 4.5센티미터의 사진을 첨부합니다) · 취임승낙서(인감증명서 또는 본인서명사실확인서를 첨부합니다) 및 「가족관계의 등록 등에 관한 법률」 제15조제1항제2호에 따른 기본증명서<br>8. 설립 발기인이 둘 이상인 경우 그 대표자가 신청하는 경우에는 나머지 설립 발기인의 위임장 | 수수료 없음 |
| 담당 공무원 확인사항 | 건물 등기사항증명서와 토지 등기사항증명서 | |

210mm×297mm[백상지(80g/㎡) 또는 중질지(80g/㎡)]

**[별지 제30호서식]** 〈개정 2018. 9. 27〉

제 호

# 의료법인 설립허가증

1. 법 인 명
2. 소 재 지
3. 대 표 자 (성명: 생년월일: )
4. 허 가 조 건

의료법 제48조에 따라 위 법인의 설립을 허가합니다.

년 월 일

시 · 도지사 **직인**

210mm×297mm[백상지(150g/㎡)]

**[별지 제31호서식]** 〈개정 2018. 9. 27〉

# 의료법인 정관변경 허가신청서

※ 색상이 어두운 란은 신청인이 작성하지 않습니다.

| 접수번호 | 접수일 | 처리기간 7일 |
|---|---|---|

| 법인 | 법인명 | 대표자성명 |
|---|---|---|
| | 소재지<br>(전화번호 : ) | |

| 정관 변경내용 및 사유 | 변경전의 조문 | 변경후의 조문 | 변경사유 |
|---|---|---|---|
| | | | |

「의료법 시행령」 제21조 및 같은 법 시행규칙 제51조에 따라 정관을 변경하려 하니 허가하여 주시기 바랍니다.

년 월 일

신청인 (서명 또는 인)

**보건복지부장관**
**시 · 도지사** 귀하

| 신청인 제출서류 | 1. 정관변경이유서 1부.<br>2. 정관개정안(신 · 구 정관의 조문대비표를 첨부하여야 합니다) 1부.<br>3. 정관 변경에 관한 이사회의 회의록 1부.<br>4. 정관변경에 따라 사업계획 및 수지예산에 변동이 있는 경우에는 그 변동된 사업계획서 및 수지예산서(신 · 구대비표를 첨부하여야 합니다) 1부 | 수수료 없음 |
|---|---|---|

210mm×297mm[백상지(80g/㎡) 또는 중질지(80g/㎡)]

**[별지 제32호서식]** 〈개정 2018. 9. 27〉

# 기본재산 처분허가신청서

※ 색상이 어두운 란은 신청인이 작성하지 않습니다.

| 접수번호 | 접수일 | 처리기간 | 7일 |
|---|---|---|---|

| 법인 | 법인명 | | 대표자성명 | |
|---|---|---|---|---|
| | 소재지<br>(전화번호 : ) | | | |
| 처분재산의 표시 | 종류 | 규모 | 평가가액 | 소재지 |
| | | | | |
| | | | | |
| | | | | |
| | | | | |
| 처분종류 | [ ]매도 [ ]증여 [ ] 임대[ ] 교환 [ ]담보제공 | | | |
| 처분사유 및 용도 | | | | |
| 처분방법 | | | | |
| 감소된 재산의 보충방법 | | | | |

의료법 제48조제3항, 같은 법 시행령 제21조 및 같은 법 시행규칙 제54조에 따라 위와 같이 의료법인 기본재산을 처분하려 신청하니 허가하여 주시기 바랍니다.

년 월 일

신청인 (서명 또는 인)

**보건복지부장관**
**시·도지사** 귀하

| 신청인 제출서류 | 1. 공통서류<br>가. 이유서 1부.<br>나. 처분재산의 목록 및 감정평가서(교환의 경우에는 쌍방의 재산에 관한 것이어야 합니다) 1부.<br>다. 이사회의 회의록 1부.<br>라. 처분의 목적, 용도, 예정금액, 방법과 처분으로 인하여 감소될 재산의 보충 방법 등을 적은 서류 1부.<br>마. 처분재산과 전체재산의 대비표 1부. | 수수료 없음 |
|---|---|---|
| | 2. 담보제공자의 추가 제출서류<br>가. 상환방법 및 상환계획 1부.<br>나. 피담보채권액 및 담보권자 각 1부.<br>다. 법인 부채현황 및 부채잔액증명원 1부. | |
| 담당 공무원 확인사항 | 건물 등기사항증명서와 토지 등기사항증명서 | |

210mm×297mm[백상지(80g/㎡) 또는 중질지(80g/㎡)]

# 제3장 관련법규

※ 구급차의 기준 및 응급환자이송업의 시설 등 기준에 관한 규칙

※ 한국 응급환자 중증도 분류기준

※ 응급의료수가기준

※ 응급의료비 미수금 대지급청구 심사기준

※ 응급의료분야 의료취약지 지정

※ 의료관계 행정처분 규칙

※ 의료기관세탁물 관리 규칙

※ 전문간호사 자격인정 등에 관한 규칙

※ 간호조무사 및 의료유사업자에 관한 규칙

※ 신의료기술평가에 관한 규칙

# 구급차의 기준 및 응급환자이송업의 시설 등 기준에 관한 규칙

[보건복지부령 제539호, 국토교통부령 제469호]

**제1조 (목적)** 이 규칙은 응급의료에 관한 법률 제46조제2항에 따라 구급자동차의 형태·표시·내부장치 및 운행연한 등에 관한 기준을 규정하고, 같은 법 제51조제1항에 따라 응급환자이송업을 하려는 자가 갖추어야 할 시설 등에 관한 사항을 규정함을 목적으로 한다.

**제2조 (구급차의 형태 등)** ① 구급차는 자동차관리법 제3조에 따른 승합자동차 또는 화물자동차로서 지붕구조의 덮개가 있어야 한다.

② 구급차에는 간이침대 또는 보조 들것에 누운 상태의 환자를 쉽게 실을 수 있는 충분한 크기의 문이 있어야 한다.

**제3조 (구급차의 표시)** ① 구급차는 바탕색이 흰색이어야 하며, 전·후·좌·우면 중 2면 이상에 각각 별표 1의 녹십자 표시를 하여야 한다. 다만, 119구조·구급에 관한 법률에 따른 119구조대 및 119구급대의 구급차에 대해서는 소방관계법령에서 따로 정할 수 있다.

② 구급차 전·후·좌·우면의 중앙 부위에는 너비 5센티미터 이상 10센티미터 이하의 띠를 가로로 표시하여야 한다. 이 경우 띠의 색깔은 응급의료에 관한 법률 시행규칙 제38조제1항에 따른 특수구급차(이하 "특수구급차"라 한다)는 붉은색으로, 같은 항에 따른 일반구급차(이하 "일반구급차"라 한다)는 녹색으로 한다.

③ 특수구급차는 전·후·좌·우면 중 2면 이상에 붉은색으로 "응급출동"이라는 표시를 하여야 한다.

④ 일반구급차는 붉은색 또는 녹색으로 "환자이송" 또는 "환자후송"이라는 표시를 할 수 있다. 다만, "응급출동"이라는 표시를 하여서는 아니 된다.

⑤ 구급차의 좌·우면 중 1면 이상에 구급차를 운용하는 기관의 명칭 및 전화번호를 표시하여야 한다.

**제4조 (환자실의 길이·너비·높이)** ① 구급차 환자실의 길이는 운전석과의 구획 칸막이에서 뒷문의 안쪽 면까지 250센티미터 이상이어야 하고, 간이침대 매트리스의 끝에서 뒷문의 안쪽 면 사이에는 25센티미터 이상의 공간이 있어야 한다.

② 구급차 환자실의 너비는 간이침대를 바닥에 고정시켰을 때 적어도 한쪽 면과의 통로가 25센티미터 이상이어야 한다.

③ 구급차 환자실의 바닥에서 천장 안쪽 면까지의 높이는 특수구급차는 150센티미터 이상, 일반구급차는 120센티미터 이상이어야 한다.

**제5조 (내부표면)** ① 구급차의 환자실 내부에 설치된 장치는 표면에 견고하게 부착되어야 하며 날카로운 부분이 없도록 하여야 한다.

② 구급차의 환자실 내부에 노출된 구조물의 가장자리는 16분의 5센티미터 이상의 반지름으로 깎아 내고, 노출된 모서리는 10분의 12센티미터에서 10분의 25센티미터의 반지름으로 둥글게 하여야 한다.

③ 구급차의 환자실 표면은 다음 각 호의 기준에 적합하여야 한다.

1. 비누나 물이 스며들지 아니할 것
2. 살균할 수 있을 것
3. 곰팡이에 저항성이 있을 것
4. 열에 강할 것
5. 청소하기가 쉬울 것

**제6조 (내부장치)** 구급차의 내부에 갖추어야 할 장치의 기준은 별표 2와 같다.

**제7조 (통신장비)** 특수구급차가 응급의료에 관한 법률 시행규칙 제38조제2항에 따라 갖추어야 하는 통신장비는 운전기사 및 환자실의 응급구조사가 동시에 사용할 수 있도록 설치하여야 한다.

**제7조의2 (운행연한)** ① 구급차의 운행연한(이하 "차령"이라 한다)은 9년으로 한다. 이 경우 차령의 기산일은 다음 각 호의 구분에 따른다.

1. 제작연도에 등록된 자동차 : 최초의 신규등록일
2. 제작연도에 등록되지 아니한 자동차 : 제작연도의 말일

② 구급차의 차령은 다음 각 호의 요건을 모두 충족한 경우에는 최대 2년까지 연장될 수 있다. 다만, 시장 · 군수 · 구청장(자치구의 구청장을 말한다. 이하 같다)은 부득이한 사유로 구급차의 수급이 현저히 곤란하다고 인정되는 때에 다음 각 호의 요건이 모두 충족되는 경우에는 응급의료에 관한 법률 제46조의2제2항에 따라 6개월의 범위에서 본문에 따른 차령을 초과하여 운행하게 할 수 있다.

1. 제1항에 따른 차령이 만료되기 전 2개월 이내 또는 차령이 연장된 구급차의 경우 매 6개월마다 자동차관리법 제43조제1항제4호에 따른 임시검사를 받아 검사기준에 적합할 것
2. 제2조부터 제7조까지에서 정한 구급차의 형태 · 표시 및 내부장치 등에 관한 사항

을 준수할 것

③ 자동차관리법 제44조에 따른 자동차검사대행자는 제2항제1호에 따른 임시검사에 합격한 구급차의 운용자에게 별지 제1호서식의 구급차 임시검사 합격통지서를 발급하여야 한다.

④ 구급차의 운용자는 구급차의 차령을 연장하려면 별지 제2호서식의 구급차의 차령연장 신청서에 다음 각 호의 서류를 첨부하여 시장 · 군수 · 구청장에게 제출하여야 한다.

1. 자동차관리법 제7조에 따른 자동차등록원부
2. 자동차관리법 제44조에 따른 자동차검사대행자가 제3항에 따라 발급한 별지 제1호서식의 구급차 임시검사 합격통지서

⑤ 제4항에 따른 차령의 연장 신청은 해당 구급차의 차령이 만료되기 전까지 하여야 한다. 다만, 다음 각 호의 어느 하나에 해당하는 경우에는 다음 각 호의 구분에 따른 날까지 하여야 한다.

1. 차령만료일이 토요일 또는 일요일인 경우 : 그 다음 월요일
2. 차령만료일이 일요일 외의 공휴일인 경우 : 그 다음날
3. 차량 파손에 따른 정비 등 불가피한 사유로 차령만료일까지 차령의 연장을 신청하는 것이 곤란하여 차령만료일 이전까지 시장 · 군수 · 구청장에게 별지 제2호서식의 구급차의 차령연장 신청의 연기 신청서에 연기 사유를 증명할 수 있는 서류를 첨부하여 제출한 경우 : 시장 · 군수 · 구청장이 별도로 정한 날

⑥ 차령 연장에 관하여 이 규칙에서 규정한 사항 외에는 여객자동차 운수사업법 제84조, 같은 법 시행령 제40조 및 같은 법 시행규칙 제107조를 준용한다.

**제8조 (응급환자이송업의 시설 등의 기준)** 응급의료에 관한 법률 제51조제1항에 따라 응급환자이송업을 하려는 자가 갖추어야 할 시설 등의 기준은 별표 3과 같다.

**제9조 (규제의 재검토)** 보건복지부장관은 제8조 및 별표 3에 따른 응급환자이송업의 시설 등의 기준에 대하여 2015년 1월 1일을 기준으로 매 2년이 되는 시점(매 2년이 되는 해의 1월 1일 전까지를 말한다)마다 그 타당성을 검토하여 개선 등의 조치를 하여야 한다.

## 부칙

이 규칙은 2017년 12월 3일부터 시행한다.

**[별표 1]** 〈개정 2014. 7. 1〉

## 녹십자 표지(제3조제1항관련)

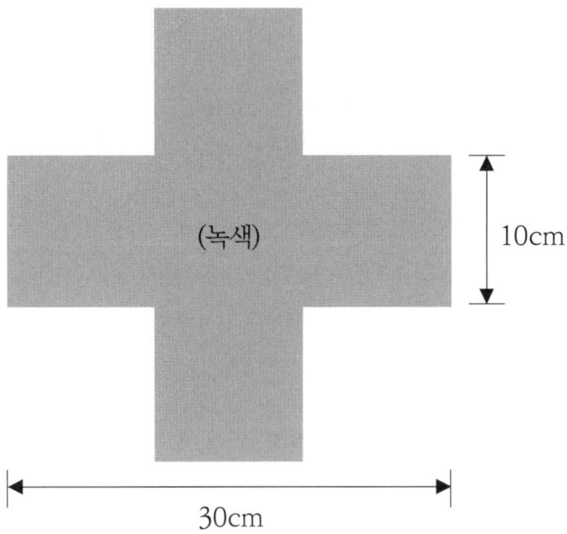


(정방형으로 부착 위치에 따라 확대하여 표시할 수 있다.)

**[별표 2]** 〈개정 2015. 9. 30〉

## 구급차의 내부에 갖추어야 할 장치의 기준(제6조관련)

| 구분 | 장치 | 형식 · 형태 · 재질 등의 기준 | 설치 기준 |
|---|---|---|---|
| 1. 공통 | 가. 간이침대 (Main Stretcher) | 1) 시트의 재질은 가죽 · 인조가죽 또는 비닐이어야 한다.<br>2) 침대의 금속부분은 강하고 가벼운 알루미늄 재질이어야 한다.<br>3) 차량에서 분리가 가능하고 견고하게 부착할 수 있는 부속장치가 있어야 한다.<br>4) 시트에는 가슴 · 엉덩이 · 발목 등 3개 이상의 부위를 고정시킬 수 있는 환자고정장치(너비 5센티미터 이상인 띠를 말한다)를 설치하여야 한다. 이 경우 띠는 가죽 · 나일론 등 쉽게 끊어지지 않는 재질이어야 하고, 쉽게 조이고 풀 수 있는 조임쇠가 있어야 한다. | 1식(평상시는 차량에 부착) |
| | 나. 보조 들것 (Sub-Stretcher) | 들것의 지지대는 가볍고 강한 재질이어야 하며, 접고 펼 수 있는 형태여야 한다. | 1식(평상시는 접어서 한쪽 면에 부착하여 보관) |
| | 다. 갈고리 | 1) 비닐팩으로 된 정맥주사용 수액 세트 등을 걸 수 있는 형태여야 한다.<br>2) 접으면 부착 면과 평행상태를 유지하여야 하며, 접고 펼 수 있는 구조여야 한다. | 1개 이상(천장 또는 옆면에 부착) |
| | 라. 의료장비함 | 여러 의료장비를 신속하고 쉽게 이용할 수 있도록 보관할 수 있어야 한다. | 1개 이상 |
| | 마. 응급의료인 좌석 | 간이침대 옆 또는 앞에 고정식 또는 접이식으로 설치하여야 한다(일반구급차에 간이침대 옆에 긴 의자가 설치되어 있는 경우 긴 의자로 대체할 수 있다). | 1개 |
| | 바. 조명장치 | 1) 환자실의 이동조명장치를 제외한 모든 조명을 켰을 경우 구급차 간이침대 표면에서 측정시 150럭스 이상이 되어야 한다.<br>2) 환자실의 조명등은 천장에 부착되어야 하고, 흰색 외에 색깔이 있는 조명등을 사용하지 않아야 한다.<br>3) 조명등에는 조명등이 깨질 경우 인체에 영향을 미치지 않도록 플라스틱 덮개를 설치하여야 한다. | 2개 이상 |
| | 사. 이동조명 장치 | 1) 이동시키면서 환자의 신체 부위를 비추기 쉽도록 설치하여야 한다.<br>2) 이동조명장치는 조명장치보다 밝은 조도를 가져, 환자 국소 처치시 활용할 수 있어야 한다. | 1개 |
| | 아. 환풍기 | 환자실 내부 뒷면의 천장에 설치하여야 한다. | 1개 이상 |
| | 자. 전기공급 장치(콘센트) | 환자실에 설치하여야 한다. | 2개 이상 |
| | 차. 기타 | 응급의료에 관한 법률 시행규칙 별표 16에 따른 의료장비 등을 갖출 수 있는 공간 및 설치대를 마련하여야 한다. | 부착물을 견고하게 부착할 수 있는 적정한 수의 부속장치 설치 |

| | | | |
|---|---|---|---|
| 2. 특수구급차 | 가. 간이침대 (Main Stretcher) | 공통사항에 다음의 사항이 추가되어야 한다.<br>1) 접고 펼 수 있는 것으로서 네 바퀴가 달려 밀거나 당겨서 손쉽게 옮길 수 있어야 한다.<br>2) 침대의 윗부분을 올리고 내릴 수 있는 장치를 갖춘 구조여야 한다. | |
| | 나. 긴 의자 | 1) 환자를 실은 상태로 보조 들것을 놓을 수 있는 규모여야 한다.<br>2) 보조 들것을 고정할 수 있는 장치가 있어야 한다.<br>3) 간이침대와 긴 의자 사이에는 사람이 다닐 수 있는 공간이 있어야 한다. | |
| | 다. 물탱크와 연결된 싱크대 | 1) 재질은 플라스틱 또는 알루미늄 등 가볍고 잘 부서지지 않는 것으로 한다.<br>2) 배수가 잘 되어야 하고, 사용한 물을 저장하였다가 버릴 수 있는 설비를 연결하여야 한다. | 1개(환자실 내부의 1개 모퉁이에 설치) |
| | 라. 교류발생 장치 | 1) 의료장비 등에 사용할 수 있는 교류전기를 발생시킬 수 있어야 한다.<br>2) 환자실에 있는 전기공급장치에 연결하여 전기를 사용할 수 있어야 한다. | |

**[별표 3]** 〈개정 2014. 7. 1〉

## 응급환자이송업자가 갖추어야 할 시설 등의 기준(제8조 관련)

<table>
<tr><th></th><th>구 분</th><th>내 용</th></tr>
<tr><td rowspan="5">시설<br>기준</td><td>가. 사무실</td><td>(1) 면적이 66㎡ 이상이어야 한다.<br>(2) 구급차의 출동명령, 출동기록관리 등 업무수행에 필요한 사무실 설비를 갖추어야 한다.</td></tr>
<tr><td>나. 차고 및 부대시설</td><td>(1) 자동차관리법 시행규칙 별표 1에 의한 자동차의 규모별 분류에 따라 각각 다음의 차고 면적을 갖추어야 한다.<br>- 소형 1대당 13㎡ 이상<br>- 중형 1대당 23㎡ 이상<br>- 대형 1대당 36㎡ 이상<br>(2) 차고는 포장하여야 한다.<br>(3) 차고에는 일상의 점검・정비와 세차할 수 있는 시설을 갖추어야 한다.</td></tr>
<tr><td>다. 휴게실 및 대기실</td><td>종업원이 대기 또는 휴식을 위하여 사용할 수 있는 규모의 설비를 갖추어야 한다.</td></tr>
<tr><td>라. 교육훈련시설</td><td>응급구조・응급처치 및 안전운행 등에 대한 교육을 수시로 실시할 수 있는 교육시설을 갖추어야 한다.</td></tr>
<tr><td>마. 통신시설</td><td>(1) 사무실 내에는 응급의료에 관한 법률 제27조에 따른 응급의료정보센터 및 119구조・구급에 관한 법률 제10조의2에 따른 119구급상황관리센터와의 정보교환이 가능하도록 온라인시스템에 의한 전산망설비를 갖추어야 한다.<br>(2) 구급차에는 응급의료에 관한 법률 제27조에 따른 응급의료정보센터 및 119구조・구급에 관한 법률 제10조의2에 따른 119구급상황관리센터와 교신이 가능한 무선설비를 갖추어야 한다.<br>(3) 전산망 및 무선설비 등 통신시설은 정전이 되더라도 비상통신이 가능하여야 한다.</td></tr>
<tr><td>보유<br>구급차<br>기준</td><td colspan="2">5대 이상의 특수구급차를 보유하여야 한다.</td></tr>
<tr><td>자본<br>기준</td><td colspan="2">2억원 이상의 자본금을 보유하여야 한다.</td></tr>
<tr><td>인력<br>기준</td><td colspan="2">보유하고 있는 특수구급차의 80퍼센트에 해당하는 특수구급차에는 1대당 운전자 2명, 응급구조사 2명을 두어야 한다. 다만, 의사 또는 간호사를 둘 때에는 그 인원만큼 응급구조사를 두지 않을 수 있다.</td></tr>
</table>

# 한국 응급환자 중증도 분류기준

[보건복지부 고시 제2015-243호]

제1조 (목적) 이 고시는 응급의료에 관한 법률 시행규칙 제18조의3에 따른 한국 응급환자 중증도 분류기준과 분류방법 및 그 밖에 필요한 사항을 정함을 목적으로 한다.

제2조 (적용대상) 응급의료에 관한 법률(이하 "법"이라 한다) 제2조제5호에 따른 응급의료기관 중 중앙응급의료센터, 권역응급의료센터, 지역응급의료센터의 장은 응급실에 내원한 환자를 한국 응급환자 중증도 분류기준(이하 "분류기준"이라 한다)에 따라 분류하여야 한다.

제3조 (중증도 분류의 시행주체) ① 응급의료기관에서 응급환자 중증도 분류를 시행하는 자(이하 "중증도 분류 시행주체"라 한다)는 법 제2조제4호에 따른 응급의료종사자 중 의사, 간호사 또는 1급 응급구조사의 면허 또는 자격을 갖춘 자이어야 한다.

② 제1항에 따른 중증도 분류 시행주체는 주기적으로 보건복지부장관이 정하는 별도의 교육을 이수하여야 한다.

③ 응급의료기관의 장은 중증도 분류를 감독하고 그에 따른 후속진료가 적절히 수행될 수 있도록 당일 근무하는 응급실 전담전문의 중 응급의료 책임자를 지정하여야 한다.

제4조 (중증도 분류 절차) ① 응급환자 중증도 분류는 환자의 내원과 동시에 응급실 진입 전 환자분류소에서 1차로 시행하고, 환자의 상태가 변경되는 등 필요한 경우에 추가로 시행한다.

② 응급환자 중증도 분류는 별표1 및 별표2의 기준에 의해 환자의 연령, 증상의 대분류, 증상의 소분류 및 세부판단기준의 4단계의 판정절차에 따라 시행되어야 한다.

제5조 (중증도 등급기준) 응급실 내원환자의 중증도 등급은 제4조에 의한 분류결과에 따라 다음 각 호와 같이 구분한다.

1. 중증응급환자 : 중증도 분류결과 1등급 및 2등급
2. 중증응급의심환자 : 중증도 분류결과 3등급
3. 경증응급환자 및 비응급환자 : 중증도 분류결과 4등급 및 5등급

제6조 (감염병의사환자의 선별) 중증도 분류 시행주체는 제4조제2항에 따른 중증도 분류 절차의 각 단계에서 발열, 호흡기질환, 여행력 등을 파악하여 감염병의사환자 여부를 별표3에 따라 구분하여야 한다.

제7조 (중증도 분류 후 조치) ① 응급의료 책임자는 응급환자 중증도 분류 결과에 따라 응급진료의 우선순위와 방법, 격리진료 여부, 적정한 병상 및 시설의 배정 등을 결정하여야 한다.

② 응급의료 책임자는 응급환자 중증도 분류 결과 응급환자가 아닌 자로 판단되는 환자에 대하여 법 제7조에 따라 응급실이 아닌 의료 시설을 이용하게 하거나 다른 의료기관에 이송할 수 있다.

제8조 (중증도 분류 결과의 기록 및 전송) ① 중증도 분류 시행주체는 다음 각 호의 내용을 포함한 중증도 분류 결과를 중증도 분류 대장에 기록하여야 하며, 응급의료 책임자는 해당 환자를 응급실에 수용한 경우 의무기록에도 그 내용이 기재되도록 하여야 한다.

1. 환자의 구분자(병록번호 또는 별도의 일련번호), 성명, 성별 및 연령
2. 분류로그(대문자 알파벳 다섯자리)와 분류결과(아라비아 숫자 두 자리)

| A | A | A | A | A | 1 | 0 |
|---|---|---|---|---|---|---|
| **분류내용**<br>(4 단계의 각 분류 내용 A~Z) | | | | | **분류등급**<br>(1,2,3,4,5) | **감염 관련**<br>(비감염,비말/공기감염,접촉감염,미상) |

3. 분류일시, 중증도 분류 시행자의 면허 또는 자격 유형 및 그 번호

② 중증도 분류 시행주체 및 응급의료 책임자는 제1항에 따른 기록을 작성할 때 의도적으로 중증도 분류와 관련된 정보를 왜곡하거나 허위로 기재하여서는 아니 된다.

③ 응급의료기관의 장은 응급환자 중증도 분류 후 제1항에 따른 중증도 분류 대장 기록을 법 제15조에 따른 응급의료정보통신망에 실시간으로 전송하여야 한다.

제9조 (정보화 알고리즘의 배포) 법 제27조에 의한 응급의료지원센터의 장은 응급의료기관이 응급환자 중증도 분류체계를 정보화할 수 있도록 알고리즘을 개발하여 배포하고, 그에 따른 기술지원을 실시하여야 한다.

## 부 칙

이 고시는 2016년 1월 1일부터 시행한다.

# 응급의료수가기준

[일부개정 2013. 10. 11. 보건복지부 고시 제2013-158호]

## I. 의료기관의 응급의료수가기준

1. 적용기준

가. 응급의료수가기준은 의료법 제3조에 의한 의료기관 또는 지역의료법 제8조에 의한 보건의료원에 적용한다.

나. 응급의료수가기준은 응급의료에 관한 법률 제2조제1호에 해당되는 응급환자(이하 “응급환자”라 한다.) 또는 응급실에 내원한 환자를 진료한 경우에 적용한다.

2. 산정기준

가. 응급의료에 관한 법률 제2조제5호에 의한 응급의료기관이 응급실에서 응급환자 또는 응급실에 내원한 환자에게 응급처치 및 응급의료를 행한 경우에는 초일에 한하여 (별표1) 응급의료수가기준액표중 “가” 응급의료관리료를 산정하되, 응급환자에 해당되지 않는 경우에는 환자본인이 응급의료관리료 전액을 부담한다.

나. (별표1) 응급의료수가기준액표중 “나” 응급처치료는 의료기관 또는 보건의료원에서 응급처치를 행한 경우에 산정한다.

다. 응급의료기관이 응급실에서 응급환자에게 (별표1) 응급의료수가기준액표 “나”에 분류된 응급처치를 행한 경우에는 주·야간 또는 공휴일을 불문하고 소정점수의 50%를 가산한다.

라. (별표1) 응급의료수가기준액표 “나” 응급처치료에 대하여는 국민건강보험법 제45조의 규정에 의한 건강보험 행위 급여·비급여 목록표 및 급여 상대가치점수 중 제1부 행위 급여 일반원칙의 II. 요양기관 종별가산율을 적용한다.

마. 응급환자에게 사용한 약제 및 치료재료에 대한 수가는 국민건강보험법 제45조의 규정에 의한 건강보험 행위 급여·비급여 목록표 및 급여 상대가치점수에 의하여 산정한다. 다만, 다른 법령에서 정한 경우에는 그 법령에서 정한 기준에 의한다.

바. 응급환자에게 이 기준에 분류되지 아니한 진료행위를 행한 경우에는 다른 법령이 정하는 바에 의한 진료비용을 산정한다.

# II. 이송처치료

## 1. 적용기준

가. (별표2) 이송처치료기준액표와 응급의료에 관한 법률 시행규칙 제11조 (별표3) 이송처치료의 기준은 응급의료에 관한 법률 제44조제1항의 규정에 의하여 구급차를 운용하는 의료기관 또는 응급환자이송업 허가를 받은 자가 구급차를 이용하여 환자를 이송한 경우에 적용한다. 다만, 사회복지사업법 등 다른 법령의 규정에 의하여 별도로 이송처치료 기준을 정한 경우에는 그 기준에 의한다.

나. 구급차를 운용하는 자는 환자 이송에 대한 이송처치비용을 이 기준에서 정한 이송처치료를 초과하여 징수할 수 없다.

다. 구급차를 운용하는 자는 구급차를 이용한 자 또는 그 보호자에게 이송처치료를 징수한 경우에는 (별지) 이송처치료 영수증을 2매 발급하여 1매는 구급차를 이용한 자 또는 그 보호자에게 교부하고 1매는 구급차를 운용하는 자가 2년간 보관하여야 한다.

라. 2013. 10. 11.일자로 삭제

마. 응급구조사는 의사의 지시 또는 응급의료에 관한 법령에서 정한 범위 안에서 응급환자발생 현장 및 이송 중에 응급환자에 대하여 최선을 다한 응급처치를 하여야 한다.

## 2. 산정기준

가. 이송처치료는 응급의료에 관한 법률 시행규칙 제38조제1항의 규정에 의한 일반구급차와 특수구급차로 구분하여 산정한다.

나. 이송처치료는 환자가 탑승한 거리에 따라 (별표2)와 응급의료에 관한 법률 시행규칙 제11조 (별표3)의 기준에 의하여 산정하고 일반구급차의 경우 응급구조사, 의사 또는 간호사가 동승한 때에는 기본요금의 50%를 가산한다.

다. 이송처치료는 의사, 간호사, 응급구조사의 현장출동비용, 이송 중에 사용한 응급의료장비 사용 및 구급처치비용, 소모품, 의약품 비용이 포함되어 있으므로 (별표2)에 의한 이송처치료기준액표와 응급의료에 관한 법률 시행규칙 제11조 (별표3) 이송처치료의 기준 이외에 별도 산정할 수 없다.

라. 이송거리는 환자가 구급차에 실제로 탑승한 거리를 기준으로 하므로 환자가 탑승하지 아니한 경우에는 왕복, 시외 또는 기타의 이유로 추가요금을 요구하거나 징수할 수 없다.

마. 응급의료에 관한 법률 제44조제1항 5.응급환자의 이송을 목적사업으로 하여 보건복지부장관의 설립허가를 받은 비영리법인의 이송처치료는 (별표2)와 같다.

## 부칙

**제1조 (시행일)** 이 고시는 발령한 날부터 시행한다. 다만, II.이송처치료 2.산정기준 나목, 다목 및 마목의 개정규정 고시는 2014. 6. 5.부터 시행한다.

**제2조 (재검토기한)** 훈령·예규 등의 발령 및 관리에 관한 규정(대통령령 제248호)에 따라 이 고시 발령 후의 법령이나 현실여건의 변화 등을 검토하여 이 고시의 폐지, 개정 등의 조치를 하여야 하는 기한은 2016년 10월 10일까지로 한다.

# 응급의료비 미수금 대지급청구 심사기준

[일부개정 2016. 12. 28. 보건복지부 고시 제2016-269호]

제1조 (목적) 이 기준은 응급의료에 관한 법률 제22조제2항 및 같은 법 시행규칙 제9조제2항에 따라 응급의료비 미수금 대지급청구에 대한 심사기준을 규정함을 목적으로 한다.

제2조 (미수금 대지급의 청구) 의료기관과 구급차등을 운용하는 자(이하 "의료기관등"이라 한다)가 응급의료에 관한 법률 제22조제1항에 따라 응급의료비("이송처치료"를 포함한다. 이하 같다) 미수금의 대지급을 청구하는 경우에는 응급의료에 관한 법률 시행규칙(이하 "규칙"이라 한다) 제10조에 따른 응급환자진료비(이송처치료)미수금 대지급청구서(이하 "대지급청구서"라 한다)와 구비서류를 첨부하여 건강보험심사평가원(이하 "심사평가원"이라 한다)에 제출하여야 한다.

제3조 (대지급청구서의 보완 등) ① 심사평가원은 규칙 제10조제1항에 따라 의료기관등이 제출한 대지급청구서의 기재사항 중 착오기재 및 구비서류 누락 등으로 응급의료비 미수금 대지급청구금(이하 "대지급청구금"이라 한다)의 심사 · 지급이 곤란한 경우에는 이에 대한 보완을 요청하거나 심사에 필요한 진료기록부 등 보완자료의 제출을 요청할 수 있다.

② 제1항에 따라 보완자료의 제출을 요청하는 경우에는 10일의 기간을 정하여 요청하여야 하며, 같은 기간 내에 보완자료를 제출하지 아니하는 경우에는 다시 7일의 기간을 정하여 보완자료의 제출을 요청하여야 한다.

③ 제1항 및 제2항에 따라 보완자료의 제출을 요청받은 의료기관등이 보완자료를 제출하지 아니하여 심사 등이 곤란한 경우에는 대지급청구서를 반려할 수 있다.

④ 제3항에 따라 심사평가원으로부터 대지급청구서를 반려받은 의료기관등은 그 사유를 보완하여 다시 청구하여야 한다.

제4조 (심사의 세부기준) 대지급청구금의 심사기준은 다음 각 호와 같다. 이 경우 전문 의약학적 판단이 필요한 사항은 국민건강보험법 제66조에 따른 진료심사평가위원회의 심의를 받을 수 있다.

1. 응급의료에 관한 법령 및 관련 고시
2. 국민건강보험법령(국민건강보험 요양급여의 기준에 관한 규칙을 포함한다. 이하 같다) 및 관련 고시
3. 의료급여법령 및 관련 고시

4. 보건복지부 행정해석 및 진료심사평가위원회가 심의·결정한 심사지침 등

**제5조 (대지급청구금의 대상)** 응급의료에 관한 법률 시행령(이하 "영"이라 한다) 제18조에 따라 의료기관등이 청구할 수 있는 대지급청구금은 응급의료의 제공에 따른 총비용에서 다음 각 호에 해당하는 비용을 공제한 금액을 말한다.

1. 국민건강보험법령에 의하여 보험자가 부담하는 요양급여비용
2. 의료급여법령에 의하여 보장기관이 부담하는 의료급여비용
3. 기타 다른 법령에 의한 부담의무자가 부담하는 비용

**제6조 (대지급청구금의 산정)** ① 대지급청구금은 다음 각 호에 따라 산정한다.

1. 규칙 제2조에 따른 별표1의 증상으로 내원하여 의료기관의 응급실 등에서 최초로 진료를 받기 시작한 날부터 그 증상이 완화되어 응급의료가 종료된 날까지 발생한 응급의료비용
2. 제1호에 따른 응급의료비용은 진료와 관련되어 발생되는 국민건강보험법령 및 의료급여법령에 따른 급여, 전액본인부담(100분의100항목) 및 비급여 항목의 비용을 포함한다. 다만, 국민건강보험법령 등에서 정한 선택진료비, 상급병상 이용에 따라 추가 부담하는 입원료 및 환자의 원에 의한 비급여식은 미수금 대지급 대상에서 제외한다.
3. 초음파검사 및 자기공명영상진단(MRI) 촬영은 질환별 급여대상 및 산정기준에 해당되지 않아 비급여대상인 경우에도 진료비용은 건강보험 행위 급여·비급여 목록표 및 급여 상대가치점수의 소정수가를 산정하고, 행위분류에 미포함 된 초음파검사의 경우는 가장 유사한 분류항목으로 준용하여 산정한다.
4. 의료기관이 응급환자의 진료상 필요에 의하여 다른 의료기관으로부터 응급환자의 진료기록, 임상소견서 및 치료경위서의 열람이나 사본의 송부를 요구받거나 환자로부터 검사기록 및 방사선 필름 등의 사본의 교부를 요구받은 경우에는 이를 송부 또는 교부하는데 소요되는 비용
5. 이송처치료는 규칙 제2조 및 제11조에 따른 응급환자를 이송하여 미수금이 발생된 비용

② 국민건강보험법령 또는 의료급여법령 등을 적용받지 못하는 응급의료환자의 대지급청구금도 제1항 각 호의 기준에 따라 산정한다. 국민건강보험법 제53조 및 제54조에 따라 보험급여가 제한되거나 정지된 가입자(피부양자를 포함한다)도 같다.

**제7조 (응급진료비 산출내역서 작성요령 등)** ① 규칙 제10조에 따른 응급진료비 산출내역서(이하 "산출내역서"라 한다)는 국민건강보험법 시행규칙 제19조제3항에 따른 요양급여

비용 청구방법, 심사청구서 · 명세서서식 및 작성요령 및 의료급여법 제7조제2항에 따른 의료급여수가의 기준 및 일반기준에서 정한 요양급여비용명세서 및 의료급여비용명세서의 서식에 따라 작성하여야 한다. 다만, 정보통신망을 이용하여 응급의료비용 미수금 대지급금을 청구하는 의료기관은 요양급여비용 청구방법, 심사청구서 · 명세서서식 및 작성요령 별첨2의 전산매체 작성요령에 따른다.

② 규칙 제10조에 따라 대지급청구금 청구시 첨부하여야 하는 환자 또는 보호자의 응급환자진료비(이송처치료)미납확인서 및 의료기관(또는 구급차등을 운용하는 기관의 장)의 확인서는 각각 별지 제3호 및 제4호 서식과 같다.

제8조 (심사 · 지급 결과통보) 심사평가원은 대지급청구금을 심사한 경우에는 지체없이 별지 제5호 서식에 따른 응급환자진료비(이송처치료) 미수금 대지급 심사결과 및 지급 통보서를 의료기관등에 통보하여야 하며, 심사결과 조정사항이 있는 경우에는 해당 의료기관등이 납득할 수 있도록 항목별, 사유별로 조정내역이 기재된 심사내역을 함께 통보하여야 한다.

제9조 (대지급금의 지급) ① 의료기관에 대지급금을 지급할 경우에는 국민건강보험법 시행규칙 제12조제5항에 따라 심사평가원에 신고된 요양급여비용 지급금융기관으로 지급하며, 구급차등을 운용하는 자에게는 대지급 청구서에 기재된 금융기관 또는 체신관서에 지급하여야 한다.

② 구급차등을 운용하는 자가 이송처치료 미수금에 대한 대지급을 청구하는 경우에는 규칙 제41조제4항에 따른 응급환자이송업 허가증 사본 및 대지급금을 지급받기 위한 대표자의 수납통장 사본 등을 첨부하여 심사평가원에 제출하여야 한다.

③ 의료기관등에 지급할 대지급금은 국고금관리법 제47조제1항에 따라 응급환자진료비(이송처치료) 산출내역서 별로 끝수 처리한 금액을 합산한 금액으로 한다.

④ 심사평가원은 소득세법 및 지방세법이 정하는 바에 따라 소득세 및 주민세를 원천징수하여 공제한 경우에는 그 내역을 의료기관 등에 통보하여야 한다.

제10조 (이의신청) ① 심사평가원의 대지급청구금 심사결과에 이의가 있는 의료기관등은 별지 제1호 서식에 따른 응급환자진료비(이송처치료) 대지급 이의신청서에 관련 서류를 첨부하여 심사평가원에 이의신청 할 수 있다.

② 제1항에 따른 이의신청은 응급환자진료비(이송처치료) 미수금 대지급 심사결과 및 지급통보서가 해당 의료기관등에 도달한 날부터 90일 이내에 하여야 한다. 다만, 정당한 사유에 의하여 그 기간 내에 이의신청을 할 수 없었음을 소명한 때에는 그러하지 아니하다.

**제11조 (이의신청 결정 및 통지)** ① 심사평가원은 제10조에 따른 이의신청을 받은 날부터 60일 이내에 결정을 하여야 한다. 다만, 부득이한 사정이 있는 경우에는 30일의 범위 안에서 그 기간을 연장할 수 있다.

② 제1항 단서에 따라 결정기간을 연장하는 때에는 결정기간이 만료되기 7일 전까지 이의신청인에게 이를 통지하여야 한다.

③ 심사평가원은 제1항 및 제2항에 따라 이의신청에 대한 결정을 한 때에는 지체없이 별지 제2호 서식에 따른 이의신청처리결과 통보서를 의료기관등에 송부하여야 한다.

**제12조 (과오지급 대지급금의 환수)** ① 심사평가원은 의료기관등에 지급한 대지급금이 영 제18조에 따른 미수금대지급의 대상이 아니거나 영 제19조에 따른 미수금대지급의 범위를 벗어나는 등 대지급 대상이 아님을 확인한 때에는 지체없이 해당 의료기관등으로부터 환수하여야 한다.

② 심사평가원은 제1항에 따라 의료기관등으로부터 환수하여야 할 금액을 해당 의료기관등에 지급할 대지급금과 상계처리 할 수 있다.

**제13조 (세부운영요령)** 대지급청구금 심사와 관련하여 응급의료에 관한 법령 및 이 기준에서 정하지 아니한 세부운영사항은 건강보험심사평가원장이 별도로 정하여 운영할 수 있다.

**제14조 (재검토 기한)** 훈령 · 예규 등의 발령 및 관리에 관한 규정(대통령훈령 제334호)에 따라 이 고시 발령 후의 법령이나 현실여건의 변화 등을 검토하여 이 고시의 폐지, 개정 등의 조치를 하여야 하는 기한은 2020년 1월 16일까지로 한다.

## 부칙

(시행일) 이 고시는 고시한 날부터 시행한다.

# 응급의료분야 의료취약지 지정

[일부개정 2017. 12. 27. 보건복지부 고시 제2017-250호]

제1조 (목적) 이 고시는 공공보건의료에 관한 법률 제12조 제2항 및 제3항에 의한 응급의료분야 의료취약지를 지정하는 것을 목적으로 한다.

제2조 (의료취약지) 응급의료분야 의료취약지는 다음과 같다.

| 구분 | 응급의료분야 의료취약지 |
|---|---|
| 1. 대구 | 달성군 |
| 2. 인천 | 강화군, 옹진군 |
| 3. 경기 | 가평군, 동두천시, 양평군, 여주시, 연천군 |
| 4. 강원 | 고성군, 동해시, 삼척시, 속초시, 양구군, 양양군, 영월군, 인제군, 정선군, 철원군, 태백시, 평창군, 홍천군, 화천군, 횡성군 |
| 5. 충북 | 괴산군, 단양군, 보은군, 영동군, 옥천군, 음성군, 진천군, 충주시 |
| 6. 충남 | 공주시, 금산군, 당진시, 보령시, 부여군, 서산시, 서천군, 예산군, 청양군, 태안군, 홍성군 |
| 7. 전북 | 고창군, 남원시, 무주군, 부안군, 순창군, 임실군, 장수군, 정읍시, 진안군 |
| 8. 전남 | 강진군, 화순군, 곡성군, 구례군, 나주시, 담양군, 무안군, 보성군, 신안군, 영광군, 영암군, 완도군, 장성군, 장흥군, 함평군, 해남군 |
| 9. 경북 | 고령군, 군위군, 문경시, 봉화군, 상주시, 성주군, 영덕군, 영주시, 영양군, 영천시, 예천군, 울릉군, 의성군, 청도군, 청송군 |
| 10. 경남 | 거제시, 거창군, 고성군, 남해군, 밀양시, 사천시, 산청군, 의령군, 창녕군, 통영시, 하동군, 함안군, 함양군, 합천군 |
| 11. 제주 | 서귀포시 |

제3조 (재검토 기한) 훈령·예규 등의 발령 및 관리에 관한 규정(대통령훈령 제334호)에 따라 이 고시 발령 후의 법령이나 현실여건의 변화 등을 검토하여 이 고시의 폐지, 개정 등의 조치를 하여야 하는 기한은 2019년 12월 31일까지로 하며, 동 기한 내에 폐지, 개정 등의 조치를 할 수 있다.

## 부칙

이 고시는 발령한 날부터 시행한다.

# 의료관계 행정처분 규칙

[일부개정 2020. 12. 31. 보건복지부령 773호]

제1조 (목적) 이 규칙은 의료법 및 의료기사 등에 관한 법률의 위반에 관한 행정처분의 기준을 정함으로써 그 처분의 적정을 기함을 목적으로 한다.

제2조 (적용 범위) 의료법 및 의료기사 등에 관한 법률(이하 "의료관계법령"이라 한다)을 위반한 의료인·간호조무사·의료유사업자·의료기사·보건의료정보관리사 및 안경사(이하 "의료인등"이라 한다)와 의료기관·치과기공소·안경업소·접골시술소 및 침구시술소(이하 "의료기관등"이라 한다)에 대한 행정처분을 할 때에는 이 규칙에서 정하는 바에 따른다.

제3조 (행정처분기관) ① 의료인·의료기사·보건의료정보관리사 및 안경사에 대한 행정처분은 보건복지부장관이 한다.

② 의료기관·접골시술소 및 침구시술소에 대한 행정처분은 보건복지부장관 또는 시장·군수·구청장(자치구의 구청장을 말한다. 이하 같다)이 하고, 치과기공소 및 안경업소에 대한 행정처분은 특별자치시장·특별자치도지사·시장·군수·구청장이 한다.

제4조 (행정처분기준) 의료법 제68조와 의료기사 등에 관한 법률 제25조에 따른 행정처분 기준은 별표와 같다.

제5조 (처분의 통지) ① 제3조와 제4조에 따라 의료인등 또는 의료기관등에 대하여 행정처분을 하는 기관(이하 "행정처분기관"이라 한다)이 처분을 한 경우에는 지체 없이 해당 의료인등 또는 의료기관등에 서면으로 통지하여야 한다.

② 제1항에 따라 행정처분기관이 처분을 통지하는 경우에는 행정심판을 청구할 수 있다는 뜻과 행정심판을 청구하는 경우의 재결청, 경유절차 및 청구기간을 알려야 한다.

③ 제3조와 제4조에 따라 의료인등에 대하여 면허자격정지 이상의 처분을 하거나 의료기관등에 대하여 업무정지 이상의 처분을 한 행정처분기관은 그 처분 내용을 보건복지부장관, 특별시장·광역시장·특별자치시장·도지사 또는 특별자치도지사, 건강보험심사평가원, 국민건강보험공단 및 근로복지공단에 각각 통보하여야 한다.

제6조 삭제〈2020. 12. 31〉

## 부칙

이 규칙은 공포한 날부터 시행한다.

**[별표]**

## 행정처분기준(제4조관련)

### 1. 공통기준

가. 동시에 둘 이상의 위반사항이 있는 경우에는 다음의 구분에 따라 처분한다.

1) 가장 중한 위반행위에 대한 처분의 기준이 면허자격취소, 허가취소, 등록취소 또는 의료기관 폐쇄인 경우에는 면허자격취소, 허가취소, 등록취소 또는 의료기관 폐쇄처분을 한다.

2) 각 위반행위에 대한 처분의 기준이 면허자격정지와 면허자격정지, 업무정지와 업무정지, 영업정지와 영업정지인 경우에는 그 중 더 중한 처분기준에 나머지 처분기준의 2분의 1을 각각 더하여 처분한다.

3) 2)의 규정에도 불구하고 다음의 경우에는 개별 위반행위에 대한 행정처분기준 중 더 중한 행정처분기준을 적용하여 처분하고 행정처분기준을 합산·가중하여 처분하지 아니한다.

가) 제2호가목15)의 위반행위를 하여 진료기록부 등을 보존하지 아니한 자가 제2호가목5), 6) 또는 11)의 위반행위를 한 경우

나) 제2호가목15)의 위반행위를 하여 진료기록부 등을 거짓으로 작성한 자가 제2호가목38)의 위반행위를 한 경우

나. 제2호 각 목의 행정처분기준란에 규정된 경고처분을 받은 의료인등 또는 의료기관등이 그 처분일부터 1년 이내에 같은 위반사항(제2호 각 목에 열거된 위반사항을 기준으로 한다. 이하 같다)을 다시 위반하거나 6개월 이내에 경고처분에 해당하는 다른 위반행위를 한 경우에는 1개월의 면허자격정지처분 또는 1개월의 업무정지처분을 한다. 다만, 같은 위반사항에 대하여 제2호 각 목의 행정처분기준에 2차 처분기준이 있는 경우에는 그 처분기준에 따른다.

다. 위반사항의 횟수에 따른 행정처분(가중처분)의 기준은 최근에 행한 행정처분을 받은 후 1년(제2호가목16)의 위반행위는 5년) 이내에 다시 개별기준의 같은 위반행위를 하여 행정처분을 행하는 경우에 적용한다. 이 경우 기준 적용일은 같은 위반사항에 대하여 최근에 실제 행정처분의 효력이 발생한 날(업무정지처분에 갈음하여 과징금을 부과하는 경우에는 최근에 과징금처분을 한 날)과 다시 같은 위반행위를 적발한 날을 기준으로 한다.

라. 행정처분기관은 의료관계법령의 위반행위가 다음 각 호의 어느 하나에 해당하면 이 규칙에서 정하는 행정처분기준에도 불구하고 그 사정을 고려하여 해당 처분의 감경기준 범위에서 감경하여 처분할 수 있다. 다만, 제2호가목8)·10)과 같은 호 다목7)의 위반행위가 다음 2)에 해당하거나 같은 호 가목16)의 위반행위가 다음 1)부터 3)까지의 규정에 해당하는 경우에는 해당 처분을 감경할 수 없다.

| 감경대상 | 감경기준 | | |
|---|---|---|---|
| | 자격정지 · 업무정지 또는 영업정지 | 면허취소 | 허가취소 · 등록취소 또는 폐쇄 |
| 1) 해당 사건에 관하여 검사로부터 기소유예의 처분을 받은 경우 | 해당 처분기준의 2분의 1의 범위에서 감경하되, 최대 3개월까지만 감경 | 4개월 이상의 자격정지처분 | 4개월 이상의 업무정지 또는 영업정지 처분 |
| 2) 해당 사건에 관하여 법원으로부터 선고유예의 판결을 받은 경우 | 해당 처분기준의 3분의 1의 범위에서 감경하되, 최대 2개월까지만 감경 | 6개월 이상의 자격정지처분 | 6개월 이상의 업무정지 또는 영업정지처분 |
| 3) 농어촌 등의 의료기관으로서 그 지역주민이 이용할 수 있는 의료기관이 1개소만 있는 경우 또는 그 밖에 행정처분기관이 보건의료 시책상 필요하다고 인정하는 경우 | 1차 위반 : 면제<br>2차 위반 : 해당 처분기준의 2분의 1의 범위에서 감경 | 1차 위반 : 면제<br>2차 위반 : 4개월 이상의 자격정지처분 | 1차 위반 : 면제<br>2차 위반 : 4개월 이상의 업무정지 또는 영업정지 처분 |
| 4) 다음의 위반행위가 발각되기 전에 수사기관 또는 감독청에 위반행위를 자진하여 신고하고, 관련된 조사 · 소송 등에서 진술 · 증언하거나 자료를 제공한 경우 | | | |
| 가) 의료기관 개설자가 될 수 없는 자에게 고용되어 의료행위를 한 경우 | 1차 위반 : 면제<br>2차 위반 : 해당 처분기준의 2분의 1의 범위에서 감경 | | |
| 나) 의료법 제4조제4항을 위반하여 면허증을 빌려준 경우 | | 1차위반 : 면제<br>2차위반 : 6개월 이상의 자격정지처분 | |
| 다) 의료법 제23조의3을 위반하여 경제적 이익등을 받은 경우 | 해당 처분기준의 3분의 2의 범위 | | |
| 5) 의료인등이 국민의료에 기여한 공로를 인정받아 상훈법 또는 정부표창규정에 따라 훈장, 포장 또는 표창을 받고, 위반행위의 발생일을 기준으로 수여일부터 5년이 지나지 아니한 경우(위반행위가 여러 날에 걸쳐 이루어진 경우에는 위반행위가 최초로 발생한 날을 기준으로 한다). 다만, 제2호가목3), 19), 20), 31), 32), 34), 35), 36), 38), 같은 호 나목, 같은 호 다목2), 4), 10), 14) 및 같은 호 라목은 제외한다. | | | |
| 가) 훈장 또는 포장을 받은 경우 | 1차 위반 : 해당 처분기준의 3분의 2범위에서 감경 | | |

| | | | |
|---|---|---|---|
| 나) 대통령 표창 또는 국무총리 표창을 받은 경우 | 1차 위반 : 해당 처분기준의 2분의 1범위에서 감경 | | |
| 다) 보건복지부장관 표창을 받은 경우 | 1차 위반 : 해당 처분기준의 3분의 1범위에서 감경 | | |

마. 간호조무사 및 의료유사업자에 대한 처분기준에 관하여는 의료인에 대한 처분기준을, 접골시술소 및 침구시술소에 대한 처분기준에 관하여는 의료기관에 대한 처분기준을 각각 준용한다.

바. 행정처분을 하기 위한 절차가 끝나기 전에 반복하여 같은 사항을 위반한 경우에는 그 위반 횟수를 기준으로 그 중 더 중한 처분기준에 나머지 처분기준의 2분의 1을 더하여 처분한다.

사. 자격정지 · 업무정지 또는 영업정지기간의 일수를 산정하는 경우 그 소수점 이하의 기간은 버린다.

2. 개별 기준

가. 의료인이 의료법(이하 이 표에서 "법"이라 한다) 및 의료법 시행령(이하 이 표에서 "영"이라 한다)을 위반한 경우

| 위반사항 | 근거법령 | 행정처분기준 |
|---|---|---|
| 1) 법 제4조제4항을 위반하여 면허증을 빌려준 경우 | 법 제65조제1항 제4호 | 면허 취소 |
| 1)의2 법 제4조제6항을 위반하여 일회용 주사 의료용품을 한 번 사용한 후 다시 사용하여 사람의 생명 또는 신체에 중대한 위해를 발생하게 한 경우 | 법 제65조제1항 제6호 | 면허 취소 |
| 1)의3 법 제4조제6항을 위반하여 일회용 주사 의료용품을 한 번 사용한 후 다시 사용한 경우[1)의2에 해당하는 경우는 제외한다] | 법 제66조제1항제2호의2 | 자격정지 6개월 |
| 1)의4 법 제8조 각 호의 어느 하나의 결격사유에 해당된 경우 | 법 제65조제1항 제1호 | 면허취소 |
| 2) 법 제11조제1항에 따른 면허의 조건을 이행하지 아니한 경우 | 법 제65조제1항 제3호 | 면허취소 |
| 3) 법 제15조를 위반하여 정당한 사유 없이 진료 또는 조산(助産)의 요청을 거부하거나 응급환자에 대한 응급조치를 하지 아니한 경우 | 법 제66조제1항 제10호 | 자격정지 1개월 |
| 4) 법 제17조제1항 또는 제2항을 위반하여 | 법 제66조제1항 | 자격정지 2개월 |

| | | |
|---|---|---|
| 진단서 · 검안서 · 증명서 또는 처방전을 발급한 경우 | 제10호 | |
| 5) 법 제17조제1항 또는 제2항에 따른 진단서 · 검안서 또는 증명서를 거짓으로 작성하여 발급한 경우 | 법 제66조제1항 제3호 | 자격정지 3개월 |
| 6) 법 제17조제3항 또는 제4항을 위반하여 정당한 이유 없이 진단서 · 검안서 또는 증명서의 발급 요구를 거절한 경우 | 법 제66조제1항 제10호 | 자격정지 1개월 |
| 7) 법 제18조를 위반하여 처방전을 환자에게 발급하지 아니한 경우 | 법 제66조제1항 제10호 | · 1차 위반 : 자격정지 15일<br>· 2차 위반(1차 처분일부터 2년 이내에 다시 위반한 경우에만 해당한다) : 자격정지 1개월 |
| 8) 법 제19조를 위반하여 의료 · 조산 또는 간호를 하면서 알게 된 다른 사람의 비밀을 누설하거나 발표하여 선고유예의 판결을 받거나 벌금형의 선고를 받은 경우 | 법 제66조제1항 제10호 | 자격정지 2개월 |
| 9) 법 제20조를 위반하여 태아의 성 감별 행위 등을 한 경우 | 법 제66조제1항 제4호 | 자격정지 3개월 |
| 10) 법 제21조제2항을 위반하여 환자에 관한 기록의 열람, 사본 발급 등 그 내용을 확인할 수 있게 하여 선고유예의 판결을 받거나 벌금형의 선고를 받은 때 | 법 제66조제1항 제10호 | 자격정지 2개월 |
| 11) 법 제21조제3항을 위반하여 환자에 관한 기록 열람, 사본 발급 등 그 내용 확인 요청에 따르지 아니한 경우 및 법 제21조의2제1항을 위반하여 진료기록의 내용확인 요청이나 진료경과에 대한 소견 등의 송부 요청에 따르지 아니하거나 환자나 환자보호자의 동의를 받지 않고 진료기록의 내용을 확인할 수 있게 하거나 진료경과에 대한 소견 등을 송부한 경우 | 법 제66조제1항 제10호 | 자격정지 15일 |
| 12) 법 제21조의2제2항을 위반하여 응급환자의 내원 당시 작성된 진료기록의 사본 등을 이송하지 아니한 경우 | 법 제66조제1항 제10호 | 경고 |
| 13) 법 제22조제1항을 위반하여 진료기록부등을 기록하지 아니한 경우 | 법 제66조제1항 제10호 | 자격정지 15일 |
| 14) 법 제22조제1항을 위반하여 진료기록부등에 서명하지 아니한 경우 | 법 제66조제1항 제10호 | 경 고 |
| 15) 법 제22조를 위반하여 진료기록부등을 거짓으로 작성하거나 고의로 사실과 다 | 법 제66조제1항 제3호 및 제10 | 자격정지 1개월 |

| | | |
|---|---|---|
| 르게 추가기재 · 수정한 경우 또는 진료기록부등을 보존하지 아니한 경우 | 호 | |
| 16) 법 제23조의3을 위반하여 부당한 경제적 이익등을 받은 경우 | 법 제66조제1항제9호 | 부표 2와 같음 |
| 16)의2 법 제24조의2제1항 및 제2항에 따라 환자의 동의를 받은 수술등에 참여하는 주된 의사, 치과의사 또는 한의사를 변경하면서 같은 법 제4항에 따라 환자에게 서면으로 알리지 않은 경우 | 법 제66조제1항제10호 | 자격정지 6개월 |
| 17) 법 제25조에 따른 신고를 하지 아니한 경우 | 법 제66조제4항 | 면허정지<br>(신고할 때까지) |
| 18) 법 제26조를 위반하여 변사체를 신고하지 아니한 경우 | 법 제66조제1항제10호 | 경 고 |
| 19) 법 제27조제1항을 위반하여 의료인이 아닌 자로 하여금 의료행위를 하게 하거나 의료인이 면허된 것 외의 의료행위를 한 경우 | 법 제66제1항제5호 및 제10호 | 자격정지 3개월 |
| 20) 법 제27조제3항을 위반하여 영리를 목적으로 환자를 의료기관이나 의료인에게 소개 · 알선, 그 밖에 유인하거나 이를 사주하는 행위를 한 경우 | 법 제66조제1항제10호 | 자격정지 2개월 |
| 21) 법 제30조제3항에 따른 보수교육을 받지 아니한 경우 | 법 제66조제1항제10호 | · 1차 위반 : 경고<br>· 2차 위반(1차 처분일부터 2년 이내에 다시 위반한 경우에만 해당한다) : 자격정지 7일 |
| 22) 법 제33조제1항을 위반하여 의료기관을 개설하지 아니하고 의료업을 하거나 의료기관 외에서 의료업을 한 경우, 법 제35조제1항을 위반하여 부속 의료기관을 개설하지 아니하고 의료업을 한 경우, 법 제33조제8항을 위반하여 의료기관을 개설 · 운영한 경우 | 법 제66조제1항제10호 | 자격정지 3개월 |
| 23) 법 제33조제6항을 위반하여 조산원 개설자가 지도의사를 정하지 아니한 경우 | 법 제66조제1항제10호 | 경 고 |
| 24) 삭제 〈2012.8.7〉 | | |
| 25) 삭제 〈2012.8.7〉 | | |
| 26) 삭제 〈2012.8.7〉 | | |
| 27) 삭제 〈2012.8.7〉 | | |
| 28) 법 제66조에 따른 자격정지처분기간 중에 의료행위를 하거나 3회 이상 자격정지처분을 받은 경우 | 법 제65조제1항제2호 | 면허취소 |

| | | |
|---|---|---|
| 29) 법 제77조제2항을 위반하여 전문의의 자격인정을 받지 아니한 자가 전문과목을 표시한 경우 | 법 제66조제1항 제10호 | 경고 |
| 30) 삭제 〈2018. 8. 17.〉 | | |
| 31) 학문적으로 인정되지 아니하는 진료행위를 한 경우 | 법 제66조제1항 제1호 및 영 제32조제1항제1호 | 자격정지 1개월 |
| 32) 비도덕적 진료행위를 한 경우 | 법 제66조제1항 제1호 및 영 제32조제1항제2호 | |
| 가) 진료행위 중 성폭력범죄의 처벌 등에 관한 특례법 제2조제1항제3호의 죄를 범한 경우 | | 자격정지 12개월 |
| 나) 마약류 관리에 관한 법률 제32조제1항을 위반하여 처방전에 따르지 아니하고 마약 또는 향정신성의약품을 투약 또는 제공한 경우 | | 자격정지 3개월 |
| 다) 약사법에 따른 허가나 신고를 받지 않은 의약품을 사용하거나, 변질·오염·손상되었거나 유효기한 또는 사용기한이 지난 의약품을 사용한 경우 | | 자격정지 3개월 |
| 라) 형법 제270조를 위반하여 낙태하게 한 경우 | | 자격정지 1개월 |
| 마) 그 밖의 비도덕적 진료행위를 한 경우 | | 자격정지 1개월 |
| 33) 불필요한 검사·투약·수술 등 과잉진료를 한 경우 | 법 제66조제1항 제1호 및 영 제32조제1항제4호 | 경 고 |
| 34) 부당하게 많은 진료비를 요구한 경우 | 법 제66조제1항 제1호 및 영 제32조제1항제4호 | ·1차 위반 : 자격정지 1개월<br>·2차 위반 : 자격정지 3개월 |
| 35) 진공의 신발 등 직무와 관련하여 부당하게 금품을 수수한 경우 | 법 제66조제1항 제1호 및 영 제32조제1항제5호 | 자격정지 2개월 |
| 36) 의료기관의 개설자가 될 수 없는 자에게 고용되어 의료행위를 한 경우 | 법 제66조제1항 제2호 | 자격정지 3개월 |
| 37) 의료기사가 아닌 자에게 의료기사의 업무를 하게 하거나 의료기사에게 그 업무의 범위를 벗어나게 한 경우 | 법 제66조제1항 제6호 | 자격정지 15일 |

| | | |
|---|---|---|
| 38) 관련 서류를 위조 · 변조하거나 속임수 등 부정한 방법으로 진료비를 거짓 청구한 경우 | 법 제66조제1항 제7호 | 부표와 같음 |

나. 의료기관이 의료법(이하 이 표에서 "법"이라 한다) 및 의료법 시행규칙(이하 이 표에서 "규칙"이라 한다)을 위반한 경우

| 위반사항 | 근거법령 | 행정처분기준 |
|---|---|---|
| 1) 종합병원 · 상급종합병원 · 전문병원이 각각 법 제3조의3제1항, 법 제3조의4제1항 및 법 제3조의5제2항에 따른 요건에 해당하지 아니하게 된 경우 | 법 제63조 | 시정명령 |
| 2) 법 제16조제2항을 위반하여 세탁물을 적법하게 처리하지 아니한 경우 | 법 제63조 | 시정명령 |
| 3) 법 제27조제1항을 위반하여 의료인이나 의료기관 종사자가 무자격자에게 의료행위를 하게 하거나 의료인에게 면허사항 외의 의료행위를 하게 한 경우 | 법 제64조제1항 제2호 | 업무정지 3개월 |
| 4) 법 제33조제2항제3호부터 제5호까지의 규정에 따라 의료기관을 개설한 의료법인 · 비영리법인 · 준정부기관 · 지방의료원 또는 한국보훈복지의료공단이 그 설립허가가 취소되거나 해산된 경우 | 법 제64조제1항 제4호 | 허가취소 또는 폐쇄 |
| 5) 법 제33조제3항 및 제4항에 따른 의료기관의 개설신고 또는 개설허가를 한 날부터 3개월 이내에 정당한 사유 없이 그 업무를 시작하지 아니한 경우 | 법 제64조제1항 제1호 | 허가취소 또는 폐쇄 |
| 6) 법 제33조제5항을 위반하여 신고하거나 허가받지 아니하고 개설장소를 이전하거나 개설신고 한 사항 또는 허가받은 사항을 변경한 경우 | 법 제64조제1항 제5호 | 경 고 |
| 7) 법 제35조제2항을 위반하여 부속 의료기관의 운영에 관하여 정한 사항을 지키지 아니한 경우 | 법 제63조 | 시정명령 |
| 8) 법 제36조를 위반하여 의료기관의 종류에 따른 시설 · 장비의 기준 및 규격, 의료인의 정원, 그 밖에 의료기관의 운영에 관하여 정한 사항을 지키지 아니한 경우 | 법 제63조 | 시정명령 |
| 9) 법 제37조를 위반하여 의료기관에 진단용 방사선 발생장치를 설치 · 운영하면서 다음의 어느 하나에 해당하게 된 경 | 법 제63조 | 시정명령 |

| | | |
|---|---|---|
| 우<br>가) 신고하지 아니하고 설치·운영한 경우<br>나) 안전관리기준에 맞게 설치·운영하지 아니한 경우<br>다) 안전관리책임자를 선임하지 아니한 경우<br>라) 정기적으로 검사와 측정을 받지 아니한 경우<br>마) 종사자에 대한 피폭관리를 실시하지 아니한 경우 | | |
| 10) 법 제40조제1항을 위반하여 휴업한 뒤 신고하지 아니한 경우 | 법 제64조제1항 제5호 | 경 고 |
| 11) 법 제40조제1항을 위반하여 폐업한 뒤 신고하지 아니한 경우 | 법 제64조제1항 제5호 | 허가취소 또는 폐쇄 |
| 12) 법 제40조제2항을 위반하여 진료기록부 등의 이관이나 보관 등의 조치를 아니한 경우 | 법 제64조제1항 제5호 | 경 고 |
| 13) 법 제41조를 위반하여 병원에 당직의료인을 두지 아니한 경우 | 법 제63조 | 시정명령 |
| 14) 법 제42조를 위반하여 의료기관의 명칭 표시를 위반한 경우 | 법 제63조 | 시정명령 |
| 15) 법 제43조를 위반하여 의료기관의 진료과목 표시를 위반한 경우 | 법 제63조 | 시정명령 |
| 16) 법 제45조를 위반하여 다음의 어느 하나에 해당하게 된 경우<br>가) 환자 또는 환자의 보호자에게 비급여 진료비용을 고지하지 아니한 경우<br>나) 제증명수수료의 비용을 게시하지 아니한 경우<br>다) 비급여 진료비용의 고지 방법을 위반하거나 제증명수수수료 비용의 게시 방법을 위반한 경우<br>라) 고지·게시한 금액을 초과하여 징수한 경우 | 법 제63조 | 시정명령 |
| 17) 법 제46조를 위반하여 다음의 어느 하나에 해당하게 된 경우<br>가) 선택진료에 관한 규칙 제4조제1항을 위반하여 선택진료 담당 의사 등을 지정한 경우<br>나) 선택진료에 관한 규칙 제4조제2항 각 호에 해당하는 자를 선택진료 담당 의사 등으로 지정한 경우<br>다) 선택진료에 관한 규칙 제4조제3항을 | 법 제63조 | 시정명령 |

| | | |
|---|---|---|
| 위반하여 추가비용을 징수하지 아니하는 의사 등을 진료과목별로 1명 이상 두지 아니하거나 보건복지부장관이 지정하여 고시하는 필수진료과목에 전 진료시간 동안 추가비용을 징수하지 아니하는 의사 등을 1명 이상 두지 아니하는 경우 | | |
| 라) 선택진료에 관한 규칙 제6조를 위반하여 선택진료의료기관의 장이 안내문을 게시 또는 비치하지 아니하거나 선택진료 신청서의 사본을 발급해 주지 아니하는 경우 | | |
| 마) 선택진료에 관한 규칙 제7조를 위반하여 선택진료의료기관의 장이 신청서 등의 서류를 보존기간까지 보존하지 아니한 경우 | | |
| 바) 선택진료에 관한 규칙 제8조를 위반하여 선택진료 담당 의사 등의 지정내용 등을 건강보험심사평가원장에게 통보하지 아니한 경우 | | |
| 18) 법 제46조제1항 후단을 위반하여 특별한 사유 없이 환자 또는 그 보호자의 선택진료 요청을 거부한 경우 | 법 제63조 | 시정명령 |
| 19) 법 제46조제2항을 위반하여 선택진료를 받는 환자 또는 그 보호자의 선택진료의 변경 또는 해지 요청에 따르지 아니한 경우 | 법 제63조 | 시정명령 |
| 20) 법 제56조제2항(제7호와 제9호는 제외한다)을 위반하여 의료광고를 한 경우 | 법 제64조제1항제5호 | 업무정지 1개월 |
| 21) 법 제56조제2항제9호를 위반하여 의료광고의 내용 및 방법 등에 대하여 사전에 보건복지부장관의 심의를 받지 아니하거나 심의받은 내용과 다른 내용의 광고를 한 경우 | 법 제64조제1항제5호 | · 1차 위반 : 경고<br>· 2차 위반 : 업무정지 15일<br>· 3차 위반 : 업무정지 1개월 |
| 22) 법 제56조제3항(제56조제2항제7호를 포함한다)을 위반하여 거짓된 내용의 광고를 한 경우 | 법 제64조제1항제5호 | 업무정지 2개월 |
| 23) 법 제56조제3항(제56조제2항제7호를 포함한다)을 위반하여 과장된 내용의 광고를 한 경우 | 법 제64조제1항제5호 | 업무정지 1개월 |
| 24) 법 제56조제4항을 위반하여 의료광고를 한 경우 | 법 제64조제1항제5호 | 업무정지 1개월 |

| | | |
|---|---|---|
| 25) 법 제59조에 따른 명령을 이행하지 아니하거나 정당한 사유 없이 그 명령을 거부한 경우 | 법 제64조제1항 제3호 | 업무정지 15일 |
| 26) 법 제61조에 따른 보고명령을 이행하지 아니하거나 관계 공무원의 검사 등을 거부한 경우 | 법 제64조제1항 제3호 | |
| 가) 법 제33조제2항제10항 위반 여부에 관한 조사임을 명시한 경우 | | 업무정지 6개월 |
| 나) 가)에 해당하는 경우를 재외한 경우 | | 업무정지 15일 |
| 27) 법 제63조에 따른 명령을 위반하거나 그 명령을 이행하지 아니한 경우 | 법 제64조제1항 제3호 및 제6호 | 업무정지 15일 |
| 28) 약사법 제24조제2항을 위반하여 담합행위를 한 경우 | 법 제64조제1항 제7호 | · 1차 위반 : 업무정지 1개월<br>· 2차 위반(1차 처분일부터 2년 이내에 다시 위반한 경우에만 해당한다) : 업무정지 3개월<br>· 3차 위반(2차 처분일부터 2년 이내에 다시 위반한 경우에만 해당한다) : 허가취소 또는 폐쇄 |
| 29) 의료기관의 개설자가 거짓으로 진료비를 청구하여 금고 이상의 형을 선고받아 그 형이 확정된 경우 | 법 제64조제1항 제8호 | 허가취소 또는 폐쇄 |

다. 의료기사·보건의료정보관리사 및 안경사(이하 이 표에서 "의료기사등"이라 한다)가 의료기사 등에 관한 법률(이하 이 표에서 "법"이라 한다) 및 의료기사 등에 관한 법률 시행령(이하 이 표에서 "영"이라 한다)을 위반한 경우

| 위반사항 | 근거법령 | 행정처분기준 |
|---|---|---|
| 1) 의료기사등의 업무범위를 벗어나는 행위를 한 경우 | 법 제22조제1항 제1호 및 영 제13조제1호 | |
| 가) 의사 또는 치과의사의 지시에 따라 업무범위를 벗어나는 행위를 한 경우 | | 자격정지 15일 |
| 나) 의사 또는 치과의사의 지시에 따르지 아니하고 업무범위를 벗어나는 행위를 한 경우 | | 자격정지 3개월 |
| 2) 의료기사등의 업무를 하면서 학문적으로 인정되지 아니하거나 윤리적으로 허용되지 아니하는 방법으로 한 경우 | 법 제22조제1항 제1호 및 영제13조제3호 | 자격정지 1개월 |
| 3) 의료기사등의 업무를 하면서 검사결과를 사실과 다르게 판시한 경우 | 법 제22조제1항 제1호 및 영 제13조제4호 | 자격정지 2개월 |
| 4) 의료기사가 의사 또는 치과의사의 지도를 받지 아니하고 업무를 한 경우 | 법 제22조제1항 제1호 및 영 제13조제2호 | 자격정지 2개월 |

| | | |
|---|---|---|
| 5) 법 제5조제1호부터 제4호까지의 규정에 해당하게 된 경우 | 법 제21조제1항 제1호 | 면허취소 |
| 6) 법 제9조제3항을 위반하여 타인에게 의료기사등의 면허증을 빌려준 경우 | 법 제21조제1항 제3호 | 면허취소 |
| 7) 법 제10조를 위반하여 의료기사등이 그 업무상 알게 된 비밀을 누설하여 선고유예의 판결을 받거나 벌금형의 선고를 받은 경우 | 법 제22조제1항 제3호 | 자격정지 2개월 |
| 8) 법 제11조를 위반하여 의료기사등이 그 실태와 취업상황을 신고하지 아니한 경우 | 법 제22조제1항 제3호 | 경 고 |
| 9) 법 제12조제3항을 위반하여 안경사가 안경업소 개설등록을 하지 아니하고 그 업무를 한 경우 | 법 제22조제1항 제3호 | 자격정지 3개월 |
| 10) 법 제14조제2항을 위반하여 영리를 목적으로 특정 안경업소 또는 안경사에게 고객을 알선·소개 또는 유인하는 행위를 한 경우 | 법 제22조제1항 제3호 | 자격정지 2개월 |
| 11) 법 제15조제1항을 위반하여 치과기공소 또는 안경업소의 개설자가 보고명령을 이행하지 아니하거나 검사를 거부·기피 또는 방해한 경우 | 법 제22조제1항 제3호 | 자격정지 15일 |
| 12) 법 제20조에 따른 보수교육을 받지 아니한 경우 | 법 제22조제1항 제3호 | · 1차 위반 : 경고<br>· 2차 위반(1차 처분일부터 2년 이내에 다시 위반한 경우에만 해당한다) : 자격정지 7일 |
| 13) 법 제22조제1항에 따른 면허자격정지기간 중에 의료기사등의 업무를 하거나 3회 이상 면허자격정지처분을 받은 경우 | 법 제21조제1항 제4호 | 면허취소 |
| 14) 치과기공소 또는 안경업소의 개설자가 될 수 없는 사람에게 고용되어 치과기공사 또는 안경사의 업무를 한 경우 | 법 제22조제1항 제2호 | 자격정지 3개월 |
| 15) 치과기공사가 치과진료를 행하는 의료기관이나 법 제11조의2제3항에 따라 등록한 치과기공소가 아닌 곳에서 치과기공사의 업무를 하거나 법 제11조의2 제3항을 위반하여 개설등록을 하지 아니하고 치과기공소를 개설·운영한 경우 | 법 제22조제1항 제2호의2 및 제2호의3 | 자격정지 3개월 |
| 16) 법 제11조의3제1항을 위반하여 치과의사가 발행하는 치과기공물제작의뢰서에 따르지 아니하고 치과기공물제작등 업무를 한 경우 | 법 제21조제1항 제3호의2 | 면허취소 |

| | | |
|---|---|---|
| 17) 법 제11조의3제2항을 위반하여 치과기공물제작의뢰서를 보존하지 아니한 경우 | 법 제22조제1항 제2호의4 | 자격정지 1개월 |
| 18) 법 제11조의3제3항을 위반하여 치과기공물 제작의뢰를 한 치과의사의 확인에 응하지 아니한 때 | 법 제22조제1항 제2호의5 | 자격정지 15일 |

라. 치과기공소 또는 안경업소가 의료기사 등에 관한 법률(이하 이 표에서 "법"이라 한다)을 위반한 경우

| 위반사항 | 근거법령 | 행정처분기준 |
|---|---|---|
| 1) 법 제11조의2제2항 또는 제12조제2항을 위반하여 2개 이상의 치과기공소 또는 안경업소를 개설한 경우 | 법 제24조제1항 제1호 | 등록취소 |
| 2) 법 제11조의2제4항 또는 제12조제4항에 따른 시설 및 장비를 갖추지 아니한 경우 | 법 제23조 | 시정명령 |
| 3) 법 제13조를 위반하여 치과기공소 또는 안경업소의 개설자가 폐업을 하거나 등록사항을 변경한 후 신고하지 아니한 경우 | 법 제23조 | 시정명령 |
| 4) 법 제13조를 위반하여 치과기공소 또는 안경업소의 개설자가 폐업신고를 하지 아니하여 시정명령을 받고도 시정하지 아니한 경우 | 법 제24조제1항 제6호 | 등록취소 |
| 5) 법 제14조제1항을 위반하여 치과기공소 또는 안경업소가 거짓 광고를 한 경우 | 법 제24조제1항 제2호 | 영업정지 2개월 |
| 6) 법 제14조제1항을 위반하여 치과기공소 또는 안경업소가 과대 광고를 한 경우 | 법 제24조제1항 제2호 | 영업정지 1개월 |
| 7) 법 제23조에 따른 시정명령을 받고도(폐업신고를 하지 아니하여 시정명령을 받은 경우는 제외한다) 시정하지 아니한 경우 | 법 제24조제1항 제6호 | 영업정지 15일 |
| 8) 치과기공사 또는 안경사의 면허가 없는 자로 하여금 치과기공사의 업무를 하게 하거나 안경의 조제 및 판매를 하게 한 경우 | 법 제24조제1항 제3호 및 제5호 | 영업정지 3개월 |
| 9) 영업정지처분을 받은 치과기공소 또는 안경업소의 개설자가 영업정지기간 중에 영업을 계속한 경우 | 법 제24조제1항 제4호 | 등록취소 |

**[부표 1]**

## 진료비를 거짓청구한 경우의 처분기준

(단위 : 월)

| 월평균 거짓청구금액 | | 거짓청구비율 | | | | | |
|---|---|---|---|---|---|---|---|
| 의료기관 | 보건의료원,보건원,<br>보건지소,<br>보건진료소 | 0.5%<br>이상<br>1% 미만 | 1% 이상<br>2% 미만 | 2% 이상<br>3% 미만 | 3% 이상<br>4% 미만 | 4% 이상<br>5% 미만 | 5% 이상 |
| 12만원 미만 | 4만원 미만 | - | - | 1 | 2 | 3 | 4 |
| 12만원 이상<br>20만원 미만 | 4만원 이상<br>7만원 미만 | - | 1 | 2 | 3 | 4 | 5 |
| 20만원 이상<br>40만원 미만 | 7만원 이상<br>10만원 미만 | 1 | 2 | 3 | 4 | 5 | 6 |
| 40만원 이상<br>160만원 미만 | 10만원 이상<br>20만원 미만 | 2 | 3 | 4 | 5 | 6 | 7 |
| 160만원 이상<br>700만원 미만 | 20만원 이상<br>35만원 미만 | 3 | 4 | 5 | 6 | 7 | 8 |
| 700만원 이상<br>2,500만원 미만 | 35만원 이상<br>50만원 미만 | 4 | 5 | 6 | 7 | 8 | 9 |
| 2,500만원 이상 | 50만원 이상 | 5 | 6 | 7 | 8 | 9 | 10 |

[비고] 1. 월평균 거짓청구금액은 조사의 대상이 된 기간 동안 관련 서류를 위조・변조하거나 거짓 또는 그 밖의 부정한 방법으로 국민건강보험공단 또는 의료보장기관에 진료급여비용을 거짓으로 청구한 금액과 가입자・피부양자 또는 수급권자에게 본인부담액을 거짓으로 청구한 금액을 합산한 금액을 조사의 대상이 된 기간의 월수로 나눈 금액으로 한다.

2. 거짓청구비율(%)은 (총 거짓청구금액/진료급여비용총액)×100으로 산출한다. 다만, 총 거짓청구금액은 확정되었으나 진료급여비용총액을 산출할 수 없는 경우에는 총 거짓청구금액을 기준으로 처분하되, 그 행정처분기준은 다음 표와 같다.

| 총 거짓청구금액 | 행정처분기준 |
|---|---|
| 2,500만원 이상 | 자격정지 10개월 |
| 1,700만원 이상 ~ 2,500만원 미만 | 자격정지 9개월 |
| 1,200만원 이상 ~ 1,700만원 미만 | 자격정지 8개월 |
| 800만원 이상 ~ 1,200만원 미만 | 자격정지 7개월 |
| 550만원 이상 ~ 800만원 미만 | 자격정지 6개월 |
| 350만원 이상 ~ 550만원 미만 | 자격정지 5개월 |
| 200만원 이상 ~ 350만원 미만 | 자격정지 4개월 |
| 100만원 이상 ~ 200만원 미만 | 자격정지 3개월 |
| 30만원 이상 ~ 100만원 미만 | 자격정지 2개월 |
| 30만원 미만 | 자격정지 1개월 |

3. 진료급여비용 총액은 조사의 대상이 된 기간 동안 건강보험심사평가원이나 근로복지공단에서 심사・결정하여 국민건강보험공단 또는 의료보장기관에 통보한 진료급여비용을 모두 합산한 금액으로 한다.

[부표 2] 〈신설 2013. 3. 29〉

## 부당한 경제적 이익등을 받은 경우의 행정처분기준

| 위반차수 | 수수액 | 행정처분기준 |
|---|---|---|
| 1차 | 2,500만원 이상 | 자격정지 12개월 |
| | 2,000만원 이상 ~ 2,500만원 미만 | 자격정지 10개월 |
| | 1,500만원 이상 ~ 2,000만원 미만 | 자격정지 8개월 |
| | 1,000만원 이상 ~ 1,500만원 미만 | 자격정지 6개월 |
| | 500만원 이상 ~ 1,000만원 미만 | 자격정지 4개월 |
| | 300만원 이상 ~ 500만원 미만 | 자격정지 2개월 |
| | 300만원 미만 | 경고 |
| 2차 | 2,500만원 이상 | 자격정지 12개월 |
| | 2,000만원 이상 ~ 2,500만원 미만 | 자격정지 12개월 |
| | 1,500만원 이상 ~ 2,000만원 미만 | 자격정지 10개월 |
| | 1,000만원 이상 ~ 1,500만원 미만 | 자격정지 8개월 |
| | 500만원 이상 ~ 1,000만원 미만 | 자격정지 6개월 |
| | 300만원 이상 ~ 500만원 미만 | 자격정지 4개월 |
| | 300만원 미만 | 자격정지 1개월 |
| 3차 | 2,500만원 이상 | 자격정지 12개월 |
| | 2,000만원 이상 ~ 2,500만원 미만 | 자격정지 12개월 |
| | 1,500만원 이상 ~ 2,000만원 미만 | 자격정지 12개월 |
| | 1,000만원 이상 ~ 1,500만원 미만 | 자격정지 12개월 |
| | 500만원 이상 ~ 1,000만원 미만 | 자격정지 8개월 |
| | 300만원 이상 ~ 500만원 미만 | 자격정지 6개월 |
| | 300만원 미만 | 자격정지 3개월 |
| 4차 이상 | - | 자격정지 12개월 |

# 의료기관세탁물 관리 규칙

[일부개정 2021. 8. 11. 보건복지부령 제822호]

**제1조 (목적)** 이 규칙은 의료법 제16조제2항 및 제3항에 따라 의료기관(병상을 갖춘 의료기관을 말한다. 이하 같다)에서 발생하는 세탁물의 처리 방법, 의료기관세탁물 처리업의 신고, 그 밖에 세탁물의 관리에 관하여 필요한 사항을 규정함을 목적으로 한다.

**제2조 (정의)** 이 규칙에서 사용하는 용어의 뜻은 다음과 같다.

1. "의료기관세탁물"이란 의료기관에 종사하는 자와 진료받는 환자가 사용하는 것으로서 세탁 과정을 거쳐 재사용할 수 있는 다음 각 목의 세탁물(이하 "세탁물"이라 한다)을 말한다.〈개정 2021. 8. 11〉
   가. 침구류 : 이불, 담요, 시트, 베개, 베갯잇 등
   나. 의류 : 의류 : 환자복, 신생아복, 근무복(수술복, 가운 등 환자와 접촉하는 의료기관 종사자가 근무 중 착용하는 의류를 말한다) 등
   다. 기타 : 수술포, 기계포, 마스크, 모자, 수건, 기저귀, 커텐, 씌우개류, 수거자루 등
2. "오염세탁물"이란 세탁물 중 전염성 물질에 오염되었거나 오염될 우려가 있는 다음 각 목의 세탁물을 말한다.
   가. 감염병의 예방 및 관리에 관한 법률에 따른 감염병환자가 사용한 세탁물과 감염성 병원균에 오염될 우려가 있는 세탁물
   나. 환자의 피·고름·배설물·분비물 등에 오염된 세탁물
   다. 동물실험 시 감염증에 걸린 동물의 배설물 또는 분비물에 오염된 세탁물
   라. 그 밖에 감염성 병원균에 오염된 세탁물
3. "기타세탁물"이란 세탁물 중 오염세탁물 외의 세탁물을 말한다.
4. "일반세탁물"이란 의료기관세탁물 외의 세탁물을 말한다.

**제3조 (세탁물의 보관 및 운반 기준)** 의료기관과 시장·군수·구청장(자치구의 구청장을 말한다. 이하 같다)에게 의료기관세탁물 처리업 신고를 한 자(이하 "처리업자"라 한다)는 별표의 세탁물의 보관 및 운반 기준에 따라 세탁물을 보관하고 운반하여야 한다.

**제4조 (세탁물의 처리)** ① 의료기관은 다음 각 호의 어느 하나의 방법으로 세탁물을 처리하여야 한다.

1. 제6조제1항의 시설 기준에 맞는 세탁물 처리시설에서 자체 처리
2. 처리업자에게 위탁 처리

② 처리업자는 제1항제2호에 따라 의료기관으로부터 위탁받은 세탁물을 재위탁하여서

는 아니 된다. 다만, 정전·단수·기계고장 등의 사유로 위탁받은 세탁물을 기한까지 처리할 수 없는 경우에는 시장·군수·구청장에게 신고한 후 다른 처리업자에게 재위탁하여 처리할 수 있다.

③ 의료기관과 처리업자는 오염세탁물을 간염병의 예방 및 관리에 관한 법률 시행규칙 별표 6에 따른 증기소독, 끓는물 소독 또는 약물소독 방법으로 소독한 후 세탁하여야 한다.

④ 의료기관과 처리업자는 별표 2의 세탁물의 처리 기준에 따라 세탁물을 처리하여야 한다.

**제5조 (세탁금지 세탁물)** 의료기관은 다음 각 호의 세탁물을 재사용의 목적으로 세탁하거나 처리업자에게 처리를 위탁하여서는 안 된다.

1. 피·고름이 묻은 붕대 및 거즈
2. 마스크·수술포 등 일회용 제품류
3. 바이러스성 출혈열[에볼라바이러스병, 마버그열, 라싸열, 크리미안콩고출혈열, 남아메리카출혈열 및 리프트밸리열의 경우만 해당한다] 환자의 혈액이나 체액으로 오염된 세탁물〈개정 2021. 8. 11〉
4. 크로이츠펠트-야콥병(CJD) 및 변종크로이츠펠트-야콥병(vCJD) 확진 또는 의심환자의 중추신경계 조직으로 오염된 세탁물

**제6조 (시설 기준)** ① 의료기관은 세탁물을 처리업자에게 전량 위탁하여 처리할 경우 외에는 별표 3의 의료기관의 세탁물 처리시설 및 장비 기준에 맞는 세탁물 처리시설과 장비를 갖추어야 한다.

② 처리업자는 별표 4의 세탁물 처리업자의 시설 및 장비 기준에 맞는 세탁물 처리시설과 장비를 갖추어야 한다.

**제7조 (처리업의 신고 등)** ① 의료기관세탁물 처리업을 하려는 자는 별지 제1호서식의 의료기관세탁물 처리업 신고서에 다음 각 호의 서류를 첨부하여 시장·군수·구청장에게 제출하여야 한다.

1. 별표 4에 따른 시설 및 장비 명세서
2. 작업장 평면도(기계·기구의 배치 내용을 포함한다)

② 시장·군수·구청장은 제1항에 따른 신고를 받은 경우에는 7일 이내에 신고내용을 확인한 후 별지 제2호서식의 의료기관세탁물 처리업 신고증명서를 그 신고인에게 발급하여야 한다.

③ 제1항에 따라 처리업자로 신고를 한 자가 그 신고사항 중 다음 각 호의 사항을 변

경하려는 경우에는 별지 제1호서식의 의료기관세탁물 처리업 변경신고서에 의료기관세탁물 처리업 신고증명서와 변경사항을 확인할 수 있는 서류를 첨부하여 시장 · 군수 · 구청장에게 제출하여야 한다.

1. 대표자 또는 상호
2. 시설 및 장비에 관한 사항 중 다음 각 목의 사항
   가. 작업장 면적의 증감
   나. 중요 세탁기기의 증감
   다. 소독시설의 변경
3. 영업장 소재지

④ 제3항에 따른 신고를 받은 시장 · 군수 · 구청장은 이를 확인하고 그 내용을 별지 제2호서식의 의료기관세탁물 처리업 신고증명서의 뒷면에 적어야 한다.

⑤ 제1항에 따라 처리업자로 신고한 자가 그 영업을 휴업 · 재개업 · 폐업하려는 경우에는 별지 제2호의2서식의 신고서를 시장 · 군수 · 구청장에게 제출하여야 한다.

**제8조 (감염 예방 교육)** ① 의료기관과 처리업자는 세탁물 처리업무에 종사하는 사람에게 연 4시간 이상 다음 각 호의 내용이 포함된 감염 예방에 관한 교육(인터넷 교육 등을 포함한다)을 해야 한다.〈신설 2021. 8. 11〉

1. 손 위생 방법
2. 개인보호장비의 사용방법
3. 세탁물 취급 시 주의사항
4. 소독약품 사용 시 주의사항
5. 세탁물 처리시설 및 장비의 위생관리 방법

③ 의료기관과 처리업자가 제1항에 따른 교육을 할 수 없다고 인정할 때에는 시장 · 군수 · 구청장은 보건소장이나 관련 단체로 하여금 그 교육을 하게 할 수 있다.

**제9조 (세탁물 처리실적 제출)** 의료기관이나 처리업자는 별지 제3호서식의 의료기관세탁물 처리실적보고서나 별지 제4호서식의 세탁물 처리업자 세탁물 처리실적 보고서를 매년 1월 20일까지 시장 · 군수 · 구청장에게 각각 제출하여야 한다.

**제10조 (대장의 작성 · 비치)** ① 의료기관은 다음 각 호의 어느 하나의 서류를 작성하여 갖추어 두어야 한다.

1. 별지 제5호서식의 세탁물 자체처리대장
2. 별지 제6호서식의 세탁물 위탁처리대장

② 처리업자는 별지 제7호서식의 세탁물 수탁처리대장을 갖추어 두어야 한다.

③ 제1항과 제2항의 서류는 3년간 보존하여야 한다.

**제11조 (지도 및 보고)** 시장·군수·구청장은 세탁물을 위생적으로 관리하기 위하여 필요하다고 인정하면 의료기관이나 처리업자에 대하여 필요한 보고를 하게 하거나 관계 공무원으로 하여금 지도·점검하게 할 수 있다.

**제12조 (규제의 재검토)** 보건복지부장관은 제8조에 따른 감염 예방 교육에 대하여 2014년 1월 1일을 기준으로 3년마다(매 3년이 되는 해의 1월 1일 전까지를 말한다) 그 타당성을 검토하여 개선 등의 조치를 하여야 한다.〈개정 2015. 1. 5〉

② 보건복지부장관은 다음 각 호의 사항에 대하여 다음 각 호의 기준일을 기준으로 2년마다(매 2년이 되는 해의 기준일과 같은 날 전까지를 말한다) 그 타당성을 검토하여 개선 등의 조치를 하여야 한다.〈신설 2015. 1. 5〉

1. 제5조에 따른 세탁금지 세탁물 : 2015년 1월 1일
2. 제6조 및 별표 3에 따른 시설 기준 : 2015년 1월 1일

## 부칙

**제1조(시행일)** 이 규칙은 공포한 날부터 시행한다.

**제2조(감염 예방 교육에 관한 경과조치)** 이 규칙 시행 전에 종전의 제8조제1항에 따라 감염 예방에 관한 교육을 실시한 의료기관과 처리업자는 제8조제1항의 개정규정에 따라 감염 예방에 관한 교육을 실시한 것으로 본다.

# 전문간호사 자격인정 등에 관한 규칙

[개정 2022. 4. 19. 보건복지부령 제881호]

제1조 (목적) 이 규칙은 의료법 제78조에 따라 전문간호사의 자격 구분, 자격 기준, 자격시험, 자격증, 업무범위 그 밖에 자격인정에 관하여 필요한 사항을 규정함을 목적으로 한다.

제2조 (자격구분) 전문간호사 자격은 보건 · 마취 · 정신 · 가정 · 감염관리 · 산업 · 응급 · 노인 · 중환자 · 호스피스 · 종양 · 임상 및 아동분야로 구분한다.

제3조 (업무 범위) 전문간호사는 의료법 제78조제3항에 따라 다음 각 호의 구분에 따른 분야별 업무 범위에서 해당 업무를 수행하여야 한다.〈신설 2022. 4. 19〉

1. 보건
   가. 처치 · 주사 등 보건 진료에 필요한 업무 중 의사, 치과의사 또는 한의사의 지도하에 수행하는 업무
   나. 보건전문간호 제공을 위한 협력과 조정
   다. 보건전문간호 분야의 교육, 상담, 관리 및 연구 등 전문성 향상
   라. 그 밖에 지역사회 질병 예방, 보건교육, 건강 증진을 위한 활동 등 보건전문간호에 필요한 업무
2. 마취
   가. 처치 · 주사 등 마취환자 진료에 필요한 업무 중 의사 또는 치과의사의 지도하에 수행하는 업무
   나. 마취전문간호 제공을 위한 협력과 조정
   다. 마취전문간호 분야의 교육, 상담, 관리 및 연구 등 전문성 향상
   라. 그 밖에 마취 준비, 마취 후 회복 관리 등 마취전문간호에 필요한 업무
3. 정신
   가. 처치 · 주사 등 정신질환자 진료에 필요한 업무 중 의사 또는 한의사의 지도하에 수행하는 업무
   나. 정신전문간호 제공을 위한 협력과 조정
   다. 정신전문간호 분야의 교육, 상담, 관리 및 연구 등 전문성 향상
   라. 그 밖에 정신질환자 등에 대한 간호, 환자 · 가족 · 지역사회 등의 정신건강 증진을 위한 활동 등 정신전문간호에 필요한 업무
4. 가정
   가. 의료법 시행규칙 제24조에 따른 가정간호

나. 가정전문간호 제공을 위한 협력과 조정
다. 가정전문간호 분야의 교육, 상담, 관리 및 연구 등 전문성 향상
라. 그 밖에 환자의 간호요구에 대한 관찰 등 가정전문간호에 필요한 업무

5. 감염관리
가. 처치 · 주사 등 감염관리 진료에 필요한 업무 중 의사, 치과의사 또는 한의사의 지도하에 수행하는 업무
나. 감염관리전문간호 제공을 위한 협력과 조정
다. 감염관리전문간호 분야의 교육, 상담, 관리 및 연구 등 전문성 향상
라. 그 밖에 감염 예방 · 감시 · 관리, 감염관리 교육 등 감염관리전문간호에 필요한 업무

6. 산업
가. 처치 · 주사 등 산업보건 진료에 필요한 업무 중 의사, 치과의사 또는 한의사의 지도하에 수행하는 업무
나. 산업전문간호 제공을 위한 협력과 조정
다. 산업전문간호 분야의 교육, 상담, 관리 및 연구 등 전문성 향상
라. 그 밖에 근로자 건강관리, 산업재해 예방, 작업환경 개선 등 산업전문간호에 필요한 업무

7. 응급
가. 처치 · 주사 등 응급환자 진료에 필요한 업무 중 의사의 지도하에 수행하는 업무
나. 응급전문간호 제공을 위한 협력과 조정
다. 응급전문간호 분야의 교육, 상담, 관리 및 연구 등 전문성 향상
라. 그 밖에 응급환자 중증도 분류, 응급환자에 대한 처치 · 관리 등 응급전문간호에 필요한 업무

8. 노인
가. 처치 · 주사 등 노인환자 진료에 필요한 업무 중 의사, 치과의사 또는 한의사의 지도하에 수행하는 업무
나. 노인전문간호 제공을 위한 협력과 조정
다. 노인전문간호 분야의 교육, 상담, 관리 및 연구 등 전문성 향상
라. 그 밖에 노인 질환 관리 및 건강 증진에 필요한 활동 등 노인전문간호에 필요한 업무

9. 중환자
가. 처치 · 주사 등 중환자 진료에 필요한 업무 중 의사의 지도하에 수행하는 업무
나. 중환자전문간호 제공을 위한 협력과 조정
다. 중환자전문간호 분야의 교육, 상담, 관리 및 연구 등 전문성 향상

라. 그 밖에 중환자 상태 변화의 감시 등 중환자전문간호에 필요한 업무

10. 호스피스

가. 처치·주사 등 호스피스 진료에 필요한 업무 중 의사 또는 한의사의 지도하에 수행하는 업무

나. 호스피스전문간호 제공을 위한 협력과 조정

다. 호스피스전문간호 분야의 교육, 상담, 관리 및 연구 등 전문성 향상

라. 그 밖에 호스피스 전환기 환자 관리 및 임종 간호, 환자 가족을 위한 상담 등 호스피스전문간호에 필요한 업무

11. 종양

가. 처치·주사 등 종양환자 진료에 필요한 업무 중 의사, 치과의사 또는 한의사의 지도하에 수행하는 업무

나. 종양전문간호 제공을 위한 협력과 조정

다. 종양전문간호 분야의 교육, 상담, 관리 및 연구 등 전문성 향상

라. 그 밖에 종양 환자의 증상 관리, 암 생존자 관리 등 종양전문 간호에 필요한 업무

12. 임상

가. 처치·주사 등 임상 진료에 필요한 업무 중 의사, 치과의사 또는 한의사의 지도하에 수행하는 업무

나. 임상전문간호 제공을 위한 협력과 조정

다. 임상전문간호 분야의 교육, 상담, 관리 및 연구 등 전문성 향상

라. 그 밖에 질환·합병증 등 임상증상 수집, 치료를 위한 간호 등 임상전문간호에 필요한 업무

13. 아동

가. 처치·주사 등 아동 환자 진료에 필요한 업무 중 의사, 치과의사 또는 한의사의 지도하에 수행하는 업무

나. 아동전문간호 제공을 위한 협력과 조정

다. 아동전문간호 분야의 교육, 상담, 관리 및 연구 등 전문성 향상

라. 그 밖에 아동·가족의 건강력 수집, 아동의 건강문제 관리 및 건강증진을 위한 간호 등 아동전문간호에 필요한 업무

**제4조 (전문간호사 교육과정)** ① 의료법 제78조 제2항 제1호에 따라 전문간호사 교육과정은 보건복지부장관이 지정하는 전문간호사 교육기관이 실시하고 그 교육기간은 2년 이상으로 한다.〈개정 2022. 4. 19〉

② 전문간호사 교육과정을 신청할 수 있는 자는 교육을 받기 전 10년 이내에 별표 1에

따른 해당분야의 기관에서 3년 이상 간호사로서의 실무경력이 있는 자로 한다.

③ 보건복지부장관은 전문간호사 교육과정을 체계적·효율적으로 실시하기 위하여 필요하다고 인정하는 경우에는 제1항에 따른 전문간호사 교육과정 관리 업무의 일부를 간호 분야에 전문성을 갖춘 기관으로서 보건복지부장관이 지정하는 기관으로 하여금 대행하게 할 수 있다.〈신설 2022. 4. 19〉

**제5조 (교육기관 지정의 기준 및 절차)** ① 제4조제1항에 따른 전문간호사 교육기관으로 지정받을 수 있는 기관은 다음 각 호의 어느 하나의 기관으로서 별표 2의 전문간호사 교육기관 지정기준에 맞아야 한다.

1. 대학원 과정을 두고 있는 간호학과가 있는 대학
2. 간호학 전공이 있는 특수대학원 또는 전문대학원

② 제1항에 따른 전문간호사 교육기관으로 지정받으려는 자는 별지 제1호서식의 전문간호사 교육기관 지정 신청서에 다음 각 호의 서류를 첨부하여 보건복지부장관에게 제출하여야 한다.

1. 교수요원(전공전임교수 및 실습지도 겸직교수)의 성명과 이력이 적혀 있는 서류
2. 실습협약기관 현황 및 협약 약정서
3. 교육계획서 및 교과과정표
4. 해당 전문간호사 교육과정에 사용되는 시설 및 장비 현황

③ 보건복지부장관은 제2항에 따른 신청이 있는 경우 제1항의 지정기준에 맞다고 인정하면 전문간호사 교육기관으로 지정하고, 별지 제2호서식의 전문간호사 교육기관 지정서를 발급하여야 한다.

**제6조 (교육생 정원)** ① 보건복지부장관은 제5조제3항에 따라 전문간호사 교육기관을 지정하는 경우에는 제2조에 따른 분야(이하 "전문분야"라 한다)별로 교육생 정원을 정하여 지정하여야 한다.

② 전문간호사 교육기관의 장은 제1항에 따라 정하여진 전문분야별 교육생 정원을 변경하려는 경우에는 별지 제3호서식의 정원변경 신청서에 제5조제2항 각 호의 서류를 첨부하여 보건복지부장관에게 제출하여야 한다.

③ 보건복지부장관은 제2항의 정원변경 신청이 있는 경우 제5조제1항의 지정기준에 맞다고 인정하면 정원변경을 승인하고 지정서를 재발급하여야 한다.

**제7조 (전문간호사 교육과정의 과목 및 수료증 발급)** ① 전문간호사 교육과정의 과목은 공통과목, 전공이론과목 및 전공실습과목으로 구분하고, 과목별 이수학점 기준은 별표 3과 같다.

② 전문간호사 교육기관의 장은 전문간호사 교육과정을 마친 자에게 별지 제4호서식의 수료증을 발급하여야 한다.

**제7조의2 (전문간호사 교육생 모집현황 및 수료현황 보고)** ① 전문간호사 교육기관의 장은 교육과정 등록마감일부터 30일 이내에 별지 제4호의2서식의 전문간호사 교육생 모집현황 보고서에 전문과목별 교육생 명단 각 1부를 첨부하여 보건복지부장관에게 제출하여야 한다.

② 전문간호사 교육기관의 장은 전문간호사 교육과정 수료일부터 30일 이내에 별지 제4호의3서식의 전문간호사 교육생 수료현황 보고서에 전문과목별 수료생 명단 각 1부를 첨부하여 보건복지부장관에게 제출하여야 한다.

**제7조의3 (지정취소 등)** 보건복지부장관은 제5조제3항에 따라 전문간호사 교육기관으로 지정받은 기관이 다음 각 호의 어느 하나에 해당하면 지정을 취소하거나 시정을 명할 수 있다. 이 경우 지정을 취소하려면 청문을 하여야 한다.

1. 제5조제1항에 따른 전문간호사 교육기관의 지정기준에 미달된 경우
2. 제5조제1항에 따른 전문분야별 교육생 정원을 초과하여 교육생을 선발한 경우

**제8조 (자격시험의 시행 및 공고)** ① 보건복지부장관은 매년 1회 이상 자격시험을 시행하여야 한다. 다만, 의료인력 수급 등을 고려하여 시험을 시행하는 것이 적절하지 아니하다고 인정하는 경우에는 해당 전문분야에 한정하여 자격시험을 시행하지 아니할 수 있다.

② 보건복지부장관은 자격시험의 실시와 관리를 보건복지부장관이 지정하는 기관으로 하여금 대행하게 한다.

③ 제2항에 따라 자격시험을 실시하는 자격시험관리기관은 보건복지부장관의 승인을 받아 자격시험의 일시, 시험장소, 시험과목, 시험방법, 응시원서, 서류접수 및 응시수수료의 반환기준 등 시험을 시행하는 데에 필요한 사항을 정하고 이를 시험 실시 30일 전까지 일간신문, 관보, 인터넷 홈페이지나 그 밖의 효과적인 방법으로 공고해야 한다.〈개정 2021. 1. 7〉

**제9조 (자격시험의 응시자격 및 응시절차)** ① 자격시험에 응시할 수 있는 자는 의료법 제78조제2항 각 호의 어느 하나에 해당하는 자로 한다.

② 제1항에도 불구하고 전문간호사 자격의 전문분야가 신설되는 경우 다음 각 호의 어느 하나에 해당하는 자는 그 신설 분야의 전문간호사 교육과정을 이수한 자가 처음으로 응시하는 자격시험일부터 3년 이내의 기간 중 1회에 한하여 그 분야의 자격시험에

응시할 수 있다.

1. 신설 분야의 전문간호사 교육과정이 시작되기 이전에 신설분야와 동일하거나 유사한 분야의 석사학위를 취득하였거나 취득을 위한 과정에 있는 자(최초 응시원서 접수일 이전에 석사학위를 취득하는 자만 해당한다)로서 자격시험의 최초 응시원서 접수일 이전에 제4조제2항에 따른 실무경력을 갖춘 자. 이 경우 유사한 분야의 범위는 보건복지부장관이 정한다.
2. 신설 분야의 전문간호사 교육과정의 교수요원으로서 자격시험의 최초 응시원서 접수일 이전 10년 이내에 대학 또는 전문대학에서 간호학 분야의 전임강사 이상의 직에 4년 이상 재직한 경력이 있는 자

③ 자격시험에 응시하려는 자는 별지 제5호서식의 응시원서(전자문서로 된 응시원서를 포함한다)를 자격시험관리기관의 장에게 제출하여야 한다.

④ 자격시험에 응시하려는 자는 자격시험관리기관의 장이 보건복지부장관의 승인을 받아 결정한 응시수수료를 내야 한다.

⑤ 제4항에 따른 응시수수료는 다음 각 호의 구분에 따라 반환한다.

1. 응시수수료를 과오납한 경우 : 그 과오납한 금액의 전부
2. 시험시행기관의 귀책사유로 시험에 응하지 못한 경우 : 납입한 응시수수료의 전부
3. 응시원서 접수기간 내에 접수를 취소하는 경우 : 납입한 응시수수료의 전부
4. 시험 시행일 20일 전까지 접수를 취소하는 경우 : 납입한 응시수수료의 전부
5. 시험 시행일 10일 전까지 접수를 취소하는 경우 : 납입한 응시수수료의 100분의 50

**제10조 (시험과목 및 시험방법 등)** ① 자격시험은 1차시험과 2차시험으로 구분하되, 1차시험은 필기시험으로 하고 2차시험은 실기시험으로 한다.

② 2차시험은 1차시험에 합격한 자가 응시할 수 있고, 1차시험에 합격한 자에 대하여는 다음 회의 시험에 한하여 1차시험을 면제한다.

③ 자격시험의 합격자는 1차시험과 2차시험에서 각각 총점의 60퍼센트 이상을 득점한 자로 한다.

④ 자격시험의 출제방법, 배점비율, 그 밖에 시험 시행에 관하여 필요한 사항은 자격시험관리기관의 장이 정한다.

**제11조 (합격자 발표 등)** ① 자격시험관리기관의 장은 합격자를 결정하여 발표한다.

② 제1항의 합격자는 다음 각 호의 서류를 합격자 발표일부터 10일 이내에 자격시험관리기관의 장에게 제출하여야 한다.

1. 제7조제2항에 따른 수료증 사본 또는 외국의 전문간호사 자격증 사본
2. 간호사 면허증 사본

3. 응시원서의 사진과 같은 사진(가로 3.5센티미터, 세로 4.5센티미터) 3장

③ 자격시험관리기관의 장은 다음 각 호의 서류를 합격자 발표일부터 15일 이내에 보건복지부장관에게 제출하여야 한다.

1. 합격자의 성명 · 생년월일 · 간호사면허번호 및 면허연월일 · 수험번호 등이 적혀 있는 합격자 대장
2. 제7조제2항에 따른 수료증 사본 또는 외국의 전문간호사 자격증 사본
3. 응시원서의 사진과 같은 사진(가로 3.5센티미터, 세로 4.5센티미터) 1장

**제12조 (자격증 발급)** 보건복지부장관은 자격시험관리기관의 장으로부터 시험실시 결과보고를 받은 경우에는 전문간호사 자격인정대장에 다음 각 호의 사항을 적고, 합격자에게 별지 제6호서식의 전문간호사 자격증을 발급하여야 한다.

1. 성명 및 주민등록번호
2. 전문간호사 자격인정번호 및 자격인정 연월일
3. 전문간호사 자격시험 합격 연월일
4. 간호사 면허번호 및 면허 연월일

**제13조 (준용 규정)** 이 규칙에 정한 것 외에 자격증의 발급 · 갱신 · 재발급 및 수수료 등에 관하여는 의료법 시행규칙 중 간호사의 면허증에 관한 규정을 준용한다.

**제14조** 삭제〈2022. 4. 19〉

## 부칙

**제1조(시행일)** 이 규칙은 공포한 날부터 시행한다.

**제2조(공고 방식에 관한 일반적 적용례)** 이 규칙은 이 규칙 시행 이후 실시하는 공고부터 적용한다.

# 간호조무사 및 의료유사업자에 관한 규칙

[개정 2022. 4. 8. 보건복지부령 제879호]

**제1조 (목적)** 이 규칙은 의료법 제80조, 제80조의2, 및 제80조의3에 따라 간호조무사·접골사·침사 및 구사의 자격과 업무의 한계 등에 필요한 사항을 규정함을 목적으로 한다.

**제2조 (간호조무사 등의 업무 한계)** ① 삭제〈2016. 12. 30〉

② 접골사는 뼈가 부러지거나[골절] 관절이 삐거나 겹질린 환자의 환부 조정하고 회복시키는 응급처치 등 접골 시술행위를 하는 것을 업무로 한다.

③ 침사는 환자의 경혈에 침 시술행위를 하는 것을 업무로 한다.

④ 구사는 환자의 경혈에 구(구 : 뜸질) 시술행위를 하는 것을 업무로 한다.

⑤ 접골사, 침사, 구사(이하 "의료유사업자"라 한다)는 환자에 대하여 외과수술을 하거나 약품을 투여하여서는 아니 된다.

**제3조 (간호조무사 국가시험)** ① 삭제〈2016. 12. 30〉

② 삭제〈2016. 12. 30〉

③ 간호조무사 국가시험의 실시방법과 실시일자는 보건복지부장관이 정한다.

④ 의료법(이하 "법"이라 한다) 제80조의3에서 준용하는 법 제9조에 따라 한국보건의료인국가시험원법에 따른 한국보건의료인국가시험원(이하 "시험관리기관"이라 한다)이 간호조무사 국가시험을 실시하는 경우에는 보건복지부장관의 승인을 받아 다음 각 호의 사항을 시험 실시 90일 전에 공고하여야 한다. 다만, 시험 장소는 시험실시 30일 전까지 공고할 수 있다.

1. 시험의 일시 및 장소
2. 응시원서의 제출기간 및 접수 장소
3. 시험과목
4. 응시자격
5. 합격자 발표의 예정일 및 방법
6. 부정행위자의 기준 및 그에 대한 조치
7. 응시자 주의사항

⑤ 삭제〈2010. 4. 23〉

**제4조 (간호조무사 국가시험의 응시자격)** ① 법 제80조제1항 각 호 외의 부분 전단에서 "보건복지부령으로 정하는 교육과정"이란 다음 각 호의 과정을 말한다.〈개정 2022. 4. 8〉

1. 법 제80조제2항 전단에 따라 보건복지부장관의 지정을 받은 간호조무사 교육훈련

기관(이하 "간호조무사 교육훈련기관"이라 한다)에서 실시하는 740시간 이상의 이론교육 과정

2. 간호조무사 교육훈련기관의 장이 실습교육을 위탁한 의료기관(조산원은 제외한다) 또는 보건소에서 실시하는 780시간 이상의 실습교육 과정. 이 경우 법 제3조제2항제3호에 따른 병원이나 종합병원에서의 실습교육 과정이 400시간 이상이어야 한다.

② 보건복지부장관은 제1항에도 불구하고 재난 및 안전관리 기본법 제38조에 따른 주의 이상의 재난 위기경보 발령으로 교육을 정상적으로 실시하는 것이 현저히 곤란한 경우에는 보건복지부장관이 정하여 고시하는 바에 따라 제1항에 따른 교육 과정의 일부를 달리 운영할 수 있다.〈신설 2022. 4. 8〉

③ 간호조무사가 되려는 사람은 제1항 또는 제2항의 교육과정을 모두 이수하여야 한다. 다만, 법 제80조 제1항 제5호 및 제6호에 해당하는 사람은 해당 교육과정을 모두 이수한 것으로 본다.〈개정 2022. 4. 8〉

**제5조 (간호조무사 국가시험 과목 등)** 간호조무사 자격시험의 시험과목 및 출제범위는 별표와 같다.

**제6조 (간호조무사 국가시험의 응시원서 등)** ① 간호조무사 자격시험에 응시하려는 자는 별지 제1호서식의 응시원서(전자문서로 된 응시원서를 포함한다)를 시험관리기관에 제출하여야 한다.

② 삭제〈2010. 4. 23〉

③ 제1항에 따라 응시원서를 제출할 때에는 보건복지부장관의 승인을 받아 시험관리기관이 정한 수수료를 현금 또는 정보통신망을 이용한 전자화폐 · 전자결제 등의 방법으로 시험관리기관에 내야 한다.

**제7조 (간호조무사 국가시험의 합격자 결정)** ① 간호조무사 국가시험의 합격자는 매 과목 만점의 40퍼센트 이상, 전 과목 총점의 60퍼센트 이상 득점한 자로 한다.

② 시험관리기관의 장은 제1항에 따라 합격자를 결정하면 이를 발표하고, 보건복지부장관에게 합격자의 인적 사항을 통보하여야 한다.

**제8조 (부정행위자에 대한 조치)** 제6조에 따른 간호조무사 국가시험의 응시원서에 응시자격에 관한 사항을 거짓으로 적거나 시험을 보는 도중에 부정행위를 한 자에 대하여는 그 시험의 응시를 정지시키거나 시험을 무효로 하고, 그 처분이 있던 날 다음에 치러지는 간호조무사 국가시험에서 두번 응시자격을 정지한다.

**제9조 (간호조무사자격증 발급)** ① 간호조무사 국가시험에 합격한 자는 다음 각 호의 서류를 시·도지사에게 제출하여야 한다.

1. 최종학교 졸업증명서 또는 졸업예정증명서
2. 국공립간호조무사양성소의 장 및 간호조무사 교습과정을 운영하는 학원의 장이 발행한 별지 제2호서식의 간호조무사 교육과정 이수증명서(법 제80조제1항제6호에 따른 법 제7조제1항제2호의 경우에만 해당한다)
3. 실습 의료기관의 장이 발행한 별지 제3호서식의 간호조무사 의료기관 실습이수증명서(법 제80조제1항제1호부터 제4호까지 각 호의 경우에만 해당한다)
4. 의료법 제8조제1호 및 제2호에 해당하는 자가 아님을 증명하는 의사의 진단서
5. 외국의 대학 또는 전문대학 졸업증명서 및 외국의 간호사 면허증 사본(법 제80조제1항제6호에 따른 법 제7조제1항제2호의 경우에만 해당한다)
6. 외국의 간호조무사 교육과정 이수증명서 및 외국의 간호조무사 자격증 사본(법 제80조제1항제5호의 경우에만 해당한다)
7. 사진(제출일 기준 6개월 이내에 모자를 벗은 상태에서 배경 없이 촬영된 상반신 컬러사진으로 규격은 가로 3.5센티미터, 세로 4.5센티미터로 한다. 이하 같다) 3장

② 보건복지부장관은 간호조무사 국가시험에 합격한 자가 제1항 각 호에 따른 서류를 제출한 날부터 30일 이내에 별지 제4호서식의 자격증을 발급하여야 한다.

**제10조 (등록대장)** 보건복지부장관 또는 특별시장·광역시장·특별자치시장·도지사 또는 특별자치도지사(이하 "시·도지사"라 한다)는 별지 제5호서식의 등록대장에 따라 간호조무사 또는 의료유사업자별로 등록대장을 관리하여야 한다.

**제11조 (재발급 및 등록 사항의 정정)** ① 간호조무사나 의료유사업자가 자격증이 헐어 못쓰게 되거나 자격증을 잃어버려 이를 재발급받거나 자격증명 또는 자격증 기재사항을 정정하려는 경우에는 별지 제6호서식의 신청서에 다음 각 호의 서류를 첨부하여 보건복지부장관 또는 시·도지사에게 자격증의 재발급, 자격증명 또는 자격증 기재사항의 정정을 신청하여야 한다.

1. 헐어 못쓰게 된 경우 : 자격증 원본
2. 등록 사항을 정정하려는 경우 : 등록 사항을 정정할 필요가 있음을 증명하는 자료
3. 사진 2장

② 제1항에 따른 자격증 재발급 또는 자격증명을 신청하는 경우에는 다음 각 호의 구분에 따라 수수료를 수입인지·수입증지로 내거나 정보통신망을 이용하여 전자화폐·전자결제 등의 방법으로 내야 한다.

1. 간호조무사의 경우 : 다음 각목의 구분에 따른 금액
   가. 자격증 재발급 : 2,000원

나. 등록증명 : 500원(정보통신망을 이용하여 발급받은 경우는 제외한다)

2. 의료유사업자의 경우 : 특별시·광역시·도 또는 특별자치도의 조례로 정하는 금액

③ 보건복자부장관 또는 시·도지사는 제1항에 따른 자격증 재발급 신청을 받으면 별지 제5호서식의 등록대장에 그 사유를 적고 별지 제4호서식의 자격증을 재발급하여야 한다.

제12조 (간호조무사 교육훈련기관의 평가·지정) ① 법 제80조제1항제1호부터 제4호까지 규정에 따라 간호조무사 교육훈련기관이 보건복지부장관의 지정을 받기 위한 평가·지정 기준은 다음 각 호와 같다.

1. 교육 운영과정 및 교육 내용의 적절성
2. 교육인력, 교육시설 및 교육장비의 적절성
3. 재정 여건 및 교육훈련 능력의 수준
4. 교육 운영 실적의 수준
5. 제1호부터 제4호까지의 기준에 준하는 것으로서 교육훈련기관의 평가·지정을 위하여 보건복지부장관이 특히 필요하다고 인정하는 사항

② 교육훈련기관은 법 80조제2항에 따라 간호조무사 교육훈련기관의 평가·지정을 받으려는 경우에는 별지 제7호서식의 간호조무사 교육훈련기관 지정신청서(전자문서로 된 신청서를 포함한다)에 다음 각 호의 서류(전자문서로 된 서류를 포함한다)를 첨부하여 보건복지부장관에게 제출하여야 한다.

1. 해당기관의 설치 또는 설립 등에 관한 증빙 서류
2. 제1항 각 호의 평가·지정 기준에 관한 증명자료

③ 보건복지부장관은 제2항에 따라 간호조무사 교육훈련기관 지정을 위한 평가를 하는 경우에는 해당 평가에 드는 실비를 납부하게 할 수 있다.

④ 보건복지부장관은 제2항에 따른 평가·지정을 위하여 필요한 경우에는 관계 기관·법인·단체 및 개인 등에 대하여 필요한 자료의 제출이나 의견의 진술을 요청할 수 있다.

⑤ 보건복지부장관은 제2항에 따른 간호조무사 교육훈련기관의 평가·지정 신청에 대하여 평가를 완료한 경우에는 그 평가결과, 지정여부 및 지정기간 등을 신청인에게 알려야 한다.

⑥ 보건복지부장관은 제5항에 따른 평가결과에 따라 간호조무사 교육훈련기관을 지정한 경우에는 별지 제8호서식의 간호조무사 교육훈련기관 지정서를 발급하고, 그 지정에 관한 사항을 보건복지부 홈페이지 등에 게재하여야 한다.

⑦ 제6항에 따라 지정서를 발급받은 간호조무사 교육훈련기관은 교육생이 그 지정 사실을 알 수 있도록 지정서를 비치하거나 기관 홈페이지에 게시하는 등 필요한 조치를 하여야 한다.

⑧ 제1항부터 제7항까지 규정한 사항 외에 평가·지정 기준, 평가·지정 절차, 평가·지정 방법 및 결과 통보 등에 필요한 세부 사항은 보건복지부장관이 정한다.

**제13조 (간호조무사의 취업상황 등 신고)** ① 법 제80조제4항에 따라 간호조무사가 그 실태와 취업상황 등을 신고하려면 제9조에 따라 자격증을 발급 받은 날부터 매 3년이 되는 해의 12월 31일까지 보건복지부장관에게 신고하여야 한다. 다만, 법률 제13658호 의료법 일부개정법률 부칙 제4조에 따라 신고하는 경우에는 그 신고를 한 날부터 매 3년이 되는 해의 12월 31일까지 신고하여야 한다.

② 간호조무사가 제1항에 따른 신고를 하려는 경우에는 별지 제9호서식의 간호조무사 취업상황 등 신고서(전자문서로 된 신고서를 포함한다)에 법 제80조제5항에 따른 보수교육의 이수, 유예 또는 면제를 증빙하는 서류를 첨부하여 보건복지부장관에게 제출하여야 한다.

③ 보건복지부장관은 법 제80조제4항에 따른 실태와 취업상황 등의 신고 업무를 효율적으로 처리하기 위하여 필요하다고 인정하는 경우에는 해당 업무를 전자적으로 처리할 수 있는 정보처리시스템을 구축·운영할 수 있다.

**제14조 (보수교육)** ① 법 제80조제5항에 따른 간호조무사의 보수교육(이하 "보수교육"이라 한다)은 다음 각 호의 구분에 따라 실시한다.

1. 보수교육의 대상 : 간호조무사의 자격을 가지고 해당 자격과 관련된 업무에 종사하고 있는 사람
2. 보수교육의 내용 : 다음 각 목의 사항
   가. 직업윤리에 관한 사항
   나. 업무 전문성 향상 및 업무 개선에 관한 사항
   다. 의료 관계 법령의 준수에 관한 사항
   라. 그 밖에 보건복지부장관이 보수교육에 특히 필요하다고 인정하는 사항
3. 보수교육의 방법: 대면교육 또는 정보통신망을 활용한 온라인 교육
4. 보수교육의 시간 : 매년 8시간 이상. 다만, 1년 이상 간호조무사의 업무에 종사하지 아니하다가 다시 그 업무에 종사하려는 사람의 경우 그 종사하려는 연도의 교육시간에 관하여는 다음 각 목의 구분에 따른다.
   가. 1년 이상 2년 미만 그 업무에 종사하지 아니한 사람 : 12시간 이상
   나. 2년 이상 3년 미만 그 업무에 종사하지 아니한 사람 : 16시간 이상
   다. 3년 이상 그 업무에 종사하지 아니한 사람: 20시간 이상

② 보건복지부장관은 법 제80조제5항에 따라 보수교육을 받은 사람에게 별지 제10호서식의 간호조무사 보수교육 이수증을 발급하여야 한다.

③ 제1항 및 제2항에 따른 보수교육의 대상·방법·내용 및 시간 등에 필요한 세부 사항을 보건복지부장관이 정하여 고시한다.

**제15조 (보수교육의 면제 · 유예)** ① 보건복지부장관은 다음 각 호의 어느 하나에 해당하는 간호조무사에 대해서는 해당 연도의 보수교육을 면제한다.

1. 법 제7조제1호에 따른 간호학을 전공하는 대학이나 전문대학(구제 전문학교와 간호학교를 포함한다) 재학생
2. 제9조에 따른 신규 자격 취득자
3. 보건복지부장관이 보수교육에 상응하는 교육을 받았다고 인정하는 사람 등 보건복지부장관이 정하여 고시하는 사람

② 보건복지부장관은 본인의 질병이나 그 밖의 불가피한 사유로 보수교육을 받기가 곤란하다고 인정하는 사람에 대해서는 해당 연도의 보수교육을 유예할 수 있다. 이 경우 보수교육이 유예된 사람은 유예사유가 해소된 후 유예된 보수교육을 추가로 받아야 한다.

③ 제1항 또는 제2항에 따라 보수교육을 면제받거나 유예받으려는 사람은 별지 제11호서식의 보수교육 면제 · 유예 신청서(전자문서로 된 신청서를 포함한다)에 보수교육 면제 또는 유예의 사유를 증명할 수 있는 서류(전자문서로 된 서류를 포함한다)를 첨부하여 보건복지부장관에게 제출하여야 한다.

④ 보건복지부장관은 제3항에 따른 신청에 대하여 보수교육 면제 또는 유예 여부를 결정한 경우에는 신청인에게 그 결정내용을 알려야 한다. 이 경우 보수교육 면제 또는 유예 대상자에 대해서는 별지 제12호서식의 보수교육 면제 · 유예 확인서를 발급하여야 한다.

**제16조 (보수교육 관계 서류의 보존)** 보건복지부장관은 보수교육과 관계된 다음 각 호의 사항에 대한 서류를 3년 동안 보존하여야 한다.

1. 보수교육 대상자 및 이수자
2. 보수교육 면제 · 유예자
3. 그 밖에 교육 이수자가 교육을 이수하였다는 사실을 확인할 수 있는 서류

**제17조 (준용규정)** 이 규칙에 규정된 것 외에 의료유사업자에 대하여는 의료법 시행령 중 제11조부터 제15조까지 및 제32조와 의료법 시행규칙 중 제6조제2항, 제15조, 제17조, 제20조부터 제24조까지, 제30조, 제40조, 제47조 및 제78조를 준용한다. 이 경우 "보건복지부장관"은 "시 · 도지사"로 한다.

## 부칙

이 규칙은 공포한 날부터 시행한다.

# 신의료기술평가에 관한 규칙

[개정 2022. 1. 28. 보건복지부령 제860호]

제1조 (목적) 이 규칙은 의료법 제53조부터 제55조까지의 규정에 따른 신의료기술평가의 대상, 절차와 신의료기술평가위원회의 구성·운영 등에 관하여 위임된 사항과 그 시행에 필요한 사항을 규정하는 것을 목적으로 한다.

제2조 (신의료기술평가의 대상 등) ① 의료법(이하 "법"이라 한다) 제53조에 따른 신의료기술평가의 대상은 다음 각 호와 같다.

1. 안전성·유효성이 평가되지 않은 의료기술로서 보건복지부장관이 평가가 필요하다고 인정한 의료기술
2. 제1호에 해당하는 의료기술 중 보건복지부장관이 잠재성의 평가가 필요하다고 인정한 의료기술
3. 신의료기술로 평가받은 의료기술의 사용목적, 사용대상 및 시술방법 등을 변경한 경우로서 보건복지부장관이 평가가 필요하다고 인정한 의료기술

② 보건복지부장관은 제1항에도 불구하고 의료기기법 제6조 제2항에 따라 제조허가 또는 제조인증을 받았거나 제조신고된 의료기기 또는 같은 법 제15조 제2항에 따라 수입허가 또는 수입인증을 받았거나 수입신고된 의료기기(이하 "특정 의료기기"라 한다)를 특정한 목적(대상질환 또는 적응증을 포함한다)으로 사용하는 의료기술로서 다음 각 호의 어느 하나를 충족하는 의료기술(이하 "평가 유예 신의료기술"이라 한다)의 경우에는 2년 이내의 범위에서 보건복지부장관이 고시로 정하는 기간 동안 신의료기술평가를 유예할 수 있다. 다만, 그 특정 의료기기가 기존의 평가 유예 신의료기술에 사용되는 특정 의료기기와 구조·원리·성능·사용목적 및 사용방법 등이 본질적으로 동등하다고 인정되는 경우 또는 보건복지부장관이 안전성에 우려가 있다고 판단한 경우에는 그렇지 않다.〈신설 2022. 1. 28〉

1. 제3조 제8항에 해당하는 의료기술과 특정 의료기기를 사용하는 의료기술을 비교한 환자를 대상으로 한 임상문헌이 있을 것
2. 비교할만한 대체 기술이 없는 의료기술이거나 희귀질환 대상인 의료기술 등 비교연구가 불가능한 경우에는 의료기기법 시행규칙 제9조 제2항 제6호에 따른 임상시험에 관한 자료가 있을 것
3. 체외진단 검사, 유전자 검사나 비침습적 진단 검사에 사용되는 의료기술로서 의료기기법 시행규칙 제9조 제2항 제6호 또는 같은 조 제3항제5호나목에 따른 임상시험에 관한 자료나 임상적 성능시험에 관한 자료가 있을 것

제2조의2 삭제〈2017. 1. 24〉

**제3조 (신의료기술평가의 절차)** ① 제2조에 따라 신의료기술평가 또는 신의료기술평가의 유예를 신청하려는 자는 국민건강보험 요양급여의 기준에 관한 규칙 제9조의2 제1항에 따른 요양급여대상·비급여대상 여부 확인을 거쳐 다음 각 호의 구분에 따라 신청서 및 의견서를 보건복지부장관에게 제출해야 한다. 다만, 신의료기술의 평가를 신청하려는 자가 의료기기법 시행규칙 제64조에 따라 식품의약품안전처장 또는 의료기기정보기술센터의 장에게 제9조에 따라 업무를 위탁받은 기관에 제조허가 등에 관한 자료를 제공해줄 것을 요청한 경우로서 요양급여대상·비급여대상 여부 확인 신청을 한 경우에는 요양급여대상·비급여대상 확인을 거친 것으로 본다.

1. 제2조 제1항에 따라 신의료기술평가를 신청하려는 경우 : 다음 각 목의 서류
  가. 별지 제1호서식에 따른 신의료기술평가 신청서
  나. 별지 제1호의2서식에 따른 의료기술의 잠재성에 대한 의견서(의료기술의 안전성·유효성·잠재성의 평가를 신청하려는 경우로 한정한다)
2. 제2조 제2항에 따라 신의료기술평가의 유예를 신청하려는 경우 : 별지 제2호서식에 따른 신의료기술평가 유예 신청서

② 제1항에 따라 신의료기술평가를 신청하려는 자가 국민건강보험 요양급여의 기준에 관한 규칙 제10조제2항 각 호의 구분에 따른 평가신청서 및 해당 서류를 함께 제출하는 경우에는 신의료기술평가의 신청과 요양급여대상 여부의 결정신청을 함께 하는 것으로 본다. 다만, 해당 의료기술이 체외진단 검사 또는 유전자 검사가 아닌 경우에는 제1항제1호의 서류를 제출한 날부터 90일 이내에 국민건강보험 요양급여의 기준에 관한 규칙 제10조제2항 각 호의 구분에 따른 평가신청서 및 해당 서류를 제출할 수 있다.

③ 보건복지부장관은 제2항에 따라 제출받은 서류를 지체 없이 건강보험심사평가원의 장에게 송부해야 한다.

④ 보건복지부장관은 제1항에 따른 신청이 없더라도 필요하면 직권으로 신의료기술평가를 할 수 있다.

⑤ 보건복지부장관은 제1항에 따라 신의료기술평가의 유예 신청을 받은 경우에는 제2조 제2항의 요건을 충족하는지 여부를 확인하고, 신청서를 접수한 날부터 30일 이내에 신청인과 건강보험심사평가원의 장에게 그 결과를 통보해야 한다. 이 경우 보건복지부장관은 신청된 의료기술이 제2조 제2항의 요건을 충족하는 경우에는 해당 의료기술의 사용목적, 사용대상, 시술방법 및 평가유예기간 등을 고시해야 한다.〈개정 2022. 1. 28〉

⑥ 제5항 전단에 따른 신의료기술평가의 유예 신청 결과 통보 기간에도 불구하고 추가적 검토를 필요로 하는 등 불가피한 사유가 있는 때에는 한 차례만 40일의 범위에서 그 통보 기간을 연장할 수 있다. 이 경우 보건복지부장관은 그 연장사유 및 연장기간

등을 신청인에게 미리 알려야 한다.〈신설 2022. 1. 28〉

⑦ 보건복지부장관은 제1항에 따른 신의료기술평가나 신의료기술평가 유예 신청을 받거나 제4항에 따른 직권평가의 필요가 있는 의료기술을 법 제54조 제1항에 따른 신의료기술평가위원회(이하 "평가위원회"라 한다)의 심의에 부쳐야 한다.

⑧ 평가위원회는 제7항에 따라 심의에 부쳐진 의료기술이 국민건강보험법 제41조 제2항에 따른 요양급여대상 또는 같은 법 제41조 제4항에 따른 비급여대상과 같거나 유사하다고 인정되는 경우에는 평가 대상이 아닌 것으로 의결하고 그 결과를 보건복지부장관에게 보고해야 한다.〈개정 2022. 1. 28〉

1. 삭제〈2019. 3. 15〉
2. 삭제〈2019. 3. 15〉

⑨ 평가위원회는 평가 대상인 신의료기술의 평가방법을 결정하고, 법 제54조 제6항에 따른 분야별 전문평가위원회(이하 "전문위원회"라 한다)나 전문위원회 소속 위원으로 구성되는 소위원회(이하 "소위원회"라 한다)에서 신의료기술의 안전성 · 유효성 · 잠재성 및 평가 유예 등에 관한 검토를 하게 할 수 있다.

⑩ 제9항에 따라 검토를 한 전문위원회나 소위원회는 그 검토결과를 평가위원회에 제출해야 한다.〈개정 2022. 1. 28〉

⑪ 평가위원회는 제9항에 따라 전문위원회나 소위원회로부터 제출받은 검토결과를 반영하여 심의한 후 신의료기술평가를 다음 각 호의 구분에 따라 의결하고 그 결과를 보건복지부장관에게 보고해야 한다.〈개정 2022. 1. 28〉

1. 안전성 · 유효성이 있는 의료기술 : 안전성 · 유효성이 인정되어 임상에서 사용 가능한 의료기술
2. 제한적 의료기술 : 안전성이 인정된 의료기술로서 질환 또는 질병의 치료 · 검사를 위하여 신속히 임상에 도입할 필요가 있어 보건복지부장관이 따로 정하여 고시하는 사용기간, 사용목적, 사용대상 및 시술방법 등에 대한 조건을 충족하는 경우에만 임상에서 사용 가능한 의료기술
   가. 삭제〈2022. 1. 28〉
   나. 삭제〈2022. 1. 28〉
   다. 삭제〈2022. 1. 28〉
   라. 삭제〈2022. 1. 28〉
3. 혁신의료기술 : 안전성 · 잠재성이 인정된 의료기술로서 보건복지부장관이 따로 정하여 고시하는 사용기간, 사용목적, 사용대상 및 시술방법 등에 대한 조건을 충족하는 경우에만 임상에서 사용 가능한 의료기술
4. 연구단계 의료기술 : 안전성 또는 유효성이 확인되지 아니한 의료기술

⑫ 제1항부터 제11항까지에서 규정한 사항 외에 신의료기술평가의 절차, 방법 및 기준

과 소위원회의 구성·운영 등에 관하여 필요한 사항은 보건복지부장관이 정하여 고시한다.〈신설 2022. 1. 28〉

제3조의2 (신의료기술평가 절차에 관한 특례) ① 제2조제1항에 따른 신의료기술평가를 받으려는 자가 다음 각 호의 요건을 모두 충족하는 경우에는 제3조제1항에도 불구하고 의료기기법 제6조 제2항·제7조 제1항·제12조제1항(제15조제6항에서 준용하는 경우를 포함한다) 및 제15조제2항에 따른 의료기기의 제조허가, 조건부 제조허가 및 제조변경허가(이하 이 조에서 "제조허가등"이라 한다) 또는 수입허가, 조건부 수입허가 및 수입변경허가(이하 이 조에서 "수입허가등"이라 한다)의 신청과 함께 신의료기술평가를 신청할 수 있다. 이 경우 국민건강보험 요양급여의 기준에 관한 규칙 제9조의2제1항 단서에 따라 요양급여대상 또는 비급여대상 여부의 확인 신청도 함께 하여야 한다.

1. 제조허가등 또는 수입허가등을 받으려는 의료기기를 사용하는 의료기술에 대한 평가일 것
2. 제조허가등 또는 수입허가등을 받으려는 의료기기의 사용목적과 신의료기술평가를 받으려는 의료기술의 사용목적이 서로 동일할 것

② 제1항 전단에 따라 신의료기술평가를 신청하려는 자는 별지 제1호서식의 신의료기술평가 신청서를 식품의약품안전처장을 거쳐 보건복지부장관에게 제출하여야 한다.

③ 보건복지부장관은 제2항에 따라 별지 제1호서식의 신의료기술평가 신청서를 제출받은 때에는 7일 이내에 해당 신의료기술평가 신청이 제1항 각 호의 요건에 적합한 지를 검토한 후 다음 각 호의 구분에 따라 처리하여야 한다.

1. 제1항 각 호의 요건에 적합한 경우 : 평가위원회의 심의에 부칠 것
2. 제1항 각 호의 요건에 적합하지 아니한 경우 : 식품의약품안전처장을 거쳐 신청인에게 반려할 것

④ 보건복지부장관은 제3항제1호에 따라 평가위원회의 심의에 부쳐진 의료기술의 평가를 위하여 필요하다고 인정하는 경우에는 식품의약품안전처장에게 관련 자료 또는 의견의 제출을 요청할 수 있다.

⑤ 제3항제1호에 따라 평가위원회의 심의에 부쳐진 의료기술의 평가절차, 평가방법 및 평가기준 등에 관하여는 제3조제8항부터 제12항까지의 규정을 준용한다.

제3조의3 (평가 유예 신의료기술 등의 부작용 관리) ① 제2조 제2항에 따른 신의료기술평가 유예나 제3조 제11항 제2호 또는 제3호에 따른 제한적 의료기술 또는 혁신의료기술(이하 이 조에서 "평가유예신의료기술등"이라 한다) 평가를 받았거나 그 평가유예신의료기술등을 사용하는 자는 다음 각 호의 구분에 따른 기간 동안 평가유예신의료기술등을 실시하여 사망 또는 인체에 심각한 부작용이 발생하였거나 발생할 우려가 있음을

인지한 경우에는 보건복지부장관이 고시하는 바에 따라 보건복지부장관에게 즉시 보고하고 그 기록을 유지해야 한다. 이 경우 보건복지부장관은 식품의약품안전처장에게 평가유예신의료기술등에 사용된 특정 의료기기에 관하여 의료기기법 제31조에 따라 보고받은 자료의 제출 등 협조를 요청할 수 있다.〈개정 2022. 1. 28〉

1. 신의료기술평가 유예를 받았거나 그 의료기술을 사용하는 자 : 제2조 제2항에 따라 신의료기술평가가 유예된 날부터 제4조 제2항에 따라 신의료기술의 평가결과가 통보된 날까지
2. 제3조 제11항 제2호 또는 제3호에 따른 제한적 의료기술 또는 혁신의료기술 평가를 받았거나 그 의료기술을 사용하는 자 : 보건복지부장관이 정하여 고시하는 기간

② 보건복지부장관은 제1항에 따라 보고를 받은 경우에는 평가유예신의료기술등에 대하여 안전성의 위해수준을 검토하도록 평가위원회에 요청할 수 있다.〈개정 2022. 1. 28〉

③ 평가위원회는 제2항에 따라 요청을 받은 경우 평가유예신의료기술등에 대하여 안전성의 위해수준을 검토하고, 그 위해수준이 높다고 판단될 때에는 이를 보건복지부장관에게 보고해야 한다.〈개정 2022. 1. 28〉

④ 보건복지부장관은 제1항에 따른 부작용 보고 사유가 있었음에도 불구하고 보고가 이루어지지 않았음이 확인된 경우에는 다음 각 호의 구분에 따른 조치를 할 수 있다.

1. 평가 유예 신의료기술 : 유예 중단
2. 제3조 제11항 제2호 또는 제3호에 따른 제한적 의료기술 또는 혁신의료기술 : 신의료기술평가 재실시

⑤ 보건복지부장관은 평가유예신의료기술등의 위해수준이 높다고 판단한 경우에는 다음 각 호의 구분에 따른 조치를 해야 한다.〈신설 2022. 1. 28〉

1. 평가 유예 신의료기술 : 유예 중단
2. 제3조 제11항 제2호 또는 제3호에 따른 제한적 의료기술 또는 혁신의료기술 : 신의료기술평가 재실시

⑥ 보건복지부장관은 제4항 및 제5항에 따른 조치를 한 경우에는 그 결과를 건강보험심사평가원의 장에게 통보해야 한다.〈신설 2022. 1. 28〉

⑦ 제1항부터 제6항까지에서 규정한 사항 외에 평가유예신의료기술등의 부작용 관리 등에 필요한 세부사항은 보건복지부장관이 정한다.〈신설 2022. 1. 28〉

**제3조의4 (평가 유예 신의료기술의 평가 절차)** ① 제3조제1항에 따라 신의료기술평가의 유예를 신청한 자는 신의료기술평가 유예가 끝나기 30일 전까지 법 제53조에 따라 신의료기술평가를 신청해야 한다.

② 보건복지부장관은 특정 의료기기의 제조업자·수입업자가 제1항에 따라 신의료기술평가를 신청하지 않는 경우에는 제3조제4항에 따라 직권으로 신의료기술평가를 할 수

있다.

**제4조 (평가결과의 통보 등)** ① 보건복지부장관은 제3조제1항, 제3조의2 제2항 및 제3조의4제1항에 따른 신청서를 접수한 날부터 90일 이내에 해당 의료기술의 평가 대상 여부를 신청인에게 통보하여야 한다.

② 보건복지부장관은 해당 의료기술이 평가 대상인 경우 신청서를 접수한 날부터 250일(해당 의료기술이 체외진단 검사 또는 유전자 검사인 경우에는 140일) 이내에 해당 의료기술의 안전성 · 유효성 및 잠재성에 대한 평가결과를 신청인(제3조의2제2항의 신청에 대한 평가결과의 경우에는 식품의약품안전처장을 거쳐야 한다)과 건강보험심사평가원의 장에게 통보하여야 하고, 해당 의료기술의 안전성 · 유효성에 대한 평가결과, 사용기간, 사용목적, 사용대상 및 시술방법 등을 고시해야 한다.

③ 제2항에 따른 체외진단 검사 또는 유전자 검사의 평가결과 통보 기간에도 불구하고 추가적 검토를 필요로 하는 등 불가피한 사유가 있는 때에는 한 차례만 110일의 범위에서 그 통보 기간을 연장할 수 있다. 이 경우 보건복지부장관은 그 연장사유 및 연장기간 등을 신청인(제3조의2제2항에 따른 신청의 경우에는 식품의약품안전처장을 거쳐야 한다)에게 미리 알려야 한다.

**제5조 (자료요청 등)** 평가위원회, 전문위원회 또는 소위원회는 심의에 필요하면 관련 전문학회나 단체 등에게 평가에 필요한 자료를 요청하거나 관계 전문가 등을 위원회에 출석시켜 의견을 들을 수 있다.

**제6조 (신의료기술평가위원회)** ① 평가위원회는 다음 각 호의 사항을 심의한다.

1. 의료기술이 제2조에 따른 신의료기술평가 대상이나 신의료기술평가 유예에 해당하는지의 여부
2. 신의료기술의 평가방법에 관한 사항
3. 신의료기술의 안전성 · 유효성 · 잠재성 및 신의료기술 평가 유예에 관한 전문위원회 또는 소위원회의 검토 결과
4. 평가 절차 및 기준의 변경에 관한 사항
5. 평가결과의 활용에 관한 사항
6. 제한적 의료기술 또는 혁신의료기술의 선정, 운영 등에 관한 전문위원회 또는 소위원회의 검토 결과
7. 그 밖에 보건복지부장관 또는 위원장이 심의에 부치는 사항

② 부위원장은 위원 중에서 호선하고, 위원장이 부득이한 사유로 직무를 수행할 수 없는 경우에는 그 직무를 대행한다.

③ 위원회의 사무를 처리하기 위하여 간사 1인을 두되, 보건복지부장관이 소속 공무원

중에서 임명한다.

④ 위원회의 회의는 재적위원 3분의 1이상의 요구가 있거나 보건복지부장관 또는 위원장이 필요하다고 인정하는 경우 위원장이 소집한다.

⑤ 위원회의 회의는 재적위원 과반수의 출석으로 열리고 출석위원 과반수의 찬성으로 의결한다.

⑥ 제1항부터 제5항까지 규정된 것 외에 위원회의 심의·운영에 관하여 필요한 사항은 위원회의 심의를 거쳐 위원장이 정한다.

**제7조 (분야별 전문평가위원회)** ① 전문위원회의 분야는 다음 각 호와 같다.

1. 내과계 의료전문위원회
2. 외과계 의료전문위원회
3. 내·외과계외 의료전문위원회
4. 치과의료전문위원회
5. 한방의료전문위원회
6. 혁신의료기술전문위원회
7. 근거창출전문위원회

② 제1항제1호부터 제6호까지의 전문위원회는 각 20명 이상의 위원으로 구성하고, 같은 항 제7호의 근거창출전문위원회는 10명 이상 20명 이내의 위원으로 구성한다.

③ 보건복지부장관은 관련 단체, 학회 또는 평가위원회가 추천한 자 중에서 해당 분야의 전문지식 또는 임상경험이 풍부한 자를 전문위원회 위원으로 임명 또는 위촉한다.

④ 전문위원회 위원의 임기는 3년으로 하고, 연임할 수 있다.

⑤ 제1항부터 제4항까지에 규정된 것 외에 전문위원회의 운영에 필요한 사항은 평가위원회의 심의를 거쳐 평가위원회 위원장이 정한다.

**제8조 (위원의 제척·회피)** ① 평가위원회 위원, 전문위원회 위원 또는 소위원회 위원(이하 이 조에서 "위원"이라 한다)이 다음 각 호의 어느 하나에 해당하는 경우에는 평가위원회의 심의·의결과 전문위원회 및 소위원회의 검토에서 제척된다.

1. 위원 또는 그 배우자나 배우자였던 사람이 해당 안건의 당사자(당사자가 법인·단체 등인 경우에는 그 임원을 포함한다)이거나 그 안건의 당사자와 공동권리자 또는 공동의무자인 경우
2. 위원이 해당 안건의 당사자와 가족관계에 있는 경우
3. 위원이 해당 안건에 대하여 자문업무, 연구, 용역 또는 감정 등을 수행하고 현금이나 물품 등의 보수를 받은 경우
4. 위원이나 위원이 속한 법인이 해당 안건의 당사자의 대리인이거나 대리인이었던 경우

5. 그 밖에 해당 안건의 관련자와 개인적, 경제적 이해관계 등으로 공정하고 객관적인 심의·의결이 어려운 경우

② 위원은 제1항 각 호에 따른 제척 사유에 해당하는 경우에는 스스로 해당 안건의 심의·의결에서 회피하여야 한다.

③ 제1항 및 제2항에 따른 제척사유에 해당하여 회피를 신청하는 위원은 별지 제3호서식의 회피 신청(확인)서를 평가위원회 위원장에게 제출하여야 한다.

**제8조의2 (관련 내용 누설 등 금지)** ① 평가위원회 위원, 전문위원회 위원과 소위원회 위원은 상정 안건에 대한 심의 등과 관련하여 알게 된 내용을 타인에게 누설하지 않아야 한다.

② 평가위원회 위원, 전문위원회 위원과 소위원회 위원은 최초로 참석하는 회의 전까지 별지 제4호서식의 서약서를 평가위원회 위원장에게 제출해야 한다.

**제8조의3 (위원의 해촉)** 보건복지부장관은 평가위원회 위원, 전문위원회 위원 또는 소위원회 위원이 다음 각 호의 어느 하나에 해당하는 경우에는 해당 위원을 해촉할 수 있다.

1. 제8조제1항 각 호에 따른 제척사유가 있음을 알면서 이를 회피하지 아니한 경우
2. 제8조의2제1항을 위반하여 관련 내용을 누설한 경우
3. 그 밖에 공정한 평가 수행에 현저한 지장을 초래한다고 평가위원회에서 의결한 경우

**제9조 (업무의 위탁)** 보건복지부장관은 법 제55조에 따라 자료의 수집·조사 등 평가에 수반되는 업무를 다음 각 호의 기관에 위탁할 수 있다.

1. 보건의료기술 진흥법 제19조에 따른 한국보건의료연구원
2. 정부가 설립하거나 운영비용의 전부 또는 일부를 지원하는 비영리법인
3. 그 밖에 신의료기술평가에 관한 전문인력과 능력을 갖춘 비영리법인

**제10조 (규제의 재검토)** 보건복지부장관은 제3조의3제1항·제4항 및 제5항에 따른 평가유예 신의료기술 등의 부작용 관리에 관한 보고 및 조치에 대하여 2022년 1월 1일을 기준으로 3년마다(매 3년이 되는 해의 기준일과 같은 날 전까지를 말한다) 그 타당성을 검토하여 개선 등의 조치를 해야 한다.

## 부칙

이 규칙은 공포한 날부터 시행한다.

# 응급의료관련법령

2024년 2월 25일 초판인쇄
2024년 3월 5일 초판발행

지은이 : 강병우
펴낸이 : 이상태
펴낸곳 : 청구문화사
주 소 : 120-831 서울특별시 서대문구 성산로11길 15
전 화 : 02) 332-0541(代) FAX : 02) 337-9577
등 록 : 1990년 11월 2일 제9-247호

**정가 30,000원**

ISBN 978-89-5616-922-4 93510